呼吸治疗教程

TEXTBOOK OF
RESPIRATORY CARE

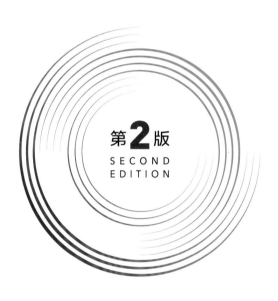

第**2**版

SECOND
EDITION

名誉主编｜王　辰

主　　编｜梁宗安　夏金根

人民卫生出版社

·北　京·

图书在版编目（CIP）数据

呼吸治疗教程 / 梁宗安，夏金根主编 . —2 版 . —
北京：人民卫生出版社，2023.6
ISBN 978-7-117-32895-1

Ⅰ.①呼⋯　Ⅱ.①梁⋯②夏⋯　Ⅲ.①呼吸系统疾病
—治疗 — 教材　Ⅳ.①R560.5

中国版本图书馆 CIP 数据核字（2022）第 030199 号

| 人卫智网 | www.ipmph.com | 医学教育、学术、考试、健康，
购书智慧智能综合服务平台 |
| 人卫官网 | www.pmph.com | 人卫官方资讯发布平台 |

呼吸治疗教程
Huxi Zhiliao Jiaocheng
第 2 版

主　　编：梁宗安　夏金根
出版发行：人民卫生出版社（中继线 010-59780011）
地　　址：北京市朝阳区潘家园南里 19 号
邮　　编：100021
E - mail：pmph @ pmph.com
购书热线：010-59787592　010-59787584　010-65264830
印　　刷：北京顶佳世纪印刷有限公司
经　　销：新华书店
开　　本：889×1194　1/16　　**印张：**34
字　　数：786 千字
版　　次：2010 年 7 月第 1 版　　2023 年 6 月第 2 版
印　　次：2023 年 8 月第 1 次印刷
标准书号：ISBN 978-7-117-32895-1
定　　价：298.00 元

名誉主编　王　辰

主　编　梁宗安　夏金根

副主编（以姓氏汉语拼音为序）

　　　　葛慧青　李　洁　孙　兵　詹庆元

编　委（以姓氏汉语拼音为序）

巴文天	中日友好医院	胡杰英	广州医科大学附属第一医院
曹志新	首都医科大学附属北京朝阳医院	胡兴硕	中国人民解放军总医院呼吸与
陈　超	四川大学华西第二医院		危重症医学部
陈文慧	中日友好医院	黄　蕾	浙江大学医学院附属邵逸夫医院
陈一冰	中国人民解放军总医院呼吸与	黄　絮	中日友好医院
	危重症医学部	黄克武	首都医科大学附属北京朝阳医院
程剑剑	河南省人民医院	景国强	滨州医学院附属医院
代　冰	中国医科大学附属第一医院	李　洁	Rush University
邓　妮	四川大学华西医院	李　敏	中日友好医院
段　均	重庆医科大学附属第一医院	李柳村	中南大学湘雅二医院
段开亮	浙江大学医学院附属邵逸夫医院	李佩军	四川大学华西医院
樊麦英	湖南省人民医院	梁斌苗	四川大学华西医院
方毅敏	中南大学湘雅医院	梁国鹏	四川大学华西医院
葛慧青	浙江大学医学院附属邵逸夫医院	梁宗安	四川大学华西医院
郭丽娟	中日友好医院	刘　敏	中日友好医院
韩一骄	浙江大学医学院附属第一医院	刘　妮	广州医科大学附属第一医院
韩小彤	湖南省人民医院	刘嘉琳	上海交通大学医学院附属瑞金
何国军	浙江大学医学院附属第一医院		医院
忽新刚	河南省人民医院	刘婷婷	四川大学华西医院

卢　娇　四川大学华西医院

陆蓉莉　中南大学湘雅医院

罗　红　中南大学湘雅二医院

罗凤鸣　四川大学华西医院

罗祖金　首都医科大学附属北京朝阳医院

倪　忠　四川大学华西医院

倪越男　四川大学华西医院

潘频华　中南大学湘雅医院

浦其斌　浙江大学医学院附属第一医院

秦　浩　中国人民解放军海军军医大学
　　　　第一附属医院

邱毓祯　上海交通大学医学院附属瑞金
　　　　医院

桑贤印　树兰（杭州）医院

孙　兵　首都医科大学附属北京朝阳医院

谭　伟　中国医科大学附属第一医院

田　瑶　西安医学院第一附属医院

王　辰　中国医学科学院北京协和医学院

王　蒙　北京大学第三医院

王　婷　四川大学华西医院

王　振　四川大学华西医院

王吉梅　浙江大学医学院附属邵逸夫医院

王茂筠　四川大学华西医院

王启星　同济大学附属第十人民医院

王胜昱　西安医学院第一附属医院

王乙茹　四川大学华西医院

温若諹　中国人民解放军总医院呼吸与
　　　　危重症医学部

吴小静　中日友好医院

夏金根　中日友好医院

解立新　中国人民解放军总医院呼吸与
　　　　危重症医学部

邢丽华　郑州大学第一附属医院

徐培峰　浙江大学医学院附属邵逸夫医院

薛　杨　四川大学华西医院

姚秀丽　德尔格医疗设备（上海）有限公司

尹万红　四川大学华西医院

余　荷　四川大学华西医院

袁月华　浙江大学医学院附属邵逸夫医院

詹庆元　中日友好医院

张　晗　中南大学湘雅二医院

张　伟　中国人民解放军海军军医大学
　　　　第一附属医院

张婷夏　四川大学华西医院

赵　青　中日友好医院

赵红梅　中日友好医院

郑则广　广州医科大学附属第一医院

周永方　四川大学华西医院

朱　硕　四川大学华西医院

邹同娟　四川大学华西医院

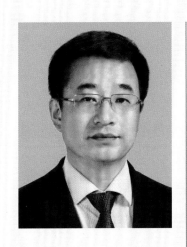

王　辰

呼吸病学与危重症医学专家。中国工程院院士，美国国家医学科学院、欧洲科学院外籍院士，欧洲科学与艺术学院院士。中国工程院副院长，中国医学科学院北京协和医学院院校长，国家呼吸医学中心主任。担任世界卫生组织（WHO）多项重要专业职务。*Chinese Medical Journal*（中华医学杂志英文版）总编辑。

长期从事呼吸与危重症医学临床、教学与研究工作。主要研究领域包括呼吸病学、群医学及公共卫生。在慢性气道疾病、肺栓塞、呼吸衰竭、新发呼吸道传染病、控制吸烟等领域作出多项重要创新，改善医疗卫生实践。在 *New Engl J Med*、*Lancet* 等国际权威期刊发表论文 290 余篇。获得国家科技进步特等奖、一等奖、二等奖。

作为学科带头人以先进理念引领我国现代呼吸学科健康发展。

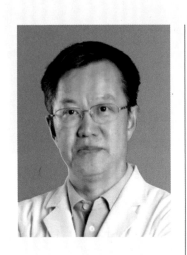

梁宗安

四川大学华西医院呼吸与危重症医学科主任，主任医师，教授，博士研究生导师。中华医学会呼吸病学分会呼吸危重症学组组长，中国医师协会呼吸医师分会副会长。《中国呼吸与危重监护杂志》常务编委。

长期从事呼吸与危重症医学及呼吸治疗领域的临床、教学和科研工作。承担或参与国家科技重大专项项目2项，主持国家自然科学基金项目2项。发表论文100余篇。

在我国率先创建医学技术专业及呼吸治疗学专业，培养了数百名呼吸治疗学学士及国内首位呼吸治疗学博士，推动了呼吸治疗的学科和职业发展。

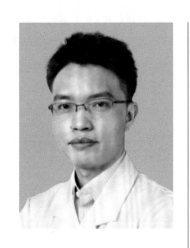

夏金根

中日友好医院呼吸与危重症医学科呼吸治疗与呼吸生理平台负责人,副主任呼吸治疗师。中华医学会呼吸病学分会呼吸治疗学学组委员,中国康复医学会呼吸康复委员会呼吸治疗工作组副组长,中国医学装备协会呼吸病学装备专业委员会委员呼吸支持装备学组副组长,中国医师协会呼吸医师分会呼吸相关职业发展工作委员会委员,中国医学救援协会重症医学分会理事会理事,中国老年学和老年医学学会呼吸与危重症医学分会委员。

专注呼吸治疗领域的临床、教学和科研工作,并致力于国内呼吸治疗师的培训和职业推广工作。承担"十四五"国家重点研发计划项目、国家自然科学基金,以及中国医学科学院医学与健康科技创新工程课题 3 项。在 *Critical Care Medicine*、*Critical Care*、*Anesthesiology*、*Science robotics* 等国内外权威期刊发表论文 50 余篇。授权国家专利 4 项。2020 年获"全国新冠肺炎抗疫先进个人"荣誉。

前　言

距《呼吸治疗教程》首版出版已逾十年,其间我国呼吸治疗发展迅速:国家将呼吸治疗师确认为正式职业门类;建立了呼吸治疗师职业技能标准与临床诊疗规范;呼吸治疗相关的高职高专教育、普通高等教育、毕业后教育及继续医学教育同步开展;全国医院相关科室广泛聘用呼吸治疗师,从业人员不断增长。当前,由于人才培养方式的差异,以及各医院对于呼吸治疗师岗位内涵理解的差异,需要有统一的教程来规范呼吸治疗师所需知识和技能的培养要求。

《呼吸治疗教程》第 2 版以我国人力资源和社会保障部呼吸治疗师国家职业定义和工作内容为基础,参照国内外呼吸治疗师从业所要求的知识和技能,由国内呼吸与危重症医学领域的专家和呼吸治疗师编写。

第 2 版在第 1 版 6 篇 23 章的基础上,扩展到 8 篇 44 章。在保留经典内容的基础上,注意体现呼吸治疗领域的新技术、新知识及新观点。本教程以职业特点和职业需求对呼吸治疗的领域和方向进行分类,为呼吸治疗师的教学培养及职业培训提供教材与工作蓝本。对于书中可能存在的疏漏甚至错误之处,祈请同道予以指正。

王　辰　梁宗安　夏金根

2022 年 7 月

第1版前言

呼吸治疗是临床的重要领域之一，北美经验证明呼吸治疗有其独到性，可改善和提高呼吸衰竭的抢救治疗水平。浙江邵逸夫医院首先于 1994 年开办了呼吸治疗科，四川大学华西医学中心（原华西医科大学）于 1997 年开设了呼吸治疗与危重症监护专业，2000 年首次招收四年制本科学生，成为我国到目前为止唯一开办此专业本科教育的高等医科院校。

北京朝阳医院自 2004 年引进第一批呼吸治疗本科毕业生以来，通过 6 年多的积极实践，使呼吸治疗工作比较全面、规范地开展起来，建立起完整的呼吸治疗师工作体系。

呼吸治疗是一门实用技能学科，操作技术的正确与规范至关重要。在此，我们以北京朝阳医院呼吸治疗师工作体系为模板，撰写了这一呼吸治疗教程，以期作为呼吸治疗的培训教材与工作蓝本，希望此书能为正在开展或希望开展呼吸治疗工作的医院提供一定的帮助。限于水平，书中疏漏甚至错误之处恐难避免，欢迎同道给予批评指正。

王 辰

2010 年 7 月

目　录

数字资源目录

（扫文中二维码获取）

第一篇
呼吸治疗学科体系建设

随着全球慢性呼吸疾病负担日趋严重、人口老龄化、大气污染、呼吸道新型传染性疾病高发流行以及危重症患者数量增多等诸多因素的影响,呼吸系统和危重症疾病防治体系的建设亟待进一步加强和完善。呼吸治疗学科的发展将有利于呼吸系统疾病与危重疾病防治体系的整体建设,满足患者高质量呼吸治疗需求,减轻我国呼吸系统疾病与危重疾病负担。

呼吸治疗（respiratory care）是一门专注于心肺功能评估、支持和恢复的健康治疗学科。学科体系主要以心肺生理学、病理生理学和生物医学工程学为基础，由呼吸与危重症医学、麻醉、物理治疗、康复、护理、预防等多学科交叉渗透而成，专业性强，弥补了相关学科的不足。呼吸治疗师（respiratory therapist，RT）是从事呼吸治疗工作的医疗专业技术人员，是多学科医疗团队中的一员。

在呼吸治疗体制健全的国家，呼吸治疗从业人员（respiratory care practitioner，RCP）的业务辐射到重症监护病房、普通病房、急诊、门诊、辅助检查科室（如气管镜室、肺功能检查室、心肺运动检查、睡眠监测室等）、撤机中心、康复医疗中心、社区医疗、家庭、护理院和教育机构等。据统计，对于一家大规模的综合型医院，呼吸治疗需求至少占全部入院患者治疗需求的 25%。呼吸治疗师能在书面医嘱、口头医嘱或经认可的操作规程指导下主要进行但不限于如下工作：

1. 呼吸生理监测。

2. 血流动力学监测。

3. 机械通气　包括呼吸机使用前自检与调试，模式与参数的调节，呼吸机相关并发症如呼吸机相关肺损伤、呼吸机相关肺炎的防治，机械通气撤离。

4. 辅助医生建立人工气道　包括经鼻/口气管插管、气管切开，通过培训的 RCP 在紧急情况下可独立行气管插管。

5. 人工气道的管理　包括导管位置的管理、导管气囊的压力监测、人工气道的温/湿化、拔管等。

6. 氧疗　包括氧浓度调节、氧疗方式和装置的选择使用、氧疗效果评价。

7. 特殊医用气体的使用。

8. 雾化吸入治疗　包括雾化药物和装置的选择、雾化装置的使用、雾化过程的监测、雾化效果评价。

9. 胸部物理治疗　包括体位引流，胸部振动排痰，指导性咳嗽，经鼻、口及人工气道负压吸痰，肺扩张治疗等。

10. 呼吸康复锻炼。

11. 中心动/静脉置管。

12. 气管镜检查。

13. 肺功能检查。

14. 动脉血气分析。

15. 气体代谢分析。

16. 痰标本的采集。

17. 机械通气患者的院内／外转运。

18. 参与心肺复苏。

19. 高压氧舱治疗。

20. 睡眠呼吸障碍诊断与治疗。

21. 呼吸治疗相关仪器的管理　呼吸机的清洁、消毒及性能测试；呼吸机管路的清洗、消毒与安装；雾化装置，加温、湿化装置，气管镜，振动排痰机，负压吸痰器，血气分析仪等的管理。

22. 家庭治疗　指导患者及家属使用和维护家用简易呼吸机及相关氧疗仪器，确保其安全有效地使用；指导患者雾化吸入治疗、呼吸康复锻炼等；定期进行家庭随访，查看患者并处理相关问题。

23. 戒烟指导。

24. 健康宣教。

呼吸治疗师既是呼吸功能诊断者、治疗计划制订和实施者，需要掌握疾病的临床特征和呼吸生理特征；既是仪器设备使用者，需要掌握仪器设备的性能和特点、使用适应证、并发症等；又是教育者，培训临床医护人员了解呼吸治疗相关知识和技能，利于多学科合作；还是健康教育人员，指导患者和家人进行自我健康管理。

（梁宗安　葛慧青　王　辰）

第 2 章　呼吸治疗学科历史与现状

第 1 节　国际呼吸治疗学科历史与现状

美国是世界上最早建立呼吸治疗体制的国家,在学科建设、执业体制、教育培训和资格认证体制等方面发展较为完善。20 世纪 40 年代,美国提出和构建了临床医学的一个重要分支学科——呼吸治疗学科,并逐渐形成了一套成熟的职业资格认证体系和呼吸治疗专业人员(呼吸治疗师)的培训教育体系。目前美国已有逾 17 万名呼吸治疗师活跃在各个医疗机构、社区和家庭,极大程度上改善了不同年龄段急性或慢性呼吸系统疾病与危重疾病患者的呼吸治疗水平。

在全球范围内,除了美国、加拿大外,菲律宾及中美洲等部分国家和地区也拥有呼吸治疗专业从业人员,并已形成完整的呼吸治疗学科体系,涵盖了人才培养、医疗服务与科室建设、学术交流与行业管理、社会认同等各方面。同时,其呼吸治疗学科制度,包括教育、职业认证与岗位考核、行业标准、继续医学教育等也较成熟。

第 2 节　国内呼吸治疗学科的发展现状

近年来,随着中国呼吸病学、危重症医学等学科的迅猛发展,呼吸治疗相关技术的推陈出新,以及《健康中国行动(2019—2030 年)》规划中慢性呼吸系统疾病防治行动目标的提出,呼吸治疗学科的发展问题日趋得到国内学者们的广泛关注,亦有了长足的进步。自 20 世纪 90 年代国内开始关注呼吸治疗学科的发展,现已初步构建了较为完善的涵盖教学到临床的呼吸治疗学科体系。新冠肺炎疫情发生以来,呼吸治疗师也逐渐走进了大众的视野。全国各地支援湖北的数万名医护人员中,据不完全统计有 140 余名呼吸治疗师跟随不同救援队伍,迅速在全国 10 余个省、自治区、直辖市,50 余家医院展开了一线的呼吸治疗任务。

从国家人力资源和社会保障部获悉,自 2020 年 2 月 25 日开始,《中华人民共和国职业分类大典》正式有了"呼吸治疗师"新职业! 这是我国呼吸治疗专业在经过 20 余年发展后向前迈出的一大步,具有重要的历史性意义!

一、教育培训

自 1997 年开始,四川大学、中山大学、郑州铁路职业技术学院等高校已经招收呼吸治疗专业方向的本科和专科学生,四川大学和北京大学医学部先后设立了呼吸治疗专业方向的硕士和博士培养点;2004 年,教育部印发的《普通高等学校高职高专教育指导性专业目录(试行)》(教高〔2004〕3号)将「呼吸治疗技术」(630409)列入专业目录;此外,浙江大学城市学院、中国医科大学等高等院校亦在筹办呼吸治疗专业。

二、医疗工作和人才队伍建设

1993年浙江大学医学院附属邵逸夫医院率先成立呼吸治疗科,至今全国数十家医院也已成立了呼吸治疗科/中心/组;另外,大多数三甲医院的呼吸科或ICU也安排了1~3名专职呼吸治疗师负责科室的呼吸治疗工作;目前国内从事呼吸治疗相关工作的医务人员近万人。

三、学术交流和行业标准

中华医学会呼吸病学分会、中国医师协会呼吸医师分会、中国医学装备协会呼吸病学装备专业委员会、中国康复医学会呼吸康复专业委员会、中国病理生理学会危重病医学专业委员会、中国老年医学会等全国学术组织以及多个省市医学会陆续成立了呼吸治疗学组(或委员会),并初步制定了呼吸治疗行业规范化培训标准,发布多项与呼吸治疗相关的专家共识与指南。

四、国内呼吸治疗发展的现状及展望

虽然呼吸治疗在国内发展已有20多年,但其远不能满足当前社会需求。专业人才培养和职业认证体系是主要的问题。发展的方向主要包括:推广和规范呼吸治疗专业教育体系;增加医院内"呼吸治疗"诊疗科目,强化和规范呼吸治疗师工作职责和内容;在卫生专业技术人员职业类别中增加"呼吸治疗师"职业,并建立"呼吸治疗师"职称系列;建立水平评价类的呼吸治疗师职业资格制度(以考代评)。

（梁宗安　葛慧青　王　辰）

───────────── 参 考 文 献 ─────────────

[1] 王辰. 呼吸治疗教程 [M]. 北京: 人民卫生出版社, 2010.

[2] 王辰. 呼吸病学 [M]. 北京: 中国协和医科大学出版社, 2007.

[3] KACMAREK R M, STOLLER J K, WILKINS R L. Egan's fundamentals of respiratory care [M]. 11th ed. St Louis: Mosby, 2016.

第二篇
呼吸治疗学相关基础知识

第1节　呼吸系统解剖

呼吸系统(图3-1)包括输送气体的呼吸道,进行气体交换的肺及其周围的胸腔。呼吸道包括鼻、咽、喉、气管、支气管及其分支,以环状软骨为界分为上呼吸道和下呼吸道,临床通常将鼻、咽、喉称为上呼吸道,有输送气体和加温、湿化和过滤空气的作用。而气管、支气管及其在肺内的分支称为下呼吸道。肺由肺实质和肺间质组成,肺实质包括支气管树和肺泡,肺间质包括结缔组织、血管、淋巴管、淋巴结和神经等。胸腔是一个锥形的腔,容纳肺、心脏和纵隔内容物,由胸部、上背部和膈肌组织形成的,包括上皮组织、结缔组织和肌肉组织。

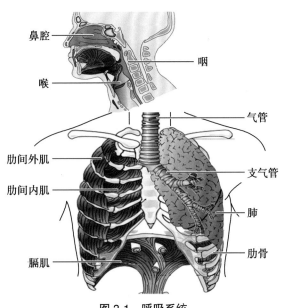

图 3-1　呼吸系统

鼻腔
咽
喉
气管
肋间外肌
肋间内肌
支气管
肺
肋骨
膈肌

一、呼吸道

1. **鼻**　鼻是呼吸道直接与外界相通的器官,是呼吸道的起始部,也是嗅觉器官,包括外鼻、鼻腔和鼻旁窦三部分,容积约 20ml。

(1)外鼻:外鼻位于面部中央,由鼻骨和软骨作支架,外被皮肤和少量皮下组织,内衬黏膜。外鼻上端位于两眼之间的部分称鼻根,向下延成鼻背,下端为鼻尖。

(2)鼻腔:鼻腔以骨和软骨为基础,表面衬以黏膜和皮肤。鼻腔被鼻中隔分为左、右两腔。每侧鼻腔向前经鼻孔与外界相通,向后经鼻后孔通鼻咽。每侧鼻腔以鼻阈为界,分为鼻前庭和固有鼻腔。鼻阈是鼻前庭上方的弧形隆起,是皮肤与黏膜的交界处。

鼻前庭:由鼻翼围成,内面衬以皮肤,生有鼻毛。鼻毛可阻挡灰尘吸入。

固有鼻腔:位于鼻阈后上方,是鼻腔的主要部分,由骨和软骨覆以黏膜而成,其形态大致与骨性鼻腔相同,临床所指鼻腔常指该部而言。

鼻中隔:由筛骨垂直板、犁骨及鼻中隔软骨覆以黏膜而成,是左右鼻腔的共同内侧壁,一般不完全居正中矢状位,往往是偏向一侧。

鼻腔外侧壁:鼻腔外侧壁形态复杂,自上而下有 3 个被覆黏膜的上、中、下鼻甲及各鼻甲下方的上、中、下鼻道。

鼻黏膜:按生理功能分为嗅区和呼吸区,上鼻甲内侧面以及与其相对的鼻中隔部分的鼻黏膜内含有嗅细胞,活体呈苍白或淡黄色,具有嗅觉功能,称为嗅区。其余的大部分称为呼吸区。

(3)鼻旁窦:鼻旁窦(曾称副鼻窦),是鼻腔周围含气颅骨的腔,内衬黏膜,对吸入的空气有加温、加湿作用,对发音起共鸣作用。

鼻旁窦有四对,分别是额窦、上颌窦、筛窦和蝶窦,筛窦又分前、中、后三群,四对鼻旁窦分别位于其同名颅骨内。

2. 咽

(1)咽的位置和形态:咽是一个上宽下窄、前后略扁的漏斗形肌性管道,是消化和呼吸的共用通道,位于颈椎前方,上起颅底,下至第6颈椎下缘续于食管。

(2)咽的分部与交通:咽以软腭和会厌上缘平面为界,按照咽的前方毗邻将咽分为鼻咽、口咽和喉咽三部分。

鼻咽:位于鼻腔后方,颅底与软腭之间,向前经鼻后孔通鼻腔。

口咽:位于软腭与会厌上缘之间,向前经咽峡通口腔。

喉咽:位于会厌上缘至第6颈椎体下缘之间,向下移动为食管,向前经喉口通喉腔。

3. 喉 喉既是呼吸道,又是发音器官,主要由喉软骨和喉肌构成。喉位于颈部前正中的皮下,上借甲状舌骨膜与舌骨相连,向下接气管,喉的前面被舌骨下肌群、筋膜和皮肤覆盖,后为咽,两侧为颈部的大血管、神经及甲状腺侧叶。

(1)喉的结构:喉是复杂的中空性器官,以软骨为基础,借关节、韧带和肌肉连接而成。喉软骨构成喉的支架,包括不成对的甲状腺软骨、环状软骨、会厌软骨和成对的杓状软骨。喉软骨的连接包括关节和膜性连接两种。关节有环甲关节和环杓关节;膜性连接主要有弹性圆锥。

甲状软骨:是最大的一块喉软骨,构成喉的前外侧壁,由左、右两侧对称的方形软骨板构成,两板前缘在中线相互融合构成前角,前角上端向前突出称喉结,在成年男性特别明显,是颈部的重要体表标志。

环状软骨:位于甲状软骨下方构成喉的底座,形似指环,前部低窄称环状软骨弓,后部高宽称环状软骨板。

会厌软骨:形似树叶,上端宽阔而游离,下端细尖附于甲状软骨前角的后(内)面。以会厌软骨表面覆以黏膜称为会厌。

杓状软骨:左右各一,位于环状软骨上方。近似三棱锥,尖朝上,底向下与环状软骨板上缘构成关节。

环甲关节:由甲状软骨下角与环状软骨两侧的关节面构成。

环杓关节:由杓状软骨底与环状软骨板上缘的关节面构成。

弹性圆锥:又称环甲膜,是张于环状软骨弓上缘、甲状软骨前角后面和杓状软骨声带突之间的膜性结构,主要由弹性纤维构成。

喉肌:均为骨骼肌,按功能可分为两群。一群作用于环甲关节,使声带紧张或松弛;另一群作用于环杓关节,使声门裂、喉口开大或缩小。环甲肌起自环状软骨弓前外侧面,止于甲状软骨下缘,有紧张声带的作用。环杓喉肌位于环状软骨板后面,有开大声门、紧张声带的作用。

(2)喉腔:喉腔是由喉软骨、韧带、纤维膜、喉肌和喉黏膜共同围成的管腔。

喉腔中部的两侧壁上有上、下两对黏膜皱襞,呈前后走向,上方的一对称前庭襞,下方的一对称声襞。喉腔可被两对黏膜皱襞及其间的裂隙分为上、中、下三部分。从喉口至前庭裂平面之间部分,称喉前庭;前庭裂和声门裂之间部分,称喉中间腔;喉中间腔向两侧突出的囊状间隙,称喉室;声门裂至环状软骨下缘之间的部分,称声门下腔。

4. 气管与支气管 气管和主支气管是连接喉和肺之间的通道。

(1)气管:气管位于喉与气管杈之间,成年男女性气管平均长度分别为10.31cm和9.71cm。气管由C形的透明软骨环、平滑肌和结缔组织构成,是一后壁略扁的圆筒状管道,起自环状软骨下缘(约平第6颈椎),下至胸骨角平面(约平第4胸椎体下缘),在胸骨角平面分为左右主支气管,分杈处称为气管杈,其内面有一向上凸的纵嵴,呈半月形,称为气管隆嵴,是支气管镜检查的定位标志。

(2)支气管:支气管是气管分出的各级分支,其中左右主支气管一级分支。左主支气管细长,长4~5cm,走行近于水平,经左肺门入肺。右主支气管短粗,长2~3cm,走行较垂直,经右肺门入肺。

二、肺

肺位于胸腔内,膈的上方,纵隔的两侧,分为左肺和右肺。肺是气体交换的器官,呈海绵状,富有弹性,表面因有脏胸膜包被,光滑润泽,透过脏胸膜可见许多多边形小区,称肺小叶。

1. 肺的形态和分叶

(1)形态:肺近似半个圆锥形,具有一尖(肺尖)、一底(肺底)、两面(外侧面、内侧面)和三缘(前缘、后缘和下缘)。

(2)肺尖:呈钝圆形,经胸廓上口向上突入颈根部,高出锁骨内侧1/3上方2~3cm。

(3)肺底:与膈相邻,向上凹陷,又称膈面。

(4)两面:为外侧面和内侧面。外侧面较隆凸,与胸壁内面的肋和肋间肌贴近,又称肋面。内侧面与纵隔毗邻,又称纵隔面,中部有一长圆形的凹陷,称肺门,是主支气管、肺动静脉、淋巴管和神经出入肺的部位,这些结构被结缔组织包绕在一起,统称为肺根,把肺连于纵隔。

(5)三缘:为前缘、后缘和下缘。前缘薄而锐,左肺前缘的下部有一明显的凹陷,称心切迹,切迹的下方有一伸向前内方的舌状突出部为左肺小舌。后缘厚而圆钝,贴于脊柱两侧。下缘较薄锐,伸向胸壁与膈的间隙内。

(6)分叶:肺被肺裂分为数叶。左肺被由从后上斜向前下的一条斜裂分为上、下两叶。右肺除斜裂外,还有一条近于水平方向的水平裂,它们把右肺分成上、中、下三叶。

2. 肺内支气管与支气管肺段

(1)肺内支气管:左、右主支气管在肺门处分出2级支气管,进入肺叶,称为肺叶支气管,左肺有上叶和下叶支气管;右肺有上叶、中叶和下叶支气管。肺叶支气管入肺后再分为若干3级支气管称为肺段支气管,并在肺内反复分支,呈树枝状,简称支气管树。根据支气管树的功能分为传导区、移行区和呼吸区,传导区主要包括气管、支气管、细支气管和终末细支气管,其主要功能为气体传导;移行区包括呼吸性细支气管和肺泡管,具有气体传导和部分气体交换的功能;呼吸区包括肺泡囊和肺泡,吸入的空气和血液之间在此进行气体交换。支气管树的解剖及功能见表3-1、表3-2。

表 3-1 支气管树的解剖与功能

功能	气道	解剖
传导区:气体通过气道传导	气管	最大气道 连接喉和主支气管 被不完整的 C 形软骨环支撑 后壁是膜性的
	支气管	连接气管和细支气管 壁上有新月形的不连续软骨
	细支气管	直径<1mm 壁上缺乏软骨
	终末细支气管	最后的传导性气道
移行区:气体传导和交换	呼吸性细支气管	连接终末细支气管和肺泡管 壁包含肺泡,即部分肺泡是多小孔的
	肺泡管	连接呼吸性细支气管和近端的肺泡囊及肺泡 壁完全是多小孔的,即由肺泡形成
呼吸区:吸入的空气和血液之间进行气体交换	肺泡囊和肺泡	小的杯形结构 从呼吸性细支气管、肺泡管和肺泡囊突出形成的

(2)支气管肺段:每一肺段支气管及其分布区域的肺组织在结构和功能上为一个独立的单位,称为支气管肺段,简称肺段(图 3-2)。通常左肺和右肺各有 10 个肺段。每个支气管肺段由一个肺段支气管分布,相邻支气管肺段间隔以肺静脉属支及疏松结缔组织。支气管肺段具有结构和功能的相对独立性,因此,临床可以支气管肺段为单位进行手术切除。

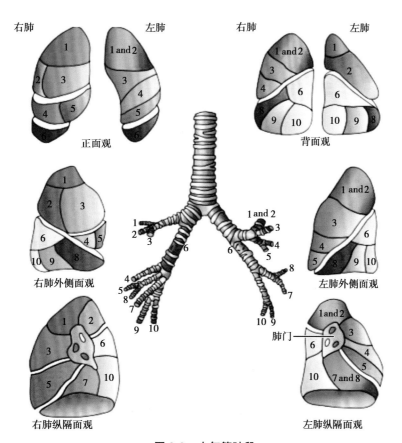

图 3-2 支气管肺段

表 3-2　支气管肺段名称

支气管肺段	编号	支气管肺段	编号
右肺上叶		左肺上叶	
尖段	1	固有上叶	
后段	2	尖后段	1 和 2
前段	3	前段	3
右肺中叶		左舌叶	
外侧段	4	上舌段	4
内侧段	5	下舌段	5
右肺下叶		左肺下叶	
背段	6	背段	6
内基底段	7	内基底段	7
前基底段	8	前基底段	8
外基底段	9	外基底段	9
后基底段	10	后基底段	10

3. 支气管及肺段的血液供应　肺有两套血管系统：一是循环于心和肺之间的肺动脉和肺静脉，为肺的功能性血管，肺动脉从右心室发出伴支气管入肺，并随支气管反复分支，最后形成毛细血管网包绕在肺泡周围，之后逐渐汇集成肺静脉，流回左心房；另一套是营养性血管，称为支气管动静脉，发自胸主动脉，攀附于支气管壁，营养肺内支气管的壁、肺血管壁和脏胸膜。

三、胸腔

1. 胸廓

（1）胸廓的构成：成人胸廓近似圆锥形，容纳肺、心脏和纵隔内容物。胸廓有上、下两口和前、后、外侧壁。胸廓上口较小，有胸骨柄上缘、第 1 肋和第 1 胸椎椎体围成，是胸腔与颈部的通道。胸廓下口宽而不整，由第 12 胸椎、第 11 及 12 对肋前端、肋弓和剑突围成，膈肌封闭胸腔底。胸廓前壁最短，由胸骨、肋软骨及肋骨前端构成；后壁较长，由胸椎和肋角内侧的部分肋骨构成；外侧壁最长，由肋骨体构成。相邻两肋之间称为肋间隙。胸廓除保护、支持功能外，主要参与呼吸运动。通过肋骨的运动而改变胸廓的形状，从而使气体能进出肺，形成肺呼吸。吸气时在呼吸肌的作用下，肋前部抬高，伴以胸骨上升，从而加大了胸廓的前后径；肋上提时，胸壁向外扩展，加大了胸廓横径，使胸腔容积增大。呼气时，胸廓做相反运动，使胸腔容积减小。胸腔容积的改变，促成了肺呼吸。

（2）呼吸肌：表 3-3 总结了呼吸肌的起止点、主要作用和神经支配。膈肌和肋间肌是主要的呼吸肌，不管是用力呼吸时还是平静呼吸时，它们都参与呼吸运动。当通气需求增加时，辅助呼吸肌协助膈肌和肋间肌。斜角肌、胸锁乳突肌、胸肌和腹肌是主要的辅助呼吸肌。其他腹壁和胸壁肌肉在需要时可以作为辅助呼吸肌。

表3-3 呼吸肌的起止点、主要作用和神经支配

肌名	起点	止点	主要作用	神经支配
肋间外肌	上位肋骨下缘	下位肋骨上缘	提肋助吸气	肋神经
肋间内肌	下位肋骨上缘	上位肋骨下缘	降肋助呼气	
肋间最内肌				
肋横肌	胸骨下部	第2~6肋内面		
膈肌	胸骨部,剑突后面 肋部,下6对肋 腰部,上2~3个腰椎	中心腱	助呼吸,增加 腹压	膈神经
腹外斜肌	下8位肋骨外面	髂嵴前部,腹股沟 韧带,白线	保护腹腔脏 器,维持腹内 压,降肋助呼 气	第5~11肋间神 经,肋下神经,髂 腹下神经,髂腹 股沟神经
腹内斜肌	胸腰筋膜,髂嵴,腹股沟韧带外 侧1/2	白线		
腹横肌	下6对肋软骨内面,胸腰筋膜, 髂嵴,腹股沟韧带外侧1/3			
腹直肌	耻骨联合,耻骨嵴	胸骨剑突,第5~7 肋软骨前面		第5~11肋间神 经,肋下神经

膈肌为向上膨隆呈穹隆形的扁阔肌,位于胸腹腔之间,分隔胸腔和腹腔。膈肌的周边是肌性部,中央为腱膜,称中心腱,肌性部肌束均止于中心腱。膈肌上有3个裂孔:主动脉裂孔位于第12胸椎前方,有主动脉和胸导管通过;食管裂孔位于主动脉裂孔左前上方,约平第10胸椎水平,有食管和迷走神经通过;腔静脉孔位于食管裂孔右前上方的中心腱内,约平第8胸椎水平,有下腔静脉通过。

在直立位,平静呼气末膈肌处于舒张状态时,肝脏的压迫使右膈的穹顶高于左膈约1cm。右膈穹隆最高点后平于第8或第9胸椎,前平于第5肋骨。左膈穹隆后平于第9或第10胸椎,前平于第6肋骨。健康受试者的横膈运动是同步的。平卧时,腹部内容物的重量迫使膈肌向胸腔位移。膈肌是主要的呼吸肌,收缩时,膈肌穹隆下降,胸腔容积扩大,以助吸气;松弛时,膈肌穹隆回到残气位,胸腔容积扩大,以助呼气。在平静的呼吸中,膈肌运动导致的胸腔容积变化占总量的75%。平静吸气时,膈肌纤维收缩,导致膈肌穹隆向腹侧位移1~2cm;最大深吸气时,横膈肌穹隆可向下位移大约10cm。与其他骨骼肌相比,膈肌具有可高效和耐疲劳的特点,更适于长期的节律性收缩。

2. 胸膜

(1)胸膜是一层薄而光滑的浆膜,可分为互相移行的脏胸膜和壁胸膜两部分。脏胸膜紧贴在肺表面,与肺紧密结合而不能分离,并伸入肺裂内;壁胸膜贴附于胸壁内面、膈上面和纵隔两侧。

壁胸膜依其所在的部位可分为四部分。

1)胸膜顶:覆盖在肺尖上方突出于胫根部,高于锁骨内侧1/3的上方2~3cm。

2)肋胸膜:贴于胸壁的内面,其前缘位于胸骨的后方,后缘达脊柱两侧。

3)纵隔胸膜:贴衬在纵隔的两侧。

4)膈胸膜:覆盖于膈的上面。

(2)胸膜腔是由脏胸膜与壁胸膜在肺根处互相移行延续,脏胸膜与壁胸膜之间形成的密闭、狭窄、呈负压的浆膜囊腔隙。在肺根下方移行的胸膜前后两层重叠,形成的胸膜皱襞称肺韧带,对肺有固定作用,也是肺手术的标志。

(3)胸膜隐窝:胸膜隐窝是各部壁胸膜相互移行处形成的间隙,即使在深呼吸时肺缘也不能深入其内,故称为胸膜隐窝。肋膈隐窝位于肋胸膜和膈胸膜相互移行处,也称肋膈窦,为半月形的间隙,是胸膜腔最低的部位。当胸膜发生炎症时,渗出液首先积聚于此处,为临床胸膜腔穿刺抽液的部位。

(4)胸膜与肺的体表投影:胸膜的体表投影是指壁胸膜前缘的反折线的体表投影。

胸膜顶与肺尖的体表投影一致,高出锁骨内侧 1/3 上方 2~3cm。胸膜前界即肋胸膜与纵隔胸膜前缘间的反折线,两侧起自胸膜顶,向内下经胸锁关节后方,至第 2 胸肋关节水平互相靠拢并沿中线垂直下行,右侧至第 6 胸肋关节处转向右,移行于下界;左侧在第 4 胸肋关节处弯向外下,沿胸骨左缘外侧下行,至第 6 肋软骨处转向左,移行于下界。胸膜下界是肋胸膜与膈胸膜的反折线,两侧大致相同。右侧起于第 6 胸肋关节处,左侧起于第 6 软骨。肺的下界一般比胸膜下界约高出 2 个肋,在接近后正中线处高出 2 个胸椎(表3-4)。

表3-4 肺和胸膜下界的体表投影

	锁骨中线	腋中线	肩胛线	后正中线
肺下界	第 6 肋	第 8 肋	第 10 肋	第 10 胸椎棘突
胸膜下界	第 8 肋	第 10 肋	第 11 肋	第 12 胸椎棘突

3. **纵隔** 纵隔是左右纵隔胸膜之间全部器官、结构和结缔组织的总称。其前界为胸骨,后界为脊柱胸段,两侧为纵隔胸膜,上界为胸廓上口,下界为膈。纵隔分区方法较多,解剖学常用四分法。该方法是在胸骨角平面将纵隔分为上纵隔和下纵隔。下纵隔又以心包为界分为前纵隔、中纵隔和后纵隔。

(1)上纵隔:位于胸廓上口与胸骨角平面(平对第 4 胸椎体下缘)之间。上纵隔内主要有胸腺、头臂静脉、上腔静脉、主动脉弓及其分支、膈神经、迷走神经,食管、气管、胸导管和淋巴结等。

(2)前纵隔:位于胸骨体与心包壁之间,内有结缔组织和淋巴结。

(3)中纵隔:位于前、后纵隔之间,内有心包、心脏和出入心脏的大血管根部、膈神经等。

(4)后纵隔:位于心包后壁与脊柱胸部之间,内有胸主动脉、奇静脉、半奇静脉、副半奇静脉、食管、主支气管、迷走神经、胸交感干、胸导管和淋巴结等。

(潘频华 陆蓉莉)

第 2 节 肺通气

肺通气(pulmonary ventilation)是指肺泡与外界环境中的气体通过呼吸道进行交换

的生理过程。机体通过肺通气实现体内氧气的供给以及二氧化碳等气体的排出。参与肺通气的器官包括呼吸道、肺泡、胸膜腔、胸廓和呼吸肌等。呼吸道是连接肺泡与外界环境的通道；肺泡是吸入气体与血液中的气体进行交换的主要场所；胸膜腔是由壁层及脏层胸膜构成的含有少量液体的密闭空腔；而胸廓及呼吸肌的节律性活动则是实现通气的动力。

一、肺通气的原理

肺通气的本质是指气体在呼吸压力作用下从外界环境至肺泡内的流入及流出。实现肺通气的前提是肺泡及外界环境中气体存在压力差，即直接动力（direct force）。气体压力差的实现依赖于节律性的呼吸运动，即原动力（primary force）。

肺通气的动力：根据物理学原理，不同位置气体压力不同，即气压差不同引起气体的流动，肺泡内气体与环境中气压差异引起肺通气。肺泡内气压的大小由肺的收缩和扩张决定，肺的收缩和舒张由呼吸肌及胸廓的节律性扩张及缩小引起，因此，呼吸肌及胸廓的节律性活动是产生这种气压差的原动力。

1. **呼吸运动** 呼吸运动是指呼吸肌收缩、舒张引起胸廓扩大和缩小的运动。参与呼吸运动的呼吸肌有肋间肌、膈肌、腹壁肌、胸锁乳突肌、背部肌群、胸部肌群等。主要的吸气肌是膈肌和肋间外肌，参与吸气运动；主要的呼气肌为肋间内肌、腹壁肌，参与呼气运动。胸锁乳突肌、背部肌群、胸部肌群等为辅助呼吸肌，参与用力情况下的呼气/吸气运动。

吸气过程：吸气是主动过程，呼吸运动开始时，肋间外肌收缩，肋骨和胸骨上举，同时肋骨下缘向外偏转，从而增大了胸腔的前后径和左右径。膈肌收缩，增大胸腔的上下径。随着胸廓的扩大，肺的容积随之扩张，肺泡内气压降低。当肺泡内气压低于大气压时，外界气体流入肺内，这一过程称为吸气（inspiration）。平静状态下，呼气时，呼气肌不参与运动，由膈肌和肋间外肌舒张完成，它是一个被动过程。膈肌和肋间外肌舒张时，肺依靠其自身的回缩力而收缩，并牵引胸廓使之上下径、前后径和左右径缩小，从而引起胸腔和肺的容积减小，肺泡内气压升高。当肺泡内气压高于大气压时气体由肺内流出，这一过程称为呼气（expiration）。用力吸气时，除吸气肌加强收缩外，辅助吸气肌也参与收缩。用力呼气时，除吸气肌舒张外还有呼气肌参与收缩。

根据参与呼吸运动肌群的主次及呼吸用力程度可以分为不同的呼吸模式（breathing pattern），如胸式呼吸、腹式呼吸、平静呼吸、用力呼吸等。以膈肌舒缩活动为主的呼吸运动称为腹式呼吸（abdominal breathing），因为膈肌的舒缩可引起腹腔内器官位移，造成腹部的明显起伏。以肋间外肌舒缩活动为主的呼吸运动称为胸式呼吸（thoracic breathing），因为肋间外肌舒缩活动可引起胸部的明显起伏。一般情况下，正常成年人的呼吸运动都呈腹胸混合式呼吸，其中某种型式可占优势；只有在胸部或腹部活动受限时才出现某种单一型式的呼吸运动。如在妊娠后期的女性，腹腔巨大肿块、腹水、胃肠道胀气或腹膜炎症等患者，因膈肌运动受限，故主要依靠肋间外肌舒缩而呈胸式呼吸。平静呼吸（normal respiration，eupnea）指机体处于安静状态时平静而均匀的呼吸运动。吸气由膈肌和肋间外肌收缩引起，呼气由膈肌和肋间外肌舒张完成。通常情况下，平静呼吸的频率为 12~18 次/min。当气道梗阻或者机体缺氧的情况下,加深加快的呼吸模式称为用力呼吸,常常有辅助呼吸肌参与。

2. 肺内压及胸膜腔内压 肺内压(intrapulmonary pressure)是指肺泡内气体的压力,维持肺泡扩张。肺内压随呼吸运动过程在不停地改变。平静状态下,从吸气到呼气过程中,肺内压波动于$(-1\sim +1)$cmH$_2$O,约有 0.5L 气体进出肺。

胸膜有两层,一层紧贴于肺表面称为脏层胸膜,一层紧贴于胸廓内壁称为壁层胸膜。两层胸膜形成一个密闭的潜在的腔隙,为胸膜腔。胸膜腔内仅有少量浆液,没有气体。这一薄层浆液有两方面的作用:一是在两层胸膜之间起润滑作用,减小摩擦;二是浆液分子的内聚力使两层胸膜贴附在一起,不易分开,所以肺就可以随胸廓的运动而运动。胸膜腔内液体的压力为胸膜腔内压(intrapleural pressure),胸膜腔内压比大气压低,生理情况下,胸膜腔内压在吸气及呼气过程中波动于$(-7.5\sim -5)$cmH$_2$O(图 3-3)。胸膜腔内压由肺内压及肺的弹性回缩力相互作用的合力形成。肺的弹性回缩力是由肺的自然容积小于胸廓自然容积形成,所以肺始终处于牵拉状态。胸膜腔内负压不但作用于肺,牵引其扩张,也作用于胸腔内其他器官,特别是壁薄而扩张性大的腔静脉和胸导管等,影响血液与淋巴液的回流。肺内压与胸膜腔内压的差值称为跨肺压(transpulmonary pressure)。它是反映肺弹性回缩力的一个指标。

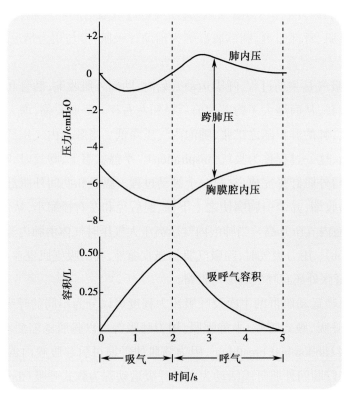

图 3-3 平静呼吸时肺内压,胸膜腔内压,
以及吸、呼气容积的变化

3. 肺通气的阻力 肺通气过程中需要克服的阻力称为肺通气的阻力(resistance of pulmonary ventilation),有两种形式:弹性阻力(elastic resistance)和非弹性阻力。肺和胸廓的弹性阻力是平静呼吸时主要阻力,约占总阻力的 70%;非弹性阻力,包括气道阻力、惯性

阻力和组织的黏滞阻力,约占总阻力的 30%,其中又以气道阻力为主。

肺具有弹性,在肺扩张变形时所产生的弹性回缩力,其方向与肺扩张的方向相反,是吸气的阻力,所以肺弹性回缩力是肺的弹性阻力之一。肺顺应性(compliance)是指在外力作用下肺的可变形性。肺的弹性阻力可用肺顺应性表示。肺的弹性阻力与其顺应性呈反比关系。

$$肺顺应性 (C_L) = \frac{肺容积变化 (\Delta V)}{跨肺压变化 (\Delta P)} \ L/cmH_2O$$

肺弹性阻力的来源:肺自身的弹性回缩力和肺泡内气体与肺泡内衬液之间的气 - 液交界的表面张力,两者均使肺具有回缩倾向,构成肺通气过程中来自肺的弹性阻力。

胸廓也具有弹性,呼吸运动时产生弹性阻力。由于胸廓弹性阻力增大而使肺通气发生障碍的情况少见,所以临床意义相对较小。当呼吸运动中肺容量小于肺总量的 67% 时,胸廓被牵引向内而缩小,胸廓的弹性回缩力向外,构成呼气的弹性阻力;当呼吸运动中肺容量大于肺总量的 67% 时,胸廓被向外牵拉而扩大,其弹性回缩力向内,成为吸气的弹性阻力。所以胸廓的弹性回缩力与胸廓的扩张程度相关,这与肺不同,肺的弹性回缩力总是吸气的弹性阻力。

非弹性阻力包括气道阻力(airway resistance)、黏滞阻力和惯性阻力。气道阻力来自气体流经呼吸道时气体分子间和气体分子与气道之间的摩擦阻力,是非弹性阻力的主要成分,占 80%~90%。非弹性阻力是肺内气体流动时产生的,并随呼吸气流速度加快而增加,故为动态阻力。

气道阻力可用维持单位时间内气体流量所需压力差来表示。生理情况下,平静呼吸时的总气道阻力为 $1~3cmH_2O \cdot s/L$,主要发生在鼻(约占总阻力 50%)、声门(约占 25%)及气管和支气管(约占 15%)等部位,仅 10% 的阻力发生在口径<2mm 的细支气管。气道阻力受气流流速、气流形式和管径大小影响。流速快,阻力大;流速慢,阻力小。气流形式有层流和湍流,层流阻力小,湍流阻力大。气流太快和管道不规则容易发生湍流。如气管内有黏液、渗出物或肿瘤、异物等时,可用排痰、清除异物、减轻黏膜肿胀等方法减少湍流,降低阻力。气道管径大小是影响气道阻力的另一重要因素。管径缩小,阻力大增。气道管径又受四方面因素影响。

(1)跨壁压:指呼吸道内外的压力差。呼吸道内压力高,跨壁压增大,管径被动扩大,阻力变小;反之则增大。

(2)肺实质对气道壁的外向牵引:小气道的弹力纤维和胶原纤维与肺泡壁的纤维交错。这些纤维对气道发挥牵引作用,以保持没有软骨支持的细支气管的通畅。

(3)自主神经对气道平滑肌的调节:呼吸道平滑肌受交感、副交感神经双重支配。副交感神经使气道平滑肌收缩,管径缩小,阻力增加;交感神经使平滑肌舒张,管径变大,阻力降低。此外,呼吸道平滑肌的舒缩还受自主神经释放的非乙酰胆碱的共存递质的调制,如血管活性肠肽、神经肽、速激肽等。它们作用于接头前受体或者作用于接头后,调制递质反应或直接作用于效应器。

(4)化学因素的影响:儿茶酚胺可以使呼吸道平滑肌舒张;前列腺素 $F_{2\alpha}$ 可使之收缩,而前列腺素 E_2 使之舒张;变态反应时由肥大细胞释放的组胺和慢反应物质使支气管收缩;吸入气 CO_2 含量的增加可以刺激支气管、肺的 C 类纤维,反射性地使支气管收缩,引起气道阻力增加。近年研究发现气道上皮可合成、释放内皮素,使气道平滑肌收缩。哮喘患者肺内皮素的合成和释放增加,提示内皮素可能参与哮喘的病理生理过程。

在上述四种因素中,前三种均随呼吸运动发生周期性变化,气道阻力也随之周期性改变。跨壁压增大,交感神经兴奋能使呼吸道口径增大,阻力减小;呼气时发生相反的变化,使呼吸道口径变小,阻力增大,这也是支气管哮喘患者呼气比吸气更为困难的主要原因。

惯性阻力是气流在发动、变速、换向时因气流和组织的惯性所产生的阻力。平静呼吸时,呼吸频率低、气流流速慢,惯性阻力小,可忽略不计。黏滞阻力是指呼吸时各相关器官组织相对位移所发生的摩擦阻力。

二、肺通气的评价

肺通气过程受到呼吸相关肌群的舒缩活动、肺和胸廓的弹性状况以及气道阻力、神经心理因素等多因素的影响。呼吸肌的功能障碍,肺和胸廓的弹性功能下降,肿瘤占位等因素引起肺扩张受限,造成限制性通气功能障碍(restrictive ventilation dysfunction)。当气道炎症引起气道平滑肌痉挛,黏液高分泌及气道内生或者外压型肿瘤阻塞呼吸道时,引起阻塞性通气功能障碍(obstructive ventilation dysfunction)。可以通过肺量计(spirometry)测量呼吸运动过程中进出肺的气体来评估通气功能。

1. **肺容积和肺容量** 肺容积(lung volume)是指肺内容纳的气体量,通过测定不同幅度的呼吸动作所产生的容量改变,协助评价肺功能,适用于支气管肺疾病、胸廓和胸膜疾病、神经肌肉疾病。包括四种基础肺容积和四种基础肺容量。

基础肺容积彼此之间不重叠,包括潮气量(tidal volume,VT)、补吸气量(inspiratory reserve volume,IRV)、补呼气量(expiratory reserve volume,ERV)和残气量(residual volume,RV)。容量则由2个或2个以上的基础肺容积组成,包括深吸气量(inspiratory capacity,IC)、功能残气量(functional respiratory capacity,FRC)、肺活量(vital capacity,VC)和肺总量(total lung capacity,TLC)(图3-4)。深吸气量为潮气量与补吸气量之和;肺活量为最大吸气终末时再由肺尽力呼出气体的总量;肺总量为肺活量和残气量之和。

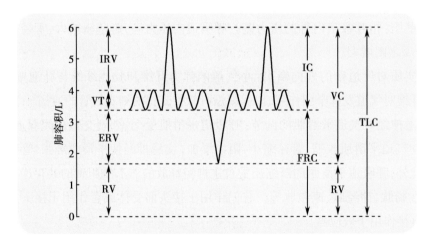

图3-4 肺容积及肺容量组成示意

IRV. inspiratory reserve volume,补吸气量;VT. tidal volume,潮气量;ERV. expiratory reserve volume,补呼气量;RV. residual volume,残气量;IC. inspiratory capacity,深吸气量;FRC. functional respiratory capacity,功能残气量;VC. vital capacity,肺活量;TLC. total lung capacity,肺总量。

2. 功能残气量 功能残气量指平静呼气末存留于肺内的气量,等于残气量(RV)与补呼气量(ERV)之和。正常成年人约为 2 500ml,肺气肿患者功能残气量增加,肺实质性病变时则减小。功能残气量的生理意义是缓冲呼吸过程中肺泡气中氧分压和二氧化碳分压的变化幅度。

3. 肺通气量和肺泡通气量 肺通气量(pulmonary ventilation)指单位时间内出入肺的气体量。一般指肺的动态气量,它反映肺的通气功能。肺通气量可分为每分通气量、最大通气量、无效腔气量和肺泡通气量等。

每分通气量(minute ventilation volume,MV 或 V_E),又称肺通气量,是指每分钟进出肺的气体总量,为潮气量(VT)与呼吸频率(frequency,f)的乘积,即 $MV/V_E=VT \times f$。

在呼吸过程中,一部分气体留在从上呼吸道至呼吸性细支气管以上的呼吸道内,这一部分气体不参与肺泡与血液之间的气体交换,称为解剖无效腔或死腔。其容积约为 150ml。进入肺泡内的气体,也可因血流在肺内分布不均使部分气体不能与血液进行交换,这一部分肺泡容量称为肺泡无效腔。肺泡无效腔与解剖无效腔合称生理无效腔。健康人平卧时的生理无效腔等于或接近解剖无效腔。

最大通气量(maximal voluntary ventilation,MVV)指单位时间内所能呼吸的最大气量。其在临床鉴别阻塞性肺疾病和限制性肺疾病中具有重要意义。在哮喘等阻塞性肺疾病患者,第1秒用力呼气容积(FEV$_1$)降低比用力肺活量(FVC)更明显,因而 FEV$_1$/FVC 变小,要呼出相当于 FVC 的气体量往往需要更长时间,此外还显示残气量增大;而在肺纤维化等限制性肺疾病患者,FEV$_1$ 和 FVC 均下降,但 FEV$_1$/FVC 仍可基本正常,此外还显示残气量减少。

肺泡通气量(alveolar ventilation)指静息状态下单位时间内进入肺泡的气体总量。肺泡通气量是指每分钟吸入或呼出肺泡的气体总量,它是直接进行气体交换的有效通气量。气体进出肺泡必经呼吸道,呼吸道内气体不能与血液进行气体交换,构成解剖无效腔。其计算公式如下。

每分钟肺泡通气量 =(潮气量 – 无效腔气量)× 呼吸频率

4. 最大呼气流速 - 容积曲线 最大呼气流量容积曲线(maximum expiratory flow volume curve,MEFV)是指以横坐标表示容积,以纵坐标示呼气流量(L/s),描记受试者最大吸气后用立刻呼气时呼气流量与肺容积关系的曲线(图3-5)。在呼气一开始,因主动用力达到最大呼气流量(peak expiratory flow,PEF),又称"峰流速",主要用于呼吸肌力量的评价和哮喘的动态随访,并不能作为早期诊断的依据。随着用力呼出气体的增多和肺容积的减少,呼出气体的流速也相应减慢。用力呼出 25%、50%、75% 肺活量时的呼气流量分别表示为 FEF$_{25\%}$、FEF$_{50\%}$ 和 FEF$_{75\%}$。该曲线受肺的弹性和周围小气道阻力的影响,如果曲线异常,表示肺实质或小气道病变。慢性阻塞性肺疾病(慢阻肺)患者在 75% 肺活量以下时,呼出气体的流速明显减慢。空气污染引起的早期病变使小气道阻力增加,最大呼气流量 - 容积曲线是重要的监测指标,其中用力呼出 25%~75% 肺活量间的平均呼气流量(FEF$_{25\%\sim75\%}$)、FEF$_{50\%}$ 和 FEF$_{75\%}$ 能更灵敏地反映小气道的阻塞情况。

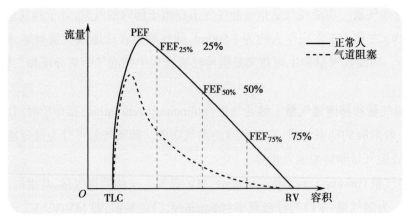

图 3-5　最大呼气流量 - 容积曲线

实线为正常人曲线；曲线为气道阻塞患者曲线。

5. 气道反应性　气道反应性（airway responsiveness）指气道对各种物理、化学、变应原或运动的反应程度。生理状态下，健康人的气道对上述影响因素的轻度刺激并不引起平滑肌收缩或仅发生轻微的收缩反应；而在同样程度刺激下，部分哮喘患者可因气道炎症处于过度反应状态，表现出敏感而过强的支气管平滑肌收缩反应，引起气道缩窄和气道阻力增加，从而引发咳嗽、胸闷和喘息等症状，气道高反应性是哮喘的重要特征之一，是气道炎症的间接反映。气道反应性的测定能为支持或排除哮喘的诊断提供有力的客观依据，并对哮喘的病情判定、疗效评估等有重要帮助。

6. 呼吸功　在呼吸过程中，呼吸肌为克服弹性阻力和非弹性阻力而实现肺通气所做的功为呼吸功（work of breathing）。通常以单位时间内压力变化乘以容积变化来计算，单位是 kg·m。正常人平静呼吸时，呼吸功不大，每分钟 0.3~0.6kg·m，其中 2/3 用来克服弹性阻力，1/3 用来克服非弹性阻力。用力呼吸时，呼吸频率、深度增加，呼气也有主动成分的参与，呼吸功可增至 10kg·m。病理情况下，弹性或非弹性阻力增大时，也可使呼吸功增大。

平静呼吸时，呼吸耗能仅占全身耗能的 3%。剧烈运动时，呼吸耗能可升高 25 倍，但由于全身总耗能也增大 15~20 倍，所以呼吸耗能仍只占总耗能的 3%~4%。

呼吸功可以分为 3 个部分：①克服肺和胸壁弹性阻力所需的功耗；②克服器官的黏滞阻力所需的功耗；③克服气体由空气进入肺部时产生的气道阻力所需的功耗。

（罗凤鸣）

第 3 节　气体交换与运输、肺换气与组织换气

肺通气使肺泡气不断更新，更新后的肺泡气与肺毛细血管之间进行气体交换，O_2 进入肺毛细血管，CO_2 进入肺泡。血液流经组织时，通过组织间毛细血管与细胞之间进行气体交换，O_2 进入组织细胞，CO_2 进入毛细血管。

一、气体交换

(一) 气体交换的原理

1. **气体的扩散** 气体分子不停地进行着无定向的运动,气体分子从分压高处向分压低处发生净转移,这一过程称为气体扩散(diffusion)。肺换气和组织换气均是以扩散方式进行的。单位时间内气体扩散的容积称为气体扩散速率(diffusion rate,D)。扩散速率与气体分压差(ΔP)、温度(T)、扩散面积(A)和气体分子溶解度(S)成正比,与扩散距离(d)和气体分子量(MW)的平方根成反比。气体扩散速率与各影响因素的关系的公式:

$$D \propto \frac{\Delta P \cdot T \cdot A \cdot S}{d \cdot \sqrt{MW}}$$

上述公式中,气体的分压(partial pressure)是指混合气体中某一气体组分所产生的压力;某种气体的分压等于混合气体的总压力与该气体在混合气体中所占容积百分比的乘积。气体的分压差(ΔP)是扩散区域之间某气体分压的差值,是气体扩散的动力,决定气体扩散的方向。溶解度(solubility,S)是单位分压下溶解于单位容积溶液中的气体量,一般以温度38℃、1个大气压下、100ml液体中溶解的气体毫升数表示。气体分子的溶解度与分子量的平方根之比($S/\sqrt{MW}$)称为扩散系数(diffusion coefficient),取决于气体分子特性。O_2 的分子量为32,在血浆中的溶解度为2.14,CO_2 的分子量为44,在血浆中的溶解度为51.5,因此 CO_2 的扩散系数约为 O_2 的20倍。

2. **呼吸气体和人体不同部位 O_2 和 CO_2 的分压** 人体吸入的气体是空气。空气成分中具有生理意义的是 O_2 和 CO_2。空气中 O_2 和 CO_2 分压可因总大气压的变动而存在差异。高原大气压降低,各气体的分压也降低。由于吸入的空气在呼吸道内被水蒸气饱和,所以吸入气的气体分压已不同于大气。

当气体分子与液体表面接触时,一些气体分子可以溶解在液体中,同时溶解在液体中的气体分子又不断从液体逸出,溶解的气体分子从液体中逸出的力,称为气体的张力(tension),也就是液体中该气体的分压。人体血液、不同组织的氧分压(PO_2)、二氧化碳分压(PCO_2)不同,在同一组织,它们还受组织活动水平的影响。表3-5所示为安静状态下的人体不同部位气体分压的大致数值。

表3-5 大气(海平面)和人体不同部位的 O_2 和 CO_2 分压(mmHg)

	空气	肺泡气	动脉血	混合静脉血	组织
PO_2	159	102	97~100	40	30
PCO_2	0.30	40	40	46	50

(二) 肺换气(肺泡与血液之间)

1. **肺换气过程** 肺换气指肺泡与肺毛细血管血液之间的气体交换。肺泡气与肺毛细血管之间的 O_2 分压差和 CO_2 分压差是肺换气的动力。当肺动脉毛细血管血液流经肺泡时,肺泡气的 O_2 分压(102mmHg)高于毛细血管内血液的 O_2 分压(40mmHg),O_2 从肺泡向肺毛细血管内的血液扩散,血液的 O_2 分压逐渐上升,最后接近肺泡气的 O_2 分压。而肺泡气的 CO_2 分压(40mmHg)低于毛细血管内血液的 CO_2 分压(46mmHg),CO_2 便向相反的方向扩散(图 3-6)。即从肺毛细血管向肺泡扩散。通常,血液通过肺毛细血管的时间约为0.7 秒,而 O_2 和 CO_2 在血液和肺泡之间的扩散极为迅速,不到 0.3 秒即可达到动态平衡。肺换气的结果,静脉血变成动脉血。

2. **影响肺换气的因素**　根据气体扩散速率公式,气体分压差、温度、扩散面积、扩散距离、气体分子量和溶解度等因素均可影响气体的扩散速率。现进一步讨论扩散距离(呼吸膜的厚度)、扩散面积(呼吸膜的面积)以及通气 / 血流比值对肺换气的影响。

(1)呼吸膜的厚度:肺泡气需通过呼吸膜,即肺泡 - 毛细血管膜,与血液进行气体交换。呼吸膜又称气 - 血屏障,由六层结构组成:含肺表面活性物质的液体层、肺泡上皮细胞层、上皮基底膜、上皮基底膜和毛细血管基膜之间的间隙、毛细血管基膜层及毛细血管内皮细胞层(图 3-7)。呼吸膜的总厚度<1μm,最薄处只有 0.2μm,气体易于扩散通过。气体扩散速率与呼吸膜厚度成反比,呼吸膜越厚,单位时间内交换的气体量就越少。同时,由于肺毛细血管直径约为 5μm,红细胞呈单行通过毛细血管,红细胞膜通常能接触到毛细血管壁,扩散距离短,气体扩散速率快。病理情况下,任何使呼吸膜增厚或扩散距离增加的疾病,如肺水肿、肺纤维化,都会降低扩散速率,减少扩散量。

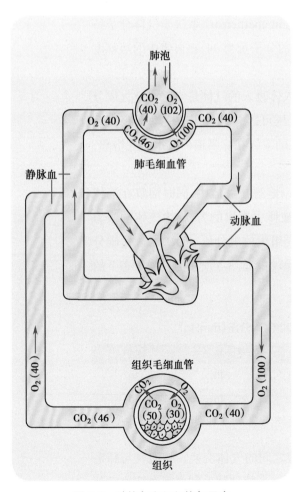

图 3-6　肺换气和组织换气示意

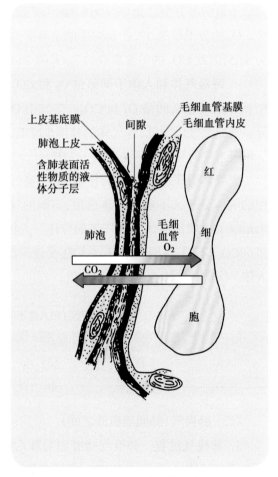

图 3-7　呼吸膜结构示意

(2)呼吸膜的面积:气体扩散速率与扩散面积成正比。正常成年人两侧肺约 3 亿个肺泡,呼吸膜的总面积达到 50~100m²。安静状态下,呼吸膜的扩散面积约 40m²。当机体剧烈运动或重体力劳动时,参与气体交换的呼吸膜面积将大大增加,满足 O_2 摄取和 CO_2 排出的需要。肺不张、肺实变、肺气肿或肺毛细血管阻塞等,均可导致呼吸膜扩散面积减小,从而影响肺换气。

(3)通气/血流比值:通气/血流比值是指每分肺泡通气量($\dot{V}_A$)和每分肺血流量($\dot{Q}$)之间的比值($\dot{V}_A/\dot{Q}$),正常成年人安静时,每分肺泡通气量约为 4.2L,每分肺血流量约为 5L,$\dot{V}_A/\dot{Q}$ 约为 4.2/5=0.84,肺泡通气与肺毛细血管血流达到良好配合,气体交换率高。该比值增大,意味着通气过度或血流相对不足,部分肺泡气体未能与血流气体充分交换,相当于肺泡无效腔增大。反之,该比值减小,意味着通气不足或血流相对过多,部分血液流经通气不良的肺泡,血液中的气体未得到充分更新就流回了心脏,犹如发生了功能性动-静脉短路。无论通气/血流比增大或减小,都表明两者匹配不佳,气体交换的效率降低。$\dot{V}_A/\dot{Q}$ 可以作为衡量肺换气功能的指标。

由于肺泡通气量和肺血流量在肺内的分布并不十分均匀,实际上肺各个局部的 $\dot{V}_A/\dot{Q}$ 并不相同。人体直立时,由于重力作用,肺尖部的通气相对良好,肺底部肺血流量相对较多,所以肺尖部 $\dot{V}_A/\dot{Q}$ 较大(3.3),而肺底部 $\dot{V}_A/\dot{Q}$ 较小(0.63)(图 3-8)。正常情况下,由于呼吸膜面积远超过肺换气的实际需要,肺自身也有调节能力,在通气不良的肺泡,由于 PO_2 降低,使这些区域的肺小动脉收缩,血流量减少,血流更多地流向通气良好的肺泡,这种 $\dot{V}_A/\dot{Q}$ 的不均一性并没有明显影响 O_2 的摄取和 CO_2 的排出。

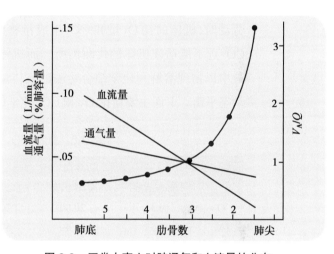

图 3-8　正常人直立时肺通气和血流量的分布

3. 肺扩散容量　某种气体通过呼吸膜的能力,肺换气效率的高低也可用肺扩散容量(diffusion capacity of the lung,D_L)衡量,指气体在单位分压差(1mmHg)作用下,每分钟通过呼吸膜扩散的气体毫升数。即

$$D_L = \frac{V}{\overline{P}_A - \overline{P}_C}$$

公式中 V 表示每分钟通过呼吸膜的气体量(ml/min),$\overline{P}_A$ 表示肺泡气中某种扩散气体的平均分压,$\overline{P}_C$ 表示肺毛细血管内血液该扩散气体的平均分压。正常成年人安静时,O_2 的 D_L 约为 20ml/(min·mmHg);CO_2 的 D_L 约为 400ml/(min·mmHg),是氧气的 20 倍。运动时 D_L 增大,这是因为肺换气的呼吸膜面积和肺毛细血管血流量增加,以及通气与血流的不均匀分布得到改善所致。肺部疾病时,D_L 可因有效扩散面积减小或扩散距离增加而减小。

(三) 组织换气(组织细胞与血液之间)

组织换气指组织细胞与血液的气体交换。其发生机制和影响因素与肺换气相似,不同的是气体交换发生于液相介质(血液、组织液、细胞内液)之间,且扩散膜两侧 O_2 和 CO_2 分压差随细胞内氧化代谢的强度和组织血流量的变化而改变。在组织中,细胞有氧代谢

消耗 O_2,并产生 CO_2。动脉血液流经毛细血管时,在外周毛细血管和组织液之间的 O_2 分压差和 CO_2 分压差作用下, O_2 扩散进入组织细胞, CO_2 扩散进入毛细血管,完成组织换气(图 3-1)。组织换气的结果,动脉血变静脉血。

二、气体在血液中的运输

O_2 和 CO_2 通过血液运输。经肺换气摄取的 O_2 通过血液循环运输到机体各器官和组织,供细胞利用;细胞代谢产生的 CO_2 经组织换气进入血液循环,运输到肺排出体外。

O_2 和 CO_2 在血液中的运输包括物理溶解和化学结合两种形式。根据 Henry 定律,气体在溶液中溶解的量与其分压和溶解度成正比,与温度成反比。正常情况下,动脉血 PO_2 为 100mmHg,每 100ml 血液含溶解的 O_2 约为 0.31ml;静脉血 PCO_2 为 46mmHg,每 100ml 血液含溶解的 CO_2 为 2.9ml。安静状态下,机体耗 O_2 量约为 250ml/min,而物理溶解于动脉血液中的 O_2 量只有 15ml/min(安静时心排血量以 5L/min 计算)。安静状态下 CO_2 生成量约 200ml/min,而物理溶解于静脉血液中的 CO_2 量约为 145ml/min。剧烈运动和重体力劳动时,机体的耗 O_2 量和 CO_2 生成量将成倍增加。可见,单靠物理溶解形式运输 O_2 和 CO_2 远不能适应机体的代谢需要。而机体运输 O_2 和 CO_2 更有效的形式是化学结合。血液中以物理溶解和化学结合运输的气体量见表 3-6。物理溶解和化学结合两者之间处于动态平衡。下面主要讨论 O_2 和 CO_2 化学结合形式的运输。

表 3-6 血液中 O_2 和 CO_2 的含量(ml/100ml)

	动脉血			静脉血		
	物理溶解	化学结合	合计	物理溶解	化学结合	合计
O_2	0.31	20.00	20.31	0.11	15.20	15.31
CO_2	2.53	46.40	48.93	2.91	50.00	52.91

(一) 氧的运输

血液中所含的 O_2 仅约 1.5% 以物理溶解的形式运输,其余 98.5% 则以化学结合的形式运输。红细胞内血红蛋白(hemoglobin,Hb)的分子结构特征使之与 O_2 结合,成为有效的 O_2 运输工具,Hb 也参与 CO_2 的运输。

1. Hb 的分子结构 Hb 分子由 1 个珠蛋白和 4 个血红素(又称亚铁原卟啉)组成。每个珠蛋白有 4 条多肽链,每条多肽链与 1 个血红素结合,构成 Hb 的单体或亚单位;4 个亚单位构成四聚体的 Hb。血红素是 4 个吡咯基组成的环状结构,其结构中心有 1 个二价铁(Fe^{2+}),Fe^{2+} 可与 O_2 结合,使 Hb 成为氧合血红蛋白(oxyhemoglobin,HbO_2),未与 O_2 结合的 Hb 称为去氧血红蛋白(deoxyhemoglobin,Hb)。

2. Hb 与 O_2 结合运输的特点

(1)迅速而可逆:Hb 与 O_2 的结合反应迅速、可逆,解离也很快,受 PO_2 的影响。血液流经 PO_2 高的肺部时,Hb 与 O_2 结合,形成 HbO_2;当血液流经 PO_2 低的组织时,HbO_2 迅速解离,释出 O_2,成为 Hb。Hb 与 O_2 结合或解离可用下式表示。

$$Hb + O_2 \underset{PO_2 \text{ 低(组织)}}{\overset{PO_2 \text{ 高(肺部)}}{\rightleftharpoons}} HbO_2$$

(2) Hb 与 O_2 结合是氧合作用:Fe^{2+} 与 O_2 结合不伴有化合价的改变,仍是二价 Fe^{2+},两者结合的反应是氧合(oxygenation),而不是氧化(oxidation),结合 O_2 的 Hb 称为氧合 Hb。

(3) Hb 与 O_2 的亲和力:Hb 的 4 个亚单位之间和亚单位内部通过盐键连接,Hb 与 O_2 的结合或解离将影响盐键的形成,影响 Hb 与 O_2 的亲和力。当 Hb 与 O_2 结合时,盐键逐步断裂,Hb 发生变构效应成为疏松型(relaxed form,R 型),其对 O_2 的亲和力逐渐增加。当 HbO_2 释放 O_2 时,Hb 分子逐渐变构为紧密型(tense form,T 型),对 O_2 的亲和力逐渐降低。无论是 Hb 与 O_2 结合还是 HbO_2 释放 O_2 的过程中,Hb 的 4 个亚单位彼此之间有变构协同效应,即 Hb 的 1 个亚单位与 O_2 结合后,其他亚单位更易与 O_2 结合;反之,HbO_2 的 1 个亚单位释放 O_2 后,其他亚单位释放 O_2 也加速。这也是氧解离曲线呈 S 形的基础。

(4) Hb 化学结合运输的 O_2 量:1 分子 Hb 可结合运输 4 分子 O_2。1mol Hb 可以结合 4mol O_2,根据气体特性,1mol 气体的容积约为 22.4L,Hb 的分子量约为 64 458,假设血液中 100% 的 Hb 均与 O_2 结合,可以计算出 1g Hb 可结合的最大 O_2 量约为 1.39ml(22.4L×1 000×4÷64 458=1.39ml)。正常情况下,由于红细胞含有少量不能结合 O_2 的高铁 Hb,所以 1g Hb 实际结合的 O_2 量约为 1.34ml。评价 Hb 结合 O_2 的量包括 Hb 氧容量、Hb 氧含量和 Hb 氧饱和度。Hb 氧容量是指在 100ml 血液中,Hb 所能结合的最大 O_2 量。Hb 氧含量是指在 100ml 血液中,Hb 实际结合的 O_2 量。Hb 氧饱和度是指 Hb 氧含量与 Hb 氧容量的百分比。如果 PO_2 达 150mmHg 时,Hb 氧含量为 19.4ml/100ml,与 Hb 氧容量相等,则 Hb 氧饱和度是 100%,也称氧饱和;如果静脉血的 Hb 氧含量是 15ml,则 Hb 氧饱和度约为 75%。通常情况下,血浆中溶解的 O_2 极少,可忽略不计,因此,Hb 氧容量、Hb 氧含量和 Hb 氧饱和度分别视为血氧容量、血氧含量和血氧饱和度。

(5) Hb 的颜色:HbO_2 呈鲜红色,Hb 呈紫蓝色。当血液中 Hb 含量达 5g/100ml(血液)以上时,皮肤、黏膜呈暗紫色,这种现象称为发绀。临床上也把发绀作为判断机体是否缺氧的指标。但红细胞增多时(如高原性红细胞增多症),Hb 含量可达 5g/100ml(血液)以上,机体可出现发绀但并不一定缺氧;相反,严重贫血或 CO 中毒时,血液化学结合运输的 O_2 严重不足,机体有缺氧但并不出现发绀。

3. 氧解离曲线　氧解离曲线(oxygen dissociation curve)是表示血液 PO_2 与 Hb 氧结合量或者 Hb 氧饱和度之间的关系曲线,呈 S 形(图 3-9)。氧解离曲线表示在不同 PO_2 下 HbO_2 解离释放 O_2 或者 Hb 与 O_2 的结合情况。根据氧解离曲线的变化趋势、特点和功能意义,将氧解离曲线分为以下三段。

(1) 氧解离曲线的上段:曲线上段相当于 PO_2 在 60~100mmHg 变化时的 Hb 氧饱和度。其特点是该段曲线较平坦,表明在该 PO_2 变化范围内 PO_2 对 Hb 的氧饱和度影响较小。例如,动脉血 PO_2 为 100mmHg,Hb 氧饱和度达到 97.4%,血氧含量也达到 19.4ml/100ml。如果 PO_2 进一步提高

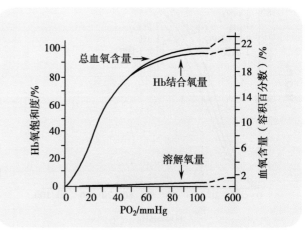

图 3-9　氧解离曲线

到 150mmHg,Hb 氧饱和度最多升高到 100%,加上血液中物理溶解增加的 O_2 量,此时血液氧含量约为 20.0ml/100ml,O_2 运输总量增加不到 1ml。反之,当 PO_2 从 100mmHg 下降到 60mmHg 时,Hb 氧饱和度约为 90%,血氧含量下降并不多。因此,某些肺通气或肺换气功能障碍性疾病导致吸入气 PO_2 降低时,只要动脉血 PO_2 不低于 60mmHg,Hb 氧饱和度仍能维持 90% 以上,血液的血氧含量达到 18.0ml/100ml,不至于引起明显的低氧血症。

(2)氧解离曲线的中段:曲线中段相当于 PO_2 在 40~60mmHg 变化的 Hb 氧饱和度,其特点是曲线较陡,即 PO_2 变化对 Hb 氧饱和度的影响明显增大。例如,血液流到组织间毛细血管,由于细胞代谢 O_2 的消耗,使混合静脉血 PO_2 下降到 40mmHg,HbO_2 释放其结合的 O_2,Hb 氧饱和度从 97.4%(动脉血)下降到 75%(静脉血),血液的血氧含量从 19.4ml/100ml 下降到 14.4ml/100ml,即每 100ml 血液流经组织时释放 5ml O_2,血液流经组织时释放出的 O_2 容积占动脉血氧含量的百分数称为氧利用系数(utilization coefficient of oxygen)。安静时 O_2 的利用系数约为 25% 左右。因此,此段曲线也可以反映安静状态下血液对组织的供 O_2 情况。

(3)氧解离曲线的下段:曲线下段相当于 PO_2 在 15~40mmHg 变化的 Hb 氧饱和度,该段曲线最为陡直,表明 PO_2 变化对 Hb 氧饱和度的影响十分显著。机体运动或劳动时,组织细胞代谢活动增强,耗 O_2 量大幅增加,组织中的 PO_2 可以降至 15mmHg,HbO_2 解离释放更多的 O_2,Hb 氧饱和度可下降至更低水平,血液的血氧含量也降低至约 4.4ml/100ml。此时,每 100ml 血液释放 15ml O_2 供给组织利用,O_2 的利用系数也提高到 75%。因此,此段曲线可以反映血液供 O_2 的储备能力。

4. 影响血液运输 O_2 的因素 许多因素均可影响 Hb 与 O_2 的亲和力,影响 Hb 与 O_2 的结合或解离,氧解离曲线的位置发生偏移。Hb 与 O_2 的亲和力通常用 P_{50} 来表示,即 Hb 氧饱和度达 50% 时所需要的 PO_2,正常约为 26.5mmHg。P_{50} 增大,氧解离曲线右移,表示 Hb 对 O_2 的亲和力降低,使 Hb 氧饱和度达到 50% 所需的 PO_2 升高。P_{50} 降低,氧解离曲线左移,表明 Hb 对 O_2 的亲和力增加,使 Hb 氧饱和度达到 50% 所需 PO_2 降低。下面主要介绍 pH、PCO_2、温度、有机磷化合物、CO 和 Hb 的特性等因素对血液 O_2 运输的影响(图 3-10)。

(1)血液 pH 和 PCO_2:血液 pH 降低或 PCO_2 升高时,Hb 对 O_2 的亲和力降低,P_{50} 增大,曲线右移;反之,血液 pH 升高或 PCO_2 降低时,Hb 对 O_2 的亲和力增加,P_{50} 降低,曲线左移。血液酸度和 PCO_2 对 Hb 与 O_2 的亲和力的这种影响称为波尔效应(Bohr effect)。波尔效应的机制主要与 Hb 的构象改变有关。当血液酸度增加时,H^+ 与 Hb 多肽链某些氨基酸残基结合,促进盐键形成,使 Hb 分子构型向 T 型转变,对 O_2 的亲和力降低。而酸度降低时,Hb 结构中盐键断裂并释放出 H^+,使 Hb 向 R 型转变,Hb 对 O_2 的亲和力增加。血液 PCO_2 升高时,除通过 pH 的改变产生间接效应外;CO_2 也可与 Hb 结合而直接降低 Hb 与 O_2 的亲和力,不过这种作用

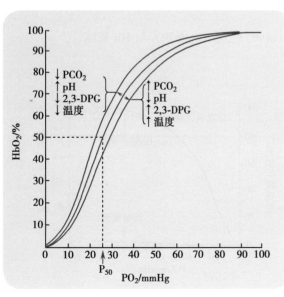

图 3-10 氧解离曲线的主要影响因素

有限。

当血液流经肺部时,CO_2 从血液扩散进入肺泡,使血液 PCO_2 下降,同时 H^+ 浓度也降低,Hb 变构为 R 型,使 Hb 对 O_2 的亲和力增大,即通过波尔效应促进肺毛细血管内血液 O_2 与 Hb 的结合,利于血液对 O_2 的摄取和运输。反之,当血液流经组织时,细胞代谢产生 H^+ 和 CO_2 从组织细胞扩散进入血液,使血液 H^+ 浓度和 PCO_2 均升高,Hb 对 O_2 的亲和力降低,即波尔效应有利于组织间毛细血管 HbO_2 释放 O_2 供给细胞利用。

(2)温度:温度对氧解离曲线的影响可能与 H^+ 的活度变化有关。温度升高时,H^+ 的活度增加,通过 H^+ 的作用使 Hb 对 O_2 的亲和力降低,促进 O_2 的释放,氧解离曲线右移;反之,温度降低时,Hb 对 O_2 的亲和力升高,有利于 Hb 与 O_2 结合,曲线左移(图 3-5)。临床上进行低温麻醉手术时,利用低温降低细胞代谢水平和组织的耗氧量,增加细胞对缺氧的耐受。但是,组织温度减低也使 Hb 与 O_2 的亲和力明显升高,使血液流经组织时 O_2 的释放减少。此时组织细胞处于缺氧状态,而血氧饱和度或血氧含量较高,不出现发绀,容易忽略组织细胞缺氧的情况,这也是临床血氧饱和度监测应该注意的问题。

(3)红细胞内 2,3- 二磷酸甘油酸:红细胞中含有丰富的有机磷化合物,如红细胞无氧糖酵解的产物 2,3- 二磷酸甘油酸(2,3-diphosphoglycerate 或 2,3-bisphosphoglycerate,2,3-DPG),当血液 2,3-DPG 浓度升高时,由于 2,3-DPG 和 Hb 的 β 链形成盐键,促使 Hb 向 T 型转变,Hb 对 O_2 的亲和力降低,P_{50} 增大,氧解离曲线右移。反之,2,3-DPG 浓度降低时,曲线左移。此外,也可能是红细胞内 2,3-DPG 使细胞内 H^+ 浓度升高,通过波尔效应降低 Hb 对 O_2 的亲和力。

在慢性缺氧、贫血、高原低氧等情况下,糖酵解加强,红细胞内 2,3-DPG 增加,氧解离曲线右移,有利于 HbO_2 释放更多的 O_2,增加对组织细胞的供 O_2。另一方面,2,3-DPG 也会减少肺部 Hb 与 O_2 的结合。临床上应该注意在给患者输入大量用抗凝剂枸橼酸 - 葡萄糖液保存 3 周以上的血液时,因糖酵解停止,红细胞内 2,3-DPG 浓度降低,Hb 与 O_2 的亲和力增加,HbO_2 携带的 O_2 不容易释放,不利于组织供氧。血液储存时选用枸橼酸盐 - 磷酸盐 - 葡萄糖液作抗凝剂可以降低 2,3-DPG 对 O_2 运输的影响。

(4)CO:CO 可与 Hb 结合形成一氧化碳血红蛋白,CO 与 Hb 的亲和力约为 O_2 的 250 倍,CO 占据 Hb 分子中 O_2 的结合位点,血液运输 O_2 的能力明显降低。如果吸入气 CO 浓度升高,使肺泡气 PaCO 达到 0.4mmHg 时,CO 即可与等量 O_2 竞争,使 Hb 与 O_2 的结合量减少 50%;另一方面,当 CO 与 Hb 分子中一个血红素结合后,其余 3 个血红素对 O_2 的亲和力也升高,使氧解离曲线左移,所以 CO 中毒既可妨碍 Hb 与 O_2 的结合,又妨碍 Hb 与 O_2 的解离。当吸入气 CO 浓度达到 0.1%,肺泡气 PCO 达到 0.6mmHg 时即可致机体严重缺氧而死亡。所以临床上高度重视 CO 中毒的抢救,通过高压氧治疗,大幅度提高 PO_2,增加氧在血液中的溶解度和氧含量,促进 CO 解离,从而解除缺氧。

(5)Hb 的含量和性质:Hb 自身分子结构的异常和含量降低等也可影响 O_2 运输。例如,Hb 分子中的 Fe^{2+} 被氧化成 Fe^{3+} 变成高铁 Hb 后,则 Hb 失去运输 O_2 能力;胎儿 Hb 为 $α_2γ_2$,Hb 与 O_2 的亲和力较高,有助于胎儿血液流经胎盘时从母体摄取 O_2;贫血患者 Hb 的含量减少也会影响血液对 O_2 的运输。

（二）二氧化碳的运输

1. CO_2 **的运输形式**　血液中的 CO_2 约 5% 以物理溶解形式运输，其余约 95% 以化学结合的形式运输。化学结合的形式包括碳酸氢盐（bicarbonate），约占 CO_2 总运输量的 88%，和氨基甲酰血红蛋白（carbaminohemoglobin 或 HHbNHCOOH），约占 7%。表 3-7 表示动、静脉血液中各种形式的 CO_2 的含量（ml/100ml 血液）及其所占百分比（%）。CO_2 运输和排出障碍可导致机体 CO_2 潴留，出现呼吸性酸中毒。

表 3-7　血液中各种形式的 CO_2 含量（ml/100ml 血液）及其占比（%）

CO₂ 运输量	动脉血		静脉血	
	含量	/%	含量	/%
CO_2 总量	48.5	100	52.5	100
物理溶解	2.5	5.15	2.8	5.33
碳酸氢盐	43.0	88.66	46.0	87.62
氨基甲酰 Hb	3.0	6.19	3.7	7.05

2. **碳酸氢盐**　CO_2 与水结合生成 H_2CO_3 再解离为 HCO_3^- 和 H^+，此反应存在于血浆和红细胞。该反应是可逆的，反应方向取决于 PCO_2 的高低，在组织反应向右进行，在肺部，反应向左进行。

$$CO_2 + H_2O \rightleftharpoons H_2CO_3 \rightleftharpoons H^+ + HCO_3^-$$

在组织间毛细血管中，CO_2 首先溶解于血浆，其中小部分 CO_2 经上述过程生成 HCO_3^- 和 H^+，HCO_3^- 主要与血浆中的 Na^+ 结合，以 $NaHCO_3$ 的形式对 CO_2 进行运输。由于血浆缺乏碳酸酐酶（carbonic anhydrase，CA），上述反应较慢。绝大部分 CO_2 进入红细胞，在红细胞丰富的碳酸酐酶催化下，CO_2 与 H_2O 结合生成 H_2CO_3 的反应速率可增加 5 000 倍，不到 1 秒即达平衡。在红细胞内 H_2CO_3 再解离生成 HCO_3^- 和 H^+，H^+ 主要与 Hb 结合被缓冲，同时释放出 O_2。反应生成的 HCO_3^- 除少量与 K^+ 结合，以 $KHCO_3$ 的形式对 CO_2 进行运输外，大部分的 HCO_3^- 顺浓度梯度通过红细胞膜扩散进入血浆。HCO_3^- 扩散进入血浆，导致红细胞内负离子减少。而红细胞膜不允许正离子自由通过，为了维持红细胞膜两侧离子分布和电荷的平衡，红细胞膜上特异的 HCO_3^--Cl^- 转运体，将 HCO_3^- 由红细胞转运进入血浆，Cl^- 由血浆转运进入红细胞（图 3-11），这一现象称为 Cl 转移（chloride shift）。由于及时消除了产生的 HCO_3^-，有利于上述反应的进行和 CO_2 的运输。

在肺部，因为肺泡气 PCO_2 比静脉血低，上述反应向相反方向进行。所以，当血浆中溶解的 CO_2 扩散入肺泡后，红细胞内 HCO_3^- 与 H^+ 结合生成 H_2CO_3，再经碳酸酐酶的作用分解为 CO_2 和 H_2O，CO_2 从红细胞扩散入血浆，通过肺换气进入肺泡和呼气排出体外。血浆中的 HCO_3^- 又转运进入红细胞，Cl^- 则反方向扩散出红细胞。

3. **氨基甲酰血红蛋白**　一部分 CO_2 可与 Hb 的氨基结合，生成氨基甲酰血红蛋白（HHbNHCOOH）进行运输。此反应迅速、可逆，无须酶的催化，主要受氧合作用调节。

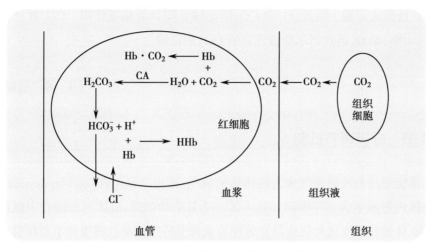

图 3-11 CO_2 在血液中的运输示意

$$HbNHO_2 + H^+ + CO_2 \underset{\text{肺部}}{\overset{\text{组织}}{\rightleftharpoons}} HbCO_2 + O_2$$

组织中,部分 HbO_2 释放出 O_2,变成 Hb,去氧 Hb 易和 CO_2 结合成氨基甲酰血红蛋白;此外,去氧 Hb 的酸性比 HbO_2 弱,易于和 H^+ 结合,促进反应向右进行,缓冲血液 pH 的变化,也促进碳酸氢盐形式运输 CO_2。在肺部,Hb 与 O_2 结合,HbO_2 与 CO_2 结合形成氨基甲酰血红蛋白的能力比 Hb 弱,反应向相反方向进行,促使氨基甲酰血红蛋白解离,释放 CO_2 和 H^+。虽然以氨基甲酰血红蛋白形式运输的 CO_2 仅占 CO_2 总运输量的 7% 左右,但在肺部由氨基甲酰血红蛋白解离释放的 CO_2 却占了 CO_2 排出总量的 17.5%。此外,血浆中也有微量 CO_2 可与血浆蛋白的游离氨基结合,形成氨基甲酰血浆蛋白的形式运输。

4. **CO_2 解离曲线** CO_2 解离曲线(carbon dioxide dissociation curve)是表示血液中 CO_2 含量与 PCO_2 关系的曲线(图 3-12)。由图 3-11 可见血液中 CO_2 的含量随 PCO_2 的升高而增加。与前述氧解离曲线不同,CO_2 解离曲线接近线性,没有饱和现象。

图 3-12 中的 A 点相当于静脉血中 PO_2 为 40mmHg、PCO_2 为 45mmHg 时血液中的 CO_2 含量,约为 52ml/100ml;B 点相当于动脉血中 PO_2 为 100mmHg、PCO_2 为 40mmHg 时血液中的 CO_2 含量,约为 48ml/100ml。由此可见,血液流经肺部时,每 100ml 血液可释出 4ml CO_2。

5. **影响 CO_2 运输的因素** 影响 CO_2 运输的主要因素是 Hb 是否处于氧合状态。Hb 与 O_2 结合形成 HbO_2 可促进 CO_2 释放,而去氧 Hb 则容易与 CO_2 结合,这一现象称为何尔登效应(Haldane effect)。在相同的 PCO_2 下,由于 HbO_2 酸性较强,不易和 CO_2 结合,所以去氧 Hb 含量较多的静脉血所携带运输的 CO_2 量大于 HbO_2 含量较多的动脉血的 CO_2 运输量(图 3-12)。去氧 Hb 酸性较弱,容易与 CO_2 结合生成氨基甲酰血红蛋白;同时,去氧 Hb 与 H^+ 结合,及时中和了 H_2CO_3 解离过程中产生的 H^+,也有利于 CO_2

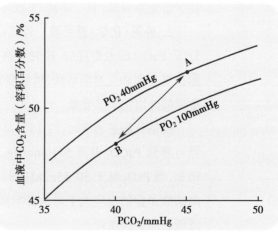

图 3-12 CO_2 解离曲线

生成 HCO_3^- 盐形式运输。因此，O_2 和 CO_2 的运输之间具有相互作用。CO_2 通过波尔效应影响 O_2 的运输，而 O_2 通过何尔登效应影响 CO_2 的运输。

（王 婷 倪越男）

第4节 呼吸调节机制

呼吸系统通过有效的通气来为机体供给氧气、排出二氧化碳（carbon dioxide，CO_2）和协助维持体内酸碱平衡。呼吸调节是人体一项复杂的功能，机体主要通过中枢神经系统（呼吸中枢）、体液化学变化和效应器官等环节来调节呼吸运动。呼吸调节系统对来自神经和化学感受器的传入信号做出响应，大脑的呼吸中枢整合传入信号，并向呼吸肌发出神经元冲动，由呼吸肌维持上呼吸道通畅并驱使胸廓运动以保证通气水平。

一、呼吸神经化学感受器

1. **中枢（化学）感受器** 中枢神经系统（central nervous system，CNS）内参与呼吸调节的神经元集中部位称为呼吸中枢（respiratory center）。呼吸中枢分布广泛，包括大脑皮层、间脑、脑桥、延髓和脊髓等部位的神经元群均参与了节律性呼吸运动调节。呼吸中枢的化学感受器在调节通气、维持酸碱平衡中发挥主要作用。人们已在延髓和中脑发现数个化学感受器位点，其中靠近延髓腹侧面（ventral surface of the medulla，VMS）或靠近斜方体后核（retrotrapezoid nucleus，RTN）的几个位点最重要。延髓化学感受器细胞位于脑组织的浅表层，当中枢神经系统环境中 pH 变化时，这些感受器几乎立即就会做出强烈反应。

研究发现，缺氧并不能通过中枢化学感受器来刺激呼吸，反而对呼吸中枢有直接抑制作用。在外周化学感受器缺如时，呼吸中枢的活动与缺氧程度成反比关系。各种化学成分在进入脑组织液之后，可直接影响呼吸中枢，进而对肺通气产生影响。CO_2 脂溶性高，容易透过血脑屏障（blood-brain barrier，BBB），迅速形成 H_2CO_3，然后离解为 H^+ 和 HCO_3^-，使中枢化学感受器细胞及其周围氢离子浓度（$[H^+]$）增加，进而刺激呼吸。高 $PaCO_2$ 和 $[H^+]$ 是中枢化学感受器的适宜刺激，可增强通气。当过度通气时 $PaCO_2$ 降低，导致中枢化学感受器周围 $[H^+]$ 降低，出现呼吸抑制。

2. **外周（化学）感受器** 外周化学感受器，包括颈动脉体和主动脉体，是感知动脉血氧分压（PaO_2）的主要部位，同时对高碳酸血症和酸中毒也存在一定反应。主动脉化学感受器在婴儿期和儿童期活跃，然后变得相对静止。颈动脉体位于颈总动脉分叉处，是成人最重要的外周化学感受器。

据估计静息通气时，约 15% 是由颈动脉体传出神经冲动引起的，而阻断外周化学感受器可导致 $PaCO_2$ 升高 5~10mmHg。当 PaO_2 降至 75mmHg 以下时，颈动脉体神经元放电增加，当 PaO_2 低于 50~55mmHg 时，放电变得明显且呈渐进性。颈动脉体对低氧血症合并高碳酸血症的反应大于对两者单独反应的总和。切除颈动脉体可导致对缺氧的通气反应降低和高碳酸血症。

另外，可能还有其他尚未查明的外周感受器，在代谢需求增加时帮助调节通气。运动时,代谢产生 CO_2 的速率可增至平时的 10 倍,但在达到无氧阈之前,$PaCO_2$ 和 pH 会一直保持在静息水平。运动比中枢 $PaCO_2$ 变化更快引起通气增强。运动肌肉细胞外液(extracellular fluid,ECF)的 pH 可能是有氧运动期间通气增加的重要因素。先天性低通气综合征患者在呼吸高 CO_2 的混合气时,通气并不增加,但在运动时,患者出现通气增加并且之前的 $PaCO_2$ 水平保持不变,且在被动蹬车时 $PaCO_2$ 下降。提示在此类患者的呼吸调节中可能有其他外周化学感受器参与。

3. 胸腔(神经)感受器 在上气道、气管、肺、胸壁和肺血管中存在不同的神经感受器。慢适应肺牵张感受器和肌梭主要对肺容积的变化做出响应。当肺容积发生变化和存在化学物质,如组胺、前列腺素类和外源性有毒物质时,快适应刺激性感受器都会做出应答。气道和肺内的 C 纤维(直径小、无髓的感觉传入纤维)末端主要对它们的局部化学环境做出响应。这些感受器和神经纤维激活后,通过迷走神经向呼吸中枢发出信号,并通过提高呼吸频率和 / 或刺激咳嗽、支气管收缩以及产生黏液,影响呼吸模式。

在肺纤维化患者,有时即使通过给氧纠正了低氧血症,仍可发生过度通气和低碳酸血症,原因可能就与来自上述胸腔神经感受器的信号传入后引起呼吸中枢兴奋、呼吸频率增快有关。其他如哮喘、间质性肺疾病、肺水肿、肺炎和肺栓塞的患者,也可能通过这种机制发生过度通气。

二、酸碱失衡对呼吸的影响

代谢性酸中毒和代谢性碱中毒患者血浆碳酸氢盐浓度与 $PaCO_2$ 的变化呈线性关系。发生代谢性碱中毒时,血浆碳酸氢盐浓度每升高 1mmol/L,$PaCO_2$ 升高 0.6~0.7mmHg(图 3-13)。因此,血浆碳酸氢盐浓度为 34mmol/L 时(比正常值高 10mmol/L),预计 $PaCO_2$ 为 46~47mmHg。发生代谢性酸中毒时,血浆碳酸氢盐浓度每下降 1mmol/L,$PaCO_2$ 下降约 1.2mmHg。因此,血浆碳酸氢盐浓度为 14mmol/L 时(比正常值低 10mmol/L),预计 $PaCO_2$ 为 28mmHg。若与预计值差异很大,则提示混合性酸碱平衡紊乱。

前面已经提到,中枢化学感受器的生理刺激是脑组织液中的 H^+。血液中的 CO_2 能迅速通过 BBB,在脑脊液或局部组织液中 CO_2 与 H_2O 结合生成 H_2CO_3,再解离出 H^+,进而刺激中枢化学感受器。但由于通过 CO_2 生成 H^+ 的反应需要碳酸酐酶催化,而脑脊液中碳酸酐酶含量很少,所以 CO_2 刺激中枢化学感受器引起的通气反应有一定时间的延迟。而血液中的 H^+ 不易透过 BBB,需要借助于 CO_2 升高才能发挥作用,因此血液中的 H^+ 浓度升高对中枢化学感受器的刺激作用较弱且缓慢。但随着时间延长,中枢化学感受器对 CO_2 的长期作用发生适应现象,对呼吸的刺激作用减弱。而外周化学感受器对 PO_2 降低敏感,在机体缺氧时维持呼吸运动,对改善缺氧具有重要作用(表 3-8)。

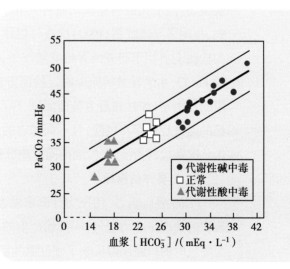

图 3-13 代谢紊乱对动脉二氧化碳分压的影响

表 3-8　中枢化学感受器与外周化学感受器的特点和作用

	中枢化学感受器	外周化学感受器
适宜刺激	脑组织液（脑脊液和局部细胞外液）$[H^+]\uparrow$	血液 $PO_2\downarrow$，$PCO_2\uparrow$ 和 $[H^+]\uparrow$
特点	对 $[H^+]$ 变化敏感性高；不感受低 O_2 刺激；反应的潜伏期较长	对血液 $PO_2\downarrow$、$PCO_2\uparrow$ 和 $[H^+]\uparrow$ 敏感；无明显潜伏期
生理作用	兴奋呼吸中枢，使呼吸加深加快 调节脑脊液中 $[H^+]$ 维持中枢神经系统 pH 稳定	兴奋呼吸中枢，使呼吸加深加快 低 O_2 时维持呼吸驱动 改善缺氧

三、神经和化学感受器输出信号的整合

中央呼吸中枢接收各个位置传入的刺激信号，包括中枢呼吸起步细胞、中枢和外周化学感受器、呼吸道感受器、大脑其他区域及意向性通路。中央呼吸中枢将这些信号整合后向呼吸肌发出信号。外周化学感受器大多通过作用于中枢化学感受器影响通气，而中枢化学感受器对中枢 CO_2 的通气敏感性也受到颈动脉体周围化学感受器信号输入（O_2 和 CO_2）的协同性影响。睡眠呼吸暂停时，患者睡眠期间呼吸驱动减少，通常导致 $PaCO_2$ 升高 3~4mmHg。

正常情况下，大脑皮层向呼吸中枢发出轻度抑制性信号。部分脑卒中患者可能失去这种抑制性输入信号，导致基线 $PaCO_2$ 水平降低和陈 - 施呼吸倾向。另外，在阻塞性睡眠呼吸暂停的患者，呼吸暂停的趋势也增加，这与向上气道呼吸肌发出的信号减弱有关。

这些刺激性和抑制性信号都可改变延髓呼吸中枢发出的呼吸节律信号的特征，对呼吸频率、吸气时间和呼气时间产生影响。脑干病变可能导致特征性呼吸模式异常，髓质病变可导致共济失调性呼吸或明显不规则呼吸，而脑桥病变可导致以持续吸气为特征的长吸式呼吸。

四、呼吸调控的评估（驱动和控制的评估）

高碳酸血症或通气异常患者的评估应包括临床检查和肺功能测定，以确定能否用肺实质、神经肌肉或胸壁疾病解释其异常。肺功能测定主要用于诊断肺实质疾病及气道疾病，夜间多导睡眠图（PSG）检查可以评估患者在睡眠期间通气控制变化。目前，呼吸调控的检测主要用于研究或者特殊情况下，例如肺功能测定和呼吸肌肌力检测未能找到 PaO_2 或 $PaCO_2$ 水平异常的原因时。检测方法包括检测缺氧性和高碳酸血症性通气反应、口腔阻断压测定、弹性和阻力负荷测试，以及患者呼吸模式分析。检测患者对缺氧和高碳酸血症的通气反应存在风险，且不同患者的正常情况有巨大差异。因此，应仔细斟酌患者的临床状况和检测指征，在检测期间监测脉搏氧饱和度和呼气末 CO_2 分压。

1. **主要评估指标**

（1）呼吸肌肌力：用压力计测定患者对抗闭合咬嘴呼吸时的气道压力值。在只剩残气容积的情况下全力吸气，一开始产生的最大压力反映了吸气肌的肌力，而达到肺总量后用力呼气时的口腔压力反映了呼气肌的肌力。呼吸肌肌力与年龄、性别和肺容积相关。

（2）缺氧通气反应检测：一般仅用于研究或者缺氧血症病因不明的罕见情况。患者通

过重复呼吸装置呼吸缺氧性混合气体(通常 O_2 浓度为 10%~12%),诱发 4~6 分钟的进行性低氧血症;通过钠石灰装置清除重复呼吸袋中的 CO_2,从而保持肺泡和血液 CO_2 分压恒定。另一种测试方法是让受试者呼吸 2 分钟含 8% O_2 的混合气体。缺氧通气反应可用于评估外周化学感受器和通往呼吸中枢的感觉通路的完整性。动脉血氧分压下降可刺激外周化学感受器,增加呼吸驱动。

正常情况下,以氧饱和度降低为横坐标,通气反应呈直线,氧饱和度每下降 1%,通气量约增加 1L/min。如果以 PaO_2 为横坐标,则通气反应呈曲线(图 3-14);当 PaO_2 降至 50~55mmHg 以下,对于同等幅度的氧分压下降,每分通气量的增幅越来越大。当 PaO_2 达到 40mmHg(一般对应 75% 的血氧饱和度)时,大多数正常人的通气量增加至静息值的 3~6 倍。

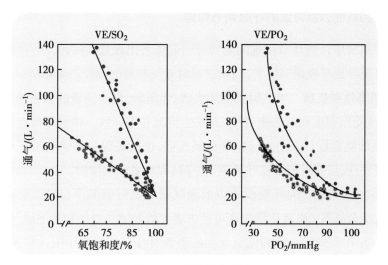

图 3-14　低氧通气反应

异常缺氧反应通常提示外周化学感受器传出信号减弱,例如各种疾病状态或衰老时,但也可见于耐力运动员和高海拔地区居民。对于后两个人群,缺氧性通气驱动调节可减少呼吸困难感,实际可能有利。

(3)高碳酸血症激发试验:常用于研究。通过重复呼吸技术确定患者对高碳酸血症的通气反应,测试持续 4~6 分钟,受试者重复呼吸高氧混合气体,并逐渐增加 $PaCO_2$,同时测量呼气末 CO_2 分压。呼气末 CO_2 分压在正常肺中约等于肺泡和动脉血 CO_2 分压,但通常不能准确反映气流阻塞和其他肺部异常患者的 $PaCO_2$,因此需要直接测量 $PaCO_2$。对 CO_2 的通气反应主要反映中枢化学感受器的活动。通气量随 $PaCO_2$ 上升而线性增加,$PaCO_2$ 每增加 1mmHg,通气量一般增加 2.5~3L/min。

(4)弹性和阻力负荷:呼吸负荷补偿也是一种通气控制机制评估方法。阻力负荷测试是在受试者呼气期间逐渐增加吸气或呼气阻力,用 Borg 呼吸困难量表进行评分。正常个体在弹性负荷期间短呼气,在吸气阻力负荷期间长吸气。

(5)呼吸模式评估:对高碳酸血症性或缺氧性刺激的正常反应是潮气量增加但呼吸频率变化不大。各种神经肌肉疾病患者的呼吸模式为低潮气量和高呼吸频率,并在缺氧性或高碳酸血症性应激期间保持这种模式。因此,不相称的呼吸频率升高提示呼吸肌肌力障碍或者来自外周效应器官的刺激,而不是中枢控制异常。

2. 其他评估指标

(1)肌电图:与呼吸肌肌力测定相比,肌电图能够更直接地测量从呼吸中枢传向呼吸肌的神经冲动,但通常仅用于研究。这类检测能够分开测量肌肉内在力量和神经驱动。与正常人相比,重症肌无力患者膈肌和肋间肌的体表肌电活动增加,而呼吸肌肌力下降。囊性纤维化和慢阻肺患者的神经呼吸驱动也增加,并与疾病严重程度相关。

(2)口腔阻断压:测定口腔闭合后第 0.1 秒正常吸气用力期间产生的最大压力($P_{0.1}$),可用于协助评估中枢通气驱动。在没有气流的情况下 $P_{0.1}$ 对呼吸力学的影响极小,并且由于阻塞时间短,不会受肌无力或有意识呼吸变化的影响。临床上,$P_{0.1}$ 可用于评估患者对缺氧和高碳酸血症的通气反应,并帮助机械通气患者脱机。

五、疾病和其他因素导致的呼吸调节障碍

呼吸调控系统中任何环节出现问题均可引起患者出现通气障碍。各种疾病引起的病理生理改变可能导致呼吸调节异常,药物也可对通气和通气调控产生影响。

1. 慢性阻塞性肺疾病 慢性阻塞性肺疾病(慢阻肺)发生高碳酸血症通常表明病情较严重,但在气流受限程度相近的患者中,其发生情况并不一致。肺量计检查结果相似的患者可表现为高碳酸血症($PaCO_2$ 升高)和低氧血症,也可表现为血碳酸水平和血氧水平相对正常。研究发现,前者可能存在呼吸驱动下降,而后者驱动增加。

慢性高碳酸血症患者的呼吸模式以低潮气量和高呼吸频率(≥ 22 次/min)为特点。这种呼吸模式结合通气/血流比例失衡可使患者无效腔通气增加和肺泡通气减少,从而导致 CO_2 潴留。存在高碳酸血症和低氧血症的患者对呼吸的驱动作用通常减弱,结合其他的影响因素,这类患者常由于吸氧加重 CO_2 潴留。

2. 哮喘 致死性哮喘发作时患者可表现为重度低氧血症和高碳酸血症,这与其呼吸驱动受抑制有关。在疾病静息期,这类患者也显示低氧性和高碳酸性通气反应受抑,并且对阻力负荷增加所致呼吸困难的感知减弱。患者的化学敏感性减低,呼吸困难感知迟钝,则很可能在哮喘发作期间延误就医,导致发生致死性哮喘的风险增加。哮喘发作期间曾出现 CO_2 潴留的患者在以后的发作中很可能出现相同情况。

3. 低通气综合征 先天性中枢性低通气综合征(congenital central hypoventilation syndrome,CCHS)是以呼吸中枢的代谢控制障碍为特征的一种罕见病,属于常染色体显性遗传疾病,由 *PHOX2B* 基因(配对同源框 2B 基因)的缺陷导致。患者由呼吸中枢化学感受器的原发性缺陷,导致对 CO_2 敏感性降低、自主呼吸控制衰竭、肺通气减少,导致发生高碳酸血症、低氧血症及一系列临床症状的疾病。CCHS 曾称 Ondine's curse 综合征,典型表现为患者在觉醒时血气保持相对正常,但入睡后就"忘记呼吸"。

CCHS 患者对低氧和高碳酸血症几乎没有呼吸反应,在 CO_2 吸入期间无呼吸不适感,在觉醒状态下动脉二氧化碳分压($PaCO_2$)轻度升高,在非快动眼睡眠相 $PaCO_2$ 显著升高。

4. 睡眠呼吸障碍和肥胖低通气综合征 阻塞性睡眠呼吸暂停(obstructive sleep apnea,OSA)是睡眠呼吸障碍(sleep disorder breathing,SDB)中最常见的一种类型,患者在睡眠过程中上气道反复塌陷,引起的以阻塞性呼吸暂停和低通气为特征的疾病,常导致缺

氧和睡眠片段化。人体在睡眠时代谢率降低,觉醒期的呼吸驱动力丧失,对呼吸肌(包括上呼吸道肌肉)的通气性运动神经冲动输出也随之减少。此外,由于觉醒期呼吸驱动力丧失,睡眠期间的呼吸很大程度上依赖于化学感受器和机械感受器接受的刺激水平。OSA患者睡眠时存在的肌力活动降低、呼吸道口径和顺应性的变化、气道阻力增加后的负荷代偿能力的丧失以及胸廓动力学的变化,均可导致患者出现通气调节异常,呼吸暂停发生。

临床上如果每分钟肺泡通气量低于CO_2代谢速率,可导致$PaCO_2$的升高,称为肺泡低通气。肥胖低通气综合征(obesity hypoventilation syndrome,OHS)定义为肥胖个体在清醒状态下即出现肺泡低通气,并且不能用其他可引起肺泡低通气的疾病解释。OHS的主要危险因素是肥胖[体重指数($BMI>30kg/m^2$)],特别是重度肥胖($BMI>50kg/m^2$)患者OHS的患病率可能高达50%。但是需要注意的是,并非所有肥胖患者都会发生OHS。

90% OHS患者至少合并一定程度的OSA,70%为重度OSA(apnea-hypopnea index,AHI ≥ 30/h),患者表现为明显的白天嗜睡,重度低氧血症和高碳酸血症性呼吸衰竭,还可出现红细胞增多。所有疑似OHS且尚未诊断为OSA或其他SDB的患者均应进行PSG检查。

5. 陈 - 施呼吸 陈 - 施呼吸(CSR)是一种周期性变化的呼吸模式,患者在呼吸暂停发生后呼吸频率和潮气量逐渐增加(即过度呼吸),随后逐渐降低,直至下一呼吸暂停期,它是中枢性睡眠呼吸暂停综合征的一种形式。当通气状态发生变化后,$PaCO_2$水平的变化会延迟一段时间才被中枢化学感受器检测出,因此呼吸模式维持周期性。目前相关研究发现,参与CSR呼吸调控的因素包括肺 - 脑循环时间延长、组织和肺的CO_2及O_2储备减少,以及呼吸驱动增加。CSR通常伴发于心脏病,尤其是合并心力衰竭的患者;还可伴发于神经系统疾病、镇静状态、正常睡眠、酸碱失衡、早产和高原习服。

6. 颈动脉体切除 自20世纪40年代,颈动脉体切除术在日本被用于哮喘治疗,以后开始在多个国家应用于临床。20世纪60年代美国一项病例对照研究显示,颈动脉体切除术可缓解重度慢阻肺患者的呼吸困难,但会抑制运动过程中的低氧性通气反应、出现微小的CO_2调节异常,导致低氧血症和高碳酸血症加重。该手术并没有确切疗效,因此在全球范围内停止。另外,双侧动脉内膜切除术治疗颈动脉闭塞性疾病也可能导致外周呼吸化学感受器受损,出现低氧性通气反应减弱和静息时$PaCO_2$轻度升高。

7. 甲状腺功能减退 低通气可发生于重度甲状腺功能减退、黏液水肿的患者,它很可能反映了患者存在呼吸肌无力和呼吸驱动受抑制。

8. 饥饿状态 正常志愿者在连续10天接受500kcal/d的限制性饮食后,对低氧的通气反应降低,可下降至原有水平的40%。长期热量限制可对肺功能造成其他影响,包括出现肺过度充气伴肺气肿征的影像学改变,见于神经性厌食患者。

9. 神经肌肉疾病 多种神经肌肉疾病患者可出现对CO_2的通气反应受损,通常是由神经肌肉无力所致,而保持正常的呼吸驱动。这可能与神经肌肉疾病损害呼吸感知和呼吸肌肌力有关。

10. 影响呼吸调控的药物 多种药物可对中枢性呼吸调控产生影响。这些影响既可能抑制通气又可能刺激通气,在某些临床情形下这些药物对呼吸调节异常的患者可能存在治疗作用。

抑制中枢性呼吸驱动的药物包括阿片类、巴比妥类以及苯二氮䓬类药物。如果已存在呼吸功能异常或通气不足的患者应谨慎使用这些药物，但它们对继发于疼痛、焦虑或恶性胸腔积液的过度通气可能有益。甲羟孕酮是一种孕酮衍生物，研究发现其可增加正常男性的呼吸驱动，使 $PaCO_2$ 下降。目前已有报道将该药用于治疗严重的高原红细胞增多症和中枢性低通气综合征（如肥胖低通气综合征）。另一方面，在有高碳酸血症的慢阻肺患者中研究发现，尽管用药后 $PaCO_2$ 降低，但通常不伴其他主观或客观结局测量指标的改善，如呼吸困难症状和 6 分钟步行距离（6MWT）。茶碱可增加低氧性通气反应，防止在发生低氧血症后通常会出现的低氧性通气反应下降。与甲羟孕酮类似，茶碱可能在中枢性低通气状态的治疗中存在一定作用，但对继发于阻塞性睡眠呼吸暂停的高碳酸血症则作用有限。

乙酰唑胺是一种碳酸酐酶抑制剂。在脑部，乙酰唑胺通过阻断组织毛细血管中的 CO_2 转化为碳酸氢根，迅速提高局部组织中的 PCO_2 水平。乙酰唑胺还可降低高海拔地区的正常人脑脊液碳酸氢根含量。脑内局部升高的 PCO_2 和较低的 pH 值会增加中枢呼吸驱动并降低 $PaCO_2$。在肾脏，乙酰唑胺通过增加氢离子潴留和碳酸氢盐的肾脏排泄量，在较短时间内（数小时）造成代谢性酸中毒；而代谢性酸中毒会进一步加强呼吸驱动，使通气量增加、$PaCO_2$ 降低。另一方面，乙酰唑胺可阻断肺毛细血管中碳酸氢根向 CO_2 转化，从而削弱肺排出 CO_2 的能力。若通气保持不变，可能导致 $PaCO_2$ 的升高。但在正常人中，乙酰唑胺通气驱动增加的正作用会超过肺排出 CO_2 减少的负作用，增加每分通气量，使 $PaCO_2$ 下降。但在不能增加通气量的患者，如重度慢阻肺，应用乙酰唑胺可能出现重度呼吸性酸中毒。由于乙酰唑胺可增加通气量和降低血氧去饱和作用，可用于防治急性和慢性高原病。

（王茂筠）

第 5 节 呼吸衰竭

呼吸衰竭（respiratory failure）是指各种原因引起的肺通气和 / 或换气功能严重障碍，使静息状态下亦不能维持足够的气体交换，导致低氧血症伴（或不伴）高碳酸血症，进而引起一系列病理生理改变和相应临床表现的综合征。其临床表现缺乏特异性，明确诊断有赖于动脉血气分析：在海平面、静息状态、呼吸空气条件下，动脉血氧分压（PaO_2）<60mmHg，伴或不伴二氧化碳分压（$PaCO_2$）>50mmHg，可诊断为呼吸衰竭。

一、病因

完整的呼吸过程由相互衔接且同时进行的外呼吸、气体运输和内呼吸三个环节组成。参与外呼吸（即肺通气和肺换气）任何一个环节的严重病变都可导致呼吸衰竭。

（一）气道阻塞性病变

气管 - 支气管的炎症、痉挛、肿瘤、异物、纤维化瘢痕等均可引起气道阻塞。如慢阻肺、哮喘急性加重时可引起气道痉挛、炎性水肿、分泌物阻塞气道等，导致肺通气不足或通气 /

血流比例失调,发生缺氧和 / 或 CO_2 潴留,甚至呼吸衰竭。

(二)肺组织病变

各种累及肺泡和 / 或肺间质的病变,如肺炎、肺气肿、严重肺结核、弥漫性肺纤维化、肺水肿、硅沉着病等,均可使有效弥散面积减少、肺顺应性降低、通气 / 血流比例失调,导致缺氧或合并 CO_2 潴留。

(三)肺血管疾病

肺栓塞、肺血管炎等可引起通气 / 血流比例失调,或部分静脉血未经氧合直接流入肺静脉,导致呼吸衰竭。

(四)心脏疾病

各种缺血性心脏疾病、严重心瓣膜疾病、心肌病、心包疾病、严重心律失常等均可导致通气和换气功能障碍,从而导致缺氧和 / 或 CO_2 潴留。

(五)胸廓与胸膜病变

胸部外伤所致的连枷胸、严重的自发性或外伤性气胸、严重的脊柱畸形、大量胸腔积液、胸膜肥厚与粘连、强直性脊柱炎等,均可限制胸廓活动和肺扩张,导致通气不足及吸入气体分布不均,从而发生呼吸衰竭。

(六)神经肌肉疾病

脑血管疾病、颅脑外伤、脑炎以及镇静催眠药中毒可直接或间接抑制呼吸中枢。脊髓颈段或高位胸段损伤(肿瘤或外伤)、脊髓灰质炎、多发性神经炎、重症肌无力、有机磷中毒、破伤风以及严重的钾代谢紊乱等均可累及呼吸肌,造成呼吸肌无力、疲劳、麻痹,因呼吸动力下降而发生肺通气不足。

二、分类

在临床实践中,通常按动脉血气、发病急缓及发病机制进行分类。

(一)按照动脉血气分类

1. **Ⅰ型呼吸衰竭** 即低氧性呼吸衰竭,血气分析特点是 $PaO_2 < 60mmHg$,$PaCO_2$ 降低或正常。主要见于肺换气功能障碍(通气 / 血流比例失调、弥散功能损害、肺动 - 静脉分流等),如严重肺部感染性疾病、间质性肺疾病、急性肺栓塞等。

2. **Ⅱ型呼吸衰竭** 即高碳酸性呼吸衰竭,血气分析特点是 $PaO_2 < 60mmHg$,同时伴有 $PaCO_2 > 50mmHg$。系肺泡通气不足所致。单纯通气不足,低氧血症和高碳酸血症的程度是平行的,若伴有换气功能障碍,则低氧血症更为严重,如慢阻肺。

(二)按照发病急缓分类

1. **急性呼吸衰竭** 某些突发的致病因素,如严重肺疾患、创伤、休克、电击、急性气道阻塞等,可使肺通气和 / 或换气功能迅速出现严重障碍,短时间内即可发生呼吸衰竭。因机体不能很快代偿,若不及时抢救,会危及生命。

2. **慢性呼吸衰竭** 一些慢性疾病可使呼吸功能的损害逐渐加重,经过较长时间发展为呼吸衰竭,如慢阻肺、肺结核、间质性肺疾病、神经肌肉病变等,其中以慢阻肺最常见。早期虽有低氧血症或伴高碳酸血症,但机体通过代偿适应,生理功能障碍和代谢紊乱较轻,仍保持一定的生活活动能力,动脉血气分析 pH 在正常范围(7.35~7.45)。另一种临床较常见的情况是在慢性呼吸衰竭的基础上,因合并呼吸系统感染、气道痉挛或并发气胸等情况,病情急性加重,在短时间内出现 PaO_2 显著下降和 / 或 $PaCO_2$ 显著升高,称为慢性呼吸衰竭急性加重,其病理生理学改变和临床表现兼有慢性和急性呼吸衰竭的特点。

(三) 按照发病机制分类

呼吸衰竭可分为通气性呼吸衰竭和换气性呼吸衰竭,也可分为泵衰竭(pump failure)和肺衰竭(lung failure)。驱动或调控呼吸运动的中枢神经系统、外周神经系统、神经肌肉组织(包括神经 - 肌肉接头和呼吸肌)以及胸廓统称为呼吸泵,这些部位的功能障碍引起的呼吸衰竭称为泵衰竭。通常泵衰竭主要引起通气功能障碍,表现为 II 型呼吸衰竭。气道阻塞、肺组织和肺血管病变造成的呼吸衰竭称为肺衰竭。肺实质和肺血管病变常引起换气功能障碍,表现为 I 型呼吸衰竭。严重的气道阻塞性疾病(如慢阻肺)影响通气功能,造成 II 型呼吸衰竭。

三、发病机制和病理生理

(一) 低氧血症和高碳酸血症的发生机制

各种病因通过肺通气不足、弥散障碍、通气 / 血流比例失调、肺内动 - 静脉解剖分流增加、氧耗量增加五个主要机制,使通气和 / 或换气过程发生障碍,导致呼吸衰竭。临床上单一机制引起的呼吸衰竭很少见,往往是多种机制并存或随着病情的发展先后参与发挥作用。

1. **肺通气不足**(hypoventilation)　正常成人在静息状态下有效肺泡通气量约为 4L/min 才能维持正常的肺泡氧分压(PAO_2)和肺泡二氧化碳分压($PACO_2$)。肺泡通气量减少会引起 PAO_2 下降和 $PACO_2$ 上升,从而发生缺氧和 CO_2 潴留。呼吸空气条件下,$PACO_2$ 与肺泡通气量(VA)和 CO_2 产生量(VCO_2)的关系可用下列公式反映:$PACO_2 = 0.863 \times VCO_2/VA$。若 VCO_2 是常数,VA 与 $PACO_2$ 呈反比关系。VA 和 $PACO_2$ 与肺泡通气量的关系请见图 3-15。

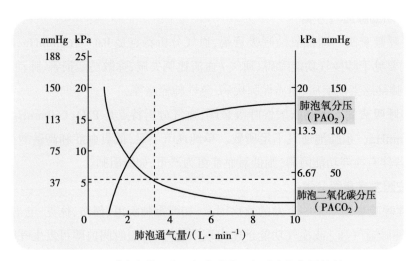

图 3-15　肺泡氧分压和二氧化碳分压与肺泡通气量的关系

2. **弥散障碍**(diffusion abnormality)　系指 O_2、CO_2 等气体通过肺泡膜进行交换的物理弥散过程发生障碍。气体弥散的速度取决于肺泡膜两侧气体分压差,气体弥散系数,肺泡膜的弥散面积、厚度和通透性,同时气体弥散量还受血液与肺泡接触时间以及心排血量、血红蛋白含量、通气 / 血流比例的影响。静息状态时,流经肺泡壁毛细血管的血液与肺泡的接触时间约为 0.72 秒,而 O_2 完成气体交换的时间为 0.25~0.3 秒,CO_2 则只需 0.13 秒,并且 O_2 的弥散能力仅为 CO_2 的 1/20,故弥散障碍时常以低氧血症为主。

3. **通气 / 血流比例失调**(ventilation-perfusion mismatch) 血液流经肺泡时能否保证血液动脉化,即得到充足的 O_2 并充分排出 CO_2,除需有正常的肺通气功能和良好的肺泡膜弥散功能外,还取决于肺泡通气量与血流量之间的正常比例。正常成人静息状态下,通气 / 血流比值约为 0.8。肺泡通气 / 血流比例失调有两种主要形式。①部分肺泡通气不足:肺部病变如肺泡萎陷、肺炎、肺不张、肺水肿等引起病变部位的肺泡通气不足,通气 / 血流比值变小,部分未经氧合或未经充分氧合的静脉血(肺动脉血)通过肺泡的毛细血管或短路流入动脉血(肺静脉血)中,故又称肺动 - 静脉样分流或功能性分流(functional shunt)。②部分肺泡血流不足:肺血管病变如肺栓塞引起栓塞部位血流减少,通气 / 血流比值增大,肺泡通气不能被充分利用,又称为无效腔样通气(dead space-like ventilation)。通气 / 血流比例失调通常仅导致低氧血症,而无 CO_2 潴留。其主要原因:①动脉与混合静脉血的氧分压差为 59mmHg,比 CO_2 分压差 5.9mmHg 大 10 倍;②氧解离曲线呈 S 形,正常肺泡毛细血管的血氧饱和度已处于曲线的平台段,无法携带更多的氧以代偿低 PaO_2 区的血氧含量下降,而 CO_2 解离曲线在生理范围内呈直线,有利于通气良好区对通气不足区的代偿,排出足够的 CO_2,不至于出现 CO_2 潴留。然而,严重的通气 / 血流比例失调亦可导致 CO_2 潴留。

4. **肺内动 - 静脉解剖分流增加** 肺动脉内的静脉血未经氧合直接流入肺静脉,导致 PaO_2 降低,是通气 / 血流比例失调的特例,常见于肺动 - 静脉瘘。这种情况下,提高吸氧浓度并不能提高分流静脉血的血氧分压。分流量越大,吸氧后提高动脉血氧分压的效果越差,若分流量超过 30%,吸氧并不能明显提高 PaO_2。

5. **氧耗量增加** 发热、寒战、呼吸困难和抽搐均增加氧耗量。寒战时耗氧量可达 500ml/min;严重哮喘时,呼吸肌做功增加,氧耗量可达正常的十几倍。氧耗量增加导致肺泡氧分压下降时,正常人可通过增加通气量防止缺氧的发生。所以,若氧耗量增加的患者同时伴有通气功能障碍,则会出现严重的低氧血症。

(二) **低氧血症和高碳酸血症对机体的影响**

低氧血症和高碳酸血症能够影响全身各系统脏器的代谢、功能甚至使组织结构发生变化。在呼吸衰竭的初始阶段,各系统脏器的功能和代谢可发生一系列代偿性反应,以改善组织供氧、调节酸碱平衡、适应内环境的变化。当呼吸衰竭进入严重阶段时,则出现代偿不全,表现为各系统脏器严重的功能和代谢紊乱直至衰竭。

1. **对中枢神经系统的影响** 脑组织的耗氧量很大,占全身耗氧量的 1/5~1/4。大脑皮质的神经元细胞对缺氧最为敏感,通常完全停止供氧 4~5 分钟即可引起不可逆性脑损害。低氧对中枢神经系统影响的程度与缺氧发生的速度和程度有关。当 PaO_2 降至 60mmHg 时,可出现注意力不集中、智力和视力轻度减退;当 PaO_2 迅速降至 40~50mmHg 以下时,会引起一系列神经精神症状,如头痛、不安、定向力与记忆力障碍、精神错乱、嗜睡;低于 30mmHg 时,出现神志丧失乃至昏迷;PaO_2 低于 20mmHg 时,只需数分钟即可造成神经细胞不可逆性损伤。

CO_2 潴留使脑脊液 H^+ 浓度增加,影响脑细胞代谢,降低脑细胞兴奋性,抑制皮质活动;但轻度 CO_2 增加,对皮质下层刺激加强,可间接引起皮质兴奋。CO_2 潴留可引起头痛、头晕、烦躁不安、言语不清、精神错乱、扑翼样震颤、嗜睡、昏迷、抽搐和呼吸抑制等表现,这种由缺氧和 CO_2 潴留所致的神经精神障碍综合征称为肺性脑病(pulmonary encephalopathy),又称 CO_2 麻醉(carbon dioxide narcosis)。肺性脑病早期,患者往往有失眠、兴奋、烦躁不安等症状。除上述神经精神症状外,还可表现为木僵、视力障碍、球结膜水肿及发绀等。肺性脑病的发病机制尚未完全阐明,但目前认为低氧血症、CO_2 潴留和酸中毒三个因素共同损伤脑血管和脑细胞是最根本的发病机制。

缺氧和 CO_2 潴留均会使脑血管扩张、血流阻力降低、血流量增加以代偿脑缺氧。缺氧和酸中毒还能损伤血管内皮细胞使其通透性增高,导致脑间质水肿;缺氧使红细胞 ATP 生成减少,造成 Na^+-K^+ 泵功能障碍,引起细胞内 Na^+ 及水分增多,形成脑细胞水肿。以上情况均可引起脑组织充血、水肿和颅内压增高,压迫脑血管,进一步加重脑缺血、缺氧,形成恶性循环,严重时出现脑疝。另外,神经细胞内的酸中毒可引起抑制性神经递质 γ- 氨基丁酸生成增多,加重中枢神经系统的功能和代谢障碍,也成为肺性脑病以及缺氧、休克等病理生理改变难以恢复的原因。

2. **对循环系统的影响**　一定程度的 PaO_2 降低和 $PaCO_2$ 升高,可使心率反射性增快、心肌收缩力增强、心排血量增加;缺氧和 CO_2 潴留时,交感神经兴奋使皮肤和腹腔脏器血管收缩,而冠状动脉血管由于主要受局部代谢产物的影响发生扩张,其血流量是增加的。严重的缺氧和 CO_2 潴留可直接抑制心血管中枢,造成心脏活动抑制和血管扩张、血压下降、心律失常等严重后果。心肌对缺氧十分敏感,早期轻度缺氧即可有心电图的异常表现。急性严重缺氧可导致心室颤动或心脏骤停。长期慢性缺氧可导致心肌纤维化、心肌硬化。在呼吸衰竭的发病过程中,缺氧、肺动脉高压以及心肌受损等多种病理变化共同作用,最终导致肺源性心脏病(cor pulmonale)。

3. **对呼吸系统的影响**　呼吸衰竭患者的呼吸变化受到 PaO_2 降低和 $PaCO_2$ 升高所引起的反射活动及原发疾病的影响,因此实际的呼吸活动需要视诸多因素综合而定。

低氧血症对呼吸的影响远小于 CO_2 潴留。低 PaO_2($<60mmHg$)作用于颈动脉体和主动脉体的化学感受器,可反射性兴奋呼吸中枢,增强呼吸运动,使呼吸频率增快甚至出现呼吸窘迫。当缺氧程度缓慢加重时,这种反射性兴奋呼吸中枢的作用将变得迟钝。缺氧对呼吸中枢的直接作用是抑制作用,当 $PaO_2<30mmHg$ 时,此作用可大于反射性兴奋作用而导致呼吸抑制。

CO_2 是强有力的呼吸中枢兴奋剂。当 $PaCO_2$ 急骤升高时,呼吸加深加快;长时间严重的 CO_2 潴留,会造成中枢化学感受器对 CO_2 的刺激作用产生适应;当 $PaCO_2>80mmHg$ 时,会对呼吸中枢产生抑制和麻醉效应,此时呼吸运动主要靠低 PaO_2 对外周化学感受器的刺激作用来维持。因此对该类患者进行氧疗时,如吸入高浓度氧,由于解除了低氧对呼吸中枢的刺激作用,可造成呼吸抑制,应注意避免。

4. **对肾功能的影响**　呼吸衰竭患者常常合并肾功能不全,若及时治疗,随着外呼吸功能的好转,肾功能可以恢复。

5. **对消化系统的影响**　呼吸衰竭的患者常合并消化道功能障碍,表现为消化不良、食欲缺乏,甚至出现胃肠黏膜糜烂、坏死、溃疡和出血。缺氧可直接或间接损害肝细胞,使丙氨酸氨基转移酶水平升高,若缺氧能够得到及时纠正,肝功能可逐渐恢复正常。

6. 呼吸性酸中毒及电解质紊乱　呼吸功能障碍导致血 $PaCO_2$ 增高($>45mmHg$)、pH下降(<7.35)、H^+ 浓度升高($>45mmol/L$),发生呼吸性酸中毒。早期可出现血压增高,中枢神经系统受累,表现为躁动、嗜睡、精神错乱、扑翼样震颤等。由于 pH 取决于 HCO_3^- 与 H_2CO_3 的比值,前者靠肾脏调节(需 1~3 天),而后者靠呼吸调节(仅需数小时),因此急性呼吸衰竭时 CO_2 潴留可使 pH 迅速下降。在持续或严重缺氧患者体内,组织细胞能量代谢的中间过程,如三羧酸循环、氧化磷酸化和有关酶的活性受到抑制,使能量生成减少,体内乳酸和无机磷产生增多,导致代谢性酸中毒(实际碳酸氢盐 AB$<22mmol/L$)。此时患者表现为呼吸性酸中毒合并代谢性酸中毒,可出现意识障碍、血压下降、心律失常甚至心脏骤停。由于能量不足,体内转运离子的钠泵功能障碍,细胞内 K^+ 转移至血液,而 Na^+ 和 H^+ 进入细胞内,造成细胞内酸中毒和高钾血症。

慢性呼吸衰竭时因 CO_2 潴留发展缓慢,肾脏可通过减少 HCO_3^- 的排出来维持 pH 恒定。但当体内 CO_2 长期增高时,HCO_3^- 也持续维持在较高水平,导致呼吸性酸中毒合并代谢性碱中毒,此时 pH 可处于正常范围,称为代偿性呼吸性酸中毒合并代谢性碱中毒。因血中主要阴离子 HCO_3^- 和 Cl^- 之和相对恒定(电中性原理),当 HCO_3^- 持续增加时血中 Cl^- 相应降低,产生低氯血症。当呼吸衰竭恶化,CO_2 潴留进一步加重时,HCO_3^- 已不能代偿,pH 低于正常范围(<7.35),则呈现失代偿性呼吸性酸中毒合并代谢性碱中毒。

四、急性呼吸衰竭

(一) 病因

呼吸系统疾病如严重呼吸系统感染、急性呼吸道阻塞性病变、重度或危重哮喘、各种原因引起的急性肺水肿、肺血管疾病、胸廓外伤或手术损伤、自发性气胸和急剧增加的胸腔积液等,导致肺通气或 / 和换气障碍;急性颅内感染、颅脑外伤、脑血管病变(脑出血、脑梗死)等可直接或间接抑制呼吸中枢;脊髓灰质炎、重症肌无力、有机磷中毒及颈椎外伤等可损伤神经 - 肌肉传导系统,引起肺通气不足。上述各种原因均可造成急性呼吸衰竭。

(二) 临床表现

急性呼吸衰竭的临床表现主要是低氧血症所致的呼吸困难和多脏器功能障碍。

1. 呼吸困难　呼吸困难(dyspnea)是呼吸衰竭最早出现的症状。多数患者有明显的呼吸困难,可表现为频率、节律和幅度的改变。较早表现为呼吸频率增快,病情加重时出现呼吸困难,辅助呼吸肌活动加强,如三凹征。中枢性疾病或中枢神经抑制性药物所致的呼吸衰竭,表现为呼吸节律改变,如潮式呼吸、比奥呼吸等。

2. 发绀　发绀是缺氧的典型表现,当动脉血氧饱和度低于 90% 时,可在口唇、指甲等处出现发绀。另应注意,因发绀的程度与还原型血红蛋白含量相关,所以红细胞增多者发绀更明显,贫血者则不明显或不出现发绀。因严重休克等引起末梢循环障碍的患者,即使动脉血氧分压尚正常,也可出现发绀,称为外周性发绀;而真正由于动脉血氧饱和度降低引起的发绀,称作中央性发绀。发绀还受皮肤色素及心功能的影响。

3. 精神神经症状 急性缺氧可出现精神错乱、躁狂、昏迷、抽搐等症状。如合并急性 CO_2 潴留,可出现嗜睡、淡漠、扑翼样震颤,甚至呼吸骤停。

4. 循环系统表现 多数患者有心动过速;严重低氧血症和酸中毒可导致心肌损害,亦可引起周围循环衰竭、血压下降、心律失常、心搏停止。

5. 消化和泌尿系统表现 严重呼吸衰竭对肝、肾功能都有影响,部分病例可出现丙氨酸氨基转移酶与血浆尿素氮水平升高,个别病例尿中可出现蛋白、红细胞和管型。因胃肠道黏膜屏障功能受损,导致胃肠道黏膜充血水肿、糜烂渗血或发生应激性溃疡,引起上消化道出血。

(三) 诊断

除原发疾病、低氧血症及 CO_2 潴留所致的临床表现外,呼吸衰竭的诊断主要依靠血气分析。而结合肺功能、胸部影像学和纤维支气管镜等检查对于明确呼吸衰竭的原因至关重要。

1. 动脉血气分析 对判断呼吸衰竭和酸碱失衡的严重程度及指导治疗均具有重要意义。pH 可反映机体的代偿状况,有助于鉴别急性或慢性呼吸衰竭。当 $PaCO_2$ 升高、pH 正常时,称为代偿性呼吸性酸中毒;若 $PaCO_2$ 升高、pH<7.35,则称为失代偿性呼吸性酸中毒。需要指出,由于血气受年龄、海拔高度、氧疗等多种因素影响,具体分析时一定要结合临床情况。

2. 肺功能检测 尽管在某些重症患者,肺功能检测受到限制,但临床能通过肺功能判断通气功能障碍的性质(阻塞性、限制性或混合性)及是否合并换气功能障碍,并对通气和换气功能障碍的严重程度进行判断。呼吸肌功能测试能够提示呼吸肌无力的原因和严重程度。

3. 胸部影像学检查 包括普通胸部 X 线检查、胸部 CT 和放射性核素肺通气/灌注扫描、肺血管造影及超声检查等。

4. 纤维支气管镜检查 对明确气道疾病和获取病理学证据具有重要意义。

(四) 治疗

呼吸衰竭的总体治疗原则:呼吸支持,包括保持呼吸道通畅、纠正缺氧和改善通气等;呼吸衰竭病因和诱因的治疗;一般支持治疗以及对其他重要脏器功能的监测与支持。

1. 保持呼吸道通畅 对任何类型的呼吸衰竭,保持呼吸道通畅是最基本、最重要的治疗措施。气道不畅使呼吸阻力增加,呼吸功耗增多,会加重呼吸肌疲劳;气道阻塞致分泌物排出困难将加重感染,同时也可能发生肺不张,使气体交换面积减少;气道如发生急性完全阻塞,会发生窒息,短时间内患者死亡。

保持气道通畅的方法主要有:①若患者昏迷应使其处于仰卧位,头后仰,托起下颌并将口打开;②清除气道内分泌物及异物;③若以上方法不能奏效,必要时应建立人工气道。人工气道的建立一般有三种方法,即简便人工气道、气管插管及气管切开,后两者属气管内导管。简便人工气道主要有口咽通气道、鼻咽通气道和喉罩,是气管内导管的临时替代方式,在病情危重不具备插管条件时应用,待病情允许后再行气管插管或气管切开。气管内导管是重建呼吸通道最可靠的方法。

若患者有支气管痉挛,需积极使用支气管扩张药物,可选用 β_2 受体激动剂、抗胆碱药、糖皮质激素或茶碱类药物等。在急性呼吸衰竭时,主要经静脉给药。

2. **氧疗**　氧疗,即氧气疗法,指通过不同吸氧装置增加肺泡内氧分压以纠正机体低氧血症的治疗方法。

(1)吸氧浓度:确定吸氧浓度的原则是在保证 PaO_2 迅速提高到 60mmHg 或脉搏容积血氧饱和度(SpO_2)达 90% 以上的前提下,尽量降低吸氧浓度。Ⅰ型呼吸衰竭的主要问题为氧合功能障碍而通气功能基本正常,较高浓度(>35%)给氧可以迅速缓解低氧血症而不会引起 CO_2 潴留。对于伴有高碳酸血症的急性呼吸衰竭,往往需要将给氧浓度设定为达到上述氧合目标的最低值。

(2)吸氧装置:

1)鼻导管或鼻塞:主要优点为简单、方便,不影响患者咳痰、进食;缺点为氧浓度不恒定,易受患者呼吸的影响。高流量时对局部鼻黏膜有刺激,氧流量不能>7L/min。吸入氧浓度与氧流量的关系:吸入氧浓度(%)= 21+4× 氧流量(L/min)。

2)面罩:主要包括简单面罩、带储气囊无重复呼吸面罩和文丘里(Venturi)面罩。主要优点为吸氧浓度相对稳定,可按需调节,且对鼻黏膜刺激小;缺点为在一定程度上影响患者咳痰、进食。

3)经鼻高流量氧疗(high flow nasal cannula,HFNC):近年来出现的一种新型的呼吸支持技术。该系统主要由 3 部分组成:高流量产生装置、加温湿化装置和高流量鼻塞。HFNC 可以实现气体流量和氧气浓度单独调节,一般要求输送的最大流量至少达到 60L/min,FiO_2 调节范围 0.21~1.0。该系统的主要生理学效应:吸入氧气浓度更加稳定;产生一定水平的气道内正压(2~7cmH_2O),每增加 10L/min 的气体流量,气道内压力在张口呼吸条件下平均增加 0.35cmH_2O,在闭口呼吸情况下平均增加 0.69cmH_2O,因此能增加呼气末肺容积、改善气体交换和降低呼吸功耗;减低生理无效腔,改善通气效率;加强气道湿化,促进纤毛黏液系统的痰液清除能力和改善患者治疗的耐受性;促进气体分布的均一性。

3. **正压机械通气与体外膜式氧合**　当机体出现严重的通气和/或换气功能障碍时,以人工辅助通气装置(有创或无创正压呼吸机)来改善通气和/或换气功能,即为正压机械通气。机械通气能维持必要的肺泡通气量,降低 $PaCO_2$;改善肺的气体交换效能;使呼吸肌得以休息,有利于恢复呼吸肌功能。正压机械通气可分为经气管插管进行的有创正压通气及经鼻/面罩进行的无创正压通气(non-invasive positive pressure ventilation,NIPPV)。

气管插管的指征因病而异。当通过常规氧疗或 NIPPV 不能维持满意通气及氧合,或呼吸道分泌物增多,咳嗽和吞咽反射明显减弱甚至消失时,应行气管插管使用机械通气。机械通气过程中应根据血气分析和临床资料来调整呼吸机参数。机械通气的主要并发症:通气过度,造成呼吸性碱中毒;通气不足,加重原有的呼吸性酸中毒和低氧血症;血压下降、心排血量下降、脉搏增快等循环功能障碍;气道压力过高或潮气量过大导致气压伤,如气胸、纵隔气肿或间质性肺气肿;人工气道长期存在可并发呼吸机相关肺炎(ventilator associated pneumonia,VAP)。

无创正压通气无须建立有创人工气道,简便易行,与机械通气相关的严重并发症发生率低。但患者应具备以下基本条件:①清醒能够配合;②血流动力学稳定;③不需要气管插管保护（即患者无误吸、严重消化道出血、气道分泌物过多且排痰不利等情况）；④无影响使用鼻/面罩的面部创伤；⑤能够耐受鼻/面罩。

体外膜式氧合（ECMO）是体外生命支持技术中的一种，通过将患者静脉血引出体外后经氧合器进行充分的气体交换，然后再输入到患者的体内。按照治疗方式和目的，ECMO 可分为静脉 - 静脉方式 ECMO（VV-ECMO）和静脉 - 动脉方式 ECMO（VA-ECMO）两种。VV-ECMO 是指将经过体外氧合后的静脉血重新输回静脉，因此仅用于呼吸功能支持；而 VA-ECMO 是指将经过体外氧合后的静脉血输至动脉，因减少了回心血量，VA-ECMO 可以同时起到呼吸和心脏功能支持的作用。因此，ECMO 是严重呼吸衰竭的终极呼吸支持方式，主要目的是部分或全部替代心肺功能，让其充分休息，减少呼吸机相关肺损伤的发生，为原发病的治疗争取更多的时间。

4. 病因治疗 引起急性呼吸衰竭的原发疾病多种多样，在解决呼吸衰竭本身所致危害的前提下，明确并针对不同病因采取适当的治疗措施十分必要，是治疗呼吸衰竭的根本。

5. 一般支持疗法 电解质紊乱和酸碱平衡失调的存在，可以进一步加重呼吸系统乃至其他系统脏器的功能障碍并干扰呼吸衰竭的治疗效果，因此应及时纠正。加强液体管理，防止血容量不足和液体负荷过大，保证血细胞比容（Hct）在一定水平，对于维持氧输送能力和防止肺水过多具有重要意义。呼吸衰竭患者由于摄入不足或代谢失衡，往往存在营养不良，需保证充足的营养及热量供给。

呼吸兴奋剂是改善通气的一类传统药物，由于正压通气的广泛应用，呼吸兴奋剂的应用不断减少。常用的药物有尼可刹米和洛贝林，用量过大可引起不良反应。近年来这两种药物几乎已被淘汰，取而代之的有多沙普仑（doxapram），该药对于镇静催眠药过量引起的呼吸抑制和慢阻肺并发急性呼吸衰竭者均有显著的呼吸兴奋效果。使用原则：必须保持气道通畅，否则会促发呼吸肌疲劳，加重 CO_2 潴留；脑缺氧、脑水肿未纠正而出现频繁抽搐者慎用；患者的呼吸肌功能基本正常；不可突然停药。主要适用于以中枢抑制为主、通气量不足引起的呼吸衰竭，不宜用于以肺换气功能障碍为主所致的呼吸衰竭。

6. 其他重要脏器功能的监测与支持 呼吸衰竭往往会累及其他重要脏器，因此应及时将重症患者转入 ICU，加强对重要脏器功能的监测与支持，预防和治疗肺动脉高压、肺源性心脏病、肺性脑病、肾功能不全、消化道功能障碍和弥散性血管内凝血（DIC）等。

五、慢性呼吸衰竭

（一）病因

慢性呼吸衰竭多由支气管 - 肺疾病引起，如慢阻肺、严重肺结核、肺间质纤维化、肺尘埃沉着症等。胸廓和神经肌肉病变，如胸部手术、外伤、广泛胸膜增厚、胸廓畸形、脊髓侧索硬化症等，亦可导致慢性呼吸衰竭。

（二）临床表现

慢性呼吸衰竭的临床表现与急性呼吸衰竭大致相似，但以下方面有所不同。

1. 呼吸困难 慢阻肺所致的呼吸困难，病情较轻时表现为呼吸费力伴呼气延长，严重时发展成浅快呼吸。若并发 CO_2 潴留，$PaCO_2$ 升高过快或显著升高以致发生 CO_2 麻醉时，患者可由呼吸过速转为浅慢呼吸或潮式呼吸。

2. **神经症状** 慢性呼吸衰竭伴 CO_2 潴留时，随 $PaCO_2$ 升高可表现为先兴奋后抑制现象。兴奋症状包括失眠、烦躁、躁动、夜间失眠而白天嗜睡（昼夜颠倒现象）等，但此时切忌应用镇静或催眠药，以免加重 CO_2 潴留，诱发肺性脑病。肺性脑病主要表现为神志淡漠、肌肉震颤或扑翼样震颤、间歇抽搐、昏睡甚至昏迷等，亦可出现腱反射减弱或消失，锥体束征阳性等。此时应与合并脑部病变进行鉴别。

3. **循环系统表现** CO_2 潴留使外周体表静脉充盈、皮肤充血、温暖多汗、血压升高、心排血量增多而致脉搏洪大；多数患者心率增快；因脑血管扩张产生搏动性头痛。

（三）诊断

慢性呼吸衰竭的血气分析诊断标准参见急性呼吸衰竭，但在临床上Ⅱ型呼吸衰竭患者还常见于另一种情况，即吸氧治疗后，$PaO_2 > 60mmHg$，但 $PaCO_2$ 仍高于正常水平。

（四）治疗

治疗原发病、保持气道通畅、恰当的氧疗等治疗原则与急性呼吸衰竭基本一致。

1. **氧疗** 慢阻肺是导致慢性呼吸衰竭的常见呼吸系统疾病，患者常伴有 CO_2 潴留，氧疗时需注意保持低浓度吸氧，防止血氧含量过高。CO_2 潴留是通气功能不良的结果。慢性高碳酸血症患者呼吸中枢的化学感受器对 CO_2 反应性差，呼吸主要靠低氧血症对颈动脉体、主动脉体化学感受器的刺激来维持。若吸入高浓度氧，使血氧迅速上升，解除了低氧对外周化学感受器的刺激，便会抑制患者呼吸，造成通气状况进一步恶化，导致 CO_2 上升，严重时陷入 CO_2 麻醉状态。

2. **正压机械通气** 根据病情选用无创机械通气或有创机械通气。慢阻肺急性加重早期及时应用无创机械通气可以防止呼吸功能不全加重，缓解呼吸肌疲劳，减少后期气管插管率，改善预后。

3. **抗感染** 慢性呼吸衰竭急性加重的常见诱因是感染，一些非感染因素诱发的呼吸衰竭也容易继发感染。抗感染治疗抗生素的选择可以参考相关章节。

4. **呼吸兴奋剂** 慢性呼吸衰竭患者在病情需要时可服用呼吸兴奋剂阿米三嗪（almitrine）50~100mg，2 次 /d。该药通过刺激颈动脉体和主动脉体的化学感受器兴奋呼吸中枢，增加通气量。

5. **纠正酸碱平衡失调** 慢性呼吸衰竭常有 CO_2 潴留，导致呼吸性酸中毒。呼吸性酸中毒的发生多为慢性过程，机体常通过增加碱储备来代偿，以维持 pH 在相对正常水平。当以机械通气等方法较为迅速地纠正呼吸性酸中毒时，原已增加的碱储备会使 pH 升高，对机体造成严重危害，故在纠正呼吸性酸中毒时，应注意同时纠正潜在的代谢性碱中毒，通常给予患者盐酸精氨酸和补充氯化钾。

慢性呼吸衰竭的其他治疗方面与急性呼吸衰竭和 ARDS 有类同之处，不再复述。

（詹庆元）

—————————————————————— 参 考 文 献 ——————————————————————

［1］ 崔慧先, 李瑞锡. 局部解剖学 [M]. 9 版. 北京: 人民卫生出版社, 2018.

［2］ 丁文龙, 刘学政. 系统解剖学 [M]. 9 版. 北京: 人民卫生出版社, 2018.

［3］ 朱蕾. 临床呼吸生理学 [M]. 北京: 人民卫生出版社, 2008.

［4］ 王建枝, 钱睿哲. 病理生理学 [M]. 北京: 人民卫生出版社, 2018.

［5］ KACMAREK R M. Egan's fundamentals of respiratory care [M]. St. Louis: Mosby Publisher, 2016.

［6］ 王庭槐, 罗自强, 沈霖霖, 等. 生理学 [M]. 9 版. 北京: 人民卫生出版社, 2018: 147-159.

［7］ GUYTON A C. Text book of medical physiology [M]. 11th ed. Philadelphia. Pennsylvania: Elsevier Saunders, 2006: 471-513.

［8］ 朱大年, 王庭槐. 生理学 [M]. 9 版. 北京: 人民卫生出版社, 2018.

［9］ 李为民, 刘伦. 呼吸系统疾病基础与临床 [M]. 北京: 人民卫生出版社, 2017.

［10］ 姚泰, 赵志奇, 朱大年. 人体生理学 [M]. 4 版. 北京: 人民卫生出版社, 2015.

［11］ JENNINGS D B, DAVIDSON J S. Acid-base and ventilatory adaptation in conscious dogs during chronic hypercapnia [J]. Respir Physiol, 1984, 58 (3): 377-393.

［12］ BISCOE T J, PURVES M J, SAMPSON S R. The frequency of nerve impulses in single carotid body chemoreceptor afferent fibres recorded in vivo with intact circulation [J]. J Physiol, 1970, 208 (1): 121-131.

［13］ GOZAL D, MARCUS C L, WARD S L, et al. Ventilatory responses to passive leg motion in children with congenital central hypoventilation syndrome [J]. Am J Respir Crit Care Med, 1996, 153 (2): 761-768.

［14］ ENRIGHT P L, KRONMAL R A, MANOLIO T A, et al. Respiratory muscle strength in the elderly. Correlates and reference values. Cardiovascular Health Study Research Group [J]. Am J Respir Crit Care Med, 1994, 149 (2 Pt 1): 430-438.

［15］ REBUCK A S, CAMPBELL E J. A clinical method for assessing the ventilatory response to hypoxia [J]. Am Rev Respir Dis, 1974, 109 (3): 345-350.

［16］ TERBLANCHE J S, TOLLEY K A, FAHLMAN A, et al. The acute hypoxic ventilatory response: testing the adaptive significance in human populations [J]. Comp Biochem Physiol A Mol Integr Physiol, 2005, 140 (3): 349-362.

［17］ HIRSHMAN C A, MCCULLOUGH R E, WEIL J V. Normal values for hypoxic and hypercapnic ventilaroty drives in man [J]. J Appl Physiol, 1975, 38 (6): 1095-1098.

［18］ AUBIER M, MURCIANO D, MILIC-EMILI J, et al. Effects of the administration of O_2 on ventilation and blood gases in patients with chronic obstructive pulmonary disease during acute respiratory failure [J]. Am Rev Respir Dis, 1980, 122 (5): 747-754.

［19］ JAVAHERI S, BLUM J, KAZEMI H. Pattern of breathing and carbon dioxide retention in chronic obstructive lung disease [J]. Am J Med, 1981, 71 (2): 228-234.

［20］ BRADLEY C A, FLEETHAM J A, ANTHONISEN N R. Ventilatory control in patients with hypoxemia due to obstructive lung disease [J]. Am Rev Respir Dis, 1979, 120 (1): 21-30.

［21］ KIKUCHI Y, OKABE S, TAMURA G, et al. Chemosensitivity and perception of dyspnea in patients with a history of near-fatal asthma [J]. N Engl J Med, 1994, 330 (19): 1329-1334.

［22］ TRANG H, DEHAN M, BEAUFILS F, et al. The French Congenital Central Hypoventilation Syndrome Registry: general data, phenotype, and genotype [J]. Chest, 2005, 127 (1): 72-79.

［23］ American Thoracic Society. Idiopathic congenital central hypoventilation syndrome: diagnosis and management [J]. Am J Respir Crit Care Med, 1999, 160 (1): 368-373.

［24］ SHEA S A. Life without ventilatory chemosensitivity [J]. Respir Physiol, 1997, 110 (2-3): 199-210.

［25］ GOZAL D, SIMAKAJORNBOON N. Passive motion of the extremities modifies alveolar ventilation during sleep in patients with congenital central hypoventilation syndrome [J]. Am J Respir Crit Care Med, 2000, 162 (5): 1747-1751.

［26］ JAVAHERI S. A mechanism of central sleep apnea in patients with heart failure [J]. N Engl J Med, 1999, 341 (13): 949-954.

［27］ AL-DAMLUJI S. The effect of ventilatory stimulation with medroxyprogesterone on exercise performance and the sensation of dyspnoea in hypercapnic chronic bronchitis [J]. Br J Dis Chest, 1986, 80 (3): 273-279.

［28］ KRONENBERG R S, CAIN S M. Effects of acetazolamide and hypoxia on cerebrospinal fluid bicarbonate [J]. J Appl

Physiol, 1968, 24 (1): 17-20.

［29］ SWENSON E R, HUGHES J M. Effects of acute and chronic acetazolamide on resting ventilation and ventilatory responses in men [J]. J Appl Physiol (1985), 1993, 74 (1): 230-237.

［30］ 陈灏珠. 实用内科学 [M]. 北京: 人民卫生出版社, 2009.

［31］ GOLDMAN L, SCHAFER A I. Cecil medicine [M]. New York: Elsevier Saunders, 2011.

［32］ 钟南山, 刘又宁. 呼吸病学 [M]. 北京: 人民卫生出版社, 2012.

［33］ FISHMAN A P. Fishman's pulmonary diseases and disorders [M]. New York: McGraw-Hill, 2008.

［34］ WOODHEAD M, BLASI F, EWIG S, et al. Guidelines for the management of adult lower respiratory tract infections: full version [J]. Clin Microbiol Infect, 2011, 17 (Suppl 6): E1-E59.

［35］ WHO. Treatment of tuberculosis: Guidelines. 4th ed.(2009-01-01)[2021-07-01]. https://www. who. int.

［36］ 项行林, 徐红维, 张英, 等. CT 肺血管造影和肺血管灌注成像对肺栓塞患者的诊断价值 [J]. 血栓与止血学, 2022, 28 (06): 958-959, 962.

［37］ GALIÈ N, HOEPER M M, HUMBERT M, et al. Guidelines for the diagnosis and treatment of pulmonary hypertension: the Task Force for the Diagnosis and Treatment of Pulmonary Hypertension of the European Society of Cardiology (ESC) and the European Respiratory Society (ERS), endorsed by the International Society of Heart and Lung Transplantation (ISHLT)[J]. Eur Heart J, 2009, 30 (20): 2493-2537.

［38］ RAGHU G, COLLARD H R, EGAN J J, et al. An official ATS/ERS/JRS/ALAT statement: idiopathic pulmonary fibrosis: evidence-based guidelines for diagnosis and management [J]. Am J Respir Crit Care Med, 2011, 183 (6): 788-824.

［39］ HOOPER C, LEE Y C, MASKELL N. Investigation of a unilateral pleural effusion in adults: British Thoracic Society Pleural Disease Guideline 2010 [J]. Thorax, 2010, 65 (Suppl 2): ii4-ii17.

［40］ 中华人民共和国卫生部. 中国吸烟危害健康报告 [M]. 北京: 人民卫生出版社, 2012.

［41］ Centers for Disease Control and Prevention (US); National Center for Chronic Disease Prevention and Health Promotion (US); Office on Smoking and Health (US). How tobacco smoke causes disease: the biology and behavioral basis for smoking-attributable disease: a report of the surgeon general. Atlanta (GA): Centers for Disease Control and Prevention (US), 2010. PMID: 21452462.

第4章 呼吸治疗物理学基础

在呼吸治疗领域中,任何技术或操作都会涉及物理学原理,尤其是流体(气体和液体)的特性及其运动规律。正确理解并灵活运用它们,是掌握各种呼吸治疗技术的关键。本章将具体介绍与呼吸治疗相关的一些常见的物理学原理。

第1节 流体的特性

物质主要有三种状态,即固态、液态和气态。在呼吸治疗领域中,我们常接触的物质主要以液态或气态形式存在,如湿化气道和雾化所需的液体、氧疗和呼吸机工作所需的气体等。液体和气体都无固定形态,具有流动性,因而将它们统称为流体。在临床中使用它们之前,我们应先了解它们各自的特性。

一、物质的能量

任何物质都具有能量,即内能。物质的内能主要包括动能和势能。物质因内部原子或分子的不停运动而具有动能,因内部各原子或分子之间存在的吸引力而具有势能。气体分子间吸引力较小,分子运动较剧烈,所以内能主要表现为动能;而液体因内部原子间吸引力较大,内能主要表现为势能。

物质的内能与其温度密切相关。温度越高,内能越大,因为升高温度能加剧内部原子或分子的运动。温度的数值常用温标表示。临床中常用的温标主要有热力学温标和摄氏温标。热力学温标又称为国际温标,其符号为 T,单位是开尔文(K);摄氏温标,其符号为 t,单位是摄氏度(℃)。它们之间的转换关系:T = 273 + t(式中 273K 为冰点的热力学温度)。

二、液体的特性

液体由于分子间存在一定的吸引力而表现出一些特性,如黏滞性、表面张力和毛细管作用等。

(一) 液体的黏滞性

液体的黏滞性(viscosity)是液体运动的阻力,黏滞性的大小与分子间吸引力有关。当液体在管道中做稳定流动时,管内的液体沿径向方向可分为若干层(图 4-1),各层之间相互滑动,互不干扰而保持稳定状态。在各液体层中,靠近管子轴心处液体层的流速最大,而愈靠近管壁,液体层的流速愈小。液体的这种分层流动状态叫层流。层流时,相邻两液体层间的切向相互作用力叫作内摩擦力或黏滞力。内摩擦力越大,液体黏滞性越大。内摩擦力的大小(F)与相邻流体层之间的接触面积(S)和速度梯度(dv/dx)成正比,即

$$F=\eta S\left(\frac{dv}{dx}\right) \qquad \text{(式 4-1)}$$

式 4-1 中 η 称为黏滞系数,其大小取决于液体的性质,并与温度有关。液体的黏滞系数随温度升高而降低,所以液体温度越高流动越快。

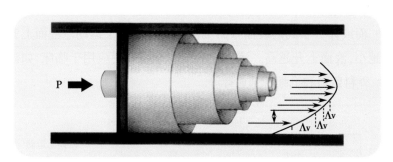

图 4-1　液体的分层运动(层流)

血液是一种混合液体,不同于单纯的水。它除含有水分外,还有大量细胞悬浮其中,其黏滞系数可达到水的 5 倍。当血液中的细胞数增多(如红细胞增多症)或水分减少时,其黏滞系数会进一步增大,内摩擦力也随之增加,此时心脏需增加做功才能推动血液循环。

(二) 液体的表面张力

液体表面张力(surface tension)是指液体表面分子所产生的力(图 4-2)。液体内部分子因在不同方向上都受到大小相同的分子间引力而处于平衡状态,但液体表面的分子只受到内部分子对它的引力,所以液体表面在此作用力下会尽可能收缩至最小面积。这就可解释为何液滴和气泡表面呈一球面。对于某一液体,其表面张力的大小与温度相关,温度越高,表面张力越小。

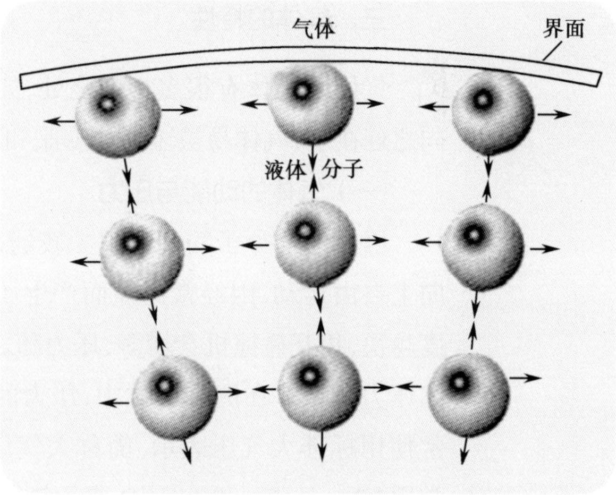

两个半径(r_1 和 r_2)大小不等的液泡 A 和 B 相连时,根据 Laplace 定律,液泡 A 因半径较小而具有较大的表面张力和泡内压力($P_1 > P_2$),所以液泡 A 内气体易排空至液泡 B 中。当对两者充气时,因液泡 A 表面张力较大,所以扩张液泡 A 所需的压力较大。

液体的表面张力会造成内部产生一定的压力。根据 Laplace 定律,其内部产生的压力(P)与表面张力(ST)成正比,而与曲面半径(r)成反比,用公式表示为:

气体　　　　　　　界面

液体 分子

图 4-2　液体表面张力示意

$$P=\frac{4ST}{r} \qquad \text{(式 4-2)}$$

人体肺泡表面覆盖有一层液体,这层液体的表面张力会对肺泡内部产生一定压力。当肺泡扩张时,表面张力减小,肺泡内压力降低;而当肺泡缩小时,表面张力增大,易致肺泡萎陷(图 4-3)。但由于肺泡壁上的表面活性物质能降低表面张力,所以能避免肺泡在呼气时萎陷。

(三) 液体的毛细管作用

液体的毛细管作用(capillary action)是指液体在管径很小的管子中能对抗自身重力而向上运动,也称虹吸作用。毛细管作用主要是由液体分子与管腔内壁之间的黏附力和液体的表面张力所造成的(图4-4)。液体分子与管腔内壁之间的黏附力会使液体沿着管腔内壁向上运动,而液体分子间的表面张力会使液面整体向上运动。液面上升的距离与管径有关,管径越小,液面上升越高。液体的毛细管作用广泛应用于临床,如湿化器内吸收水分的湿化纸、外科敷料和毛细管采血针等。

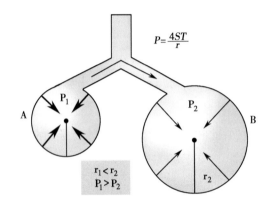

图 4-3　Laplace 定律示意

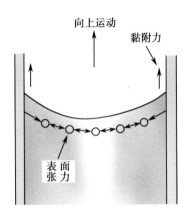

图 4-4　液体毛细管作用原理示意

三、气体的特性

气体与液体有很多相似之处,如都具有产生压力、流动性和黏滞性等特点,它们的不同之处在于,气体易被压缩或膨胀和具有弥散功能。

(一) 气体的动能与压力

因为气体分子间的吸引力较弱,气体大部分内能表现为动能。气体分子能在任何方向上自由运动,因经常碰撞而产生压力。气体压力与温度相关,温度越高,气体分子的速度越快,相互碰撞机会增多,压力随之增大;相反,气体温度越低,相互碰撞的机会减少,气体压力降低。在国际单位中,压力的单位为帕(Pa),$1Pa=1N/m^2$。对于大气产生的压力通常使用标准大气压表示,简称大气压(atm),$1atm=76cmHg=1.013 \times 10^5Pa$。另外在临床中常用 kPa、mmHg 和 cmH_2O 表示气体压力,$1kPa \approx 7.5mmHg \approx 10cmH_2O$。

(二) 气体摩尔容量和密度

阿伏伽德罗定律指出,含有1g原子的任何物质具有相同的原子数,其大小为6.023×10^{23},此数称为阿伏伽德罗常数。在国际单位中,此数量的物质为 1 摩尔(mol)。另外,此定律还指出,1mol 任何气体在相同压力和温度条件下具有相同的体积,此体积称为摩尔容积。在标准条件(STPD)下,1mol 任何气体的理想摩尔容积为 22.4L。

任何气体的密度等于气体质量除以体积,亦可应用气体的摩尔质量除以摩尔体积,如氧气的密度 $d_wO_2=gmWO_2/22.4=32/22.4=1.43g/L$,氦气的密度 $d_wHe=gmWHe/22.4=4/22.4=$

0.179g/L。对于混合气体密度的计算,我们必须知道混合气体内部各气体的浓度,例如空气的密度 $d_w air = [(FN_2 \times gmWN_2) + (FO_2 \times gmWO_2)]/22.4 = [(0.79 \times 28) + (0.21 \times 32)]/22.4 = 1.29g/L$,式中 FN_2 和 FO_2 分别表示氮气和氧气浓度。

(三) 气体状态方程

由于气体分子间距离较大,相互间的引力较小,易被压缩或膨胀。在研究气体热运动时,常用体积(V)、压强(P)和温度(T)来描述气体的状态,这三个参数称为气体的状态参量。当一定质量的气体状态发生变化时,其状态参量也随之发生变化。从大量实验结果分析总结出了状态参量随气体状态改变的三个定律:玻意耳定律、盖·吕萨克定律和查理定律(表4-1)。

表4-1 气体定律

气体定律	基本关系	恒量	描述	计算公式
玻意耳定律	PV=K(恒量)	气体温度和质量	气体容量与气体的压强成反比	$P_1V_1=P_2V_2$
盖·吕萨克定律	P/T=K(恒量)	气体容量和质量	气体压强与气体温度成正比	$P_1/T_1=P_2/T_2$
查理定律	V/T=K(恒量)	气体压强和质量	气体容量与气体温度成正比	$V_1/T_1=V_2/T_2$

结合这三个实验定律进行逻辑推理,人们就得到了气体的状态方程,即对于质量为 M 的气体,它的压强(P)、体积(V)和温度(T)之间的关系为:

$$PV = \left(\frac{M}{u}\right)RT \tag{式 4-3}$$

式4-3称为理想气体的状态方程。方程中 u 为气体的摩尔质量,R 为摩尔气体常数,为 $8.31J/(mol \cdot K)$。在临床中,我们通过此公式计算气体的某个状态参量的改变对其他参量的影响,如高压气体剩余容积的计算、液氧的制作等。

(四) 气体的弥散

气体分子不停地进行着无定向运动,其结果是气体分子从压力高处向低处转移,这一过程叫作气体的弥散。气体动能是气体弥散的动力。动能越大,弥散越快。气体的弥散率(D_{gas})可用 Graham 定律表示:

$$D_{gas} \propto \frac{1}{\sqrt{gmW}} \tag{式 4-4}$$

式4-4中,$\sqrt{gmW}$ 表示气体摩尔质量的平方根。因此,根据此公式得出,质量轻的气体弥散较快;相反,质量重的气体弥散较慢。另外,任何增加气体动能的方法都能增强气体的弥散,如加热气体等。

(五) 混合气体分压强的计算——道尔顿定律

临床中应用的气体大部分为混合气体,如吸入的空气等。混合气体与单一气体同样会产生压力,其大小等于所有成分气体动能的总和。混合气体中的某一气体所产生的压力称为该气体的分压力。道尔顿定律显示了各成分气体产生的分压与混合气体总压间的关系。它指出混合气体的总压力等于各成分气体分压力的总和,用公式表示为:

$$P = P_1 + P_2 + P_3 + \cdots \tag{式 4-5}$$

式 4-5 中,P 为混合气体的总压力,P_1、P_2 和 P_3 分别表示各成分气体的分压力。道尔顿定律还指出各分压力的大小与其他成分气体存在与否无关。分压力的大小可根据该气体在混合气体所占的比例计算,例如空气主要由 79% 氮气(N_2)和 21% 氧气(O_2)组成,那么,空气中氧气的分压 $PaO_2=FO_2 \times P_{大气}=0.21 \times 760mmHg=160mmHg$,空气中氮气的分压 $PN_2=FN_2 \times P_{大气}=0.79 \times 760mmHg=600mmHg$。

(六)气体在液体中溶解度的计算——亨利定律

当气体和液体共存时,无规则运动的气体分子总会不停地碰撞液体表面,致使一部分气体分子进入液体内部而溶解,而此时溶于液体中的一部分气体分子亦会碰撞液面返回到气体中。在一定的压强和温度下,经过一定时间后,进入液体的气体分子与离开液面的气体分子数目相等,此时即达到动态平衡状态。在动态平衡中,溶解于液体中的气体的体积(V_G)与气体在液体外的压力(P)以及液体的容积(V_L)成正比,即

$$V_G=\alpha P V_L \qquad\qquad (式 4-6)$$

式 4-6 称为亨利定律,式中比例系数 α 是指在单位压力条件下溶于单位液体体积内气体的容量,称为气体在该液体中的溶解系数或溶解度。它与液体的种类和温度有关。表 4-2 列出了一些与呼吸有关的气体在 37℃ 时溶于某些液体中的溶解度。

表 4-2 气体在不同液体中的溶解度 [m^3 气体 /(m^3 液体·Pa)]

气体	水	血浆	全血
O_2	2.37×10^{-7}	2.07×10^{-7}	2.27×10^{-7}
CO_2	5.63×10^{-6}	5.13×10^{-6}	4.74×10^{-6}
N_2	1.18×10^{-7}	1.18×10^{-7}	1.28×10^{-7}

吸入空气时,肺泡内氧分压为 13.86kPa,100ml 血液中仅溶约 0.3ml 氧气。若吸入纯氧,肺泡内氧分压达 89.5kPa,100ml 血液中溶解氧气为 2ml,血液溶解氧增加 6.7 倍。在高压氧舱中,氧分压能达到 $3 \times 101.3kPa$,血液内溶解的氧气能比平常提高 20 倍,所以能用于治疗严重的缺氧性疾病,如一氧化碳中毒等。

(夏金根)

第 2 节 流体的运动规律

前文所描述的是流体在静止状态下的特性,本节将阐述流体在运动状态时的规律。

一、运动流体的压力

静止液体产生的压力取决于液体的密度和液柱的高度,而运动的液体产生的压力与其本身特性有关。静止流体在相同高度位置产生的压力相等(图 4-5A),而当流体从装置底部流出时,底部流体产生的压力沿流动方向逐渐降低(图 4-5B),且在相同流动距离上流体压力下降的数值相等。

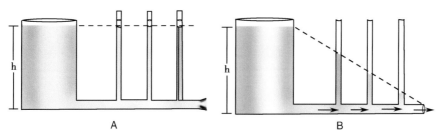

A. 液体静止时相同高度处压力相等;B. 液体运动时压力沿流动方向逐渐降低。

图 4-5 运动流体压力的变化

流体在流动中压力的降低反映了能量的丢失,主要来自运动需克服的摩擦力,包括流体分子间及分子与管壁间的摩擦力。一般来说,流体的流速越大,横截面积越小,克服摩擦力做功越多,压力下降就越明显。流体在管子中运动时,运动阻力等于管子两端的压差除以流体的流量,用公式表示为:

$$R = \frac{P_1 - P_2}{\dot{V}}$$
(式 4-7)

式 4-7 中 R 为流体流动时总阻力,P_1 和 P_2 分别表示管子两端的压力,$\dot{V}$ 表示流体流量的大小。此公式在呼吸生理和呼吸治疗中应用较广泛,如呼吸流速测定仪、压差式流量传感器等。

二、流体的运动方式

流体运动所需的压力除与流体流速有关外,还与流体的运动形式有关。流体的运动形式主要有三种:层流(laminar flow)、湍流(turbulent flow)和转变流(transitional flow)(图 4-6)。

(一)层流

层流是指流体分层运动的状态(图 4-6A)。若使流体在一粗细均匀的管子中做匀速层流,必须有外力来抵消流体的内摩擦力,这个压力就是管子两端的压力差。压力差的大小可以通过泊肃叶定律计算,用公式表示:

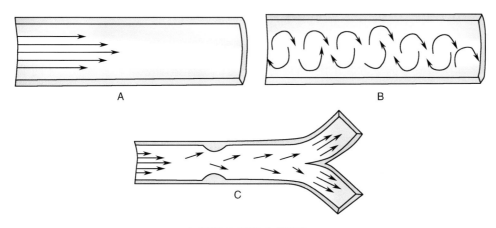

A. 层流;B. 湍流;C. 转变流。

图 4-6 流体的运动形式

$$\Delta P = \frac{8\eta l}{\pi R^4} \times \dot{V}$$ （式 4-8）

式 4-8 中，R 为管子的半径，l 为管子的长度，η 为流体的黏滞系数，$\dot{V}$ 为流体流量。在此式中，令

$$R_f = \frac{8\eta l}{\pi R^4}$$ （式 4-9）

R_f 称为流体的流阻。它的大小取决于流体本身的性质。式 4-9 中，流体的流阻与流体的黏滞系数（η）和管子的长度（l）成正比，而与管子半径（R）的 4 次方成反比。因此，在行有创机械通气时，尽量选用管径粗的气管插管，以减少人工气道的阻力，减少呼吸机送气压力在人工气道内的损耗。

（二）湍流

流体在流速不大时呈层流运动，各层之间互不干扰。当其流速超过一定值后，各层之间就会相互干扰，外层的流体质点（速度小）不断卷入内层（速度大），形成漩涡，使整个流动显得杂乱无章，流体的这种流动状态称为湍流（图 4-2B）。流体在湍流时消耗的能量比层流时多，并能发出声音，如血管内血流不正常运动时发出的病理性杂音。

当流体在半径为 r 的圆管中流动时，从稳定的层流过渡到不稳定的湍流，不仅受平均流速（v）的影响，还受流体黏滞系数（η）、密度（ρ）和圆管半径（r）的影响，这些影响因素可用公式表示为：

$$R_e = \frac{\rho v^2 r}{\eta}$$ （式 4-10）

Re 是一个无纲量的数，叫作雷诺系数（Reynold number）。当 $Re > 2\,000$ 时，流体的层流状态会转变为湍流。式 4-10 中，我们可以看出流体在下列情况下易形成湍流：增大流速，或增大密度，或减小黏滞系数，或增大管子半径。

当流体以湍流运动时，泊肃叶定律就不再适用。此时要使流体运动，管子两端的压差（ΔP）应满足以下条件：

$$\Delta P = \frac{fl\dot{V}^2}{4\pi^2 r^5}$$ （式 4-11）

式 4-11 中，ΔP 是驱动压，l 和 r 分别是管子的长度和半径，$\dot{V}$ 是流体的流量，f 是摩擦系数，它的大小取决于流体密度、速度和管腔内壁光滑程度。

从式 4-8 和式 4-11 中，可以看出，流体层流时的驱动压与流体的流量成正比，而湍流时的驱动压与流量的平方成正比，所以要使湍流的流体运动必须显著增加流体两端的驱动压。

（三）转变流

转变流是一种层流和湍流共同存在的流体运动方式（图 4-6C）。呼吸道内的气体运动方式就是转变流。此时流体两端的驱动压等于层流和湍流时流体驱动压的总和，用公式表示为：

$$\Delta P = (K_1 \times \dot{V}) + (K_2 \times \dot{V}^2)$$ （式 4-12）

式 4-12 中 K_1 和 K_2 分别表示流体层流和湍流时的流阻。

三、流体稳定流动时规律

流体流动时,如果各点的流速不随时间而改变,或流动时流线的形状不随时间改变,这样的流动称为稳定流动。根据质量守恒定律,可以得出流体稳定流动时的两个基本方程:连续性方程和伯努利方程。

(一) 连续性方程

连续性方程是指流体在稳定流动时,同一流管中不同横截面积处的流体密度(ρ)、流速(v)和截面面积(S)的三者乘积相等(图 4-7),用公式表示为:

$$\rho_1 S_1 v_1 = \rho_2 S_2 v_2 \tag{式 4-13}$$

若流体不被压缩,则式 4-10 可转换为:

$$S_1 v_1 = S_2 v_2 = Q(恒量) \tag{式 4-14}$$

从此公式中,可以看出流管粗处流体流速小,流管细处流速大,如人体中毛细血管分支很多,总横截面积远大于主动脉和腔静脉,所以血液在毛细血管中的流速远小于主动脉或腔静脉内的流速。

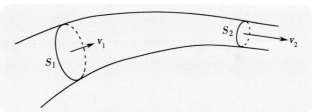

图 4-7 连续性方程

(二) 伯努利方程

伯努利方程是指流体在同一流管中流动时,不同高度处的动能($1/2\rho v^2$)、势能(ρgh)和压力(P)的总和保持不变,用公式表示为:

$$P_1 + \frac{1}{2}\rho_1 v_1^2 + \rho_1 gh_1 = P_2 + \frac{1}{2}\rho_2 v_2^2 + \rho_2 gh_2 = Q(恒量) \tag{式 4-15}$$

式 4-15 中,P 为不同高度处压力,ρ 为流体的密度,v 为流体的速度,h 为流体的高度。此方程说明:流体流动时,流体的压力与流体的流速和高度有关。当流体在同一高度流动时,流体的压力与流速成反比,流速小处压力大,流速大处压力小[流体在粗细不均匀的管子中运动时,根据连续性方程可知,流体在横截面积较大的 a 处流速(v_a)较小,此处相应的压力(P_a)较大;而在 b 处因横截面积小,流速大,此处相应的压力(P_b)就较小(图 4-8)]。

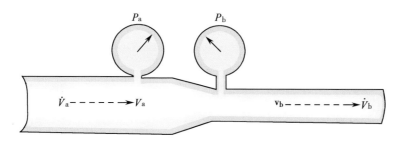

图 4-8 伯努利方程的应用

四、流体的卷吸作用

当运动流体经过狭窄通口时,速度会明显增大,根据伯努利方程可知,此时流体周围压力会降低,这样会卷吸周围其他的流体进入原流体中,流体的这种效应称为卷吸作用

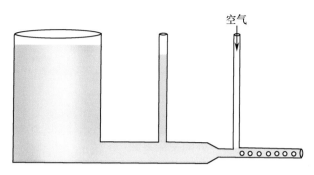

图 4-9　流体的卷吸作用

图中空气为卷吸入的流体。

（fluid entrainment）（图 4-9）。

在呼吸治疗装置中，空气喷射装置（air injector）就是应用此原理。空气喷射装置主要用于增加流体的总流量。在这种情况下，一定压力的气体，临床中常为氧气，通过喷嘴时会在其周围产生一定的负压，从而将空气从喷嘴卷吸进入主气流中，因此增加了气体的总流量（图 4-10A）。空气卷吸的量取决于喷嘴的口径大小和空气卷吸口的大小。对于喷嘴固定，卷入口越大，空气卷入越多，总流量增大（图 4-10B）。卷入的气体量也可以通过喷嘴的大小来改变。喷嘴越大，速度就越小，卷入气体就越少；相反，喷嘴越小，速度越大，卷入气体越多，总流量就越大（图 4-10C）。临床中，这种现象常见于文丘里面罩中，我们常通过更换喷嘴大小和空气卷入口大小来改变气体的氧气浓度和流量。另外，临床中常用的雾化装置也是应用此原理，即当高压氧气从喷嘴中高速喷出时，会卷吸周围药液撞击挡板，将药液粉碎成微粒，然后随呼吸气流进入呼吸道中。

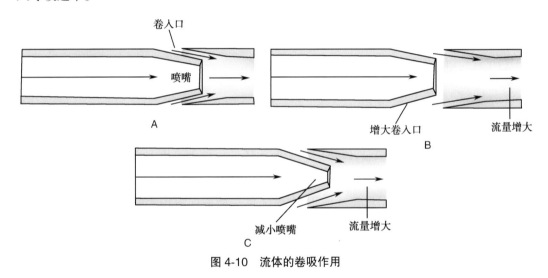

图 4-10　流体的卷吸作用

（夏金根）

———————— 参 考 文 献 ————————

［1］ ROBERT M. KACMAREK, JAMES K. STOLLER, Albert J. Heuer. Egan's fundamentals of respiratory care [M]. 12th edition. St Louis: Mosby, 2021.

［2］ CAIRO J M. Mosby's Respiratory Care Equipment [M]. 10th edition. St Louis: Mosby, 2016.

第5章　呼吸治疗相关的药物

第1节　支气管扩张药

支气管扩张剂可舒张支气管平滑肌、抑制支气管痉挛,同时可减少微血管渗漏、减少炎性细胞产生的支气管收缩介质,从而减轻气道狭窄、缓解气流受限、改善通气。临床上常用的支气管扩张剂主要为三类:抗胆碱类药物、β受体激动剂以及茶碱类。

一、抗胆碱类药物

抗胆碱类药物是通过与胆碱受体结合,阻断乙酰胆碱结合受体,拮抗其拟胆碱作用。胆碱能受体阻滞剂通过阻断节后迷走神经通路,降低迷走神经张力,松弛支气管平滑肌,缓解支气管平滑肌痉挛,减少气道分泌物产生。呼吸道疾病常用的胆碱受体阻滞剂分为短效的抗胆碱药(SAMA)和长效的抗胆碱药(LAMA)。SAMA 的作用维持时间多在 4~6 小时,LAMA 的作用维持时间长达 24 小时。临床上常规用于稳定期慢性阻塞性肺疾病(COPD)的治疗,与肾上腺素能受体激动剂一起使用治疗急性哮喘,一般需要规律使用、长期维持。

异丙托溴铵为阿托品的异丙基衍生物,对平滑肌上的 M 受体具有较高的选择性,能特异性地舒张支气管平滑肌,但对呼吸道腺体和心血管作用较弱,故副作用小。口服不容易吸收,一般需雾化吸入,5 分钟起效,1 小时内达到最大作用,可维持 4~6 小时,每日可使用 3~4 次,其扩张支气管的作用强于阿托品。临床上常与沙丁胺醇及糖皮质激素联合使用治疗哮喘及 COPD 急性发作,能有效缓解症状。

噻托溴铵为长效的、具有特异性的抗胆碱能药物,对 M 受体的亲和力比异丙托溴铵强。能明显缓解 COPD 患者的症状,持续改善肺功能。使用 2 小时内达到最大作用,作用持续 24 小时,每日使用一次,安全性高,副作用少。

格隆溴铵是一种新型的 M 受体阻滞剂,能选择性作用于 M3 受体,比噻托溴铵起效更快,作用时间可长达 24 小时。阿地溴铵也能选择性作用于 M3 受体,起效时间与异丙托溴铵相近,且作用时间长。长期吸入格隆溴铵、阿地溴铵均能有效降低气道高反应性,改善患者症状。

二、β受体激动剂

肾上腺素能受体分为 α、β 受体两种,人类的气道及肺部组织中广泛分布有 β 受体,其中以 β_2 受体为主,β_2 受体兴奋后可舒张支气管平滑肌、调节黏液分泌、促进气道纤毛摆动,从而缓解哮喘和 COPD 患者的症状。β_2 受体激动剂分为短效 β_2 受体激动剂(SABA)

和长效 β₂ 受体激动剂（LABA）。

SABA 效果可维持 4~5 小时，常作为哮喘发作的首选药物，临床上常用的药物有沙丁胺醇、特布他林及丙卡特罗。β₂ 受体激动剂呈剂量依赖性，但大量应用可出现耐药现象，并可出现肺外副作用，如易导致心律失常、心室灌注失调、低钾血症、肌肉震颤、丙酮酸及乳酸增高等不良反应，因此 SABA 的使用应按需间歇使用，不宜长期、单一、过量使用，而口服和注射给药方式不良反应明显。

沙丁胺醇为选择性 β₂ 受体激动剂，舒张支气管的能力较强，对心血管的不良反应较小。口服 15 分钟起效，1~3 小时达到最大效用，气雾吸入 5 分钟起效，10 分钟内效果达到最大，作用 4~5 小时。静脉剂型较小剂量即可明显扩张气道，但剂量增大时可增快心率，临床平喘效果没有气雾吸入好，故气雾吸入在临床中应用最广泛。

特布他林为选择性 β₂ 受体激动剂，扩张支气管的作用较沙丁胺醇稍弱，但其可增加黏液纤毛的清洁功能，加速分泌物的清除。气雾吸入可在 5 分钟内起效，作用持续 6 小时，每日 3~4 次。使用后少部分患者可出现手指震颤、心悸、头痛、胃肠道障碍、低钾血症等不良反应。

LABA 药效可维持 10~12 小时，较 SABA 作用持续时间更长，作用更强，能更好地扩张支气管，对夜间哮喘有效，有明显的抗炎作用。LABA 又分为快速起效（例如福莫特罗）和缓慢起效（例如沙美特罗）两型，福莫特罗因起效快，可作为缓解药物按需使用。LABA 主要用于哮喘、COPD 的维持和预防治疗，临床上常用的药物有福莫特罗、沙美特罗和班布特罗，常与吸入用糖皮质激素联合使用，每日 2 次可以达到很好的治疗效果，这样可减少用药副作用及增加患者的依从性。近年来还开发出一些新型 LABA，如茚达特罗、维兰特罗、欧达特罗等。茚达特罗起效时间短，作用时间可长达 24 小时，舒张支气管能力强，且对受体的减敏作用低，安全性高。欧达特罗对 β₂ 受体具有极高的选择性，吸入后对 β₂ 受体具有极强的激动作用，起效时间短，作用时间长，24 小时后仍有支气管舒张作用。

ICS/LABA 复合制剂：ICS 和 LABA 具有协同的抗炎和平喘作用，可获得相当于或优于加倍剂量 ICS 的疗效，并可增加患者的依从性，减少激素负荷。常用的 ICS/LABA 复合制剂有布地奈德 / 福莫特罗粉吸入剂、沙美特罗 / 氟替卡松粉吸入剂、倍氯米松 / 福莫特罗气雾剂，这些吸入制剂均是复方吸入粉雾剂，由药物和吸入装置组成，吸入药物全身吸收少，全身不良反应少。常见不良反应以 ICS 制剂引起的口咽部局部不良反应、LABA 制剂引起的肌肉震颤和心悸全身性症状为主，还可能引起荨麻疹 / 血管性水肿等过敏性反应、呼吸道症状（如呼吸困难和 / 或支气管痉挛）等，以及心律失常、头痛、头晕、肌肉痉挛等。用药过程中若出现严重的全身性不良反应，应立即使用快速短效的支气管扩张剂进行治疗，并立即停用本品。

双联支气管扩张剂：是由两种支气管扩张剂组成的联合制剂，包括 SAMA/SABA 复合制剂和 LAMA/LABA 复合制剂。SAMA/SABA 复合制剂常见的为吸入用复方异丙托溴铵溶液，即异丙托溴铵和硫酸沙丁胺醇的混合制剂，两种药物均可舒张支气管。异丙托溴铵为 M 受体阻滞剂，而 M 受体多分布于大、中支气管；硫酸沙丁胺醇为 β₂ 受体激动剂，而 β₂ 受体多分布在终末小气道。两种药物作用的部位及受体均不相同，故联合用药能起到协同作用，而不增加不良反应。LAMA/LABA 复合制剂有格隆溴铵 / 福莫特罗吸入气雾剂、乌美溴铵/维兰特罗吸入粉雾剂,与单药治疗相比可显著改善患者肺功能、呼吸困难症状及生活质量,减少急救药物使用,降低疾病恶化风险。该装置对患者吸气流速要求较低,适合不同阶段的稳定期 COPD 患者。

ICS/LAMA/LABA 三联复合制剂:目前国内有氟替卡松/乌美溴铵/维兰特罗、布地奈德/格隆溴铵/福莫特罗三联复合制剂,三种药在原来的基础上进行了改进,使药物的半衰期进一步延长,给药频率从原来的一天两次缩减至一天一次,进一步提高了患者的依从性。研究结果显示三药联合相比于任何两药联合,前者肺功能的提高、生活质量的改善以及急性加重的减少,都是明显优于任何两药联合(包括双支气管扩张剂和 ICS+LABA)。

三、茶碱类

过去数十年茶碱类药物在气道疾病方面的应用十分广泛,近年来随着 β 受体激动剂和抗胆碱能药物的广泛使用,茶碱类药物的使用逐渐减少。茶碱类药物能抑制磷酸二酯酶(PDE)、拮抗腺苷受体、刺激内源性儿茶酚胺释放、调节 Ca^{2+};具有抗炎作用和免疫调节作用;能促进纤毛摆动,提高黏液纤毛清除作用。茶碱的安全范围窄,副作用发生率高,安全有效浓度为 6~15mg/L,需要定期监测血药浓度。常见的不良反应包括头痛、恶心、呕吐、心律失常、血压下降、尿多。目前常用的有氨茶碱、多索茶碱、选择性磷酸二酯酶抑制剂等。

氨茶碱是茶碱与二乙胺复合制剂,临床上已广泛应用。氨茶碱有口服制剂和静脉制剂。但由于碱性大,局部刺激大,容易引起各种不良反应。故口服制剂宜饭后服用减轻胃肠道反应,静脉用药效果较口服制剂好,但需注意滴注速度,减少不良反应的发生。而多索茶碱扩张支气管的作用较氨茶碱强,腺苷抑制作用较氨茶碱弱,故不良反应发生率较少。静脉用药每次 0.2g,每 12 小时一次。

选择性磷酸二酯酶抑制剂通过选择性抑制磷酸二酯酶,增加细胞内 cAMP,从而使气道平滑肌松弛,抑制炎症细胞释放炎性递质,发挥抗炎作用和舒张支气管的作用。常见的药物有罗氟司特、阿罗茶碱、西洛司特、替托司特等。其中罗氟司特为代表药物,其具有较强的抗炎作用、扩张支气管、减轻黏膜水肿及黏液分泌等作用。但此类药物目前国内使用较少。

(樊麦英 韩小彤)

第2节 糖皮质激素

糖皮质激素是肾上腺皮质中分泌出的一种对脂肪、蛋白质、糖的生物合成和代谢有调节作用的激素。糖皮质激素是机体应激反应最重要的调节激素,在临床上被广泛应用。糖皮质激素用于呼吸系统疾病的治疗已经历经半个多世纪,现已被广泛应用于多种呼吸系统疾病,如哮喘、弥漫性间质性肺疾病、变态反应性支气管肺曲菌病等。掌握好糖皮质激素使用适应证,如能合理使用,可获良好效果,甚或使患者转危为安。但若使用不当或滥用,则会造成严重后果。

一、糖皮质激素作用机制

糖皮质激素发挥其作用的药理作用如下。

1. **抗炎** 糖皮质激素具有强效抗炎作用,适用于多种炎症。

2. **免疫抑制和抗过敏作用** 糖皮质激素能够有效抑制吞噬细胞对于抗原所产生的吞噬及处理,同时抑制淋巴细胞 RNA、DNA 和蛋白质的合成,阻碍淋巴母细胞的增殖分裂,加速淋巴细胞解体和被破坏。同时糖皮质激素也可以对补体发挥作用,干扰其参与机体存在的免疫反应。

3. **抗休克作用** 尽管糖皮质激素作用于抗休克治疗的机制尚不够明确,但当前临床已经证明糖皮质激素在抗休克治疗中可以取得较好的疗效。

二、糖皮质激素分类

糖皮质激素类药物按其生物效应期分为短效、中效和长效激素。分类不同,其各项生理作用的强弱也各有所侧重。

1. **短效糖皮质激素** 包括可的松、氢化可的松。特点是天然激素,抗炎效力弱,作用时间短,主要用于肾上腺皮质功能不全的替代治疗。

2. **中效糖皮质激素** 包括泼尼松、泼尼松龙、甲泼尼龙。抗炎效果及半衰期居于三者之间,副作用比长效小,是临床上应用最广的一类糖皮质激素。

3. **长效糖皮质激素** 包括地塞米松、倍他米松。特点是抗炎效力强,作用时间长,抗过敏首选药物。但不适宜长疗程用药,只可作为临时性用药。

三、糖皮质激素在呼吸系统疾病中的应用

1. **支气管哮喘** 支气管哮喘是由多种细胞(炎症细胞、结构细胞)和细胞组分参与的气道慢性炎症性疾病。此慢性炎症导致气道高反应性,通常出现广泛多变的可逆性气流受限,并引起反复发作性喘息、气急、胸闷或咳嗽等症状。糖皮质激素是目前最有效的控制其气道炎症的药物。糖皮质激素治疗支气管哮喘的主要作用机制:①抑制嗜酸性粒细胞、中性粒细胞等炎性细胞的迁移和活化;②抑制前列腺素与白三烯等细胞因子的生成;③抑制炎症介质的释放;④提高支气管平滑肌细胞 β_2 受体应激性。吸入糖皮质激素是慢性持续性哮喘长期治疗的首选药物。而危重哮喘急性发作应尽早使用全身糖皮质激素。吸入治疗是目前推荐长期抗炎治疗哮喘的最常用方式。其可直接作用于支气管,有效控制呼吸道炎症,提高肺功能,小剂量便能迅速起效,且药物进入血液循环后,药物活性将很快消失,不良反应少。

2. **特发性间质性肺炎** 特发性间质性肺炎(IIP)是一组以肺间质炎症和纤维化为主要表现的呼吸系统疾病。IIP 分为 7 种类型:①特发性肺纤维化(IPF/UIP);②非特异性间质性肺炎(NSIP);③隐源性机化性肺炎(COP);④急性间质性肺炎(AIP);⑤脱屑性间质性肺炎(DIP);⑥呼吸性细支气管炎伴间质性肺病(RBILD);⑦淋巴细胞性间质炎(LIP)。7 种类型的 IIP 对糖皮质激素治疗的疗效反应和预后差别很大。目前认为对糖皮质激素治疗效果较好的 IIP 类型有 COP 及 NSIP 等,而大部分 IPF 对糖皮质激素治疗效果不理

想。尽管有研究发现经激素治疗后可显著降低 C 反应蛋白分数、呼吸困难症状分数、胸部影像学分数、通气功能分数、肺容量分数以及弥散量分数。但是,目前糖皮质激素治疗 IIP 时,其使用量以及使用时间均无循证医学证据。

3. 变态反应性支气管肺曲菌病 变态反应性支气管肺曲菌病(Allergic bronchopulmonary aspergillosis,ABPA)是人体对寄生于支气管内的曲菌抗原发生变态反应引起的一种疾病。ABPA 在急性发作期有喘息、发热、咳嗽、咳痰及咯血等症状。急性期治疗首选糖皮质激素,辅助抗真菌药物。尽管对全身性糖皮质激素的一般功效已经达成一致,但最佳剂量和治疗持续时间尚未明确定义。目前推荐治疗剂量为 0.5mg/(kg·d)。

4. 结节病 结节病是一种原因不明、以非干酪性坏死肉芽肿为病理特征的系统性疾病。常侵犯肺、双侧肺门淋巴结,临床上 90% 以上有肺改变。有研究显示口服糖皮质激素 6~24 个月可改善 2、3 期肺结节病患者的胸部 X 线病灶并部分改善肺活量和弥散功能。高剂量组(40~50mg/d)与低剂量组(25~30mg/d)对治疗的有效率及疾病进展与复发并无显著差异,但高剂量的激素治疗组副作用明显增多。因此推荐首选口服糖皮质激素治疗,初始剂量为泼尼松(或等效剂量甲泼尼龙或泼尼松龙)20~40mg/d〔或 0.5mg/(kg·d)〕。

5. COPD COPD 是一种具有气流受限特征的可以预防和治疗的疾病,气流受限不完全可逆、呈进行性发展。糖皮质激素在 COPD 稳定期以及急性加重期的治疗中均占据着非常重要的地位。对于高风险的患者,有研究表明长期吸入糖皮质激素及长效 β_2 受体激动剂可增加运动耐量,减少急性发作频率,提高生活质量。对于 COPD 急性发作期,短时间应用糖皮质激素有较好的效果,且不良反应小。由于 COPD 急性加重的诱发因素、病理改变、临床表现有较大差异,故强调掌握用药指征:①非感染因素诱发者,有明显的气道高反应和平滑肌痉挛,而无严重感染时,应及早应用;②若合并严重感染时,应在有效抗感染药物治疗的基础上应用;③缺乏机械通气条件,而患者的一般情况逐渐恶化或出现明显的肺性脑病时也可适当应用。应用方法可适当剂量,短疗程,一般 3~5 天即可。常规选择雾化用药可显著减少或避免全身用药的不良反应。

6. ARDS 糖皮质激素在 ARDS 中的应用一直有较大争议。对于 ARDS 患者,不建议常规使用糖皮质激素治疗,在发生危及生命的低氧血症且其他治疗措施无效的情况下,可以考虑低剂量甲泼尼龙〔1mg/(kg·d)〕治疗。在糖皮质激素治疗期间,需每日评估动脉血氧分压/吸入气体氧分数(PaO_2/FiO_2)、肺顺应性、动脉血二氧化碳分压($PaCO_2$)。若治疗 3 天后仍无改善,则考虑糖皮质激素治疗无效,若有改善,可继续使用。虽然目前仍未知最佳治疗持续时间,但 7 天治疗时间足以提高氧合。对需持续糖皮质激素治疗者应进行风险和获益评估。

(李柳村)

第 3 节 抗菌药

呼吸系统感染是造成呼吸衰竭的重要原因,抗菌药物治疗是抗感染的重要措施。呼吸治疗师在临床工作中每天要面对存在呼吸系统感染的患者,因此,除了常规的呼吸治疗知识以外,有必要了解抗菌药物的知识。其中抗菌药物的特性及选择原则尤为重要。因为从治疗的出发点来说,抗菌药物的应用才是病因治疗。而呼吸治疗以及营养治疗等都是对症支持治疗。危重患者的临床转归,起决定因素的最终还是感染是否得到有效的控制,只有感染得以控制,原发疾病病因得以逆转,患者的生命体征才能真正稳定。

一、抗菌药物的定义和分类

抗菌药物是由细菌、真菌或其他微生物在生活过程中所产生的具有抗病原体或其他活性的一类物质。抗菌药物是指对细菌、真菌、结核分枝杆菌、非结核分枝杆菌、支原体、衣原体、螺旋体、立克次体及部分原虫有抑制或杀灭作用的一类药物。抗菌药物可以依照化学结构、抗菌活性、药代动力学特点等进行分类。

按照化学结构可以将抗菌药物分类,见表 5-1。

表 5-1　抗菌药物按照化学结构分类

β- 内酰胺类	青霉素类、头孢菌素类、β- 内酰胺酶抑制剂复合剂、碳青霉烯类、头霉素类、单环 β- 内酰胺类等
氨基糖苷类	庆大霉素、阿米卡星等
四环素类	四环素、多西环素(强力霉素)、米诺环素等
氯霉素类	氯霉素与甲砜霉素等
大环内酯类	红霉素、罗红霉素、阿奇霉素、克拉霉素等
林可霉素类	林可霉素、克林霉素
多肽类	万古霉素、去甲万古霉素、替考拉宁
喹诺酮类	诺氟沙星、左氧氟沙星、环丙沙星、莫西沙星等
磺胺药	磺胺嘧啶、磺胺甲噁唑(SMZ)、磺胺甲氧嘧啶等
呋喃类	呋喃西林、呋喃妥因和呋喃唑酮
咪唑类衍生物	甲硝唑、替硝唑、奥硝唑
其他	磷霉素、夫西地酸等
抗真菌药物	两性霉素 B、氟康唑、伏立康唑、卡泊芬净等
抗肿瘤抗生素	放线菌素 D、博来霉素等,可通过直接破坏 DNA 或嵌入 DNA 干扰转录而发挥抗肿瘤作用

二、抗菌药物合理应用原则

(一)严格掌握适应证

诊断为细菌感染者才使用抗生素。这一方面固然需要专业的医护人员通过症状、体征以及一些专业的实验室和病原微生物检查来确定,但另一方面可以明确的基本常识是:病毒性感染的疾病、无条件的预防性用药、无感染征象的发热都不是抗生素的应用指征。

(二)根据药物敏感情况选择用药

有条件的尽量做病原学和药敏试验,条件不允许的凭经验选择可能对致病菌敏感的药物,避免长时间大剂量应用广谱抗生素。能口服用药的尽量选择口服,最后才选择静脉用药。

(三) 按时用药、及时停药

严格按照医嘱在规定的时间内足量服用药物,私自减少用药次数或用药量非但不能充分发挥疗效,还会使致病菌易产生耐药性。感染引起的症状消失后,即可停止使用抗生素。但一些特别严重的感染需在症状消失后,持续用药一段时间。

(四) 严格控制预防用抗菌药物的范围和方法

一般情况下不预防性使用抗菌药物,特别是广谱抗菌药物,如因手术要预防使用,也要严格遵循国家颁布的预防用抗菌药物的应用指导原则。

(五) 合理选择联用药物

联合应用抗菌药物必须有明确的指征,如因病情需要必须联用两种或以上抗生素以增强抗菌效果时,应该避免联用毒性反应有叠加、相互间疗效产生影响或同一类型的药物。如青霉素类 G 与红霉素联用,疗效反而会降低。

(六) 尽量避免局部外用抗菌药物

因外用易引起耐药菌的产生,同时还可能导致变态反应。

三、特殊人群抗菌药物临床合理应用

抗菌药物针对不同的治疗人群容易引起的不良反应也不尽相同,尤其是妊娠期患者、哺乳期患者、新生儿患者、小儿患者、老年患者、肝功能减退患者、肾功能减退患者等特殊人群,更应在使用时格外注意。下文对特殊人群抗菌药物的合理应用进行简单介绍。

(一) 妊娠期患者

需考虑药物对母体和胎儿两方面的影响。美国食品药品监督管理局(FDA)按照药物在妊娠期应用时的危险性分为 A、B、C、D 及 X 类,可供选药时参考。四环素类、喹诺酮类、抗真菌类药物对胎儿有致畸或明显毒性作用应避免应用。氨基糖苷类、万古霉素、去甲万古霉素对母体和胎儿均有毒性者避免应用,确有应用指征时,须在血药浓度监测下使用。毒性低,对胎儿及母体均无明显影响,也无致畸作用者,妊娠期感染时可选用。妊娠期使用较为安全的抗菌药物如青霉素类、头孢菌素类等 β-内酰胺类。

(二) 哺乳期患者

应避免选用氨基糖苷类、喹诺酮类、四环素类、氯霉素、磺胺类等药物。应用任何抗菌药物时,均宜暂停哺乳。

(三) 新生儿患者

新生儿的肝、肾功能均未发育成熟,应避免应用毒性大的抗菌药物,确有应用指征时,必须进行血药浓度监测,据此调整给药方案。避免应用或禁用可能发生严重不良反应的抗菌药物如磺胺类和呋喃类、喹诺酮类、氨基糖苷类、氯霉素。主要经肾排出的药物需减量应用。按日龄调整给药方案。

(四) 小儿患者

氨基糖苷类有明显的耳、肾毒性,应尽量避免使用。四环素类可导致牙齿黄染及牙釉质发育不良,不可用于 8 岁以下小儿。喹诺酮类由于对骨骼发育可能产生影响,避免用于 18 岁以下未成年人。万古霉素类也有一定肾、耳毒性,仅在有明确指征时方可选用。小儿一般可选用的抗菌药物有青霉素类、头孢菌素类、大环内酯类等。

(五) 老年患者

老年人应从最低有效剂量开始治疗,或者是由小剂量逐渐加大以求找到最合适的剂量,一般采用成年人的 1/2~2/3 或 3/4 的剂量,最好是剂量个体化。老年人肾功能呈生理性减退,接受主要自肾排出的抗菌药物时,应按肾功能减退情况减量给药。老年患者宜选用毒性低并具杀菌作用的抗菌药物,毒性大的氨基糖苷类、万古霉素、去甲万古霉素等药物应尽可能避免使用。适宜选用毒性低并具有杀菌作用的抗菌药物,如青霉素类、头孢菌素类等。

(六) 肝功能减退患者

抗菌药物的选用及剂量调整需要考虑肝功能减退对该类药物体内代谢过程的影响程度,以及肝功能减退时该类药物及其代谢物发生毒性反应的可能性。主要由肝脏清除的药物,但无明显毒性,应用需谨慎,必要时减量给药。药物主要经肝脏清除或代谢,并可导致毒性反应,肝功能减退患者应避免使用。药物经肝、肾途径消除,肝功能减退同时有肾功能减退的患者,但药物本身的毒性不大,使用此类药物时需减量。药物主要由肾排泄,肝功能减退者不需调整剂量。

(七) 肾功能减退患者

尽量避免使用肾毒性的抗菌药物,确有指征时,必须调整给药方案。根据感染的严重程度、病原菌种类及药敏试验结果等选用无肾毒性或肾毒性低的抗菌药物。根据患者肾功能减退程度以及抗菌药物在人体内排出途径调整给药剂量及方法。

四、抗菌药物吸入治疗

抗菌药物一般采用口服或静脉注射给药。由于药物的理化性质和宿主解剖学特点,感染部位不一定能够达到有效的抗菌浓度,可能导致了治疗的失败。雾化吸入疗法因药物直接作用于靶器官,具有起效迅速、疗效佳、全身不良反应少、不需要患者刻意配合等优势,成为治疗呼吸系统相关疾病较为理想的给药方法,被国内外广泛应用。近年来吸入抗菌药物逐渐用于治疗和预防严重的肺部感染和耐药病原菌引起的肺部感染。

雾化吸入治疗中选择的药物多种多样,目前用于临床的吸入抗菌药物制剂只有妥布霉素、氨曲南和多黏菌素。临床研究中的抗菌药物有环丙沙星、左氧氟沙星、阿米卡星、两性霉素 B、万古霉素、克拉霉素、磷霉素和伏立康唑等。已有研究发现雾化吸入抗菌药物在肺中的浓度、疗效、全身不良反应等均较对照组有显著性差异,雾化抗菌药物有一定的临床治疗效果,但也有荟萃分析报道雾化抗菌药物在微生物清除率、机械通气时间、住 ICU 时间和病死率等方面与未使用雾化抗菌药物比较差异无统计学意义。因此,对雾化抗菌药物治疗还需进行进一步的临床研究,目前尚不能作为常规治疗方法推荐。除此之外,目前已研发用于临床的吸入用抗菌药物制剂仍是个别,在临床用药过程中,常将非雾化制剂当作雾化制剂使用,即药品使用的适应证、剂量、患者群体和给药途径等不在国家批准的说明书范围之内,属于"药品说明书之外的用法",即"超说明书用药"。而静脉制剂中含有防腐剂,如酚、亚硝酸盐等吸入后可诱发哮喘发作。非雾化制剂的药物无法达到雾化颗粒要求,无法通过呼吸道清除,可能在肺部沉积,从而增加肺部感染的发生率,不推荐雾化使用。所以研发可用于临床使用的抗菌药物吸入剂型无疑是今后研究的重要方向。此外,吸入抗菌药物通过雾化器送达到肺,但同时抗菌药物亦被散播到局部环境中,而静脉或口服的抗菌药物不会导致这种情况的发生。局部环境污染是雾化器使用时本身的问题,可以通过改进吸入装置而减少发生。此外,因为呼吸疾病本身和雾化装置的使用不同会使雾化药物在靶部位的沉积浓度不同,因此对于不同呼吸系统疾病,如何寻找合适的方式来控制靶部位更佳的药物浓度,仍需要大量随机对照研究进一步明确。

(程剑剑　忽新刚)

第 4 节　祛痰药

祛痰药(expectorants)是一类能降低痰液黏稠度,改善呼吸道分泌细胞的功能,提高患者痰液清除效率和呼吸道黏液纤毛运动,以改善痰液转运功能的药物,所以也称黏液促动药(mucokinetic drugs)。祛痰药除了可以促进呼吸道痰液的排出、减少对呼吸道黏膜的刺激,间接起到镇咳和平喘作用,也有抗氧化、抗炎症等作用。合理应用祛痰药是治疗呼吸系统疾病的重要措施之一。

黏液是由 93%~95% 水组成的一种具有黏性和黏弹性的凝胶。被称为黏液的糖蛋白起到凝胶形成剂的作用。黏液的黏性和弹性是决定黏液纤毛系统清除率的两个决定性因素,祛痰药可以通过降低痰液黏弹性达到化痰的效果,临床上也可以通过联合物理治疗等方法来做到这一点。

目前临床研究按作用机制不同祛痰药可分为黏痰溶解药(mucolytic agents)和黏液分泌促进药(mucus secretagogue agents)两类。

一、黏痰溶解药

黏痰溶解药亦称为化痰药,是一类能改变痰中黏性成分,降低痰的黏滞度的药物。痰液中黏性成分主要是黏蛋白和脱氧核糖核酸(DNA)。黏蛋白由气管支气管腺体及杯状细胞分泌,与痰的黏度有密切关系,是白色黏痰的主要成分。DNA 是由呼吸道内大量的中性粒细胞坏死崩解而产生的,可抑制内源性蛋白水解酶的活性,通过钙离子与糖蛋白交联,融入凝胶网使其不被分解而保持黏稠状态,是呼吸道急性细菌感染后咳痰的主要成分。大多数黏痰溶解药的作用机制是使黏痰中的黏蛋白、DNA 分解,从而降低其黏稠度,易于痰液咳出。

按作用机制不同,黏痰溶解药大体可以分为四类。

第一类通过使痰液中的黏蛋白纤维分化断裂,降低痰液黏稠度,改善呼吸道通气功能。代表药是溴己新、氨溴索等,这类药物对 DNA 无分解作用。但目前有研究表明,溴己新和氨溴索能改善呼吸衰竭的症状,并且具有轻微抗炎的作用。需要注意的是,溴己新和氨溴索都可能导致恶心和胃部不适,吸入用氨溴索可能导致有气道高反应性的患者支气管收缩,用药时应注意患者是否产生相应的不良反应。

第二类药物具有含巯基(-SH)的氨基酸,雾化吸入后其分子中的巯基与黏蛋白的二硫键(—S—S—)结合,使黏蛋白分子裂解,产生降低痰液黏稠度的效果,代表药为乙酰半胱氨酸（N-acetylcysteine,NAC）。由于此类药物对 DNA 无分解作用,因而并不适用于所有肺部疾病。需注意乙酰半胱氨酸对气道有刺激性,可导致支气管痉挛,在溶液中预先加用支气管扩张剂进行预防,哮喘和高反应性气道的患者应慎用。

第三类是酶制剂,呼吸道中的 DNA 可以抑制内源性胰蛋白酶的活性,雾化吸入这类药物后可以使痰中的 DNA 分解,使内源性胰蛋白酶对蛋白发挥水解作用,降低脓性的黏度,如糜蛋白酶、胰蛋白酶、脱氧核糖核酸酶等。其中糜蛋白酶可影响正常凝血功能,严重肝脏疾病及患有凝血功能异常者忌用,目前临床上不主张应用,如需要应用,用前应做过敏试验。

第四类是表面活性剂,气雾吸入时可降低痰液的表面张力,从而降低痰的黏度,使之易于咳出,代表药是泰洛沙泊。

二、黏液分泌促进药

黏液分泌促进药能增加痰液中的水分,稀释痰液,从而发挥祛痰作用。按其作用机制可以分为恶心性祛痰药和刺激性祛痰药。

1. **恶心性祛痰药**　一些催吐药,如吐根（ipecac）、氯化铵（ammonium chloride）等,口服后能刺激胃黏膜迷走神经,引起轻度恶心,反射性兴奋支配气管支气管黏膜腺体的迷走神经,促进腺体分泌增加,由于气管和支气管的腺体中主要是浆液腺,会分泌较稀的液体,稀释痰液,降低咳痰难度。许多含皂苷的中草药,如远志、桔梗等均属恶心性祛痰药。这些药物的祛痰作用温和,对呼吸道急性炎症较好,但是对稠厚黏痰的稀释作用不明显。

2. **刺激性祛痰药**　如桉叶油（eucaiyptus oil）、安息香酊（benzoin tincture）、松节油（turpertin oil）、愈创木酚（guaiacol）等挥发性物质,属于刺激性祛痰药。这类药物通过用热水熏蒸吸入其蒸汽,可以对呼吸道黏膜产生温和的刺激作用,使黏膜轻度充血,促进局部血液循环,同时能湿润呼吸道,使痰液黏稠度降低而容易咳出。研究表明,使用温和的气雾剂,可以增加分泌物的清除和痰液的产生。这类药物还有一定的微弱的防腐消炎作用。使用这类药物时应注意防止呼吸道黏膜被蒸汽烫伤,以及因药物浓度过高而刺激眼、鼻、喉等黏膜,引起局部疼痛、流泪、流涕和咳嗽等。

祛痰药只是对症治疗,且多用于急、慢性呼吸道炎症和黏痰不易咳出患者,在临床中需要注意对患者进行对因治疗。在使用祛痰药的同时应注意痰液引流问题,对无禁忌证患者可以联合使用物理治疗帮助患者排痰。并且在使用祛痰药物时应根据不同药物作用机制来进行针对性选择,并注意患者可能出现的不良反应。

（胡兴硕　温若譞）

第 5 节　其他药物

一、镇静镇痛药

重症监护病房（ICU）的危重症患者因为病情本身、治疗方案以及 ICU 的特殊环境,使得镇痛、镇静成为一项基本的治疗措施,而且越来越受到人们的关注。镇痛镇静治疗指应用药物手段减轻/解除患者的疼痛、焦虑及躁动。镇痛镇静治疗是一把"双刃剑"，在实施镇痛和镇静之前应对患者的基本生命体征进行严密监测，以选择合适的药物及其剂量，确定监测的疗效目标，制订最好的个体化治疗方案，达到最佳的疗效和最小的不良反应。

镇痛和镇静治疗的目的和意义：①消除或减轻患者的疼痛及躯体不适感，减少不良刺激及交感神经系统的过度兴奋；②帮助和改善患者睡眠，诱导遗忘，减少或消除患者对其在ICU治疗期间病痛的记忆；③减轻或消除患者焦虑、躁动甚至谵妄，防止患者的无意识行为（例如挣扎）干扰治疗，保护患者的生命安全；④减轻器官应激负荷，保护器官储备功能，维持机体内环境稳定。

（一）镇痛药

1. 镇痛评估　疼痛在ICU中普遍存在，其来源包括原发疾病、手术、创伤、烧伤、癌性疼痛和翻身、吸痰、气管插管、伤口护理、引流管拔除和导管插入等相关治疗操作以及长时间制动、炎症反应等因素。ICU患者应常规进行疼痛的评估，对于能自主表达的患者应用数字评分表（NRS）评分，对于不能表达但具有躯体运动功能、行为可以观察的患者应用重症监护疼痛观察量表（CPOT）或行为疼痛量表（BPS）评分量表。

2. 镇痛药物选择　ICU患者建议首选阿片类药物作为镇痛药物。ICU常用的阿片类药物包括吗啡、芬太尼、瑞芬太尼、舒芬太尼等。具体药理机制、用法用量及不良反应见表5-2。

表5-2　阿片类药物的药物学特性

阿片类药物	起效时间/min	半衰期	负荷剂量	维持剂量	不良反应
芬太尼	1~2	2~4h	0.35~0.50μg/kg	0.7~10.0μg/(kg·h)	比吗啡更少的低血压；累积有肝损害
吗啡	5~10	3~4h	2~4mg	2~30mg/h	累积用量有肝肾损害；有一定的组胺释放
瑞芬太尼	1~3	3~10min	0.5~1.0μg/kg 静脉注射（>1min）	0.02~0.15μg/(kg·h)	没有肝肾损害；如果体重>130%理想体重，使用理想体重计算
舒芬太尼	1~3	784min左右	0.2~0.5μg/kg	0.2~0.3μg/(kg·h)	剂量个体差异性较大，分布半衰期短，代谢半衰期长，长期使用可能延长机械通气时间

（二）镇静药

1. 镇静评估　镇静之前要对患者进行充分的镇静评估。根据镇静状态的评估结果随时调整镇静深度，可使用Richmond躁动-镇静评分（RASS）和Ricker镇静-躁动评分（SAS）镇静评估工具来对镇静深度进行密切监测（表5-3，表5-4）。

表 5-3　Richmond 躁动 - 镇静评分（RASS 评分）

评分 / 分	分级	描述
4	有攻击性	非常有攻击性,暴力倾向,对医务人员造成危险
3	非常躁动	非常躁动,拔除各种导管
2	躁动焦虑	身体激烈移动,无法配合呼吸机
1	不安焦虑	焦虑紧张,但身体活动不剧烈
0	清醒平静	清醒自然状态
−1	昏昏欲睡	没有完全清醒,声音刺激后有眼神接触,可保持清醒超过 10s
−2	轻度镇静	声音刺激后能清醒,有眼神接触,<10s
−3	中度镇静	声音刺激后能睁眼,但无眼神接触
−4	深度镇静	声音刺激后无反应,但疼痛刺激后能睁眼或运动
−5	不可唤醒	对声音及疼痛刺激均无反应

表 5-4　镇静 - 躁动评分（SAS 评分）

评分 / 分	分级	描述
7	危险躁动	拉拽气管插管,试图拔除各种导管,翻越窗栏,攻击医护人员,在床上辗转挣扎
6	非常躁动	需要保护性束缚并反复语言提示劝阻,咬气管插管
5	躁动	焦虑或身体躁动,经言语提示劝阻可安静
4	安静合作	容易唤醒,服从指令
3	镇静	嗜睡,语言刺激或轻轻摇动可唤醒并能服从简单指令,但又迅速入睡
2	非常镇静	对躯体刺激有反应,不能交流及服从指令,有自主运动
1	不能唤醒	对恶性刺激无或仅有轻微反应,不能交流及服从指令

2. **镇静药物选择**　目前 ICU 临床上常用的镇静药物有咪达唑仑、丙泊酚和右美托咪定,具体药理机制、用法用量及不良反应见表 5-5。咪达唑仑和丙泊酚是目前镇静治疗的基本药物。而右美托咪定是一种新型的镇静药。其镇静效果属于浅镇静,可唤醒,使患者的配合度更高。兼具良好镇静与镇痛作用,没有明显心血管抑制及停药后反跳,不产生呼吸抑制,对血流动力学影响小,已越来越多地用于 ICU 镇静。

表 5-5　常用镇静药物特点

镇静药物	起效时间	半衰期	首次剂量	维持剂量	不良反应	备注
咪达唑仑	2~5min	3~11h	0.01~0.05mg/kg	0.02~0.10mg/(kg·h)	呼吸抑制、低血压、可能导致谵妄	对循环影响小;酒精、药物戒断反应的一线选择
丙泊酚	1~2min	快速清除34~64min,缓慢清除184~382min	5μg/(kg·min)	1~4mg/(kg·h)	低血压、呼吸抑制、高甘油三酯、输注点疼痛、丙泊酚输注综合征	儿童镇静时要特别注意丙泊酚输注综合征;高甘油三酯血症患者慎用;可以降低颅压;谵妄发生率低
右美托咪定	5~10min	1.8~3.1h	1μg/kg,超过10min 缓慢输注	0.2~0.7μg/(kg·min)	心动过缓、低血压	可以预防、治疗谵妄;对循环影响小

二、肌松药

对于机械通气患者肌松药的应用概率较低,主要应用于危重症的 ARDS 机械通气患者。但肌松药是否能改善机械通气患者的临床转归仍不确切,亦是目前临床中争论的焦点问题。恰当的肌松药应用能增加胸壁顺应性,促进人机同步,减少机体氧耗和呼吸功,甚至可能会降低呼吸机相关性肺损伤(ventilator-associated lung injury,VALI)的发生;但肌松药的不合理应用亦会导致痰液引流障碍、肺不张、通气血流比失衡、呼吸机相关膈肌功能不全(VIDD)和 ICU 获得性衰弱等严重并发症的发生。

如需应用肌松药,须先给予镇静药和镇痛药,调整呼吸机通气模式和参数,如仍有自主呼吸与机械通气不同步才考虑使用肌松药,给药为小剂量间断静脉注射,追加药物前应有肌力已经开始恢复的客观指标。长期使用肌松药可产生耐药性,并可引起肌肉萎缩和肌纤维溶解等严重肌肉相关并发症,特别是复合大剂量糖皮质激素时,易致脱机困难。常用的肌松药剂量和时效见表 5-6。

表 5-6　常用肌松药剂量和时效

肌松药	插管剂量 /(mg·kg^{-1})	起效时间 /min	临床作用时间 /min	追加剂量 /(mg·kg^{-1})
琥珀胆碱	1.0~1.5	0.75~1	7~11	–
米库氯铵	0.2~0.25	2~3	15~20	0.05
阿曲库铵	0.5~0.6	2~3	30~45	0.10
顺阿曲库铵	0.15~0.2	1.5~3	45~68	0.02
罗库溴铵	0.6~1.0	1~1.5	36~53	0.10
维库溴铵	0.1~0.2	1.5~3	41~44	0.02
泮库溴铵	0.08~0.12	2.9~4	86~100	0.02

（李柳村）

───────────── 参 考 文 献 ─────────────

[1] WILLIAMS D M, RUBIN B K. Clinical pharmacology of bronchodilator medications [J]. Respir Care, 2018, 63 (6): 641-654.

[2] MATERA M G, PAGE C P, CALZETTA L, et al. Pharmacology and therapeutics of bronchodilators revisited [J]. Pharmacol Rev, 2020, 72 (1): 218-252.

[3] JONES P W, RENNARD S I, AGUSTI A, et al. Efficacy and safety of once-daily aclidinium in chronic obstructive pulmonary disease [J]. Respir Res, 2011, 12 (1): 55.

[4] 慢性阻塞性肺疾病基层合理用药指南 [J]. 中华全科医师杂志, 2020, 19 (08): 676-688.

[5] 葛均波, 徐永健, 王辰. 内科学 [M]. 9 版. 北京: 人民卫生出版社, 2018.

[6] 钟南山, 刘汉宁. 呼吸病学 [M]. 2 版. 北京: 人民卫生出版社, 2010.

［7］ 王海燕, 沈悌. 糖皮质激素在内科疾病中的合理应用 [M]. 北京: 人民卫生出版社, 2011.

［8］ 宁光. 糖皮质激素类药物临床应用指导原则 [J]. 中华内分泌代谢杂志, 2012, 28 (2): 171-202.

［9］ AGARWAL R, AGGARWAL A N, DHOORIA S, et al. A randomised trial of glucocorticoids in acute-stage allergic bronchopulmonary aspergillosis complicating asthma [J]. Eur Respir J, 2016, 47 (2): 490-498.

［10］ REDDY K, O'KANE C, MCAULEY D. Corticosteroids in acute respiratory distress syndrome: a step forward, but more evidence is needed [J]. Lancet Respir Med, 2020, 8 (3): 220-222.

［11］ 中华医学会呼吸病学分会. 中国成人社区获得性肺炎诊断和治疗指南 (2016 年版). 中华结核和呼吸杂志, 2016, 39 (4): 253-279.

［12］ 中华医学会, 中华医学会杂志社, 中华医学会全科医学分会, 等. 成人社区获得性肺炎基层诊疗指南 (2018 年) [J]. 中华全科医师杂志, 2019, 18 (2): 117-126.

［13］ DOERNL G V, BRECHER S M. The clinical predictive value (or lack thereof) of the results of in vitro antimicrobial susceptibility tests [J]. J Clin Microbiol, 2011, 49 (9): S11-S14.

［14］ "专家共识" 编写组, 张婴元, 汪复. 喹诺酮类抗菌药在感染病治疗中的适应证及其合理应用: 专家共识 [J]. 中国感染与化疗杂志, 2009, 9 (2): 81-88.

［15］ 周利军, 磨国鑫. 呼吸系统疾病治疗用雾化吸入抗菌药物的研究进展 [J]. 现代药物与临床, 2018, 33 (07): 1848-1853.

［16］ 任常陵. 祛痰药物的分类及其使用方法 [J]. 日本医学介绍, 2007, 28 (10): 468-469.

［17］ 章云峰, 陈辉, 姚晓梅. 新型黏痰溶解剂对比氨溴索治疗慢性呼吸道疾病的祛痰效果的系统评价 [J]. 中国药房, 2012, 23 (32): 3041-3044.

［18］ KING M, RUBIN B K. Pharmacological approaches to discovery and development of new mucolytic agents [J]. Adv Drug Deliv Rev, 2002, 54 (11): 1475-1490.

［19］ ZHOU B, ZHAI J F, WU J B, et al. Different ventilation modes combined with ambroxol in the treatment of respiratory distress syndrome in premature infants [J]. Exp Ther Med, 2017, 13 (2): 629-633.

［20］ LIU Z, CHI J, FENG Z. Observation of curative effect of nasal continuous positive airway pressure combined with high-dose ambroxol for neonatal respiratory failure [J]. Pak J Pharm Sci, 2018, 31 (4 (Special)): 1663-1666.

［21］ DERETIC V, TIMMINS G S. Enhancement of lung levels of antibiotics by ambroxol and bromhexine [J]. Expert Opin Drug Metab Toxicol, 2019, 15 (3): 213-218.

［22］ KING M, RUBIN B K. Mucus-controlling agents: past and present [J]. Respir Care Clin N Am, 1999, 5 (4): 575-594.

［23］ DECRAMER M, RUTTEN-VAN MÖLKEN M, DEKHUIJZEN P N, et al. Effects of N-acetylcysteine on outcomes in chronic obstructive pulmonary disease (Bronchitis Randomized on NAC Cost-Utility Study, BRONCUS): a randomised placebo-controlled trial [J]. Lancet, 2005, 365 (9470): 1552-1560.

［24］ SCHMIDT L E, DALHOFF K. Risk factors in the development of adverse reactions to N-acetylcysteine in patients with paracetamol poisoning [J]. Br J Clin Pharmacol, 2001, 51 (1): 87-91.

［25］ ROBINSON M, REGNIS J A, BAILEY D L, et al. Effect of hypertonic saline, amiloride, and cough on mucociliary clearance in patients with cystic fibrosis [J]. Am J Respir Crit Care Med, 1996, 153 (5): 1503-1509.

［26］ 中华医学会重症医学分会. 中国成人 ICU 镇痛和镇静治疗指南 [J]. 中华危重病急救医学, 2018, 30 (6): 497-514.

［27］ 中华医学会麻醉学分会. 肌肉松弛药合理应用的专家共识 (2013)[J]. 中华麻醉学杂志, 2013, 33 (7): 781-785.

［28］ PLAUD B, BAILLARD C, BOURGAIN J L, et al. Guidelines on muscle relaxants and reversal in anaesthesia [J]. Anaesth Crit Care Pain Med, 2020, 39 (1): 125-142.

第6章 呼吸治疗相关的医院感染防控

第1节 医院获得性肺炎和呼吸机相关肺炎的概述

一、定义

医院获得性肺炎（hospital acquired pneumonia，HAP），亦称医院内肺炎（nosocomical pneumonia，NP），是指患者入院时未接受有创机械通气、不存在感染，也未处于病原感染潜伏期，而于入院48小时后新发生的由细菌、真菌、支原体、病毒或原虫等病原体引起的各种类型的肺实质炎症。

呼吸机相关性肺炎（ventilator-associated pneumoniae，VAP），是指气管插管或气管切开患者接受机械通气48小时后发生的肺炎，机械通气撤机、人工气道拔除后48小时内新发生的肺炎也属于VAP范畴。VAP是特殊类型的HAP，是机械通气患者常见的肺部并发症，发病率与病死率均较高。

二、流行病学

医院获得性肺炎（HAP）是重症监护病房（intensive care unit，ICU）中最常见的感染。这种感染包括两个不同的实体：呼吸机相关性肺炎和住院期间发生的严重肺炎。在美国，每1 000个机械通气日的VAP发生率为1.9~3.8，而在欧洲，每1 000个机械通气日的VAP发生率超过18。

医院内肺炎是ICU中最常见的感染。由于缺乏标准化的诊断标准，有关其流行病学的准确数据受到限制。在美国，非呼吸机相关HAP的发生率为1.6%，每千日的发生率为3.63。

在ICU中，HAP的死亡率约为20%，完全归因于HAP的死亡率估计在5%~13%。某些特定人群，如慢性阻塞性肺疾病（chronic obstructive pulmonary disease，COPD）的患者中，归因于HAP的死亡率可能更高。在其他人群（如创伤患者）中，HAP似乎对死亡率影响较小。尽管HAP对死亡率的直接影响尚有争议，但大多认为可明显延长机械通气时间以及增加ICU和住院期间的并发症。HAP/VAP还与过度使用医疗保健资源相关（如呼吸机、ICU、医院床位及其他医疗资源），且与住院费用的显著增加有关。

我国大规模的医院感染横断面调查结果显示，住院患者医院获得性感染的发生率为3.22%~5.22%。中国13家大型教学医院的HAP临床调查结果显示，在呼吸科和呼吸重症监护病房（respiratory intensive care unit，RICU）中HAP发生率平均为1.4%，其中RICU占15.3%，普通病房为0.9%。国外研究结果显示，HAP发生率为(5~10)/1 000

例住院患者,占 ICU 内感染总数的 25%,ICU 中 VAP 的发生率为 2.5%~40%,病死率为 13%~25.2%。国内外研究均表明,若病原菌为多重耐药或全耐药病原菌,归因病死率可高达 38.9%~60%。VAP 的病死率与高龄、合并糖尿病或 COPD、感染性休克及多重耐药菌 (MDROs)感染等相关。不同人群的 HAP/VAP 发生率和病死率有较大差异。

三、危险因素和发病机制

发生 HAP/VAP 的危险因素可分为宿主自身和医疗环境因素两大类,主要危险因素见表 6-1。HAP 的发生是宿主与微生物间的平衡向有利于细菌定植和向下呼吸道侵袭的方向发展所导致的。大多数 HAP/VAP 感染者通常同时存在多重因素。HAP 的发展涉及特定微生物病原体在口咽部的定植,以及这些病原体的微量或大量误吸。HAP 患者的宿主免疫应答似乎与社区获得性肺炎(community-acquired pneumonia,CAP)患者的免疫应答非常相似。因此,预防 HAP 应集中在减少可能的病原体定植和最大程度地减少误吸(aspiration)两方面。

表 6-1 HAP/VAP 发生的危险因素

分类	危险因素
宿主自身因素	高龄
	误吸
	基础疾病(慢性肺部疾病、糖尿病、恶性肿瘤、心功能不全等)
	免疫功能受损
	意识障碍、精神状态失常
	颅脑等严重创伤
	电解质紊乱、贫血、营养不良或低蛋白血症
	长期卧床、肥胖、吸烟、酗酒等
医疗环境因素	ICU 滞留时间、有创机械通气时间
	侵袭性操作,特别是呼吸道侵袭性操作
	应用提高胃液 pH 的药物(H_2 受体阻滞剂、质子泵抑制剂)
	应用镇静、麻醉药物
	头颈部、胸部或上腹部手术
	留置胃管
	平卧位
	交叉感染(接触或使用污染设备及医护人员手污染)

HAP/VAP 共同的发病机制是病原体进入支气管远端和肺泡,突破宿主防御机制,在肺部大量繁殖引起肺组织损伤。尽管机制不同,HAP/VAP 的发生过程中,误吸和致病微生物以气溶胶或凝胶微粒等形式吸入(inhalation)下呼吸道是主要原因。吸入性肺炎的发生机制主要有三种:①经呼吸道或人工气道的吸入;②胃肠反流物和口鼻腔分泌物经人工气道和气管壁之间的腔隙进入肺部;③原发或继发中枢性问题导致的反流和气道保护能力低下(如吞咽功能障碍等)。住院患者接受各种药物治疗,在如抗生素、制酸药等作用下,口腔菌群极易失调。对于气管插管患者而言,人工气道使下呼吸道与外界环境直接相通,由于原发或继发问题,如镇静、镇痛药物的使用等导致患者更易发生误吸。重症患者常合并多重原因导致的咳嗽受限、排痰障碍、气道保护能力降低等问题,VAP 风险显著增加。

第 2 节　医院获得性肺炎的预防措施

一、基础预防措施

和 VAP 不同，非呼吸机相关性肺炎的 HAP 预防措施主要针对医护人员在日常医疗工作中导致的交叉感染问题，院感防控的基础措施是患者 HAP 的主要预防手段。

1. **院感隔离**　隔离传染源是有效控制院内交叉感染的最重要的措施之一。当患者携带对抗生素广泛耐药的病原微生物，如耐甲氧西林金黄色葡萄球菌（methicillinresistant Staphylococcus aureus，MRSA）及耐碳青霉烯类抗菌药物肠杆菌科细菌（carbapenem resistant enterobaeteriaceae，CRE）等时，通过穿隔离衣、戴手套等简单措施能有效降低医院获得性感染的发病率，对抗生素耐药的病原微生物尤为有效，但与普通患者接触时没必要常规执行隔离措施。

2. **手卫生和相关设备的清洁**　导致 HAP/VAP 的常见致病菌在院内环境尤其是 ICU 内普遍存在。医护人员手部在接触感染患者后，存在一过性细菌定植，可以通过交叉传播导致其他患者发生医院获得性感染。

手卫生是包括呼吸机相关性肺炎（VAP）在内的几乎所有 HAP 的基础预防措施。不注意日常医疗中的手卫生显著增加患者的 HAP/VAP 发生风险，通过非常简单的督导性的手卫生制度，能有效降低早发性 VAP 的发生风险。包含手卫生的综合措施能显著降低 VAP 的发生率。因此，医护人员手卫生是预防医院获得性感染最有效的措施之一。通过必要的教育提高医护人员的手卫生依从性和规范日常操作流程对于 HAP/VAP 的防控至关重要，也是最简单易行的方法。

由于手卫生耗时较长，医护人员执行规范化手卫生的依从性较差。与洗手相比，含酒精的干性洗手液对手部的杀菌作用更强，能够明显缩短手卫生所需时间，显著提高医护人员的依从性。在接触患者前后、接触可能导致传染的体液（如血液、痰液等）或部位，以及进行各种操作前后，均应执行手卫生操作。

细菌在患者、医护人员以及病房和设备之间的传播途径多样化，医护人员对患者皮肤上的细菌生长被证实有促进作用，增加患者感染风险。手卫生被证实与导管相关的血流感染（catheter related blood stream infection，CLABI）和 VAP 的良好结局有关，但没有专门评估过其对 HAP 的影响。符合推荐标准的手卫生依从率很低，表明需要采取一定措施来增加依从率。这些策略可能包括使用含酒精的干性洗手液，对世界卫生组织（WHO）规范教程的学习和结构性推广，以及促进更好的手卫生监测的新技术和方法。

医疗机构环境表面的清洁质量是 HAP 预防与控制的基础。污染的环境表面是易感患者获得病原微生物感染的重要来源，改善环境表面清洁质量，可以有效终止 HAP 的暴发，降低感染的发生率，强化的终末消毒能减少多重耐药菌和艰难梭菌垂直传播 10%~30% 的发生率。而不恰当的环境清洁不仅不能清除表面的污染物与病原微生物，甚至会造成环境表面的二次污染。与 VAP 预防相关的器械清洁措施见下一节。

二、预防误吸

1. **口、鼻腔卫生** 机械通气患者,特别是经口插管患者,因吞咽功能受限,在口腔和牙菌斑积聚的细菌容易进入下呼吸道,导致 VAP。因此,应常规进行口腔护理清洁口腔,若口腔分泌物较多且黏稠,可增加口腔护理次数。氯己定溶液可有效预防牙菌斑上的细菌生长,在口腔护理中使用较多。国外有报道氯己定的使用虽然降低了 VAP 发生率,但患者呼吸机相关死亡风险增加,导致死亡率增加的机制尚不明确,可能与氯己定的吸入引起的急性呼吸窘迫综合征(acute respiratory distress syndrome,ARDS)进展相关。近来一篇回顾性文章提示,氯己定口腔护理的益处缺乏明确的证据,独立的潜在危害的征象提示在口腔护理的方案中应谨慎使用氯己定。

鼻窦炎症是 VAP 的独立危险因素。因此,对于长期机械通气的患者,尤其是使用镇痛、镇静药物时间较长的患者,常规进行经鼻吸引清除鼻腔潴留分泌物可能对降低 VAP 风险有一定帮助。操作时应注意动作轻柔,防止鼻腔黏膜的损伤。

2. **患者体位** 患者平躺或床头过低容易导致胃内容物反流,反流物沿人工气道与气管壁之间的缝隙下移至下呼吸道,导致 VAP;而床头抬高过度时患者大多难以耐受。因此应尽量保持无禁忌患者床头抬高 30°~45°。半卧位降低了 VAP 发生率,但尚无单独研究体位对 HAP 的影响。

3. **鼻胃管** 留置鼻胃管影响食管下段括约肌功能,容易导致胃内容物反流至口鼻腔而引起误吸,鼻胃管是 VAP 发生的高危因素;鼻胃管堵塞鼻窦开口造成引流不畅,激活鼻窦局部炎症反应,也是医院获得性鼻窦炎发病的主要原因。因此,应尽量避免留置鼻胃管,必须留置者应尽量缩小管径,以减小对食管括约肌和鼻黏膜的刺激,并且尽早拔除。经口留置胃管或经皮胃造瘘置管也被认为是降低医院获得性鼻窦炎发病率的重要措施。近期的研究显示,幽门后喂养对胃肠反流的预防有积极作用,对于胃肠功能不全、反流风险较大的患者可首选幽门后喂养。

4. **避免胃肠胀气** 胃部过度扩张容易导致胃食管反流,引起误吸,导致 VAP,应积极避免。应定期检查鼻饲后有无胃潴留,监测胃残余容量;限制镇静药和抗胆碱能药物的过度使用;应用胃肠动力药,促进胃肠蠕动;胃肠蠕动功能较差患者,可考虑放置鼻空肠管。

5. **人工气道管理相关**

(1)气囊压力:气囊压力高低是影响气囊容积大小和气囊能否有效贴合并封闭气道的基础因素。吸入性肺炎最常见的原因是气囊压力不足。有研究显示,气囊压力低于 $20cmH_2O$ 是发生吸入性肺炎的独立危险因素。而过高的气囊压力不仅显著增加气道压力性损伤风险,还可能因对食管的压迫影响患者的正常吞咽功能,造成吞咽误吸。按照目前的临床实践,推荐维持气囊压力为 $25{\sim}30cmH_2O$。

在临床实践中有多种方法来控制气囊压力。比较原始的方法是用注射器经验性充入一定量的气体并根据手指按压指示气囊来估计压力大小。有研究显示,仅有 10% 研究者能准确维持气囊压力为 $20{\sim}30cmH_2O$,近 68% 患者的气囊压力判断是不准确的,其中 91% 的研究者低估了压力而仅有 9% 高估了压力。因此,为了保证气囊压力的准确性和持续性,我们强烈建议使用测压表监测和维持气囊压力。尽管目前气囊测压周期多建议在 4~6

小时,但是气囊压力的维持时间长短与较多因素相关,如患者体位变动、气道内径大小、机械通气参数等。因此最合适的气囊测压周期尚不明确。有研究显示,手动压力表测压时的反复气囊压力降低可引起潜在的囊上分泌物吸入风险。而用压力表测压时气囊压力的大幅波动也与患者病死率有一定相关性。因此,越来越多的学者开始推荐气动或电动的持续气囊压力监测和维持系统,认为能大幅度降低气囊压力的波动,尤其是使气囊压力过低($<20cmH_2O$)的时间明显缩短,可能对误吸的预防有积极作用。

(2)气囊材质和形状:目前人工气道气囊材质主要有聚氯乙烯(polyvinyl chloride,PVC)和聚氨酯(polyurethane,PU)两种,区别在于 PVC 气囊壁直径略厚($>50\mu m$),PU 材质则比较薄($7\mu m$)。气囊材质的影响在于气囊壁越薄,气囊和气管壁的贴合度越好,囊壁皱褶形成越少,微误吸发生率越低,理论上 PU 材质的气囊气道密封性更好。一项回顾性研究显示,PU 材质的气囊将 VAP 发生率从 5.3/1 000d(机械通气日)降低到 2.8/1 000d。从目前的研究而言,具有 VAP 高风险、短期机械通气的患者建议使用聚氨酯材质气囊的插管。

早期研究表明,气囊形状和吸入性肺炎密切相关。早期的气管插管由于材料和制作工艺原因,通常采用橄榄球形状的气囊。此种设计使得气囊和气管壁之间的贴合面积明显不足。为了封闭气道防止漏气,只能采用提高气囊压力的方式增加接触面积。该气囊称为高压低容(high-pressure and low-volume,HPLV)气囊,相同的压力下由于气囊与气道黏膜贴合面小、压强大,对气道黏膜损伤较大。早期推荐间断的气囊放气减少压力性损伤,由此带来的囊上分泌物的吸入几乎不可避免。后期的研究中逐渐推荐使用圆柱形的高容低压(high-volume and low-pressure,HVLP)气囊以减轻对黏膜的压迫损伤同时改善气道密封性能,预防误吸。但由于患者气道内径的个体差异较大,使得圆柱形 HVLP 气囊在不同患者中的使用效果有较大差别。锥形气囊具有上宽下窄的流线型设计,使得气囊总有相应位置可贴合不同内径的自然气道,较圆柱形气囊能更好地减少皱褶形成,减少误吸;而且大多数锥形气囊材质为聚氨酯材质,理论上对误吸预防有更好的效果。

(3)声门下分泌物引流:声门下分泌物引流(subglottic secretion drainage,SSD),又称气囊上方滞留物引流,是应用附带气囊上滞留物引流管路的特殊人工气道,将滞留物引流管路与负压引流装置相连,通过负压吸引气囊上滞留物的一项操作技术。气囊上滞留物进入下呼吸道是导致 VAP 的重要因素,SSD 可在一定程度上避免其进入下呼吸道,从而减少细菌在下呼吸道的定植或感染,降低 VAP 发生率。

SSD 通常需要借助特制的人工气道来进行,也有国内学者使用气流冲击法来清除气囊上分泌物。有多项研究显示,SSD 可显著缩短机械通气时间、ICU 住院时间,降低 VAP 发生率,尤其是降低机械通气时间超过 72 小时的迟发性 VAP 的发生率。

SSD 可分为持续声门下滞留物引流(continuous aspiration of subglottic secretion,CASS)和间断声门下滞留物引流(intermittent aspiration of subglottic secretion,IASS),不管是持续还是间歇吸引,临床效果没有太大差异。但是由于 SSD 可能引起的气道黏膜损伤、引流不通畅和 VAP 对预后影响的不确定性,临床使用似乎并不广泛。从方法而言,目前更推荐间歇性的 SSD。

6. 预防应激性溃疡 健康人胃液 pH<2,基本处于无菌状态。但当胃液 pH>4 时,病原微生物可在胃内大量繁殖,成为细菌侵入下呼吸道的潜在感染源。机械通气患者是发生消化道出血、应激性溃疡的高危人群,常使用 H_2 受体阻滞剂和硫糖铝来预防应激性溃疡。一般认为 H_2 受体阻滞剂提高胃液 pH 的同时,使得胃内定植的病原菌大量繁殖,可能引发 VAP。硫糖铝保护胃黏膜的同时不改变胃液 pH,与 H_2 受体阻滞剂相比,能够明显减少细菌在胃内的繁殖数量。

一项多中心随机双盲对照研究显示,机械通气患者应用 H_2 受体阻滞剂雷尼替丁后,危及生命的上消化道出血发病率为 1.7%,应用胃黏膜保护剂硫糖铝后发病率为 3.8%,H_2 受体阻滞剂明显优于硫糖铝,而且两组 VAP 发病率无明显差异,可见 H_2 受体阻滞剂在明显降低上消化道出血发病率的同时,仍然能够较好地防止 VAP 的发生。但目前有荟萃分析发现,与 H_2 受体阻滞剂相比,硫糖铝可明显降低 VAP 的发生率。因此,为保护正常的胃肠功能,应尽量避免使用应激性溃疡预防药物;胃肠道出血可能性较小时,为降低 VAP 的发生率,应首选硫糖铝作为预防性用药;胃肠道出血可能性较大时,应考虑使用 H_2 受体阻滞剂。

三、其他预防措施

1. 人工气道的建立方式

(1)气管插管方式:首选经口插管。与经口插管相比,经鼻插管阻碍鼻窦内分泌物的排出,时间长容易导致医院获得性鼻窦炎,鼻窦炎是 VAP 发生的独立危险因素。同时,经鼻插管弯曲度大、管径较细,痰液引流效果差于经口气管插管。

(2)气管切开时机:一般情况下,当患者气管插管时间超过 10~14 天,尤其是预计短期内不能拔管时,应进行气管切开。与气管插管相比,气管切开保留患者吞咽功能,降低口咽部分泌物和胃内容物反流误吸的风险;同时,更短的气管切开套管有利于患者咳痰和气道内吸引。

2. 吸痰方式 有密闭式和开放式两种吸痰方式。密闭式吸痰管具有密闭、可重复使用、减少交叉感染以及降低医疗费用等优点,而开放式吸痰增加断开呼吸机次数,影响机械通气效果,若操作不规范,容易引起细菌播散至下呼吸道而导致 VAP。密闭式吸痰管无须周期性更换,仅需在受到痰液和血渍等肉眼可见的污染或吸痰管破损影响机械通气时更换。另外,应注意每次吸痰后用无菌盐水将吸痰管冲洗干净,并防止冲洗液进入患者气道。

四、呼吸治疗装置的日常管理

1. 呼吸机管路 多项研究显示,周期性(7 天)更换呼吸管路对 VAP 的发生率并无明显改善,反而显著增加医疗费用。因此目前主张呼吸机管路仅在发现有明显的痰液和血渍污染时更换。

2. 加温湿化装置 呼吸机加温湿化装置分为热湿交换器(heat and moisture exchanger, HME)和主动加温湿化器两种,加温湿化装置同样是 VAP 的感染源之一。无论 HME 还是主动加温湿化器,仅在受到明显的痰液或血渍污染时更换。但 HME 使用一定时间后可增加气道阻力,应严密观察其对通气的影响,必要时更换。此外,使用主动加温湿化器时,采取密闭式加水方式,降低开放操作引起的交叉感染风险。

3.**冷凝水管理** 进行加温湿化时,呼吸机管路内冷凝水容易受到分泌物的污染,冷凝水倒流入气道也是导致VAP发生的重要因素。因此应定期检查,正确放置呼吸管路,将积水器置于最低位,及时将冷凝水排至积水器内并清除,防止其回流入患者气道或加温湿化罐内。

HAP/VAP的预防是一个系统工程,需要所有与患者相关的医护人员共同参与。每项措施可能都有其一定的价值,但还是需要集束化管理才可能实现预期的良好结局。VAP的"0发生率"尽管很难,但临床实践告诉我们:VAP作为一种医源性后果,只要把相关措施做实、做细,降低VAP发生率是完全可行的。

第3节 呼吸治疗设备的日常清洁与消毒

一、呼吸机

呼吸机的清洁和消毒可以大致分为日常清洁和终末消毒两部分,根据呼吸机的组成部分,以下将按照呼吸机外表面、外部回路、内部回路及特殊元件的顺序进行叙述。

1.**外表面** 呼吸机的外表面日常清洁时通常每日使用湿润的纱布擦拭即可。当呼吸机外表面存在严重污染或呼吸机用毕终末消毒时,需用75%乙醇溶液擦拭。触摸屏式操作面板,应用湿润的纱布擦拭即可,切勿使用过氧化氢清洁屏幕,以防损坏屏幕后面的过滤器材料使液体进入呼吸机内部。

2.**外部回路** 呼吸机外部回路主要包括呼吸管路、螺纹管、湿化器、积水杯、雾化器等。在日常呼吸机回路更换或终末消毒时,应遵循以下原则。

(1)操作人员应做好个体防护,如佩戴口罩、帽子、手套,必要时还需佩戴防护镜、穿好隔离衣等。

(2)尽可能将连接部分彻底拆卸。如管路中有痰痂或血渍等,需要用含酶液浸泡后使用专用刷彻底清洁干净方可进行下一步消毒。

(3)消毒方法可根据呼吸机外部回路中各配件的厂家说明和各单位的具体情况选择合适的消毒方式和消毒液。

(4)特殊感染患者使用的呼吸机管路[包括结核分枝杆菌、艾滋病毒、乙肝病毒、耐甲氧西林金黄色葡萄球菌(MRSA)、耐碳青霉烯类抗菌药物肠杆菌科细菌(CRE)等耐药菌群感染等]应单独进行清洗、消毒。

(5)采用消毒液浸泡方法消毒后的管路和配件,应用无菌水彻底冲洗。

(6)呼吸机外部回路消毒完成后,晾干或烘干装入清洁袋内,干燥并密封保存备用。通常消毒后各配件的有效保存时间为1周。

3.**呼吸机内部回路** 可根据呼吸机的特点由厂家工程师定期保养维护。

4.**其他特殊元件** 需要清洁或消毒处理的呼吸机特殊元件主要包括位于呼气端的流量传感器和空气过滤网。临床常用的呼出流量传感器有三类:超声传感器、热丝式传感器、压差式传感器。

(1)超声流量传感器:MAQUET 呼吸机在呼气端使用外部过滤器时,可在使用后擦拭外表面并立即在热水(<35℃)中漂洗呼出流量模块(呼出盒)代替消毒,有助于除去呼气盒上的微小颗粒,并使患者之间交叉感染的可能性降至最低。处理后,应确保让呼出盒变干燥。在未使用外部过滤器时,呼出盒可用消毒剂进行浸泡消毒或高温高压灭菌,但高温高压灭菌会对呼出盒造成一定损坏,减少使用寿命,因此建议优先选择浸泡消毒。消毒后在水中彻底清洗各部件以除去所有残留的消毒剂,让水从各部件中流过,将呼出盒浸入水中并小心地晃动,用手握住呼出盒的垂直方向上下颠倒并倾斜,重复此操作 3~4 次。呼出盒清洗后需要干燥后才能使用,通常先小心晃动并倾斜呼出盒 5~7 次后,可选择连接呼吸机和模拟肺运行 10 分钟或在温度不超过 70℃的干燥箱中让呼出盒干燥 1 小时或在室内空气中自然干燥 12 小时左右。

(2)热丝式流量传感器:该种流量传感器不能用高压灭菌锅消毒,也不能蒸汽灭菌,可采用 75% 乙醇溶液浸泡消毒的方法。流量传感器经酒精浸泡消毒后应至少晾干 30 分钟。

热丝式流量传感器(德尔格)的呼出阀在流量传感器的前端,属于外置类呼出阀,可以拆卸后用洁净水彻底冲洗,最好使用去离子水。充分振荡后将水倒出,清洗后晾干。晾干后置于 134℃蒸汽下灭菌。热丝式流量传感器(PB)则在流量传感器之前加呼出过滤器和加入模块来避免流量传感器的损坏。PB 呼吸机的过滤器是可重复使用的,可以用 132℃的高压蒸汽进行 20 分钟的消毒。灭菌结束后请确保呼出过滤器是干燥的。不可采用化学消毒方法或使其暴露于环氧乙烷气体下。

(3)压差式流量传感器:在使用中需要经常检查测压管内是否有冷凝水。但随着呼吸机的发展,很多产品设计时会在测压管内增加冲洗支路。呼吸机外部的流量传感器一般都可以进行浸泡消毒或高温高压消毒。

除此之外,在呼吸机终末处理时应检查呼吸机主机和空气压缩机的空气过滤网,避免灰尘堆积造成细菌繁殖,必要时清洗晾干后再使用或及时更换新的过滤网。

二、其他呼吸治疗设备

其他呼吸治疗设备主要包括氧疗、雾化和气道管理相关设备。大量研究表明,呼吸相关设备是引起肺部感染不可忽视的因素。

氧疗方面,除流量表外几乎所有配件均属于一次性消耗用品,单人单用。支气管镜在操作前后都应进行严格清洗和消毒;雾化器、储雾罐应执行患者一人一用一消毒或灭菌,重复使用的雾化器在使用后立即给予符合要求的消毒液浸泡 30 分钟,以无菌注射用水冲洗后晾干;振动排痰机应使用一次性防护套。对于部分可重复使用的设备,消毒灭菌方法类同呼吸机管路,需要定期检测细菌,备用周期通常不超过一周,或根据当地医院具体规定执行。

（韩一骄　何国军　浦其斌）

参 考 文 献

［1］ NIEDERMAN M S. Hospital-acquired pneumonia, health care-associated pneumonia, ventilator-associated pneu-monia, and ventilator-associated tracheobronchitis: definitions and challenges in trial design [J]. Clin Infect Dis, 2010, 51 (Suppl 1): S12-S17.

［2］ GIULIANO K K, BAKER D, QUINN B. The epidemiology of nonventilator hospital-acquired pneumonia in the United States [J]. Am J Infect Control, 2018, 46 (3): 322-327.

［3］ KOULENTI D, TSIGOU E, RELLO J. Nosocomial pneumonia in 27 ICUs in Europe: perspectives from the EU-VAP/CAP study [J]. Eur J Clin Microbiol Infect Dis, 2017, 36 (11): 1999-2006.

［4］ MELSEN W G, ROVERS M M, GROENWOLD R H, et al. Attributable mortality of ventilator-associated pneu-monia: a meta-analysis of individual patient data from randomised prevention studies [J]. Lancet Infect Dis, 2013, 13 (8): 665-671.

［5］ BRANCH-ELLIMAN W, WRIGHT S B, HOWELL M D. Determining the ideal strategy for ventilator-associated pneumonia prevention: cost-benefit analysis [J]. Am J Respir Crit Care Med, 2015, 192 (1): 57-63.

［6］ 中华医学会呼吸病学分会感染学组. 中国成人医院获得性肺炎与呼吸机相关性肺炎诊断和治疗指南 (2018 年版) [J]. 中华结核和呼吸杂志, 2018, 41 (4): 255-280.

［7］ VAN VUGHT L A, SCICLUNA B P, WIEWEL M A, et al. Comparative analysis of the host response to community-acquired and hospital-acquired pneumonia in critically ill patients [J]. Am J Respir Crit Care Med, 2016, 194 (11): 1366-1374.

［8］ MARTÍNEZ-RESÉNDEZ M F, GARZA-GONZÁLEZ E, MENDOZA-OLAZARAN S, et al. Impact of daily chlorhex-idine baths and hand hygiene compliance on nosocomial infection rates in critically ill patients [J]. Am J Infect Control, 2014, 42 (7): 713-717.

［9］ YILMAZ G, AYDIN H, AYDIN M, et al. Staff education aimed at reducing ventilator-associated pneumonia [J]. J Med Microbiol, 2016, 65 (12): 1378-1384.

［10］ BOYCE J M, PITTET D; Healthcare Infection Control Practices Advisory Committee; HICPAC/SHEA/APIC/IDSA Hand Hygiene Task Force. Guideline for Hand Hygiene in Health-Care Settings. Recommendations of the Health-care Infection Control Practices Advisory Committee and the HICPAC/SHEA/APIC/IDSA Hand Hygiene Task Force. Society for Healthcare Epidemiology of America/Association for Professionals in Infection Control/Infectious Diseases Society of America. MMWR Recomm Rep. 2002 Oct 25; 51 (RR-16): 1-45, quiz CE1-4. PMID: 12418624.

［11］ ALLEGRANZI B, PITTET D. Role of hand hygiene in healthcare-associated infection prevention [J]. J Hosp Infect, 2009, 73 (4): 305-315.

［12］ HUSKINS W C, HUCKABEE C M, O'GRADY N P, et al. Intervention to reduce transmission of resistant bacteria in intensive care [J]. N Engl J Med, 2011, 364 (15): 1407-1418.

［13］ PITTET D, HUGONNET S, HARBARTH S, et al. Effectiveness of a hospital-wide programme to improve compli-ance with hand hygiene. Infection Control Programme [J]. Lancet, 2000, 356 (9238): 1307-1312.

［14］ LUANGASANATIP N, HONGSUWAN M, LIMMATHUROTSAKUL D, et al. Comparative efficacy of interventions to promote hand hygiene in hospital: systematic review and network meta-analysis [J]. BMJ, 2015, 351: h3728.

［15］ LIMPER H M, SLAWSKY L, GARCIA-HOUCHINS S, et al. Assessment of an aggregate-level hand hygiene moni-toring technology for measuring hand hygiene performance among healthcare personnel [J]. Infect Control Hosp Epidemiol, 2017, 38 (3): 348-352.

［16］ WS/T 512—2016. 医疗机构环境表面清洁与消毒管理规范 [S]. 北京: 中华人民共和国国家卫生和计划生育委员会, 2017.

［17］ LEWIS S R, SCHOFIELD-ROBINSON O J, RHODES S, et al. Chlorhexidine bathing of the critically ill for the prevention of hospital-acquired infection [J]. Cochrane Database Syst Rev, 2019, 8 (8): CD012248.

［18］ WANG L, LI X, YANG Z, et al. Semi-recumbent position versus supine position for the prevention of ventilator-associated pneumonia in adults requiring mechanical ventilation [J]. Cochrane Database Syst Rev, 2016, 2016 (1): CD009946.

［19］ SUBIRANA M, SOLÀ I, BENITO S. Closed tracheal suction systems versus open tracheal suction systems for mechanically ventilated adult patients [J]. Cochrane Database Syst Rev, 2007, 2007 (4): CD004581.

［20］中华医学会呼吸病学分会呼吸治疗学组. 人工气道气囊的管理专家共识 (草案)[J]. 中华结核和呼吸杂志, 2014, 37 (11): 816-819.

［21］VALENCIA M, FERRER M, FARRE R, et al. Automatic control of tracheal tube cuff pressure in ventilated patients in semirecumbent position: a randomized trial [J]. Crit Care Med, 2007, 35 (6): 1543-1549.

［22］王辰, 陈荣昌. 呼吸支持技术 [M]. 北京: 人民卫生出版社, 2018.

［23］JIA L, CHEN J, YANG J H, et al. Effect of different types of endotracheal tubes on ventilator-associated pneumonia [J]. Chin J Emerg Med, 2019, 28 (10): 1292-1295.

［24］HAAS C F, EAKIN R M, KONKLE M A, et al. Endotracheal tubes: old and new [J]. Respir Care, 2014, 59 (6): 933-952; discussion 952-955.

［25］MAHMOODPOOR A, HAMISHEHKAR H, HAMIDI M, et al. A prospective randomized trial of tapered-cuff endotracheal tubes with intermittent subglottic suctioning in preventing ventilator-associated pneumonia in critically ill patients [J]. J Crit Care, 2017, 38: 152-156.

［26］PAPAZIAN L, KLOMPAS M, LUYT C E. Ventilator-associated pneumonia in adults: a narrative review [J]. Intensive Care Med, 2020, 46 (5): 888-906.

［27］YOUNG P J, BAGSHAW S M, FORBES A B, et al. Effect of stress ulcer prophylaxis with proton pump inhibitors vs histamine-2 receptor blockers on in-hospital mortality among ICU patients receiving invasive mechanical ventilation: The PEPTIC randomized clinical trial [J]. JAMA, 2020, 323 (7): 616-626.

［28］COLOMBO S M, PALOMEQUE A C, LI BASSI G. The zero-VAP sophistry and controversies surrounding prevention of ventilator-associated pneumonia [J]. Intensive Care Med, 2020, 46 (2): 368-371.

［29］重症监护病房医院感染预防与控制规范 WS/T 509—2016 [J]. 中国感染控制杂志, 2017, 16 (2): 191-194.

第三篇
呼吸功能监测与评估

第7章 动脉血气分析

一、概述

动脉血气分析是临床评估、诊断和处理氧合状态及酸碱失衡的基础。通过血气分析结果,可以判断患者氧合、通气及酸碱平衡状态。虽然指脉氧饱和度(SpO_2)可以提示实时氧合状态,呼气末二氧化碳分压监测可以提示实时通气状态,但两者均有一定局限性。动脉血气分析才是提示氧合状态及通气状态的金标准。

二、动脉血气分析正常值及意义(表 7-1)

表 7-1 动脉血气分析正常值及意义

项目	正常范围	异常值及意义	
pH	7.35~7.45	<7.35 为酸中毒	>7.45 为碱中毒
$PaCO_2$	35~45mmHg	>45mmHg 为呼吸性酸中毒	<35mmHg 为呼吸性碱中毒
[HCO_3^-]	(24 ± 2)mmol/L	<22mmol/L 为代谢性酸中毒	>26mmol/L 为代谢性碱中毒
[BE]	(0 ± 3)mmol/L	<-3mmol/L 为代谢性酸中毒	>3mmol/L 为代谢性碱中毒
PaO_2	80~100mmHg	>100mmHg 高氧血症	60~79mmHg 轻度低氧血症 45~59mmHg 中度低氧血症 <45mmHg 重度低氧血症
SaO_2	97%~100%		

(一)血液酸碱度(pH)

pH 为 H^+ 浓度的负对数,正常值是 7.35~7.45,平均 7.40。pH<7.35 为失代偿性酸中毒;pH>7.45 为失代偿性碱中毒。

(二)血氧分压(PaO_2)和氧合指数

动脉血氧分压(PaO_2)正常值是 10.6~13.3kPa(80~100mmHg),PaO_2<60mmHg 为呼吸衰竭的诊断标准。氧合指数 = PaO_2(mmHg)/FiO_2(小数),正常人氧合指数为 400~450mmHg,ARDS 时<300mmHg。

(三)血氧饱和度(SaO_2)

血氧饱和度(SaO_2)是指动脉血液中 Hb 与 O_2 结合程度的百分比,即 Hb 氧含量(Hb 实际结合的氧量)与氧容量(Hb 所能结合的最大氧量)的比值。

SaO_2 = Hb 氧含量 / 氧容量 = HbO_2/ 全部 Hb。正常值为 95%~98%。在氧离曲线无偏移的情况下,PaO_2 100mmHg 时,SaO_2 约为 98%;PaO_2 60mmHg 时,SaO_2 约为 90%;PaO_2 40mmHg 时,SaO_2 约为 75%。

(四) 动脉血 CO_2 分压($PaCO_2$)

动脉血 CO_2 分压($PaCO_2$)是指血液中物理溶解的 CO_2 分子所产生的分压力,动脉血 CO_2 分压($PaCO_2$)是反映肺泡通气的重要指标。

$PaCO_2$ 的正常值为 4.67~6.0kPa(35~45mmHg),平均 5.33kPa(40mmHg)。$PaCO_2$ 降低为呼吸性碱中毒或代谢性酸中毒的代偿反应;增高为呼吸性酸中毒或代谢性碱中毒的代偿反应。呼吸衰竭时 $PaCO_2$ 高于 50mmHg,肺性脑病时常超过 70mmHg。

(五) 碳酸氢盐

包括标准碳酸氢盐(SB)和实际碳酸氢盐(AB,HCO_3^-)。

标准碳酸氢盐是在标准条件下(温度 38℃、$PaCO_2$ 5.33kPa、SaO_2 100%)所测得的血浆碳酸氢盐含量,是判断代谢性酸碱失衡的指标。AB 是人体血浆中 HCO_3^- 的实际含量。正常人 SB=AB,均为 22~27mmol/L,平均 24mmol/L。HCO_3^-(AB)增高为代谢性碱中毒或呼吸性酸中毒的代偿反应(代偿极限为 HCO_3^- 45mmol/L),降低为代谢性酸中毒或呼吸性碱中毒的代偿反应(代偿极限为 HCO_3^- 12mmol/L)。

(六) 阴离子隙(AG)

阴离子隙(AG)是指血清中未测定的阴离子与阳离子总量之差,即 $AG=Na^+-(Cl^-+HCO_3^-)$。可测定的阴离子为 Cl^- 和 HCO_3^-,未测定阴离子(UA)为 OA、Pr、HPO_4^{2-}、SO_4^{2-} 等。可测定的阳离子为 Na^+,未测定阳离子(UC)为 K^+、Ca^{2+}、Mg^{2+} 等。根据电中和定律:

$$Na^++UC=(Cl^-+HCO_3^-)+UA$$
$$Na^+-(Cl^-+HCO_3^-)=UA-UC=AG$$

AG 正常值为(12 ± 4)mmol/L。AG 增高主要表明有机酸等未测定阴离子的增加,表明代谢性酸中毒的存在。当 AG>18mmol/L 时提示高 AG 代谢性酸中毒的可能。

(七) 碱剩余(BE)

BE 也是在标准条件下(温度 38℃、$PaCO_2$ 5.33kPa、SaO_2 100%),用酸或碱滴定全血标本至 pH 7.40 所需的酸或碱的量(mmol/L)。若需用酸滴定至 pH 7.40,表明血液中碱过多,BE 用正值表示。若需用碱滴定至 pH 7.40,表明血液中酸过多,BE 用负值表示。

BE 正常值 $-3 \sim +3$mmol/L。BE 不受呼吸影响,是判断代谢性酸碱失衡的指标。

三、酸碱失衡分类

1. 单纯酸碱平衡紊乱 见表 7-2。

表 7-2 单纯酸碱平衡紊乱时 $PaCO_2$、[HCO_3^-] 的原发改变、代偿改变及 pH 值变化

酸碱平衡紊乱类型	原发改变	代偿改变	pH 变化
呼吸性酸中毒	$PaCO_2$ ↑	[HCO_3^-] ↑	pH ↓
呼吸性碱中毒	$PaCO_2$ ↓	[HCO_3^-] ↓	pH ↑
代谢性酸中毒	[HCO_3^-] ↓	$PaCO_2$ ↓	pH ↓
代谢性碱中毒	[HCO_3^-] ↑	$PaCO_2$ ↑	pH ↑

2. 复杂酸碱平衡紊乱 由两种或两种以上原发因素导致的酸碱失衡称为复杂酸碱平衡紊乱,包括呼吸性酸中毒合并代谢性酸中毒、呼吸性酸中毒合并代谢性碱中毒、呼吸性

碱中毒合并代谢性酸中毒,呼吸性碱中毒合并代谢性碱中毒,代谢性酸中毒合并代谢性碱中毒,呼吸性酸中毒合并代谢性碱中毒和代谢性酸中毒三重酸碱失衡等(表 7-3)。

表 7-3　复杂酸碱平衡紊乱时 $PaCO_2$、[HCO_3^-]的改变及 pH 变化

酸碱平衡紊乱类型	$PaCO_2$	[HCO_3^-]	pH 变化
呼吸性酸中毒合并代谢性酸中毒	↑	↓	↓
呼吸性酸中毒合并代谢性碱中毒	↑	↑	↑、不变或↓
呼吸性碱中毒合并代谢性酸中毒	↓	↓	↑、不变或↓
呼吸性碱中毒合并代谢性碱中毒	↓	↑	↑
代谢性酸中毒合并代谢性碱中毒	↑	↑	↑、不变或↓
呼吸性酸中毒合并代谢性碱中毒和代谢性酸中毒三重酸碱失衡	↑	↑或↓	↑、不变或↓

四、氧合状态

动脉血氧分压正常值为 80~100mmHg,氧分压异常分为低氧血症和高氧血症(见表 7-1)。

五、血气分析六步法

第一步:看 pH 值,pH<7.35 为酸中毒,pH>7.45 为碱中毒(pH 值在正常范围也可能存在酸中毒或者碱中毒)。

第二步:找原发因素,根据导致酸碱失衡的原因(表 7-4)、$PaCO_2$、HCO_3^- 及 BE 判断原发因素为呼吸因素还是代谢因素。

表 7-4　导致酸碱失衡的常见原因

酸碱平衡紊乱类型	常见原因
呼吸性酸中毒	①肺部疾病(慢性阻塞性肺疾病、支气管扩张、支气管哮喘、终末肺等) ②药物(巴比妥类、麻醉剂、毒品、镇静药) ③机械通气(医源性呼吸性酸中毒) ④肌肉疲劳/肌无力(哮喘持续状态、脊髓侧索硬化症、低钾血症等) ⑤中枢神经系统疾病(中枢性低通气综合征) ⑥神经肌肉接头疾病(吉兰-巴雷综合征、重症肌无力等) ⑦组织/细胞代谢增加(全胃肠外营养、脓毒血症、严重烧伤、发热等) ⑧过度氧疗(慢性阻塞性肺疾病患者高流量/浓度氧疗)
呼吸性碱中毒	①中、重度低氧血症 ②机械通气通气量设置过高 ③限制性肺疾病(肺纤维化、腹水、脊柱侧弯及胸廓畸形、怀孕后期、肺炎、ARDS、充血性心力衰竭、肺栓塞) ④神经源性(发热、焦虑、酸性脑脊液、创伤、疼痛) ⑤休克/心排血量下降

续表

酸碱平衡紊乱类型	常见原因
代谢性酸中毒	①中毒(阿司匹林过量、甲醇、三聚乙醛、甲苯) ②肾衰竭 ③乳酸酸中毒(低氧、酒精、肝衰竭、中毒) ④酮症酸中毒(饥饿、酗酒、糖尿病) ⑤AG 正常型代谢性酸中毒(肾小管酸中毒、肠道引流管、腹泻、尿路改道、碳酸酐酶抑制、稀释性酸中毒、胆道或胰漏、致酸盐、药物、呼吸性碱中毒后血碳酸迅速恢复正常)
代谢性碱中毒	①低钾血症 ②食用大量碱或甘草 ③胃液丢失(呕吐、胃管引流) ④非肾上腺因素继发的醛固酮增多症(Batter 综合征、利尿) ⑤碳酸氢盐过多(碳酸氢钠输注过多、输血) ⑥肾上腺皮质分泌过多(肿瘤等)类固醇 ⑦呼吸性酸中毒后二氧化碳迅速降至正常

第三步:是否存在代偿,单纯酸碱平衡紊乱代偿公式及代偿极限见表 7-5,若超过代偿范围则存在多种酸碱平衡紊乱。

表 7-5 单纯酸碱平衡紊乱代偿公式及代偿极限

原发酸碱失衡	原发改变	代偿改变	预计代偿公式	代偿极限
呼吸性酸中毒	$PaCO_2 \uparrow$	$HCO_3^- \uparrow$	急性 $\Delta HCO_3^- = \Delta PaCO_2 \times 0.07 \pm 1.5$ 慢性 $\Delta HCO_3^- = \Delta PaCO_2 \times 0.4 \pm 3$	30mmol/L 45mmol/L
呼吸性碱中毒	$PaCO_2 \downarrow$	$HCO_3^- \downarrow$	急性 $\Delta HCO_3^- = \Delta PaCO_2 \times 0.2 \pm 2.5$ 慢性 $\Delta HCO_3^- = \Delta PaCO_2 \times 0.49 \pm 1.72$	18mmol/L 12mmol/L
代谢性酸中毒	$HCO_3^- \downarrow$	$PaCO_2 \downarrow$	$PaCO_2 = HCO_3^- \times 1.5 + 8 \pm 2$	10mmHg
代谢性碱中毒	$HCO_3^- \uparrow$	$PaCO_2 \uparrow$	$\Delta PaCO_2 = \Delta HCO_3^- \times 0.9 \pm 5$	55mmHg

第四步:计算阴离子间隙(AG):$AG = Na^+ - (Cl + HCO_3^-)$,AG 正常值为 $12 \pm 4mmol/L$,若 AG 升高,计算碳酸氢根间隙(BG),$BG = HCO_3^- + \Delta AG$,正常 BG 为 22~26mmol/L。

BG 22~26mmol/L,AG 增高型代谢性酸中毒。

BG<22mmol/L,AG 增高型代谢性酸中毒 + AG 正常型代谢性酸中毒。

BG>26mmol/L,AG 增高型代谢性酸中毒 + 代谢性碱中毒。

第五步:看氧合,看是否存在高氧血症或者低氧血症。

第六步:核查血气结果与临床是否符合,血气检测结果是否可靠。

六、总结

动脉血气分析是临床评估、诊断和处理氧合状态及酸碱失衡的基础,但不同年龄,不同生理状态下检测值会有不同,临床医生需要结合患者情况分析处理。在临床上出现采集不到动脉血的情况,中心静脉和毛细血管采血血气分析的部分指标与动脉血指标一致,其结果参考意义优于外周静脉血样本。在慢性阻塞性肺疾病急性加重期患者中心静脉和毛细血管采血可以预测动脉血 pH、$PaCO_2$ 和 HCO_3^-。尿毒症和糖尿病酮症酸中毒患者可以采外周静脉血样来判断酸碱平衡状态。

（张 晗 罗 红）

———————————— 参 考 文 献 ————————————

［1］ O'DRISCOLL B R, HOWARD L S, EARIS J, et al. BTS Emergency Oxygen Guideline Development Group. BTS guideline for oxygen use in adults in healthcare and emergency settings [J]. Thorax, 2017, 72 (Suppl 1): ii1-ii90.

［2］ DAVIDSON A C, BANHAM S, ELLIOTT M, et al. BTS/ICS guideline for the ventilatory management of acute hypercapnic respiratory failure in adults [J]. Thorax, 2016, 71 (Suppl 2): ii1-ii35.

［3］ Leviticus 17: 11. In: Thompson FC, ed. Thompson's Chain-Referenced Bible. New International Version. Grand Rapids, MI: Zondervan Bible Publishers, 1982: 118.

［4］ Common Laboratory (Lab) ValuesdABGs. GlobalrpH. http://www. globalrpH. com/abg_analysis. htm. Accessed June 30, 2015.

［5］ MALLEY W J. Clinical blood gases: assessment and intervention [M]. 2nd ed. St Louis: Elsevier Saunders, 2005.

第8章 床旁呼吸力学监测

呼吸力学(respiratory mechanics 或 lung mechanics)是以物理力学的原理和方法对呼吸运动进行研究的一门学科。传统呼吸力学主要用于常规肺功能的测定。随着机械通气技术的快速发展和应用的日益普及,对床旁呼吸力学监测的需求亦呈快速增长趋势。伴随传感器和微电脑技术的进步,床旁呼吸力学监测成为可能,并出现了商业化的呼吸力学监测仪,进一步推动了机械通气技术的发展。

第1节 呼吸系统的力学特性

一、阻力

呼吸系统的阻力(resistance)按物理特性可分为黏滞阻力、弹性阻力和惯性阻力。一般呼吸状况下,惯性阻力可忽略不计。

1. **黏滞阻力(resistive resistance,R)** 包括气道黏滞阻力、肺组织黏滞阻力和气管内导管及呼吸机管路的阻力。

(1)气道黏滞阻力(airway resistive resistance,R_{aw}):简称气道阻力,为气体在气道内流动时气体分子之间及气体分子与气道壁之间产生的摩擦力。计算气道阻力的公式:

$$R_{aw}=8\eta l/(\pi r^4)$$

其中 η 为黏滞系数,1 为气道的长度,r 为气道的半径。一般情况下 η 与 1 变化不大,气道阻力主要与气道的半径有关,气道管径的轻微变化即可使气道阻力明显改变。因此,气道阻力的监测是反映气道基础病变和治疗效果的敏感指标。此外,流速越大,气道阻力越大。而肺容积不同时,肺实质对气道的牵拉力也不一样,使气道的口径发生变化,从而影响气道阻力。气道阻力的这两种特性称之为流速和容积依赖性。临床在测定阻力时,应保证气体流速和肺容积在测定前后基本可比。

(2)肺阻力(RL):气道阻力和肺组织黏滞阻力之和。正常情况下肺黏滞阻力只占肺阻力很小的一部分,R_{aw} 的变化可反映 RL 的变化。

(3)气管内导管和呼吸机管路阻力:气管内导管对气道阻力的影响很大,口径越小,影响越明显。对于呼吸功能较差的患者,这一部分阻力所致的呼吸功将会对自主呼吸产生非常明显的影响,直接关系到撤机的可能。

2. **弹性阻力(elastance,E)** 与呼吸系统顺应性(compliance,C)有关,E 与 C 呈倒数关系。顺应性为单位压力改变所引起的肺容积改变(即 $C=\Delta V/\Delta P$),可分为静态顺应性(C_{st})和动态顺应性(C_{dyn})。静态顺应性是吸气或呼气相气流暂时阻断(屏气)、呼吸肌完全放松时所测得的顺应性,此时由于无气流发生,压力的变化只与呼吸系统的弹性有关。动态顺应性是指呼吸周期中气流未阻断所测得的顺应性,不但与呼吸系统弹性有关,由于存在气流,还与气道阻力有关。不同肺容积时的顺应性不同,故顺应性也具有容积依赖性。

二、肺过度充气

正常人呼吸时,功能残气量(functional residual capacity,FRC)是指作用力方向相反的肺和胸廓的弹性回缩力在呼气末达到平衡时残留在肺及气道中的气体量,这时呼吸肌肉完全放松,呼吸系统的静态回缩力为零,肺泡内压与气道开口处压力都等于大气压,整个呼吸系统处于"静息平衡位(resting equilibrium position)"。若肺容积在呼气末超过 FRC,即存在肺过度充气(pulmonary hyperinflation)。肺过度充气可分为静态肺过度充气(static pulmonary hyperinflation,SPH)和动态肺过度充气(dynamic pulmonary hyperinflation,DPH)。SPH 是指恒定的外力存在于呼气相,使呼气末肺容积大于 FRC,如呼气末正压(PEEP)可使肺容积在呼吸肌肉完全放松时的肺容积超过 FRC。由于多种原因使得呼气速度与呼吸周期中的呼气时间不匹配,导致呼气不完全,使得在每一次吸气开始前肺内的气体并未完全呼出,因此形成的肺过度充气称为 DPH,此时呼吸系统未处于静息平衡位。导致 DPH 的原因有很多,如呼气时间过短、气道阻力和呼吸系统顺应性较大、每分通气量过大、气道狭窄或塌陷致呼气受限等。由于 DPH 的存在,使呼气末肺泡内残留的气体过多,在肺的弹性回缩下导致呼气末肺泡内呈正压,称为 PEEPi。PEEPi 与 PEEP 共同组成总 PEEP(total PEEP),反映了呼气相肺泡内的平均压,并决定呼气末肺的容积大小(图 8-1)。

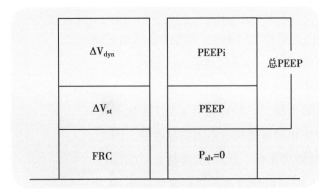

图 8-1　呼吸系统容积与呼吸系统压力变化

ΔV_{st}. 增加的静态肺容量,是指呼吸机设置的外源性 PEEP 增加的肺容量;ΔV_{dyn}. 增加的动态肺容量,指由于动态内源性 PEEP 增加的肺容量。

三、时间常数

对任一呼吸系统,其容积变化(ΔV)与压力变化(ΔP)呈指数函数的关系,即气体在肺内的充盈与排空先快后慢,其函数特征可以用时间常数(time constant,TC 或 τ)来表示:

$$\tau = R \times C \text{ 或 } VT/F$$

式中 R 为气道阻力,C 为顺应性,VT 为潮气量,F 为气体流量。τ 决定气体在肺内的充盈和排空速度,正常为 0.4s。在一个 τ 内,肺泡充气至最终容积的 63%,2 倍 τ 可充盈 95%,3 倍 τ 可充盈 100%。由于肺局部病变的影响,不同肺区的充盈和排空速度有所不同。

在机械通气过程中,许多变化过程都遵循指数函数的规律,如肌肉松弛状态下压力控制通气(PCV)时的吸气压力变化,肌肉松弛状态下任何模式呼气压力的变化,自主呼吸状态下被动呼气时的压力变化等。

第 2 节　机械通气时呼吸力学指标的监测及其临床应用

机械通气的主要目的是通过提供一定的驱动压以克服呼吸系统的阻力和呼吸机管路

的阻力,把一定潮气量的气源按一定频率送入肺内。这种压力和容积之间的变化关系可以从力学的角度进行描述,以运动方程(equation of motion)可表达:

$$P = PEEPi + VT/Crs + F \times R$$

其中 P 为驱动压力,PEEPi 为内源性呼气末正压,VT 为潮气量,Crs 为呼吸系统顺应性,R 为黏滞阻力,F 为流速。

运动方程是整个呼吸力学研究的基础。在获得上述压力、流速和容积三要素后就可以推算出反映呼吸系统弹性特性和流量 - 阻力特性的指标,包括静态和动态顺应性以及黏滞阻力。

一、压力(pressure)

在定容控制通气时,监测可以得到曲线见图 8-2。

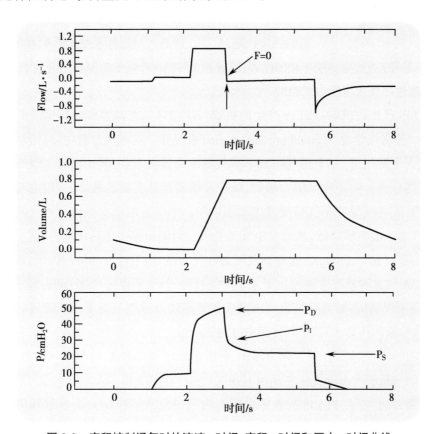

图 8-2 容积控制通气时的流速 - 时间、容积 - 时间和压力 - 时间曲线

1. **气道峰压**(peak dynamic pressure,PD) 用于克服胸肺黏滞阻力和弹性阻力。影响气道峰压的阻力因素包括呼吸机管路阻力(A)、气管内导管阻力(B)、气道阻力(C)、肺弹性阻力(D)和胸壁所致阻力(E,咳嗽和腹压增加等),除此之外,还与吸气流速、潮气量、呼气末正压(PEEP)有关(图 8-3)。气道峰压是临床设置压力报警限的根据,一般将报警限设置在实际气道峰压之上 5~10cmH₂O,以不高于 45cmH₂O 为宜。气道峰压过高的潜在危害取决于使其升高的原因,因而应努力去分析这些原因。多数意见认为,气道阻力增加的危害性低于顺应性降低的危害性,因为与阻力有关的压力不能直接作用于气压伤的发生部位(肺泡)。因此气道峰压与气压伤的关系不如与平台压之间的关系那么密切。

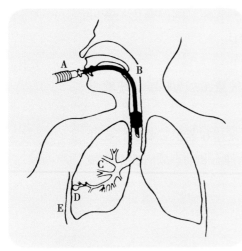

A. 呼吸机管路阻力；B. 气管内导管阻力；
C. 气道阻力；D. 肺弹性阻力；E. 胸壁所致阻力。

图 8-3　影响气道峰压的阻力因素

2. **平台压**（peak static pressure 或 plateau pressure，P_s）　用于克服胸肺弹性阻力，与潮气量、胸肺顺应性和 PEEP 有关。若吸入气体在肺内有足够的平衡时间，可近似代表肺泡压的大小，因而平台压与肺损伤的关系较气道峰压更为密切。当平台压达到 35cmH$_2$O 时，肺容量相当于正常肺总量（TLC）的位置，此时再增加气道压或潮气量，发生气压伤的可能性将大大增加，所以临床需要严格限制平台压不超过 35cmH$_2$O。

3. **气道平均压**（mean airway pressure，P_{mean}）　为数个周期中气道压的平均值。与影响 PD 的因素及吸气时间长短有关。P_{mean} 的大小决定了正压通气对心血管系统的影响。通常认为气道平均压在 7cmH$_2$O 以上即可引起血流动力学变化。患者肺脏的顺应性越高，则正压通气对循环系统的影响就越大。对存在血容量不足和 / 或心室功能不全的患者，机械通气对循环功能的抑制作用更为明显。

4. **内源性呼气末正压（PEEPi）**

（1）PEEPi 产生的机制：PEEPi 产生的机制与决定呼气末肺容积及肺排空的许多因素有关，可用"等压点学说"（equal pressure point）来解释。在呼气过程中，肺泡端为上游气道，口腔端为下游气道；从上游气道到下游气道压力逐渐下降，其中必有一点气道内外压力相等，为等压点。由于呼气阻力增加、顺应性增加及肺实质的破坏，在用力呼气时等压点上移较快，在呼气早期小气道便发生动态陷闭。小气道的动态陷闭使呼气阻力进一步增加及呼气流速进一步降低，从而发生气流受限。当陷闭部位出现闭塞时，就会形成真正的"气体闭陷"（air trapping）。这时即使增加呼气力量，也只能增加肺泡内压，而不能增加呼气流速。虽然这种情况常常发生于主动呼气过程，但如果存在严重 DPH，呼气末胸膜腔内压明显高于气道压，被动呼气也可出现小气道陷闭及呼气气流受限。呼气气流受限造成了呼气末肺泡内压高于大气压，导致 PEEPi 的产生。

（2）PEEPi 产生的原因：呼气阻力增加，呼吸系统顺应性增高，呼气时间不足，呼气气流受限，每分通气量较大及呼气肌主动用力呼气均可产生 PEEPi。

（3）监测方法：存在 PEEPi 的临床表现有胸围增大；呼吸费力；心血管功能恶化而难以用循环系统疾病来解释；通气效果下降；呼气末有持续呼气气流，呼气的最后部分突然被吸气中断；压力控制通气时潮气量或每分通气量下降；不能用呼吸系统顺应性下降解释的平台压升高；容量控制通气时气道压力升高。临床定量测定 PEEPi 的方法有两种：一种是呼气末气道阻断法（图 8-4），适用于控制通气，该方法所测得的是全肺的平均 PEEPi，为静态 PEEPi（PEEPi，st），它反映呼气末整个呼吸系统的静态弹性回缩力。另一种是通过在食管放置球囊的方法，为一种有自主呼吸时测定 PEEPi 的方法，所测得的是最小的 PEEPi，这种方法称为动态法（图 8-5）。新近提出的 Mueller 动作法，为有自主呼吸患者静态 PEEPi 的测定方法。该方法同时监测气道压和食管压，在呼气末阻断吸气阀，让患者用力吸气，阻断至少 2 秒后释放。吸气肌肉产生的最大压力（Pmus）一部分克服呼气末呼吸系统总的弹性回缩压（Prs），另一部分产生气道最大吸气压（MIP），因此可获得公式

Pmus=Prs+MIP。在阻断过程中胸腔内压的最大变化（Pplmax）反映了 Pmus 的大小，呼气末总的呼吸系统弹性回缩压就是 PEEPi；所以上面的公式可换算为 Pplmax=PEEPi+MIP。最后得出 PEEPi 的计算公式：PEEPi=Ppl$_{max}$−MIP。

自主呼吸用力吸气（食管压 - 时间曲线，A 点代表吸气开始），使肺泡内压从 PEEPi 降至大气压，并继续下降至触发灵敏度设置的水平才能触发呼吸机送气，因此从吸气开始（A 点）至吸气流速产生（B 点）之前的食管压下降即为动态 PEEPi。

（4）PEEPi 对机体的影响及其临床意义：自主呼吸时，只有在肺泡内压低于气道开口处压力时吸气气流才可出现。在正常情况下，只要胸腔内压稍微下降即可产生吸气气流；但存在 PEEPi 时，患者必须首先产生足够的压力克服 PEEPi 才能产生吸气气流，胸腔内压下降量程增大，呼吸系统所需做功增加。此外，存在严重 DPH 时，肺顺应性降低，其压力 - 容积曲线趋于平坦，导致在呼吸相同容量气体时需要更大的压力变化。近来的研究表明呼吸机依赖的 COPD 患者，为克服 PEEPi 所做的功平均占整个呼吸功的 40%，甚至更高。

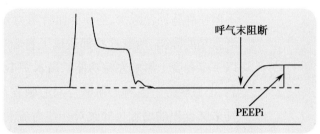

图 8-4　呼气末阻断法测定 PEEPi

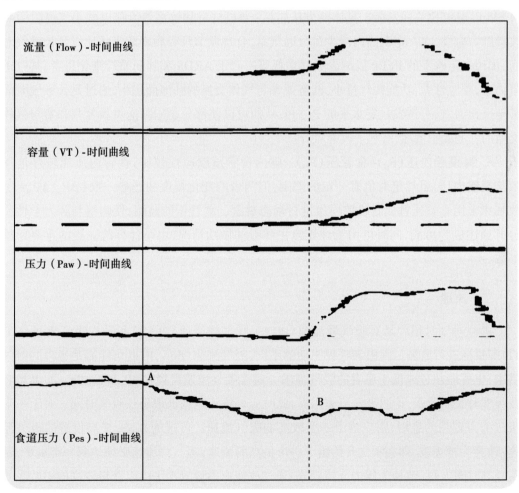

图 8-5　动态法测定 PEEPi

容量控制通气时潮气量恒定,由于存在 PEEPi,肺过度扩张,易致肺损伤,尤其在时间常数大的肺泡更易发生。高水平 DPH 和 PEEPi 使通气基线移向肺压力 - 容积曲线的高平台部分,因此肺泡有过度扩张和破裂的危险,而 PEEPi 降低时气道峰压和平台压降低。

压力控制通气时呼吸机提供一定的压力,由于 PEEPi 的存在,有效吸气驱动压减小,潮气量减少,每分通气量不足,可导致高碳酸血症。

正常人各肺区之间便存在时间常数的不一致,COPD 患者中各肺区之间时间常数的差别更大。因此在机械通气时,不同肺区不同水平 PEEPi 的存在可引起通气的更不平衡分布,从而导致通气血流比例失调,对气体交换造成一定的影响。

由于 PEEPi 的存在,肺容积及胸腔内压增高还会对循环系统产生抑制作用。PEEPi 不但使静脉回流减少,还使肺血管阻力和肺毛细血管嵌顿压增加,右室后负荷升高及右室舒张功能障碍,所有这些都造成了右心功能的下降。而左室充盈减少和室间隔左移还可以一定程度上影响左室功能。高水平 DPH 和 PEEPi 可引起严重的心律失常、电 - 机械分离、心脏骤停。这种心脏骤停对心肺复苏无反应,可通过降低 DPH 和 PEEPi 而恢复。呼气末肺容积的增加可导致对一些血流动力学参数的解释出现错误,如对肺毛细血管嵌顿压的过高估计,使得在血容量不足的情况下进一步减少输入液体量。

(5)PEEPi 的临床应用:在 COPD 和支气管哮喘等具有呼气受限的疾病,应尽量减少 PEEPi 以避免相关并发症。具体的方法包括:通过抗炎和解痉等治疗以减小气道阻力和改善肺顺应性,在一定范围内减少每分通气量,合理调节呼吸频率和吸呼比以延长呼气时间,加用一定水平的 PEEP 以减少吸气功耗等。对于 ARDS 和肺间质纤维化患者,其气道阻力小,顺应性差,功能残气量小,能有效参与气体交换的肺泡面积小,通过延长吸气时间甚至反比通气,可诱发一定水平的 PEEPi,从而可以使部分萎陷肺泡重新复张和参与气体交换的肺泡面积增加,有利于改善氧合。

5. **胸膜腔内压(P_{pl})/ 食管压(P_{es})** 胸内食管壁顺应性较好,食管内压能较好地反映胸膜腔内压,虽然绝对值有一定的差别,但两者的变化幅度和趋势一致($\Delta P_{es}/\Delta P_{pl}=1$),故临床常用食管压替代胸膜腔内压进行动态观察。食管压的监测,使胸壁与肺力学性质分开描述成为可能,同时可用于计算自主呼吸的做功情况,也是计算跨膈压的重要原始参数。

二、流速

机械通气时很容易对吸气峰流速(PIFR)、呼气峰流速(PEFR)和平均吸气流速(VT/TI)等指标进行监测。因患者呼吸驱动的不同,吸气流速(flow,F)既可能满足患者的吸气需求,也可能超过或低于患者的吸气需求。通常吸气流速设置在 40~80L/min。如果患者在吸气时腹肌紧张,说明吸气流速太高,此时应该将流速调低或延长吸气时间。对于一个吸气努力较强的患者,则应给予一个较高的吸气流速。可选的方法:提高设置的吸气流速;改换为减速波,即在吸气开始给予一个最高的流速;吸气峰流速必须达到一定水平,避免呼气时间太短;改换为压力支持模式,通过改变压力设置水平可以获得较高的初始吸气流速。平均吸气流速可反映呼吸中枢驱动力,与 $PaCO_2$ 水平直接相关,重复性好,但常常会过低估计实际呼吸中枢驱动水平。

三、容积

机械通气时常用的容积(volume,V)指标包括潮气量(VT)和每分通气量(MV),VT及 MV 报警限的设置是安全实施机械通气必不可少的手段。而功能残气量以上的吸气末肺容量是目前反映气流阻塞和肺过度充气的较好指标。其监测方法是:患者在使用肌松药的情况下,先吸纯氧 3~4 分钟,而后在吸气末暂停机械通气 40~60 秒,利用肺量计测得呼气肺容量,该值反映吸气末肺容量,此时呼气肺容量为潮气量和气体陷闭(air trapping)量之和。若吸气末肺容量>20ml/kg,则发生低血压和气压伤的可能性大大增加。

四、黏滞阻力和顺应性的测定

1. 吸气末阻断法(end-inspiratory occlusion method) 又称恒流速法(constant flow method),即在定容控制通气时,给予恒流速(方波)供气,之后在吸气末阻断气流,使气道压维持在平台压(平台的出现,表明呼吸肌由于屏气抑制了黑-白反射而松弛),此时的压力反映了呼吸系统弹性回缩压。吸气末阻断法要求除流速恒定和呼吸肌放松外,还必须有一定的平衡时间(4 秒),对自主呼吸较强和非恒流的情况不适用。

在采用吸气末阻断后,峰压迅速下降至较低的 PI,之后 PI 逐渐下降,3~5 秒后达到平台压 P_s。如果同时监测流速与容积的变化,即可推算出气道阻力和顺应性(图 8-1)。

黏滞阻力有两种计算方法:$R_{min}=(PD-PI)/F$ 或 $R_{max}=(PD-P_s)/F$。两种阻力大小不同的原因是各肺区时间常数不一致,即使呼吸机已停止供气,但肺内还存在不同肺区之间的气体再分布(pendelluft)。R_{min} 实为真正的黏滞阻力,而 R_{max} 还包含了肺组织的黏滞阻力。黏滞阻力增加的原因很多,可大致分为与气管内导管和气道有关两大类,如气管内导管管腔狭小、扭曲、牙齿咬合、痰痂形成或气道痉挛、分泌物增加等。临床应仔细鉴别并加以处理。

顺应性的计算不但要考虑 PEEP 对平台压的影响,还必须把 PEEPi 的影响计算在内。其计算公式:

$$呼吸总静态顺应性(C_{st})=VT/(P_s-PEEP-PEEPi)$$
$$呼吸总动态顺应性(C_{dyn})=VT/(PD-PEEP-PEEPi)$$

如果要分别计算肺和胸壁的静态顺应性,就必须对食管压进行监测,之后可根据如下公式进行计算:

$$肺静态顺应性(C_{l,st})=VT/(P_s-P_{pl}-PEEP-PEEPi)$$
$$胸壁顺应性(C_{ch,st})=C_{st}-C_{l,st}$$

顺应性降低的原因很多,包括肺僵硬(肺水肿、实变、纤维化、肺不张等)、胸壁僵硬(脊柱侧弯或其他胸壁畸形、肥胖、腹水或腹胀等)、肺受压(气胸、胸腔积液等)和动态肺充气。

2. 呼气相间隙阻断法 在呼气相短暂(0.1~0.2 秒)间隙阻断呼气气流,使肺泡和气道内压可迅速达到平衡而出现平台压。该平台压既代表了呼吸系统的弹性回缩压,又代表了克服呼出气流阻力的压力,并产生相应的流速变化。通过记录每次阻断的平台压、阻断前的流速及相应的容量变化,就能推算出呼气相阻力和呼气相顺应性。

传统测定阻力和顺应性的阻断法要求完全消除自主呼吸的影响。但在多数情况下,患者都保留一定程度的自主呼吸,因而在测量这些指标时需要使用镇静或肌松药以抑制自主呼吸。但这种做法在临床应用不方便,并且在被动呼吸时测量的数据不能完全等同和应用于自主呼吸。此外,对于非常重要的判断自主呼吸活动的指标(如呼吸功、呼吸中枢驱动力等)也难以获得。为了克服传统方法的不足,近年来出现了一些新的测定方法。这些方法最大的优点在于既可用于被动呼吸,也可用于自主呼吸,如最小二乘拟合法(least square fitting,LSF)、强迫振荡法(forced oscillation)、多重线性回归法(multiple linear regression)、切分法(slice method)等。这些方法已部分运用于临床,但建立这些方法必须有一个能真实反映呼吸力学状况的数学模型作为基础,而对具有复杂病变(如 ARDS、COPD)的呼吸系统而言,很难做到,使其准确性受到很大的影响。加上病变的不均一性,问题就更复杂了,所以上述方法的监测结果往往只能反映整个呼吸系统的"平均"呼吸力学状况,而不能反映局部肺力学状况的差异,在应用时需加以注意。

五、呼吸功

为克服呼吸系统阻力(主要包括弹性阻力和黏滞阻力)和呼吸机管路阻力而由呼吸机和 / 或患者所做的机械功称为呼吸功(work of breathing,WOB)。其中患者自主呼吸所做呼吸功(WOB$_p$)与临床关系最为密切。为测定 WOB$_p$ 需要对食管压进行测量,之后可通过如下公式进行计算:

$$WOB_P=(P_{EE}-P_{OES})dV+2 \times C_{CW}/VT$$

其中 P_{EE} 为呼气末食管压,P_{OES} 为每一次呼吸开始的食管压,dV 为流速,C_{CW} 为胸壁顺应性(可假定为 0.2L/cmH$_2$O),VT 为潮气量。

呼吸功的单位有两种,即 J/min 和 J/L。其中 J/min 为每一次呼吸的呼吸功 × 呼吸频率,正常值为 3.9J/min。而 J/L 为(J/min)/VE,个体越大,其值越大,并与呼吸阻力成正相关,正常值为 0.47J/L。

监测呼吸功的意义在于对自主呼吸用力大小进行定量评价,对于指导通气模式的选择,呼吸支持水平的调节,撤机,评价呼吸机管路对呼吸功的影响以及定量评价人机协调性都有很重要的临床应用价值。但在自主呼吸较弱时,WOB$_p$ 将有失敏感性。对于伴有明显气道阻塞的患者,虽然自主呼吸用力很大,但可能并不产生明显的容积变化,此时 WOB 不能真实反映自主呼吸做功大小。为此,引入了压力 - 时间乘积(pressure-time product,PTP)的概念,即 PTP= 肌肉收缩时间 × 肌肉产生的压力变化。PTP 能真实地反映呼吸肌的努力(特别是在气道狭窄、阻塞时),与呼吸氧耗的相关性比呼吸功更好。其监测方法也可通过描记食管压,按如下公式计算:

$$PTP= \left[(P_{OEE}-P_{ES})+(Vol/C_{CW}) \right]dt/tmin$$

其中 P_{OEE} 为终末食管压,P_{ES} 为取样时的食管压,Vol 为取样时间内的容积变化,C_{CW} 为胸壁顺应性(可假定为 0.2L/cmH$_2$O),dt 为取样时间,tmin 为每分钟内自主呼吸吸气时间(duration of breaths per minute)。

插管上机的 PTP 正常值为 200~300cmH$_2$O·s/min,不插管时为 60~80cmH$_2$O·s/min。临床应用与 WOB 相同,但对自主呼吸较弱的患者更敏感。

六、呼吸驱动力

1. 呼吸中枢驱动力 呼吸中枢驱动力过度增高提示呼吸系统处于应激状态、呼吸肌功能障碍或疲劳,需依靠呼吸中枢加大发放冲动来促进呼吸肌收缩。相关监测指标除前述的平均吸气流速外,以吸气 0.1 秒末闭合气道压(P0.1)最为常用。P0.1 的测定原理:在功能残气位阻断气道后,吸气肌产生的负压在吸气开始后的短时间内(如 0.1 秒)与呼吸阻力无关(由膈肌肌电图和膈神经的收缩活动显示),无流速和容积的变化,呼吸肌处于等长收缩,只反映呼吸中枢的驱动作用(图 8-6)。把吸气开始后 0.1 秒时的气道压变化称为 P0.1,为负值。正常值为 $-4\sim-2cmH_2O$。临床可用于指导调节压力支持通气(PSV)时的压力支持水平,也可作为指导撤机的参考指标。但影响 P0.1 的因素很多,需注意:呼气末肺容积增加会影响肌肉的收缩,使实测压力较实际值减小;呼气肌用力使呼气末肺容积低于功能残气位(FRC)而使测量值较实际值高;由于阻力和气道塌陷的存在,气道压力的变化在相当程度上滞后于食管压的变化,使实测压力明显低于实际值;呼吸肌长度和收缩速度改变:气道阻断后,吸气努力可能使胸壁和腹部产生矛盾运动,此时即使无肺容积的改变,呼吸肌也会发生明显收缩;胸壁变形使呼气末肺容积发生改变而影响测量的准确性。

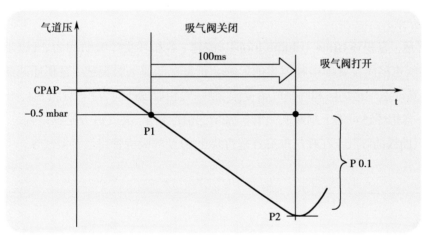

图 8-6　P 0.1 的测定

2. 呼吸肌肌力

(1)最大吸气压(MIP):是指在残气位(RV)或 FRC 阻断气道时,用最大努力吸气能产生的最大口腔或气道压,反映所有吸气肌产生的肌力的总和。正常值为 $100cmH_2O$。MIP<正常预计值的 30% 时,易出现呼吸衰竭。MIP 也可作为撤机参考指标,若 MIP ≥ $20cmH_2O$,成功撤机的可能性大。

(2)跨膈压(P_{di}):反映膈肌肌力,是指在功能残气位(或残气位),气道阻断状态下,以最大努力吸气时产生的最大 P_{di} 值,是临床上反映膈肌力量最可靠的指标。临床以食管压(P_{es})代替胸腔压(P_{pl}),以胃内压(P_{ga})代替腹腔压(P_{ab})进行计算,即 $P_{di}=P_{pl}-P_{ab}=P_{es}-P_{ga}$。

3. 呼吸肌耐力 呼吸肌耐力是指呼吸肌维持一定的力量或做功时对疲劳的耐受性。对呼吸肌来说,耐力比肌力更重要。肌肉的耐力取决于能量(血液)供给、肌纤维组成及其做功大小等因素。做功的大小主要取决于其收缩的力量和收缩持续时间。对于膈肌来说,吸气时膈肌产生的平均跨膈压与其收缩持续的时间的乘积等于膈肌所做的功。跨膈压越大,持续的时间越长,越可能产生疲劳。

(1)MV/MVV:呼吸肌无力的肺功能改变主要是限制性改变,MVV 明显降低,肺活量下降。然而肺功能的改变不能敏感地反映肌肉力量的变化,肌力下降 50% 时,肺活量仅下降 20%。

(2)吸气时间比例:指每一次吸气时间与每一次呼吸周期持续时间之比,正常值为 0.3~0.4。当呼吸频率增快或已经出现呼吸肌疲劳时,吸气时间比例将会明显增加。

(3)呼吸浅快指数(f/VT):在断开呼吸机后,将容积描记仪与气管插管连接进行测定。正常值为 60~90。其优点为操作简单,重复性好,易记忆。该指标对判断患者何时不需机械通气较判断拔管患者是否需要上机更敏感。目前倾向用于判断何时开始撤机,而不用于判断拔管时机。

七、呼吸力学曲线(环)

呼吸力学环直观反映每一次呼吸从开始到结束的具体情况,包括呼吸机送气和自主呼吸用力及两者间的交互作用。常用的有气道压力 - 时间、流速 - 时间、容积 - 时间曲线和食管压力 - 时间曲线以及压力 - 容积环和流速 - 容积环。以下仅就呼吸力学环的应用进行概要介绍。

1. 流速 - 容积环(flow volume loop) 流速 - 容积环受呼吸肌用力、气道阻力、呼吸顺应性和气道陷闭位置等多种因素的影响。正常控制通气时流速 - 容积环见图 8-7。如果患者存在动态气道塌陷和呼气气流受限,则呼气相后段凸向容积轴(图 8-8、图 8-9)。此外,流速 - 容积环还可用于判断支气管扩张剂的治疗效果、大气道分泌物是否过多、PEEPi是否存在(曲线的呼气支在呼气末突然垂直降至 0)及呼吸机管路是否漏气等。

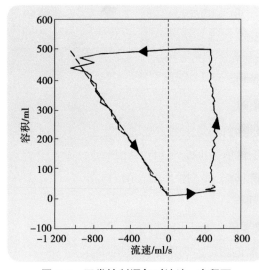

图 8-7　正常控制通气时流速 - 容积环

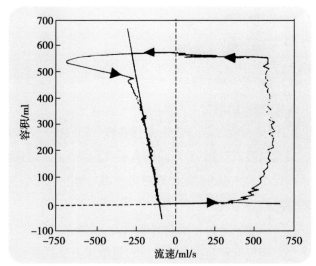

图 8-8　控制通气时具有动态气道塌陷和呼气
气流受限的流速 - 容积环

2. 压力 - 容积环(pressure-volume loop,P-V 环) P-V 环可直观反映压力与容积的变化关系,通常以横轴为压力轴,纵轴为容积轴进行描记。当存在一定气体流速时所描记环称为动态 P-V 环,此时压力与容积的变化不但受顺应性的影响,还与气道阻力和流速有关(图 8-10、图 8-11)。呼吸机常规监测的每一周期的 P-V 环即属于动态 P-V 环。而排除气体流动的影响所描记的 P-V 环称为静态 P-V 环,此时由于不存在气体流动,压力与容积的相互变化只受顺应性的影响,而与气道阻力无关。

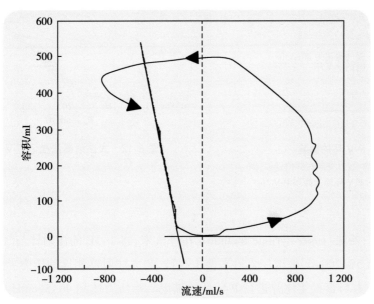

图 8-9 自主呼吸模式通气时具有动态气道塌陷和呼气
气流受限的流速 - 容积环

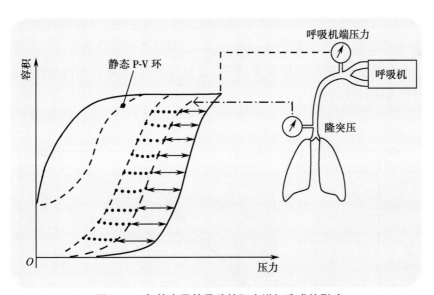

图 8-10 气管内导管导致的阻力增加造成的影响

使隆突压增加(← →表示隆突压的增减与插管内径有关)和气道本身的阻力增加(虚点部分)均可致气道开口处的压力也增加。P-V 环吸气支向左或向右移位反映气道阻力减少或增加。如果吸气流速为 0,则气管内导管和气道本身的阻力就不会对气道压产生影响,此时描记的 P-V 环即为静态 P-V 环。

静态 P-V 环的描记方法比较特殊,一般可采取如下三种方法(图 8-12~ 图 8-14)。

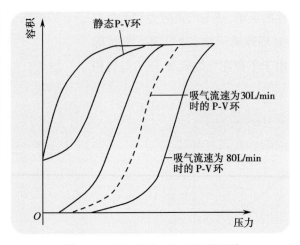

图 8-11 吸气流速对 P-V 环的影响

吸气流速增加使气道压力也相应增加,吸气支向右移位,反之则
向左移位。吸气流速为 0 时描记的 P-V 环即为静态 P-V 环。

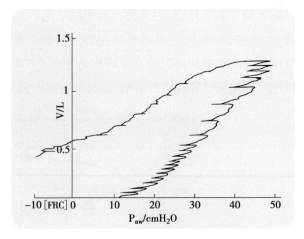

图 8-12 大注射器法描记 P-V 曲线

(1)大注射器法(super-syringe method):在呼气末,将 1~3L 的注射器与气管导管相接,分次注入纯氧 50~200ml,每次注入后平衡 1~5 秒,与大注射器相连的压力 - 容积监测装置记录当时的压力与容积变化并进行 P-V 环的描记。当压力达到 40~50cmH$_2$O 或出现压力平台后再以类似的方法逐步放气描记呼气相曲线。这种方法可一次完成,但重复性较差,需要将患者与呼吸机断开,耗时较长(60~90 秒),对患者有一定的危险性。

(2)吸气末阻断法:给予大小不同的潮气量,获得不同的平台压,多个相对应的潮气量和平台压描记在坐标轴上就能得到 P-V 环的吸气支。为了使气体在肺内均匀分布,在每次注入气体后需要按住吸气屏气(inspiration hold)键 3~5 秒。这种方法不需将患者与呼吸机断开,操作方便,但操作次数较多、费时、重复性较差,不适合所有的呼吸机,不能对 P-V 环的呼气支进行描记。

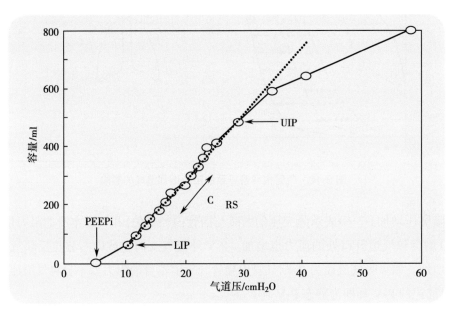

图 8-13 吸气末阻断法描记 P-V 曲线

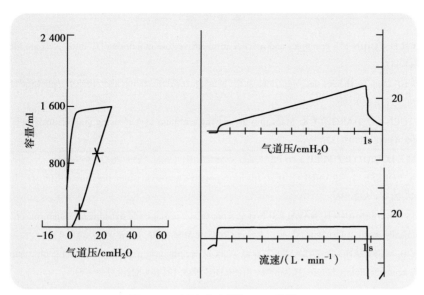

图 8-14 低流速法描记 P-V 曲线

（3）低流速法（low flow method）：以低流速（2L/min 左右，在普通呼吸机可通过下调呼吸频率和延长吸气时间获得）持续对肺充气。由于流速低，气道阻力对压力的影响非常小，所获得的 P-V 曲线为准静态 P-V 环（吸气支）。这种方法描记的 P-V 曲线与大注射器法描记的静态 P-V 曲线相近，有很好的一致性，重复性很好，亦无须将患者与呼吸机断开，一次完成。这种方法具有较好的应用前景，可在临床常规开展。

静态 P-V 曲线是直观反映压力与容积相互关系的手段，在危重病学领域，尤其是在 ARDS 的呼吸力学研究和指导临床机械通气的使用具有十分重要的理论与实际意义。目前强调，ARDS 通气参数的调节除考虑改善氧合外，还应特别注意对肺的保护。由于 ARDS 具有正常通气功能肺泡的明显减少和病变的不均一性，使其在应用机械通气时容易发生呼吸机所致肺损伤。大量研究表明，过大的潮气量使肺泡的过度牵拉和过小的呼气末肺容积致终末气道和肺泡的反复开闭都会产生呼吸机所致肺损伤（VILI），因而给予小潮气量通气（6~8ml/kg）与合适的呼气末正压（PEEP）以避免吸气末肺容积过大和呼气末肺容积过低，是防止 VILI 的关键。ARDS 患者的静态 P-V 环的吸气支常呈 S 形（图 8-13），在曲线的开始段有一向上的拐点称为低位拐点（lower inflection point，LIP），所对应的压力（P_{inflex}）为逐渐增加 PEEP 时肺泡突然大量开放时的压力切换点。在呼气末使用略高于 P_{inflex} 的压力水平，可以使较多的肺泡维持在开放状态，从而避免了终末气道和肺泡反复开闭所造成的损伤。目前许多学者把 P_{inflex}+2~3cmH_2O 的压力水平作为最佳 PEEP（best PEEP），以此指导 PEEP 的调节。在低位拐点之后，肺顺应性最大，容积与压力呈直线关系。在曲线末可见一向下的拐点，称为高位拐点（upper inflection point，UIP），所对应的压力以 P_{deflex} 表示。此点提示，当潮气量超过该点的容积时，大部分肺泡将处于过度扩张状态，顺应性下降，容积伤将难以避免。由于肺容积较低和较高均可引起肺损伤，所以机械通气应在两拐点之间的"安全区"进行。

（詹庆元　夏金根）

─────────── 参 考 文 献 ───────────

［1］ GERLACH H, TOBIN MJ. Principles and practice of intensive care monitoring [J]. Intensive Care Medicine, 1998, 24 (6): 647-647.

［2］ MARINI J J. Lung mechanics determinations at the bedside: Instrumentation and clinical application [J]. Respiratory care, 1990, 35 (7): 669-696.

［3］ NILSESTUEN J O, HARGETT K. Managing the patient-ventilator system using graphic analysis [J]. Respiratory Care, 1996, 41 (12): 1105-1122.

［4］ TOBIN M J, LODATO R F. PEEP, auto-PEEP, and waterfalls [J]. Chest, 1989, 96 (3): 449-451.

［5］ ROSSI A, POLESE G, BRANDI G, et al. Intrinsic positive end-expiratory pressure (PEEPi)[J]. Intensive Care Med, 1995, 21 (6): 522-536.

［6］ MALTAIS F, REISSMANN H, NAVALESI P, et al. Comparison of static and dynamic measurements of intrinsic PEEP in mechanically ventilated patients [J]. Am J Respir Crit Care Med, 1994, 150 (5 Pt 1): 1318-1324.

［7］ FLEURY B, MURCIANO D, TALAMO C, et al. Work of breathing in patients with chronic obstructive pulmonary disease in acute respiratory failure [J]. Am Rev Respir Dis, 1985, 131 (6): 822-827.

［8］ BRUNNER J X, LAUBSCHER T P, BANNER M J, et al. Simple method to measure total expiratory time constant based on the passive expiratory flow-volume curve [J]. Crit Care Med, 1995, 23 (6): 1117-1122.

［9］ MACKLEM P T. The mechanics of breathing [J]. Am J Respir Crit Care Med, 1998, 157 (4 Pt 2): S88.

［10］ MANTHOUS C A, SCHMIDT G A, HALL J B. Liberation from mechanical ventilation: a decade of progress [J]. Chest, 1998, 114 (3): 886-901.

［11］ TOBIN M J. 1999 Donald F Egan Scientific Lecture. Weaning from mechanical ventilation: what have we learned？ [J]. Respir Care, 2000, 45 (4): 417-431.

［12］ BUTLER R, KEENAN S P, INMAN K J, et al. Is there a preferred technique for weaning the difficult-to-wean patient？: A systematic review of the literature [J]. Crit Care Med, 1999, 27 (11): 2331-2336.

［13］ 孔维民, 王辰, 杨媛华, 等. 外源性呼气末正压对慢性阻塞性肺疾病患者呼吸和循环功能的影响 [J]. 中华内科杂志, 2002, 41 (11): 777-778.

第9章 肺功能检查

目前,肺功能检查已广泛应用于临床实践。对于呼吸系统疾病的诊断、严重程度的评估、疗效和预后的判断等,肺功能检查必不可少。

临床上常用的检查包括肺容量检查、肺通气功能检查、肺弥散功能检查、气道反应性测定、运动心肺功能检查及呼吸力学检测等。下面就常见肺功能测定项目、测定要求及临床应用作简单介绍。

第1节 肺容量检查

一、概述

呼吸道和肺泡内气体的总含量称为肺容量,其大小随呼吸运动而改变。随着肺和胸廓的扩张和回缩,肺的容量相应改变,可分为四种基础容积(lung volume)和四种容量(lung capacity)。基础肺容积互不重叠且不可分解,基础肺容积的组合则构成4个常用的肺容量(图9-1)。

以上4种为基础容积,彼此互不重叠。

容量是由2个或2个以上的基础肺容积组成。

深吸气量(inspiratory capacity,IC):平静呼气后所能吸入的最大气量,由 V_T+IRV 组成。

肺活量(vital capacity,VC):最大吸气后能呼出的最大气量,由 IC+ERV 组成。

功能残气量(functional residual capacity,FRC):平静呼气后肺内所含有的气量,由 ERV+RV 组成。

肺总量(total lung capacity,TLC):深吸气后肺内所含有的总气量,由 VC+RV 组成。

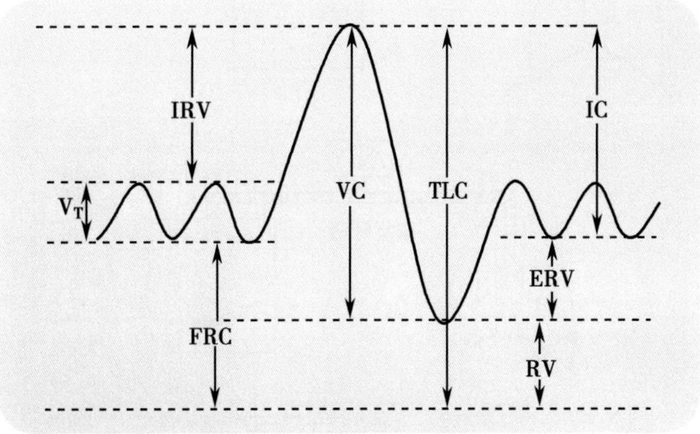

V_T. tidal volume,潮气容积(平静呼吸时,每次吸入或呼出的气量);IRV. inspiratory reserve volume,补吸气容积(平静吸气后所能吸入的最大气量);ERV. expiratory reserve volume,补呼气容积(平静呼气后能继续呼出的最大气量);RV. residual volume,残气容积(补呼气后,肺内不能呼出的残留气量)。

图9-1 肺容积及其组成

二、肺容量的测定

肺容量测定中涉及肺内能呼出的气量如 V_T、IRV、IC、ERV 和 VC 可直接测定,而涉及肺内不能呼出的 RV、FRC 和 TLC 则无法直接测得,必须通过间接法测定。

(一) 直接测定

V_T、IRV、IC、ERV 和 VC 等肺内能呼出的气量可应用传统的肺量计直接测定。现代电子肺量计、体积描记仪测定上述容量是通过流速对时间的积分信号输出得到。

（二）间接测定

RV、FRC 和 TLC 这些肺容量涉及肺内不能呼出的气量（RV），不能直接用肺量计测定，必须通过间接法测得。由于 RV 的测值不稳定，重复性较差，而 FRC 测定仅要求受试者平静呼吸，重复性较好，故首先测定 FRC，然后再换算出其他指标。下面介绍几种测试 FRC 的方法。

1. **气体稀释法**　不论密闭式或开放式气体稀释法均遵循质量守恒定律，即某一已知数量的指示气体被另一未知容量的气体所稀释，通过测定已被稀释的气体中指示气体的浓度即可获得该未知的容量。

以密闭式氮气（N_2）冲洗法为例：N_2 正常占空气的 79%，肺内 N_2 浓度大体与此相似。肺量筒内充入一定量的纯氧，当受试者从 FRC 位开始在一密闭气路对肺量仪重复呼吸时，肺内 N_2 不断被肺量筒内的纯氧冲洗进入肺量仪，最后达到肺量仪和肺内 N_2 浓度的平衡。由于人体既不产生也不利用 N_2，故密闭系统内未冲洗前的总 N_2 量实际等于肺内原有的含 N_2 量。经过一段时间（一般需 7 分钟）重复呼吸后，肺内和肺量仪的 N_2 浓度将达到平衡，肺内的部分 N_2 转移至肺量仪内。肺量仪的容积即充入的纯 O_2 量是已知的，平衡后 N_2 浓度可用气体分析仪测得，FRC 即可算出（图 9-2）。

设 FRC 为 V_1，肺内原有的 N_2 浓度为 C_1（呼吸空气时假定为 79%），肺量仪的容积为 V_2，患者肺内和肺量仪内的 N_2 平衡后 N_2 浓度为 C_2，那么

$$V_1 \cdot C_1 = (V_1 + V_2)C_2$$

计算得 V_1（即 FRC）$= V_2 C_2 / (C_1 - C_2)$。

2. **体积描记仪法**　测定原理为波义耳定律，指在气体温度和质量恒定时，其容积和压力成反比，即 $P \cdot V = K$，P 代表气体压力，V 代表气体容积，K 代表常数。

受试者坐于体描仪密闭舱内，口含口器，通过管道系统呼吸舱外空气，同时通过传感器记录密闭舱压力和口腔压力。当受试者对着关闭的阻断器进行呼吸时，胸廓内体积变化引起密闭舱内体积变化，反映为舱内压的变化，因此舱内压的改变可用来测定胸廓内体积的变化。在试验过程中，可测定 2 个指标：肺泡压和胸廓内体积的变化。在没有气流的情况下，口腔压被认为能反映肺泡压。应用以上测定值代入波义耳定律，可计算出平静呼气末胸廓气量（Vtg），即功能残气量（FRC）：

$$P_1 V_1 = P_2 V_2$$

$$P_1 V_1 = P_2 (V_1 + \Delta V)$$

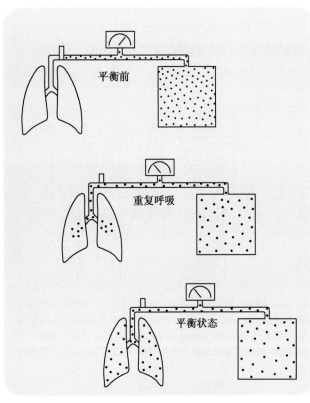

图 9-2　密闭式 N_2 冲洗法示意

$$V_1 = P_2 \Delta V / (P_1 - P_2)$$

其中 P_1= 平静呼气末肺泡压(在口腔测得), V_1= 平静呼气末胸廓内容积,即 FRC,P_2= 用力吸气时肺泡压,V_2= 用力吸气时肺容积,$\Delta V = V_2 - V_1$, 由体描仪内压力改变而得到(图 9-3)。

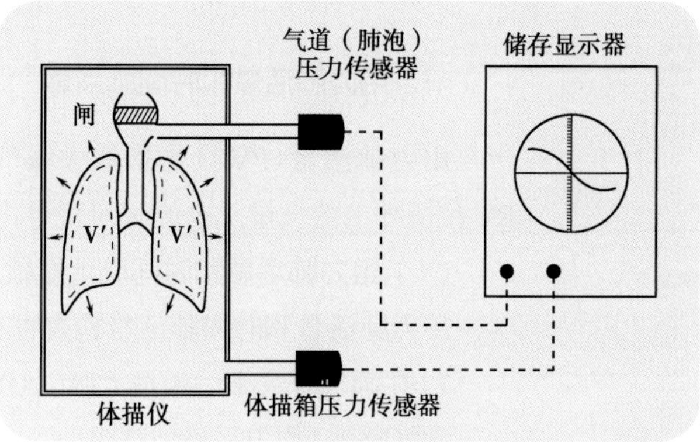

三、影响肺容量的因素

肺容量的大小与年龄、性别、身高、体重、体位等有关。

图 9-3　体描仪测定原理示意

(一) 年龄

在幼年,随着年龄的升高,肺容积增大;青春期肺容量明显增大;其后随着年龄的增大,VC 下降,FRC、RV 增大,TLC 无明显变化。

(二) 性别

青春期前男女差别不大,青春期后男性的 VC、TLC 超过同等身高的女性,而 RV 无明显差别。女性肺容量的下降期较男性提前出现。

(三) 身高

身高是影响肺容量的最主要因素之一,两者呈正相关关系。

(四) 体重

体重也是影响肺容量的主要因素之一,但两者之间的关系不密切,特别是女性更为明显。

(五) 体位

各种体位对肺容量的影响不尽相同,受影响最明显的是 FRC。坐位和站位之间的差别不大,但站位与卧位之间的差异明显,因为站位时重力作用于腹腔脏器,横膈下移,FRC 增加,相应 VC 和 TLC 增加。卧位时腹腔脏器使膈肌上升,同时卧位时肺血流量增加使一部分气体排出体外,也导致该体位状态下 FRC 下降。

四、肺容量测定的临床意义

衡量肺容量是否正常应将实测值与预计值比较,如减低不超过预计值的 20% 应认为是正常。

VC 只表示肺脏最大扩张和最大收缩的呼吸幅度,对通气动力的意义较小。除呼吸肌力下降外,胸部疾病引起 VC 减低大致有三点:

1. 肺或胸廓扩张受限的疾病,如胸腔积液、脊柱畸形等。
2. 肺组织受损的疾病,如肺纤维化等。
3. 呼吸道阻塞的疾病,如重度慢性阻塞性肺疾病(慢阻肺)等。

第 2 节　肺通气功能检查

肺通气的主要作用是吸入外界的 O_2 和排出肺内的 CO_2。肺通气功能检查是呼吸功能检查中最主要也是最常用的部分,它包括静息通气量(V_E)、用力肺活量和时间肺活量、最大自主通气量和肺泡通气量(V_A)等。

一、用力肺活量和时间肺活量

用力肺活量(FVC)是指最大吸气至 TLC 位后,做最大努力、最快速度的呼气,直至 RV 位所呼出的气量。单位时间(秒)内所呼出的气量称为时间肺活量。

(一)用力肺活量和时间肺活量检查的程序

用力肺活量和时间肺活量检查可有两种测定程序。

1. 在潮气呼气末后做最大吸气(图 9-4A),分为 4 个阶段。

潮气呼吸:均匀平静地呼吸。

最大吸气:在潮气呼气末,深吸气至 TLC 位。

用力呼气:暴发呼气并持续呼气至 RV 位。

再次最大吸气:从 RV 位快速深吸气至 TLC 位。

2. 在 RV 位做最大吸气(图 9-4B),也分为 4 个阶段。

潮气呼吸:均匀平静地呼吸。

最大呼气:在潮气吸气末,深慢呼气至 RV 位。

最大吸气:从 RV 位快速深吸气至 TLC 位。

用力呼气:暴发呼气并持续呼气至 RV 位。

(二)用力肺活量和时间肺活量的测试曲线和指标

现代电子肺量计可实时检测呼吸容积和气体流量,同时描绘出用力肺活量测试过程的时间 - 容积曲线(T-V 曲线)和流量 - 容积曲线(F-V 曲线)。

T-V 曲线是在用力呼气过程中各呼气时间段内发生相应改变的肺容积的呼气时间与容积关系图(图 9-5)。T-V 曲线上的常用指标包括 FVC、第 1 秒用力呼气容积(FEV_1)、最大呼气中期流量(MMEF)等。

F-V 曲线是呼吸时吸入或呼出的气体流量随肺容积变化的关系图(图 9-6)。临床上检查较多的是最大用力呼气时的 F-V 曲线,称为最大呼气流量 - 容积曲线(MEFV 曲线),以

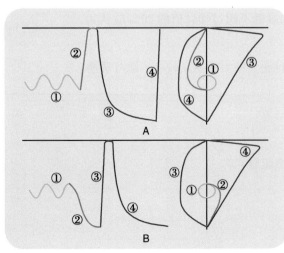

图 9-4　用力肺活量检查的程序

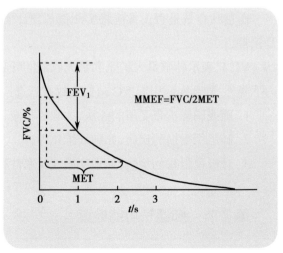

图 9-5　时间 - 容积曲线及常用指标

及最大用力吸气时的 F-V 曲线,称为最大吸气流量 - 容积曲线(MIFV 曲线)。MEFV 曲线的形状和各种指标的大小取决于用力呼气过程中的呼气力量、胸肺弹性、肺容积及气道阻力对呼气流量的综合影响。在曲线的起始部分,呼气肌的长度最长,收缩力最大,流量也最大,图形上表现为流量迅速增至峰值,其值与受试者的努力程度有关,其后呼吸肌长度线性缩短,收缩力线性减弱,流量也线性下降,故称为用力依赖部分。在曲线的终末部分,呼吸肌长度显著缩短,收缩力显著降低,呼气流量与用力无关,流量的大小与小气道的通畅程度更密切相关,故称为非用力依赖部分。F-V 曲线上的常用指标包括呼气峰流量(PEF)、用力呼出 25% 肺活量的呼气流量(FEF$_{25\%}$)、用力呼出 50% 肺活量

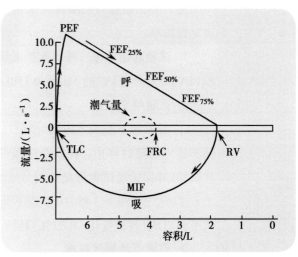

图 9-6　流量 - 容积曲线及常用指标

的呼气流量(FEF$_{50\%}$)、用力呼出 75% 肺活量的呼气流量(FEF$_{75\%}$)等。

1. FVC　指完全吸气至 TLC 位后以最大的努力、最快的速度呼气,直至 RV 位的全部肺容积。在正常情况下,VC 与 FVC 相等。但在气流阻塞的情况下,用力呼气可致气道陷闭,VC 可略大于 FVC。

2. t 秒用力呼气容积(FEV$_t$)　指完全吸气至 TLC 位后在 t 秒时间以内的快速用力呼气量。根据呼气时间不同,可衍生出 FEV$_1$、FEV$_3$、FEV$_6$ 等指标,分别表示完全吸气后在 1、3、6 秒时间内的用力呼气量。

3. 第 1 秒用力呼气容积占用力肺活量的比值(FEV$_1$/FVC,简称 1 秒率)　指 FEV$_1$ 与 FVC 的比值,常用百分数(%)表示,是最常用的判断气流阻塞的指标。在气流阻塞的情况下,给予充足的呼气时间,患者可充分呼出气体,FVC 可基本正常或轻度下降,但呼气速度减慢,FEV$_1$/FVC 下降;随阻塞程度的加重,FEV$_1$/FVC 进一步下降。但严重气流阻塞时,患者难以完成充分呼气,FVC 也明显下降,FEV$_1$/FVC 反而有所升高,因此 FEV$_1$/FVC 可反映气流阻塞的存在,但不能准确反映阻塞的程度。

4. 最大呼气中期流量(MMEF)　指用力呼出气量为 25%~75% FVC 间的平均呼气流量(FEF$_{25\%\sim75\%}$)。最大呼气中段时间(MET)是呼出 25%~75% 肺活量所需的时间。MMEF 可通过分析 FVC 与 MET 的关系所得,公式:MMEF=FVC/2 × MET(图 9-2)。最大呼气中段曲线处于 FVC 非用力依赖部分,流量受小气道直径所影响,流量下降反映小气道的阻塞,因此 MMEF 可作为早期发现小气道疾患的敏感指标。

5. 呼气峰值流量(PEF)　指用力呼气时的最高气体流量,是反映气道通畅性及呼吸肌肉力量的一个重要指标,常用于支气管哮喘的动态随访。

6. 用力呼出 x%FVC 时的瞬间呼气流量(FEF$_{x\%}$)　根据呼出 FVC 的百分率不同,可衍生出 FEF$_{25\%}$、FEF$_{50\%}$、FEF$_{75\%}$,分别表示用力呼出 25%、50%、75%FVC 时的瞬间呼气流量,单位是 L/s。FEF$_{25\%}$ 是反映呼气早期的流量指标,大气道阻塞时其值明显下降;FEF$_{50\%}$ 是反映呼气中期的流量指标;FEF$_{75\%}$ 是反映呼气后期的流量指标,与 FEF$_{25\%\sim75\%}$、FEF$_{50\%}$ 共同参与对小气道功能障碍的判断。

（三）用力肺活量检查的质量控制标准

用力肺活量检查的质控标准包括试验起始标准、试验结束标准、可接受的呼气标准和重复性标准。

1. 试验起始标准　呼气起始无犹豫，有爆发力，F-V 曲线显示 PEF 尖峰出现。外推容积（EV）应小于 FVC 的 5% 或 0.150L（取较大值）。

2. 试验结束标准

（1）受试者不能或不应继续呼气。应鼓励受试者呼气至最大限度，但若受试者感觉任何不适均可随时停止。在检查过程中需注意观察，一旦受试者出现不适或晕厥，应立即停止试验，并保护受试者避免摔倒。

（2）呼气时间 ≥3 秒（10 岁以下儿童）或 ≥6 秒（10 岁以上受试者），或 T-V 曲线显示呼气平台出现（容积变化<0.025L）持续 1 秒以上。

3. 可接受的呼气标准

（1）达到满意的试验开始标准。

（2）呼气第 1 秒无咳嗽，曲线平滑，其后亦无影响结果的咳嗽。

（3）达到满意的试验结束标准。

（4）无声门关闭。

（5）没有漏气。

（6）牙齿或舌头无堵塞咬口器。

（7）呼气期间没有再吸气。

一根有用的曲线仅需符合以上 1 和 2 两个条件，但可接受的曲线必须符合以上全部条件。

4. 重复性　在 3 次可接受的测试中，FVC 和 FEV_1 的最佳值与次佳值之间的误差应 ≤0.150L。如果 FVC ≤1.0L，则这些值的误差应 ≤0.100L。依重复性的质量，可分为 5 个等级（表 9-1）。

如果一开始就不可接受的测试在评价重复性之前就应剔除，不能用于判定最大值。如果 3 次测试均未达标准，则应再测试，但通常不超过 8 次。气道敏感性较高者，多次重复用力呼吸时可能诱发其气道痉挛，出现呼吸容积和流量均递次减少，此时不可达到重复性标准，应在结果中予以说明。

表 9-1　重复性检查质量等级判断标准

等级	重复性要求
A 级	可靠的测试结果（3 次可接受及 2 次可重复的呼气，最佳 2 次 FEV_1 和 FVC 差值在 150ml 之内）
B 级	可靠的测试结果（3 次可接受及 2 次可重复的呼气，最佳 2 次 FEV_1 和 FVC 差值在 200ml 之内）
C 级	至少 2 次可接受的操作，最佳 2 次 FEV_1 和 FVC 差值在 250ml 之内
D 级	不可靠的测试结果（至少 2 次可接受的测试，但不可重复；或只有 1 次可接受的测试）
F 级	不可靠的测试结果，没有可接受的测试

(四)用力肺活量和时间肺活量检查结果的选择

如图 9-7 所示,FVC 和 FEV_1 均取所有符合可接受标准的测试中的最大值,可来自不同的曲线。FVC 与 FEV_1 总和最大的曲线为最佳测试曲线。$FEF_{25\%\sim75\%}$、$FEF_{50\%}$、$FEF_{75\%}$ 等指标均从最佳测试曲线上取值。

二、最大自主通气量

最大自主通气量(MVV)是指 1 分钟内以尽可能快的速度和尽可能深的幅度重复最大自主努力呼吸所得到的通气量。由于增大呼吸时伴随 CO_2 的过度排出,$PaCO_2$ 可显著下降,出现头昏、手足麻木或针刺样感觉,因此实际上很难坚持 1 分钟的最大通气,而是测定 12 或 15 秒的最大通气量,然后换算为 MVV。MVV 的大小与呼吸肌的力量和胸廓的弹性、肺组织的弹性和气道阻力均相关,是一项综合评价肺通气功能储备量的指标。

(一)检查的程序

平静呼吸 4~5 次,待呼气容量基线平稳后,以最大呼吸幅度、最快呼吸速度持续重复呼吸 12 秒或 15 秒。休息 5~10 分钟后重复第 2 次检查。

(二)测试曲线和质量控制

MVV 的 T-V 曲线可直观地反映呼吸的速度和深度(图 9-8)。在检查过程中,应注意观察测试所描绘的 T-V 曲线,并提醒受试者呼吸速度需要更快或慢一些,呼吸深度需要深一些或浅一些。正常人呼吸频率为 60~120 次/min,所测得 MVV 值的差异甚少。一般测定的呼吸频率宜在 60 次/min,每次呼吸的容量约为 60%VC。至少进行 2 次可接受的测试,误差应<8%。某些气道反应性明显增高者在努力呼吸过程中可出现咳嗽或气道收缩,应在报告中说明。

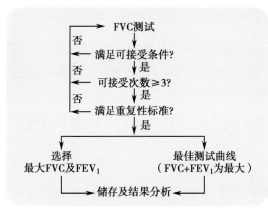

图 9-7 用力肺活量检查结果的选择

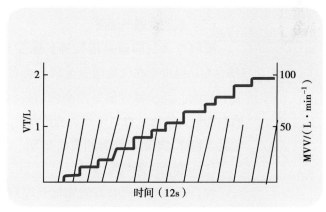

图 9-8 最大自主通气量的 T-V 曲线及指标

(三)检查结果的选择

选择呼吸幅度基本一致、呼吸速度均匀,持续达 12 秒或 15 秒的曲线段。将 12 秒或 15 秒的通气量乘以 5 或 4,即为 MVV。重复测试应当选取 MVV 的最大值进行报告。MVV 与 FEV_1 呈非常好的线性相关关系,故临床上可用 FEV_1 换算出 MVV。不同研究的换算公式不全相同,但换算结果差别不大。最常用的公式:MVV(L/min)=FEV_1(L)×35。

三、肺通气功能障碍的类型

依通气功能损害的性质可分为阻塞性通气功能障碍、限制性通气障碍及混合性通气障碍,其 T-V 曲线和 F-V 曲线见图 9-9。

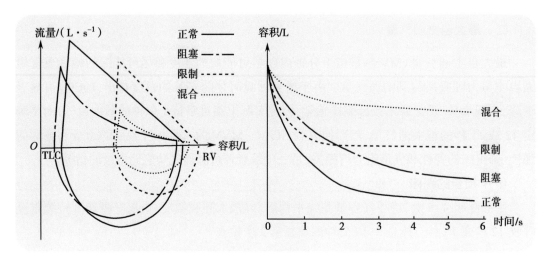

图 9-9　肺通气功能障碍不同类型的 T-V 曲线和 F-V 曲线

(一) 阻塞性通气功能障碍

阻塞性通气功能障碍是指由于气道阻塞引起的通气障碍,原则上以 FEV_1/FVC 下降为标准。若 FEV_1/FVC 低于预计值的 92%,即使 $FEV_1 > 80\%$ 预计值亦可判断为阻塞性通气功能障碍。$FEF_{25\%\sim75\%}$、$FEF_{50\%}$ 等指标显著下降,MVV 也可下降,但 FVC 可在正常范围或只轻度下降。F-V 曲线的特征性改变为呼气相降支向容量轴的凹陷,凹陷愈明显则气流受限愈重(见图 9-9)。

(二) 限制性通气障碍

限制性通气障碍是指胸肺扩张受限引起的通气障碍,主要表现为 FVC 明显下降(图 9-6)。但由于在气流明显受限的患者 FVC 也可能有所下降,此时 FVC 的判断效能会受到影响。反映肺容量更为准确的指标如 TLC、RV 及 RV/TLC 比值对限制性通气功能的判断更为精确。TLC 下降为主要指标,VC、RV 减少,RV/TLC% 可以正常、增加或减少。常见于胸廓、胸膜病变、肺间质病变等。

(三) 混合性通气障碍

混合性通气障碍兼有阻塞性及限制性两种表现,主要表现为 TLC、VC 及 FEV_1/FVC 的下降,而 FEV_1 降低更明显。F-V 曲线显示肺容量减少及呼气相降支向容量轴的凹陷(图 9-9)。此时应与假性混合性通气功能障碍区别,后者的 VC 减少是由于肺内 RV 增加所致,常见于慢阻肺及支气管哮喘,作 RV 测定或支气管舒张试验可资鉴别。各类型通气功能障碍的判断及鉴别见表 9-2。

四、肺通气功能障碍的程度

肺通气功能障碍程度的划分有助于临床医师判断疾病的严重程度并指导其对患者进行合理的药物选择,但应强调的是,肺功能损害程度的判断应结合临床资料进行具体分

表 9-2　各类型通气功能障碍的判断及鉴别

障碍类型	FVC	FEV$_1$	FEV$_1$/FVC	RV	TLC
阻塞性	$-/\downarrow$	$\downarrow$	$\downarrow$	$\uparrow$	$\uparrow$
限制性	$\downarrow$	$\downarrow/-$	$-/\uparrow$	$\downarrow/-$	$\downarrow$
混合性	$\downarrow$	$\downarrow\downarrow$	$\downarrow$	?	?

注:-. 正常;↓. 下降;↑. 上升。

析,综合判断。

不同的临床协会以及研究组织对肺功能损害的程度评估标准有所差异。参考 2005 年美国胸科协会(ATS)/欧洲呼吸协会(ERS)有关肺功能检查的联合指南,我国首部肺功能指南建议不论阻塞性、限制性或混合性通气功能障碍,均依照 FEV$_1$ 占预计值的百分比对肺功能损害的程度作出判断(表 9-3)。

表 9-3　肺通气功能障碍的程度分级

严重程度	FEV$_1$% 预计值
轻度	$\geqslant 70\%$,但 <LLN 或 FEV$_1$/FVC<LLN
中度	60%~69%
中重度	50%~59%
重度	35%~49%
极重度	<35%

注:LLN. 正常值下限。

第 3 节　肺弥散功能检查

肺弥散功能是指某种肺泡气通过肺泡膜从肺泡向毛细血管扩散到达血液内,并与红细胞中的血红蛋白结合的能力。目前多利用一氧化碳进行肺弥散功能的测定,包括一口气呼吸法、内呼吸法、恒定状态法以及重复呼吸法等,其中一口气呼吸法在临床上最为常用。

一、肺弥散功能测定指标

肺一氧化碳弥散量(D_LCO)是指 CO 在单位时间及单位压力差条件下所能转移的量,是反映弥散功能的主要指标。

比弥散量(D_LCO/V_A)是指 CO 弥散量与肺泡通气量(V_A)比值。由于弥散量受 V_A 影响,肺泡通气量减少可导致 D_LCO 减少,因此评价弥散功能时应该考虑受试者的肺容积。

二、测试方法和步骤

(一) 检测前准备

1. 检测仪器准备

(1) 选用能满足一定技术要求 (如 ATS/RES 标准) 的肺功能仪器。

(2) 每天开机时需经定标器 (推荐用 3.0L) 标化,确证该仪器容量或流量测试是否正常及有无漏气。容量需做室温、室压、湿度等环境参数校正。

(3) 每个受试者检查前均需检测气体 (通常是一氧化碳) 和指示气体 (如氦气、甲烷、乙炔等) 浓度的标化及确证分析。标化所用的测试气体成分一般可设定为 21% 氧气、10% 氦气、0.3% 一氧化碳,剩余气体为氮气; 或 21% 氧气、0.3% 甲烷、0.3% 一氧化碳,剩余气体为氮气。由于不同的实验仪器有相关的检测和标化气体成分及浓度要求,各实验室人员应详细了解使用的仪器及标化气体,并按仪器的操作要求进行检查。只有该检测通过仪器的自检后才能给受试者做肺弥散功能检查。

2. 受试者准备

(1) 任何影响受试者肺毛细血管血容量及弥散能力的因素均应避免,如测试前避免饱餐,一般于餐后 >2 小时进行测试,同时避免大运动量; 停止吸烟至少 24 小时,停止喝酒至少 4 小时; 对于吸氧的患者,如临床情况允许,应至少停止吸氧 10 分钟。

(2) 测试前应了解受试者的血红蛋白值,已备做血红蛋白校正时之用。

(3) 肺弥散功能检查前应首先测定受试者的 VC 或 FVC,这是确定受试者在肺弥散功能检查中吸气容量是否充分的重要判断标准。

(4) 指导者应向受试者详细介绍测试动作,示范并指导依次练习呼气、深吸气、屏气、呼气等动作,包括呼吸动作的幅度和速度。正式开始测试前受试者应熟练掌握这些呼吸动作,并能根据指导者的指令正确完成上述动作。

(5) 受试者测试前至少休息 5 分钟,并在整个测试过程中保持坐位。

(二) 测试方法和步骤

受试者上鼻夹、口含咬嘴后平静呼吸 4~5 个周期,待潮气末基线显示平稳后,指导其呼气至完全 (RV 位),接着令受试者快速均匀吸气至完全 (TLC 位),屏气 10 秒,最后均匀中速呼气至完全 (在 2~4 秒内完成呼气至 RV 位)。注意整个检查过程中不能让受试者快速用力呼气。

(三) 测试的注意事项

1. 整个测试过程中必须保证无漏气,特别注意口角和呼气阀。

2. 吸气流速取决于吸气回路的阻力和吸气阀的敏感性,以及受试者用力程度和气道通畅性。吸气流速过低、时间过长可使 D_LCO 下降。

3. 对某些患者确实不能屏气 10 秒,但临床也确需了解肺弥散功能指标,可依据病情需要缩短屏气时间但不低于 7 秒,在检验报告中必须注明屏气时间以便供临床参考。

4. 屏气方法不当对 D_LCO 也有较大影响,如 Valsalva 动作 (在声门关闭的情况下用力呼气,胸腔内正压增加) 可使 D_LCO 下降,Muller 动作 (在声门关闭情况下用力吸气,胸腔内负压增加) 则使 D_LCO 增加。深吸气后提醒受试者放松 (声门) 或继续保持吸气方式。

5. 在整个吸气、屏气及呼气动作中注意不要出现顿挫或梯级样的呼吸动作。

6. 某些受试者对吸氧浓度会有影响,如患者气促明显或合并呼吸衰竭时需要持续吸氧。由于吸入氧浓度的影响较大,在患者情况许可的范围内建议测试前至少停止吸氧10分钟。

7. 重复测试间隔时间应至少4分钟,但在气道阻塞患者中可能需要更长的时间(>10分钟),以保证受试者肺内剩余的测试和标示气体得以全部排空。测试间隔中应尽量保持坐位而避免运动,做数次深呼吸动作有助于促进测试气体的排出而缩短测试间隔。

三、适应证与禁忌证

(一)适应证

1. 累及肺间质的疾病,如间质性肺疾病、肺气肿、肺水肿、肺肿瘤等引起肺泡-毛细血管膜弥散障碍或 V/Q 比失衡的疾病。

2. 呼吸困难或活动后气促查因,不明原因低血氧的疾病。

3. 怀疑肺损伤或毁损肺的患者,尤其有 TLC 减少,限制性肺通气功能障碍的疾病需要进一步了解其弥散功能。

4. 胸外科手术患者及有呼吸系统相关疾病的其他部位手术的术前风险评估。

5. 高原或航天、潜水等特殊要求职业的常规体检以及流行病学调查中需要了解受试者的弥散功能。

(二)禁忌证

1. 绝对禁忌证

(1)最大屏气时间低于7秒的受试者。

(2)用力肺活量<1L 的受试者。

2. 相对禁忌证

(1)严重气短或剧烈咳嗽不能配合屏气的受试者。

(2)有其他不适宜用力吸气、屏气检查的禁忌证,如近3个月内患心肌梗死、休克者,近4周内严重心功能不稳定、心绞痛、大咯血、癫痫大发作者、未控制的高血压患者(收缩压>200mmHg,舒张压>100mmHg)患者等,禁忌同用力肺功能检查。

四、肺弥散功能测定的临床应用

凡能影响肺泡毛细血管膜面积与弥散能力、肺泡毛细血管床容积以及 CO 与血红蛋白结合能力者,均能影响 CO 弥散量,使 D_LCO 和 D_LCO/V_A 测值增高或降低。

(一)肺弥散量增高的病理生理状态或疾病

左向右分流的先天心脏病、世居高原的居民、运动过程、左心衰竭、平卧体位以及红细胞增多症等。

(二)肺弥散量降低的病理生理状态或疾病

肺毛细血管床容积减少导致弥散面积减少,如肺气肿、肺叶切除术后等;弥散距离增加,如间质性肺疾病、肺水肿等;肺泡破坏引起的肺血管病,如肺动脉高压;血红蛋白水平下降,如贫血等。

（三）肺弥散功能障碍的程度分级

D_LCO 和 D_LCO/V_A 是反映弥散功能的主要指标,其异常的严重程度的判断见表9-4。应强调的是,肺弥散功能受损的严重程度,需结合受试者的病史及临床资料进行综合分析。

表9-4　肺弥散功能障碍的异常分级

级别	% 预计值 /%
正常	80~120
轻度	60~79
中度	40~59
重度	<40

第4节　气道反应性测定

支气管激发试验是通过物理、化学、生物等人工刺激,诱发气道平滑肌收缩,然后借助肺功能指标的改变来判断支气管是否缩窄及其程度的方法。这是测定气道高反应性(AHR)最常用、最准确的临床检查。支气管激发试验方法很多,吸入型激发试验是最常用的激发方法,组胺和乙酰甲胆碱是最常用的激发剂。

一、适应证与禁忌证

（一）适应证

1. **临床疑诊为哮喘的患者**　对临床症状不典型但疑诊为哮喘的患者,可以进行支气管激发试验检查;一般不用于临床已明确诊断的哮喘患者,尤其在急性发作期。不典型的哮喘症状主要包括在吸入冷空气、运动、呼吸道感染、暴露于工作场所或吸入变应原后可引起的喘息、呼吸困难、胸闷或咳嗽等症状。若支气管激发试验为阳性,表明气道反应性增高,有助于临床哮喘的诊断。

2. **慢性咳嗽查因的患者**　引起慢性咳嗽的原因众多,常见的有:咳嗽变异型哮喘(CVA)、上气道咳嗽综合征(UACS)、嗜酸粒细胞性支气管炎(EB)、变应性咳嗽(AC)、胃食管反流性咳嗽(GERC)等。若支气管激发试验为阴性,表明无气道高反应性,有助于临床排除 CVA 的诊断。

3. **反复发作性胸闷、呼吸困难患者**　引起反复发作性胸闷、呼吸困难症状的原因众多,哮喘,包括胸闷变异型哮喘(CTVA)是常见原因之一。支气管激发试验有助于临床确诊或排除哮喘。

4. **对哮喘治疗效果的评估**　哮喘患者经长期治疗后,症状和体征消失,肺通气功能正常,且持续很长一段时间仍能维持稳定,此时可进行气道反应性测定,若支气管激发试验为阴性,或气道高反应性程度减轻,可调整治疗方案,予以减药或停药。

5. **其他需要了解气道反应性的疾病**　如变应性鼻炎与哮喘密切相关,常同时存在或先后发生。部分变应性鼻炎患者存在 AHR 的现象,有可能发展为哮喘。通过支气管激发试验筛查出这部分患者,对于哮喘的预防和早期干预具有重要的指导作用。

（二）禁忌证

1. 绝对禁忌证

（1）曾有过致死性哮喘发作，或近 3 个月内曾有因哮喘发作需机械通气治疗者。

（2）对吸入的激发剂有明确的超敏反应。

（3）基础肺通气功能损害严重（FEV_1<60% 预计值或成人<1L）。

（4）不能解释的荨麻疹。

（5）在过去的 3 个月内有心肌梗死或脑卒中。

（6）未控制的高血压（收缩压>200mmHg 或舒张压>100mmHg）。

（7）有其他不适宜用力通气功能检查的禁忌证。

2. 相对禁忌证

（1）基础肺功能呈中度阻塞（FEV_1<70% 预计值），但如严格观察并做好充足的准备，则 FEV_1>60% 预计值者仍可考虑予以激发试验。

（2）肺通气功能检查已诱发气道阻塞发生，在未吸入激发剂的状态下 FEV_1 即下降>20%。

（3）基础肺功能检查不能很好配合的受试者。

（4）近期呼吸道感染（<4 周）。

（5）哮喘发作或加重期。

（6）妊娠、哺乳妇女。

（7）正在使用胆碱酶抑制剂（治疗重症肌无力）的患者不宜做乙酰甲胆碱激发试验；正在使用抗组胺药物的患者不宜做组胺激发试验。

二、试验流程

（一）测定基础肺功能

肺功能常用指标包括 FEV_1、PEF 和比气道传导率（sGaw）等，以 FEV_1 最常用。

（二）吸入生理盐水再测定肺功能

一方面，让患者认识吸入激发试剂的过程，减轻其心理负担，熟悉吸入方法，增加吸入过程的协从性；另一方面，观察稀释液生理盐水是否对肺通气功能有影响，作为以后吸入激发物的对照。若吸入生理盐水后 FEV_1 下降>10%，则其本身即可增加气道反应性，或患者经数次深吸气诱发气道痉挛，其气道反应性较高，此时试验不宜继续进行，或采用最低浓度（剂量）的激发物做起始激发，但需严密观察，谨慎进行，同时在试验报告中注明。

（三）吸入激发试剂

从低浓度（剂量）开始，按不同方法吸入激发试剂，吸入后再测定肺功能，直至 FEV_1 较对照值下降 ≥20%，或出现明显的不适及临床症状，或吸入最高浓度（剂量）为止。

（四）吸入支气管扩张剂

若激发试验阳性且伴明显气促、喘息，应给予支气管扩张剂吸入以缓解患者症状，经过 10~20 分钟肺功能指标恢复后终止试验。

三、支气管激发试验的临床应用

(一) 安全性

尽管检查中危急重症的发生率很低,但是仍应引起医护人员的重视,做好安全防范措施。

1. 检查前需详细了解病史,掌握检查的禁忌证,签署知情同意书。

2. 肺功能室应配备相关的监护设备、急救物品和吸氧装置。

3. 在激发试验过程中,操作者除观察肺功能指标的改变外,还应对受试者的反应,如有无出现咳嗽、喘息、呼吸困难等进行严密观察,对可能发生的危险备有应急预案。

4. 激发剂应从低浓度(剂量)开始,逐渐增加;当 FEV_1 较对照值下降 ≥ 20% 即应及时终止激发试验;激发后应及时给予短效支气管舒张剂吸入,以便快速扩张已收缩的支气管。

(二) 结果判断

尽管肺功能测试指标众多,但 FEV_1 仍是目前最主要和最常用的判断指标。

1. **定性判断** 在试验过程中,当 FEV_1 较对照值下降 ≥ 20% 可判断为激发试验阳性,即气道反应性增高;当吸入最大浓度激发剂后,FEV_1 仍未达上述标准,则为气道反应性正常,激发试验阴性。

2. **定量判断** 累积激发剂量(PD)或累积激发浓度(PC)常可用于定量判断气道反应性。如 PD_{20}-FEV_1 是指使 FEV_1 较基线下降 20% 时累积吸入刺激物的剂量,PC_{20}-FEV_1 是使 FEV_1 较基线下降 20% 的累积激发浓度。而且,可以依据 PD_{20}-FEV_1 或 PC_{20}-FEV_1 对 AHR 的严重程度进行分级(表 9-5)。

表 9-5 气道高反应性分级

分级	组织胺	乙酰甲胆碱	
	PD_{20}-FEV_1/mg(μmol)	PD_{20}-FEV_1/mg(μmol)	PC_{20}-FEV_1/(g·L^{-1})
重度	<0.031(0.1)	<0.035(0.18)	<0.25
中度	0.031~0.275 (0.1~0.8)	0.035~0.293 (0.18~1.4)	0.25~1.0
轻度	0.276~1.012 (0.9~3.2)	0.294~1.075 (1.5~5.4)	1.0~4.0
可疑或极轻度	1.013~2.400 (3.3~7.8)	1.076~2.500 (5.5~12.8)	4.0~16
正常	>2.400(>7.8)	>2.500(>12.8)	>16

(三) 临床应用

支气管激发试验主要适用于协助临床诊断 AHR,尤其是对支气管哮喘的诊断及鉴别诊断。此外,亦用于对支气管哮喘患者病情严重度的判断和治疗效果的分析;并可用于对气道疾病发病机制的研究。

1. **协助哮喘的诊断及鉴别诊断** 典型的支气管哮喘在排除可能相关的其他肺部疾病

后,根据病史、体征比较容易得出诊断。但对于轻度支气管哮喘、CVA 或合并变应性鼻炎而哮喘处于潜伏期的患者,AHR 可能是唯一的临床特征和诊断依据。AHR 的早期发现对于支气管哮喘的预防和早期治疗具有重要的指导作用。

支气管激发试验阴性者可考虑排除哮喘,但阳性者并不一定就是哮喘。许多其他疾病,如变应性鼻炎、慢阻肺、病毒性上呼吸道感染、过敏性肺泡炎、结节病、支气管扩张症、左心衰竭以及长期吸烟等也可能出现 AHR,表现为支气管激发试验阳性,但阳性时 PD_{20}-FEV_1 或 PC_{20}-FEV_1 较高,而哮喘患者则较低。

2. 评估哮喘严重程度及预后。

3. 判断疗效。

第5节 呼吸力学检测

一、肺顺应性

顺应性(compliance)是一物理学概念,是弹性物理的共同属性,即单位压力改变时所引起的容积改变。呼吸系统顺应性测定是呼吸力学研究的重要方面,肺顺应性、胸壁顺应性和总顺应性合称为呼吸顺应性,其中肺顺应性是呼吸系统顺应性测定的主要内容。

(一)概念

顺应性(C)是指单位压力改变(ΔP)时所引起的容积变化(ΔV),即 $C=\Delta V/\Delta P$。肺顺应性(C_L)则为单位跨肺压(Ptp)所引起的肺容积变化,即 $C_L=\Delta V/Ptp$。

由于 Ptp= 肺泡压(Palv)– 胸膜腔内压(Ppl)

因此 $C_L=\Delta V/Ptp=\Delta V/(Palv–Ppl)$

肺顺应性又分为静态肺顺应性(C_{Lst})与动态肺顺应性(C_{Ldyn})两种。C_{Lst} 是指在呼吸周期中气流暂时阻断时所测得的 C_L。由于气流阻断时(Palv=0),此时的 Ppl 即代表跨肺压,即 $C_{Lst}=\Delta V/\Delta Ppl$。由于气流阻断时气道阻力为零,此时 Ppl 完全用于克服肺弹性阻力,故 C_{Lst} 反映肺组织的弹力。C_{Ldyn} 则指在呼吸周期中气流未阻断时所测得的 C_L,受肺组织弹力和气道阻力的影响。

(二)影响肺顺应性的因素

1. **肺容积** 是影响肺顺应性最主要的因素。不同肺容积时,肺顺应性测定值并不完全一致。在高肺容积时,肺顺应性最低,而当肺容积接近残气量位时,顺应性最高。由于肺顺应性受肺容积的影响,故需将肺顺应性实测值除以肺容积,才能真正表示肺组织弹性,常表示为肺顺应性/FRC,即比顺应性。如以该值表示顺应性,则不同性别、年龄组基本相同,即弹性相同。

2. **呼吸的不同阶段** 在吸气相和呼气相时测得的肺压力-容积曲线并不一致。在相同的跨肺压之下,呼气相肺容积改变要较吸气相为大,这是由于呼气动作发生在吸气之后,所以呼气相肺容积改变仍然受吸气相肺容积改变过程的影响,这种现象物理上称为滞后现象,它是弹性物体的共同特征。在正常呼吸频率和潮气量情况下,这种滞后现象可忽略不计,但当呼吸频率减慢或深呼吸时,则变为较明显。

3. 肺组织弹性 肺组织本身弹性决定于肺泡壁上以及细支气管和肺毛细血管周围的弹性纤维,而胶原纤维对肺弹性影响甚少。

4. 性别、年龄和身高 男性较女性的顺应性高 40%,但比顺应性相同,因此不同性别之间肺弹性无内在的差别。随年龄增加,肺顺应性逐渐增加,肺容积也相应增加,因此用比顺应性更能反映肺弹性的真正变化。成人和儿童比顺应性相同,老年人倾向于下降。动、静态肺顺应性均与身高呈明显正相关。肺顺应性随身高增长而增加的趋势可能与肺泡数量的增加有关。

5. 体位 肺顺应性在坐位最高,俯卧位次之,仰卧位最低。体位对肺顺应性的影响主要是因为体位变化对肺容积和肺血流量的影响。

(三) 临床意义

1. 肺顺应性降低 见于:①限制性肺疾患,包括各种肺纤维化、肺不张、胸膜增厚、肺实变、肺水肿使肺容积减少,C_L 降低;②急性呼吸窘迫综合征患者由于肺泡表面活性物质减少,而致表面张力增大,肺泡易于萎陷,C_L 降低。

2. 肺顺应性增大 常见于肺气肿,由于患者肺泡壁破坏,肺泡气腔体积增大,以及弹性纤维被破坏,肺组织弹性降低,故 C_{Lst} 增大。但是,由于肺气肿患者肺弹性减弱,对支气管环状牵引力也减弱,病变部位支气管易塌陷闭合,而致肺单位充气不均,使 C_{Ldyn} 降低。此外,小气道疾患时,肺顺应性受呼吸频率的影响。在呼吸频率较低时,气体有足够的时间进出有病变的肺单位(慢肺泡),因此慢肺泡的 C_{Lst} 正常;但在呼吸频率增加时,由于吸气时间缩短,气体进出慢肺泡的量逐渐减少,最终只能进出快肺泡,因此吸入气体的分布范围逐渐减小,肺泡扩张受限,致 C_{Ldyn} 降低。呼吸频率增快时,顺应性降低,称为 C_{Ldyn} 的频率依赖性(frequency dependence of dynamic compliance,FDC)。随着病情加重,FDC 更加明显。由于慢肺泡通气量小于快肺泡,慢肺泡为低 V/Q 肺单位,容易导致低氧血症。

除此,肺顺应性的检测更常用于机械通气,习惯测定总顺应性。通过呼吸机测定呼吸系统的 P-V 环,在指导机械通气、呼吸衰竭监护、处理以及辅助诊断机械通气并发症方面皆有重要意义。

二、气道阻力

(一) 概念

按阻力的物理特性不同可分为弹性阻力、黏性阻力和惯性阻力。在呼吸力学上,弹性阻力用其倒数即顺应性的形式来表示。惯性阻力较小,平静呼吸时接近于零。因此气道阻力是指气流产生的黏性阻力,是在呼吸过程中空气流经呼吸道时,由气流与气道壁之间以及气流本身相互摩擦而造成的。气道阻力为产生单位流量所需要的压力差,通常以每秒通过 1L 空气量($\dot{V}=1L/s$)在肺泡和气道开口处(口腔)所造成的压力差(ΔP)来表示,即 $Raw=\Delta P/\dot{V}$。气道阻力的大小与气流方式、气体性质、气道口径和长度、肺容积大小等有关。

在人体,因周围气道支气管数目增多,总横截面积不断增大,故周围气道气流多为层流,而中心气道则易形成湍流。影响气道阻力的主要因素是气道半径。当气流为层流时,气道阻力与气道半径的 4 次方成反比,即气道半径缩小 1/2,气流阻力即增大 16 倍。当气流为湍流时,气道阻力与气道半径的 5 次方成反比,即气道半径缩小 1/2,气流阻力增大 32 倍。

为排除肺容积对气道阻力的影响,通常以 FRC 位时的气道阻力为标准。气道阻力的倒数为气道传导率(Gaw),即 $Gaw=1/Raw=\dot{V}/\Delta P$,表示每单位驱动压所引起的流量。Gaw 与 FRC 之比称为比气道传导率(sGaw),即 $sGaw=Gaw/FRC$,表示每单位肺容积的气道传导率,更适宜进行不同肺容积个体之间的比较。

(二)测定方法

由 $Raw=\Delta P/\dot{V}$ 公式可见,测定气道阻力需要两个数据:肺泡和气道开口处的压力差和流量。流量可用流量仪测定,气道压力差可通过以下方法测定:

1. 脉冲震荡法 脉冲震荡(IOS)法将信号源与被测试对象分离,信号源外置,由震荡器产生外加的压力信号,施加于平静呼吸时受试者的呼吸系统,测量该系统对该压力的流速改变,这样就测得了呼吸阻力。由于测定是在呼吸运动状态下测定,所以 IOS 所测得的阻力不只是一般所说的气道阻力(黏性阻力),而是整个呼吸系统的阻力,包括气道、肺组织、胸廓的黏性、弹性和惯性阻力,即为呼吸阻抗(Z_{rs})。

由于呼吸总阻抗中的黏性阻力绝大部分来自气道,包括中心气道阻力和周边气道阻力两部分,所以 IOS 测定气道阻力时,不同频率的震荡波传导的距离不同,反映的部位也不同,如低频震荡波,频率低,波长长,能量大,被吸收的也少,能到达呼吸系统各部分,反映总气道阻力;而高频震荡波,频率高,波长短,能量小,被吸收的又多,震荡波就不能达到细小的支气管,所以只能反映中心气道阻力的变化。

2. 体积描记仪法 在压力型体描仪中,密闭箱的容积是固定的。在呼吸过程中,不但有呼气和吸气流量的变化,同时也有箱内压力和肺泡内压力的同步变化。在 FRC 位受试者通过呼吸流速传感器作浅快呼吸时,可在屏幕上显示呼吸流量($\dot{V}$)对箱压的变化(P_{box})坐标图(图 9-10)以及口腔压力(P_m)对肺容积改变(V)坐标图(图 9-11)。由于测试时气流暂时阻断,使呼吸道与肺泡形成一密闭空间,此时测得的口腔压改变(ΔP_m)等于肺泡压(ΔP_A)改变。由于胸廓容积的增量即肺容积的增量(ΔV)等于密闭舱容积的减量,而密闭舱容积的减少引起舱内压的增高,因此肺容积的变化与舱内压变化呈正比关系。

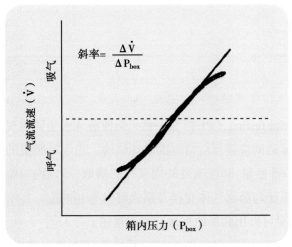

图 9-10 呼吸流量($\dot{V}$)变化与体描箱内压力(P_{box})变化曲线

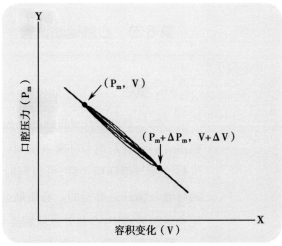

图 9-11 口腔压力(P_m)变化与肺容积(V)变化曲线

口腔压代表肺泡压,箱内压反映了胸膜腔内压。阻断器在平静呼气末(P_m,V)关闭,同时受试者继续吸气动作,口腔压降低,同时箱内压升高。箱内压的增高反映了胸腔内气体容积的变化。曲线末端代表了吸气末水平(P_m–ΔP_m,V+ΔV)。曲线的斜率取决于阻断器关闭时肺内气体的容积(即 FRC)。

因 Raw=ΔP/$\dot{V}$,在受试者浅快呼吸过程中,阻断器开放时可以得到气流流速($\dot{V}$)与箱内压之间的关系,即 V/P_{box};在阻断器关闭时,可以得到肺泡压(P_A)与箱内压之间的关系,即 P_A/P_{box}。将上述两条曲线的斜率相除,即可计算出气道阻力。

(三)临床意义

气道阻力增加见于以下疾病:

1. **支气管哮喘** 哮喘患者气道阻力增加,特别是发作期,即使在缓解期,气道阻力也较正常增高 2~3 倍。其吸气相和呼气相的阻力均明显增加,呼气相更显著。这是因为哮喘患者主要病理改变是支气管黏膜充血、水肿和平滑肌痉挛,气道的基本结构仍完整,肺组织结构正常,因此吸气相和呼气相的气道阻力均增加,但由于呼气时气道内径缩小,所以呼气时气道阻力增加更明显。

2. **慢阻肺** 不论急性加重期或缓解期患者 Raw 均增高,其中呼气相阻力显著高于吸气相阻力的增加,同时呼气流量亦呈相应降低。这是因为慢阻肺的主要病理特点是肺组织弹性减弱,气道管壁破坏,肺组织对支气管的环状牵引力减弱,致使气道口径缩小,在呼气相容易出现塌陷,甚至完全陷闭,而吸气时在胸腔和间质负压的作用下仍能保持开放,因此呼气相气道阻力显著增加,而吸气相增加有限,甚至基本正常。此外,慢阻肺患者小气道黏膜充血、水肿、痰栓等使气道狭窄,也是造成气道阻力增加的重要原因。同时,由于肺组织各部位"时间常数"不一致,"慢速充盈"肺泡充气和排空的速度较慢,对周围的肺泡管造成压迫,引起阻塞。

3. **气道阻塞** 气管内有黏液、渗出物、气道肿瘤、异物、瘢痕或气管外病变压迫等原因引起的气道阻塞均会导致气道阻力增加。

(梁斌苗)

第 6 节 心肺运动试验

一、概述

心肺运动试验(cardiopulmonary exercise testing,CPET)是一种可以使临床医生同时观察患者心血管系统和呼吸系统对同一种运动的应激反应情况的临床试验。由于呼吸道的气体交换与循环相关联,可以同时反映心排血量、肺血流及外周氧气的摄取,所以同时监测呼吸与循环是可行的。心脏联合循环系统与肺部气体交换及肌肉呼吸等相匹配。在给定负荷的运动中,心血管系统输送氧气情况可以用肺部的气体交换来描述。

肺呼吸功能(VO_2 和 VCO_2)与细胞呼吸功能(QO_2 和 QCO_2)通过循环而相互偶联。循环过程以能满足细胞对氧的需求(QO_2)的速率而增加,心排血量随 QO_2 的增加而成比例增加。在运动期间,心血管和呼吸两大系统均处于应激状态,以满足肌肉运动时需氧的增加,并排出生成的二氧化碳。心肺运动试验有助于临床医生同步了解精确的代谢条件下细胞、心血管系统及呼吸系统的反应情况。运动试验中若没有确定气体交换,就不能真实评估心血管系统和呼吸系统在细胞呼吸方面的作用。CPET 有助于临床医生区分常态和病态,对偶联机制进行分级,以及评价对病变器官系统的治疗效应。CPET 是了解心血管系统和呼吸系统病理生理的一种最廉价和最有效的诊断方法。与其他诊断性试验只评价单一器官系统不同,CPET 可同步评价运动时相关的每一个器官系统。限定于测量心电图的运动试验仅能支持对心肌缺血作出诊断,若某患者存在混合型的缺陷(心脏和肺),单纯测量心电图的试验就无法准确对其作出诊断。

二、心肺运动适应证

1. **鉴别诊断** 当呼吸困难和运动受限的原因不确定(需要鉴别诊断)时,CPET 可用作诊断。

2. **残疾评估** CPET 对残疾的评估虽不是最基本的,但也相当有价值,它可提供运动能力的客观评价指标和运动能力受损程度评价。

3. **康复治疗** CPET 可以给患者提供合适运动水平的信息,以避免不适当的应激。测试结果用于指导临床医师制订物理康复治疗的运动处方。目前广泛应用于心脏康复和肺康复,同样可以客观评价康复治疗的效果。

4. **外科手术前风险评估** CPET 对将要进行重大手术患者的术前评估很有价值;它使检测者能够评估心肺系统在无氧 ATP 生成、乳酸酸中毒之前所能动员的有氧 ATP 补充生成的应激水平。可以预见,与静息心肺功能测定相比,对于代谢应激时心肺储备能力的评价,CPET 可以提供更多的信息。

5. **心力衰竭的严重程度分级** CPET 检测出的峰值 VO_2 和其他一些指标是预测慢性心力衰竭患者生存时间的有价值指标,是用于评价心脏移植患者优先权的基本方法。

6. **慢阻肺预后分级** 峰值 VO_2 是一项预测慢阻肺患者生存的一项较好的指标。也可以通过运动功率的检测评估肺减容术能否获益。

7. **评估治疗效果** 心脏、肺和外周循环、肺脏和通气器官的主要作用是支持细胞呼吸,尤其是运动时增加的骨骼肌的呼吸。因此,运动时呼吸反应的测定可以提供对这些器官系统功能的最直接而全面的评估。对于慢性心力衰竭、心脏瓣膜病、间质性肺病、肺血管病变等都可以通过心肺运动试验评估其治疗效果。

8. **为临床试验选择患者** 可以客观评估受试者的功能状态。

CPET 的实用性体现在以下几个方面,它可以使检测者:①量化受试者的运动受限水平;②评估从肺到细胞的气体交换偶联各个环节的最大工作能力;③判定限制运动的具体器官系统;④判定运动受限发生时的 VO_2。上述评估可以通过短时(10 分钟左右)、渐进、非稳态的运动试验做到,而不必由几个相对较长的时间段组成的运动试验进行评估。CPET 亦能放大异常的心肺功能,并且有些异常情况仅在运动时才会出现(例如运动诱发的心肌缺血)。

三、运动实验室和设备

1. 实验室环境 一个配备良好的实验室,包括气体交换测量、血压和心电图监测,可以提供更全面的数据。患者可以在一个相对固定且负荷可控制、可重复的功率测试设备上连续进行测量,同时可以采集血液标本。实验室应该配备空调,能调节至合适的温度和湿度。实验室环境不应嘈杂,应给患者舒适的感觉。控制进入实验室人数,只允许操作试验者及保证患者安全的必需人员进入。总之,要使患者获得最大信心并顺利完成测定,一个既令人愉快而又具专业水准的环境是必需的。

2. 气体交换测量 有混合室法和逐次呼吸测量系统。采用合室系统时,当呼出气通过一个大小固定或可变的混合室时,气体被采集,并且可以用流速或容量测定仪对其中的 O_2 和 CO_2 浓度进行分析。逐次呼吸测量系统连续测量气流或容量,并实时测量呼出气 O_2 和 CO_2 浓度。目前逐次呼吸测量技术已经较为成熟,广泛精确运用于气体测量分析。

3. 容量、流量或通气的测量 运动过程中测定容量和流量常常通过测定呼气流量再通过流量积分计算容量。但是若将测量容量或流量的装置直接置于呼吸环路中将需要考虑气流阻力、线性和频率响应。目前市面上使用的流量装置有呼吸速度描记器,Pitot 管式、涡轮式和热线式风速计。

4. 呼吸活瓣、口含嘴和面罩 有些气体交换系统需要用呼吸活瓣将吸入气流和呼出气流分开,以便收集和分析呼出气。理想活瓣可防止吸气和呼气气流相互混杂,不对呼吸产生阻力,重复呼吸容量小;轻便小巧,易于清洗消毒,价格便宜;不会产生湍流,运行安静。通过口含嘴进行呼吸,有时还需要鼻夹的配合使用以保证吸入和呼出气体全部通过口含嘴。也可以通过面罩呼吸采集气体,需要选择合适大小和形状来罩住患者口鼻,防止气体通过面罩边缘泄漏。面罩的无效腔通常比口含嘴和鼻夹稍大。

5. 气体分析仪 O_2 和 CO_2 分析仪测量气体分压受水蒸气、采样系统压力、大气压和海拔高度影响。因此,对于一给定浓度分数的气体来说,在传感器部位,这些条件的任何改变都将错误测量该被测气体的浓度,所以需要每日进行测试系统定标。

6. 功率测试设备 活动平板和功率自行车两种设备相比较,平板测量出来的峰值 VO_2 通常比踏车运动高 5%~10%。但是平板运动在测量通气、气体交换和血压方面会产生运动伪差,而且平板不如功率车能够准确计算功率。对于运动中选择平板还是功率车,需要根据被测试者的实际情况来确定,有时为了准确测量还需要事先反复练习所需采用的运动设备。

7. 运动中的监测 运动过程需要监测运动心电图、运动中的血压、血氧计,有时为了进一步诊断和解释还需要采集血样本或留置动脉导管。

四、运动试验的准备

理想情况下,应预先与申请医师讨论以明确试验类型和原因,有助于决定优先选择平板或者功率车作为运动方式。讨论决定是否行动脉置管,运动中是否需要吸氧,是否在服用影响检测结果的药物,运动潜在的风险及禁忌证等。当运动试验确定后,提前告知患者穿舒适的衣服、低跟或运动鞋,检测前 2 小时或更长时间清淡饮食,禁烟和咖啡至少 2 小时,向患者简要介绍运动试验,告知运动所需时间和我们的期望。

五、试验流程

1. 预实验 记录脱鞋后准确身高和体重。测定安静状态下肺活量(VC)、吸气容量(IC)、第 1 秒用力呼气容积(FEV₁)、最大通气量(MVV)。对于有肺部疾病或呼吸困难的患者,需测定血红蛋白、碳氧血红蛋白和 DLCO。

2. 填写知情同意书。

3. 熟悉仪器和运动过程 告知运动中若出现窘迫或者不能继续运动的情况可以停止运动,在运动中可以用拇指向上表达满意或者拇指向下表示有困难但是可以坚持,也可以用手指表达不适部位(胸或腿)。

4. 安装电极片和运动中监测装置,佩戴口含嘴或者面罩 保证口含嘴或者面罩周围密闭。

5. 运动开始 功率车或者平板运动,常规采取症状限制性最大递增运动方式;功率递增的选择需根据患者基础疾病情况和身高、体重及年龄来估算。运动过程包括静息、低水平运动、功率递增运动直至症状限制终止运动。整个过程维持 10 分钟左右。检查过程中观察患者面部表情,关注血压和心电图的异常改变,检查口鼻是否有漏气,观察患者是否有窘迫征象,鼓励患者尽最大努力。当患者认为其必须停止时,则要及时终止试验。若患者表情痛苦,或收缩压或平均血压下降>10mmHg,或出现明显心律失常,或 ST 段压低 3mm 或者更多,则需去掉运动设备阻力。若功率车运动时转速不能维持 40 转/min 以上时也应终止运动。

6. 运动结束后恢复 在运动设备阻力降为 0 后,嘱患者在恢复期继续做缓慢无负荷运动,并继续通过口含嘴或者面罩呼吸至少 2 分钟,以免剧烈运动突然终止时,血压骤降和轻微头痛,或可能发生的心律失常。

7. 运动后提问和再评估 取下呼吸口含嘴或者面罩后,检查者应立即以非诱导的方式询问患者什么症状迫使其终止运动。提出一系列问题用于了解患者运动受限的原因。例如,区分腿痛和胸部不适的确切特征是非常重要的。特别需要注意,证实这些症状是否会使患者在实验室外再次出现劳力性呼吸困难或运动性胸痛和其他不适,这点通常比较有价值。回顾数据时,如果数据显示该症状限制试验是由于患者用力不足而提前终止的,建议在恢复阶段 30~45 分钟后重复该试验。

六、运动试验常用检测指标

1. 最大摄氧量(VO₂max)和峰值 VO₂ 最大摄氧量(VO₂max)定义为功率递增试验中在机体达到疲惫前不能再正常随功率增加相应上升[<10ml/(min·w)]的摄氧量。峰值 VO₂是在递增运动试验中假定尽最大努力运动的最高摄氧量,可能等于或小于最大摄氧量。实际测量中得出的称为峰值摄氧量,只有少数运动员水平的测试者可能会出现最大摄氧量的平台。不同国家对于峰值摄氧量的预计值有不同的计算公式,目前较多测试仪普遍采用 Hasen/Wasserman 方程式,其公式如下:

男性踏车运动峰值 VO₂(L/Min)的方程:理想体重(kg)=0.79×身高(cm)-60.7。

若实际体重等于或超过理想体重:峰值 VO₂=0.033 7×身高 -0.000 165×年龄×身高 -1.963+0.006×体重(实际 - 理想)。

若实际体重小于理想体重：峰值 VO_2=0.033 7×身高 −0.000 165×年龄×身高 −1.963+0.014×体重（实际 − 理想），（对于年龄<30 岁的成年人，使用 30 岁年龄）。

女性踏车运动时峰值 VO_2（L/min）的方程：理想体重（kg）=0.65×身高（cm）−42.8。

峰值 VO_2=0.001×身高×（14.783−0.11×年龄）+0.006×体重（实际 − 理想）

（对于年龄<30 岁的成年人，使用 30 岁年龄）

建议：①报告的峰值 VO_2 应该使用峰值运动时 20~30 秒的数据平均值，而不是单次或<10 秒数据的平均值。②该参考值主要运用于久坐的男性或女性，运动员或平日有大量运动的人们参考值应更高。在相对较短时间（2 周）极度不活动，大多数人 VO_2 会降低。③对于具有较高身体素质的群体，推荐的预测值可能偏低；对于身体素质偏低的群体，推荐的参考值可能偏高。同样还受海拔影响，在海拔 1 600m 水平，峰值 VO_2 将略下降（5%）；在 3 200m 时，将下降 15%~20%。④相对健康的个体口服药物可能会降低峰值 VO_2。β受体阻滞剂，特别是较高剂量的药物很可能出现这种情况。⑤考虑到研究人群的广泛变异性和多系列参考平均值的变异性，正常值的下限为所选平均参考值的 75%。

2. 无氧阈（AT） 无氧阈（AT）用摄氧量的单位（ml/min 或 L/min）表示。对于正常受试者，血乳酸水平开始升高时对应的 VO_2 称为 AT，能通过无创测量 V- 斜率法进行测定。许多研究中 AT 的最低值是峰值 VO_2 预计值的 40%，随年龄增高 AT 的预计值与峰值 VO_2 预计值的比值相应升高，在大多数老年人中接近峰值 VO_2。运动员与非运动员比较，AT 与峰值 VO_2 比值会相应偏高。运动方式也会对其值产生影响，同一受试者踏车较平板检测，测得无氧阈值会偏低。

3. 峰值心率（HR）和心率储备（HRR） 两个常用成人峰值心率预计公式：220− 年龄（岁）和 210−0.65×年龄（岁）。心率储备的概念可用于估计运动中心血管系统的相对负荷，但应谨慎使用。正常心率储备为零。由于正常人群变异性、配合欠佳、药物作用或由于心脏、外周血管、肺、内分泌或肌肉骨骼疾病等情况，可能无法达到平均预测峰值心率。

4. 氧脉搏（VO_2/HR） 摄氧量和心率的比值（VO_2/HR）定义为氧脉搏，其值取决于每搏量和动静脉血氧含量差。动静脉氧含量差取决于血红蛋白利用率、肺动脉血氧饱和度和外周摄氧能力。运动中 VO_2/HR 高于预计值提示心肺功能优于平均水平，反之提示心肺功能较差。临床人群中，由于心排血量低、右向左分流或外周摄氧功能差时也会出现氧脉搏低于正常预计值的情况。

5. 摄氧量与功率的关系 随功率增加，摄氧量成线性增加，用 $\Delta VO_2/\Delta WR$ 来表示摄氧量和功率的关系。大多数循环系统疾病患者的 $\Delta VO_2/\Delta WR$ 显著降低，特别是高于无氧阈值时。主要原因是氧气运输不足以完成工作。对于 6~12 分钟的递增功率踏车运动，久坐成年人的 $\Delta VO_2/\Delta WR$ 为 10.0ml/（min·W），标准差为 1.0ml/（min·W），95% 置信区间正常下限为 8.4ml/（min·W）。

6. 运动通气和呼吸储备 运动过程中呼吸频率和每分通气量都将较静息状态增加。最大通气量（MVV）与最大每分通气量（VE）的差值称为通气储备或呼吸储备。呼吸储备降低表明受试者运动能力可能受限于其通气能力。在中度至重度限制性或阻塞性肺疾病患者中，呼吸储备通常是降低的。当呼吸储备<11L/min 时，患者可能会出现通气受限。

7. 潮气量和呼吸频率 当患者运动中潮气量（VT）达到静息时的深吸气量（IC），尤其是在递增功率试验早期阶段时，或患者呼吸频率超过 50 次 /min 时，我们认为该患者存在通气受限。除了运动员和间质性肺疾病患者，呼吸频率通常不超过 55 次 /min。VT 一般不超过静息 IC 的 85%~90%，更高的百分比常见于间质性肺病。

8. 呼气末二氧化碳（$P_{ET}CO_2$） 通常在中等强度运动中，$P_{ET}CO_2$ 从静息水平上升数毫米汞柱，峰值出现在无氧阈（AT）与通气补偿点（VCP）之间，后在向峰值运动的过程中逐渐降低，这是由于通气代偿乳酸酸中毒的反应。严重通气受限患者则不能通过通气代偿乳酸酸血症的反应。运动结束时 $P_{ET}CO_2$ 增高证明运动中通气受限。

9. 气体交换关系（VE/VCO_2 和 VE/VO_2） 通气效率定义：每排出 1L CO_2 与所需通气量之间的关系。可以用 VE/VCO_2 反映 CO_2 的排出有效或无效，即映通气效率。采用线性回归方法，选择静息或运动开始到通气补偿点。

VE/VCO_2=34.4–0.072 3 × 身高（cm）+0.082 × 年龄（岁）。

VE/VCO_2 最低值或 AT 时的 VE/VCO_2，男性 =27.9+0.106 × 年龄（岁）–0.037 6 × 身高（cm），女性需要加 1.0。

10. 通过血样采集分析还能得出其他如血气分析中动静脉血氧饱和度、生理无效腔 - 潮气量比值、心排血量估算等结果，此处不详述。

心肺运动试验在近年来广泛运用到呼吸治疗领域，可以鉴别诊断一些不明原因呼吸困难、外科手术风险的评估、肺康复患者尤其是慢阻肺运动康复的运动处方制定及康复效果的检测。

（黄　蕾）

参 考 文 献

［1］ 郑劲平, 高怡. 肺功能检查实用指南 [M]. 北京: 人民卫生出版社, 2009.

［2］ WANGER J, CLAUSEN J L, COATES A, et al. Standardisation of the measurement of lung volumes [J]. Eur Respir J, 2005, 26 (3): 511-522.

［3］ 中华医学会呼吸病学分会肺功能专业组. 肺功能检查指南 (第二部分)——肺量计检查 [J]. 中华结核和呼吸杂志, 2014, 37 (7): 481-486.

［4］ 中华医学会呼吸病学分会肺功能专业组. 肺功能检查指南——肺弥散功能检查 [J]. 中华结核和呼吸杂志, 2015, 38 (3): 164-169.

［5］ 中华医学会呼吸病学分会肺功能专业组. 肺功能检查指南 (第三部分)——组织胺和乙酰甲胆碱支气管激发试验 [J]. 中华结核和呼吸杂志, 2014, 37 (8): 566-571.

［6］ 中华医学会呼吸病学分会肺功能专业组. 肺功能检查指南——体积描记法肺容量和气道阻力检查 [J]. 中华结核和呼吸杂志, 2015, 38 (5): 342-347.

［7］ MIKAMO M, SHIRAI T, MORI K, et al. Predictors of expiratory flow limitation measured by forced oscillation technique in COPD [J]. BMC Pulm Med, 2014, 14: 23.

［8］ LUKS A M. Principles of exercise testing and interpretation: Including pathophysiology and clinical applications. [M]. 4th ed. Philadelphia: Lippincott Williams & Wilkins, 2011.

第 10 章　胸部影像学检查

第 1 节　胸部 X 线检查

一、胸部 X 线检查技术

X 线能够使人体在荧光屏上或胶片上形成影像,是临床上最常用、最基本的胸部检查手段,包括 X 线透视、摄片、计算机放射摄影(computed radiography,CR)及直接数字成像(direct radiography,DR),对胸部疾病诊断、随访具有重要的价值。在检查方法上,采用正位(后前位)和侧位行胸部 X 线片检查。对于卧床患者采用前后位投照。X 线透视可进行多方位及器官运动的观察,目前不用于胸部疾病的检查,但可以动态观察膈肌运动。传统的 X 线片是以胶片为成像介质,而经历了传统的增感屏 - 胶片系统成像方式后,CR 是将 X 线拍摄的影像信息记录在影像板上经读取装置读取,由计算机算出一个数字化图像,复经数字模拟转化后由荧光屏上显示灰阶图像。DR 是采用平板 X 线探测器组直接获得数字化的放射影像,探测器是以硒为基础,具有很高的量化效率,DR 具有辐射剂量低的优势,同时增加了后处理功能,图像的清晰度和对比度大大提高,优于传统的 X 线胸片和 CR 图像,有助于实现放射科网络化和无胶片化管理。

二、正常胸部 X 线解剖

肺野是后前位胸片上自纵隔肺门向外的透光区域,沿第 2、4 前肋下缘水平画水平线将肺野分为上、中、下野,从肺尖至第 2 前肋水平为上肺野,第 4 前肋下缘至膈肌水平为下肺野;单侧肺野纵行均分为内、中、外带;肺纹理由肺动脉、肺静脉及支气管组成,表现为自肺门向外周放射状分布的树枝样高密度影,由于重力作用,立位片下肺纹理较上肺纹理增粗。肺门影由肺动脉、肺静脉、支气管及淋巴结构成,正常状态右肺门较左肺门略低,肺门的密度应低于心缘。如果肺门的密度和心缘一样,则提示肺门密度显著增高。右下肺动脉的宽度与右中间段的比例为 1:1。侧位片右肺门多位于前方,左肺门位于后方。

后前位胸片约第 4 前肋水平可显示右侧水平裂胸膜呈横行细线影;侧位片上可显示由后上向前下的斜行细线影。水平裂和斜裂将右肺分为上叶、中叶和下叶;斜裂将左肺分为上叶和下叶。正常肺段之间无明确界限,但均为尖端指向肺门,底部位于肺周围。

纵隔位于两肺之间,上为胸廓入口,下为膈,前部为胸骨,后部为胸椎。侧位胸片可以用于纵隔分区,胸骨柄下缘至胸 4 椎体下缘连线与第 4 前肋端至胸 8 椎体下缘的连线将纵隔分为上、中、下纵隔。同时胸骨后至气管、升主动脉、心脏之前定为前纵隔,食管前壁至椎体前缘定为后纵隔。气管在后前位 X 线片位于纵隔中部,第 5~6 胸椎水平分为左右主支气管,气管隆突夹角 60°~80°。横膈呈圆顶状,右膈比左膈高 1~2cm,膈肌与胸壁形成肋膈角,后肋膈角低于前肋膈角。

三、胸部 X 线应用

胸部 X 线对肺内病变、纵隔及胸腔病变(图 10-1)具有良好显示。用于评价感染如炎症、结核、霉菌,肿瘤如肺原发性肿瘤、转移瘤,寄生虫如肺吸虫、肺棘球蚴(包虫),系统性疾病如风湿类疾病,纵隔、肺门疾病如炎症、淋巴结增大、肿瘤,肺气肿、支气管扩张;健康查体或手术前检查。其他认为必要的检查如膈下的积气,用于协助肺内 / 纵隔疾病的定位,确定病变位于肺内 / 纵隔,确定病变位于肺内的叶 / 段,了解纵隔病灶定位,了解膈肌有无疾病 / 变异。然而,DR 所获的图像仍然是重叠图像,对于胸部一些隐藏部位,如纵隔旁、脊柱旁等部位病变诊断仍然存在盲区。此外胸部 X 线检查发现的病灶,进一步明确病变性质时,常常需要观察细节,需要 CT 进一步评价。

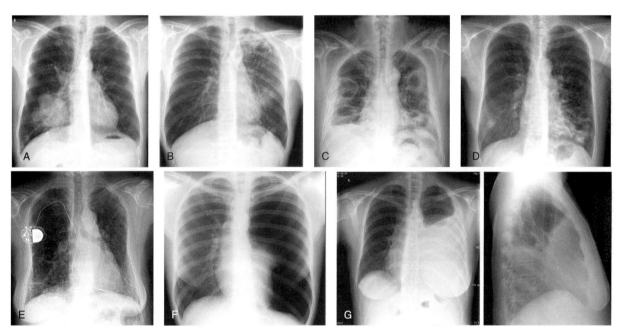

图 10-1　肺内病变、纵隔及胸腔病变的 X 线表现

A. 肺癌:胸部正位片显示右肺下叶分叶状肿块;

B. 肺结核:胸部正位片显示左肺多发结节,左肺上叶薄壁不规则空洞;

C. 肺脓肿:胸部正位片显示双肺多发大小不等空洞,部分空洞内可见气液平,右侧肋膈角消失,提示右侧胸腔积液;

D. 左肺支气管扩张:胸部正位片显示左肺多发囊状及柱状影,囊状影内可见气液平;双下肺可见对称性结节为乳头 投影;

E. 特发性间质纤维化:胸部正位片显示双肺外带多发蜂窝影,下肺为著。起搏器植入,主动脉结伴钙化;

F. 胸部正位片显示左侧大量气胸,左肺受压不张,纵隔轻度右移;

G. 胸部正侧位片显示左侧大量胸腔积液。

第 2 节　CT 检查

一、CT 技术

CT 是计算机技术和 X 线检查技术相结合的产物,与传统 X 线摄影相比,CT 图像是真正的断面图像,显示的是人体某个断面的组织密度分布图。CT 仍以 X 线作为投射源,有探测器接收人体某个层面的各个不同方向的人体组织对 X 线的衰减值,经模 / 数转换输入计算机,通过计算机处理后得到扫描断层的组织衰减系数的数字矩阵,然后将矩阵内的数值通过数 / 模转换,用黑白不同的灰度等级在荧光屏上显示出来。CT 图像具有图像清晰、密度分辨率高、无断层以外组织结构干扰等特点,像素的密度可以通过测定 CT 值反映。与普通 X 线相比,CT 检查在病变的定性与定量诊断上都具有更大的优势。扫描范围包括肺尖到肋膈角,观察肺采用肺窗(肺窗窗位 –800~500Hu,窗宽 1 000~2 000Hu)。观察纵隔,采用纵隔窗(纵隔窗窗位 30~50Hu,窗宽 300~500Hu)。

二、胸部 CT 检查的方法

(一) CT 平扫

CT 平扫是呼吸系统疾病常用的检查方法,采用横断面轴位扫描或者螺旋 CT 扫描,层厚可选 5~10mm。检查时患者制动、取仰卧位,扫描范围从肺尖至膈角,结合纵隔窗及肺窗综合观察胸部病变特征及范围(图 10-2~ 图 10-4)。胸部 CT 平扫用途:用于呼吸系统常见疾病如感染,肿瘤,纵隔、肺门疾病如炎症、淋巴结增大、肿瘤的初步评价。

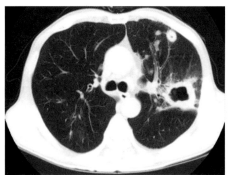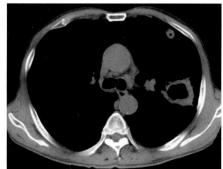

图 10-2 左肺上叶肺脓肿
胸部 CT 平扫显示左肺上叶多发空洞。

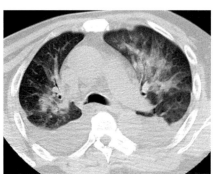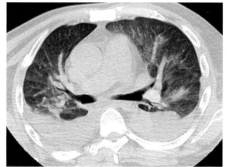

图 10-3 肺泡性肺水肿
胸部 CT 显示双肺对称性蝶翼状渗出灶,双侧胸腔积液。

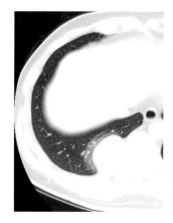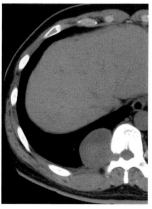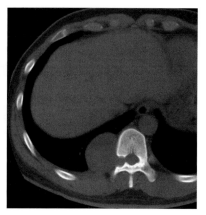

图 10-4 右后下纵隔软组织肿块

肿块与胸壁呈钝角,骨窗显示右侧椎间孔扩大,符合后纵隔神经源性肿瘤。

(二) 高分辨 CT 扫描

高分辨 CT 扫描(high resolution computed tomography,HRCT)技术为薄层扫描、高分辨算法重建图像的检查技术,比普通 CT 提高了空间分辨率,增加了清晰度,层厚一般为1~1.5mm。主要用于评价肺内细微结构,在 HRCT 上可以显示完整肺小叶。小叶间隔呈粗细一致的线状影,小叶内动脉呈圆形或分支结构,分支可达到胸膜,对弥漫性间质性病变、肿瘤、慢阻肺及支气管扩张等疾病诊断具有重要的作用(图 10-5~ 图 10-12)。其适应证:①弥漫性肺病变的诊断及鉴别诊断,如癌性淋巴管炎、间质性肺炎分型等;②评估慢阻肺影像表型,评估间质性肺疾病的活动性;③显示肺结节的形态特征及密度特征如脂肪、钙化等,以提高诊断的准确性;④引导穿刺活检。

呼气相 HRCT:作为常规吸气相 HRCT 的辅助,呼气相 HRCT 在评价各种阻塞性肺病上显示出重要的作用。正常人大多数肺区在呼气相肺实质衰减均匀增加,而阻塞性或气道疾病中,如肺气肿、哮喘、闭塞性细支气管炎、过敏性肺炎等呼气相可显示正常和阻塞肺区之间衰减差异。

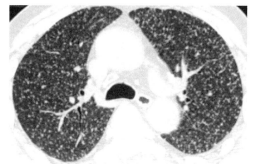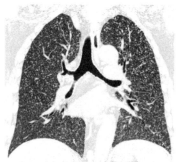

图 10-5 急性血行播散型肺结核

HRCT 显示双肺弥漫性粟粒结节,分布均匀。

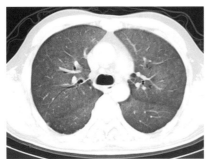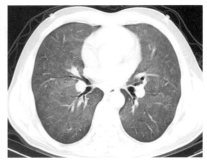

图 10-6　卡氏肺孢子虫肺炎
HRCT 显示双肺弥漫性磨玻璃影。

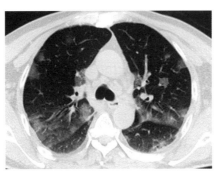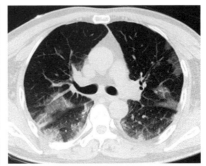

图 10-7　H1N1 病毒性肺炎
HRCT 显示多发斑片状磨玻璃影,下肺及肺野外带为著。

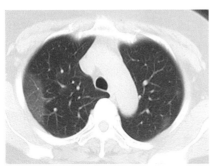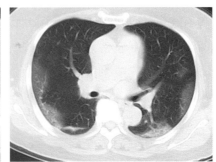

图 10-8　新型冠状病毒肺炎
HRCT 显示多发斑片状磨玻璃影,肺野外带为著。

(三) 低剂量 CT 扫描

低剂量螺旋 CT 扫描(low-dose CT,LDCT)是指在不影响成像精度的情况下,通过优化扫描参数,改变管电流、管电压和螺距等来减低辐射剂量。低剂量胸螺旋 CT 的辐射剂量仅为常规 CT 的 26%,大大降低了受检者的受辐射剂量。低剂量螺旋 CT 扫描技术能满足胸部 CT 平扫的诊断要求,在疾病的检出和定性方面已能和常规剂量 CT 扫描一致。因此,采用低剂量螺旋 CT 进行筛查既满足了图像的诊断要求,又降低 X 线辐射剂量,适合筛查(图 10-13、图 10-14)。

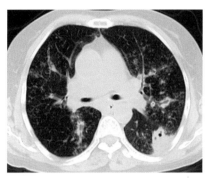
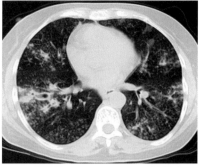

图 10-9　侵袭性肺曲霉菌病

HRCT 显示双肺多发树芽征,支气管管壁增厚,右肺下叶支气管扩张,左肺下叶实变灶。

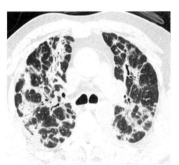
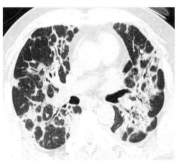
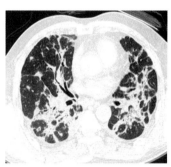

图 10-10　隐源性机化性肺炎

HRCT 显示双肺多发气腔实变,边缘清晰并支气管牵拉扩张。

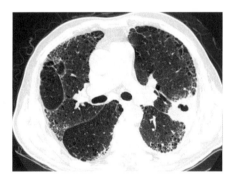
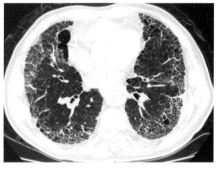

图 10-11　寻常型间质性肺炎合并左肺上叶肺癌

HRCT 显示双肺野外侧蜂窝影并支气管牵拉扩张,下肺为著,同时左肺上叶后段伴厚壁空洞。

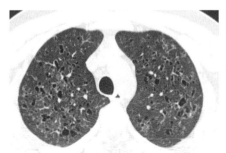
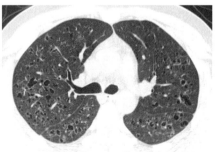

图 10-12　肺朗格汉斯细胞组织细胞增生症

HRCT 显示双肺中上野多发不规则薄囊灶及微小磨玻璃结节影。

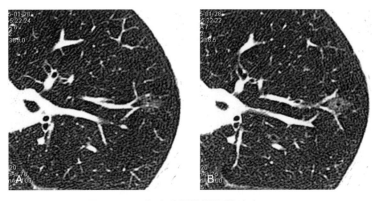

图 10-13　左肺舌段微浸润性腺癌 LDCT

A. 左肺舌段磨玻璃结节直径 5mm；B. 12 个月后随访，磨玻璃结节内出现小泡征。

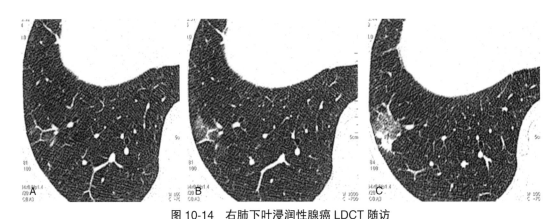

图 10-14　右肺下叶浸润性腺癌 LDCT 随访

A. 右肺下叶外基底段淡薄磨玻璃结节；B. 12 个月后随访右肺下叶外基底段磨玻璃结节增大；
C. 24 个月后随访右肺下叶磨玻璃增大并伴实性结节。

(四) CT 增强扫描

血管内注射对比剂后扫描，目的是提高病变组织与正常组织的密度差，以显示平扫未被显示或显示不清的病变，通过病变强化特征对病变作出定性诊断。扫描方式包括普通增强扫描、动态增强与 CT 灌注成像、CT 血管成像。

1. 胸部 CT 增强扫描　在平扫基础上通过静脉快速注射对比剂后进行扫描，主要用于鉴别血管性和非血管性病变；了解病变的血供情况；观察病变内血管走行，协助良恶性病变的鉴别诊断；明确纵隔病变与心脏大血管的关系。此外，拟行经皮肺穿刺活检患者，穿刺前使用增强扫描有助于排除血管性病变，了解病变内血管穿行情况，制订穿刺计划，避免术中大出血的风险（图 10-15、图 10-16）。

2. 动态增强和灌注成像　注射对比剂后对感兴趣区行多时间点扫描，以了解对比剂浓度的变化，即为动态增强，能够明确肺内病变血供的特点。灌注成像在静脉快速团注对比剂后，对感兴趣区连续进行快速 CT 扫描，通过特点算法获得肺组织或病变的血流量、血容积、平均通过时间、对比剂廓清率及增强斜率等信息可有效反映病变的血管灌注信息。主要优点是不需要动脉插管、扫描及图像后处理，简单快捷，可以从任何角度观察。目前已经作为对肺动脉、肺静脉、主动脉、冠状动脉无创评价的主要方法。

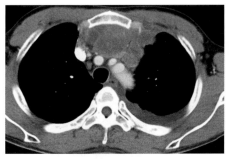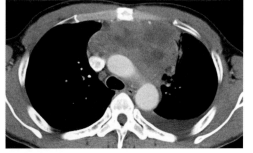

图 10-15　淋巴瘤胸部 CT 增强

前上纵隔软组织肿块增强显著不均匀强化，上腔静脉及主动脉受累。

3. **CT 血管造影**（CT angiography，CTA）　通过静脉注射对比剂后在循环血中或者靶血管内对比剂浓度达到峰值时，启动螺旋 CT 容积扫描，经过计算机重建成靶血管数字化立体影像，对肺动脉成像称为 CT 肺动脉造影（CTPA），可以显示肺动脉分布及形态（图 10-17），肺动脉栓子分布、形态、特征（图 10-18~ 图 10-20），同时可观察肺动脉直径、心腔情况。

（五）双能量及能谱 CT 扫描

双能量及能谱 CT 扫描包括双球管双能量成像技术、双层探测器技术、光子计数技术和单源顺时 kVp 切换技术等技术，实现了同时、同源、同向，一次扫描得到基物质图像、单能量千电子伏图像、能谱曲线、有效原子序数等多个有用参数，现阶段能谱 CT 在胸部检查中技术应用主要体现在以下几点。

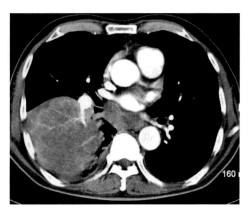

图 10-16　右肺下叶肺癌胸部 CT 增强

右肺下叶肿块不均匀强化，血管僵硬并中断、纵隔淋巴结增大。

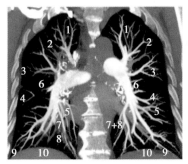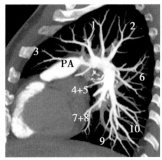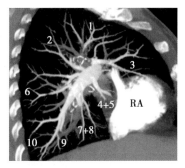

图 10-17　正常 CT 肺动脉造影肺动脉多平面容积重建

PA. 肺动脉；RA. 右心房。

上叶：1. 尖段；2. 后段；3. 前段

（右肺）中叶：4. 外侧段；5. 内侧段

（左肺）舌叶：4. 上舌段；5. 下舌段；下叶：6. 背段；7. 内基底段；8. 前基底段；9. 外基底段；10. 后基底段。

1. **肺动脉双能量 CT 成像**　可以显示肺血管同时通过碘分布检测肺内血管灌注状态。

2. **肺癌双能量 CT 成像**　能谱曲线及基物质图像有助于肿瘤的定性诊断及鉴别诊断。

3. **双能量 CT 肺通气成像**　利用氙气作为对比剂吸入后进行双能量 CT 成像可用于评价慢性阻塞性肺病和支气管哮喘的肺功能。

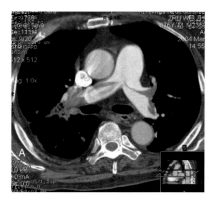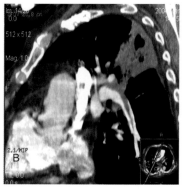

图 10-18　急性肺动脉栓塞 CTPA

A. 轴位图像肺动脉内骑跨型充盈缺损,累及肺动脉干、左右肺动脉及双肺多发叶段;
B. 多平面重建斜矢状位图像显示右肺上叶楔形实变伴空洞形成,符合肺梗死灶。

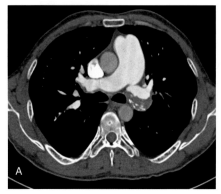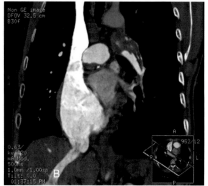

图 10-19　慢性肺栓塞 CTPA

A. 左肺肺动脉干内可见附壁充盈缺损伴钙化,右肺动脉干可见管壁不规则增厚;
B. 多平面重建显示栓子呈偏心附壁充盈缺损。

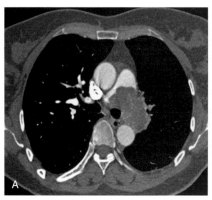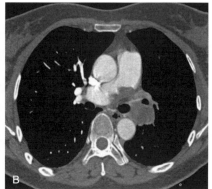

图 10-20　肺动脉肉瘤 CTPA

A. 主肺动脉及左肺动脉干充盈缺损,游离缘呈分叶状;
B. 充盈缺损累及左肺下叶肺动脉。

三、CT 后处理技术

容积扫描数据进行多种图像后处理重建克服了单纯观察横断面图像的缺点,可以从任意角度观察感兴趣区的形态,常用的方法包括多平面重建(MPR)及曲面重建(CPR)、最大或最小密度投影(MIP 或 MinP)、表面遮盖(SSD)和容积再现(VR)。

1. 多平面重建可以从任意角度观察感兴趣区的形态及比邻关系,克服了单一断层图像对病变定位困难的缺陷。

2. 曲面重建是将不在一个层面内的结构经过变性构建在同一个平面内,用于展现弯曲结构的全貌。

3. 最大密度投影显示高密度结构,如强化血管、钙化,而最小密度投影主要显示低密度结构如肺气肿区域。

4. 容积再现技术(VR)是利用选取层面容积数据的所有数据,通过计算机各个层面不同密度的体素分类,重建出含有空间结构和密度信息的三维立体图形。

5. 仿真内镜技术(CTVE)是对容积数据进行重建获得三维图像,可以使得气道腔内结构显示。

四、胸部 CT 技术的应用

1. 支气管病变的诊断及评价。

2. 肺实质性病变,包括肺结节和肿块、肺内渗出和实变性病变、肺不张、肺气肿、各种类型的肺内空腔性病变的诊断、评价及随访。

3. 肺间质性病变的诊断、评价与随访。

4. 肺血管疾病的诊断、评价及随访。

5. 纵隔及淋巴结病变的诊断、评价与随访。

6. 胸膜、胸腔、胸壁疾病的诊断、评价与随访。

五、CT 引导下肺穿刺活检

经 CT 定位后行穿刺以最小的创伤准确获得肺内(肺门区除外)病变或胸膜病变组织,以供病理学诊断使用,为临床进一步诊疗提供依据。

1. 适应证

(1)胸部孤立性占位病变。

(2)肺部多发占位病变。

(3)肺良性病变需取得局部感染细菌学或免疫学诊断以确定治疗计划。

(4)放、化疗前取得肺内恶性占位病灶细胞组织学诊断。

(5)胸腔积液、胸膜增厚伴肺部肿块的定性诊断。

2. 禁忌证

(1)可疑肺内血管源性病变(血管瘤、肺隔离症、动静脉畸形、动脉瘤等)。

(2)凝血障碍或有严重出血倾向。

(3)肺内病变可疑为棘球蚴病(包虫病)。

(4)严重肺气肿、肺纤维化、肺动脉高压。

(5)肺内或胸腔内化脓性病变。

(6)穿刺行径有肺大疱或肺囊肿。

(7)严重恶病质不能配合者。

(8)病灶位于肺门区、大血管旁、纵隔内或病灶直径<0.5cm。

3. 检查前准备

（1）预约或检查前仔细评价患者胸部增强 CT 影像，判断其病灶是否适宜进行 CT 引导下穿刺，是否为 CT 引导下肺穿刺活检术的适应证，明确执行该手术对患者的诊疗意义，初步确定穿刺路径及取材部位。

（2）仔细询问病史，判断其身体状况是否能承受 CT 引导下肺穿刺活检术；若患者咳嗽需服用镇咳药物。

（3）排除患者具有肺穿刺活检的禁忌证。

（4）详细告知患者 CT 引导下肺穿刺活检的一般过程，减少患者的恐惧心理以配合医生操作。

（5）与患者及家属进行术前谈话，交代可能存在的并发症及穿刺失败等状况，签署知情同意书。

（6）查血常规及凝血功能，除外凝血功能障碍或出血性病变可能。

（7）训练患者在平静呼吸下屏气，以便在术中很好配合。

4. 可能出现的不良反应

（1）胸膜反应。

（2）血胸。

（3）气胸、压缩性肺不张。

（4）麻醉药物过敏。

（5）局部出血、渗水。

（6）伤口感染。

（7）肺循环及体循环血管气体栓塞。

（8）穿刺不成功。

（9）损伤局部神经。

第3节　MRI 检查

MRI 是通过对静磁场内人体施加特定的射频脉冲，使人体组织的氢质子受到激励而发生共振，当射频脉冲停止后，质子在弛豫过程中产生 MR 信号。MRI 能够在无电离辐射的情况下，采用多参数、多序列发现肺部结构和功能改变，但是在肺部疾病的应用相对有限，主要在肺血管疾病的评价和发现肺肿瘤方面应用良好。

一、肺肿瘤的应用

CT 是评价肺结节及肿块的一线影像手段，而近年来胸部 MRI 的使用也推荐成为 CT 的补充方案，对肺内结节肿块鉴别诊断具有重要意义，同时避免反复的辐射暴露，对肺结节肿块评价的序列包括 T_2 加权快速自旋回波（FSE）序列（图 10-21、图 10-22）、T_1 加权屏气的三维梯度回波（GRE）序列（图 10-23、图 10-24）和超短回波时间成像序列。同时采用 GRE 序列多期扫描用来评价肺动脉肿瘤（图 10-25）。

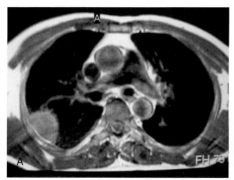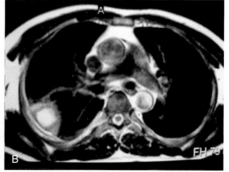

图 10-21　上叶后段炎性假瘤

A. T₁WI FSE 显示右肺下叶胸膜肿块，T₁ 呈等信号，不能观察中央坏死灶；
B. T₂WI FSE，扫描时间约 2 分钟，右肺下叶胸膜肿块呈稍高信号，可见中央坏死灶呈高信号。

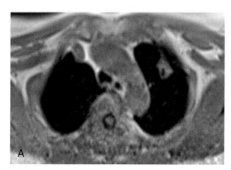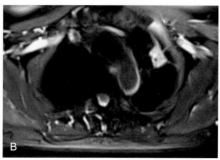

图 10-22　左肺上叶肺癌

A. 三维快速扰相梯度回波序列（VIBE 序列）轴位平扫序列显示左肺上叶小结节伴小空洞；
B. T₂WI 压脂序列显示左肺上叶结节呈稍高信号，边缘可见长毛刺，局部胸膜粘连。

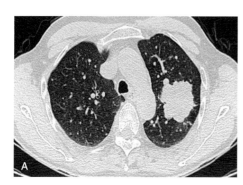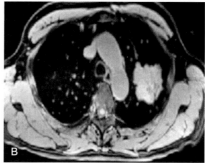

图 10-23　左肺上叶肺癌

A. 胸部 CT 平扫显示左肺上叶肿块及双肺上叶多发微小结节；
B. 采用三维快速扰相梯度回波序列进行扫描显示左肺上叶肿块及双肺上叶小结节。

二、磁共振肺血管成像

磁共振肺血管成像（pulmonary MR angiography，PMRA）是采用专用的成像序列来提高肺血管内血流信号与周围组织的对比度，进行 2D 或 3D 血管成像的方法。按是否使用造影剂，分为造影剂增强 MRA 和非造影剂增强的 MRA。非造影剂增强的 MRA 按成像血管信号强度的高、低，可分为亮血技术和黑血技术。黑血技术是采用血液流入前位置设置预饱和脉冲带或采用双反转或三反转预脉冲技术。亮血技术按所采用方法的不同又可分为 TOF 法、PC 法和 Balance-SSFP 序列的成像法，其中 PC 法还可以进行血流速度和流量的测量。

在新型的 MRI 设备上 CE-MRA 常配合采用多种快速采集技术(图 10-26、图 10-27),将大大缩短序列的采集时间、提高肺血管 CE-MRA 的时间分辨率或 / 和空间分辨率。

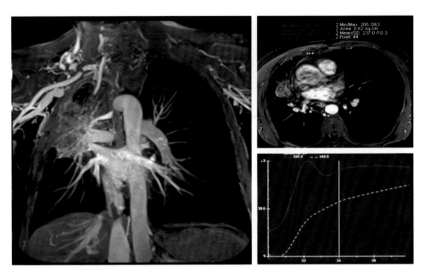

图 10-24　右肺上叶肺癌

3T 上采用 VIBE 技术进行 T_1WI 全肺成像:单次屏气 15 秒,显示右肺上叶肿块血供。

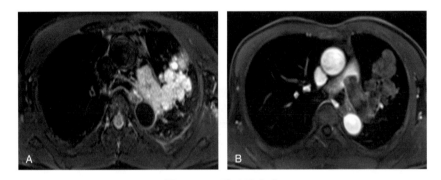

图 10-25　肺动脉肉瘤

A. T_2WI 压脂序列显示左肺动脉干及左肺上叶肺动脉内充盈缺损呈高信号,左肺上叶肺动脉呈不规则瘤样扩张;
B. VIBE 序列显示肺动脉内充盈缺损不均匀强化。

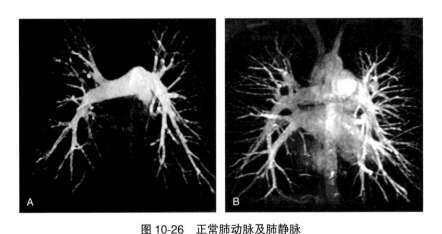

图 10-26　正常肺动脉及肺静脉

CE-MRA 应用并行采集技术获得的时间分辨肺血管 CE-MRA:A. 动脉期显示肺动脉;B. 静脉期,可显示肺静脉。

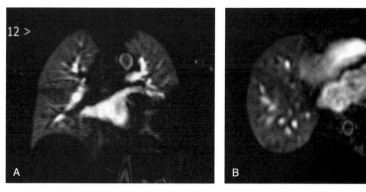

图 10-27　应用并行采集技术获得的时间分辨肺动脉

CE-MRA：A.冠状位左肺下叶肺动脉未见显示；B.轴位左肺下叶灌注明显减低。

　　磁共振血流成像（4D FLOW MRI）为带有时间分辨率的三维相位对比磁共振成像，允许动态采集，序列的基础是短回波时间（time of echo，TE）和短重复时间（time of repeatation，TR）的扰相位射频脉冲梯度回波序列，可用于计算与流量相关的血管壁参数，并可能成为早期预测血管类疾病的诊断方法。4D FLOW MRI 能够无创地获得多方向流速信息，可以评估如脉搏传导速度、压力差、湍流动能、壁面剪切应力（wall shear stress，WSS）等血流动力学参数（图 10-28）。

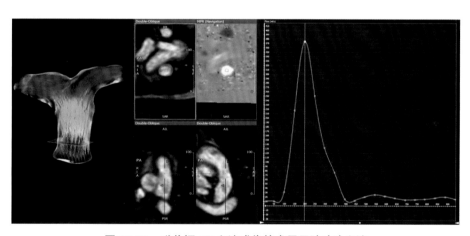

图 10-28　磁共振 4D 血流成像技术显示肺动脉血流

第 4 节　数字减影血管造影

　　数字减影血管造影技术（digital substraction angiography，DSA）是影像增强技术、电视技术和计算机技术与常规 X 线血管造影技术相结合的数字 X 线成像技术。DSA 肺血管造影技术用于评价先天性和获得性肺动脉（图 10-29）、肺静脉病变；判断病变供血动脉是支气管动脉还是肺动脉；结合右心漂浮导管，综合评价肺动脉高压及病因。

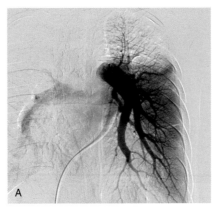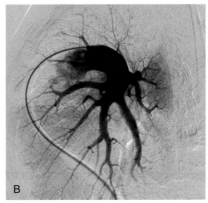

图10-29 慢性血栓栓塞性肺动脉高压患者选择性左肺动脉造影

A.正位;B.侧位。左肺上叶尖段肺动脉纤细,后段肺动脉未见显示,左肺下叶背段肺动脉亚段分支闭塞。

第5节 核医学显像

呼吸系统核医学显像主要包括肺通气成像、肺灌注显像、肺亲肿瘤显像等。肺通气/灌注显像诊断肺动脉栓塞,肺亲肿瘤成像主要用于肺部肿瘤的评价。

肺通气显像主要有放射性气体和放射性气溶胶两种方法,用于了解呼吸道的通畅情况及各种肺疾病的通气功能变化,诊断气道阻塞性疾病,评估药物或手术治疗前后的局部肺通气功能;单次吸入影像和平衡期影像显示局部放射性减低或缺损,提示有通气功能的障碍。

肺灌注显像目前主要是放射性蛋白颗粒灌注显像,主要结合肺通气显像诊断肺动脉血栓栓塞症以及肺动脉栓塞症疗效的判断,了解肺血管床受损程度及定量分析,为肺动脉疾病手术适应证的选择、药物与手术疗效的判断提供依据。肺动脉栓塞患者典型表现为肺通气/灌注不匹配:肺灌注显示肺叶、肺段或亚段放射性分布缺损,而相同部位肺通气显像未见明显异常(图10-30)。

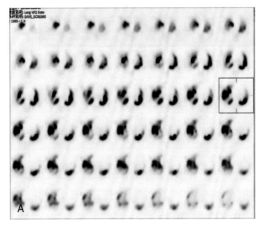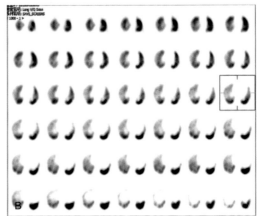

图10-30 肺栓塞患者核素肺灌注及通气成像

A.肺灌注显像显示双肺多发叶段肺动脉楔形灌注缺损;B.肺通气显像显示双肺通气分布均匀。

(刘 敏)

———————————— 参 考 文 献 ————————————

[1] 郭佑民, 陈起航, 王玮. 呼吸系统影像学 [M]. 2 版. 上海: 上海科学技术出版社, 2016.

[2] TREASURE T, MILOŠEVIĆ M, FIORENTINO F, et al. Pulmonary metastasectomy: what is the practice and where is the evidence for effectiveness？[J]. Thorax, 2014, 69 (10): 946-949.

[3] SEO JB, IM JG, GOO JM, et al. Atypical pulmonary metastases: spectrum of radiologic findings [J]. Radiographics, 2001, 21 (2): 403-417.

[4] CAHAN W G, CASTRO E B, HAJDU S I. Proceedings: The significance of a solitary lung shadow in patients with colon carcinoma [J]. Cancer, 1974, 33 (2): 414-421.

[5] YOGI A, MIYARA T, OGAWA K, et al. Pulmonary metastases from angiosarcoma: a spectrum of CT findings [J]. Acta Radiol, 2016, 57 (1): 41-46.

[6] MARTÍNEZ-JIMÉNEZ S, ROSADO-DE-CHRISTENSON M L, WALKER C M, et al. Imaging features of thoracic metastases from gynecologic neoplasms [J]. Radiographics, 2014, 34 (6): 1742-1754.

[7] SHROT S, SCHACHTER J, SHAPIRA-FROMMER R, et al. CT halo sign as an imaging marker for response to adoptive cell therapy in metastatic melanoma with pulmonary metastases [J]. Eur Radiol, 2014, 24 (6): 1251-1256.

[8] CICCARESE F, BAZZOCCHI A, CIMINARI R, et al. The many faces of pulmonary metastases of osteosarcoma: Retrospective study on 283 lesions submitted to surgery [J]. Eur J Radiol, 2015, 84 (12): 2679-2685.

第 11 章 肺 超 声

超声波在不同介质中的声速和声阻抗差异很大,气体介质可以完全反射超声波束,液性介质则有利于超声穿透。但是,由于肺是含气器官,超声波不能穿透空气,因此肺曾被认为是超声检查的禁区。但是近年随着对肺超声研究的深入和认识的逐渐提高,肺超声已经在临床各领域广泛使用,其诊断肺部疾病和胸部 CT 具有很高的一致性,对于少量气胸、胸腔积液、肺实变等肺部异常表现的诊断敏感性和特异性也较胸部 X 线检查更高。这些优势被重症从业者很好地利用,因而肺超声如今已经成为呼吸治疗的基本手段之一。

第 1 节　肺超声的基本原理

肺超声的成像原理与 CT 非常相似。换能器(超声探头)发出超声波通过耦合剂进入体内,各种组织都会不同程度地反射声波,探头接收到回波后根据强弱进行差异成像以区分不同的结构。而肺部富含气体,其与肺组织形成不同的配比和分布,就能产生不同的伪像。在正常含气的肺组织中,气体占绝对优势地位,超声波束会被完全反射,这限制了其对深部组织结构特征的进一步探查。但是当肺部组织的含气量明显减少,含水量逐渐增加时,超声波束可以直接在气体 - 肺组织界面发生反射或折射,从而显示出 A 线 /B 线等一系列的伪像;当肺气含量明显减少时(肺实变 / 不张),肺超声则可能完整显示肺部实质结构。尽管肺超声还有其他很多征象,但是 A 线、B 线、实变 / 不张构成肺超声的基础,掌握了这几种征象的原理,就能很好地理解肺超声。

一、A 线形成的原理

正常情况下,超声波到达胸膜后,由于肺间质很薄(胸膜下的小叶间隔正常厚度 0.10~0.15mm,大部分小于超声分辨率约 1mm),整个肺充满气体阻止了超声波的进一步穿透,在胸膜 - 肺组织界面上形成强烈的反射,反射的超声波不断融合,使得在胸膜下形成了与胸膜线等间距的、平行的高回声胸膜伪影,这些明亮的伪影即为 A 线。可以简单地理解为,超声波类似"光线",脏层胸膜充当了"镜子"的角色,而 A 线类似探头发射阵面的"镜像"。由于 A 线是胸膜线的声反射伪影,因此,胸膜线至 A 线,以及 A 线与 A 线之间的距离均应与胸膜线到探头之间的距离相等,而且随着距离的延长,A 线会出现逐渐衰减。

二、B 线产生的原理

B 线也是超声伪像一种。关于 B 线产生的机制,有学者认为由于肺泡内空气与周围肺间质之间存在非常高的声阻抗差异,因此超声波可以通过肺间质到达肺泡表面,但不能进入肺泡内。因此,声波在到达肺泡表面后向各方向反射,当存在一层相互紧密连接的气泡时,超声波被气泡层阻隔,且在它们表面相互反射,最终形成与探头之间的镜面反射效应。由此可以看出,B 线的出现代表了肺间质处于病理状态,即肺间质含水量和质量增加,在此条件下才能有超声波进入肺间质,致使肺组织内形成气 - 液、气 - 固高反射界面,进而超声波在不同界面间反复反射,形成 B 线伪影。临床上常见于肺间质炎症渗出、血管外肺水增多、肺间质纤维化等。

三、肺实变与肺不张形成的原理

在病理状态下,肺内气水比例改变。当肺组织内的含气逐渐减少,含水逐渐增加,甚至液体充填正常的肺泡时就会形成肺实变;而肺泡受外压或者气道阻塞使肺泡持续失去充气则出现肺不张。实变或不张区域因含气减少而可以被超声波束所穿透并反射,从而能够显示出肺组织的内部结构,此时肺超声所获得的征象为真实的肺结构。

第 2 节　肺超声的检查方法

一、探头选择

进行肺超声检查时,可以依据患者体型及胸壁厚度或者依据需要探查的病变部位选择低频腹部探头、高频血管探头或者相控阵心脏探头进行检查。对于肥胖、胸壁较厚的患者,可选择穿透力较强的低频腹部探头。对于需要仔细观察胸膜病变或查找肺点时,可选择分辨率较高的血管探头。对于小儿患者,可以选择心脏探头或者血管探头进行检查。但需要注意的是,在进行肺超声检查时应调整超声机的设置,关闭图像优化后处理器,以避免图像优化对肺超声图像质量的干扰。

二、肺超声检查手法

肺超声检查手法有纵向扫查和横向扫查。纵向扫查时将超声探头置于矢状位,探头中心置于肋间隙上方,探头指示点指向头侧,并调整探头使其垂直于骨性胸廓及肋间隙,此时可观察到探头下方的胸膜和肺,但会受上下肋骨的遮挡从而影响观察。在超声屏幕正中肋间隙部位可观察到强回声的水平线即胸膜线,在肋间隙两侧可观察到肋骨强回声及其后方的声影。胸膜线位于肋骨线下方约 0.5cm 处,表现为一条随着呼吸周期相对滑动的强回声线。在超声图像上,上肋骨、胸膜线和下肋骨共同组成的征象被称为蝙蝠征。

横向检查则是将超声探头旋转 90° 使探头沿肋间隙水平放置,探头标记点指向胸骨。横向检查时将探头沿肋间走行滑动,可观察到整个肋间隙胸膜的情况而不受肋骨的遮挡,因此,横向检查时不能观察到蝙蝠征。

在进行肺超声检查时,为了保证图像的稳定性,检查者的手掌尺侧或小指应支撑于患者的胸壁,其余手指指腹固定超声探头使探头与胸壁紧贴,手心中空,关节放松。被检查者的体位可以为卧位、半坐位,双上肢外展上抬以更好暴露胸壁,有时也可为侧位或坐位,必要时俯卧位也可行。

三、肺超声检查常用的方案

根据检查目的不同,目前常用的肺超声检查方案有 BLUE 方案、八分区法、十二分区法、PLUE 方案等。2008 年,Lichtenstein 等提出了用于快速诊断急性呼吸衰竭的 BLUE（bedside lung ultrasound in emergency,BLUE）方案（图 11-1）。该方案提出了标准化的床旁超声检查的步骤和方法,并将肺超声征象与呼吸衰竭的常见病因进行了关联,为临床诊治提出了切实可行的工作思路。BLUE 方案检查点的定位以患者的手为标准,通过双手特定的位置在胸壁上对应的点进行定位。BLUE 方案包含 4 个检查点：上蓝点、下蓝点、膈肌点以及 PLAPS 点。检查者将双手并齐,置于患者前胸壁,上蓝手的小鱼际平患者锁骨下缘,双手指尖平前正中线。上蓝手的中指与环指根部之间的点定位为上蓝点,主要用于快速判断气胸。下蓝手的掌心为下蓝点,多为接近乳头的位置,主要用于快速诊断肺水肿。下蓝手的小鱼际边界为膈肌线,膈肌线与腋中线交点为膈肌点,多用于观察膈肌位置及胸腹腔是否存在实变、积液等。下蓝点延长线与腋后线的交点为 PLAPS 点。PLAPS 为后 / 外侧肺泡 / 胸膜综合征（posterior and/or lateral alveolar and/or pleural syndrome）的缩写,其目的在于寻找后外侧是否存在肺实变或胸腔积液。BLUE 方案主要用于急性呼吸障碍时快速筛查,迅速查找导致呼吸困难的临床原因,导向及时正确的治疗,多用于急诊。

但是 BLUE 方案并不适用于所有患者,当患者存在 COPD 等病变导致膈肌下移,或者由于腹腔高压、ARDS 等病变导致膈肌上移时,BLUE 方案定位的膈肌线往往不准确。这种情况下,应首先在腋中线找到膈肌的位置,再根据上蓝点和膈肌点连线的中点确定为 M 点,M 点延长线与腋后线的交点为 PLAPS 点,此检查方案为改良的 BLUE 方案（m-BLUE）以适用于以上特殊患者,便于快速、准确地评估肺部病理改变。

2012 年国际肺超声指南提出 8 分区法进行肺超声检查,即以患者的胸骨旁线、腋前线、腋后线将一侧胸壁分为前、侧胸壁 2 个区,每个区再分为上下 2 个区,双侧共 8 个区。该方案不是在某个检查点进行检查,而是在每个区域内滑动超声探头进行扫查。常用于超声肺间质综合征的诊断与评估（图 11-2）。

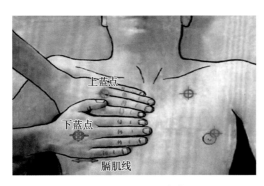

图 11-1　BLUE 方案

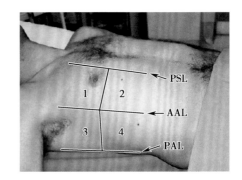

图 11-2　八分区法

对于重症或者长期卧床的患者,背部重力依赖区的病变可能是导致呼吸衰竭的主要原因。因此,在 8 分区的基础上,在腋后线与脊柱旁线之间的背部区域等分为上、下 2 个区,双侧背部共 4 个区,双肺即为 12 分区。12 个区域检查完成后,对发现的实变、不张、胸腔积液或者存在其他不能确定的征象,需要再次仔细扫查,此时可将探头采用横向扫查的方式进行扇形扫描,观察内容包括实变或不张的范围、胸腔积液的量等。

对于俯卧位治疗患者,可以使用 PLUE 方案进行肺超声检查,主要检查双侧背部区域,共 16 个分区,用于评估俯卧位治疗效果及决定俯卧位时间。

第3节　肺超声征象

一、蝙蝠征

蝙蝠征(bat sign)是肺超声检查的标准切面征象。进行纵向扫查时,在超声屏幕上首先可以看到由肌肉和筋膜组成的多层软组织回声以及由上下两根肋骨形成的平滑曲线状高亮的回声,其后方伴有明显声影。在上下两肋骨间下方约 0.5cm 深处可以发现与探头平行的、高回声的、随呼吸周期往复运动的胸膜线。上下相邻肋骨、肋骨声影、胸膜线共同构成了蝙蝠征。蝙蝠征只有在纵行扫描时才可以看到(图 11-3)。

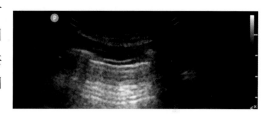

图 11-3　蝙蝠征

二、胸膜滑动征

正常情况下,壁层胸膜与脏层胸膜之间紧密贴合,形成潜在腔隙,脏壁层胸膜随着呼吸的运动产生相对的滑动。在进行肺超声检查时,超声波经过皮下组织 - 胸膜交接面时,会形成一高回声的胸膜线。这层高亮的胸膜线会随着呼吸的运动往复运动,因此被称为胸膜滑动征。使用 M 模式可以更好地观察胸膜滑动。此征表明肺随呼吸运动相对于胸壁在滑动。当存在肺过度膨胀、肺气肿等病理情况时胸膜滑动征变得不太明显。当存在气胸、完全肺不张、胸膜粘连及呼吸暂停等病理情况时胸膜滑动征则完全消失不见。在实时超声模式下发现肺滑动征是一个很强的除外气胸的证据。

三、A 线征

在 B 超模式下,胸膜 - 肺界面存在明显声阻抗,导致在胸膜线以下形成一系列与胸膜线等间距、平行的高回声水平伪影,这些明亮的线即 A 线(图 11-4)。在临床工作中,肺超声检查发现 A 线并伴随胸膜滑动征即可确定检查区域的肺组织含气良好。但是,如果肺超声表现为 A 线但不伴有肺滑动征,就要考虑是否存在气胸。然而需要注意的是,当存在胸膜粘连、肺顺应性下降、呼吸暂停、气管插管进入对侧支气管等情况时,胸膜滑动仍然会减弱或消失,此时易误诊为气胸。

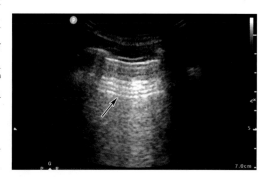

图 11-4　A 线

四、B 线征

B 线征亦称为彗星尾征,也是一种超声伪像。B 线的特征包含以下几点:起源于胸膜线,垂直于胸膜线发出的高回声、界限清晰、类似激光样波束,可以消除 A 线(与 A 线不同时出现),延伸至屏幕远端且无衰减,与胸膜滑动同步移动;满足上述要求的才能称为 B 线征。B 线数量取决于肺的气水比例,也就是肺通气损失程度。无 B 线表现、一个声窗 <3 根 B 线被认为是正常肺超声表现。B 线间距在 7mm 左右提示肺小叶间隔增厚(也称 B7 线),而 B 线间距在 3mm 左右时可能与 CT 显示的肺组织毛玻璃样改变相关(也称 B3 线)(图 11-5)。

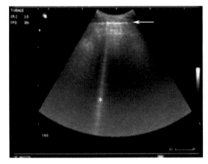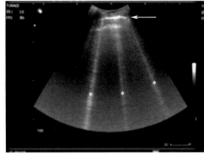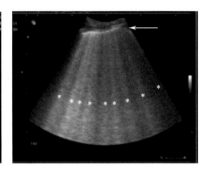

图 11-5　B 线

五、肺实变和肺不张

当肺实变或不张时,肺组织内几乎不含空气,超声波束可以穿透肺组织,并且可以显示肺组织的内部结构。以 CT 作为金标准,超声诊断肺实变的灵敏度为 90%,特异度为 98%。

1. **肺实变**　肺实变的超声影像表现与肝脏或脾脏相近似。肺实变的浅表边界通常为胸膜线或胸腔积液的深部边界。由于与有通气的肺组织相连,实变的深部边界表现为不规则的强回声线,与胸膜线征象有明显区别。只有在全肺叶实变时,实变的深部边界才会呈规则的回声线表现(图 11-6A)。

2. **肺不张**　胸腔积液压迫或气道阻塞都可以导致肺不张。超声表现主要包括肺实质类组织样表现,边界常较清晰且无明显含气征象(图 11-6B)。

3. **支气管充气征**(图 11-6C)　当空气支气管征静止时,称为静态支气管征;随着呼吸运动支气管内呈现周期性高亮的充气影,称动态支气管征。在实变时,肺容积被液体或组

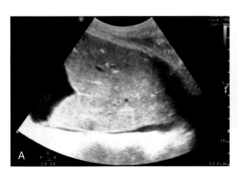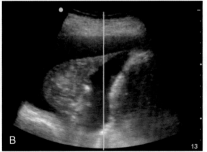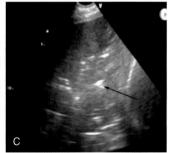

图 11-6　肺实变、肺不张和支气管充气征的肺部超声表现

A. 肺实变;B. 肺不张;C. 支气管充气征。

织所填充,支气管则保持正常形态,多见动态支气管征。而在肺不张时,整体肺容积下降,并致使相应区域内分支支气管被聚拢到一个狭小的空间内平行排列,多见静态支气管征。

六、胸腔积液

超声用于胸腔积液检查是一种非常敏感的检查方法,其诊断精确性与 CT 检查相似,明显优于胸部 X 线检查。典型胸腔积液超声表现为壁和脏层胸膜间的无回声或低回声区域,其形状可能随着呼吸动作发生改变(图 11-7)。

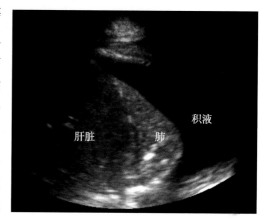

胸腔积液的超声表现可根据积液的性质、形成时间等表现出不同的超声模式。漏出液通常无回声、非分隔并且可以自由流动。相反,非均一的、分隔的或回声性积液通常是渗出液。渗出性积液常可见丝条样回声和分隔,这些结构常随呼吸和心脏搏动而浮动。弥漫性回声通常提示包含大量蛋白成分或组织碎片的脓胸。

大量胸腔积液时,常可见到舌状的不张肺叶漂浮其中。在呼吸过程中脏层与壁层胸膜的间距在吸气期下降、呼气期增加的循环变化现象,称为正弦波征。其实质是肺组织在吸气过程中朝向胸壁的离心运动,在 M 型超声上表现为正弦曲线图形。对于少量胸腔积液,由壁层胸膜、上下肋骨影和脏层胸膜 - 肺界面所形成的肺线可形成四边形征。

图 11-7　胸腔积液

七、胸膜滑动征消失及肺点

胸膜滑动征是呼吸过程中脏层胸膜和壁层胸膜与胸壁的相对运动,是一种在胸膜线处可见的、与呼吸同步的闪烁移动声影。在某些疾病情况下,B 超上可以看到胸膜线但是没有滑动,称胸膜滑动征消失。如气胸,由于空气会阻止声波对后方胸膜运动的检测。因此,只要两层胸膜之间存在空气,就可以导致胸膜滑动征消失,在 M 超图像上表现为平流层征(图 11-8A)。值得注意的是,胸膜滑动征消失并不意味着气胸诊断,但是气胸的时候,胸膜滑动征一定会消失。肺点是诊断气胸的金标准,其超声图像上表现为同一超声界面内,胸膜线一侧存在肺滑动,另一侧肺滑动消失,两者临界点称为肺点(图 11-8B)。肺点产生的原理:当存在气胸时,在呼吸周期内超声波探测到气胸侧,表现为胸膜滑动消失,当超声波探测到正常肺组织侧则存在胸膜滑动。肺点征在 M 超中表现得更加明显,表现为随呼吸运动海岸征和平流层征交替出现。有研究表明,肺超声诊断气胸的敏感性较胸部 X 线片更高。且肺点的位置可以提示胸腔积气的量,当患者存在气胸时,使用高频血管探头逐一肋间由内往外滑动探头,查找肺点并标记,各肋间肺点连线即为"气胸线",气胸线内侧即为气胸范围。但是当存在大量气胸或张力性气胸时,肺点可能在后胸壁被发现,或者甚至找不到肺点,此时需要紧急处理。

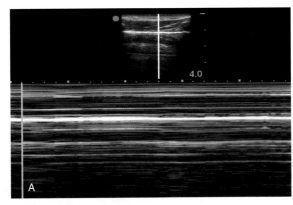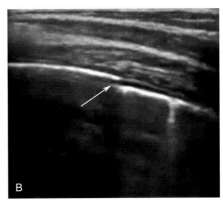

图 11-8　肺平流层征（A）及肺点（B）的超声表现

除了以上征象之外，常见的超声征象还包括窗帘征、肺搏动征等。膈肌呈穹隆样覆盖在肝脏或者脾脏表面，当深吸气时，膈肌下移，扩张的肺下界将遮挡在肝脏或者脾脏的表面，称为窗帘征。肺搏动是当肺组织充气不良时，心脏的搏动通过肺组织传递至肺表面，在胸膜线上可观测到与心脏搏动一致的跳动。在正常人，肺随着呼吸产生滑动，肺滑动会掩盖心脏活动。当屏气、单肺通气或其他情况削弱或者停止肺滑动时，心脏活动立刻变得可见，从而形成这种心脏搏动引起胸膜线的振动，可在 M 型超声观察更明显。肺搏动征存在可排除气胸。

第4节　肺超声的临床应用

肺超声表现出不同的肺超声模式往往提示不同的病理生理改变，因此临床医生可以根据肺超声的不同表现模式快速查找导致呼吸衰竭的病因，以导向及时正确的治疗。肺超声的优势不仅在于无创、方便、床旁易获取、可重复性强，而且可以动态、连续地评估肺部病变的性质、范围、病情演变等情况。不仅可以快速诊断，而且可以监测病情变化，评估治疗效果、辅助肺康复管理。

一、根据不同的肺超声表现模式辅助诊断肺部疾病

1. **胸壁或胸膜疾病**　当炎症、渗出、水肿等原因导致小叶间隔增厚累及胸膜时，通过高分辨率的血管探头进行检查时可以发现胸膜线不连续、不规则或者胸膜下存在小碎片征等。其他如胸壁肿瘤或胸膜增厚、胸膜粘连、少量胸腔积液及肺实质累及胸膜病变，均可通过肺超声相关征象进行诊断。但是当存在皮下气肿时超声波将无法穿透胸壁观察胸膜及肺的情况。

2. **气胸**　肺点是肺超声诊断气胸的金标准，但是对于张力性气胸、大量气胸完全压迫肺时肺点不一定出现。当肺超声检查提示存在胸膜滑动、B 线、肺搏动以及肺实变时可以辅助排除气胸。国内外大量研究及 meta 分析均证实，肺超声诊断气胸的灵敏度及特异度均优于仰卧位胸部 X 线片，与胸部 CT 一致性好。但在依据胸膜滑动消失高度怀疑气胸时，要注意鉴别其他病因，如肺大疱、胸膜粘连等。

3. **肺水肿**　B 线是肺水肿最主要的超声征象，其产生原理可能和肺泡或肺间质内渗

出有关,依据 B 线分布及形态,可分为均质性 B 线、不均质性 B 线、融合 B 线等。左心功能不全,且容量过负荷导致的心源性肺水肿时肺超声表现为两肺弥漫、对称性分布的均质性 B 线的超声肺间质综合征,胸膜一般较光滑;而对于非心源性肺水肿,因肺血管通透性改变,炎症性渗出所致肺水肿,多表现为不均质性 B 线或局限性 B 线,当累及胸膜时可表现为胸膜增厚、不规则、不连续。

4. **肺炎** 肺炎的超声征象多表现为分布不均质的 B 线,如累及胸膜时可表现为胸膜下局灶性肺实变。炎症性肺实变在不同阶段表现为不同的超声征象,如碎片征、动态支气管充气征、静态支气管充气征、组织样征等。肺超声在筛查或诊断社区获得性肺炎(CAP),或呼吸机相关性肺炎(VAP)中的应用备受关注,尤其对于小儿、孕妇等不宜接受影像学检查如 X 线片、胸部 CT 的辐射暴露的特殊人群。肺超声在诊断 CAP/VAP 中的灵敏度及特异度优于胸部 X 线片,且与胸部 CT 的一致性好。

5. **急性呼吸窘迫综合征(ARDS)** ARDS 典型 CT 表现为重力依赖相关的非均一性改变。肺超声征象可表现为非重力依赖区 A 线,随着肺部含气逐渐减少,含水逐渐增多,肺超声表现为不均质 B 线,在重力依赖区可见肺实变。应用肺超声诊断 ARDS 需结合临床表现及病史,与其他原因导致肺部病变进行鉴别,如肺炎、肺水肿、肺纤维化均可表现为 B 线增多。

6. **肺纤维化** B 线也是肺纤维化的超声征象,其原理可能与肺泡或肺间质内纤维素样渗出或纤维增生有关,与非心源性肺水肿 B 线较难鉴别,但是肺纤维化多伴有胸膜改变,如胸膜增厚、不规则等,同时由于肺纤维化时小叶间隔或小叶内间隔增厚常导致肺超声 B 线不均一。另外,可结合病史或疾病发生的速度相鉴别。需注意的是,肺纤维化的肺超声检查,可能出现假阴性,只有当病变累及胸膜时,才可以通过肺超声发现,位于内侧带的病变不能被肺超声探查发现。

二、肺超声半定量评分

肺超声检查不仅可以直观可视地了解肺部异常情况,而且可以根据不同肺超声表现模式进行半定量失充气评分。肺超声失充气评分可以预测重症患者脱机失败、预测休克患者预后、指导脱机、评估肺部疾病的严重程度、监测抗感染效果等。肺超声失充气评分是采用十二分区法进行检查,各区根据肺超声征象进行评分,A 线反映检查部位肺泡充气良好,评 0 分;少量 B 线反映检查部位肺泡间质水肿,评 1 分;融合 B 线反映检查部位肺泡水肿,水肿程度增加,评 2 分;实变反映检查部位肺泡水肿明显增加,含气明显减少至消失,评 3 分。各部位以最差评分为准,12 区相加得到总评分,最高 36 分。研究表明,肺超声 12 分区总分及各区的局部评分均可以用于评价重症患者肺部疾病的严重程度,前胸壁肺超声失充气评分的价值可能更大。

除此之外,肺超声还可以在气管插管过程中监测两侧肺超声、膈肌超声定位气管插管的深度,还可联合颈部超声,明确插管是否异位食管;同时在急性呼吸困难鉴别、呼吸机参数设置、肺复张监测、俯卧位效果评估、指导脱机等方面也起到重要的作用。

(邹同娟　尹万红)

—————————————————————————— 参 考 文 献 ——————————————————————————

［1］ VOLPICELLI G, ELBARBARY M, BLAIVAS M, et al. International evidence-based recommendations for point-of-care lung ultrasound [J]. Intensive Care Med, 2012, 38 (4): 577-591.

［2］ 尹万红, 王小亭, 刘大为, 等. 重症超声临床应用技术规范 [J]. 中华内科杂志, 2018, 57 (6): 397-417.

［3］ LICHTENSTEIN D A, MEZIÈRE G A. Relevance of lung ultrasound in the diagnosis of acute respiratory failure: the BLUE protocol [J]. Chest, 2008, 134 (1): 117-125.

［4］ WANG XT, DING X, ZHANG HM, et al. Lung ultrasound can be used to predict the potential of prone positioning and assess prognosis in patients with acute respiratory distress syndrome [J]. Crit Care, 2016, 20 (1): 385.

［5］ LICHTENSTEIN DA, LASCOLS N, MEZIÈRE G, et al. Ultrasound diagnosis of alveolar consolidation in the critically ill [J]. Intensive Care Med, 2004, 30 (2): 276-281.

［6］ LICHTENSTEIN D, MEZIÈRE G, BIDERMAN P, et al. The "lung point": an ultrasound sign specific to pneumo-thorax [J]. Intensive Care Med, 2000, 26 (10): 1434-1440.

［7］ LICHTENSTEIN D. Lung ultrasound in the critically ill [J]. Curr Opin Crit Care, 2014, 20 (3): 315-322.

［8］ YIN W, ZOU T, QIN Y, et al. Poor lung ultrasound score in shock patients admitted to the ICU is associated with worse outcome [J]. BMC Pulm Med, 2019, 19 (1): 1.

［9］ ZOU T, YIN W, DIDDAMS M, et al. The global and regional lung ultrasound score can accurately evaluate the severity of lung disease in critically ill Patients [J]. J Ultrasound Med, 2020, 39 (9): 1879-1880.

第 12 章　血流动力学监测

第 1 节　机械通气对血流动力学的影响

机械通气是有效的呼吸支持方法,可以改善氧合、提高氧输送、减少呼吸功、降低呼吸肌氧耗、改善其他重要器官或组织的氧供等。机械通气为正压通气,常用来改善患者的呼吸功能,同时机械通气过程中胸腔内压力变化及肺容积的变化对循环功能也可产生明显的影响。

在自主呼吸和机械通气过程中,胸膜腔压(pleural pressure,P_{PL})、跨肺压(transpulmonary pressure,P_{TP})和肺容积的周期性变化会影响血流动力学,包括前负荷、后负荷、心率以及心肌收缩力。P_{PL} 的改变影响右室的前负荷及左室的后负荷,P_{TP} 的变化影响右室的后负荷和左室的前负荷。在自主呼吸吸气相,吸气努力使 P_{PL} 下降,一定程度上降低右房压。相反,正压通气时,肺的膨胀使胸腔内压和右房压增加,呼气末正压(positive end-expiratory pressure,PEEP)的应用使这种压力效应可维持整个呼吸周期。

一、正压通气对静脉回流及心室功能的影响

右室的充盈与 P_{PL} 呈负相关。P_{PL} 越高,静脉回流越少,右室前负荷越低,从而导致心排血量越低。每搏量变化在正压通气的吸气相表现心排血量下降,在呼气相可逆转。只要呼气时间够长,胸腔内压迅速下降使 P_{PL} 更低,右室几乎可以完全充盈。当将呼气时间设置超过吸气时间时,心排血量不一定明显下降。当吸气时间越长、呼气时间越短甚至是反比通气时,对循环影响越大。

在保留自主呼吸的机械通气中,自主呼吸的努力则会对力学产生不同影响。体循环的静脉回流取决于体循环平均充盈压(mean systemic filling pressure,MSFP)和右房间的压力差。自主吸气使腹腔内压增加,P_{PL} 降低,MSFP 与右房间的压力差增加,促进静脉回流,使右室的前负荷及心排血量增加。相反,正压通气时右房压升高使静脉回流减少,当胸腔内压力越高,右室的前负荷甚至心排量下降越明显。因此 PEEP 越高,静脉回流受影响越大。循环功能良好、血容量充足的患者可通过神经反射调节收缩外周血管,恢复外周 - 右房间压力差,保证足够静脉回流予以代偿。而在有效循环血容量相对或绝对不足的患者中,机械通气对循环的不利影响则无法自身调节代偿。

跨壁压(transmural pressure,P_{TM})是指血管内压与胸内压的差值。胸腔内的心血管系统的跨壁压受 P_{PL} 和吸气努力的影响。存在自主吸气时,P_{PL} 及血管内动脉压均下降,但 P_{PL} 的下降幅度略大于动脉压力的下降幅度,因此在收缩期 P_{TM} 升高,左室后负荷增加,如果不能通过增加左室前负荷或心肌收缩力来代偿,将致每搏量下降。在健康人中,左心后

负荷增加产生的效应可以通过增加心肌收缩力来代偿。但在 ARDS 患者中,如果正压通气情况下用力吸气,会导致右室受压,左室后负荷增加限制左室的舒张充盈,引起左室舒张末期压力升高,引起肺水肿,对任何增加心排血量的治疗均无效。对于存在高驱动的重度 ARDS 患者,机械通气深镇静甚至肌松治疗可降低左室后负荷、减少负性吸气作用、改善血流动力学。

二、肺容积的变化对肺血管阻力及右心后负荷的影响

跨肺压(transpulmonary pressure,P_{TP})等于肺泡压与胸内压间的差值,是肺容积的主要决定因素,另外肺血管阻力(pulmonary vascular resistance,PVR)是右心后负荷的主要决定因素,直接受肺容积变化的影响。因为肺血管包括肺泡周围血管和肺泡间质血管,肺容积对肺泡周围血管和肺泡间质血管阻力的影响不同。肺容积增加时,肺泡周围血管由于肺泡扩张的挤压导致直径逐渐变小,阻力逐渐增加,而肺泡间质血管由于肺泡的牵拉导致直径变大,阻力变小。肺泡和肺泡外血管的联合作用通常在"总 PVR"和肺容积之间产生一种 U 形关系(图 12-1)。当肺容积处于功能残气量时,PVR 最小,而肺的过度膨胀或塌陷都可导致 PVR 增加。因此机械通气的目标是使塌陷肺泡复张,同时避免肺泡过度膨胀,防止 PVR 显著增加。

在控制性正压通气期间,正常通气及 PEEP 都会增加 PVR 及 P_{PL},同时影响平均气道压(mP_{AW})。mP_{AW} 升高不仅增加肺容积,同时增加 P_{PL} 使胸廓扩张,减少静脉回流。较高的 mP_{AW} 使已开放的肺泡继续扩张,影响肺泡毛细血管使其闭合。对于肺可复张的 ARDS 患者,保持肺开放状态并避免过度膨胀,可改善 PVR。高水平 mP_{AW} 造成 West zone 2 区效应,使血流分布到通气不足区域,增加无效腔,增加右室后负荷,充足的呼气时间可避免气体陷闭以及对血流动力学的负性作用。

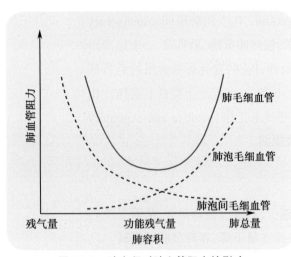

图 12-1 肺容积对肺血管阻力的影响

三、心室之间的相互作用

心室之间的相互作用指在胸内压和肺容积作用下一侧心室变化同时影响另一个心室的功能。右室和左室共享交织的心肌纤维、室间隔和心包。心包周围扩张的肺对心室的外部压迫增强了心室间的相互作用。自主吸气期间,右室的充盈使室间隔左移,左室的舒张充盈减少;另外,右室充盈会增加心包内的压力,并且传递到左室,使肺静脉回流减少。这种生理性变化会在心脏压塞或心包填塞时引起血压的下降(奇脉)。当 P_{PL} 负压明显增加、快速补液使右室快速充盈时,这一现象更突出;相反,PEEP 的应用则会减轻这种现象。在重度 ARDS 患者中,对后负荷敏感的右室常会过度扩张,使相邻的左心室顺应性下降,如果心排血量保持不变,左心室顺应性下降导致左心房和肺静脉压力升高,使肺水肿进一步加重。

第 2 节　血流动力学监测

机械通气与血流动力学间存在相互作用,因而在机械通气过程中需要密切监测循环变化。临床上常用的循环监测包括临床体征、无创监测及有创的血流动力学监测。

一、临床表现

循环障碍时,体检常可发现灌注不足表现,甚至这些体征的出现早于血压下降,如皮肤花斑、意识障碍、尿量减少等。

(一) 皮肤改变

皮肤苍白、花斑、出汗是休克患者的皮肤特点。花斑的增加与乳酸水平的增加和尿量的减少有关。目前可半定量评估膝关节周斑点范围,评分的升高与生存率呈负相关。毛细血管再充盈时间是一项易学、便宜、可重复、可靠的床旁临床参数。其测量是给指甲施加压力后使其变白后重新恢复红润所需的时间,≤2 秒为正常,>3 秒则表示循环障碍。对于低血压患者而言,毛细血管再充盈时间与住院死亡率相关。

(二) 尿量

尿量是判断循环功能是否稳定的基本指标之一。循环容量不足的情况下,肾循环流量减少并重新分布,引起尿量减少。机械通气可引起回心血量减少,也可增加右心后负荷,均会引起心排血量下降导致尿量减少,因此需综合其他血流动力学指标评估尿量减少的原因。但监测尿量的改变并不适用于评估快速的血流动力学变化。

二、血流动力学监测

(一) 心电监护

临床最常用,无创、易懂,可用于监测心律失常及心肌缺血。

(二) 血压

包括无创和有创的血压监测。临床上最常用的无创血压测量应用示波法,最精确的测量是平均动脉压。适用于无血流动力学不稳定的患者的日常血压监测,在剧烈血压波动时应用有限。因此当需要密切监测血压波动、频繁动脉血采样及有创血流动力学监测时需要留置动脉导管。通常置管的位置是桡动脉、肱动脉和股动脉。测量动脉血压前需正确校零。不同部位的动脉压力波型见图 12-2。

(三) 非校正有创动脉脉搏轮廓分析监测

主要有 FloTrac/Vigileo 系统、ProAQT/PulsioFlex 系统、LiDCOrapid 监测设备和 MostCare 监测设备,可通过动脉导管进行实时心排血量监测。前三者主要通过不同算法对动脉血压(Arterial Blood Pressure,ABP)波形特征分析,可得到连续实时的心排血量而不需要校正,并可以计算实时脉压变异率(pulse pressure variation,PPV)及每搏量变异率(stroke volume variation,SVV)。MostCare 设备则采用压力记录分析方法对 ABP 进行分析。但这些监测指标在严重脓毒症患者中的结果受到质疑。

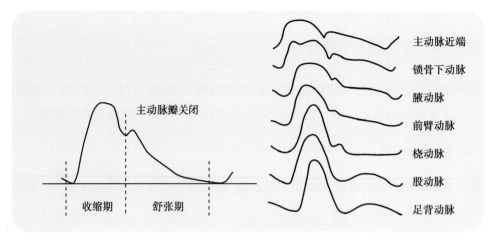

图 12-2　不同部位动脉的动脉波型

（四）非校正无创心排血量监测

主要通过无创监测外周动脉 ABP 波形提供实时心排血量监测，其准确性在接受血管活性药物的患者中并不理想，但监测心排血量的变化趋势仍有价值。另一潜在优势是可以提供 PPV 和 SVV 的监测。

（五）肺动脉导管

随着微创监测技术，尤其是经肺热稀释法及床旁超声技术的发展，肺动脉导管（pulmonary artery catheter，PAC）的应用逐渐减少，并且有几项随机试验的结果显示，应用PAC 对患者进行血流动力学监测并未改善患者预后，但 PAC 在患者心肺功能评估方面仍

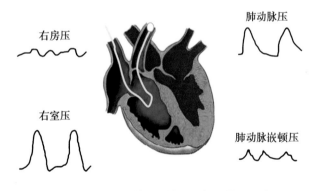

图 12-3　肺动脉导管记录的不同部位的压力波形

有着十分重要的作用，尤其是肺动脉高压和左心功能障碍的患者。PAC 的末端带有气囊，可随血流移动，不同部位压力波形不同（图 12-3）。PAC 测量的参数包括中心静脉压（central venous pressure，CVP）、右心房压、右心室压、肺动脉压（pulmonary artery pressure，PAP）、肺动脉楔压（pulmonary artery occlusion pressure，PAOP）、混合静脉血氧饱和度（mixed venous oxygen saturation，SvO_2）。通过冰盐水注射还可间接测量以下指标：心排血量

（cardiac output，CO）/心脏指数（cardiac index，CI）、每搏量（stroke volume，SV）/每搏指数（stroke index，SI）、体循环阻力（systemic vascular resistance，SVR）和肺血管阻力（pulmonary vascular resistance，PVR）、左心室每搏功指数（left ventricular stroke work index，LVSWI）、右心室每搏功指数（right ventricular stroke work index，RVSWI）。

1. CVP　是上、下腔静脉进入右心房处压力。主要反映右心前负荷和右心功能，正常值为 6~12mmHg。一般 CVP 超过正常值提示右心前负荷过高或右心功能不全，需要限制补液量及速度；当 CVP 低于正常值时提示容量负荷不足，需要补液。然而 CVP 也受较多其他因素影响，如胸腔内压、心脏周围压力改变、肺循环阻力增加、腹腔高压等，不能单纯以 CVP 的高低作为循环血容量是否足够的判断。当机械通气压力较高，胸腔负压显著下

降时,CVP 明显升高;当患者呼吸驱动明显增强,胸腔负压显著升高时,CVP 也要表现为明显下降。

2. PAP 正常的肺动脉收缩压为 15~25mmHg,而肺动脉舒张压为 8~15mmHg,平均肺动脉压(mPAP)通常为 16mmHg(10~22mmHg)。因 PAP 受呼吸周期影响,故应在呼气末测定压力。肺动脉压力降低常见于低血容量,PAP 升高见于 COPD、原发性肺动脉高压、心肺复苏后、缺氧、高碳酸血症、ARDS、肺栓塞,这些情况下同时伴有 PVR 增加,当左心功能不全、液体超负荷时,PAP 升高但 PVR 不升高、PAOP 升高。

3. PAOP 通过将导管远端的球囊充气,阻断了相应肺动脉分支的血流,使得 PAC 尖端和左心房间形成一段静态血流,两端压力达到平衡,导管远端的压力与左心房压力相等。因此,PAOP 反映的是左房压力。正常的肺动脉楔压为 6~15mmHg,平均值为 9mmHg。理想状态下,导管尖端应当位于 3 区,即低于左心房水平,如果位于 1 区或 2 区,则可能高估 PAOP。无论自主呼吸或正压通气,在呼气末时胸腔内压力接近大气压,即使有 PEEP 的存在,如导管位置正确,PAOP 的数值不受 PEEP 影响,因而可准确测量。如果 SI 降低,PAOP<8mmHg,可能存在低血容量,如果 SI 降低,PAOP>12mmHg,提示左心功能不全,PAOP>25mmHg 则提示急性肺水肿。

4. CO/CI PAC 可以持续监测压力波形,但 CO 的测定不是连续的,需要通过导管接近右房部分单次注入冰盐水后间断测得,但由此得到的 CO 数值是精确的,可用于计算其他血流动力学参数。正常人的 CO 为 5~6L/min,测定 CO 可判断心功能、诊断心力衰竭和低心排综合征。CI 是 CO 除以体表面积,为 2.8~4.2L/(min·m²),用于不同个体心脏功能的参数的比较。

5. SV/SI 主要反映心脏的泵功能,SV 的正常值为 60~90ml/beat,SI 为 24~45ml/(beat·m²)。当出现低血容量和心力衰竭时,SV/SI 是最早发生变化的参数之一。SV/SI 升高一般都与外周阻力降低有关。SV 的下降主要见于血容量不足(如出血)、心肌收缩力降低(如冠脉缺血)、体循环阻力增加、心脏瓣膜功能障碍(如二尖瓣反流)。如果 SV/SI 降低,心率可代偿性增快,CO/CI 也可显示正常,因而较 CO/CI 而言,SV/SI 是心功能更可靠的指标。

6. SvO₂ 见下述。

7. SVR 正常值为 900~1 500dyn·s/cm⁵。低于 900dyn·s/cm⁵ 时,提示全身血管阻力降低,如药物影响、脓毒症等;高于 2 500dyn·s/cm⁵ 时,提示全身血管阻力高,如高血压、低心排时代偿性增高。

8. PVR 正常值为 150~250dyn·s/cm⁵。低于 150dyn·s/cm⁵ 提示肺血管阻力低,可见于脓毒症;高于 250dyn·s/cm⁵ 提示肺血管阻力升高,可见于原发性肺动脉高压、继发性肺动脉高压(如慢性肺部疾病、肺水肿、ARDS)。

(六) 经肺热稀释

经肺热稀释技术由两部分构成,一部分是在上腔静脉内注入冰盐水,另一部分是应用感温探头在股动脉监测局部温度变化,通过热稀释曲线分析计算出 CO。通过计算还可以得出其他血流动力学参数:胸腔内血容积(intrathoracic blood volume,ITBV)、全心舒张末容积(global end-diastolic volume,GEDV)属于心脏前负荷指标,心脏功能指数(cardiac function index,CFI)、全心射血分数(global ejection fraction,GEF)属于心脏收缩指标,血管外肺水(extravascular lung water,EVLW)是对肺水肿的定量测量,肺血管通透性指数

(pulmonary vascular permeability index,PVPI)是反映肺泡-毛细血管通透性的指标。另外,还可进行股动脉脉搏轮廓波形分析,进行实时连续 CO、SVV、PPV 的监测。经肺热稀释技术测得的参数准确,在肾脏替代治疗的患者中的准确性也能得到保证,但无法应用于体外膜肺氧合的患者。若患者存在瓣膜反流、主动脉瘤、肺叶切除、巨大肺栓塞、严重心律失常、严重气胸,经肺热稀释技术的测量可能不准确。

三、功能性血流动力学评估

心肺交互作用是指机械通气过程中产生的胸腔内压周期性变化对心排血量和血压的影响。功能性血流动力学评估是利用在机械通气时的心肺交互作用,模拟 Frank-Starling 曲线来评估容量反应性。原理是正压通气吸气相肺泡充气导致肺泡周围小血管床受压,对肺毛细血管床起到挤压作用,相对增加左心室的前负荷;同时胸腔压力上升,静脉回流减少,右心室前负荷减低,而数个心动周期后这种前负荷降低的影响传导至呼气相,这种心脏前负荷伴随呼吸周期的改变能否带来 SV 的改变可用于预测容量反应性。相关评价指标包括收缩压变异率(systolic pressure variation,SPV)、每搏量变异率(stroke volume variation,SVV)、脉压变异率(pulse pressure variation,PPV)、脉搏血氧饱和度波形容积变异度(pleth variability index,PVI)、下腔静脉随呼吸变异度(dIVC)及左室流出道速度-时间积分变异率(ΔVTI)等。

(一)收缩压变异率、每搏量变异率、脉压变异率

正压通气时,吸气相胸腔内压增加,静脉回流减少,同时右心后负荷增加使右心排血量下降,并在几个心动周期的呼气相出现左心排血量下降。这种表现在血容量不足时更加明显,因为静脉系统更易塌陷,其次,右心房灌注压的下降和顺应性的增加使胸膜腔对右心房的传导压力增高,吸气相时右房压增加更大,右心室的后负荷则更高,静脉回流更少,左心排血量也明显降低。因此在低血容量状态下,呼吸周期对 SPV 影响明显增大。

而收缩压除了受 SV、动脉顺应性的影响,还有舒张压的影响,后者直接受胸腔内压力的影响,收缩压和舒张压在每个呼吸周期都会变化,而脉压和每搏量无明显变化,且脉压受 SV 影响更大,因而 PPV、SVV 较 SPV 更能反映容量状态。PPV 的计算公式是$(PP_{max}-PP_{min})/[(PP_{max}+PP_{min})\times 0.5]\times 100\%$,SVV 的计算公式是$(SV_{max}-SV_{min})/[(SV_{max}+SV_{min})\times 0.5]\times 100\%$,测量时间均超一个呼吸周期。PPV 和 SVV 可以通过床边脉搏指示连续心排血量监测技术(PiCCO)或脉搏轮廓技术来获得。PPV 和 SVV 可以预测容量反应性,当潮气量>8ml/kg 的情况下,PPV>13%~15% 或 SVV>10% 可以认为具有容量反应性。但 PPV 和 SVV 高度依赖胸腔内压周期性变化,并且要能足够引起 CVP 改变,因此,如果潮气量<6ml/kg 或存在自主呼吸时,常会出现假阴性结果。若存在心律失常如房颤或频发室性期前收缩的情况,测量结果也会发生偏差。肺的顺应性下降引起潮气量降低时会导致 PPV 和 SVV 的假阴性结果。

(二)超声评估血流动力学指标

心脏超声无法提供连续血流动力学监测,但对循环不稳定患者进行心血管评估是首选,其主要优势是无创、可床边操作。既可定性,也可定量评估循环状态。

1. 心脏超声评估流程

(1)快速评估左心功能及右心功能:①室壁运动正常患者推荐目测左心功能;②室壁

运动弥漫性减弱推荐 M 型方法评估左心功能;③节段性室壁运动异常可采用单平面或双平面 Simpson 方法评估;④必要时目测右室壁运动或 M 型方法测量三尖瓣环收缩期最大位移(TAPSE),二维方法估测右心室面积变化率(RVFAC)。

(2)估肺动脉压力:在无右室流出道狭窄的情况下采用三尖瓣反流压估测肺动脉收缩压。

(3)评估下腔静脉的宽度和随呼吸的变化。

(4)快速明确心包积液及定位:剑突下切面和胸骨旁切面。

(5)及时排查心脏结构异常、有无合并急性及慢性心脏疾病。

2. **容量评估**　包括容量状态及容量反应性的评估。

(1)容量状态:是指患者的前负荷状态,即心室的舒张末期容积,为静态指标。超声常见评价指标有左心室舒张末期内径(LVEDD)及容积(LVEDV)、下腔静脉内径等。低血容量患者下腔静脉内径变窄,自主平静呼吸状态下,下腔静脉直径<9mm,提示低血容量。LVEDD<35mm,或出现乳头肌亲吻征等,同样提示容量可能不足。

(2)容量反应性:即心脏的前负荷反应性,是指扩容后的效果,是前负荷和心功能状况的综合反映,为动态指标。扩容后心排血量(CO)或每搏量(SV)较前增加 10%~15% 及以上,提示容量反应性好。超声常见评价指标有下腔静脉直径随呼吸变异度、左室流出道速度时间积分呼吸变异度(ΔVTI)及 SV 变异度(SVV)等。下腔静脉变异度常通过塌陷指数(cIVC)及扩张指数(dIVC)体现。cIVC=$(D_{max}-D_{min})/D_{max}$,自主平静呼吸状态下,cIVC>40%,提示患者对补液治疗可能有效。无自主呼吸的机械通气状态下,下腔静脉的呼吸变异度公式 dIVC=$(D_{max}-D_{min})/D_{min}$,临界值为 18%。根据心肺交互作用或利用呼气暂停试验、被动抬腿试验或液体负荷试验,监测 SVV、左室流出道 ΔVTI 同样是评估容量反应性的重要指标,临界值为 12%~15%。

需注意的是,超声指标可应用于容量或容量反应性评估,但不能完全替代其他评估手段,如血压、中心静脉压、肺动脉楔压、持续心排血量监测(PiCCO)等,需互相结合进行综合分析。

(三)容量负荷试验

在快速输注 250~500ml 晶体液后,CO 增加 8%~15% 提示有液体反应性。部分患者可能因液体补充而受益,也有一部分患者在快速补液的同时出现了肺水肿,因此近两年也提出了小剂量容量负荷试验,快速输注 100ml 液体同样可提示液体反应性。

(四)被动抬腿试验

被动抬腿(passive leg raising,PLR)是预测液体反应性的简单方法。通过患者的体位改变,使患者从头向上 45° 半卧位变为躯干仰卧、下肢被动抬高 45° 的位置,避免增加疼痛,引起交感兴奋。试验期间从下肢转移到中心静脉或心脏的血液 150~300ml。在 PLR 前和试验后 1 分钟测量 SV 的改变。对窦性心律与非窦性心律,或有无自主呼吸努力的患者间比较的结果并未发现显著性差异。在下肢截肢、严重肌萎缩、腹内压增高、颅内压升高、肺功能严重受损的患者中,PLR 的应用受到限制。

四、组织灌注和微循环

(一)混合静脉血氧饱和度(SvO$_2$)

SvO$_2$ 是反映全身氧供 - 需平衡的重要参数,正常人为 70%~75%。可通过肺静脉采血间断测定,也可通过带有纤维光导敏感电极的导管进行连续监测。根据 Fick 方程: $SvO_2=SaO_2-VO_2/(CO \times Hb \times 13.8)$,假设氧供($DO_2$)充足的情况下,$SvO_2$ 受 CO、Hb、动脉血氧饱和度及氧消耗(VO_2)的影响(图 12-4)。SvO_2 只能反映全身氧供-需的情况,而不能反映局部组织的情况。SvO_2 的监测要求留置 PAC 导管,而中心静脉血氧饱和度与 SvO_2 相关性良好,也可作为监测指标。

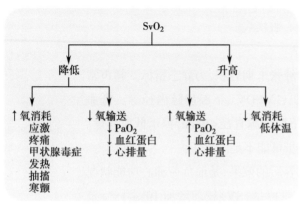

图 12-4　引起 SvO_2 改变的原因

(二) 乳酸

组织低灌注是导致细胞缺氧的重要原因,也是乳酸升高的经典途径。血乳酸与病情严重度相关,其水平越高反映患者病情越重,预后越差。拯救脓毒症运动指南中指出乳酸>2mmol/L 是诊断脓毒性休克的标准之一。动态乳酸变化及乳酸清除率监测对休克的早期诊断、判定组织缺氧情况、指导液体复苏及评估预后有重要意义。

(三) 中心静脉-动脉二氧化碳分压差

组织细胞代谢消耗 O_2,产生 CO_2,CO_2 通过静脉血流清除,通过测定中心静脉-动脉二氧化碳分压差(central venous-to-arterial carbon dioxide partial pressure difference,$Pcv-aCO_2$)可反映血流对 CO_2 的清除能力,一般情况下其正常值 ≤6mmHg。组织灌注不足时,静脉血流对 CO_2 的清除能力下降,则 $Pcv-aCO_2$ 增加,预后差。但同时需注意心功能影响,$Pcv-aCO_2$ 与全身组织的 CO_2 产生成正比,与心排血量成反比,因此心排血量增加时,血流增加使静脉血二氧化碳难以积聚,此时即使存在组织低灌注,$Pcv-aCO_2$ 也是正常的。

(邱毓祯　刘嘉琳)

------- 参 考 文 献 -------

[1] MAHMOOD S S, PINSKY M R. Heart-lung interactions during mechanical ventilation: the basics [J]. Ann Transl Med, 2018, 6 (18): 349.

[2] MESSINA A, GRECO M, CECCONI M. What should I use next if clinical evaluation and echocardiographic haemodynamic assessment is not enough？[J]. Curr Opin Crit Care, 2019, 25 (3): 259-265.

[3] PAPADAKOS P J, LACHMANN B. Mechanical ventilation: clinical applications and pathophysiology [M]. Philadelphia: SAUNDERS ELSEVIER, 2008.

[4] PINSKY M R. Functional hemodynamic monitoring [J]. Crit Care Clin, 2015, 31 (1): 89-111.

[5] TEBOUL J L, MONNET X, CHEMLA D, et al. Arterial pulse pressure variation with mechanical ventilation [J]. Am J Respir Crit Care Med, 2019, 199 (1): 22-31.

[6] MILLER A, MANDEVILLE J. Predicting and measuring fluid responsiveness with echocardiography [J]. Echo Res Pract, 2016, 3 (2): G1-G12.

第四篇
呼吸治疗技术

第 13 章　医用气体治疗

第 1 节　氧疗

氧气是维持人体生命所必需的物质,但人体的氧储备极少,健康成人体内存氧量仅1.0~1.5L,仅够3~4分钟消耗。缺氧可导致机体代谢异常和生理紊乱,严重者可致使重要脏器组织损害和功能障碍,甚至细胞死亡危及生命。氧疗本质是根据目标氧饱和度进行氧气治疗,并持续监测氧饱和度,维持其在目标范围内。延迟氧疗可能对患者造成严重危害。本章围绕氧疗目标、治疗需求的评估、氧疗适应证、禁忌证及不良反应、氧气输送设备设计与性能特点、氧疗方式的选择、氧疗反应的监测、标准化氧疗进行阐述。

一、氧疗目标

氧疗的总体目标是维持组织氧供,并减少心肺负担。

氧疗的具体目标:①纠正确诊和疑似的急性低氧血症;②减轻慢性低氧血症相关的临床症状;③降低因低氧血症引起的心肺负担。

(一) 纠正低氧血症

氧疗通过增加肺泡和血液中的氧分压,以维持组织氧供,纠正缺氧症状。纠正低氧血症是氧疗最基本的目标且易评估和监测。

(二) 减轻缺氧症状

除了缓解低氧血症,氧疗还可以缓解某些肺部疾病相关症状。如慢性阻塞性肺疾病(COPD)和某些肺间质疾病患者接受氧疗,既可以缓解呼吸困难症状,也可能改善慢性缺氧患者的大脑功能。

(三) 减少心肺负荷

缺氧时心肺系统会代偿性增加通气量和心排血量。在急性缺氧时,患者通过增加通气量提高动脉氧分压水平,从而导致呼吸做功增加。因此,氧疗可以降低通气需求和呼吸做功。

患者动脉血氧不足时,通过增加心排血量以维持组织氧供。氧疗增加血氧含量,降低心排血量。当心脏因疾病或损伤而发生过负荷时,如心肌梗死、脓毒症或创伤,减少心脏额外做功尤其重要。

低氧血症导致肺血管收缩和肺动脉高压,增加右心后负荷。对于慢性低氧血症患者,长期右心后负荷增加会导致右心衰竭(肺源性心脏病)。氧疗可以逆转肺血管收缩和降低右心负荷。

二、适应证和禁忌证

(一) 适应证

低氧血症

(1) 吸空气时,$PaO_2 < 60mmHg$ 或 $SaO_2 < 90\%$(标准大气压情况下)。

(2) PaO_2 或 SaO_2 低于特殊临床条件下的目标范围。

(3) 急症情况下怀疑低氧血症。

(4) 严重创伤。

(5) 急性心肌梗死。

(6) 短期治疗或外科手术(如术后麻醉复苏)。

(二) 禁忌证

1. 除少数例外,有适应证时氧疗没有绝对的禁忌证。

2. 某些氧气输送装置应用有禁忌证,如鼻导管和鼻咽管不能用于鼻腔阻塞的儿童和新生儿患者。

三、评估氧疗需求

有三种基本方法可以判断患者是否需要氧疗:第一,实验室检查结果显示存在低氧血症;第二,患者的特殊临床问题和状态;第三,低氧血症临床表现,如呼吸急促、心动过速、发绀和表情痛苦。对这些症状和其他症状灵敏的床旁评估技术可以用于评估患者是否需要氧疗。

评估缺氧的实验室手段包括有创或无创监测的血氧饱和度和血氧分压,如吸空气时,$PaO_2 < 60mmHg$ 或 $SaO_2 < 90\%$,PaO_2 或 SaO_2 低于特殊临床条件下的目标范围。

与低氧血症相关疾病患者需要氧疗,如术后患者,一氧化碳或氰化物中毒患者,休克、创伤、急性心肌梗死患者和部分早产儿。仔细床旁查体也能判断患者对氧疗的需求。表 13-1 总结了在监测过程中常见呼吸系统、心血管系统和神经系统缺氧的临床表现。但需结合更多的手段如动脉血气分析结果来确诊是否存在低氧血症,进而判断是否需要氧疗。

表 13-1 缺氧的临床表现

系统	轻中度	重度
呼吸系统	呼吸急促 呼吸困难 苍白	呼吸急促 呼吸困难 发绀
心血管系统	心动过速 轻度高血压 外周血管收缩	心动过速或心动过缓,心律不齐,高血压或低血压

续表

系统	轻中度	重度
	坐立不安	嗜睡
	定向障碍	思维混乱
	头痛	表情痛苦
	疲乏	视力下降
神经系统		视野狭窄
		动作不协调
		判断能力下降
		反应迟缓
		躁狂
		昏迷

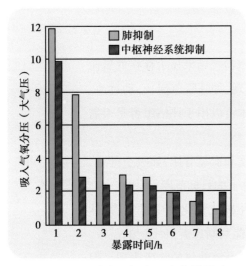

图 13-1 氧中毒和氧分压、氧气暴露时间之间的关系

四、氧疗的危害和预防措施

(一) 氧中毒

氧毒性主要影响肺和中枢神经系统。氧气危害的两个主要决定因素:氧分压和暴露时间(图 13-1)。氧分压越高,暴露时间越长,危害可能性越大。当患者在高于一个大气压的环境下吸氧时,可能会对中枢神经系统产生影响,包括震颤、抽搐。在正常大气压条件下,高浓度氧环境也会对肺部造成影响。

表 13-2 总结了在海平面下,吸入氧气浓度 100% 时的生理反应。长时间暴露于高浓度氧气环境下的患者会出现类似支气管肺炎的体征。X 线胸片显示不均匀渗出,通常下肺明显。

表 13-2 正常人在暴露于 100% 吸入氧浓度下的生理反应

暴露时间 /h	生理反应
0~12	肺功能正常
	气管支气管炎
	胸骨下疼痛
12~24	肺活量下降
25~30	肺顺应性下降
25~30	肺泡动脉氧分压差上升
	运动时氧分压下降
30~72	弥散功能减退

最主要临床特征是严重肺泡损伤。暴露于高氧分压下,首先会损害毛细血管内皮,继发间质水肿,肺泡 - 毛细血管膜增生。如果病情进展,Ⅰ型肺泡细胞被破坏,而Ⅱ型肺泡细胞增殖。肺泡液体积聚,出现渗出期,导致通气 / 血流比降低,生理性分流和低氧血症。在晚期,肺泡区域形成透明膜,并进展为肺纤维化和肺动脉高压。

随着肺损伤加重,血氧下降。此时低氧血症进行性恶化,如果给予氧疗,氧的毒副作用会使病情恶化(图 13-2)。

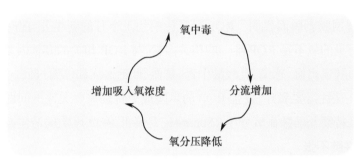

图 13-2　高浓度氧疗造成的恶性循环,可能发生在低氧血症的高氧浓度治疗中。高氧浓度对肺实质有毒性作用且能造成进一步生理分流。分流增加进一步导致氧分压降低

氧的毒性是由过量产生的氧自由基引起的。通常特殊的酶如超氧化物歧化酶可在氧自由基导致严重损害前对其进行灭活。抗氧化剂如维生素 E、维生素 C 和 β 胡萝卜素能对抗氧自由基。这些防御措施通常足够保护暴露在空气中的细胞。但是在高氧分压条件下,氧自由基可以使抗氧化系统过负荷而造成细胞损伤。细胞损伤引发免疫反应并引起组织中中性粒细胞和巨噬细胞浸润。这些细胞释放炎症介质使最初损伤加重。同时,局部中性粒细胞和血小板可释放出更多的自由基,加剧损伤进展。

究竟多少氧气安全是存在争议的话题。大多数研究结果表明,成人长时间吸入氧气浓度 ≤50%,不会造成严重的肺部损伤。使用尽可能低的氧浓度来维持组织的氧供是最终目标。

避免氧中毒原则:尽可能限制患者暴露于 100% 氧浓度低于 24 小时;如果氧浓度可以在 2 天内降至 70%,5 天内降至 ≤50%,则可以接受高吸氧浓度。

由于肺在发育过程中对氧气更敏感,因此对于婴儿的氧疗应谨慎。高氧分压与早产儿视网膜病变(retinopathy of prematurity,ROP)、婴幼儿支气管肺发育不全有关。

无论采用何种方法,缺氧患者都应该进行氧疗。尽管高氧浓度的毒性作用很严重,但造成危害的不是氧浓度而是氧分压。如果患者需要高氧浓度才能维持足够的组织氧供,那么患者应该接受高浓度氧疗。

(二) 通气抑制

当吸入中、高浓度氧气时,少部分 COPD 患者和慢性高碳酸血症患者往往通气量下降接近 20%,同时伴随动脉二氧化碳分压升高 20~23mmHg。尽管因吸氧所致的显著通气抑制在 COPD 患者中并不常见,但仍需要密切监测这种情况的发生,同时适当把控低浓度持续给氧的原则。某些 COPD 患者接受氧疗时发生低通气的主要原因:刺激呼吸驱动主要依赖缺氧对外周化学感受器的刺激,这些患者对高二氧化碳分压反应减弱。这些患者的血氧水平升高会抑制外周化学感受器,抑制通气驱动,二氧化碳分压升高。高血氧水平可

能会影响正常通气/血流比,导致无效腔通气(VD/VT)增加和二氧化碳分压升高。尽管氧疗可能会导致部分患者发生低通气,但不应该停止对需要氧疗患者的氧疗,防止缺氧始终是第一位的。

(三) 早产儿视网膜病变

早产儿视网膜病变(ROP),也称晶状体后纤维增生症,是发生在部分接受氧疗的早产儿或低出生体重患儿的一种异常眼病。过高的血氧水平会使视网膜血管收缩,导致血管坏死。因此,新生血管形成且数量增多。这些新生微血管出血造成视网膜后瘢痕形成。瘢痕通常导致视网膜剥脱而失明。ROP 最常影响约 1 个月的新生儿,此时视网膜动脉已经足够成熟。过量的氧不是 ROP 唯一的相关因素,与 ROP 相关的其他因素包括高碳酸血症、低碳酸血症、脑室出血、感染、乳酸酸中毒、贫血、低钙血症和体温过低。

由于早产儿往往需要氧疗,发生 ROP 的风险成为特别需要关注的问题。美国小儿学术委员会推荐维持婴儿动脉血氧分压<80mmHg 是降低 ROP 风险的最佳方法。

(四) 吸收性肺不张

FiO_2>0.50 增加吸收性肺不张发生风险。肺泡和血液中通常含量最多的气体是氮气。呼吸高浓度氧气会迅速消耗体内的氮气。随着血液氮水平降低,静脉气体的总压力迅速降低。在这些条件下,大气压下存在任何体腔内的气体都会迅速扩散到静脉血液中。这个原理用于清除体腔内残留的气体。向患者提供高水平氧有利于促进清除腹腔或胸腔的残留空气。

这种现象可能导致肺萎陷,尤其是当肺泡区域存在阻塞时(图 13-3)。在此条件下,氧气会迅速扩散到血液中(图 13-3A)。由于肺泡没有气体来源,肺泡中的总气体压力逐渐降低直至肺泡塌陷。由于塌陷肺泡存在灌注,但不能通气,所以吸收性肺不张会增加生理分流并加重低氧血症。

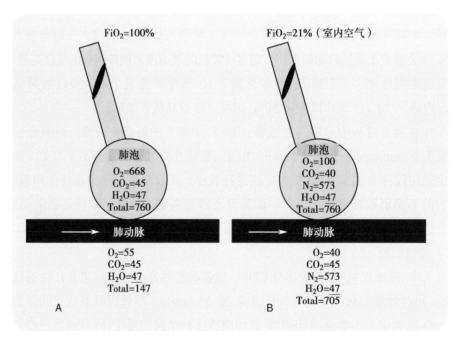

图 13-3　气道阻塞情况下吸 100% 氧气时(A)和吸室内空气时(B)肺不张的程度

在每一种情况下,混合静脉(肺动脉)血中气体压力总和小于肺泡。呼吸 100%O_2(A)时压力梯度更大,导致从肺泡快速弥散。注意:吸室内空气时肺泡内的气体压力会随着时间的推移略有改变,但总体将保持在 760mmHg 左右。

镇静、手术疼痛或中枢神经系统功能障碍使小潮气量通气患者发生吸收性肺不张的风险增加。在这些情况下,氧气弥散速度快于氧气吸入速度,通气不良的肺泡因失去氧的速度快于补充氧而不稳定。其结果是,即使患者没有进行氧疗,逐渐萎缩的肺泡也可能进展为完全塌陷。对于清醒患者,发生这种情况的风险不大,因为自然的叹气机制会周期性地扩张肺。

(五)火灾危险

火灾可能会发生在高氧环境的医疗场所,一些简单的措施可以用来减少医疗场所火灾发生。关键是有效管理火灾三角"氧气、热量和燃料"。在临床应用时,基本原则是尽可能使用最低有效氧浓度。避免使用不适当或陈旧设备,如铝制气体调节器,临床医生、患者和护理人员安全使用氧气的知识教育也是重要的预防措施。此外,进行高压氧治疗时,应严格遵守防火规程。

五、氧气输送方式设计与性能特点

氧气输送方式,即氧气输送系统,也称氧疗方式,主要指各种氧疗装置。目前临床上氧疗装置种类繁多,有各种型号的鼻导管、普通吸氧面罩、储氧袋部分重复呼吸面罩、带储氧袋非重复呼吸面罩、文丘里面罩、按需给氧阀、高流量氧疗仪等。设备的正确选择需要深入了解这些系统的一般性能特点和功能。

氧疗装置分类有以下两种方式:根据氧疗装置设计分为低流量系统(如鼻导管)、储存系统(如储氧鼻导管、带储氧袋面罩等)和高流量系统(如文丘里面罩、高流量氧疗仪);根据氧浓度的范围:低浓度(<35%)、中浓度(35%~60%)或高浓度(>60%)氧,一些设计可以提供全范围浓度的氧气(21%~100%)。

(一)低流量系统

典型的低流量系统以≤8L/min的氧气流量直接传输到气道。因为健康成年人的吸气流量>8L/min,所以低流量设备提供的氧气总是被空气稀释;其结果是低而可变的氧浓度。低流量氧气传输系统主要是鼻导管。

鼻导管是一次性的塑料导管,使用时将患者端连接部分插入鼻前庭,管道另一端连接氧源(可以连接流量计或气泡加湿器)。它是普通吸氧患者和需要家庭氧疗患者的首选氧疗方式。鼻导管可提供的流量0~6L/min,氧浓度21%~50%。优点是价格便宜,舒适,不影响患者的日常进食、说话和咳痰。氧浓度受患者呼吸影响较大,呼吸急促时氧流量无法满足患者需求。若外接流量过大,患者会有明显不适感(图13-4)。

低流量系统的性能特点:经鼻低流量系统的研究表明氧浓度范围从1L/min时的22%到15L/min时的60%。由于低流量系统传输的氧是经过空气稀释,所以氧浓度在一定范围内波动。表13-3总结了这些关键变量对低流量系统氧浓度的影响。可

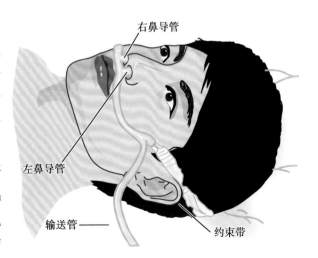

图 13-4　鼻套管

以用简单公式估算低流量系统提供的氧浓度：对于呼吸频率和呼吸深度正常的患者，鼻导管吸氧每增加 1L/min，氧浓度增加约 4%。例如，患者鼻导管吸氧 4L/min 时，预计氧浓度约 37%。

表 13-3　影响低流量系统吸氧浓度的变量

增加 FiO₂	降低 FiO₂
氧气输出增加	氧气输出减少
闭口呼吸	张口呼吸
吸气流速低	吸气流速高
潮气量小	潮气量大
呼吸频率慢	呼吸频率快
每分通气量小	每分通气量大
吸气时间长	吸气时间短
I∶E 高	I∶E 低

（二）储存系统

储存系统机制是在患者呼吸时收集和存储氧气。当吸气流量超过设备供应氧气流量时，患者可以使用此储备气源。因为空气稀释减少，因此与低流量系统比较，储存装置通常提供氧浓度更高、更稳定，也可节约氧气。目前常用的储存系统包括储存导管、面罩和非重复呼吸回路。

1. **储存导管**　储存导管为节约氧气而设计。储存导管有两种类型：储氧式鼻导管和吊坠储存导管。在呼气期储氧式鼻导管可以在一个小的膜式空腔储存大约 20ml 氧气（图 13-5）。在吸气早期，患者可以利用这部分储存氧。对于一定的氧浓度，每次呼吸可用氧气量增加，所需流量减少。尽管该设备佩戴舒适，许多患者不喜欢其外观，而治疗依从性差。吊坠储氧系统将储存容器隐藏于患者前胸壁衣服下方（图 13-6），有助于美观。尽管设备不太明显，但吊坠的额外重量可能会导致耳朵和面部不适。

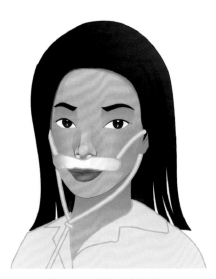

图 13-5　储氧式鼻导管

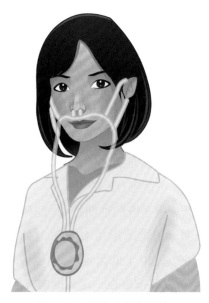

图 13-6　吊坠式储存导管

2. **储氧面罩** 储氧面罩是储存系统中最常用的。有三种类型：①简单面罩；②部分重复呼吸面罩；③非重复呼吸储氧面罩。

简单面罩由一次性塑料材质制成。使用时将面罩覆盖于患者的口鼻腔并固定，另一端通过长约 1.5m 的塑料连接管连接氧流量表。患者吸、呼气时，面罩内均有氧气储存。呼气通过面罩两侧边的开孔排至外界空气(图 13-7)。简单面罩可提供的流量 5~10L/min，氧浓度 35%~50%。如果需氧流量>10L/min，则应考虑使用具有更高氧浓度的设备。流量<5L/min 时，面罩体积相当于无效腔，导致二氧化碳(CO_2)重复吸入。

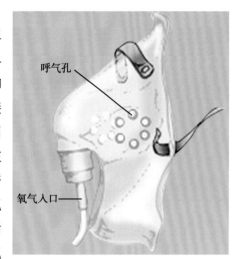

储氧袋面罩是在普通面罩的基础上发展出来的，在面罩氧气输入端连接一个 1L 容量的柔性储存袋，可以提供比简单面罩更高的氧浓度。储氧袋面罩又分为部分重复呼吸面罩和非重复呼吸面罩(图 13-8)。两者区别在于储氧袋与面罩连接处、面罩两侧面是否有单向活瓣，部分重复呼吸面罩没有阀门(图 13-8A)。重复呼吸的储氧袋面罩可提供的流量 10L/min 左右，氧浓度 40%~70%。非重复呼吸面罩应用单向阀预防重复呼吸(图 13-8B)。吸气阀门在储氧袋顶部，呼气阀覆盖面罩呼气口。在吸气期间，面罩内轻微负压可以关闭呼气阀，防止空气稀释。同时，储氧袋顶部的吸气阀打开，为患者提供氧气。在呼气过程中，阀门作用逆转气流方向。轻微正压关闭吸气阀，防止呼出气体进入储氧袋。同时，单向呼气阀打开将呼出气体排到大气中。非重复呼吸的储氧袋面罩可提供的流量 10L/min 左右，氧浓度 60%~80%。

图 13-7 简单氧气面罩

面罩主体周围和开放的呼气孔(无阀门的气孔)会发生漏气。这种开放式呼气孔是常见的安全设计，旨在氧源出现故障或当吸气流量高于氧流量时允许患者经呼气孔呼吸空气。虽然一次性非重复呼吸面罩能够提供中高浓度氧，但吸氧浓度仍会随着漏气量和患者呼吸方式而变化。

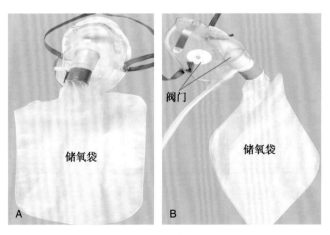

图 13-8 储氧面罩
A. 部分重复呼吸储氧面罩；B. 非重复呼吸储氧面罩。

(三) 高流量系统

高流量系统以等于或超过患者吸气峰流量提供给定的氧气浓度。如输送流量超过患者所需流量,两者均可确保一个固定的氧浓度。以下原则可以帮助鉴别哪些设备真正符合高流量系统的要求。高流量设备标准:高流量系统应该至少提供 60L/min 的总流量。该标准基于成人正常潮气量呼吸时吸气峰流量大约为每分通气量的 3 倍。因为 20L/min 接近患者每分通气量的上限,所以在大多数情况下,流量为 3×20L/min,即 60L/min 就足够了。在极少数情况下,流量必须达到或超过 100L/min。

文丘里面罩是在普通吸氧面罩与氧气连接管之间直接增加一个文丘里装置(图 13-9)。主要原理:氧气通过射流孔后形成高速气流,使周围环境形成负压,从而卷入周围的空气,最终形成高流量的空氧混合气流。文丘里面罩提供的氧浓度与射流孔的口径、空气入口口径和氧流量的大小有关,可以根据刻度选择不同的氧浓度,它所提供的流量较鼻导管、氧气面罩大,且氧浓度不会随着呼吸流量的变化而变化,相对稳定,可以满足部分对气体流量有需求的呼吸窘迫患者。

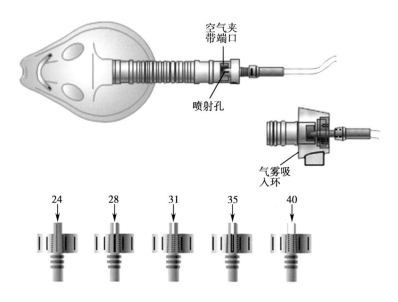

图 13-9　典型的文丘里面罩

高流量氧疗仪是指一类可提供较高气体流量、精确氧浓度以及加温湿化的空氧混合装置。目前市面上此类仪器的品牌较多,也是近几年比较热门的氧疗设备。高流量氧疗仪提供的气体流量和氧浓度可以独立控制,同时良好的气体加温加湿功能提高患者舒适感,且氧疗不影响患者吃饭、交谈或咳痰,提高依从性,显著增加氧疗的耐受性。适用于临床上对气体流量需求比较高的患者,该设备最低可提供 10L/min 的流量,最高可提供 80L/min 的流量。但高流量氧疗仪设备与耗材相对昂贵,使用范围会有一定的限制。

此外,小儿患者因鼻腔较小、配合度欠佳,氧疗时除以上氧疗方式外,也可采用氧帐、头罩等吸氧方式。气管切开罩、T 管(图 13-10)等可用于气管切开患者脱机后氧疗。

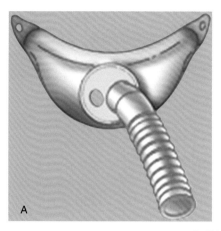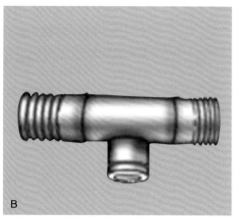

图 13-10 气管切开罩(A)与 T 管(B)

六、氧疗方式选择

氧疗设备繁多,具体应该如何选择? 建议遵循 3P 原则: 根据目的(purpose),患者(patient)和性能(performance)来选择或更改氧输送系统。

(一) 目的

氧疗的主要目标是增加吸氧浓度以纠正动脉血氧不足,其他目标包括减少缺氧症状和最大程度地减少心肺负荷。

(二) 患者

表 13-4 总结了在急诊选择氧疗设备时需要考虑的关键患者因素。了解这些因素有助于引导医务人员选择合适的设备。例如,对于张口呼吸轻度低氧患者,氧流量为 5~6L/min 的简单面罩氧疗可能比 4L/min 的鼻导管氧疗更合适;无气道异常的中度低氧婴儿通常需要一个密闭输送系统(头罩或封闭式暖箱)。

表 13-4 选择氧疗设备的患者因素

- 低氧血症的严重程度和原因
- 患者年龄(幼儿,儿童,成人)
- 意识和清醒程度
- 有无人工气道
- 每分通气量稳定性
- 张口呼吸还是经鼻呼吸

(三) 设备性能

氧疗装置输送的吸氧浓度及氧浓度稳定性随患者需求变化而变化。通常患者病情越重,对稳定的、高浓度吸氧需求就越高。病情较轻的患者一般需要较低的吸氧浓度,对氧浓度的稳定性要求较低。表 13-5 列举了根据所需氧浓度水平和稳定性选择氧疗设备。

表 13-5　根据所需氧浓度水平及其稳定性选择氧疗设备

预期 FiO$_2$	FiO$_2$ 稳定	FiO$_2$ 可变
低（<35%）	空气夹带喷雾器 混合系统 暖箱（婴儿）	鼻导管 气管内导管
中等（35%~60%）	空气夹带喷雾器 混合系统 氧气头罩（婴儿）	简单面罩 空气夹带喷雾器 氧帐（儿童）
高（>60%）	混合系统 氧气头罩（婴儿）	部分重复呼吸器 非重复呼吸器

（四）患者分类与总体目标

1. 怀疑患者存在组织缺氧的紧急情况下，应尽可能给予最高 FiO$_2$，理想状态为 100%，目的是尽可能提高血液中血氧含量，如呼吸或心脏骤停、严重创伤、休克、一氧化碳中毒和氰化物中毒。

2. 伴有中重度低氧血症的重症成人患者，需要使用至少能提供吸氧浓度超过 60% 的储存系统或高流量系统。此后，根据评估生理指标调整 FiO$_2$（和设备）。目标是维持 PaO$_2$>60mmHg 或血氧饱和度>90%。

3. 病情较稳定伴有轻中度低氧血症的急性成人患者，可以选择中低度氧浓度的给氧装置，如鼻导管或简单面罩。这类患者对 FiO$_2$ 稳定性的需求并不重要，如术后患者或急性心肌梗死恢复期患者。

4. 对于慢性肺部疾病急性加重的低氧血症患者，目标是保障足够的动脉氧合而又不抑制通气。维持血氧饱和度在 85%~92%，PaO$_2$ 为 50~70mmHg。通常经鼻低流量给氧或低浓度（24%~28%）的文丘里氧疗来实现。

七、标准化氧疗

临床上应根据氧疗流程方案进行床旁评估、调整吸氧浓度和吸氧流量，维持氧合在目标范围，与根据医嘱调节吸氧浓度（fraction of inspired oxygen，FiO$_2$）比较，成本效益更高，临床可操作性更强。氧疗医嘱应包括氧疗目标范围、氧疗方式，吸氧流量和吸氧浓度应记录在医疗文书中。根据 2018 年《英国医学杂志》（*British Medical Journal*，BMJ）、2017 年英国胸科协会（British Thoracic Society，BTS）以及美国 AARC 制定的氧疗临床实践指南而制订的氧疗方案（图 13-11）。

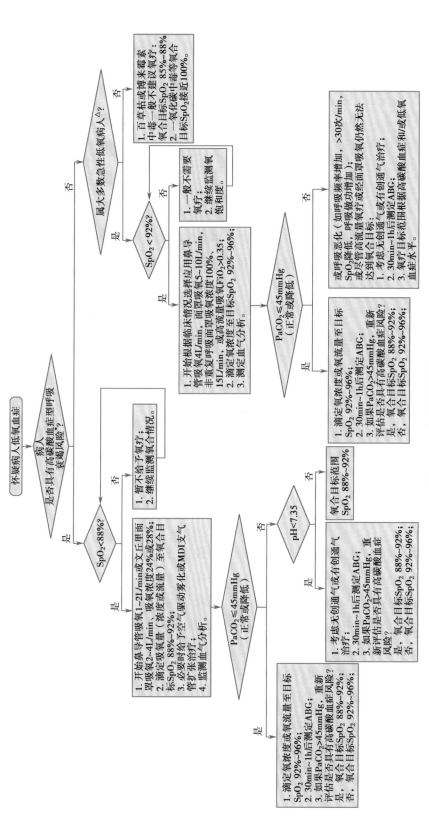

图 13-11　氧气治疗方案

（周永方）

* 慢性阻塞性肺疾病、肥胖低通气综合征、胸壁畸形、肺囊性纤维化、支气管扩张、神经肌肉疾病。

△ 危重症患者或伴有危及生命的低氧血症患者，如心肺复苏后、休克、脓毒症、溺水、变态反应、重度脑损伤或怀疑一氧化碳中毒等；开始应用储氧面罩吸氧 15L/min，测定血氧指标（SpO₂、SaO₂、PaO₂）；获得可靠的血氧指标后，及时调整吸氧方式，氧疗目标更高，SpO₂ 接近 100%。ABG：动脉血气分析。

一氧化碳中毒、从集性头痛、气胸、镰状细胞危象等患者，氧疗目标以达氧合目标 SpO₂ 92%~96%；必要时考虑无创通气或有创通气治疗。

第2节 高压氧治疗

人类早期由潜水而认识了高气压,最早的高气压在医疗上的应用是由希腊学者于1662 年首先提出的。1834 年,法国的 Junod 等制造了一个直径 1.5m 的高压空气舱,使用 202.6~405.2kPa(2~4 个大气压)的压缩空气治疗"肺"病。1860 年,Sandhal 和 Grindred 等相继开展了高气压治疗。1862 年,Bertin 首先在高压舱内吸氧。1887 年,Valenzaela 第一次成功地在 2 个大气压下给予纯氧治疗疾病,开创了高压氧临床治疗疾病的先例。

一、术语和定义

1. **高压氧治疗** 机体在高于当地压力的环境中呼吸与环境等压的高压纯氧或高压混合氧($97\%O_2+3\%CO_2$)以达到治疗各种疾病的方法称为高压氧治疗,亦称高压氧疗法。

2. **高压氧舱** 提供用于高压氧治疗所需高压环境的高气压容器。一般分为空气加压舱和氧气加压舱。空气加压舱的加压介质为空气,患者通过面罩、氧帐、头盔等吸氧,可容纳多人同时治疗,亦可允许陪护人员陪同。氧气加压舱加压介质为氧气,患者直接呼吸舱内的气体,一次只容纳 1 人进行治疗,不能陪护。

3. **吸氧时间** 2013 年 5 月国家卫生和计划生育委员会发布的《高压氧临床应用技术规范》里明确指出高压氧治疗的吸氧时间是指氧舱稳压时的吸氧时间,不包括加压过程和减压过程中的吸氧时间。该规范还规定"常规高压氧治疗(稳压)吸氧时间不应短于 60 分钟(婴儿除外)"。

二、高压氧的作用原理和实施

1. 正常情况下,吸入肺内的氧经过肺泡 - 毛细血管交换膜进入血液,动脉血中氧分压为 10.64~13.3kPa(80~100mmHg),氧主要是以与血红蛋白结合形成氧合血红蛋白的形式运输。假使某人 100ml 血中的血红蛋白为 15g,我们又知道 1g 血红蛋白可以结合 1.34ml 的氧,那么在正常情况下(37℃、760mmHg、吸入空气)每 100ml 动脉血可以携带的氧量为 15g×1.34ml+0.32ml=20.1+0.32=20.42ml(式中 0.32ml 是常压下物理溶解于 100ml 动脉血中的氧量)。若给患者吸入 100% 氧,则所含氧量为 15g×1.34ml+2.09ml=20.1+2.09=22.19ml。从上式中看出随着吸氧浓度的升高,血液中的溶解氧量达到了 2.09,有了一定程度的提高。

高压下吸氧,100ml 动脉血可以携氧多少呢? 首先,血红蛋白已经 100% 饱和,不能携带更多的氧。但是,随着压力的升高,血液中的溶解氧量不断增加(表 13-6)。

表 13-6　理论上溶解氧量与压力的关系

| 压力 | | 理论溶解氧量 /vol% | |
MPa	mmHg	吸空气	吸 100% 氧
0.1	760	0.32	2.09
0.15	1 140	0.61	3.26
0.2	1 520	0.81	4.44
0.236	1 794	0.99	5.29
0.282	2 143	1.17	6.37
0.3	2 280	1.31	6.80
0.4	3 040	1.80	压力超过 0.3MPa 时，一般不能吸纯氧以防氧中毒
0.5	3 800	2.30	
0.6	4 560	2.80	

从表 13-4 看出，高压下吸氧，血液中的溶解氧量随着压力的升高在不断升高。当压力上升到 0.236MPa（2.36ATA）时，动脉血中的溶解氧已经达到 5.29ml。

临床上观察发现，每 100ml 动脉血含氧量为 19.5ml，100ml 静脉血含氧量为 14.5ml，动、静脉血氧含量之差为 5ml。所以为了满足机体代谢的需要，每 100ml 动脉血需要向组织供氧 5ml。在 2.36ATA 高压下吸氧，溶解氧量为 5.29ml，超过了每 100ml 动脉血应向组织提供的氧量 5ml。换言之，此时已经不需要血红蛋白来供氧了，仅凭溶解氧就可以满足机体组织代谢的需要。

2. 高压氧的实施

（1）高压氧治疗主要分 3 个阶段：加压阶段、稳压阶段、减压阶段。

（2）高压氧治疗方案的内容包括治疗压力和吸氧时间。本书仅列出成人常规治疗方案供读者参考（表 13-7）。

表 13-7　成人常规高压氧治疗方案

方式	舱压 /MPa	加压时间 /min	稳压时间 /min	吸氧方法	减至第一停留站时间 /min	停留压力 / 时间 / (MPa·min⁻¹)
空气加压面罩吸氧	0.17	10	110	O₂ 30min×3，间歇 10min×2		
	0.20	10~15	90	O₂ 40min×2，间歇 10min	10	0.13/5
			110	O₂ 30min×3，间歇 10min×2		
	0.25	10~20	70	O₂ 30min×2，间歇 10min	10	0.16/5
			90	O₂ 40min×2，间歇 10min		
			110	O₂ 20min×4，间歇 10min×3		
	0.30	20	70	O₂ 30min×2，间歇 10min	10~15	0.16/15
空气加压	0.20	10~15	60~80	O₂	10	0.13/5
	0.25	10~20	60	O₂	10	0.16/5
	0.30	20	40~50	O₂	10~15	0.16/15

（3）高压氧治疗时特殊管路的处理

1）胃管：空气加压舱内在加压、稳压时可以夹闭胃管，减压时应打开或全程打开；氧气加压舱内应全程打开胃管。

2）胸腔闭式引流管：空气加压舱在减压时应打开或全程打开胸腔闭式引流管；氧气加压舱只能容纳一人治疗，空间狭小，压力变化容易引起引流物反流，所以不应治疗有胸腔闭式引流的患者。

3）伤口引流管：伤口引流管可采用开放引流的方法；有负压引流装置的，应保持装置始终处于负压状态。其他如脑室引流管、静脉（留置针）穿刺管、腹腔（脏器）引流管等因不受压力变化的影响，无需特殊处理。

4）带气囊的管道：使用带气囊的导尿管、气管插管等时，在加压后要将气囊内的气体抽尽，然后按要求重新注入规定量的气体；减压前，也应将气囊内的气体抽尽，减压结束后再重新注入规定量的气体。气囊放气后应密切观察，防止管道移位。

5）其他：更换输液液体时应先换排气针头，再换输液针头。

三、高压氧治疗的适应证

高压氧治疗的临床适应证分为Ⅰ类适应证和Ⅱ类适应证。Ⅰ类适应证为依据现有临床证据认为实施高压氧治疗具有医学必要性。Ⅱ类适应证为依据现有临床证据认为高压氧治疗是否优于传统疗法仍存在一定争议。但是高压氧治疗本身不会对疾病带来不利影响，因此对于Ⅱ类适应证仍建议积极实施高压氧治疗。

（一）Ⅰ类适应证

1. **气泡导致的疾病**　①减压病；②气栓症（潜水、医源性、意外等）。

2. **中毒**　①急性一氧化碳中毒；②氰化物中毒。

3. **急性缺血状态**　①危兆皮瓣；②骨筋膜间室综合征；③挤压伤；④断肢（指、趾）术后血运障碍；⑤不能用输血解决的失血性休克，如无血液供应或宗教不允许输血。

4. **感染性疾病**　①坏死性软组织感染；②气性坏疽；③难治性骨髓炎；④颅内脓肿；⑤难治性真菌感染；⑥肠壁囊样积气症；⑦坏死性外耳道炎。

5. **放射性组织损伤**　①放射性骨坏死；②软组织放射性坏死；③放射性出血性膀胱炎；④放射性直肠炎；⑤放射性下颌损伤的口腔科术前、术后、预防性治疗。

6. **创面**　①糖尿病感染性溃疡；②坏疽性脓皮病；③压疮；④烧伤；⑤慢性静脉溃疡。

7. **其他方面**　①突发性耳聋；②视网膜中央动脉阻塞；③脑外伤；④声损性、噪声性耳聋；⑤急性中心性视网膜脉络膜炎；⑥急性眼底供血障碍。

（二）Ⅱ类适应证

1. **神经系统**　①缺氧性脑损害；②急、慢性脑供血不足；③脑卒中恢复期；④精神发育迟滞；⑤脑膜炎；⑥脑水肿；⑦急性感染性多发性神经根炎；⑧病毒性脑炎；⑨多发性硬化；⑩脊髓损伤；⑪周围神经损伤；⑫孤独症；⑬非血管因素的慢性脑病；⑭认知功能障碍。

2. **心脏**　①急性冠状动脉综合征；②心肌梗死；③心源性休克。

3. **血管系统** ①慢性外周血管功能不全；②无菌性股骨头坏死；③心源性休克。

4. **创面** ①直肠阴道瘘；②外科创面开裂；③蜘蛛咬伤；④冻伤；⑤复发性口腔溃疡；⑥化学皮肤损害；⑦常规整形术后、移植术后。

5. **中毒** ①四氯化碳、硫化氢、氨气、农药中毒（百草枯中毒禁用高压氧治疗）；②中毒性脑病；③急性热、化学性因素造成的肺损伤、吸入性烟雾造成的肺损伤。

6. **其他** 高原性适应不全症、牙周病、肝坏死、银屑病等。

四、高压氧治疗的禁忌证和并发症

(一) 禁忌证

1. **绝对禁忌证** ①未经处理的张力性气胸；②同时服用双硫仑（分子式：$C_{10}H_{20}N_2S_4$）；③同时服用抗肿瘤药物如博来霉素、顺铂、阿霉素；④早产和/或低体重的新生儿。

2. **相对禁忌证** ①胸部外科手术围术期；②呼吸道传染性病毒感染；③中耳手术围术期；④未控制的癫痫；⑤高热；⑥先天球形红细胞症；⑦幽闭恐惧症；⑧颅底骨折伴脑脊液漏；⑨妊娠3个月以内不建议多次高压氧治疗；⑩未控制的高血压；⑪糖尿病患者；⑫青光眼（闭角型）；⑬肺大疱；⑭心动过缓（<50次/min）；⑮未处理的活动性出血；⑯结核空洞；⑰严重肺气肿；⑱新生儿支气管肺发育不良。

(二) 并发症

1. **氧中毒** 由高压氧或高分压氧下时间过长所致机体组织器官的功能与结构发生病变为氧中毒。导致氧中毒的主要原因是氧的压力时间效应量超过机体的可耐受量。中毒的发生率与中毒深度是与氧分压时间（治疗压力与吸入高浓度氧的时间）成正比。机体对氧的毒性作用易感部位为肺、脑及眼等。

(1)肺型氧中毒：临床症状和体征与支气管肺炎类似，主要表现为胸骨后不适和刺激感或烧灼感，深吸气时疼痛；也有干咳、咽部不适和呼吸困难等。

(2)脑型氧中毒：又称为惊厥型氧中毒，在氧压明显高于220kPa、暴露相应时程时，氧中毒最显著的表现是惊厥发作，即高压氧性惊厥，简称"氧惊厥"。

(3)眼型氧中毒：高压氧对眼的不良反应比较复杂，包括眼氧中毒和因高压氧的收缩血管作用，使血流减少导致的不良后果。此外还有目前尚未认知的一些其他因素。

2. **气压伤** 人体不同部位或体内外受压不均匀，出现压力差，压差>6.3kPa（47.5mmHg），即可引起组织充血、水肿、变形等改变，造成疼痛和损伤。临床上把这种损伤称为气压伤，多见于体内空腔脏器与外界相通的管道狭窄或闭塞。高压氧治疗过程中易发生气压伤的种类：①中耳气压伤；②鼻窦气压伤；③内耳气压伤；④肺气压伤等。

3. **减压病** 指机体从较高压力气体的环境向较低压力气体环境转移（减压）过程中，因外界压力下降过快、幅度过大而造成原先溶解的气体游离出来形成气泡，由此引起的系列病理生理变化所引起的疾病。

（桑贤印）

第3节　其他医疗气体治疗

氧气并不是呼吸治疗使用的唯一医疗气体。其他医疗气体包括一氧化氮（NO）、氦氧混合气（He-O_2）、二氧化碳氧气混合气（CO_2-O_2）、二氧化碳（CO_2）等。

一、一氧化氮

（一）作用机制

一氧化氮（nitric oxide，NO）是一种无色无味、弥散能力强的气体。在氧气环境下，其脂溶性自由基能很快被氧化为NO_2。通常人体可自产一小部分 NO，通过催化环鸟苷 3,5-磷酸（cGMP）的生成，最终舒张血管平滑肌。因此吸入 NO 能增加通气肺泡的血流量，改善血液循环，进一步减少肺内分流，增加动脉血氧合，起到降低肺血管的阻力和肺动脉压的治疗作用。

（二）适应证

美国食品药品监督管理局（Food and Drug Administration，FDA）批准了吸入性 NO 用于行机械通气>34 周的新生儿，治疗与肺动脉高压相关的低氧性呼吸衰竭（Ⅰ型呼吸衰竭）。通过降低肺动脉压力，促进氧合，从而减少有创方法的使用率。

在成人中，吸入性 NO 用于治疗急性呼吸窘迫综合征（acute respiratory distress syndrome，ARDS）相关的肺动脉高压是有效的，但是这些获益通常是短期的，且在临床结局，如机械通气的天数和患者死亡率上并没有显著的改善。吸入性 NO 治疗的潜在适应证见表 13-8。

表 13-8　吸入性 NO 的潜在适应证

急性呼吸窘迫综合征	急性肺栓塞
新生儿持续性肺动脉高压	慢性阻塞性肺病
原发性肺动脉高压	膈疝
心脏外科后肺动脉高压	镰状细胞病
心脏移植	测试肺血管反应性

（三）剂量

无论在新生儿还是成人，NO 用于改善氧合或降低肺血管压力的剂量都是相对较低的，范围通常在 2~20ppm（1ppm=0.000 1%），初始剂量通常用 20ppm。对许多患者来说，在初始治疗的 4 小时结束时，在病情允许的情况下，NO 的剂量通常可以降低到 20ppm 以下，这种水平 NO 的不良反应是最小的。如果需要长时间使用 NO 治疗，剂量最好降至 10ppm 甚至以下，以避免 NO_2 暴露下的不良反应。

（四）不良反应

NO 的大多数的不良反应均由其化学副产物 NO_2 所产生。只要 NO 暴露于有氧环境中，就会产生 NO_2。NO_2 超过 10ppm 便会导致细胞损伤、出血、肺水肿或死亡。美国职业安全与健康管理局已经将 NO_2 的安全暴露限制在 5ppm 的水平。

NO 治疗的潜在不良反应见表 13-9。约 40% 的 ARDS 患者,在 NO 治疗后并没有出现初始的改善,甚至部分患者低氧血症更加严重(可能与肺通气 / 血流比值恶化有关)。NO 治疗可以迅速减少右心房的后负荷,因此在部分患者可能会增加左心房的充盈压力。在充血性心力衰竭的情况下,该效应可能导致或者加重肺水肿。因此,对于有心血管异常的新生儿(如主动脉缩窄),NO 治疗是禁忌证。在某些患者,NO 治疗撤离时会导致低氧血症的发展和肺动脉高压,甚至比刚开始治疗时情况更差,这种现象叫反弹效应。其发生机制在于外源性 NO 的吸入抑制了人体正常产生的 NO 水平。

表 13-9   NO 治疗的潜在副作用

作用不佳或矛盾反应	某些心脏异常并发症(如主动脉缩窄)
高铁血红蛋白症	反弹性低氧血症
左心室充盈压增加	肺动脉高压

(五)给药方式

NO 通常用于机械通气的患者,通过可以控制 NO 吸入浓度的系统输送,以保证在整个呼吸周期保持恒定的 NO 浓度,且不会产生过多的 NO_2。理想的 NO 给药系统的特征见表 13-10。

表 13-10   理想的 NO 输送系统特点

可靠性和安全性	精确的监测 NO 和 NO_2 的浓度
精确而稳定的 NO 给药浓度	能够维持充分的患者通气
产生 NO_2 的水平有限	

(六)撤离治疗

在撤离 NO 治疗时,一定要给予患者足够的关注,防止反弹效应的发生。首先,将 NO 浓度降至最低的有效水平(理想状态下应当 ≤5ppm)。其次,患者的血流动力学应当稳定,能够在中等强度氧疗($FiO_2 ≤ 0.4$)和低水平呼气末正压支持的情况下维持充分的氧合。再次,患者在高强度氧疗($0.6 ≤ FiO_2 ≤ 0.7$)支持时不应当停止 NO 吸入治疗。严密的监测患者和采取这些措施,通常能够避免肺动脉压力的升高和 NO 撤离导致的低氧血症。

二、氦氧混合气($He-O_2$)

(一)适应证

氦气作为治疗性气体的价值取决于它的低密度。根据伯努利原理,当气流为湍流时,驱动压随流速的平方变化而变化。而吸入气体在大气道内流动时多为湍流,因此吸入低密度混合气能够降低气体进出大气道所需要的驱动压力,减少患者的呼吸负担。然而,因小气道内气流多为层流,该治疗方式仅能应用于大气道阻塞。

$He-O_2$ 吸入作为大气道阻塞的辅助治疗手段在临床上已证实是有效的。单独应用该手段或与其他治疗方式如吸入支气管扩张剂相结合均能够降低呼吸频率,呼吸困难程度,减少气道可逆性阻塞患者插管和机械通气的需求。该疗法在治疗各种原因引起的急性上呼吸道阻塞、创伤患者拔管后喘鸣、急性重症哮喘以及格鲁布性喉头炎等,都取得了很有前景的效果。

(二) 使用注意事项

氦气为非生命支持气体,它在使用时必须混合至少20%的氧气。最常用的混合比例为80%的氦气和20%的氧气。通常空气密度为1.293g/L,而He-O$_2$(80%:20%)密度仅为0.429g/L。通常情况下,商业性He-O$_2$都是提前混装好的,混装比例为8:2或7:3,后者还可提供额外的氧气需求支持。另外,氦气是具有高度弥散性的气体,而常规的低流速输送系统,如鼻导管,不能提供足够的浓度来治疗成人的阻塞性肺疾病。因此,在给予He-O$_2$治疗有自主呼吸的患者时,应该考虑应用密封性好,非重复性呼吸,并具有呼气阀或呼气孔的面罩。输送系统的流量至少应当足以满足或超过患者的分钟通气量,应当为高流量输送系统。有条件的情况下,应使用氧气分析仪来确定输出到患者端的氧气浓度(FiO$_2$),并且同时也应当持续性监测患者的经皮血氧饱和度。

此外,在使用He-O$_2$治疗期间,虽然呼吸机的压力监测是准确的,但容量监测在没有进行He-O$_2$校正的情况下是不准确的。

最后,呼吸治疗师应当意识到,由于He-O$_2$的低密度性,用常规的氧气流量计测量是不准的。这种情况下,流量计必须在使用前进行校准,以保证正确的使用。有校正因子可以直接用于氧气流量计:对于8:2的氦氧混合气的比例的校准系数是1.8,意味着10L/min的流量实际上应该当作18L/min,以此类推;如果是7:3的氦氧混合比例的话,校准系数为1.6。

(三) 副作用和潜在风险

氦气最常见的副作用为良性,即接受治疗的患者在说话时,音调被严重扭曲,这是由于呼气时低密度气体通过声带所致。其次,He-O$_2$的低密度使得其运载气溶胶的能力很低,而且也使得咳嗽的效果减弱。如果患者想要进行有效的咳嗽,必须在咳嗽前先将肺内的氦气冲洗干净。另一个问题是因吸入氦气导致的低氧血症,常是因为He-O$_2$中氧气浓度不够,还可能某些商业性的混合气在气瓶中储存时间过长,气体由混合状态变为分离状态(He在上层,O$_2$在下层),避免造成这种情况的唯一办法是使用前进行输出气O$_2$浓度检测。另外,随着临床应用指征的宽泛,其他潜在问题也可能出现:一是机械通气时使用氦气造成的容积性肺损伤;二是较低密度的He-O$_2$可能导致经气道给药的效果减弱。最后一个罕见的风险是造成婴儿体温过低,通常因氦气的热导率高而引起,可通过加热和加湿吸入气体来避免。

三、二氧化碳治疗

(一) CO$_2$-O$_2$ 混合气治疗

CO$_2$治疗虽然很少使用,但CO$_2$-O$_2$混合气可用于治疗呃逆、一氧化碳中毒、某些新生儿的先天性心脏畸形以及防止CO$_2$在体外循环和体外气体交换过程中被完全洗出。最近,CO$_2$-O$_2$混合气还用于治疗听力减退和癫痫的研究。但是,考虑到其潜在的不良反应,例如低氧、心脏室性期前收缩、高血压、肌肉抽搐等,CO$_2$-O$_2$混合气在临床的应用非常有限。通常 CO_2-O_2 在压缩气瓶中的比例为 5%：95% 或者 7%：93%。

使用 CO_2-O_2 治疗时应当采用与面部贴合的非重复性呼吸面罩，并确保气体流量足以防止吸气时储气袋塌陷。并密切监测患者情况，尤其是 CO_2-O_2 混合比为在 7%：93% 时。如果出现明显的不良反应，治疗应当立即停止。

（二）吸入性 CO_2 治疗睡眠呼吸暂停

吸入 CO_2 治疗用于周期性呼吸障碍始于 20 世纪 80 年代。此后，陆续有研究报道吸入稳定浓度的 CO_2 有利于抑制呼吸暂停。通常认为，这种周期性的呼吸暂停由化学感受器的过于敏感导致，当呼出的 CO_2 导致动脉血二氧化碳分压（$PaCO_2$）低于阈值，则会导致中枢性呼吸暂停（central sleep apnea，CSA）。因此，吸入性 CO_2 治疗可作为一种新的疗法，用于治疗持续性气道正压通气（continuous positive airway pressure，CPAP）治疗失败或不耐受的患者。

有很多短期研究报道吸入 CO_2 能够成功地治疗 CSA，这些患者有的合并心力衰竭，有的是特发性 CSA，有的合并陈 - 施呼吸。一些很有前景的研究表明，与 CPAP 相比，吸入二氧化碳（直接通过外源性给予或通过增加总的呼吸无效腔容积）有助于降低 AHI 和改善睡眠质量。但是，外源性 CO_2 的输送系统相当烦琐，在家庭环境中不易管理。

此外，一些临床研究报告了吸入低浓度的 CO_2 对一组患有呼吸暂停的早产儿的影响。早产儿对 CO_2 吸入的反应是总肺阻力的降低，这使他们能够获得更大的气流。有研究发现低浓度 CO_2（0.5%~1.5%）降低了呼吸暂停的总次数和持续时间，轻度增加了分钟通气量，改善了氧合。此外，他们还指出，在早产儿中，0.8% 的 CO_2 浓度与茶碱治疗一样有效，但副作用更少。

然而，与吸入性二氧化碳相关的一些潜在的不良影响尚未被充分研究。短期试验的初步结果是有希望的，但需要更大规模的研究来确定吸入性 CO_2 作为一种可能的治疗 CSA 的长期疗效和安全性。

（陈一冰）

参 考 文 献

[1] CHU D K, KIM L H, YOUNG P J, et al. Mortality and morbidity in acutely ill adults treated with liberal versus conservative oxygen therapy (IOTA): a systematic review and meta-analysis [J]. Lancet, 2018, 391 (10131): 1693-1705.

[2] SIEMIENIUK R, CHU D K, KIM L H, et al. Oxygen therapy for acutely ill medical patients: a clinical practice guideline [J]. BMJ, 2018, 363: k4169.

[3] O'DRISCOLL B R, HOWARD L S, EARIS J, et al. BTS Emergency Oxygen Guideline Development Group. BTS guideline for oxygen use in adults in healthcare and emergency settings [J]. Thorax, 2017, 72 (Suppl 1): ii1-ii90.

[4] GIRARDIS M, BUSANI S, DAMIANI E, et al. Effect of conservative vs conventional oxygen therapy on mortality among patients in an intensive care unit: the Oxygen-ICU randomized clinical trial [J]. JAMA, 2016, 316 (15): 1583-1589.

［5］ AARC clinical practice guideline. Oxygen therapy in the home or alternate site health care facility: 2007 revision & update [J]. Respir Care, 2007, 52 (8): 1063-1068.

［6］ KACMAREK R, AL HEUER J S. Egan's fundamentals of respiratory care [M]. 11th ed. St Louis: Mosby, 2016.

［7］ 李顺勇, 等. 高压氧医学与临床应用 [M]. 长春: 吉林科学技术出版社, 2018.

［8］ 李宁, 黄怀. 高压氧临床治疗学 [M]. 北京: 中国协和医科大学出版社, 2007.

［9］ 刘青乐, 郑成刚. 高压氧临床应用技术:《高压氧临床应用技术规范》解读 [M]. 北京: 人民卫生出版社, 2015.

［10］ NEUMAN T S, THOM S R. Physiology and medicine of hyperbaric oxygen therapy [M]. Amsterdam: Elsevier, 2008.

［11］ 中华医学会高压氧分会关于 "高压氧治疗适应证与禁忌证" 的共识 (2018 版)[J]. 中华航海医学与高气压医学杂志, 2019, 26 (1): 1-5.

［12］ MATHIEU D. Handbook on hyperbaric medicine [M]. Dordrecht: Springer Netherlands, 2006.

［13］ MORTENSEN C R. Hyperbaric oxygen therapy [J]. Current Anaesthesia&Critical Care, 2008, 19 (s 5-6): 333-337.

第14章 气道湿化治疗

湿化是人工气道管理中的一个极其重要的环节。合理的气道温湿化是保证气道正常功能的关键。本章将详细介绍湿化相关的理论基础和实践原理。

一、气道湿化相关的物理学基础

当温度低于水的沸点时,水通过蒸发进入大气与气体混合,共同存在于周围环境中。气体中能容纳的水蒸气量是有限的,温度是影响气体最大含水量的最重要因素。温度越高,气体的最大含水量越多,即气体的绝对湿度越大。由此可见,如果想增加气体含水量,除了增加水蒸气量,还应该增加气体温度。因此,湿化治疗又称气体的温湿化治疗。在这里,有几个非常重要的物理学概念。

湿度:空气的干湿程度叫做湿度,即空气含水量的多少。

绝对湿度(absolute humidity,AH):单位体积气体内的实际水含量。常用度量单位是每升气体中的水蒸气毫克数(mgH_2O/L 或 mg/L)。计算公式为:气体中水的质量(mg)/气体体积(L)。表 14-1 列举了不同温度下气体饱和时的绝对湿度和水蒸气压。由此我们可以看到在正常人体体温(37℃)时,每升空气最大绝对湿度约为 44mg/L,水蒸气压约为 47mmHg。

表 14-1　不同气体温度下饱和空气的绝对湿度和水蒸气压

气体温度 /℃	水蒸气压 /P_{H_2O}	水蒸气绝度湿度 /($mg·L^{-1}$)
0	4.6	4.85
5	6.5	6.8
10	9.2	9.4
15	12.8	12.8
20	17.5	17.3
25	23.7	23.0
30	31.7	30.4
32	35.5	33.8
34	39.8	37.6
36	44.4	41.7
37	46.9	43.9
38	49.5	46.2
40	55.1	51.1
42	61.3	56.5
44	68.1	62.5

相对湿度（relative humidity,RH）：一定温度下，气体实际水含量与气体最大载水能力的比值。计算公式：绝对湿度（mg/L）/ 该温度下每升气体能容纳的最大水量（mg/L）× 100%。当某空气含有本身所能容纳的全部水蒸气，即 100% 相对湿度时，此时空气饱和（saturated）。当气体温度在 37℃，绝对湿度 44mg/L 时，此时的相对湿度为 100%（图 14-1A）。将气体加热到 40℃时，绝对湿度仍然为 44mg/L，相对湿度却变成了 85%（图 14-1B）。

体湿度（body humidity）：又称百分体湿度，是指某一温度时的绝对湿度与体温（假设 37℃）时的最大绝对湿度之比。

冷凝（condensation）：冷凝是指空气中水蒸气凝结成水的现象。如图 14-1 所示，当气体温度下降到 22℃时，此时的最大绝对湿度应该是 20mg/L，远小于 37℃下的 44mg/L 的值，此时就会有水蒸气凝结成液态水，发生冷凝（图 14-1C）。

露点（dew point）：露点又称露点温度，保持气压一定的情况下，由于温度下降，使气体所含的水蒸气达到饱和状态而开始凝结时的温度。

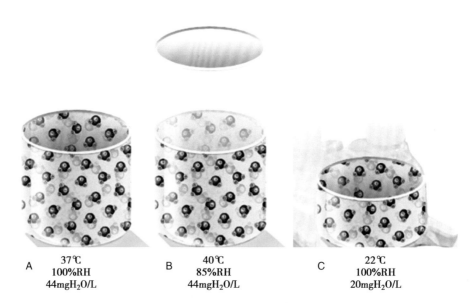

A	37℃	B	40℃	C	22℃
	100%RH		85%RH		100%RH
	44mgH$_2$O/L		44mgH$_2$O/L		20mgH$_2$O/L

图 14-1 相对湿度和冷凝

A. 气体温度在 37℃，绝对湿度 44mg/L 时，此时的相对湿度为 100%；B. 气体加热到 40℃时，绝对湿度仍然为 44mg/L，相对湿度变成了 85%；C. 空气温度下降到 22℃时，最大绝对湿度应该是 20mg/L，发生冷凝。

二、气道湿化相关的解剖和生理学基础

正常情况下，呼吸道必须保持一定的温度和湿度，黏液纤毛系统才能正常工作。人体呼吸道对吸入气体的加温、滤过和湿化功能，绝大部分在上呼吸道完成，参与湿化最主要的器官是鼻腔。鼻腔的体积只有 20ml，但鼻腔的 3 个鼻甲有较厚的黏膜结构，鼻甲皱褶较多，黏膜面积可以达到 160cm^2，黏膜中的黏液腺、杯状细胞的分泌物使鼻腔黏膜保持湿润，同时黏膜上有丰富的静脉丛形成海绵状结构组织，使鼻腔黏膜能够快速加热吸入气体。因此，当气体进入鼻腔可被加温到 30~34℃，相对湿度可达 80%~90%；气体到达隆突时，可接近体温（37℃），相对湿度达 95% 以上；至肺泡时，气体温度达到 37℃，相对湿度达 100%。呼气时，上气道（鼻腔）还可保留住部分呼出气体中的热量和水分，减少大约 25%

的热量和水分丢失。

　　吸入气体在气道中经过加温加湿,达到在患者体温和 1 个大气压下的饱和湿度(body temperature and pressure saturated,BTPS)状态,即 BTPS 状态。在这个过程中,气道黏膜会补充吸入气体和 BTPS 状态下的湿度差值,这个差值称为湿度缺(humidity deficit),是需要通过气道黏膜补充的水分量。一般说来,正常成人每天由呼吸道损失大约 250ml 的水和 1 470J(350kcal)的热量。

　　气体在呼吸道内达到 37 ℃,100%RH 的点称为等温饱和线(isothermic saturation boundary,ISB)。正常情况下,ISB 大约在隆突下 5cm 处。ISB 上方气道在吸气时,温度及湿度会下降;呼气时,温度及湿度会上升。ISB 下方的气道在吸、呼气时皆会维持在 BTPS 状态。ISB 下移的情况包括吸入干冷的气体、上呼吸道绕道、每分通气量过高等。ISB 上移的情况一般出现在主动对吸入气体加温加湿时。

三、湿化不足和湿化过度的表现和危害

　　湿化不足可能导致气道黏膜过度失水,黏液纤毛系统受损,黏液移动受限;气管支气管黏膜上皮发生炎症性改变甚至坏死;黏稠分泌物潴留形成痰痂,阻塞小气道,导致肺不张;细菌易侵入气道黏膜导致肺部感染等并发症,最终影响患者预后。图 14-2 描述了不同湿度和暴露时间对气道功能的影响(图 14-2)。

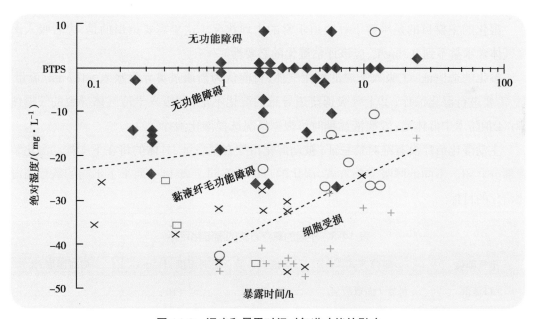

图 14-2　湿度和暴露时间对气道功能的影响
每个点代表单一测量值,◆:无功能障碍;○:黏液稀薄;□:黏膜纤毛转运停止;×:纤毛静止,+:细胞受损。

　　湿化过度导致气道黏液黏稠度下降,纤毛周围液体厚度增加,影响黏液与纤毛耦合,影响黏液纤毛转运功能,黏液纤毛转运系统速度降低,影响痰液清除,导致气道阻力增加;为追求湿化而设置过高的温度可能造成气道灼伤。根据 ISO 国际标准,维持输送气体温度超过 41 ℃意味着可能对患者有热风险,ISO 认为 43 ℃为过高温报警情况,以防止患者出现热损伤。临床上患者的症状和体征可以提示湿化是否合适。表 14-2 总结了湿化合适、

湿化不足和湿化过度的临床常见症状和体征。当然,湿化异常的表现应该与其他疾病的表现相鉴别。

表 14-2　湿化合适、湿化不足和湿化过度常见的临床症状和体征

湿化合适	痰液稀薄,能顺利吸引出或咳出 听诊气管内无干鸣音或痰鸣音 无肺不张的表现 呼吸状态正常,患者安静
湿化不足	肺不张 干咳无痰或痰液黏稠不易咳出 听诊有干鸣音 气道阻力增加 感染发生率增加 呼吸功增加 患者主述胸骨下疼痛和气道干燥
湿化过度	痰液过度稀薄,需要不断咳嗽或吸引 听诊痰鸣音多 频繁咳嗽,烦躁不安,人机对抗 呼吸状态异常

四、湿化治疗适应证和目标

湿化的主要目的是维持下呼吸道正常的生理状况。这里需要指出的是,患者吸入医疗气体含水量不到 0.3mg/L,应该评估湿化的必要性。

湿化的适应证:①吸入干燥的医用气体,目前认为当通过鼻导管吸入>4L/min(流量)时,需要进行湿化治疗;②上呼吸道绕道导致的湿化不足;③吸入干冷气体导致的气道痉挛;④预防术中低体温;⑤痰液黏稠时可根据情况选择湿化治疗。

主动湿化治疗没有绝对禁忌证;被动湿化治疗有禁忌证,具体的将在下文被动湿化装置部分介绍。不同的呼吸支持方式,湿化的目标也不同。表 14-3 列举了不同的氧疗温湿化治疗的目标。

表 14-3　不同的氧疗方式的温湿化目标

进气部位	氧疗方式	温度 /℃	绝对湿度 /(mg·L⁻¹)	相对湿度 /%
口鼻部	鼻塞 / 面罩吸氧	20~22	10	50
鼻咽和口咽部	供气如鼻咽导管	29~32	28~34	95
人工气道	气管插管、切开	32~35	36~40	100

气管插管和气管切开患者的温湿化目标存在较大的争议。之前普遍认为大多数患者应提供温度为 32~35℃,绝对湿度为 33mg/L 即可,认为这是防止分泌物结痂和避免黏膜损伤的最低湿度要求。AARC 有创通气和无创通气湿化指南中,建议有创通气患者主动湿化时湿化器能够提供湿度水平在 33~44mg/L,Y 形管处气体温度在 34~41℃,相对湿度 100%;有创机械通气实施被动湿化时,建议湿热交换器(humidification and moisture exchange,HME)提供至少 30mg/L 的湿度。然而 Lawrence 等多位学者数年实践发现,接近体温的饱和吸入气可维持较好的气流动力学及正常的气道分泌物产生,保持黏液纤毛最佳的清除功能,从而减少黏稠痰液的形成,预防人工气道的完全以及部分堵塞所造成的气道阻力增高。因此,目前有学者主张使吸入气温度在人体核心温度,湿度达到饱和湿度是最佳的。现代的主动湿化器输送气体温度能够在 Y 形管处达到 37℃,100% 相对湿度的水平 (44mgH$_2$O/L)。

虽然无创通气的患者上气道湿化功能尚存,但由于存在吸气流量和通气量较正常状态大得多、漏气、张口呼吸等情况,无创通气患者往往更频繁出现口唇干裂、鼻腔干燥、气道分泌物黏稠等情况。故无创通气的湿化治疗应该引起临床工作者的重视。AARC 有创通气和无创通气湿化指南也高度建议无创通气实施有效的主动湿化来提高患者的舒适度。无创通气的湿化和气体温度应该根据患者舒适度、耐受性、依从性和潜在肺部情况来选择。

五、湿化方式和设备

湿化器是一种将分子水添加到气体中的装置。根据设备是否主动向吸入气体提供水蒸气和热量,湿化器可以分为主动湿化和被动湿化。影响湿化器效果的因素如下。

1. 气体与水的温度　气体的温度越高,它可以容纳的水蒸气越多(容量增加),反之亦然。

2. 气体与水的接触面积　水和气体之间接触表面积越大,发生蒸发的机会就越多。

3. 气体与水的接触时间　气体与水接触的时间越长,发生蒸发的机会就越大。

4. 热量(thermal mass)　水的量或加湿器核心元件越大(储水槽更大),其容纳和传递热量的能力就越大。

(一) 主动湿化装置

1. 主动湿化是通过主动向吸入气体中增加水蒸气和 / 或热量的湿化方式。根据设备是否进行主动加热,又可分为低流量湿化装置(low-flow humidifiers)和高流量湿化装置(high-flow humidifiers)(图 14-3)。

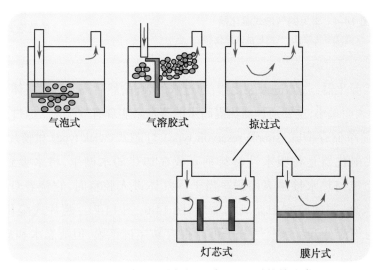

图 14-3　主动湿化器根据设计原理和结构的分类

（1）低流量湿化装置：属于非加热式湿化器，因为不加热，故湿化效率低。它仅提供 30%~40% 的体湿度或约室温下（21℃）的 100% 相对湿度水平（约 18.4mg/L）。它通常应用在流量 ≤10L/min 的普通吸氧状态。在正常环境下，较少导致感染的危险，且不需常规更换。事实上，有专家提出更换患者也可以不更换低流量湿化器。

（2）高流量湿化装置：高流量湿化装置具有加热作用，可提供近体温的情况下 100% 相对湿度。高气体流速如高流量鼻导管氧疗和机械通气等的情况下也能满足湿化需求。该类装置多数需要电源带动加热装置来加热。

2. 根据湿化器设计原理和结构不同，湿化器又可以分为 3 种类型：气泡式 / 气泡扩散式湿化器、掠过式湿化器和喷射式雾化器。

（1）气泡式 / 气泡扩散式湿化器：气流直接经由一根管子，在储存器的水表面下，产生气泡并升到水表面上（图 14-4A）。如果在管子底部加一个泡沫或网状扩散器（diffuser），称为气泡扩散式湿化器（图 14-4B）。气泡可增加气体与水的接触面积，而扩散器可以产生更小更均匀的气泡。气泡式湿化器是临床最常见的湿化装置（图 14-5）。不加热的气泡式湿化器主要用于普通吸氧，将气体的湿度提高到环境温度下的最高水平，可提供绝对湿度为 10~20mg/L，约 25% 体湿度水平。随着气体流量的增加，这些设备的效率会降低。加热的气泡式湿化器会增加湿度，但如果输送管路直径小时，冷凝水会阻塞管路，最终可能导致湿化器内气体滞留，压力增高，湿化器安全阀开放甚至引起爆炸。因此加热的气泡式湿化器应与大直径输送管路同时使用。

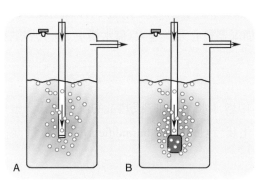

图 14-4　常见的气泡式湿化器
A. 气泡式湿化器；B. 气泡扩散式湿化器。

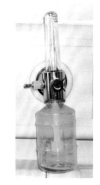

图 14-5　临床常见
的气泡式湿化器

（2）掠过式湿化器：气体进入湿化器，通过水的表面，然后离开进入气体传送系统。气体与水的接触表面最小，主要通过加热提高水的蒸发来实现有效湿化。掠过式湿化器通常有 3 种类型：简单储存槽式（simple reservoir type）、灯芯式（wick type）和膜片式（membrane type）。灯芯式湿化器是将吸水性材料垂直放在加热的水槽里，将水吸到水面以上的位置来增加空气与热水接触表面积。当干燥气体进入腔室时，它绕着灯芯流动，迅速吸收热量和水分，并使腔室中充满水蒸气（图 14-6，图 14-7）。膜片式湿化器通过疏水性膜片将水与气流分开。水蒸气分子可以很容易穿过该膜，但液态水和病原体则不能（图 14-8）。

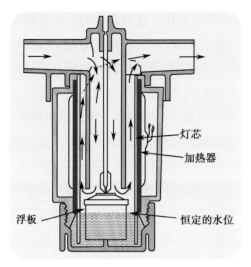

图 14-6 灯芯式湿化器的构造

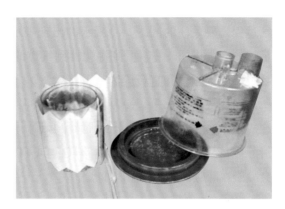

图 14-7 临床常见的灯芯式湿化器

（3）雾化式湿化器：将液体以气溶胶的形式送给患者，达到湿化作用。雾化的液体仅包括无菌水或低渗、等渗或高渗盐水，而不含药物，故又称为空白雾化（bland aerosol）。可用于面罩、气管切开管、氧罩、氧帐等呼吸支持情况下的湿化。常见的是大容量喷射雾化器（large-volume jet nebulizers）（图 14-9）和超声雾化器（ultrasonic nebulizers）。

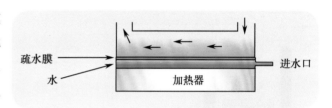

图 14-8 膜片式湿化器的构造

大容量喷射雾化器是运用伯努利原理。当高速气体离开喷嘴时，气流周围产生的低侧压将液体从储存槽抽吸到虹吸管的顶部，并被打碎成液体颗粒。较大的颗粒遇到设备内表面或挡板掉落，较小的颗粒与气体混合，形成气雾粒子，送给患者。

因为超声雾化器单位时间可以产生大量气溶胶，故也可用于空白雾化。超声雾化的详细介绍详见第 15 章。

3. 有创通气患者通常需要使用高流量湿化装置。呼吸回路中连续工作的加热加湿器每天可以蒸发超过 1L 的水。加热湿化器使用过程主要注意以下几个方面。

（1）加水方式：机械通气的湿化装置有两种加水方式——手动加水系统和自动加水系统。手动加水系统在使用时必须暂时断开呼吸回路和暂停机械通气，此过程可能会发生交叉污染。另外，手动加水系统中的水位一直在变化，会在机械通气过程中改变气体压缩系数和输送量。可以采用输液器来减少呼吸回路断开，但是仍然需要人为控制输液器开关和观察输液器加水状态，以免湿化器变干造成危险。自动加水系统是利用浮球、连通器、光学传感器、电磁阀等设备来自动控制湿化器中水位高低。图 14-10 展示了典型的连通器原理的加热湿化装置。

（2）加热控制系统和呼吸回路

1）非伺服控制加热系统：湿化器直接将气体送给患者，Y 形管

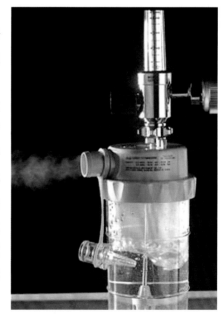

图 14-9 大容量喷射雾化器

端的温度不监测也不反馈给湿化器,湿化器按照恒定功率工作。这种系统的湿化效果受患者吸气流速和潮气量的影响。Y 形管处的温度可能过高或过低,导致气道湿化状态异常。同时饱和气体经过呼吸回路温度会降低,水蒸气容量降低,导致冷凝。冷凝是机械通气过程需要关注的问题。冷凝水的出现表示气体为饱和气体,可以作为湿化器性能是否足够的一个指征。冷凝受到湿化器到气道的温差、环境温度、气体流量、气道的设定温度、呼吸回路的长度和直径等因素的影响。为了补偿冷凝,必须将加湿器温度设置为比气道所需温度更高的水平。冷凝水会蓄积在回路中,影响呼吸机送气,甚至可能被患者吸入。冷凝水中会积聚细菌,可能造成感染风险。医护人员应将冷凝水视为传染性废物并按需清除。将积水杯放置在呼吸回路最低点可以排空冷凝水而不会影响通气。约 40mg/L 水会冷凝在呼吸回路中(图 14-11)。

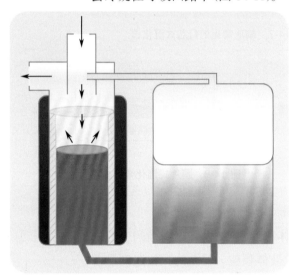

图 14-10　连通器原理的加热湿化装置

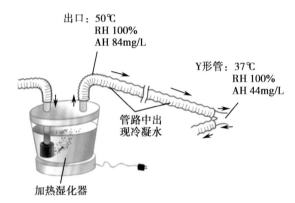

图 14-11　非伺服湿化系统

2)伺服控制加热系统:有两种类型。无加热导丝的伺服控制系统和有加热导丝的伺服控制系统。第一种装置会监测患者 Y 形管处的气体温度,并反馈给湿化器,以达到湿化目标值。但是,由于呼吸回路中没有加热导丝,同样会出现冷凝。有加热导丝的伺服系统是在监测和反馈 Y 形管处温度的前提下,在呼吸回路中增加加热导丝(图 14-12)。湿化器

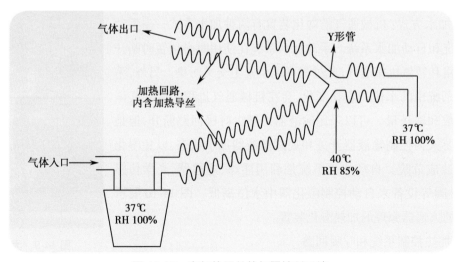

图 14-12　有加热导丝的伺服控制系统

将气体加热到 37℃,RH 100%。气体经过管路时,因管路内有加热导丝,气体温度不降反升,达到 Y 形管口处温度为 40℃,RH 下降到 85%。由于没有达到饱和,故有效避免了冷凝。从 Y 形管到患者气道的过程,气体温度略有下降,回到 37℃,RH 100% 的状态,保证了气道湿化。有些呼吸回路仅在吸气支有加热导丝,有的在吸气支和呼气支均有加热导丝,避免呼出的气体冷凝。

(二)被动湿化装置

被动湿化装置是通过特殊的材料捕捉呼出的热量和水分,并利用它来对下一次吸入的气体进行加温加湿。整个过程不额外加温加湿。最常见的被动湿化装置是湿热交换器(humidification and moisture exchange,HME),又称人工鼻(图 14-13)。与鼻不同的是,人工鼻除了收集湿气和热量之外,还主动加温加湿吸入气体,而大多数 HME 不能。人工鼻主要通过设备中的疏水材料和吸湿材料达到效果。但是人工鼻的湿化效率大约为 70%,即呼出的气体中的热量和水分只有 70% 能返回给患者。对于人工鼻能够提供的湿度,美国国际标准机构建议和 AARC 推荐 AH≥30mgH$_2$O/L,ISO 推荐 AH≥33mgH$_2$O/L。但是 Lellouche 等人的研究发现,32 种人工鼻产品中,只有 37.5% 的产品 AH 能够达到 30mgH$_2$O/L 的标准,25% 的产品甚至低于 25mgH$_2$O/L。此外,人工鼻存在无效腔和阻力,无效腔 10~90ml,阻力 0.5~3.5cmH$_2$O/(L·s)。由于人工鼻的局限性,人工鼻的禁忌证如下。

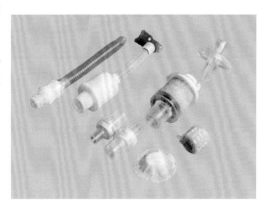

图 14-13 人工鼻

1. 血性痰或浓稠痰。

2. 呼出潮气量少于输送潮气量 70% 者(如大支气管胸膜瘘、气管插管气囊故障或气管插管气囊未充气者)。

3. 低潮气量通气,如使用肺保护通气策略。

4. 需要管理高碳酸血症的患者。

5. 急性呼吸衰竭的患者,HME 持续增加分钟通气量、通气动力和呼吸功时。

6. 体温<32℃;自主每分通气量高的患者(>10L/min)。

7. 雾化治疗时必须取下 HME。

8. 无创通气者。

9. 小儿患者。

根据人工鼻内部材料和湿化作用的不同,人工鼻可以分为 4 种类型:①简单的湿热交换器;②湿热交换过滤器;③吸湿性湿热交换器;④吸湿性湿热交换过滤器(表 14-4)。后两种人工鼻湿化效果较前两种更佳。同时,吸湿性湿热交换过滤器在良好湿化的基础上还可以有效过滤细菌病毒,可以用于气道传染病患者。

表 14-4 人工鼻的类别和特点

名称	特点	能达到的绝对湿度
简单的湿热交换器	疏水材料	10~14mgH$_2$O/L
湿热交换过滤器	疏水材料+过滤器	18~28mgH$_2$O/L
吸湿性湿热交换器	疏水材料+吸湿材料	22~34mgH$_2$O/L
吸湿性湿热交换过滤器	疏水材料+吸湿材料+过滤器	23~35mgH$_2$O/L

　　临床实践中,人工鼻一般用于有人工气道的患者,安置在人工气道和 Y 形管之间。由于人工鼻湿化效率较低,故更适合短期(≤96 小时)和转运时使用。目前没有太多证据证实 HME 和主动湿化在防止机械通气病死率和其他并发症方面的差异。使用 HME 和加热湿化器,患者在 VAP 发生率上没有明显差异。虽然大部分厂商建议每 24 小时需更换人工鼻,但最近研究显示,若分泌物清澈则可增加为每 48 或 72 小时更换或按需更换。即当人工鼻阻力增加或被痰液、血液或额外的水阻塞时,需要更换人工鼻。同时,只要连续两次显示痰液浓稠,就应该停止使用人工鼻,改为加热湿化器。

　　由于被动湿化的效率较低,目前有人将主动湿化和被动湿化相结合,主动增加 HME 的水分和温度,达到湿化目的,这种湿化装置称为主动湿热交换器(active humidity and heat exchange)。有的装置甚至可以达到 37℃,相对湿度 100% 的湿化状态。图 14-14 展示了一种主动湿热交换器的结构。

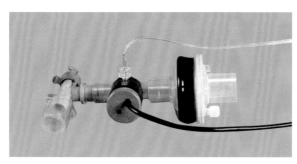

图 14-14　一种主动湿热交换器

　　湿化是气道管理重要且不可或缺的一部分。本章主要介绍了气道湿化治疗。但是应该明确的是,气道湿化应该建立在全身合理液体管理的基础之上。分泌物的异常也要首先考虑与原发疾病相关,再辅以合理的温湿化。在湿化效果欠佳时,药物治疗可以帮助增加湿化的效果,如使用气道廓清药物。

（刘婷婷）

───────────── 参 考 文 献 ─────────────

［1］ BRANSON R D. Humidification for patients with artificial airways [J]. Respir Care, 1999, 44 (6): 630-641.

［2］ KACMAREK R M, STOLLER J K, HEUER A J. Humidity and bland aerosol therapy: Egan's Fundamentals of respiratory care [M]. 10th ed. St. Louis: Mosby-Elsevier, 2013.

［3］ KING M. Experimental models for studying mucociliary clearance [J]. Eur Respir J, 1998, 11 (1): 222-228.

［4］ WILLIAMS R B. The effects of excessive humidity [J]. Respir Care Clin N Am, 1998, 4 (2): 21-28.

［5］ KILGOUR E, RANKIN N, RYAN S, et al. Mucociliary function deteriorates in the clinical range of inspired air temperature and humidity [J]. Intensive Care Med, 2004, 30 (7): 1491-1494.

［6］ DAVIES M W, DUNSTER K R, CARTWRIGHT D W. Inspired gas temperature in ventilated neonates [J]. Pediatr Pulmonol, 2004, 38 (1): 50-54.

［7］ CHATBURN R, PRIMIANO F. A rational basis for humidity therapy [J]. Respir Care, 1987, 32: 249.

［8］ RESTREPO R D, WALSH B K. Humidification during invasive and noninvasive mechanical ventilation: 2012 [J]. Respir Care, 2012, 57 (5): 782-788.

［9］ LAWRENCE J C. Humidification practices in the adult intensive care unit, prince of wales hospital [J]. Respir Care Clin N Am, 1998, 4 (2): 301-304.

［10］ Respiratory tract humidifiers for medical use: particular requirements for respiratory humidification systems [J]. International Organization for Standardization ISO, 2007, 8185 (3rd edition): 2007.

[11] CAIRO JM. Humidity and aerosol therapy: Mosby's respiratory equipment [M]. 10th ed. St. Louis: Mosby, 2018.

[12] LELLOUCHE F, TAILLÉ S, LEFRANÇOIS F, et al. Humidification performance of 48 passive airway humidifiers: comparison with manufacturer data [J]. Chest, 2009, 135 (2): 276-286.

第 15 章　气道雾化吸入治疗

2000 多年以来,吸入一直是被用作输送药物的方法之一;200 多年以来,人们已经了解将药物直接运送到肺部病变部位的益处。气道雾化吸入治疗是现代呼吸治疗中最常用的治疗手段之一。早期研究发现,普通患者自主吸入气溶胶时其肺内的沉积率可达 10%,然而,在建立了人工气道的患者中气溶胶肺部沉积率仅为 1%~3%。随着对影响雾化吸入疗效因素的认识逐步深入,特别是人工气道对雾化吸入影响的探索发现,人们对雾化吸入技术进行了诸多改进,使吸入气溶胶在下呼吸道的沉积率得到明显提高。

雾化吸入治疗又称气溶胶吸入疗法。气溶胶是指悬浮于空气中微小的液体或固体。雾化吸入治疗即把药物制成气溶胶,经吸入方法将气溶胶送入气道而达到治疗目的。与其他给药途径相比,雾化吸入治疗可直接作用于治疗部位、起效快、给药剂量低、全身不良反应少。支气管扩张剂、激素、黏液溶解剂及抗生素是治疗呼吸道疾病中较常用的药物,将这些药物以气溶胶的方式直接应用于病变部位,可在局部形成较高的药物浓度,从而提高疗效。

第 1 节　雾化吸入治疗的实施

与其他给药途径不同,雾化吸入受多种因素影响,实际进入气道的药物剂量并不恒定且难以监测。了解各种雾化吸入装置的基本原理和影响因素,掌握正确的吸入方法,保证有效剂量的药物到达治疗部位,是发挥吸入治疗作用的前提。

一、基本原理

雾化治疗看似简单,实际上微小的气溶胶在气流中的存在及运动有着复杂的规律,要使雾化吸入治疗达到所期望的临床目标,就必须使气溶胶从形成到吸入的各个环节都尽可能符合物理学上的规律。肺内气溶胶的沉积有惯性碰撞、重力沉积和弥散三种主要机制。其中,惯性大小与气溶胶质量、输送气流的流速和形式相关,当气溶胶直径较大、吸气流速过高以及在气道分叉或管道弯曲处形成涡流时,气溶胶易发生惯性碰撞。当其失去惯性即发生重力沉积,气溶胶的质量越大,沉积越快。弥散或布朗运动是 1~3μm 气溶胶在肺实质内沉积的主要机制,<1μm 的气溶胶进入气道后因难以沉积而大部分被呼出。直径在 1~5μm 的气溶胶在下呼吸道的沉积率最高(表 15-1)。不同类型和品牌的雾化装置所产生的气溶胶直径不同,应根据治疗部位的不同(口咽、支气管、肺泡等)选择相应的雾化装置。对于需要下呼吸道给药的患者,应嘱其尽可能地深慢吸气以及吸入后屏气以延长气溶胶在肺内的沉积时间。与经口吸入相比,经鼻腔吸入的肺内沉积量相对降低,因鼻腔可以截留、沉积、黏附吸入颗粒尤其是直径较大的气溶胶。

表 15-1 气溶胶直径与沉积部位

气溶胶直径 /μm	气溶胶的沉积部位
>100	不能进入气道
10~100	口腔
5~10	鼻咽腔
2~5	传导气道
1~2	肺泡
<1	不能沉积,被呼出

二、常用雾化发生装置的结构和原理

(一)定量气雾吸入器和储雾罐

定量气雾吸入器(metered dose inhaler,MDI)结构:密封的储药罐内盛有药物和助推剂,药物溶解或悬浮于助推剂内;为防止这些微粒聚集,通常需要添加低浓度的表面活性物质(图 15-1)。因此,由 MDI 喷出瞬间的气溶胶实际上是由药物、助推剂和表面活性物质等组合而成的复合气溶胶,实际直径为 40μm。每次手压驱动,助推剂在遇到大气压后突然蒸发而迅速喷射,带出气溶胶微粒,速度可达 30m/s,因而从 MDI 喷出的高速气溶胶非常容易冲击到喉部或呼吸机 Y 形接头处而沉积下来。通过一个有一定体积的储雾罐作为桥梁给药(图 15-2),可以延长气溶胶从喷出到进入气道的距离和时间,减慢气溶胶微粒的速度,又可增加外层助推剂的挥发而使气溶胶直径明显缩小,从而减少气溶胶在口咽部沉积,增加其在肺内的沉积。若无储雾罐,宜将 MDI 置于距离口腔 2~4cm 处使用。此外,在吸气同时手动摁压 MDI 这一配合动作非常关键。研究表明,在吸气前 1 秒摁压 MDI 可使吸入量减少 90%;待吸气开始后再摁压 MDI,大部分气溶胶刚进入大气道即被呼出,难以沉积于下气道;应用储雾罐时对手摁与呼吸配合的要求较低,推荐老年或儿童患者应用。为尽量减少在大气道部位的惯性碰撞与涡流形成,使气溶胶能进入并沉积于小气道,应鼓励患者深慢吸气,并在吸气结束后至少屏气 5~10 秒(表 15-2)。

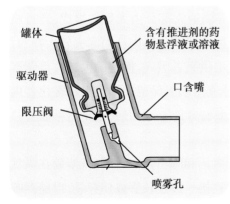

图 15-1 MDI 结构

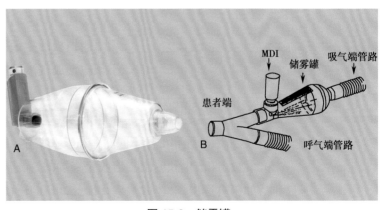

图 15-2 储雾罐

A. 普通患者使用的带单向阀的储雾罐;B. 机械通气时使用的储雾罐。

各种储雾罐有效性相差不大,值得注意的是,储雾罐容量过小(<100ml)或应用弯头连接时,输送率显著下降。使用带单向活瓣的储雾罐(图15-2A)时,其肺内吸入的药量可较单独应用 MDI 提高4倍,显著减少药物在口咽部沉积。塑料储雾罐有很强的静电,易吸附药物微粒,定期清洗储雾罐可减少静电产生;不锈钢储雾罐可避免产生静电。

表 15-2 三种常用雾化装置的操作方法

MDI	干粉吸入器	喷射雾化器
1. 用手握住 MDI 以使其接近体温,上下摇动 MDI	1. 旋转吸入器,使其装入1剂药物	1. 评价患者的适应证(临床体征、呼吸音、峰流速、FEV$_1$%)
2. 张嘴,将舌头自然伸平	2. 缓慢呼气至功能残气位	2. 根据病情选择口含嘴或面罩雾化器
3. 将 MDI 置于离口腔 2~4cm 处或置于储雾罐开口处	3. 用嘴包紧吸入器开口	3. 在雾化器内加入雾化液(最好≥4ml)
4. 开始缓慢深吸气(<30L/min)同时摁压 MDI	4. 用力深吸气(≥30L/min)	4. 设置压缩空气或氧气的驱动流速为 6~8L/min
5. 深吸气后屏气 10 秒		5. 嘱患者缓慢平静呼吸
6. 两喷之间间隔 1 分钟		6. 轻拍雾化器,直至无药液残留

(二) 干粉吸入器

干粉吸入器(dry powder inhaler,DPI)将药物装在一个囊泡内(图15-3),当旋转吸入器时,即可推拉其内的刺针将囊泡刺破,药物进入储药腔内。当患者口含吸嘴进行深吸气时,可驱使 DPI 内的螺旋桨转动来推进药物。DPI 产生的干粉微粒直径一般为 1~2μm,添加剂的直径为 20~25μm,因此吸入时大部分沉积在口咽部,产生刺激,引起短暂咳嗽。DPI 是靠患者呼吸驱动的,吸气阻力较大,通常需要较高的吸气流速(≥30L/min),因此幼小儿童(<6岁)、哮喘严重发作或肺功能极差的患者难以应用。

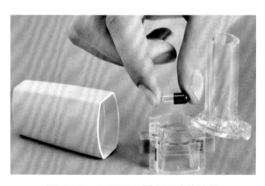

图 15-3 干粉吸入器(DPI)的结构

(三) 喷射雾化器

喷射雾化器(jet nebulizer,JN)的驱动力为压缩空气或氧气气流。根据文丘里原理,高速气流通过细孔喷嘴时,在其周围产生负压而将雾化器内的液体卷入并粉碎成大小不等的雾滴(图15-4)。雾滴绝大部分由大颗粒组成,通过喷嘴两侧挡板的拦截碰撞落回雾化器内从而除去较大颗粒,小颗粒形成气溶胶输出供患者吸入,撞落的大颗粒重新雾化。此外,剩余一部分液体永久保留在挡板上和雾化器内不能被雾化,构成"无效腔容量"。JN 所产生的气溶胶直径变化较大,常因品牌和批号不同而存在较大差异。

大多数 JN 产生和输出气溶胶是连续的,而患者吸入和呼出是交替的,气溶胶在吸气停止后如仍有逸出,会造成浪费。因此,可在呼气端连接一段延长管或储存袋,以储存呼气相的气溶胶(图15-5)。目前市场上也有可间断开闭的雾化器出售,由患者手动摁压控制或自主吸气触发。吸气时摁压气阀驱动气流产生气溶胶,呼气时松开气阀则气流停止,避免了呼气相产生的气溶胶的浪费。

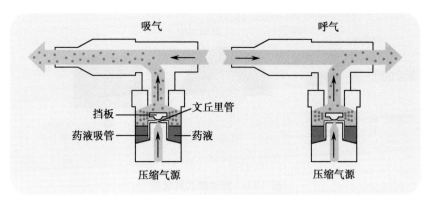

图 15-4　喷射雾化器的发生原理

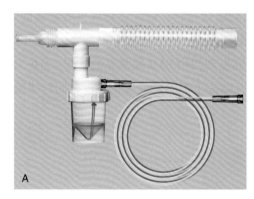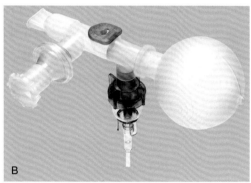

图 15-5　连续雾化器在呼气端加入延长管(A)或储雾袋(B)

　　JN 通常有口含嘴和面罩两种连接方式,因为鼻腔内鼻道弯曲并且鼻毛丰富,气溶胶容易被拦截而沉积于鼻腔内。使用 JN 时,需要指导患者经口吸气,经鼻呼气,可增加气溶胶在肺内的沉积量。但临床上部分患者不会正确掌握这种呼吸方式,特别是对初次使用 JN 的患者,需要医护人员在床旁指导并监督。通过口含嘴吸入时,一个简单易行的观察方法就是通过观察延长管内气溶胶的逸出,患者吸气时,气溶胶自延长管端的逸出停止,则说明被患者吸入;若气溶胶一直逸出,说明患者实际上是经鼻呼吸,气溶胶未被吸入。通过面罩吸入时,指导患者张口吸气,必要时可应用鼻夹。

(四) 超声雾化器

　　通过超声发生器薄板的高频声波震动将液体转化为气溶胶,气溶胶直径一般较大(5~10μm),与超声频率成反比;由于其在工作中产热而易使药液蒸发,造成药液浓缩,可能会对药物结构发生破坏,影响临床疗效(如前列环素),近年来在下气道的吸入治疗中应用逐渐减少。

(五) 振动筛孔雾化器

　　振动筛孔雾化器(vibrating mesh nebulizer, VMN)由一个可上下移动的有 1 000 个微孔的圆形板(微孔板)和圆环形压电陶瓷片组成,下方以 T 形管连接于呼吸机管路中(图 15-6)。气溶胶的直径与微孔板孔径的大小相关,气溶胶的中位直径(MMAD)为(2.8 ± 0.4)μm;且具有电池驱动、易携带、噪声小,雾化速度快(0.3~0.6ml/min),无效腔容量小等优点。

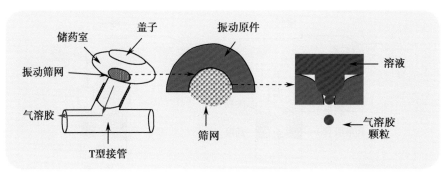

图 15-6　振动筛孔雾化器

(六) 软雾吸入器

软雾吸入器 (soft mist inhaler, SMI) 是一种便携式的多次剂量型主动雾化器, 其无需助推剂的辅助可通过自动产生药物云雾的方式主动输送药物。该装置释放出的雾滴微细, 运行速度慢、持续时间长, 可以提高药物在肺部的沉积率。对于不能很好配合操作 DPI 等被动吸入装置的人群可以优先选用该装置。研究发现使用 SMI 最常见的错误: ①在未移开 SMI 时就开始呼气; ②吸入后未能屏气 10 秒; ③按下剂量释放按钮并没有同时缓慢深吸气 (图 15-7)。

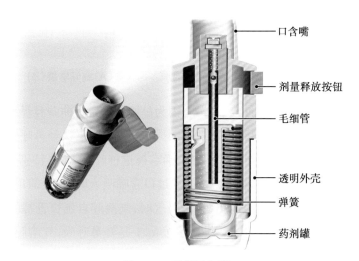

图 15-7　软雾吸入器

三、雾化器的选择与患者教育

在帮助患者选择雾化吸入器时应该考虑一系列因素, 包括是否有能够产生一定吸气流量的能力, 正确操作吸入器的能力, 以及操作与吸气动作相协调配合的能力。结合上述情况考虑, 推荐雾化器选择的流程见图 15-8。在不同科室应用短效 β₂ 受体激动剂时选择的雾化器有所不同: 在急诊科和普通病房短期使用时, 不主张单独应用 MDI 或使用干粉吸入器吸入, 推荐应用 MDI+ 储雾罐或 JN 吸入, 但 JN 更容易引起心率加快; 对于某些儿童而言, JN 吸入可能更简单, 但对于婴幼儿, 由于 JN 产生的是冷气雾并且噪声较大, 患者更容易出现焦躁甚至哭闹从而导致吸入效率大大降低, 因此对婴幼儿进行雾化吸入时应选用 MDI+ 储雾罐或振动筛孔雾化器 + 面罩。机械通气时, MDI+ 储雾罐与 JN 吸入的疗效相似, 但 MDI+ 储雾罐有起效快、副作用少等优点。

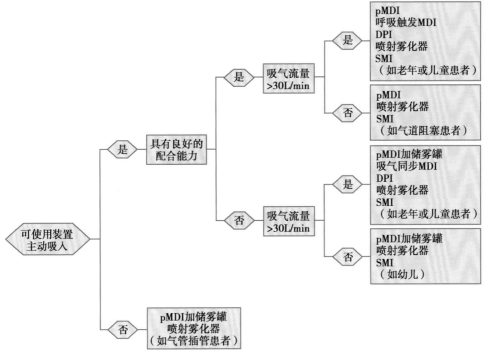

图 15-8　雾化器选择的流程

MDI：定量雾化吸入器；DPI：干粉吸入器；SMI：软雾吸入器。

对雾化器使用情况的调查研究表明,28%~68% 患者不会正确使用 MDI 或 DPI；手动摁压与自主呼吸不协调、吸气后屏气时间过短、吸气流速过快以及 MDI 上下摇动不充分等成为 MDI 使用过程中最常见的错误。操作错误将直接影响疗效,该研究进一步推测,以美国每年在 MDI/DPI 上所花费的费用(250 亿美元)计算,由于错误操作所造成的浪费高达 50 亿 ~70 亿美元。进一步调查显示,39%~67% 医护人员不能充分表述常用雾化器应用的所有关键环节,一种新型雾化器上市 5~8 年后医护人员往往才能正确应用该产品。因此,对患者以及医护人员进行正确使用雾化器方面的教育和培训是十分必要的。

四、佩戴无创呼吸支持设备患者雾化吸入治疗

(一) 经鼻高流量氧疗

经鼻高流量氧疗(high flow nasal cannula,HFNC)在危重症成人、小儿及新生儿中被广泛使用,其多种生理效应可以改善患者氧合、呼吸频率及患者舒适度和治疗期间的耐受性。患者在接受 HFNC 治疗期间需要同时进行药物吸入时,临床人员往往摘下 HFNC 进行传统雾化吸入治疗,这就丧失了 HFNC 能够加温湿化的优势,而温湿化对婴幼儿尤其重要。此外,当需要长时间吸入,如持续(1~2 小时)吸入支气管扩张剂或者持续(≥24 小时)吸入前列环素,采用传统雾化吸入装置例如口含嘴或者面罩,患者往往难以耐受,而将雾化器置于 HFNC 管路中进行雾化吸入(图 15-9)可保证温湿化的照常完成,同时又大大提高患者的耐受性,尤其是长时间吸入治疗。需要注意的是,临床有在不摘除 HFNC 的情况下直接将常规雾化装置(JN 或者 MDI)通过面罩给药,这种做法将大大降低雾化吸入的效率而造成药物浪费。

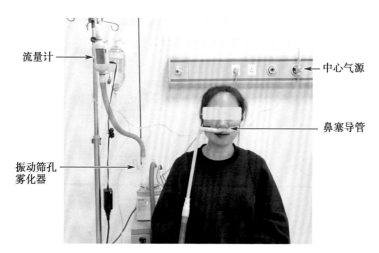

图 15-9　HFNC 时接受雾化吸入治疗

与常规吸入治疗相比,体内外实验均表明通过 HFNC 进行雾化吸入可达到同样的肺内沉积量,该效果的实现与 HFNC 气体流量的设置密切相关。研究发现,无论是成人还是儿童,当 HFNC 气体流量设置为患者自身吸气流量的 1/2 时,通过 HFNC 吸入在肺内的沉积量将达到最高。然而,实际临床上难以对使用 HFNC 的患者进行吸气流量的监测尤其是实时监测。一般而言,对儿童而言,气体流量建议设置在 0.25~0.5L/(kg·min);而对成人,平静呼吸时建议气体流量设置在 10~20L/min,而在呼吸急促时可提高至 20~30L/min。值得注意的是,气体流量的降低仅仅适用于给药期间,当药物雾化完毕时需要立即恢复原设置。同时,由于气体流量降低,患者吸气时将会有外界空气混入,因此实际吸入氧浓度将下降,患者可能出现缺氧,此时应适当提高吸入氧浓度以改善流量降低造成的缺氧。此外,采用振动筛孔雾化器的给药效率明显高于 JN,且研究发现将雾化器置于湿化罐进口处药物在肺内的沉积量最高,这可能与药物雾化后存储于 HFNC 管路和湿化罐内以提高吸入效率有关。

(二) 无创通气患者

无创通气时可有单回路或双回路呼吸机,在使用单回路呼吸机时,回路中的呼气阀可用于患者呼气。现有证据证明无创通气期间可以有效地进行雾化吸入治疗,无须因为雾化吸入治疗而中断无创通气,雾化装置安装在呼气阀与面罩之间可以提供最高的气溶胶输送效率。而当使用双回路呼吸机时,应将雾化器置于面罩与 Y 形管之间(表 15-1-3)。VMN 比 JN 能提供更高的气溶胶输送效率。

五、有创机械通气患者的雾化吸入治疗

与自主吸入气溶胶不同的是,人工气道的建立改变了气溶胶输送的环境和方式。气溶胶从雾化装置中发生,在呼吸机的正压通气条件下通过管路和人工气道输送,最后进入下呼吸道,整个过程受到一系列复杂的因素影响(图 15-10)。总的来说,机械通气的各个环节对雾化吸入治疗的影响基本上也是通过影响气溶胶的直径和输送气流而实现的。以下将从机械通气是如何影响气溶胶的直径和输送气流两方面着重介绍机械通气时雾化吸入治疗的影响因素。

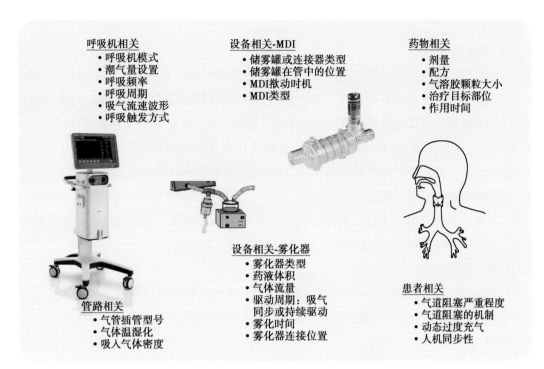

图 15-10　机械通气时雾化吸入的影响因素

（一）影响因素

1. **影响气溶胶直径的因素**　MDI 和喷射雾化器是机械通气时最常用的两种气溶胶发生装置。喷射雾化器常因品牌和批号不同，所产生气溶胶的大小也存在较大差异；而 MDI 所产生的气溶胶直径相对稳定，通过储雾罐连接后可使气溶胶直径降为 2~5μm。

无论使用 MDI 还是喷射雾化器，体外模型研究显示管路中的主动加热湿化与无主动加热湿化相比会减少肺部气溶胶沉积率约 40%，这可能是由于气溶胶进入一个温暖、水蒸气饱和的环境中吸附水分，导致气溶胶直径增大所致。然而研究者在体内研究时并未发现这种现象。即使在雾化治疗前关闭加热湿化器，短时间内管路内温湿度并不会迅速降低，因此，在临床工作中无须以增加肺部沉积率为目的而关闭主动加热湿化器，必要时可适当增加药量。

2. **影响输送气流的因素**　为了有效输送气溶胶到下呼吸道，呼吸机输送的潮气量必须大于呼吸机管路和人工气道的容量。在成人，潮气量 ≥500ml 即可。其次，较长的吸气时间（Ti/Ttot 增加）和较低的吸气流速均可促进气溶胶在下呼吸道的沉积。

涡流中的气溶胶很容易发生碰撞而合成较大的液滴，增加重力沉降的机会。较高的流速可产生涡流，故推荐应用低流速送气。研究表明，吸入低密度气体（如氦 - 氧混合气）可有效减少涡流产生，增加气溶胶在肺部的沉积。人工气道比患者口咽部狭小，并且呼吸回路中的 Y 形管与气管导管呈一定角度连接，这就形成在正常气道中所没有的撞击点和涡流。曾一度认为人工气道是影响气溶胶输送至下呼吸道的最大障碍，且直径越小，气溶胶越难以到达下呼吸道。随着认识的深入以及技术的改进，这种观念逐渐改变。研究表明，当使用成人型号的人工气道（内径为 6~9mm）时，导管内径对气溶胶输送有效性的影响无明显差异。

3. 其他因素

(1)气溶胶的输送与呼吸机送气同步与否:有的呼吸机如 PB840、Simens Servoi 等未配备雾化功能,只能外接雾化器进行雾化吸入,喷射雾化器需应用额外的压缩气源驱动作持续雾化,在呼气相雾化必然存在气溶胶浪费。因此,应将其安置于湿化罐进气口或者吸气支管路距人工气道 30~46cm 处,而不是直接连接在 Y 形管或人工气道处,因为在两次吸气之间,吸气支管路可发挥储存的作用,从而减少在呼气相持续雾化所造成的气溶胶浪费。值得注意的是,额外增加的气流增大了潮气量,影响呼吸机供气;增大了呼气相基础气流,容易造成患者触发不良。配备了喷射雾化功能的呼吸机如 Drager、伽利略等,雾化发生主要由呼吸机吸气相气流中的一个分支驱动,故不会出现呼气相气溶胶浪费,也不影响呼吸机工作。

(2)基础流量:基础流量又称偏流,是呼气末时呼吸机提供的一种基础恒定流量。基础流量可以改善患者的吸气触发,使呼吸机对患者的吸气指令感知更敏感。不同呼吸机的基础流量设置值不同,其值是否可调因呼吸机不同而异。Ari 等发现基础流量 5L/min 时气溶胶输送率低于 2L/min 时,然而 Miller 等对比了 10L/min、15L/min 和 20L/min 的基础流量条件下三者气溶胶输送率,差异并无统计学意义。由此可推测基础流量在低水平时气溶胶输送效率随着其升高而降低,而在输送效率降低到一定水平后其不会再随基础流量的升高而变化。

(3)雾化装置在呼吸回路中的放置位置:多项研究比较了不同雾化装置在不同位置的药物输送效果,Ari 等体外研究发现持续喷射雾化时无论使用 JN 还是振动筛孔雾化器,将雾化器置于湿化罐进气口处,气溶胶输送效果最佳。这种位置效应可能是因为在两次吸气之间吸气支管路发挥了储存器的作用,增加了患者每次吸入的药物剂量;MDI 装置药物输送效率则在吸气支距离 Y 形管处时最高(表 15-3)。

表 15-3 在有创和无创通气时不同雾化装置的最佳放置位置

机械通气方式	呼吸机管路	雾化装置	雾化器最佳放置位置
有创通气	双回路	与吸气同步的 JN	吸气支管路近 Y 形管处,或者置于 Y 形管与人工气道之间
		持续雾化 JN	接近呼吸机的位置(如湿化罐进气口)
		振动筛孔雾化器	接近呼吸机的位置(如湿化罐进气口)
		pMDI 及储雾罐	吸气支管路近 Y 形管处,或者置于 Y 形管与人工气道之间
无创通气	双回路	与吸气同步的 JN	尚无证据
		持续雾化 JN,振动筛孔雾化器	放置于面罩与 Y 形管之间
	单回路	持续雾化 JN,振动筛孔雾化器,pMDI 及储雾罐	放置于面罩与呼气口之间

使用 MDI 雾化吸入时,须注意在呼吸机送气初同步摁压 MDI。Diot 等发现,在送气

前 1~1.5 秒摁压 MDI 使其气溶胶输送量降低 35%，而在送气后 1~1.5 秒摁压 MDI，输送到下呼吸道的气溶胶量可忽略不计。故精确控制 MDI 与呼吸机送气同步能有效提高气溶胶输送。

（二）操作方法

机械通气时应用雾化吸入治疗的影响因素已得以明确，作者在 Fink 等推荐的使用 MDI 和喷射雾化器的操作方法的基础上进行了改进、优化（表 15-4）。

表 15-4　机械通气时使用 MDI 和喷射雾化器时的优化操作方法

MDI	喷射雾化器
1. 查看医嘱，检查患者，评价支气管扩张剂使用的指征	1. 查看医嘱，检查患者，评价支气管扩张剂使用的指征
2. 充分吸痰	2. 充分吸痰
3. 摇动并握住 MDI，使其温度接近体温	3. 加入药液 4~6ml
4. 将其放在储雾罐的接口处	4. 若应用人工鼻，则需将其移开，若应用的是加热湿化器，无须关闭
5. 移开人工鼻；若应用的是加热湿化器，无须关闭	5. 连接并打开雾化器：置于接近呼吸机的位置（如湿化罐进气口），若外接驱动源设置驱动气流量为 6~8L/min，适当下调设置的容量或压力
6. 在送气初摁压 MDI	6. 轻拍雾化器侧壁以便充分雾化
7. 两喷之间应间隔至少 15 秒	7. 重新连接人工鼻，恢复呼吸机原来设置的参数
8. 观察患者反应；注意有无"治疗矛盾现象"*	8. 观察患者反应；注意有无"治疗矛盾现象"*
9. 重新连接人工鼻	9. 观察并记录临床反应
10. 观察并记录临床反应	

注：* "治疗矛盾现象"，即少数患者雾化吸入后，不仅没有出现支气管舒张，反而诱发支气管痉挛。其原因可能为药液低渗、表面活性物质诱发、气溶胶的温度过低或对药物过敏。

有温度探头的管路中，需将雾化器连接在温度探头之后，Y 形接头之前；若只能连接在温度探头之前，则须关闭加热湿化器，否则会造成温度探测错误，加热湿化器过度加热。无温度探头的管路则无须关闭加热湿化器。

第 2 节　雾化吸入治疗的常用药物

雾化吸入治疗常用的药物有解除支气管平滑肌痉挛的支气管扩张剂、减轻气道炎症反应的肾上腺皮质激素、促进痰液引流的祛痰剂及抗生素。熟悉和掌握这些药物的药理作用及其临床特点，是正确选择、应用雾化吸入药物的基础。

一、支气管扩张剂

（一）β₂ 受体激动剂

通过兴奋气道平滑肌细胞膜表面的 β_2 受体、舒张气道平滑肌、减少肥大细胞和嗜酸性粒细胞脱颗粒和介质的释放、降低微血管的通透性、促进气道上皮纤毛的摆动等机制来缓解气道痉挛。此类药物较多,分为短效(作用维持 4~6 小时)和长效(维持 12 小时)β_2 受体激动剂,后者根据起效快慢分为速效(数分钟起效,如福莫特罗)和缓慢起效(30 分钟起效,如沙美特罗)两种。常用的短效 β_2 受体激动剂有沙丁胺醇(salbutamol)和特布他林(terbutalin)等,制剂包括气雾剂、干粉剂和溶液等。这类药物松弛气道平滑肌的作用强,通常在数分钟内起效,疗效可维持数小时,是缓解轻、中度哮喘急性发作的首选药物,如沙丁胺醇每次吸入 100~200μg 或特布他林 250~500μg,必要时每 20 分钟重复 1 次,1 小时后疗效不满意者,考虑联合应用 M 胆碱能受体抑制剂或激素。这类药物应按需间歇使用,不宜长期单一使用,否则可造成 β_2 受体敏感性下调;也不宜过量应用,否则可引起骨骼肌震颤、低血钾、心律失常等不良反应。

长效 β_2 受体激动剂的分子结构中具有较长的侧链,具有较强的脂溶性和对 β_2 受体较高的选择性,舒张支气管平滑肌的作用可维持 12 小时左右。目前在我国上市的吸入型长效 β_2 受体激动剂有两种,包括沙美特罗(salmeterol)和福莫特罗(formoterol),前者经气雾剂或碟剂装置给药,给药后 30 分钟起效,平喘作用维持 12 小时以上,推荐剂量 50μg,每天 2 次吸入;后者经都保装置给药,给药后 3~5 分钟起效,平喘作用维持 12 小时以上且具有一定的剂量依赖性,推荐剂量 4.5~9μg,每天 2 次吸入。吸入长效 β_2 受体激动剂是哮喘(尤其是夜间哮喘和运动诱发哮喘)和 Ⅱ 级及以上 COPD 患者的预防和稳定期的治疗手段。

(二) M 胆碱能受体抑制剂

抗胆碱能药物有异丙托溴铵、泰乌托品等。异丙托溴铵起效比 β_2 受体激动剂慢,需 30~60 分钟达到最佳效应,但作用时间长于短效的沙丁胺醇和特布他林,可每日 2~3 次给药;泰乌托品(tiotropium)为选择性 M3 受体长效抑制剂,仅需每日 1 次吸入给药。与 β_2 受体激动剂合用较各自单独应用能产生更好的支气管扩张效应,很多研究证实合用可减少住院次数,提高 PEF 和 FEV_1。

二、糖皮质激素

吸入药物直接作用于呼吸道,局部抗炎作用强,所需剂量较小,通过消化道和呼吸道进入血液的药物大部分被肝脏灭活,全身性不良反应较少;在预防哮喘复发方面已能达到与口服激素相似的疗效。因此,目前吸入激素已成为长期治疗哮喘的首选药物。哮喘急性发作时,β_2 受体激动剂联合吸入激素较单独应用扩张支气管的作用更加明显,所以吸入激素也成为哮喘急性发作时治疗的一部分。吸入激素的不良反应较少,最常见的是声音嘶哑、咽部不适和念珠菌感染。当每日吸入量>1 000μg 时,可能出现皮肤变薄,但没有骨质疏松的确凿证据。吸药后及时用清水含漱口咽部,选用干粉吸入剂或加用储雾罐可减少上述不良反应。

三、复合制剂

近年来推荐联合吸入糖皮质激素和长效 β_2 受体激动剂治疗哮喘。其中,吸入糖皮质激素可增加人体肺部 β_2 受体的基因转录和 β_2 受体蛋白的合成,减少 β_2 受体敏感性下调和耐受;长效 β_2 受体激动剂可通过磷酸化作用机制来预激活无活性的糖皮质激素受体,增加其对糖皮质激素的敏感性,从而减少激素的用量。两者具有协同的抗炎和平喘作用,可获得相当于(或优于)应用加倍剂量吸入型糖皮质激素时的疗效,并可增加患者的依从性、减少较大剂量糖皮质激素引起的不良反应,尤其适合于中、重度持续哮喘患者的长期治疗;混合制剂使用方便,增加依从性。

四、黏液溶解剂

目前常用的是乙酰半胱氨酸,作用机制为分子中的巯基键使黏蛋白分子上的二硫键断裂,黏蛋白分解,从而降低痰液黏稠度。

五、抗生素

在我国,过去一度认为水溶性抗生素做雾化吸入抗菌作用直接、疗效好,但易诱导产生耐药菌,局部应用逐年减少。然而,在一部分特殊患者中,雾化吸入抗生素仍然是有效的。因此,抗生素局部吸入应严格掌握适应证。

1. **喷他脒(pentamidine isethionate)** 常用于治疗肺孢子菌肺炎(PCP),主要用于免疫抑制患者,特别是艾滋病患者,雾化吸入喷他脒是艾滋病高危人群预防 PCP 的二线治疗。其主要不良反应包括咳嗽、气道痉挛、呼吸困难、疲劳、食欲下降等。若出现气道痉挛,可吸入短效 β_2 受体激动剂。

2. **利巴韦林(ribavirin)** 主要针对呼吸道合胞病毒(RSV)严重感染。RSV 感染是婴幼儿一种常见的季节性呼吸道感染,本身具有自限性,故其临床应用仍存在争议。

3. **妥布霉素(tobramycin)** 囊性纤维化(CF)患者往往存在慢性呼吸道铜绿假单胞菌感染,这也是导致患者急性加重以及肺功能恶化的常见原因。对铜绿假单胞菌有效的妥布霉素,若采用口服途径给药,肺内生物利用度较低,已有多项研究证实雾化吸入妥布霉素对于 CF 患者可取得良好疗效,且到目前为止尚无吸入妥布霉素后导致细菌耐药现象。因此,妥布霉素雾化吸入已被批准应用于慢性呼吸道铜绿假单胞菌感染的 CF 患者,其目标是防治铜绿假单胞菌早期定植、维持目前的肺功能状态以及减少急性加重的次数。

4. **多黏菌素(polymyxin)** 多黏菌素在慢性呼吸道铜绿假单胞菌感染的 CF 患者预防和治疗中的价值早就得以证实,近几年来逐渐将其应用于多重耐药的革兰氏阴性杆菌感染的危重症患者。目前仅有几项在常规治疗中增加多黏菌素雾化吸入的非对照研究,认为其对于感染的控制和预后改善有一定作用,尚无随机对照研究证实。

5. **抗真菌药物** 接受放化疗、器官移植等的免疫抑制患者越来越多,深部真菌感染的发生率也逐年增高。研究表明,在肺、心及心 - 肺联合移植患者中雾化吸入两性霉素 B,这一预防性应用显著降低了术后气道真菌感染的发生率。分析起效可能原因:在这类移植患者中,由于全身大剂量免疫抑制剂的应用及气道吻合口处血流速度降低,易发生真菌如曲霉菌感染,两性霉素 B 雾化吸入后具有局部浓度高、针对性强以及全身不良反应小等优点。

六、其他

近年来,还有局部吸入肝素抗凝以及前列环素降低肺动脉压的报道。其中,一项大型、随机、安慰剂对照研究已经证实了雾化吸入伊洛前列环素（iloprost）在严重肺动脉高压中的有效性。进一步研究显示，雾化吸入前列环素在降低肺动脉压以及改善 ARDS 患者的氧合状态方面与吸入一氧化氮达到同样疗效。一项回顾性研究证实了在严重低氧血症伴肺动脉高压或右心功能障碍患者中经 HFNC 雾化吸入依前列醇改善氧合的可行性，但是同样需要进行前瞻性更大样本量随机对照研究评估。

第3节　雾化吸入疗效的评价

一、肺内沉积率

大多数情况下，可利用放射性物质吸入以计算不同条件下肺内沉积率。对于建立人工气道的患者，由于药物吸入过程中不经过消化道吸收，因此，也可通过检测血或尿的药物浓度来反映进入肺内的药量。

二、药物疗效

支气管扩张剂的雾化吸入可迅速有效地解除支气管平滑肌痉挛。评价指标包括胸闷、喘息等症状和肺部干啰音等体征，以及呼吸力学指标即 FEV_1、PEF 等的改善率。在机械通气的患者，可通过计算气道阻力、肺顺应性以及内源性呼气末正压（PEEPi）等进行评价，计算公式：

$$Raw=(P_{peak}-P_{plat})/airflow$$

其中，Raw 为气道阻力，P_{peak} 为气道峰压，P_{plat} 为平台压，airflow 为方波通气时的流速。然而，气道阻力改善多少判定为阳性，目前尚无定论，有专家推荐>10% 即为阳性。

另外，对肺动脉高压患者吸入前列环素前后肺动脉压的测量以及对 ARDS 患者吸入前列环素前后氧合指数的变化可评价吸入疗效，抗生素吸入前后肺部病原体的定植率等都是药物吸入疗效的评价指标。

（李　洁　景国强）

———— 参 考 文 献 ————

［1］ DHAND R. Inhaled drug therapy 2016: The year in review [J]. Respir Care, 2017, 62 (7): 978-996.

［2］ FINK J B, TOBIN M J, DHAND R. Bronchodilator therapy in mechanically ventilated patients [J]. Respir Care, 1999: 53-69.

［3］ 中华医学会呼吸病学分会呼吸治疗学组. 机械通气时雾化吸入专家共识 (草案)[J]. 中华结核和呼吸杂志, 2014, 37 (11): 812-815.

［4］ WILKES W, FINK J, DHAND R. Selecting an accessory device with a metered-dose inhaler: variable influence of accessory devices on fine particle dose, throat deposition, and drug delivery with asynchronous actuation from a metered-dose inhaler [J]. J Aerosol Med, 2001, 14 (3): 351-360.

[5] FINK J B, RUBIN B K. Problems with inhaler use: a call for improved clinician and patient education [J]. Respir Care, 2005, 50 (10): 1360-1375.

[6] FINK J B, ARI A. Aerosol drug therapy//KACMAREK R M, STOLLER J K, HEUER A J, eds. Egan's fundamentals of respiratory care [M]. 11th ed. St Louis: MO, 2015: 875-877.

[7] DEKHUIJZEN P N, VINCKEN W, VIRCHOW J C, et al. Prescription of inhalers in asthma and COPD: towards a rational, rapid and effective approach [J]. Respir Med, 2013, 107 (12): 1817-1821.

[8] NAVAIE M, DEMBEK C, CHO-REYES S, et al. Device use errors with soft mist inhalers: A global systematic literature review and meta-analysis [J]. Chron Respir Dis, 2020, 17: 1479973119901234.

[9] DHANANI J, FRASER J F, CHAN H K, et al. Fundamentals of aerosol therapy in critical care [J]. Crit Care, 2016, 20 (1): 269.

[10] 中华医学会呼吸病学分会呼吸治疗学组. 雾化治疗专家共识 (草案)[J]. 中华结核和呼吸杂志, 2014, 37 (11): 805-808.

[11] LI J, GONG L, FINK J B. The Ratio of nasal cannula gas flow to patient inspiratory flow on trans-nasal pulmonary aerosol delivery for adults: an in vitro study [J]. Pharmaceutics, 2019, 11 (5): e225.

[12] EHRMANN S, ROCHE-CAMPO F, BODET-CONTENTIN L, et al. Aerosol therapy in intensive and intermediate care units: prospective observation of 2808 critically ill patients [J]. Intensive Care Med, 2016, 42 (2): 192-201.

[13] ARI A, HARWOOD R, SHEARD M, et al. Quantifying aerosol delivery in simulated spontaneously breathing patients with tracheostomy using different humidification systems with or without exhaled humidity [J]. Respir Care, 2016, 61 (5): 606.

[14] WAN G H, LIN H L, FINK J B, et al. In vitro evaluation of aerosol delivery by different nebulization modes in pediatric and adult mechanical ventilators [J]. Respir Care, 2014, 59 (10): 1494-1500.

[15] LIN H L, FINK J B, ZHOU Y, et al. Influence of moisture accumulation in inline spacer on delivery of aerosol using metered-dose inhaler during mechanical ventilation [J]. Respir Care, 2009, 54 (10): 1336-1341.

[16] FINK J B, DHAND R, DUARTE A G, et al. Aerosol delivery from a metered-dose inhaler during mechanical ventilation: An in vitro model [J]. Am J Respir Crit Care Med, 1997, 154 (1): 382-387.

[17] MILLER D D, AMIN M M, PALMER L B, et al. Aerosol delivery and modern mechanical ventilation: in vitro/in vivo evaluation [J]. Am J Respir Crit Care Med, 2003, 168 (10): 1205-1209.

[18] LYU S, LI J, YANG L, et al. The utilization of aerosol therapy in mechanical ventilation patients: a prospective multicenter observational cohort study and a review of the current evidence [J]. Ann Transl Med, 2020, 8 (17): 1071.

[19] MILLER D D, AMIN M M, PALMER L B, et al. Aerosol delivery and modern mechanical ventilation: in vitro/in vivo evaluation [J]. Am J Respir Crit Care Med, 2003, 168 (10): 1205-1209.

[20] 李洁, 曹志新, 詹庆元. 影响机械通气患者雾化吸入疗效的因素 [J]. 中国呼吸与危重监护杂志, 2005, 4 (6): 485-487.

[21] GARDENHIRE D S. Airway Pharmocology//STOLLER J K, KACMAREK R M, eds. Egan's fundamentals of respiratory care [M]. 11th ed. St Louis: MO, 2015: 875-877.

[22] RAMSEY B W, PEPE M S, QUAN J M, et al. Intermittent administration of inhaled tobramycin in patients with cystic fibrosis: Cystic Fibrosis Inhaled Tobramycin Study Group [J]. N Engl J Med, 1999, 340 (1): 23-30.

[23] MICHALOPOULOS A, KASIAKOU S K, MASTORA Z, et al. Aerosolized colistin for the treatment of nosocomial pneumonia due to multidrug-resistant Gram-negative bacteria in patients without cystic fibrosis [J]. Crit Care, 2005, 9 (1): R53-R59.

[24] REICHENSPURNER H, GAMBERG P, NITSCHKE M, et al. Significant reduction in the number of fungal infections after lung-, heart-lung, and heart transplantation using aerosolized amphotericin B prophylaxis [J]. Transplant Proc, 1997, 29 (1-2): 627-628.

[25] OLSCHEWSKI H, SIMONNEAU G, GALIÈ N, et al. Inhaled iloprost for severe pulmonary hypertension [J]. N Engl J Med, 2002, 347 (5): 322-329.

[26] LI J, JING G, SCOTT J B. Year in review 2019: High-flow nasal cannula oxygen therapy for adult subjects [J]. Respi-

ratory Care, 2020, 65 (4): 545-557.

［27］ LI J, HARNOIS L J, MARKOS B, et al. Epoprostenol delivered via high flow nasal cannula for ICU subjects with severe hypoxemia comorbid with pulmonary hypertension or right heart dysfunction [J]. Pharmaceutics, 2019, 11 (6): e281

［28］ LI J, GURNANI P K, ROBERTS K M, et al. The clinical impact of flow titration on epoprostenol delivery via high flow nasal cannula for ICU patients with pulmonary hypertension or right ventricular dysfunction: a retrospective cohort comparison study [J]. J Clin Med, 2020, 9 (2): 464

第 16 章　气道管理与维护

第 1 节　人工气道的分类

人工气道是将导管经上呼吸道置入气管或直接置入气管所建立的气体通道。人工气道是为保证气道通畅而在生理气道与空气或其他气源之间建立的有效连接,为气道的有效引流、机械通气、治疗肺部疾病提供条件。

一般按照建立人工气道的途径分为咽部气道和气管内气道两个部分。咽部气道中,常见的是口咽通气道、鼻咽通气道以及喉罩;气管内气道中,主要是气管插管和气管切开,而气管插管又可分为经口气管插管和经鼻气管插管(图 16-1)。

一、咽部气道

1. 口咽通气道(oropharyngeal airway)　由通气道、牙垫和一个凸起的翼缘组成,通常由硬度较大的塑料制成(图 16-2)。口咽通气道是一种开放气道的辅助设施,常见于防止舌根后坠造成的上气道阻塞以及当患者神志不清或癫痫时用于避免舌头咬伤,偶尔也可作为经口气管插管

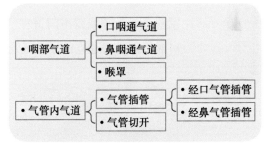

图 16-1　人工气道按建立途径的分类

的开口器使用。正确放置后,口咽通气道远端位于舌根后方,由于其材质较硬以及位置,易引起患者不适甚至导致呕吐,所以一般仅用于昏迷及半昏迷患者。

成人口咽通气道根据长度,一般有不同颜色且分为 6~10 号,常规使用的是 8~9 号,临床上也可以通过沿着患者颧骨测量嘴角到耳垂的距离,为患者选择合适的型号。如果选择型号过短,气道无法有效开放,如果选择型号过长,口咽通气道的牙垫部分会过于突出,不易固定,为保证通气效果,原则上型号选择宁长勿短。口咽通气道放置时,先将其相对正常位置旋转 180° 置入患者口腔内,到达舌背时再旋转 180° 使导管尖端位于舌根后咽部。

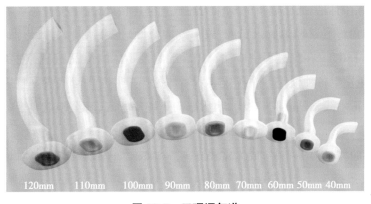

图 16-2　口咽通气道

2. **鼻咽通气道**（nasopharyngeal airway）　是由乳胶或聚乙烯制成的中空圆管（图 16-3），弯曲的形状大致与鼻咽部矢状面相接近,正确置入后导管尖端位于舌根后部会厌上方。

鼻咽通气道的功能与口咽通气道类似,主要是预防舌根后坠,并且可以减少经鼻吸痰的损伤。由于质地相对口咽通气道较软,患者的耐受程度更好,因此可以用于清醒或浅昏迷的患者。鼻咽通气道的型号临床上常根据鼻尖到耳垂的长度进行选择,如果选择的鼻咽通气道过长,可能会引起喉痉挛。

如果患者有鼻腔损伤、颅底骨折、鼻中隔畸形则不宜使用鼻咽通气道。放置鼻咽通气道时,需先将通气道表面用润滑剂润滑,然后沿鼻腔底部缓慢推入,推入过程中可轻微转动导管。若阻力较大,则需考虑从另一鼻孔插入或换小一号鼻咽通气道。放置鼻咽通气道后,需注意鼻窦炎、中耳炎以及鼻坏死都是可能出现的并发症。

以上两类咽部气道因为无法封闭气道,都不能连接简易呼吸球囊或者呼吸机进行辅助通气,但可以有效建立气道,保障气道通畅以提高简易球囊接面罩时的使用效率。

3. **喉罩**（laryngeal mask airway，LMA）　是一种末端有较小可充气罩的声门上通气道（图 16-4）。使用时气罩充气后,气罩尖位于食管括约肌之上,能在喉周围形成一个密封圈,通过相对密封的人工气道,可以连接呼吸机或者简易呼吸球囊进行正压通气。由于喉罩置入时无须暴露声门,较气管插管操作难度低,通常用于麻醉过程中的气道管理或者经口插管困难时建立的紧急气道。

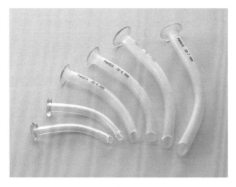

图 16-3　鼻咽通气道

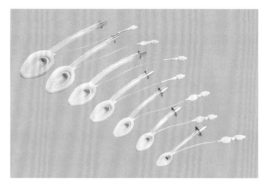

图 16-4　喉罩

具体操作方法:操作者戴手套,右手轻推患者头部,使头轻度后仰,操作者以左手拇指探入患者口腔并牵引患者下颌,以展宽其口腔间隙,右手以持笔式握住喉罩,为方便使力,可用示指和中指的指尖抵在喉罩的罩体与通气管的连接处,左手拨开患者嘴唇,右手从口正中或一侧口角将喉罩轻柔放入口腔,罩口朝向下颌（也可朝向上腭,待将喉罩插到口腔底部后再扭转 180°）。在此过程中应注意患者嘴唇及舌体的位置,应避免将其卡在牙齿和喉罩之间,以免发生各种损伤。在确定喉罩罩体处于口腔正中且气囊平整后,在示指指引下将喉罩沿舌正中线紧贴硬腭、软腭、咽后壁向下顺序置入,直至不能再推进为止,最后对气囊充气。

喉罩常见的型号为 1~5 号,成人常用 3、4、5 号喉罩,一般根据患者体重选择喉罩的型号,30~50kg 宜选择 3 号,50~70kg 宜选择 4 号,>70kg 宜选择 5 号。虽然喉罩便于操作,但在使用时需注意其缺点,如在喉罩接正压通气时,易引起胃内容物反流,一旦出现误吸,需及时插管;喉罩会刺激咽反射,所以不适用于意识清醒或者半清醒的患者。在置入过程中需要避免咽喉部损伤,因为喉罩在声门上方,如患者已出现喉头痉挛或水肿,应禁用喉罩。

二、气管内气道

1. 气管插管 临床上较常见的气管内气道是气管插管和气管切开导管。气管插管是指一类经口腔或鼻腔置入患者气管内的导管。大部分常规的气管插管是由乙烯聚合物构成的中空导管,管体偏硬,便于塑形及插入。成人气管插管一般由接头、导管、气囊、气囊充气导管、指示球和单向阀构成(图16-5)。成人气管插管带有气囊,能有效封闭气道从而可以在有效进行通气辅助的同时减少误吸的发生。管路的接头是外径15mm的标准接口,用于连接呼吸机或者简易球囊,气管插管体部略呈弧形,可稍弯曲,体部带有刻度,数值为距离管尖的长度,通常以厘米(cm)为单位。体部背面有一个X线显影线,有助于判断导管位置。管尖的开口呈斜面,在面对斜面的管壁上有一侧孔,称为"Murphy eye"。该侧孔可以在斜面开口被堵塞时依旧有气体出入,降低窒息发生的风险。在"Murphy eye"上方是可充盈的气囊(cuff),主要用途是封闭气道以及减少或延迟误吸的发生。气囊的充盈是依靠气囊充气导管、指示球和单向阀共同完成,单向阀通过内部弹簧进行封闭,因此在操作时需将注射器顶住单向阀进行充气或放气。指示球用于辅助判断气囊充盈状况,但不能代替气囊压力监测。

气管插管的型号是按照导管内径(I.D)作为区分,导管型号标注在气管插管导管上,部分管路也可以在接头背面或指示球的位置找到管路型号标识。有一点需注意,即便管路内径相同,也会因不同材质、设计使得管路外径(O.D)不同。气管插管按照路径的不同,分为经口气管插管和经鼻气管插管两类。

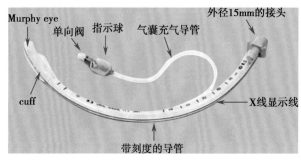

图16-5 气管插管

(1)经口气管插管:与经鼻气管插管相比,经口插管的优点主要体现在以下几个方面。①放置简单,一般为紧急插管的首选方式;②不受鼻腔大小限制,可以选择的气管插管外径更粗;③对鼻腔无影响,不会发生鼻窦炎和中耳炎。

选择经口气管插管,则需要注意以下问题。①咬管问题:常规使用牙垫预防咬管,但仍旧需要注意咬管后管路变形导致的气道阻力增加;②耐受差:对于清醒或半清醒的患者,经口气管插管的患者耐受性较经鼻更差;③难以固定:较经鼻气管插管更容易脱出;④护理困难:经口气管插管的位置使得口腔护理难以开展,并且由于管路及固定方式的压迫,面部易出现压疮。

(2)经鼻气管插管:经鼻气管插管的主要优势体现在耐受性更好,易于固定,并且方便进行口腔护理,因此插管留置的时间可以较经口更长。经鼻气管插管相较经口气管插管的劣势:①对操作者的要求较高;②鼻窦、咽鼓管的引流受限从而引起鼻窦炎和中耳炎的概率更高;③对管路弯曲度要求都较高,并且管路外径受限;④鼻翼区域可能出现压疮。

(3)特殊气管插管:在常规的气管导管以外,为解决不同的临床问题,还有其他多种功能的气管导管,以下简单介绍增强型气管导管和囊上吸引气管导管。

1) 增强型气管导管(reinforced endotracheal tube):增强型气管导管的聚氯乙烯(polyvinyl chloride,PVC)管壁内有螺旋缠绕的不锈钢钢丝(图 16-6),管身的强度较常规气管导管增强,从而减少气管导管扭结或压缩的风险。另外,加强型气管导管尖端处质地更为柔软,可随着上气道形态发生改变,降低了与黏膜组织的摩擦,损伤较小。由于管身强度增强不易变形,该管适用于患者的头部处于伸展、屈曲位或者将长期维持翻身的情况,因此主要运用在神经外科手术或头颈手术中。

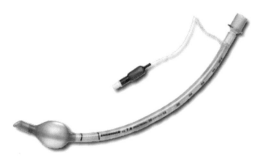

图 16-6　增强型气管导管

2) 囊上吸引气管导管(suction above the cuff endotracheal tube):又称声门下引流气管导管(endotracheal tube with subglottic secretion drainage),专为有效处理残留在气囊上的分泌物而设计(图 16-7)。这种导管在管壁外侧的气囊上开口,可以无须移动气管导管的位置,直接抽吸到气囊上的口腔和/或胃分泌物。如果这些分泌物不能及时吸出,这种微误吸可能导致非常严重的呼吸机相关性肺炎,因此包括中国在内的全球多个卫生组织在防治呼吸机相关性肺炎时,都推荐使用这种气管导管。需额外注意的是,对比普通气管导管,在同一导管内径的情况下,该导管外径较普通气管导管更大,因此会在插管的过程中增加一定的难度。

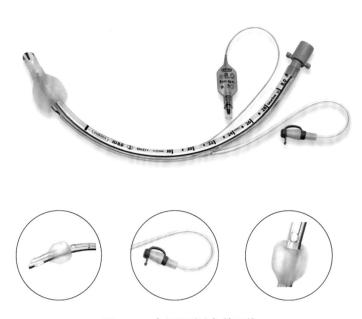

图 16-7　声门下引流气管导管

2. **气管切开**　气管切开是通过切开颈段气管,放入人工气道的创伤性通气技术。临床上常常用来解决上呼吸道机械性阻塞(如喉部炎症、肿瘤、异物等)、下呼吸道分泌物阻塞(长期昏迷或不能有效主动排痰等)以及需要长期机械通气的患者。与气管插管相比,气管切开套管的无效腔更小,便于固定以及口腔护理,保留了声门功能,以及在所有人工气道里有最佳的患者耐受度。对于长期气管切开的患者,可以通过语音阀发声,并且由于窦道的存在,即便套管脱出,也易于再插入。

虽然气管切开可列举的优点众多,但这也是所有建立人工气道中损伤最大的一种。此操作需要通过手术完成,并且术中可能即刻出现皮下气肿、气胸、纵隔气肿等并发症,也可能在术后出现切口感染、肉芽肿形成、气管软化等并发症。

气切套管的规格、型号繁多,根据使用需求进行相应的选择(图16-8)。医院常规气切套管结构类似气管插管,由接头、导管、气囊、气囊充气导管、指示球和单向阀的部分组成,可以通过充盈气囊以密闭气道,从而进行辅助通气。但是气切套管更短,也没有"Murphy eye"的部分,相应无效腔更小,但如果主孔堵塞,则可能出现患者窒息的情况。此外,气切套管接头处与两翼的部分固定,两翼用系带固定于患者颈部,因此气管切开套管的位置相对固定,避免了因颈部屈伸导致的套管位移。

金属气切套管同样是临床工作中常见到的(图16-9)。金属气切套管多为银、铝制成,由于没有气囊,无法密闭气道,并且接头不是常见的15/22mm外径接头,因此无法连接呼吸机或简易球囊进行辅助呼吸。由于材质的因素,即便是相同型号,金属套管的外径要略小于常规气切套管,所以在相同外径情况下,金属套管可以选择更粗的管路,减少气道阻力。金属气切套管的主要优点是有可取出的内套管,便于进行更换消毒,适合需要长期保留人工气道而无需机械通气的居家患者。

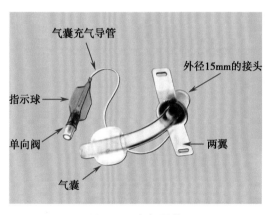

图 16-8　气切导管

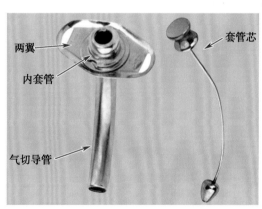

图 16-9　金属气切导管

通过了解人工气道的分类,有助于对气道管理与维护进行更深入的学习,更重要的是根据临床工作中不同患者的实际情况,分析每一类人工气道对患者实时病情的优劣,从而个体化、精细化地给予患者最合适的治疗方式。从点滴细节做起,用好手中的工具,最大程度地支持和辅助每一位患者,以实现呼吸治疗师的价值所在。

(方毅敏)

第2节　人工气道的建立

人工气道能否成功建立,关系到危重症患者的生命安全。因此,充分准备、正确操作、严密监测、及时处理是保障人工气道快速有效建立及患者安全的重要措施。

一、气管插管

(一) 经口气管插管

经口气管插管通常是人工气道建立的首选途径,受过专业培训的医师、呼吸治疗师都应能安全地执行这一操作。

1. 插管前准备

(1)患者准备:向患者和/或家属解释插管目的,征得其同意并签署知情同意书;评估患者插管的难易程度,如肥胖、颈短患者插管不易,须做好困难气管插管的准备;为防止插管过程中反流误吸,最好禁食、禁水半小时以上,留置胃管患者停止鼻饲,或用胃肠减压器或注射器抽空胃内容物;去枕平卧,移开覆盖的被子或衣物,暴露胸部以便观察;取出患者义齿,清除口鼻腔分泌物;将吸入氧浓度提高至最大以增加氧贮备,若应用镇静药或肌松药抑制自主呼吸,则以简易呼吸器辅助通气。

(2)用物准备(图 16-10)

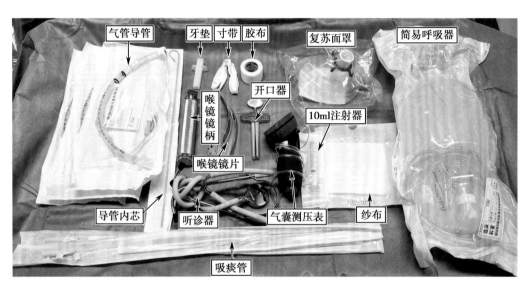

图 16-10　气管插管准备物品

1)气管导管及导管固定物:选择型号合适的导管(成人男性 7.5~8.5mm,成人女性 7.0~8.0mm),同时还应准备大一号和小一号的气管导管备用,原则上应尽可能插入较大型号的导管以利于气道管理,注意检查气囊是否漏气;固定物为牙垫或多功能通气道、胶布、寸带。

2)简易呼吸器及复苏面罩:插管前后保障有效通气及氧合,注意检查简易呼吸器各零部件是否齐全,尤其是储氧袋,连接储氧袋后可大大提高辅助通气时氧浓度;简易呼吸器是否与供氧装置完好连接;检查简易呼吸器功能是否正常,需要注意的是,简易呼吸器的安全阀应在插管后打开;因建立人工气道后,气道处于密闭状态,以简易呼吸器辅助通气时,开放安全阀可限制气道压力,防止气压伤。

3)插管物品:喉镜(注意检查其光源是否充足);开口器、导管内芯;负压吸引器及吸痰管(应准备至少两根吸痰管,以便插管过程中吸出口咽部分泌物以及插入后吸出气道内分泌物,分开使用以防污染);对于可能出现困难插管患者,还应准备喉罩、联合导气管或环甲膜穿刺等紧急人工气道以保证患者安全。

4)药品:镇静药用于减少患者在插管过程中的痛苦,减少躁动、降低氧耗,保障患者的安全;肌松药应慎用,可考虑用于烦躁明显、插管困难的患者;水溶性凝胶(利多卡因凝胶等)用于润滑气管导管;常用的抢救药品。

5)呼吸机:连接管路并完成呼吸机自检,设置合适的模式及参数待用。

6)其他:10ml注射器、气囊测压表、听诊器、纱布。

2. 操作过程

(1)插入喉镜:操作者左手持喉镜镜柄,右手拇、示指拨开患者上下齿及口唇;镜片沿患者右侧口角进入口腔,向中心移动,向左推开舌体,以避免舌体阻挡视线;镜片尖端沿着舌头中线向前,当镜片到达舌根时,操作者应寻找杓状软骨和会厌;如果不能看见这些结构,可能是镜片太向前,进入了食管;出现这种情况,应保持喉镜向上的力,缓慢退出镜片,直到看到会厌。

(2)暴露声门:向前上方抬起喉镜,提起会厌,暴露声门;切勿在抬起喉镜时,用喉镜抵住牙齿,因为这会损伤牙齿和牙龈;解决的方法是以镜片的尖端为支撑点,保持手腕固定,并将喉镜镜柄朝着它所指的方向提起会厌。

(3)插入导管并固定:声门暴露后,操作者从患者口腔右侧沿喉镜片压舌板凹槽放入气管导管(气管导管内放置有导管内芯,起到塑形和引导的作用),对着声门,到声门时轻旋导管进入气道内,当导管旋入声门后及时拔出导管内芯(协助者完成);如果不能暴露声门,可将导管通过会厌后上抬,也容易插入;整个过程确保气囊通过声带;插管完成后,退出喉镜,安置牙垫或多功能通气道,给气囊充气,气囊压力为25~30cmH$_2$O适宜,然后接简易呼吸器,手压通气;观察患者胸部有无起伏运动,并用听诊器听呼吸音,以确保导管位置是否正确;确认导管位置正确后,妥善固定气管导管,接呼吸机行机械通气;必要时拍X线胸片进一步了解导管位置。

注意:对于困难插管的患者,可利用可视喉镜或经纤维支气管镜引导下行气管插管。

3. 插管过程中监测与处理 主要对生命体征及氧合状态监测,常见的问题如下。

(1)氧合下降:插管过程中患者不适、躁动以及有效通气不能保证等均可造成缺氧,可适当应用镇静药减少患者痛苦,降低氧耗;注意患者气道是否通畅,特别是昏迷患者,往往存在舌根后坠阻塞气道,需采用手法开放气道;若口咽部分泌物较多,也易造成气道阻塞,需充分吸出后再行气管插管;若插管后氧合不升反降,则可能插入食管,需拔出待氧合改善后再重新插入;值得注意的是,氧合下降的处理原则是停止插管操作,设法提高氧合后再分析原因并做相应处理。

(2)血压下降:常见于正压通气后或应用镇静药和/或肌松药后,可适当补充液体或应用升压药。

(3)心率增快、血压升高:常见于患者躁动时,可适当镇静。

(二)经鼻气管插管

虽然经鼻气管插管比经口气管插管困难,但它是某些特定临床情况下的常规选择方式,如需要气管插管但又不能经口的患者,这些患者往往有颌面部损伤或需要接受口腔手术等。

经鼻气管插管有盲插法和直接可视化插管两种方法,插管前的患者和用物准备与经口气管插管基本相同,但不能用导管内芯,需要用局麻药行鼻黏膜表面麻醉,成人男性一般用 7.0~7.5mm 导管,女性用 6.5~7.0mm 导管。

1. 盲插法 导管从患者鼻孔插入;插入导管时,斜面朝向鼻中隔,并沿着鼻腔底部向前(下方);当导管到达喉部时,操作者通过导管可以听见气体流动的声音;导管通过喉部时,气流声越来越大,还会出现管样呼吸音;先听见强烈的咳嗽声,紧接着咳嗽声消失通常预示着导管成功通过喉部;若呼吸音消失,则导管正在向食管移动,导管需退至能听到呼吸音的位置再重新插入;导管需在吸气期或咳嗽后深吸气时迅速插入;导管插入后,确认其位置并固定;光棒有助于确认经鼻气管插管导管的位置是否正确;整个操作过程要轻柔,切忌粗暴。

2. 直接可视化插管 可用喉镜及操作弯钳协助插入;当导管尖端位于患者的口咽部时,操作者打开患者的口腔,插入喉镜(用左手),右手使用操作弯钳钳住气囊上方导管部位,将导管对准声门,送入气道。

亦可在纤维支气管镜(纤支镜)引导下插入。具体方法:选择大小合适的气管导管套在纤支镜的外部,将气管镜经鼻腔插入;进入声门后,左手握住纤支镜,右手将气管导管沿着纤支镜送入气管,然后退出纤支镜。

3. 插管过程中监测与处理 同经口气管插管。

二、气管切开

危重患者往往在接受气管插管一段时间后改为气管切开,很少直接接受气管切开术。气管切开术由技术熟练的医生或外科医生完成,而呼吸治疗师可能被要求协助医生完成气管切开术,因此,将着重介绍如何协助医生对气管插管的患者完成气管切开术。相比传统手术切开,经皮气管切开以其操作简便、组织损伤小的优点受到越来越多的临床医生青睐;为提高手术准确性和安全性,一般采用气管镜协助定位。但由于我国大多数 ICU 仍以传统手术切开为主,以下主要介绍传统手术切开的辅助。

1. 术前准备

(1)人员准备:向患者和 / 或家属解释气管切开的目的,征得其同意并签署知情同意书;停止鼻饲至少半小时;充分清除口鼻腔及气囊上滞留物,适当提高气囊压力防止手术过程中反流误吸;取去枕平卧位,双肩下垫小枕,以充分暴露颈部;调整呼吸机管路位置,便于手术操作;适当提高吸入氧浓度以增加氧贮备。

两名术者穿手术衣后站于患者两侧,助手(医师或呼吸治疗师)站于患者头侧以便固定患者头部及切开后拔出气管插管,同时清理口腔分泌物。

(2)用物准备

1)手术物品:气管切开包、无菌手术衣、无菌手套、缝线、无菌铺巾、皮肤消毒物、无菌纱布、无影灯。

2)气管切开套管及导管固定物:选择合适型号(成人男性 7.5~8.5mm,成人女性 7.0~8.0mm),同时还应准备大一号和小一号的气管套管备用,原则上应尽可能插入较大型号的套管以利于气道管理,注意检查气囊是否漏气;固定物为寸带、无菌纱布。

3)药品:2%利多卡因作局部麻醉用;适当应用镇静药以减少患者痛苦,利于手术顺利完成;凡士林纱条用以填塞切口止血;常用抢救药品等。

4)负压吸引器及吸痰管:注意检查负压吸引系统以便手术过程中保持气道通畅。

5)其他:10ml注射器、气囊测压表、听诊器等。

2. 手术中协助与监测

1)固定患者头部以保证颈部稳定,同时防止气管插管脱出。

2)监测患者生命体征,适当调节通气参数维持氧合。

3)当手术医生分离切口至气管软骨环处时,解除气管插管固定,将气囊完全放气,并缓慢地将气管插管退出4~5cm;待医生确定气管切开套管插入气道后,再将气管插管拔出。

4)用注射器给气管切开套管气囊充气,并维持适当气囊压力。

5)充分吸出气道分泌物,判断套管位置并固定;连接呼吸机辅助通气。

6)观察并记录术后气管切开伤口渗血情况,出血量多时应及时通知手术医生。

7)观察气管切开伤口周围有无皮下气肿、感染等并发症。

(卢 娇)

第3节 气管插管位置判断

气管插管是危重症患者抢救时的常见操作,气管导管放置后需快速且精确确认其是否在气管内合适位置,包括是否进入了气管及进入气管的深度。确认方法包括体格检查、呼气末CO_2描记、床旁超声、气管镜、X线胸片等。上述方法各有利弊,需要医务人员结合实际临床情况选择合适的方式,必要时可结合多种检查手段来确认气管导管位置。

一、判断气管插管是否位于气管

紧急情况下,意外食管插管发生率为6%~16%。如果插管导管误入食管,可能发生误吸、急性胃扩张,甚至胃穿孔或破裂,进而发生低氧血症、生命体征不稳定、医源性脑损伤、死亡率增加等。为了保证气管插管确实插入气管,重要的是操作者需目睹导管尖端确实从声带之间插入。但是患者气管条件不同,插管时声带暴露情况不同[依据科马克分级(Cormack grade):1级,大多数声门可见;2级,仅声门的后端可见;3级,声门均不可见,只能看到会厌;4级,声门、会厌均无暴露]。在困难插管过程中,气管导管通过声门的直接观察可能受到限制。

插管后若生命体征明显恶化,应果断拔除导管,待充分通气氧合、生命体征稳定后再重新插管,并再次确认气管插管位置是否正确。

1. 体格检查 听诊是最常见的方法,但是听诊的可靠性与听诊期间的潮气量、听诊部位以及检查者的经验有关。较大的潮气量、腋后线的听诊可提高灵敏度,上腹部听诊可提高特异性。有研究表明,没有经验的检查者听诊正确率只有68%。观察通气时胸廓起伏及胃部情况,如果通气后胸廓起伏不明显,而腹部明显膨隆,简易呼吸器送气时在剑突下、胃上部闻及气过水声,且气管内有反流的胃内容物,此时导管可能误入食管。如果接上呼吸机,能看到呼出气的流速波形,波形良好,导管内有白色冷凝气,用简易呼吸器辅助通气时双侧胸部膨胀,监测 SpO_2 升高,听诊双侧呼吸音对称或自导管内吸出痰液,均可证明导管在气管内。肥胖患者胸廓起伏可能不明显。身材较小患者,呼吸音可传达到上腹部区域,以及患者存在肺水肿、分泌物过多等情况下,听诊难以分辨。英国发布的《成人重症患者气管插管管理指南》认为体格检查确认气管导管位置方法并不可靠,不能单纯依据体格检查判断气管导管在气管内,需至少结合其他技术综合判断。

2. **呼气末二氧化碳描记**(ETCO2) 呼气末二氧化碳描记术监测通过红外线测量呼吸气体中的二氧化碳,显示二氧化碳水平和波形,是判断气管导管位置简单易行的可靠办法。大多数情况下,插管后连续检测到呼气末 CO_2 即可确认气管导管在气管内。荟萃分析研究显示 CO_2 描记术灵敏度为93%,特异度为97%。2010 年美国心脏协会心肺复苏和紧急心血管护理指南认为 CO_2 描记是确认气管导管正确放置的金标准。指南建议气管插管后前 6 次呼吸连续监测到呼出的 CO_2 描记,则气管插管位置可信,不能辨认 CO_2 波形则说明插管失败。某些心跳停止的患者中,由于心排血量减少,没有气体交换,即使导管是在气管内,也不能显示 CO_2 描记,因此在心脏骤停患者中,呼气末 CO_2 的灵敏度显著降低(65%~68%)。少数情况下,气管导管堵塞(如严重支气管痉挛,或血液、分泌物阻塞)或者管路有水会导致 CO_2 波形消失。法国 2019 年成人气管插管指南强烈建议在 ICU 中使用呼气末 CO_2 监测确认成功气管插管。需注意呼气末 CO_2 监测仅能排除是否食管插管,不能判断气管导管的深度是否合适。

3. **床旁超声** 超声检查是一种较新的定位气管插管方法,具有无创、实时、可重复、无辐射等优点。

(1)气管超声可通过图像快速准确地确定气管插管是否在气管内,现已越来越多地用于气管插管位置的识别。有研究分析显示其准确性接近 CO_2 描记术。对涉及 1 595 例患者的 17 项前瞻性研究进行的系统回顾和荟萃分析发现,床旁超声对导管放置的确认具有 99% 的灵敏度(95% CI 98%~99%)和 97% 的特异度(95% CI 92%~99%),其平均确认气管插管耗费时间为 13 秒。这些结果表明,床旁气管超声对鉴别食管插管具有较高的诊断价值,尤其是当 CO_2 描记法不可用或不可靠时(如心脏骤停)。2015 年高级心脏生命支持指南建议超声检查可能是 CO_2 描记确认气管插管位置的一个有效替代方法。但是超声仍有其相应的限制,如依赖操作者的图像采集和图像识别能力,需要足够培训,在插管尝试期间超声操作使气管下移而导致气管插管更困难,较大的颈部肿块、异常的上气管解剖结构、显著的颈部水肿会干扰颈部超声检查,限制其确认气管插管位置能力。

床旁气管超声检查方法:与曲面换能器相比,线性换能器的近场分辨率更高,建议使用高频线性探头。将探头横向放置在胸骨上切迹水平。强回声的空气黏膜界面与后向混响伪影(彗星尾伪影)表明气管的位置。在气管插管中,可看到一个空气 - 黏膜界面伴有声影,而在食管插管中,可同时检测到两个空气 - 黏膜界面(双束征)。在检查中还可以注意气管内导管的运动,通过用空气充气进行的气管扩张以及导管的月牙形高回声线。

(2)肺部超声检查可以辅助确定插管位置是否正确。超声检查到胸膜和膈肌运动证明存在肺通气。如果导管在气管内,可以看到双侧肺滑动和与通气同步的膈肌运动。如果两侧都没有肺滑行症,插管可能进入食管。

4. 气管镜检查 气管镜直视下可以明确导管是否位于气管。

二、确定气管插管位置

一般来说,气管插管尖端位于声门下方、隆突上方即可。若导管插入过浅,气囊置于声门处,则气囊充气受阻且难以有效封闭气管,易刺激患者声门引起呛咳和人机对抗,在患者颈部活动时易脱出声门外;导管位置过深,接近隆突,患者深呼吸或咳嗽时易受刺激,引起或加重咳嗽,损伤隆突黏膜;导管深入一侧主支气管时,由于右主支气管与气管长轴角度小,且右主支气管及中间段支气管较宽,相较于左侧,气管插管更易滑入右主支气管,将导致单肺通气、肺不张、呼吸道引流变差、低氧血症,甚至机械通气相关肺损伤(气压伤、容积伤等)。实践表明,气管插管导管位于隆突上 2~3cm 最合适,既可有效防止头颈部移动造成导管脱出、声带损伤,又可完全封闭气囊,也与隆突保持了一定距离。一般成人患者经口插管时合适插管深度应从门齿测量(22cm ± 2cm,视患者身材大小调整),经鼻插管应从外鼻孔测量(27cm ± 2cm,视患者身材大小调整)。插管外露过长时,为减少无效腔,可适当剪掉外露的插管,保持外露长度 5~7cm 为宜。

1. 体格检查 通过仔细观察胸廓膨胀和听诊双侧呼吸音是否对称一致可辅助判断气管插管是否位于主支气管。如果在插管后左肺呼吸音降低,那么可能气管插管插入右主支气管,应缓慢退导管直到两侧听诊呼吸音对称。但当患者存在一侧肺部病变如胸腔积液、肺不张等时,体格检查难以准确判断。

2. 胸部正位 X 线片 插管后胸部正位 X 线片可以用来评估气管导管插入的深度是否合适。胸部透视可检查患者的肺部情况,并确认气管导管上不透 X 线的标示线尖端在气管中段,而不是在左、右主支气管,可大致测量插管尖端距离隆突距离。但是胸部 X 线片检查需要一定时间,也无法有效识别插管是否位于气管或者食管内。

3. 床旁肺部超声 有研究发现肺部超声检查也可用于确认气管插管是否位于主支气管。如果只在一侧肺看到肺滑动症,另一侧没有,意味着气管导管位于一侧主支气管内,气管插管应该后退至双侧出现肺滑动症。但是肺部超声区别插管是否位于主气管的敏感性较低(69%~78%)。未来仍需要更多研究阐明肺部超声在确认气管插管位置的应用价值。

4. 气管镜检查 气管镜直视下可直接检查气管插管是否误入一侧主支气管,测量气管插管尖端与隆突距离并调整至合适位置。

三、插管后位置的监测

有学者观察到插管患者在导管外部固定不变情况下,颈部前屈和后伸时均会引起导管位置移动,导管尖端在气管内移动的最大距离可达 6~8cm。由于头颈部活动易造成导管位置移动,所以导管位置确定后仍需要经常检查和记录导管外露长度、听诊双肺呼吸音、胸部 X 线片检查等,以检查导管位置是否合适,特别是在头部位置明显改变后,防止气管插管脱出,或滑入右或左主支气管内造成单侧肺通气。

(王乙茹)

第4节 人工气道的固定

人工气道位置确定合适后,应妥善固定,以防移位或脱出,对患者造成不良预后。常见的固定方法有胶布法、绳带法和支架固定法等。

一、经鼻气管插管的固定

经鼻气管插管患者耐受性相对较好,可使用胶布固定法。方法:剪一根长10cm、宽2.5cm的布纹胶布,从中间剪开一部分(约2/3),未剪开的一端(约1/3)贴在鼻翼上,将另一端两条细长的胶布,分别环绕在气管插管的外露部分。注意防止气管插管紧贴鼻翼内侧,避免压伤。

二、经口气管插管的固定

首先,经口气管插管患者的耐受性较差,若镇静深度不满意,患者会持续处于烦躁状态,此时气管插管极易脱落,因此经口气管插管必须固定牢固,防止意外脱落。其次,经口气管插管的患者口腔分泌物较多,易流出打湿胶布,因此在固定气管插管的同时要考虑方便口腔分泌物的引流,避免打湿胶布。最后,在选择气管插管固定方法时仍要考虑经济、使用方便、快捷等因素。现介绍三种气管插管固定方法,可根据优劣选择。

(一)传统八字胶布+绳带固定法

1. **用品**

(1)长25cm、宽2.5cm的医用丝绸胶布分成两条,分别为长25cm、宽1.25cm。

(2)牙垫。

(3)长约40cm的绳带。

2. **固定方法**

(1)将气管插管居中,胶布一端从患者左耳缘上方粘贴至口角处,用胶布环绕气管插管一圈(记录刻度,防止气管插管上下移位),然后将气管插管和牙垫紧包一起环绕两圈后胶布粘贴至患者右耳缘上方,使胶布呈倒"八"字形粘贴在患者面部。

(2)将另一条胶布从患者一侧下颌骨外侧粘贴至嘴角处,缠绕气管插管和牙垫三圈后粘贴至另一侧下颌骨外侧,使胶布呈"八"字形。

(3)将绳带中1/3处缠绕在气管插管和牙垫上,打结固定,较长一端从患者颈后耳缘下方绕过,与另一端在患者面部的侧边打活结(便于拔管或更换固定带,图16-11)。

3. **优点** 固定牢靠,气管插管不易脱出。

4. **缺点** 胶布粘贴时间过长可能会造成皮肤损伤,

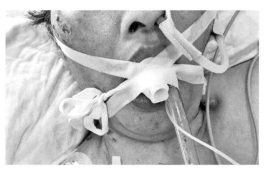

图16-11 传统八字胶布+绳带固定法

口腔分泌物会打湿胶布。

(二) 工字胶布固定法

1. 用品

(1) 长 15cm、宽 2.5cm 的 3M 新型绑扎胶布两条,从两端上下平分处往中间剪,使胶布呈 "工" 字形(中间处保留 1~1.5cm 连接)。

(2) 牙垫。

2. 固定方法

(1) 将气管插管居中,工字形胶布中间对准气管插管,工字形胶布上部粘贴至患者上嘴唇,下缘一端外绕粘贴在气管插管上(记录刻度,防止气管插管上下移位),利用剩下的胶布将气管插管和牙垫粘贴在一起。

(2) 将另一条胶布的下部粘贴至患者下嘴唇,上部分别缠绕粘贴在气管插管和牙垫上,完成后气管插管和胶布固定呈 "工" 字形(图 16-12)。

3. 优点 压疮发生率低;胶布吸水性强;口角露出,口腔分泌物容易引流。

4. 缺点 固定牢靠程度稍低。

(三) 固定器固定法

1. 用品 气管插管专用固定器。

2. 固定方法 气管插管居中,将气管插管滑入固定器中心孔内,将咬合板放入患者上下门齿之间,拧紧螺帽,固定插管。固定带环绕颈部一周后再与固定器连接(图 16-13)。

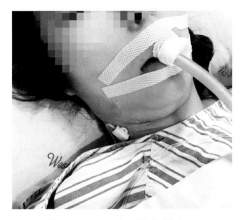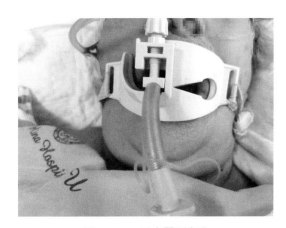

图 16-12　工字形胶布固定法　　　　**图 16-13　固定器固定法**

3. 优点 操作方便、简单;不需要使用牙垫。

4. 缺点 成本较高,吸引口腔分泌物不方便。

三、气管切开导管固定

将一根长约 30cm 的绳带从一根压脉带中穿过,压脉带长度为患者颈围的一半,将绳带两端分别与气管切开导管两侧相连接,打死结(图 16-14)。松紧度为正好能放入一根手指。

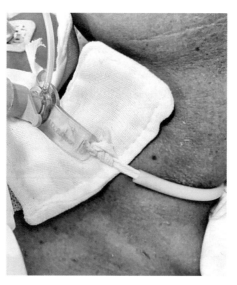

图 16-14　气管切开导管固定

（薛　杨）

第 5 节　气囊及气囊上滞留物的管理

一、人工气道气囊的种类

气囊根据特点可以分为低容量高压力气囊、高容量低压力气囊、等压气囊。

1. 低容量高压力气囊　气囊充气后呈圆球状，其容积和顺应性均较小，且气囊与患者气道黏膜的接触面积较小，为线性接触。气囊与气道黏膜间易形成较大压力，易压迫表面毛细血管导致缺血坏死，现已较少使用。

2. 高容量低压力气囊　气囊充气后呈圆柱状，气囊与气道黏膜的接触面积较大，压力分布较均匀，气囊对气道壁的压迫较小，封闭气道的效果相对较好，目前在临床广泛应用。

3. 等压气囊　为海绵体，与外界大气相通，可自动调节充盈程度，对气道壁无压迫。

二、气囊的作用

对于绝大多数患者，建立人工气道的主要目的是进行机械通气，而正压通气需要保证患者肺组织与呼吸机管路保持密闭状态，因此气囊最基本的作用是封闭气道，保证正压通气有效进行。但需注意的是，气囊没有固定人工气道的作用，将气囊过度充气用以固定人工气道是错误的操作。

一旦建立人工气道后，患者的吞咽功能受限，易导致口腔分泌物及反流后的胃内容物经声门进入下呼吸道，故气囊可以一定程度减少误吸的发生。这些分泌物将滞留在气囊上方形成气囊上滞留物（也称声门下滞留物）。国内外研究均发现气囊上滞留物是呼吸机相关性肺炎（VAP）病原的重要来源。因此，管理好气囊成为降低 VAP 发生的重要手段之一。

对于已经建立人工气道的患者,当吞咽功能受限时,气囊必须完全充气封闭气道,以防止误吸的发生。将气囊间断放气用以减轻气囊对于气道的压迫并不推荐。例如,对于气管插管患者,气管插管的存在影响咳嗽和吞咽,因此气囊需要始终保持充气状态以防误吸。而当患者撤离机械通气时,即不需要气囊封闭气道。此时,是否需要继续保持气囊的充气状态取决于患者自身的气道保护能力。若患者已行气管切开术,神志清楚,自主进食、水且无呛咳时,即不需要气囊用于防止误吸,就可将气囊完全放气或更换为无气囊的气管切开套管,可降低患者气道阻力。如若将气管切开口封闭或连接语音阀还可满足患者发声需求。

视频3
人工气道气
囊压力监测

三、气囊压力监测及气囊充气方法

研究显示,若气囊压力低于 $20cmH_2O$($1cmH_2O=0.098kPa$),误吸率明显上升、呼吸机相关性肺炎(VAP)发生率增加;若气囊压力过高,当气囊压超过 $30cmH_2O$ 时,黏膜毛细血管血流开始减少;当气囊压超过 $50cmH_2O$ 时,血流完全被阻断,高压力、长时间压迫导致黏膜坏死脱落,甚至造成气管 - 食管瘘等严重并发症,故建议气囊压力应保持在 $30cmH_2O$ 以下。因此,理想的气囊压力应既能有效封闭气道、防止 VAP,又可防止气囊对黏膜的损伤。最新 VAP 预防指南提出,最适宜的气囊压力为 $25\sim30cmH_2O$。同时随着时间延长,气囊会发生微漏气,压力出现下降,故应每 $4\sim6$ 小时监测一次气囊压力,以保证气囊合适的充盈度。

临床上一些评定气囊压力的方法,如凭经验的指触法、最小漏气技术、最大闭合容积等,这些气囊充气方法受主观影响明显,误差范围大,现临床不推荐常规应用。最好使用气囊测压表或自动气囊充气泵进行人工气道气囊的充气及日常压力监测。

1. **气囊测压表** 采用气囊测压表可手动测量气囊压,使气囊充盈至目标压力值(图 16-15)。研究发现,连接和断开气囊指示球阀门时会出现一定程度的漏气,每次测量前后气囊压力下降约 $2cmH_2O$,因此每次使用气囊测压表手动测压时可充气至目标压力值加 $2cmH_2O$。

2. **自动气囊充气泵** 可以对气囊压力进行动态监测和充气。自动气囊充气泵既可以是一个单独的设备,也可以是呼吸机上的一个模块(图 16-16)。使用时将气囊测压管连接到自动充气泵上,设定好气囊压力目标值及报警范围最高值和最低值(最高一般不超过 $50cmH_2O$)。自动充气泵允许患者咳嗽等生理反射产生的短暂气囊高压以保持气道的封闭状态。若气囊漏气导致持续低压,在报警的同时自动充气泵会不断泵入空气以使气囊维持目标压力以闭合气道。

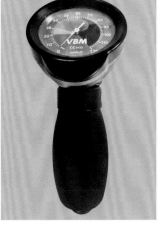

图 16-15 气囊测压表

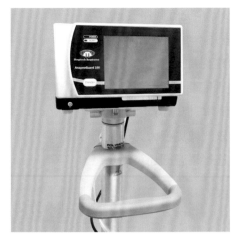

图 16-16　自动气囊充气泵

四、气囊管理不当的危害

气囊充气不足,气囊无法封闭气道完成有效的正压通气,使呼吸机形成漏气样波形,压力和潮气量难以达到预设值而产生呼吸机报警,影响人机协调性和患者舒适;气囊上滞留物易通过气囊与气道壁之间的缝隙进入下气道,使患者产生呛咳反射,导致气压伤风险增加;病原体移位也会增加 VAP 的发生风险。

气囊若过度充盈,气囊压力过高,长时间压迫毛细血管会影响该处的血液循环,导致黏膜缺血坏死、溃疡的形成,甚至出现气管食管瘘。损伤黏膜后可能形成肉芽肿,严重可能导致气道黏膜损伤处形成气道狭窄,影响患者的通气。如果无法拔除人工气道,发现气道黏膜损伤后可以改用加长型气管切开套管或者通过改变气管插管位置来改变气囊在气道内位置,从而减轻黏膜损伤。如果未及时处理,长时间压迫会致气管软骨的破坏,造成气管壁结构完整性的破坏,轻则导致气管扩张或气管软化,使气囊难以封闭气道,无法有效地进行机械通气以及气囊上滞留物进入下气道,影响机械通气的效果,并且加剧 VAP 的发生。压迫严重则导致相邻结构的损伤,如气管食管瘘和气管血管瘘的形成。

五、影响气囊密闭性的因素

气囊能否完全密闭气道,阻止气囊上滞留物下流,除了与气囊充气量和压力有关外,还取决于气囊在气管内的位置,气管导管型号与气道直径是否匹配,气囊材质和形状,机械通气参数和模式,患者体位变化、呛咳和吸痰等操作。当气囊处在声门时,声门的形状与气囊的圆柱形难以完全匹配,导致气囊无法完全密封气道;气管切开患者颈部皮肤过于肥厚,易导致气道并非处于气管的中央位置,此时气囊距离气道后壁较近,而距离前壁较远,可能无法完全封闭气道,此时需加长型气管切开套管;选择的人工气道过小时,气囊即使完全膨胀也难以封闭气道导致漏气;实施肺复张等操作需提高呼气末正压(PEEP)时,因气道内压力较高也可能会造成气囊密闭不完全的情况。当患者体位改变或呛咳、吸痰后,也会一定程度影响气囊封闭气道的效果。

六、气囊上滞留物的管理

为预防 VAP 的发生,应定期清除气囊上滞留物,因为即使气囊充气良好也不能完全阻止囊上分泌物进入肺内。例如常见的柱状气囊,当气囊充气封闭气道时,因气囊充气后的直径大于气道管腔的直径,气囊表面会形成皱褶缝隙,导致微误吸。体外实验中,通过改变气囊形状和材质,例如将气囊由柱状改为锥形,将 PVC 材质的气囊改为更薄的聚氨酯(poly urethane,PU)材质,可以很好地防止微误吸,但是在临床应用中,因为患者体位改变、咳嗽等因素的影响,单纯通过改变气囊的形状与材质来减少微误吸的发生效果并不理想。所以及时清理囊上分泌物尤为重要,尤其是气囊放气前。

1. 使用囊上吸引管清除　无论是持续还是间断囊上分泌物吸引,与不引流对比,均可降低 VAP 发生率。目前多项 VAP 预防指南已推荐机械通气时间>72 小时的患者使用囊上吸引预防 VAP。然而,其在使用过程中仍存在一定局限性。①其可造成气道黏膜损伤,特别是持续囊上分泌物吸引,因此,目前倾向于使用间断囊上分泌物吸引。②引流管较细,容易发生阻塞,导致引流效果不佳;此时不宜用盐水等冲洗引流管,易将气囊上滞留物稀释后冲至下呼吸道,造成下呼吸道感染;建议推注空气排除阻塞。③带囊上吸引功能的人工气道较为昂贵。

2. 经气管镜清除囊上滞留物　将患者体位调整为平卧位后,通过气管镜对患者囊上滞留物进行清除。因可在直视下操作,故通过该方式清除较为彻底。若气管插管患者经鼻行气管镜进行囊上滞留物清除时,因气管镜需与人工气道一同经过声门,可能对患者声门造成机械性损伤导致上气道水肿,故操作需轻柔。若气管镜经人工气道与呼吸机相连的三通进入气道内后,将气囊放气,气囊上滞留物流下后再由气管镜吸出。此方法虽同样可行,但若滞留物过于稀薄或吸引不及时、彻底,存在囊上滞留物移位的风险。

3. 气流冲击法清除　无需特殊人工气道及设备,该方法采用高速气流冲击的方式清除气囊上滞留物。虽然操作过程中需断开呼吸机管路,对于呼吸机支持水平较高的患者并不适用,但该方法效果较为明显,并且副作用小、医疗成本低、应用面广,有较高的实用价值。

当气囊完全充气时,患者的呼吸均通过人工气道;若将气囊完全放气,患者的呼出气部分从人工气道呼出至呼吸机呼出端;另一部分将从人工气道与患者气道壁之间的缝隙经由上呼吸道呼出,若该部分气流量足够大,就可使积聚在气囊上方的分泌物被高速的呼出气冲出至口腔。使用该方法时若分泌物过度黏稠,患者呼气流量不足以将所有分泌物冲出时,可能使部分分泌物下流,造成患者呛咳以及感染风险增加。因此,需在患者呼气开始时给予较大的气体量,与患者自身的呼出气共同形成一股向外的气流,增大呼出气的气流量,从而将气囊上滞留物完全冲出至口腔内,之后用吸痰管自口腔内将分泌物吸净即可。若未及时吸出,分泌物将重新流回气道,故需在患者呼气末,下一次吸气初期立即将气囊充气防止分泌物重新吸入下气道。该操作关键点:①在患者吸气末呼气初用力挤压简易呼吸器,产生高速气流;②气囊在患者呼气阶段完全放气,在患者呼气相结束时重新充气。具体操作步骤如下。

(1)操作前至少 30 分钟停止鼻饲。

(2)协助患者取平卧位或头低脚高位。

(3)充分吸引气管内及口、鼻腔内分泌物。

(4)两人配合,一人将简易呼吸器与患者气管导管相连,于第二次潮式呼吸吸气末呼气初用力挤压简易呼吸器送气;另一人同时将气囊完全放气,在简易呼吸器送气末将气囊充气。

(5)再一次吸引口鼻腔内分泌物,可反复操作 2~3 次,直到完全清除气囊上滞留物为止。

(6)将患者体位恢复至半卧位,测量并维持气囊压于 25~30cmH$_2$O。

七、气囊漏气试验评估上气道通畅度

气囊漏气试验是将气囊充气与放气时的呼出潮气量进行对比,通过两者的差值间接判断上气道狭窄的可能性。患者人工气道气囊完全放气后,呼吸机送入的气体正常情况下会有部分从气囊周围漏出,如果患者上气道阻塞,例如喉头或声门水肿,即使气囊完全放气,气体也不会从上气道漏出,患者的呼出气绝大部分会经由呼吸回路回到呼吸机的呼出端,此时呼吸机监测到的吸入潮气量与呼出潮气量基本一致。气囊漏气试验操作方法:

1. 将模式更换为容控模式,根据患者情况设置合理参数,清理患者口腔、气道和声门下滞留物,监测吸入和呼出潮气量,保证两者相差<20ml。

2. 将气囊完全放气,待患者稳定后,连续记录5~6次呼出潮气量,取其中最小3次求平均值。

3. 计算吸-呼潮气量的差值或相差率,根据气囊漏气试验标准判断是否阳性。

4. 将气囊充气,检测并维持合适气囊压力。

5. 恢复原模式及参数,并进行分泌物吸引。

气囊漏气试验结果判读:成人患者吸呼气量差值(VTi–VTe)≤110ml或吸呼气量差值与气囊充气时吸气量的比值(VTi–VTe)/VTi≤15%为阳性。气囊漏气试验可以预测成人患者拔管后发生上气道阻塞,对于上气道阻塞高危的成人患者可以在拔管前至少4小时应用激素,降低再插管率。

(巴文天)

第6节 人工气道内分泌物的吸引

人工气道是重症患者进行有创机械通气的基础,建立了人工气道的患者,往往因镇痛镇静、高浓度吸氧等原因存在气道廓清受限的问题,而分泌物的蓄积会加重气道的炎症反应并增加黏液分泌,堵塞气道后又会引起肺不张。人工气道内分泌物的吸引,对绝大多数建立了人工气道的患者都是必要的,也是他们接受的最多的操作之一。人工气道内分泌物的吸引可以在很多场合开展,包括重症监护室、急诊科、危重症患者的转运途中等。人工气道的管理是呼吸治疗师工作的重要内容,因此,如何规范、安全、有效地吸痰,是每一个呼吸治疗师的必修课。

根据吸痰的方式,可以分为开放式吸痰和封闭式吸痰两种。开放式吸痰需要断开患者与呼吸机的连接(图16-17);封闭式吸痰将无菌、密闭、带内套管的吸痰管连接至呼吸回路和人工气道之间,可以在吸痰的同时进行机械通气(图16-18)。

根据吸痰深度,可以分为深部吸痰和浅部吸痰两种。深部吸痰指在吸痰管插入患者气道过程中,遇到阻力后,向外拔出1cm左右再开始吸痰;浅部吸痰指将吸痰管末端放在预定深度,一般为人工气道末端,有时也可在人工气道末端下1cm左右。

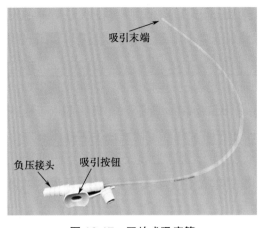

图 16-17　开放式吸痰管

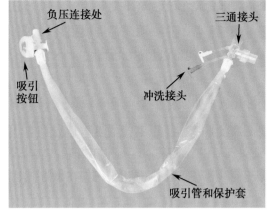

图 16-18　闭式吸痰管

一、吸痰操作的指征和禁忌证

(一) 适应证

1. 需要维持或确认气道通畅时。

2. 呼吸道内痰液积聚,表现为以下情况中的任何一种。

(1)呼吸机波形中的流速 - 容积环存在锯齿波。

(2)使用容量控制模式的患者气道峰压增高或使用压力控制模式的患者潮气量降低。

(3)听诊气管内存在痰鸣音。

(4)氧饱和度降低或动脉血气氧分压降低。

(5)气道内可见分泌物出现。

(6)患者本身不具备有效咳嗽能力。

(7)急性呼吸窘迫。

(8)气道内误吸入胃内容物或上呼吸道分泌物。

3. 需要留取呼吸道标本,行肺部感染的病原学检查或痰液的细胞学检查时。

(二) 禁忌证

吸痰无绝对禁忌证。吸痰的风险主要来自患者对吸痰刺激的反应。若患者存在吸痰指征而不及时吸痰,后果可能是致命的。

二、用物准备

1. 负压源、负压调节器、收集器和连接管　重症监护病房均配备有负压系统和床旁负压调节器,无条件的病房或转运患者时可以使用电动负压吸引器,但应当注意使用后消毒。

2. 吸痰管和手套　开放式吸痰准备无菌手套和无菌吸痰管;封闭式吸痰准备清洁手套。开放式吸痰包已包含无菌手套和无菌吸痰管。成人吸痰管长度一般为 22 英寸(56cm),吸痰管末端设置有侧孔以降低对气道黏膜的损伤。吸痰管不宜太粗,否则容易引起肺不张和低氧血症。应当根据人工气道内径选择吸痰管型号,成人吸痰管外径小于人工气道内径的 50%,婴幼儿和新生儿则小于人工气道内径的 70%,若患者气管插管内径为

8mm,则选择 14F 或更小型号的吸痰管。目前并无证据显示封闭式吸痰技术与 VAP 的发生有关系,若不存在明显污染或损坏,封闭式吸痰管无需每日更换,有研究显示封闭式吸痰管使用周期可以超过 2 周。

3. 灭菌水或生理盐水 封闭式吸痰管一般通过专用接头连接灭菌注射用水或生理盐水,开放式吸痰需要提前准备灭菌水或生理盐水。灭菌水和生理盐水在吸痰前用于检查负压大小,吸痰后用于冲洗吸痰管。目前并无证据表明常规气道内滴注生理盐水有助于松动气道内分泌物。这项操作可能会对患者有害,因此不推荐常规气道内滴注生理盐水。若患者痰液过度黏稠难以吸引,在做好气道湿化的同时,建议应用祛痰药物(详见本书第五章第四节)。

4. 个人防护用品 包括口罩、帽子、防护面屏、隔离衣等,根据患者隔离级别和吸痰方式选择防护用品。

5. 带储氧袋的复苏球囊。

6. 监护设备,根据患者情况选择脉氧监测设备、心电监护仪、颅内压监测设备等。

7. 听诊器。

8. 需要留取痰液标本的患者还需要准备无菌痰液收集器。

三、患者准备

1. **预氧** 吸痰前增加吸入氧浓度,成人和婴幼儿给予纯氧吸入,新生儿增加 10% 的吸氧浓度,持续 30~60 秒。可以通过调节氧浓度完成,也可以使用呼吸机临时增加吸氧浓度的按键,不建议通过球囊通气来进行预氧。

2. **负压选择** 每次吸痰前都应该测试负压的大小。应当选择有效吸痰的最低压力,但目前关于有效吸痰负压的研究数据较为匮乏,推荐将成人吸痰负压设置为 120~150mmHg,儿童吸痰负压设置为 100~120mmHg,新生儿吸痰负压设置为 80~100mmHg。每次吸痰之前检查负压大小,避免负压过大或不足。

3. **吸痰方式** 目前并没有证据显示深部吸痰的效果优于浅部吸痰,建议采用浅部吸痰以降低对气道黏膜的损伤。同时建议机械通气的患者采取封闭式吸痰,尤其是新生儿和呼吸机支持力度较高或有较高肺不张风险的成人。具体指征如下。

(1)PEEP ≥ 10cmH$_2$O 或平均气道压 ≥ 20cmH$_2$O。

(2)吸氧浓度 ≥ 60%。

(3)需要频繁吸痰。

(4)患有空气或飞沫传播的疾病。

(5)断开呼吸机后患者血流动力学不稳定。

(6)持续吸入 NO 或氦氧混合气。

(7)雾化治疗期间。

4. **监测** 根据患者情况准备相关物品。

四、吸痰步骤

1. 评估适应证 应当按照上述适应证把握吸痰时机,不应常规吸痰。

2. 物品准备。

3. 预氧。

4. 将吸痰管插入人工气道,推荐浅部吸痰。

5. 吸引　在缓慢退出吸痰管的同时使用负压,同时持续旋转吸痰管,力求轻柔。

6. 冲洗吸痰管　冲洗吸痰管时需把握好施加负压和开启冲洗接头的时机,避免生理盐水或灭菌水流入患者气道内。

7. 重复给氧　吸痰后应当按照第3步再次给氧,若存在吸痰导致肺塌陷的证据,可能需要行肺复张以改善氧合。

8. 监测患者,评估吸痰效果。

若吸痰效果不佳,重复第3~8步,直至吸痰原因得到解决。每次吸痰时间应控制在15秒以内。若患者出现明显不适,应当立即退出吸痰管,同时给予患者足够氧合。

五、吸痰期间的监测

1. 呼吸音。

2. 氧合状态　关注患者的脉氧饱和度以及是否出现发绀。

3. 呼吸形式和呼吸频率。

4. 血流动力学　包括心率、监测血压和心电图。

5. 分泌物特点　包括分泌物的颜色、量、黏稠度和气味。分泌物的特点往往可以为患者的治疗提供有用信息。

6. 患者的呛咳能力。

7. 若病情需要,患者颅内压也需要持续监测。

8. 呼吸机的监测信息　包括呼吸机的波形(压力波、流速波、容量波)、气道峰压和吸气末平台压、呼吸机的给氧浓度。

六、吸痰效果的评估

每次吸痰后应当评估吸痰原因是否纠正,包括气道峰压是否降低、呼吸机波形是否改善、患者外周氧饱和度是否提高及呼吸音是否改善等。若常规床旁吸痰效果不佳,可能需要考虑行床旁支气管镜进行深部吸痰(具体见本书第四十二章)。

七、吸痰的并发症和风险

1. 降低患者的肺顺应性和功能残气量。

2. 肺不张。

3. 低氧血症。

4. 气道黏膜损伤。

5. 支气管痉挛。

6. 微生物向气道深部定植。

7. 颅内血流变化和颅内压波动　对于颅内压增高的患者,可以在吸痰前15分钟雾化局部麻醉药以降低并发症。

8. 高血压或低血压。

9. 心律失常。

10. 常规气道内滴注生理盐水还会引起一系列并发症,包括支气管痉挛、频繁呛咳、人工气道内微生物向气道深部定植等。

（王 振　倪越男）

第 7 节　人工气道的拔出

人工气道分为经口气管插管、经鼻气管插管和气管切开三种方式。因经口气管插管和经鼻气管插管的拔出方式类似,故合并一起叙述。当患者通过自主呼吸试验后即可考虑拔出人工气道。拔出人工气道前需要对患者的气道保护能力、上气道开放程度进行评估。气道保护能力主要通过气道分泌物的量和性质以及患者咳嗽能力强弱两方面进行评估。上气道开放程度主要通过气囊漏气试验进行评估。

一、气道保护能力评估

(一) 气道分泌物的量和性质的评估

采用计量的方式进行定量气道分泌物评估,能准确地反映患者气道分泌物的情况。通常的做法是计算患者每次从气道内吸出分泌物的量,但临床上往往比较困难。有研究者采用在吸痰管的后端连接一个计量的痰杯,然后将痰杯与吸痰的负压相连。这样,在每次吸痰时都能定量计算患者的痰量。Salam 等在患者通过自主呼吸试验以后,收集患者拔管前 24 小时的气道分泌物情况,当气道分泌物的量达到 2.5ml/h 或是 60ml/d 时,患者拔管后发生再次插管的风险将增加 3 倍;当以此痰量为截断值时,预测患者拔管失败的灵敏度和特异度分别是 71% 和 62%。故准确评估患者气道分泌物的情况,能在一定程度上评估患者拔管失败的风险。

对于大多数 ICU 来说,都不能准确地进行气道分泌物的定量评估,而现有文献报道可以采用半定量的方式进行评估。Smailes 等采用 1~4 分半定量评分对气道分泌物多少进行评估。1 分表示没有气道分泌物;2 分表示气道分泌物量少,患者需要每 3~4 小时吸痰一次;3 分表示气道分泌物量中等,患者需要 2~3 小时吸痰一次,单次吸痰时下吸痰管的次数超过 2 次;4 分表示大量气道分泌物,患者需要每小时吸痰,单次吸痰需要多次下吸痰管。大量气道分泌物的患者拔管失败的风险是其他患者的 8 倍,由此表明患者气道分泌物的量越大,拔管后发生拔管失败的风险也就越大。

除了观察气道分泌物的量以外,分泌物的黏稠度也是评估拔管失败风险的重要参考指标。患者的气道分泌物越黏稠,拔管后堵塞气道的风险也就越大。目前尚无研究报道气道分泌物的黏稠度与拔管失败风险的相关性研究,建议可以采用护理学中的痰液黏稠度的三级分度标准。Ⅰ度:如米汤或泡沫样,吸痰后,玻璃接口内壁上无痰液滞留。Ⅱ度:痰液外观较黏稠,吸痰后,有少量痰液滞留在玻璃接头内壁,易被水冲洗干净。Ⅲ度:痰液外观明显黏稠,常呈黄色,吸痰管常因负压过大而塌陷,玻璃接头内壁上滞留大量痰液,且不易被水冲洗干净。

（二）患者咳嗽能力的评估

咳嗽能力对于准备气管拔管的患者而言，主要反映两方面的问题：一是反映患者排除气道分泌物和当发生误吸时排除异物的能力；二是反映患者的呼吸肌力（主要反映的是膈肌肌力）。咳嗽能力的评估方法分定量评估和半定量评估。

测定患者咳嗽时峰值流速的大小可以反映患者咳嗽能力的大小。测量所需要的设备包括峰流速仪、过滤器和能匹配气管插管或是气管切开导管的转换接头。测量前，患者需采取半卧位，并充分吸净气道分泌物，然后给予患者 100% 的纯氧预氧，防止测量过程中低氧的发生。其次，将过滤器连接在峰流速仪的接口前端，防止患者对仪器的污染。测量时将呼吸机断开，流量计的一端通过过滤器与患者的人工气道接口相连，然后嘱咐患者尽最大努力咳嗽，以测定患者咳嗽时的峰流速值。需连续测定 3 次，取最大值。当患者咳嗽峰流速越低时，拔管后发生拔管失败的风险也就越大。有研究表明，在通过自主呼吸试验拔管后仅用鼻导管吸氧的内科人群中，咳嗽峰流速<60L/min，拔管后再插管的风险约 30%，咳嗽峰流速为 60~90L/min 时，患者拔管后再插管的风险约 15%，而咳嗽峰流速>90L/min 的患者，拔管后再插管的风险约 2% 左右。

采用嘱咐患者咳嗽的方法测定咳嗽峰流速值需要患者的配合，对于一些老年人、谵妄、意识障碍或是不能配合的患者就无法测定其自主咳嗽峰流速值。这些患者可以采用刺激气道引起咳嗽的方法来测定其刺激咳嗽能力。前期准备与测定自主咳嗽能力的步骤相同，只是断开呼吸机连接咳嗽峰流速仪以后，需要在患者呼气末注入 2ml 生理盐水以刺激患者诱发咳嗽，由此测定咳嗽能力。该方法可以应用于无法测定自主咳嗽峰流速的患者，因有研究证实对于清醒能配合的患者，采用刺激咳嗽测定峰流速值的方法可能会低估患者的咳嗽能力，其预测患者拔管后再插管的效能不及自主咳嗽时测定的峰流速值，故不建议将刺激咳嗽峰流速值用于所有患者的评估中。

但是对于资源受限的地区或是人手不足的科室，无法做到每例患者都采用仪器来测定患者的咳嗽峰流速值。研究表明用插管患者使用的有创呼吸机也可以测定患者的咳嗽峰流速值（图 16-19）。该方法对呼吸机有所要求，即呼吸机要具备流速 - 时间曲线图形显示功能，其次具有图形冻结功能。目前市面上多数呼吸机都具备这两点功能，故该方法可适用于大多数医院和科室。当患者通过自主呼吸试验后，将呼吸机参数调至 PSV 模式，压力支持 6~8cmH_2O 以克服患者的气道阻力，为避免 PEEP 的影响，需将 PEEP 调为 0。然后将呼吸机调整到流速 - 时间图界面，并嘱咐患者用力咳嗽，此刻患者的咳嗽波形即可在流速时间图上反映出来。此时需冻结流速 - 时间图，找到流速波形上的峰值点，并将此点与纵轴对应，最后估读出患者的咳嗽峰流速值。对于性能好的呼吸机，可以移动游标，以显示此点的咳嗽峰流速值。研究证实采用此法测定的咳嗽峰流速值与采用咳嗽流量计测定的咳嗽峰流速值预测患者拔管失败风险的效能一致性非常好。该方法为没有咳嗽流量计的科室提

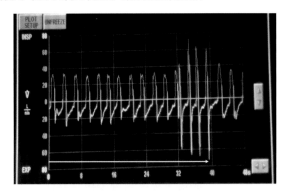

图 16-19　采用呼吸机自带的流量监测仪测定患者的咳嗽峰流速示意

将呼吸机监测界面设置为流速波形，呼吸机参数调整为自主呼吸模式，压力支持 6~8cmH_2O，PEEP 0cmH_2O。然后嘱咐患者用力咳嗽，并冻结相关的流速波形，并通过流速波形的最低点估读出患者的咳嗽峰流速大小，从而判断患者的咳嗽能力强弱。

供了一种定量评估咳嗽能力的方案。

当然也有半定量咳嗽能力评估方法。有研究将一张白纸放在患者气管插管或气管切开导管前面 1~2cm 处,然后嘱咐患者咳嗽。如果患者气道分泌物能喷溅到白纸上说明患者咳嗽能力强,反之咳嗽能力较弱。此法称为"白卡片"试验。但该方法对于气道分泌物少或是没有痰的患者将导致假阴性的情况发生。也有研究采用 0~5 分的方法进行咳嗽能力的半定量评分(表 16-1)。该研究证实采用 0~5 级的半定量评分与采用咳嗽流量计进行精确咳嗽能力评估的方法比较预测患者拔管后再插管的效能相当。由此可见,0~5 级半定量的咳嗽能力评价无需额外的仪器设备,值得大多数医院和科室推广应用。

表 16-1　咳嗽能力半定量评分

0 级	嘱患者咳嗽,患者无咳嗽动作
1 级	可听见气流经过人工气道,但未听见咳嗽声音
2 级	可听见较弱的咳嗽声音
3 级	较清楚的咳嗽声音
4 级	较强的咳嗽声音
5 级	连续多次较强的咳嗽声音

二、上气道开放程度评估

患者长期气管插管可能会对上气道以及声门产生损伤,部分患者甚至出现严重的上气道水肿。临床上常规采用气囊漏气试验来评估患者上气道的开放程度。因气囊漏气试验需要排空导管气囊,有可能导致气囊上方的分泌物流入气道形成医源性感染,故操作前需要将上气道分泌物清理干净。其次,为防止胃内容物反流,需将患者置于半卧位。同时,将患者的呼吸机参数调整到容量控制通气模式,然后排空气囊并观察呼吸机参数的呼出潮气量并计算漏气量和漏气百分比。当漏气量 ≥110ml 或是漏气量百分比在 ≥15%,患者拔管后发生上气道水肿的可能性比较小。对于漏气量比较小的患者,为防止拔管后出现上气道的梗阻和喘鸣,可在拔管前给予静脉注射地塞米松 5~10mg,然后再拔管。

三、拔管操作

当患者通过拔管评估后即可实施拔管操作。拔管前需准备相关的治疗设备。对于拔管后需要吸氧或序贯无创通气的患者则需要将鼻导管或是无创呼吸机等设备准备好备用。为防止拔管出现意外,特别是拔管失败高风险的患者,可床旁准备相关的急救设备,如喉镜、简易呼吸器等。让患者取半坐位,清理气道分泌物,尤其需要注意气囊上方分泌物的清理。给予患者纯氧或高浓度的氧气吸入进行预氧,防止拔管过程中低氧的发生。最后嘱咐患者大口吸气,在吸气相的时候将导管拔出,因为吸气相患者的声门是打开的,能最大程度地减少拔管操作对声带的损伤。

对于气管切开导管的拔管与气管插管的拔管略有不同。对配有套管外囊的气管切开导管,可先将气囊放气,试堵内套管管口,一般全堵管 24~48 小时后患者无呼吸困难症状即可拔管。拔管后用蝶形胶布将切口皮肤拉拢,通常情况下不需缝合,3~5 天可自愈。拔管后 48 小时应注意患者的呼吸,同时备气管切开包和合适的套管于床旁,以备急用。但是,对于咳嗽能力差气道分泌物多的患者,需要多次的气道内分泌物吸引,即使患者堵管试验成功也应谨慎拔管;对于拔管失败高风险的患者可以考虑长期带管,以防止窒息的发生。

(段 均 倪越男)

第8节 自然气道的维护

对于没有人工气道的患者,维护自然气道的通畅是非常重要的。本节主要描述自然气道廓清的机制、气道廓清能力的评价以及气道廓清技术等三方面内容。

一、自然气道廓清的生理机制

(一) 纤毛黏液系统的作用

从咽部到终末细支气管的黏膜表面存在的纤毛黏液系统,对环境损伤存在显著的抵抗力,它主要由分泌细胞(如 Clara、杯状细胞和浆液细胞)和黏膜下腺、黏液层、纤毛细胞等共同组成。每个呼吸道纤毛细胞顶端约有 200 根纤毛,这些纤毛通过动力蛋白臂和纤毛轴突微管之间的复杂相互作用以一定的频率和节律产生"鞭"样摆动,将黏液层和沉积在上面的微生物及颗粒从小气道向大气道和咽部摆动。肺泡和呼吸性细支气管内尽管没有纤毛,但其表面的黏液相连,也可通过传导气道内的纤毛摆动排出黏液。

健康的黏液是一种黏度和弹性低的凝胶,呼吸道上皮的活动纤毛可不断地将一层薄薄的黏液从肺中运输出来,并将其包裹的物质一起带走,从而清洁上皮表面。而病理黏液具有较高的黏度和弹性,不易清除。从健康黏液向病理黏液的转化是通过多种机制发生的,这些机制改变了黏液的水合作用和生化成分,包括黏蛋白的产生增加、黏液被炎性细胞浸润引起黏液组成成分改变(黏附性增强)以及支气管血管通透性增加引起的盐和水分泌异常。

(二) 有效咳嗽

咳嗽是最重要的呼吸系统保护性反射之一,可清除较大的气道中过多的黏液和异物,有助于正常的黏液纤毛转运清除,确保气道通畅。咳嗽反射是通过激活不同的咳嗽受体而引发的。咳嗽受体感应到刺激,受体通过迷走神经感觉神经元将信号转导至脑部咳嗽中心,再通过脊神经和喉返神经,将冲动传导至膈肌、腹肌、肋间肌和喉部肌肉。一些神经肌肉疾病,包括急性疾病(如吉兰 - 巴雷综合征)、慢性疾病(如重症肌无力)、进行性疾病(如肌营养不良症)、脊髓损伤、多发性神经病以及长时间机械通气、卧床等均会使患者的咳嗽能力下降,痰液咳出困难。

咳嗽分为刺激、吸气、压缩、咳出四个阶段。咳嗽的有效性取决于:①深呼吸的能力;②肺弹性回缩力;③呼气肌强度;④气道阻力。呼气流量受支气管痉挛、肺弹性回缩力降低和肌无力等因素限制而下降。心肺、上腹部和胸部手术、神经肌肉疾病会损伤患者深呼吸和用力呼气能力。咳嗽能力不足的患者经常出现肺不张、分泌物滞留等问题,更容易发生肺炎或低氧血症。

二、气道廓清能力评价

外伤、吸入损伤、感染、哮喘、支气管炎和慢性阻塞性肺疾病等都可因分泌物导致气流阻塞、空气滞留和通气/灌注不匹配,造成包括肺不张、肺炎、胸腔积液、急性呼吸窘迫综合征、现有肺部疾病恶化和呼吸衰竭等肺部并发症。对于重症患者,特别是神经系统疾病和机械通气患者,气道廓清的评估有重要意义。目前评估咳嗽强度的方法主要有以下几种。

1. **咳嗽峰流速(peak cough flow,PCF)或呼气峰流速(peak expiratory flow,PEF)** 可以使用便携式肺活量计、呼气峰值流量计来评估咳嗽峰流速或呼气峰流速,已证实在健康志愿者、神经系统疾病中具有很好的评价效果。常规认为患者PCF<270L/min,提示咳痰能力下降。

2. **肺功能指标** 用力肺活量(forced vital capacity,FVC)、肺活量(vital capacity,VC)、FEV_1/FVC等肺功能指标的变化来评价治疗前后的变化,FVC对降低的咳嗽流速具有较好的灵敏度,能够为保护和改善患者咳嗽强度的策略提供参考。

3. **压力指标** 研究发现最大吸气压(maximum inspiratory pressure,MIP)临界值为$47cmH_2O$,最大呼气压(maximum expiratory pressure,MEP)临界值为$40cmH_2O$可作为气道廓清障碍的指标,但具有相当大的个体差异。

4. **其他指标** 利用肌电图(electromyograph,EMG),尤其腹壁肌电图,肌电的峰值、斜率和咳嗽强度评价气道廓清能力。可以通过测量食管压力、胃内压、中心静脉压、膀胱压和直肠压动态评估咳嗽强度。还可用光电体描记法测胸壁和上腹壁运动、超声评估横膈肌运动。另外还有通过咳嗽声功率和能量的评价方法,这可能是一个有用的替代咳嗽峰流速的方法,适用于日常临床使用和长期监测。遗憾的是,不同患者的这些指标都缺乏特定的阳性数值,需要进一步探索。

三、气道廓清技术

对存在维持自然气道通畅困难的患者,可采取相应的气道廓清技术,帮助维持自然气道。实施气道廓清治疗前均需进行呼吸功能和排痰障碍原因的评估,以制订个体化的气道廓清方案。气道廓清主要包括患者评估、方案制订、方案执行和监测、回顾和记录四个步骤,每日应当对患者重新评估以不断优化气道廓清方案。患者评估需要包括患者基本病史、一般情况、功能评定(肺通气功能、咳嗽相关肌肉功能等)、需求评估(痰液黏度和量)和禁忌证评估等。方案制订必须基于患者评估,同时建议包含痰液松动技术和咳嗽及相关技术以达到更好的痰液廓清效果。若痰液黏度较高,建议加强痰液水合或使用祛痰药物以促进痰液清除。

若患者气道廓清障碍合并肺不张,推荐有效气道廓清后给予肺扩张治疗(如IS、IPPB等)。重症患者若可以进行早期活动,推荐将气道廓清方案和早期活动结合以促进患者肺功能和呼吸肌肉功能恢复。对近期胸部或上腹部手术患者进行呼吸指导有利于减少手术相关呼吸系统并发症,用力呼气技术对比咳嗽法能取得更好的排痰效果。在非囊性纤维化支气管扩张和黏液高分泌的患者中,自体引流可改善通气的不均一性。呼气正压装置(PEP/OPEP)可推荐用于慢性阻塞性肺疾病、囊性纤维化、支气管扩张患者的气道廓清,相对常规物理治疗疗效更明确,治疗效果取决于所选装置、设定阻力以及患者的依从性。咳嗽辅助技术推荐用于呼气肌无力的患者,气道阻塞性疾病患者应谨慎使用。罹患神经肌肉疾病或咳嗽峰流速<160L/min的患者若无明确禁忌,气道廓清首选机械咳嗽辅助设备(MIE)。气道廓清技术选择及注意事项详见表16-2。

表 16-2 气道廓清技术选择及注意事项

分类		技术名称	作用机制	频率	注意事项
肺膨胀技术	VC > 10ml/kg 或 IC > 1/3 预测值	指导咳嗽	教会原发或继发咳嗽受限患者掌握主动咳嗽的时机和技巧		需首先解决影响咳嗽能力的医源性因素，如疼痛，药物影响
		主动呼吸循环技术 (ACBT)	呼吸控制，胸廓扩张运动和用力呼气技术的组合。深呼吸次数，用力呼气次数和呼吸控制时间的长短随患者的病情而灵活变化		需要一定学习理解能力；在病情加重期间或患者无法深呼吸时不易执行
		自体引流 (AD)	利用不同肺体积的控制呼吸使分泌物向中央气道松动、聚集和排出。	按需	
	VC < 10ml/kg 或 IC < 1/3 预测值	无创正压通气 (NIV 或 CPAP)	无需建立人工气道，给予一定通气辅助，使呼吸肌得到休息，最小化有创通气时镇静药物对肌力的影响		需要患者配合；使用过程需预防反流误吸
		间歇气道正压 (IPPB)	短时的 (15 分钟) 间歇气道正压，帮助患者进行深吸气，可增加雾化药物输送效率		急性哮喘时慎用
气道振荡技术	内振荡 (痰液黏稠)	呼气末正压 (PEP)/振动呼气末正压 (OEP)	呼气末产生一定正压维持气道和肺泡开放，促进分泌物排除		仅用于可深呼吸并产生足够高的呼气流量的患者
		肺内叩击通气 (IPV)	提供脉冲式气道正压，在气道内产生叩击振荡，促进气道分泌物松动、排除。有利于增加纤毛黏液系统的清除功能	按需 / 每 (1~6) 小时	$30\sim40cmH_2O$，顺应性越高，设置压力越低同频率期进行咳嗽指导或气道内吸引
	外振荡 (痰液位于外周气道)	振动和叩击	用有节奏的手法手动叩击胸壁或胸壁振动使其振动，以松动气道分泌物		避免叩击创伤或外科手术部位，切勿直接在骨突起 (如锁骨、椎骨) 上进行叩击
		高频胸壁振荡 (HFCWO)	通过可充气背心，给患者外胸壁提供高频和小容量的气体冲击，使气道分泌物聚集、利于排出		年龄低于 2~3 岁；使用此设备时应避免留置导尿管和胸腔引流管
辅助咳嗽技术 (呼气肌力下降)		手法辅助咳嗽	主要用于呼气肌力量下降患者的辅助，模拟正常咳嗽机制，增加咳嗽峰流量	按需	对肋骨外侧缘和上腹部施加压力有风险的患者不宜使用
		机械式吸入呼出装置 (MIE)	通过增加吸呼气压力差模拟咳嗽，增加呼气流量，促进分泌物排出，适用于神经肌肉疾病患者	按需 / 每 (1~6) 小时	操作时应关注患者配合程度以及耐受性，避免人机对抗造成气压伤，可能会加重阻塞性病病的气道塌陷
体位引流 (建议联用其他 ACT 技术)		体位引流	通过体位变化在重力作用下将变肺段的分泌被清除 (影像学指导)。每个体位保持 3~15 分钟	按需 / 每 (1~6) 小时	绝对禁忌：不稳定的头颈部损伤；活动性出血；血流动力学不稳定者
活动 / 运动		早期被动活动 / 主动运动	体位改变改善通气血流比，减少长期卧床并发症发生，运动增强活动耐力，提高生活质量	个体化	气道高反应性患者有诱发支气管痉挛风险，高严密监测

临床上很多疾病状态会影响到自然气道的通畅,并带来相应的并发症,我们需要利用一定的评估手段对气道廓清能力进行准确地评价,并且针对存在的问题选择合适的气道廓清技术。气道廓清技术可在一定程度上预防、改善或治疗这些并发症。

（徐培峰）

第9节　紧急气道的处理

除了计划性气管插管外,临床上常会面临突发病情变化,需要进行非计划性的紧急气道建立,以优先保证气道的通畅性,为后续的心肺复苏、人工气道的建立争取更多的抢救时间。因此,本节中的紧急气道处理主要包括人工气道建立前的临时气道建立,如徒手开放气道、口咽通气道、鼻咽通气道、喉罩、联合导气管以及环甲膜穿刺等。

一、徒手开放气道

徒手开放气道(unarmed open airway)是主要用于昏迷有舌后坠的患者抢救时的应急手段,或作为其他措施(如插管)前的准备,怀疑颈椎损伤的患者禁用。徒手开放气道有两种方法,患者取平卧位,将其枕部后仰并拉直,还可适当垫高肩部以使颈部前伸、舌体前移;一手示指及中指将下颌抬高,另一手下压额部使其头部后仰以开放气道,这一手法称为仰头抬颏法(head tilt-chin lift)(图 16-20A)。托颌法(jaw thrust)需要双手对称操作,要点是将双手置于患者的双颊处,以中指或示指顶住下颌角,在将其上举的同时以手腕用力将头后仰(图 16-20B)。

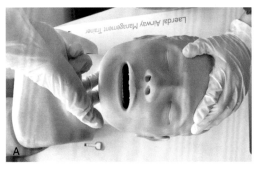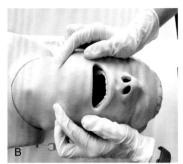

图 16-20　徒手开放气道方法
A. 仰头抬颏法;B. 托颌法。

二、口咽通气道

口咽通气道(oropharyngeal airway,OPA)是一种能防止舌后坠后覆盖会厌,维持或开放气道的无创性通气管道,通常由塑料或硬质橡胶制成。目前常见的口咽通气道有两类:管道型(Berman 型)(图 16-21A)和侧通道型(Guedel 型)(图 16-21B)。OPA 主要适用于昏迷患者的临时气道开放。但是当患者存在以下情况时应避免使用口咽通气道,如有完整呕吐反射且意识清醒、呛咳反射明显、气道内有异物阻塞、鼻骨骨折或鼻腔活动性出血等。合适的口咽通气道长度是保证气道开放的前提,在置入口咽通气道前,需要测量患者所需口咽通气道的长度,一般以门齿到耳垂或下颌角的距离为宜。置入方法:患者取去枕平卧位,尽量保持口、咽、喉三轴线在同一直线上,将口咽通气道的咽弯曲部分向腭部插入口腔,当其内口接近口咽后壁并通过悬雍垂时,即将其180°旋转,当患者吸气时顺势向下推送,弯曲部分下面压住舌根,弯曲部分上面抵住口咽后壁。固定,评估气道是否通畅。操作时注意及时清理患者口腔及咽部分泌物,保持气道通畅。

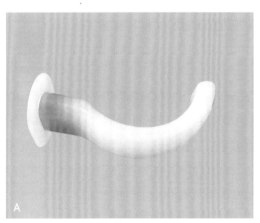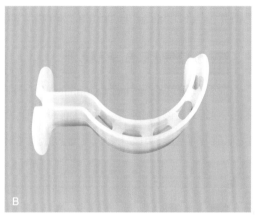

图 16-21 口咽通气道
A. 管道型(Berman 型);B. 侧通道型(Guedel 型)。

三、鼻咽通气道

鼻咽通气道(nasopharyngeal airway,NPA)功能与口咽通气道类似,区别在于鼻咽通气道通过鼻进入,提供了从外鼻孔到舌根的通道。它通常用于意识清醒或口咽通气道置入有困难的患者。但是当患者有以下情况时应避免使用鼻咽通气道,如鼻部受到创伤、有占位性病变或异物堵塞鼻道时。鼻咽通气道由中空的塑料或软橡胶管构成,成人鼻咽通气道的长度为 6~9cm,婴幼儿与儿童因鼻道较小,一般不推荐使用鼻咽通气道。

置入鼻咽通气道前需要确定患者所需尺寸,通常采用的方法是将鼻咽通气道的体外端放在鼻孔处,并将其朝下颌骨的角度,以鼻咽通气道的长度到下颌骨位置为宜。置入方法:患者取仰卧位,经润滑过的鼻咽通气道的斜面朝向鼻中隔,沿鼻腔底部平行向后插入,直至尾部到达鼻腔外口。置入过程中,动作轻柔,如遇到阻力可轻微旋转通气道,不可强入。最后,固定,评估气道是否通畅。

四、喉罩通气道

喉罩通气道(laryngeal mask airway,LMA),简称喉罩,因其通气管的前端衔接一个扁长形硅胶套,其大小恰好能盖住喉头而得名。它主要由两部分构成:上部分为硅塑导管,与常规气管插管导管上部分相似;下端是一个由软橡胶制成的可充气的囊性喉罩,导管下端开口于罩内。在紧急情况和困难气管插管时,喉罩可以迅速建立有效的通气。但是对于以下患者,喉罩尽可能避免使用,如喉头痉挛或水肿患者、可能引起恶心呕吐的清醒或半清醒患者、气道出血患者等。

喉罩的大小型号选择依据患者的体重。置入方法分为三种。①常规法:患者头轻度后仰位,操作者左手牵引下颌以展宽口腔间隙,右手持喉罩,罩口朝向下颌,沿舌正中线贴着咽后壁向下置入,直至不能再推送为止;②逆转法:置入方法与常规法基本相同,区别在于先将喉罩进入咽喉底部后,旋转180°使喉罩口对向喉头后,继续往下推送喉罩,直至不能再推送为止;③侧位法:喉罩以45°角划过硬腭,同时通气罩近端压向一侧,远端压向另一侧,置入过程中,应以通气罩的远端侧面作为与硬腭的接触边,顺势将喉罩以45°角划过硬腭并推入口咽部,一旦通气罩到喉咽位置,即将其放正,使其开口面向咽喉。

五、食管气管联合导气管

食管气管联合导气管(esophageal tracheal combitube,ETC)简称联合导气管,主要用于院前急救和急诊抢救,是一种具有食管阻塞式通气管和常规气管内插管的联合功能的双腔、双囊导管(图16-22)。双腔分为气管腔和食管腔:气管腔的远端开放,可做通气气道;食管腔的远端是封闭的盲端,食管腔在近咽喉部水平有侧孔分布。双囊分为远端气囊和近端气囊:远端气囊(一般为白色)充气后可以保持食管或气管与导管壁的气密性;近端气囊(一般为蓝色)容积较大,充气后可以压迫舌根和软腭,从下咽部封闭口、鼻气道并协助导管的固定。

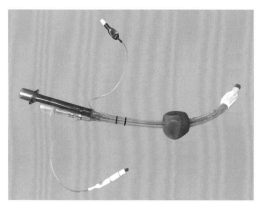

图 16-22 食管气管联合导气管

联合导气管的插管方法:①插管前先检查导管两个气囊有无破损;②患者取平卧位,头、颈部位于一条直线上;③操作者于患者头侧,一手提起下颏,将导管经口插入直至指示插入深度的环形标志线位于上、下牙齿之间或牙龈脊之间;④用标配的大注射器从蓝色近端气囊指示球注气,约100ml,以使近端气囊充气;⑤用小注射器从白色远端气囊指示球注气,10~15ml,以使远端气囊充气。

因联合导气管插入气管和食管均能进行通气,准确判断导管前端所在位置至关重要。因人体解剖关系,用盲探法探入食管气管联合导管进入食管的概率更大,故一般主张用先与食管腔相通的蓝色近端接头进行通气;如果导管远端放置在食管内,气体从食管腔的侧孔进入气道内,此时气管腔位于食管内不起通气作用。听诊双肺可闻及清晰的呼吸音。此时可判定导管远端位于食管内;如果导管远端放置在气管,经食管腔近端接头连接人工复苏球囊或呼吸机,气体经食管腔侧孔进入食管,远端气囊封闭气管,此时气管内无通气,听诊双肺无呼吸音或呼吸音极弱。应立即将人工复苏球囊或呼吸机连接到气管腔近端接头,再次听诊双肺呼吸音,若呼吸音清晰,可以明确导管远端位于气管内。

需要注意的是,联合导气管的外端有两条标记线,当导气管插入后调节其位置使门齿刚好位于两条标记线之间,保证近端气囊位于口咽部硬腭的后面。插入后,需要仔细判断远端气囊的所在位置,根据位置的不同,连接不同的导气管进行通气。

虽然理论上,联合导气管是一种比较安全、有效、便捷的气道开放方式,但是在临床使用中仍存在一些并发症需要特别注意,如上气道出血、食管穿孔、纵隔炎等。另外,与喉罩相比,联合导气管的置入时间更长。

六、环甲膜穿刺

环甲膜穿刺是无急救设备的紧急情况下,或者各种原因导致的喉源性呼吸困难等意外情况下,采用的紧急开放气道方法。它可以为抢救赢得更多的时间,是现场急救的重要组成部分。但是对于环甲膜以下的气道梗阻,环甲膜穿刺是无效的。环甲膜穿刺的具体步骤:①患者去枕平卧,头部居中,并使颈部尽可能充分后仰;②操作者左手示指摸清甲状软骨与环状软骨之间,正中线上的柔软凹陷处即为环甲膜(图 16-23),用左手示指和拇指固定环甲膜处的皮肤;③操作者右手持 16 号粗针头在环甲膜上方垂直刺入,通过颈部皮肤、筋膜及环甲膜;④穿刺过程中有落空感时,即挤压双侧胸廓,如有气体逸出或者用空针筒容易抽出气体时,即穿刺针在气道内。一般情况下,穿刺针透过皮肤 5mm 基本可达气管内。氧气可以通过穿刺针进入气道,给患者供氧。然而需要注意的是,环甲膜穿刺只能是一种临时的、应急的气道开放方法,只能提供氧气,而无法连接呼吸机或人工复苏球给予患者正压通气。穿刺针留置时间一般不超过 24 小时,一旦条件允许,必须建立常规人工气道。

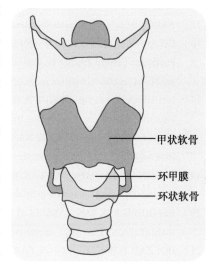

甲状软骨
环甲膜
环状软骨

图 16-23　环甲膜

（王启星）

—————— 参 考 文 献 ——————

［1］ 凯克马瑞克. 呼吸治疗学精要 [M]. 北京: 人民军医出版社, 2015.

［2］ 王辰. 呼吸治疗教程 [M]. 北京: 人民卫生出版社, 2010.

［3］ 王辰, 陈荣昌. 呼吸支持技术 [M]. 北京: 人民卫生出版社, 2018.

［4］ 曹静, 顾恩华. 喉罩的置入方法 [J]. 中国急救医学, 2006, 26 (1): 48-50.

［5］ ALTOBELLI N. Airway managemen//KACMAREK R M, STOLLER J K, HEUER A J, et al. Egan's fundamentals of respiratory care [M]. 11th ed. St Louis: MO, 2016: 739-787.

［6］ 朱蕾. 人工气道的建立和管理// 朱蕾. 机械通气 [M]. 4 版. 上海: 上海科学技术出版社, 2017.

［7］ 邓小明, 姚尚龙, 于布为, 等. 现代麻醉学 [M]. 4 版. 北京: 人民卫生出版社, 2014.

［8］ BROWN C A 3rd, BAIR A E, PALLIN D J, et al. Techniques, success, and adverse events of emergency department adult intubations [J]. Ann Emerg Med, 2015, 65 (4): 363-370.

［9］ ANDERSON C T, BREEN P H. Carbon dioxide kinetics and capnography during critical care [J]. Crit Care, 2000, 4 (4): 207-215.

［10］ TAKEDA T, TANIGAWA K, TANAKA H, et al. The assessment of three methods to verify tracheal tube placement in the emergency setting [J]. Resuscitation, 2003, 56 (2): 153-157.

［11］ ABBASI S, FARSI D, ZARE M A, et al. Direct ultrasound methods: a confirmatory technique for proper endotracheal intubation in the emergency department [J]. Eur J Emerg Med, 2015, 22 (1): 10-16.

［12］ YANG Y, YUE Y, ZHANG D. The sensitivity and specificity of ultrasonic localization of endotracheal intubation [J]. International Journal of Clinical and Experimental Medicine, 2017, 10 (7): 10143-10151.

［13］ PANCHAL A R, BERG K M, HIRSCH K G, et al. 2019 American Heart Association Focused Update on advanced cardiovascular life support: use of advanced airways, vasopressors, and extracorporeal cardiopulmonary resuscitation during cardiac arrest: an update to the American Heart Association Guidelines for Cardiopulmonary Resuscitation and Emergency Cardiovascular Care [J]. Circulation, 2019, 140 (24): e881-e894.

［14］ PRINIANAKIS G, ALEXOPOULOU C, MAMIDAKIS E, et al. Determinants of the cuff-leak test: a physiological study [J]. Crit Care, 2005, 9 (1): R24-R31.

［15］ AARC Clinical practice guideline. Removal of the endotracheal tube. Respir Care, 2007, 52 (1): 81-93.

［16］ GIRARD T D, ALHAZZANI W, KRESS J P, et al. An Official American Thoracic Society/American College of Chest Physicians Clinical Practice Guideline: Liberation from mechanical ventilation in critically Ⅲ adults. rehabilitation protocols, ventilator liberation protocols, and cuff leak tests [J]. Am J Respir Crit Care Med, 2017, 195 (1): 120-133.

［17］ LACHERADE J C, DE JONGHE B, GUEZENNEC P, et al. Intermittent subglottic secretion drainage and ventilator-associated pneumonia: a multicenter trial [J]. Am J Respir Crit Care Med, 2010, 182 (7): 910-917.

［18］ MUSCEDERE J, DODEK P, KEENAN S, et al. Comprehensive evidence-based clinical practice guidelines for ventilator-associated pneumonia: prevention [J]. J Crit Care, 2008, 23 (1): 126-137.

［19］ COFFIN S E, KLOMPAS M, CLASSEN D, et al. Strategies to prevent ventilator-associated pneumonia in acute care hospitals [J]. Infect Control Hosp Epidemiol, 2008, 29 Suppl 1: S31-S40.

［20］ SEEGOBIN R D, VAN HASSELT G L. Endotracheal cuff pressure and tracheal mucosal blood flow: endoscopic study of effects of four large volume cuffs [J]. Br Med J (Clin Res Ed), 1984, 288 (6422): 965-968.

［21］ BOLZAN D W, GUIZILINI S, FARESIN S M, et al. Endotracheal tube cuff pressure assessment maneuver induces drop of expired tidal volume in the postoperative of coronary artery bypass grafting [J]. J Cardiothorac Surg, 2012, 7: 53.

［22］ BOUZA E, PÉREZM J, MUÑOZ P, et al. Continuous aspiration of subglottic secretions in the prevention of ventilator-associated pneumonia in the postoperative period of major heart surgery [J]. Chest, 2008, 134 (5): 938-946.

［23］ DEPEW C L, MCCARTHY M S. Subglottic secretion drainage: a literature review [J]. AACN Adv Crit Care, 2007, 18 (4): 366-379.

［24］ 罗祖金, 詹庆元. 声门下滞留物引流的操作与临床应用 [J]. 中国呼吸与危重监护杂志, 2007, 6 (5): 397-399.

［25］ 王辰, 杨丽, 田文燕, 等. 清除气管插管患者气囊上滞留物的装置. 中国, 201010238753. 2010-11-14.

［26］ KACMAREK R, STOLLER J, HEUER A. Egan's Fundamentals of Respiratory Care. 11th Ed. 2012.

［27］ 朱蕾. 机械通气 [M]. 4 版. 上海: 上海科学技术出版社, 2016.

［28］ AARC CLINICAL PRACTICE GUIDELINES. Endotracheal suctioning of mechanically ventilated patients with artificial airways 2010 [J]. Respir Care, 2010, 55 (6): 758-764.

［29］ KACMAREK R M, LI BASSI G. Endotracheal tube management during mechanical ventilation: less is more！ [J]. Intensive Care Med, 2019, 45 (11): 1632-1634.

［30］ KOLLEF M H, PRENTICE D, SHAPIRO S D, et al. Mechanical ventilation with or without daily changes of in-line suction catheters [J]. Am J Respir Crit Care Med, 1997, 156 (2 Pt 1): 466-472.

［31］ NTOUMENOPOULOS G, BERRY M P, CAMPOROTA L, et al. Indicators of airway secretion weight in mechanically ventilated subjects [J]. Respir Care, 2019, 64 (11): 1377-1386.

［32］ SOLE M L, BENNETT M, ASHWORTH S. Clinical indicators for endotracheal suctioning in adult patients receiving mechanical ventilation [J]. Am J Crit Care, 2015, 24 (4): 318-324.

［33］ MCKINLEY D F, KINNEY S B, COPNELL B, et al. Long-term effects of saline instilled during endotracheal suction in pediatric intensive care: a randomized trial [J]. Am J Crit Care, 2018, 27 (6): 486-494.

［34］ WANG C H, TSAI J C, CHEN S F, et al. Normal saline instillation before suctioning: A meta-analysis of randomized controlled trials [J]. Aust Crit Care, 2017, 30 (5): 260-265.

［35］ GARDNER D L, SHIRLAND L. Evidence-based guideline for suctioning the intubated neonate and infant [J]. Neonatal Netw, 2009, 28 (5): 281-302.

［36］ BRUSCHETTINI M, ZAPPETTINI S, MOJA L, et al. Frequency of endotracheal suctioning for the prevention of respiratory morbidity in ventilated newborns [J]. Cochrane Database Syst Rev, 2016, 3: CD011493.

［37］ GILLIES D, SPENCE K. Deep versus shallow suction of endotracheal tubes in ventilated neonates and young infants. Cochrane Database Syst Rev, 2011, 2011 (7): CD003309.

［38］ MAGGIORE S M, LELLOUCHE F, PIGEOT J, et al. Prevention of endotracheal suctioning-induced alveolar derecruitment in acute lung injury [J]. Am J Respir Crit Care Med, 2003, 167 (9): 1215-1224.

［39］ MORROW B M, FUTTER M J, ARGENT A C. Endotracheal suctioning: from principles to practice [J]. Intensive Care Med, 2004, 30 (6): 1167-1174.

［40］ SALAM A, TILLUCKDHARRY L, AMOATENG-ADJEPONG Y, et al. Neurologic status, cough, secretions and extubation outcomes [J]. Intensive Care Med, 2004, 30 (7): 1334-1339.

［41］ SMAILES S T, MCVICAR A J, MARTIN R. Cough strength, secretions and extubation outcome in burn patients who have passed a spontaneous breathing trial [J]. Burns, 2013, 39 (2): 236-242.

［42］ XIAO M, DUAN J. Weaning attempts, cough strength and albumin are independent risk factors of reintubation in medical patients [J]. Clin Respir J, 2018, 12 (3): 1240-1246.

［43］ BAI L, DUAN J. Use of cough peak flow measured by a ventilator to predict re-intubation when a spirometer is unavailable [J]. Respir Care, 2017, 62 (5): 566-571.

［44］ DUAN J, LIU J, XIAO M, et al. Voluntary is better than involuntary cough peak flow for predicting re-intubation after scheduled extubation in cooperative subjects [J]. Respir Care, 2014, 59 (11): 1643-1651.

［45］ DUAN J, ZHOU L, XIAO M, et al. Semiquantitative cough strength score for predicting reintubation after planned extubation [J]. Am J Crit Care, 2015, 24 (6): e86-e90.

［46］ KHAMIEES M, RAJU P, DEGIROLAMO A, et al. Predictors of extubation outcome in patients who have successfully completed a spontaneous breathing trial [J]. Chest, 2001, 120 (4): 1262-1270.

［47］ DE BAST Y, DE BACKER D, MORAINE J J, et al. The cuff leak test to predict failure of tracheal extubation for laryngeal edema [J]. Intensive Care Med, 2002, 28 (9): 1267-1272.

［48］ CHILVERS M A, O'CALLAGHAN C. Local mucociliary defence mechanisms [J]. Paediatr Respir Rev, 2000, 1 (1): 27-34.

［49］ STANNARD W, O'CALLAGHAN C. Ciliary function and the role of cilia in clearance [J]. J Aerosol Med, 2006, 19 (1): 110-115.

［50］ 朱蕾. 临床呼吸生理学 [M]. 北京: 人民卫生出版社, 2008.

［51］ FAHY J V, DICKEY B F. Airway mucus function and dysfunction [J]. N Engl J Med, 2010, 363 (23): 2233-2247.

［52］ INNES A L, WOODRUFF P G, FERRANDO R E, et al. Epithelial mucin stores are increased in the large airways of smokers with airflow obstruction [J]. Chest, 2006, 130 (4): 1102-1108.

［53］ FAHY J V, DICKEY B F. Airway mucus function and dysfunction [J]. N Engl J Med, 2010, 363 (23): 2233-2247.

［54］ MA J, RUBIN B K, VOYNOW J A. Mucins, mucus, and goblet cells [J]. Chest, 2018, 154 (1): 169-176.

［55］ LIU C L, SHI G P. Calcium-activated chloride channel regulator 1 (CLCA1): More than a regulator of chloride transport and mucus production [J]. World Allergy Organ J, 2019, 12 (11): 100077.

［56］ DINH Q T, HECK S, LE D D, et al. Pathophysiology, diagnostics and therapy of chronic cough: neuronal reflexes and antitussiva [J]. Pneumologie, 2013, 67 (6): 327-334.

［57］ PEÑUELAS O, KEOUGH E, LÓPEZ-RODRíGUEZ L, et al. Ventilator-induced diaphragm dysfunction: translational mechanisms lead to therapeutical alternatives in the critically ill [J]. Intensive Care Med Exp, 2019, 7 (Suppl 1): 48.

［58］ ZORC J J, HALL C B. Bronchiolitis: recent evidence on diagnosis and management [J]. Pediatrics, 2010, 125 (2): 342-349.

［59］ MILNE S, KING G G. Advanced imaging in COPD: insights into pulmonary pathophysiology [J]. J Thorac Dis, 2014, 6 (11): 1570-1585.

［60］ CHO P, BIRRING S S, FLETCHER H V, et al. Methods of cough assessment [J]. J Allergy Clin Immunol Pract, 2019, 7 (6): 1715-1723.

［61］ JIANG C, ESQUINAS A, MINA B. Evaluation of cough peak expiratory flow as a predictor of successful mechanical ventilation discontinuation: a narrative review of the literature [J]. J Intensive Care, 2017, 5: 33.

［62］ SOHN D, PARK G Y, KOO H, et al. Determining peak cough flow cutoff values to predict aspiration pneumonia among patients with dysphagia using the citric acid reflexive cough test [J]. Arch Phys Med Rehabil, 2018, 99 (12): 2532-2539.

［63］ KANG S W, SHIN J C, PARK C I, et al. Relationship between inspiratory muscle strength and cough capacity in cervical spinal cord injured patients [J]. Spinal Cord, 2006, 44 (4): 242-248.

［64］ KANEKO H, SUZUKI A, HORIE J. Relationship of cough strength to respiratory function, physical performance, and physical activity in older adults [J]. Respir Care, 2019, 64 (7): 828-834.

［65］ FONTANA G A, PANTALEO T, LAVORINI F, et al. A noninvasive electromyographic study on threshold and intensity of cough in humans [J]. Eur Respir J, 1997, 10 (5): 983-989.

［66］ LEE K K, WARD K, RAFFERTY G F, et al. The intensity of voluntary, induced, and spontaneous cough [J]. Chest, 2015, 148 (5): 1259-1267.

［67］ AGUILERA L G, GALLART L, ÁLVAREZ J C, et al. Rectal, central venous, gastric and bladder pressures versus esophageal pressure for the measurement of cough strength: a prospective clinical comparison [J]. Respir Res, 2018, 19 (1): 191.

［68］ SMITH J A, ALIVERTI A, QUARANTA M, et al. Chest wall dynamics during voluntary and induced cough in healthy volunteers [J]. J Physiol, 2012, 590 (3): 563-574.

［69］ NORISUE Y, SANTANDA T, HOMMA Y, et al. Ultrasonographic assessment of passive cephalic excursion of diaphragm during cough expiration predicts cough peak flow in healthy adults [J]. Respir Care, 2019, 64 (11): 1371-1376.

［70］ LEE K K, MATOS S, WARD K, et al. Sound: a non-invasive measure of cough intensity [J]. BMJ Open Respir Res, 2017, 4 (1): e000178.

［71］ UMAYAHARA Y, SOH Z, SEKIKAWA K, et al. Estimation of cough peak flow using cough sounds [J]. Sensors (Basel), 2018, 18 (7).

［72］ MCKOY N A, WILSON L M, SALDANHA I J, et al. Active cycle of breathing technique for cystic fibrosis [J]. Cochrane Database Syst Rev, 2016, 7: CD007862.

［73］ MCCORMACK P, BURNHAM P, SOUTHERN K W. A systematic Cochrane Review of autogenic drainage (AD) for airway clearance in cystic fibrosis [J]. Paediatr Respir Rev, 2019, 29: 23-24.

［74］ MCILWAINE M, BUTTON B, NEVITT S J. Positive expiratory pressure physiotherapy for airway clearance in people with cystic fibrosis [J]. Cochrane Database Syst Rev, 2019, 2019 (11): CD003147.

［75］ PONCIN W, REYCHLER G, LIISTRO M, et al. Comparison of 6 oscillatory positive expiratory pressure devices during active expiratory flow [J]. Respir Care, 2020, 65 (4): 492-499.

［76］ DE SOUZA SIMONI L H, DOS SANTOS D O, DE SOUZA H, et al. Acute effects of oscillatory pep and thoracic compression on secretion removal and impedance of the respiratory system in non-cystic fibrosis bronchiectasis [J]. Respir Care, 2019, 64 (7): 818-827.

［77］ REN S, LI W, WANG L, et al. Numerical analysis of airway mucus clearance effectiveness using assisted coughing techniques [J]. Sci Rep, 2020, 10 (1): 2030.

［78］ CHATWIN M, TOUSSAINT M, GONÇALVES M R, et al. Airway clearance techniques in neuromuscular disorders: A state of the art review [J]. Respir Med, 2018, 136: 98-110.

［79］ REYCHLER G, DEBIER E, CONTAL O, et al. Intrapulmonary percussive ventilation as an airway clearance technique in subjects with chronic obstructive airway diseases [J]. Respir Care, 2018, 63 (5): 620-631.

［80］ NICOLINI A, GRECCHI B, FERRARI-BRAVO M, et al. Safety and effectiveness of the high-frequency chest wall oscillation vs intrapulmonary percussive ventilation in patients with severe COPD [J]. Int J Chron Obstruct Pulmon Dis, 2018, 13: 617-625.

［81］ CASTRO D, FREEMAN L A. Oropharyngeal airway [M]. Treasure Island (FL): StatPearls Publishing StatPearls Publishing LLC, 2020.

［82］ ATANELOV Z, REBSTOCK S E. Nasopharyngeal airway [M]. Treasure Island (FL): StatPearls Publishing StatPearls

Publishing LLC, 2020.

［83］ OSTERMAYER D G, GAUSCHE-HILL M. Supraglottic airways: the history and current state of prehospital airway adjuncts [J]. Prehosp Emerg Care, 2014, 18 (1): 106-115.

［84］ VÉZINA M C, TRÉPANIER C A, NICOLE PC, et al. Complications associated with the esophageal-tracheal combitube in the pre-hospital setting [J]. Can J Anaesth, 2007, 54 (2): 124-128.

［85］ RUSSI C S, MILLER L, HARTLEY M J. A comparison of the King-LT to endotracheal intubation and combitube in a simulated difficult airway [J]. Prehosp Emerg Care, 2008, 12 (1): 35-41.

［86］ BRIBRIESCO A, PATTERSON G A. Cricothyroid approach for emergency access to the airway [J]. Thorac Surg Clin, 2018, 28 (3): 435-440.

［87］ GOON S S, STEPHENS R C, SMITH H. The emergency airway [J]. Br J Hosp Med (Lond), 2009, 70 (12): M186-M188.

第17章 心肺复苏

第1节 心肺复苏概述

心脏骤停(sudden cardiac arrest,SCA)和心脏性猝死(sudden cardiac death,SCD)是指心脏活动突然中止伴血流动力学衰竭。如果是无目击的心脏骤停,则最后一次被目击"正常"后24小时内发生的呼吸心跳停止才能称为心脏骤停。心脏骤停最常见的病因是导致出现致命性心律失常的缺血性心血管疾病。据2005—2006年不完全统计,我国心脏骤停的发生率约41.8/10万人年,而抢救成功率仅有1%左右。如果对心脏骤停反应及时,第一时间进行心肺复苏,则患者存活的概率会大大增加。如有目击者的心脏骤停1分钟内开始进行心肺复苏,成功率可达80%,但如果心脏骤停后8分钟以上才进行心肺复苏,则成功率会低至20%以下,因此"时间就是生命"对于心脏骤停的患者是最为真实的写照。

早在1740年,巴黎科学院就推荐对溺水者进行口对口人工呼吸。1891年,Friedrich Maas对人体进行了第1次有记载的胸外按压。1957年,Kouwenhoven首次介绍体外除颤技术。1958年,Elam和Safar介绍了口对口人工呼吸技术。1963年,美国心脏协会(American Heart Association,AHA)正式批准心肺复苏(cardiopulmonary resuscitation,CPR),并于2000年开始制定心肺复苏指南,每5年更新一次。

第2节 心肺复苏流程

心肺复苏的流程分为基础生命支持(basic life support,BLS)和高级生命支持(advanced life support,ACLS)。BLS包括CPR和采用自动体外除颤仪(automated external defibrillator,AED)的除颤术。ACLS指的是应用辅助设备及药物维持患者的有效循环和通气,尽最大努力恢复患者的自主心跳和呼吸。心肺复苏流程称为生存链,根据心脏骤停发生在院外还是院内有所区分(图17-1)。院外心脏骤停生存链包括识别和启动应急反应系统、高质量心肺复苏、快速除颤、基础及高级急救医疗服务,最终进行高级生命支持和心脏骤停后护理。院内心脏骤停生存链包括实施监护和预防心脏骤停的发生,一旦发生心脏骤停及时的识别和启动应急反应系统、高质量心肺复苏、快速除颤,最终进行高级生命支持和心脏骤停后护理。

一、基础生命支持

（一）院外 BLS

第一时间识别心脏骤停，寻找心脏骤停的病因并进行高质量的 CPR 和对可除颤心律失常尽早除颤对提高抢救成功率至关重要。BLS 具体步骤如下（流程见图 17-2，注意事项见表 17-1）：

表 17-1　BLS 高质量心肺复苏要点

内容	成人和青少年	儿童（1岁至青春期）	婴儿（不足1岁，除新生儿以外）
现场安全	确保现场对施救者和患者均是安全的		
识别心脏骤停	检查患者有无反应 无呼吸或仅是喘息（即呼吸不正常） 不能在10秒内明确感觉到脉搏 （10秒内可同时检查呼吸和脉搏）		
启动应急反应系统	如果您是独自一人 且没有手机，则离开患者 启动应急反应系统并取得AED， 然后开始心肺复苏 或者请其他人去，自己则 立即开始心肺复苏； 在AED可用后尽快使用	有人目击的猝倒 对于成人和青少年，遵照左侧的步骤 无人目击的猝倒 给予2分钟的心肺复苏 离开患者去启动应急反应系统 并获取AED 回到该儿童身边并继续心肺复苏； 在AED可用后尽快使用	
没有高级气道的按压-通气比	1或2名施救者 30:2	1名施救者 30:2 2名以上施救者 15:2	
有高级气道的按压-通气比	以100至120次每分钟的速率持续按压 每6秒给予1次呼吸（每分钟10次呼吸）		
按压速率	100至120次每分钟		
按压深度	至少2英寸（5厘米）*	至少为胸部前后径的1/3大约2英寸（5厘米）	至少为胸部前后径的1/3大约1½英寸（4厘米）
手的位置	将双手放在胸骨的下半部	将双手或一只手（对于很小的儿童可用）放在胸骨的下半部	1名施救者 将2根手指放在婴儿胸部中央，乳线正下方 2名以上施救者 将双手拇指环绕放在婴儿胸部中央，乳线正下方
胸廓回弹	每次按压后使胸廓充分回弹；不可在每次按压后倚靠在患者胸上		
尽量减少中断	中断时间限制在10秒以内		

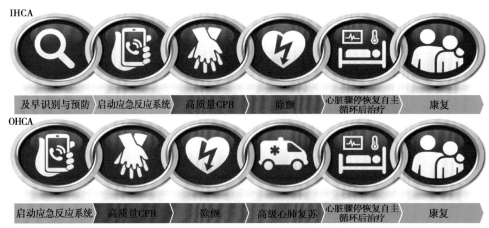

图 17-1　心脏骤停生存链

IHCA. 院内心脏骤停；OHCA. 院外心脏骤停。

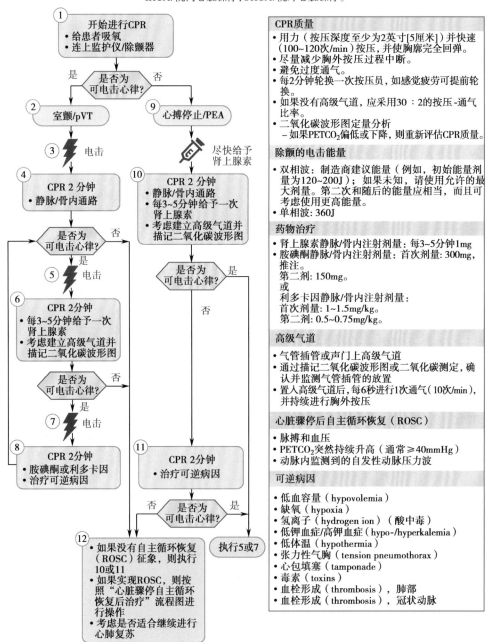

© 2020 American Heart Association

图 17-2　成人心脏骤停流程

1. **骤停的识别** 通常很难直接识别患者的心脏骤停,患者首先表现为意识丧失,如果怀疑患者意识丧失,则启动心肺复苏的程序。

(1)环境安全:大部分心脏骤停发生在院外,因此首先确定环境安全非常重要。很多发生心脏骤停的场所是不安全的,如溺水、火灾、车祸、地震等现场,此时,应当将患者转移到相对安全的硬地上进行救治。

(2)评估意识:将患者平放在硬地上,用力拍患者的双肩并在双侧耳边大声呼喊"你怎么了?"如果患者没有反应,则判断为意识丧失。

(3)呼救:院外发现意识丧失的患者,应迅速拨打120进行呼救,院内发生的,根据各医院情况进行救治,通常建议拨打急诊电话并将患者转移到急诊进行相关救治。呼救的内容应该包括患者心脏骤停发生的时间、患者的位置和需要急救人员携带的抢救设备,尤其是自动体外除颤仪(AED)。

(4)确认大动脉搏动和自主呼吸:此步骤为心搏骤停的确认步骤,触摸患者同侧的颈动脉搏动,同时观察患者的胸廓起伏,默数5~10秒(建议从1001数到1007),如果未触及颈动脉搏动也未观察到患者的胸廓起伏,则确认患者发生了心脏骤停。有些情况下患者的颈动脉搏动或呼吸似有似无,或表现为濒死样呼吸,此时应当按照心脏骤停来处理。

2. **胸外按压和人工呼吸**

(1)心肺复苏的顺序:如果确认患者发生了心脏骤停,无论是心源性的还是呼吸原因导致的,都从胸外按压开始立即启动心肺复苏,称为C-A-B(circulation-airway-breathing)。胸外按压的目的挤压心脏射血,而回弹的过程则是让心脏有充足的时间进行再次充盈(扩张)。良好的胸外按压可以让动脉收缩压达到40~60mmHg,各脏器的供血达到正常的1/3左右。胸外按压的质量可以使用呼气末CO_2分压($PetCO_2$)监测或有创动脉血压来评价,如果$PetCO_2<10$mmHg或有创动脉血压的舒张压<20mmHg,则应进一步改善胸外按压的质量。

(2)胸外按压的注意事项:胸外按压的位置为胸骨中下段,如果是男性,体表标志为双侧乳头连线的中点。抢救者两手交叠,以一手掌根置于胸骨中下段,按压时肩、肘、腕应呈一条直线垂直于患者胸廓,按压频率为100~120次/min,按压深度为5~6cm且需要完全回弹,按压和回弹的时间各占1/2。按压过快易导致按压深度不足,且胸廓回弹不够,如果按压过慢,心脏充盈和被挤压的周期过长,组织缺血缺氧的情况难以纠正。按压深度过浅,则心脏射血少,深度过大,可能损伤局部组织,如肋骨骨折、血气胸等。每次按压和回弹的时间相等,以便让心脏有充足的时间充盈。由于停止按压后心脏射血会直线下降,因此建议每一次暂停按压的时间不要超过10秒。在整个心肺复苏期间,胸外按压的时间应至少占总复苏时间的60%以上(表17-2)。

表17-2 胸外按压注意事项

施救者应该	施救者不应该
以100至120次每分钟的速率实施胸外按压	以少于100次每分钟或大于120次每分钟的速率按压
按压深度至少达到2英寸(5厘米)	按压深度小于2英寸(5厘米)或大于2.4英寸(6厘米)
每次按压后让胸部完全回弹	在按压间隙倚靠在患者胸部
尽可能减少按压中的停顿	按压中断时间大于10秒
给予患者足够的通气(30次按压后2次人工呼吸,每次呼吸超过1秒,每次须使胸部隆起)	给予过量通气(即呼吸次数太多,或呼吸用力过度)

（3）开放气道：人工呼吸前最重要的是清理呼吸道，尤其是怀疑气道梗阻、窒息所导致的心跳呼吸骤停。但清理呼吸道的时间应<5秒，以免胸外按压中断时间过长。

（4）人工呼吸：人工呼吸的方式可以分为3种。口对口人工呼吸和便携面罩常用于没有呼吸器的院外抢救。具体方式：患者取仰卧位，抢救者采取仰头提颏法（一手放在患者前额，并用拇指和示指捏住患者的鼻孔，另一手示指和中指提起颏部使头尽量后仰），开放气道，然后进行一次人工呼吸，具体为平静吸一口气，张开口以封闭患者的嘴周围，向患者口内吹气1次，每次吹气时间为1秒，吹气量500ml左右，观察胸廓是否隆起，停止吹气，松开贴紧患者的嘴，并放松捏住鼻孔的手，将脸转向一旁，让患者的肺回弹呼气，时间也为1秒。每轮进行两次人工呼吸。应用简易呼吸器时一手以C形压住面罩，另一手示指和中指提起颏部，开放气道，然后平静吸一口气，张口以封闭简易呼吸器的含嘴，吹气，具体注意事项同上。当抢救人员≥2人时，可以一人胸外按压，一人球囊辅助通气，通气人员位于患者头侧，应用"EC法"开放气道，一手拇指和示指以C形压住面罩，剩余三指以E形提起颏部，另一只手按压球囊，每次按压时间1秒左右，按压气量500~600ml，放气时间也为1秒左右。注意球囊面罩应连接至少15L/min的氧气。

（5）胸外按压与人工呼吸的配合：成人、儿童和婴儿的单人心肺复苏按压与通气的比例为30∶2，如果建立了高级气道（如气管插管）则按压100~120次/min，通气为每6秒一次，且推荐使用球囊面罩通气。儿童和婴儿的双人心肺复苏的按压与通气比例为15∶2。为了保证CPR的质量，建议5个周期或2分钟后按压与人工呼吸的抢救人员交换角色。

3. 除颤仪的使用

院外心脏骤停的患者强烈推荐使用AED，因可以第一时间除颤而提高抢救成功率。心脏骤停患者除颤每提前1分钟，存活率则会增加7%~10%。AED培训和使用简单，除医务人员外，消防员、警察等也可以培训后应用。注意，如果AED已经就位，无须等待本轮2分钟的CPR结束，直接使用AED。如果只有一个人进行CPR，则停止CPR，直接使用AED。AED的使用非常简单，通常有三个步骤：①打开电源，将两个电极片分别按照图示放置在左下胸壁（Apex）和右上胸壁（Sternum）；②AED会自动分析患者的心电图，自动提示是否为可除颤心律，如提示除颤，则自动充电；③充电完成后AED会提示"除颤"（通常为亮灯的按钮）。抢救者大喊"所有人都离开"后按下"除颤"按钮，除颤完成后继续CPR，2分钟后再次评估患者的情况。

二、院内 BLS 和 ACLS

（一）院内 BLS+ACLS 流程（图 17-2）

如果患者的心脏骤停发生在院内，应第一时间进行心电监测并建立静脉通路，以便行高级心肺复苏（ACLS），包含A高级气道、B呼吸、C循环、D鉴别诊断。

1. 当发现患者可能意识丧失，大声呼唤并拍患者双肩，确认无意识。

2. 呼唤其他抢救人员及抢救设备就位，尤其是除颤仪。

3. 触摸同侧颈动脉搏动和观察胸廓起伏。

4. 连接心电监测，建立静脉通路，如果静脉通路建立困难，可以考虑建立骨内通路（intraosseous infusion, IO）。

5. 心电监测可识别是否为可除颤心律。如果为心室颤动(ventricular fibrillation,室颤)或无脉性室性心动过速(ventricular tachycardia,室速),选择双相200J或单相360J电除颤,同时CPR;如果为心脏停搏(心脏电活动和机械活动完全缺失)或无脉电活动(一组异质的、有规律的心电图所描记到的节律,但心脏没有足够的机械性收缩以产生可触及的脉搏或可测量的血压),则选择CPR和肾上腺素1mg静脉推注,之后肾上腺素每3~5分钟重复1mg静脉推注。

6. 确认为可除颤心律,则院内除颤仪的使用步骤:打开电源;涂抹导电糊;将两电极板分别放到右上胸壁(Sternum)和左下胸壁(Apex),选择电量200J(双相,首选)或360J(单相),按"2"键充电;大喊"所有人都离开",按"3"键放电。注意在除颤准备期间要一直不间断CPR,直至除颤。

7. 除颤后继续CPR。

8. 2分钟后重新评估患者的心电监测。如果为室颤,继续除颤(能量同前)并肾上腺素1mg静脉推注;如果为室速,触摸颈动脉搏动,确认无脉,则继续除颤(能量同前)并肾上腺素1mg静脉推注。如果为心脏停搏,继续CPR;如果为缓慢的心律,摸脉,确认无脉,为无脉电活动,继续CPR。

9. 在2分钟后重新评估患者的心电监测,与上一轮不同的是除颤后给予胺碘酮300mg静脉推注,利多卡因可作为胺碘酮的替代(1~1.5mg/kg,静脉给药,第二剂开始0.5~0.75mg/kg)。此后每过2分钟肾上腺素1mg和胺碘酮150mg(或利多卡因0.5~0.75mg/kg)交替静脉推注给药,其他步骤同步骤8。

10. 通常在第三轮CPR时同时评价患者的气道是否通畅,如胸廓起伏是否明显或患者是否有明显的气道分泌物等以确定患者是否需要建立高级气道。如果胸廓起伏好,并没有立即建立高级气道(包括声门上气道和气管插管)的必要,否则应由有经验的医师进行声门上气道的置入或气管插管,置入喉镜时应持续胸外按压,只有在气管插管通过声门时才暂时中止按压,如果30秒内无法成功插管,则中止操作。气管插管完成后必须马上确认管路位置,金标准为$PetCO_2 > 10mmHg$,如没有$PetCO_2$,可终止按压,听诊双上、双下肺和胃泡区,时间<10秒,如双上、双下肺听诊呼吸音对称而胃泡区未闻及声音,则位置正确。建立气管插管后应使用球囊面罩通气,每6秒一次,每次潮气量500~600ml即可。另外还应该考虑患者心脏骤停的病因(图17-3)并进行相关的检查。常见病因包括低氧、低血容量、高钾血症/低钾血症、酸中毒、低温、急性冠脉综合征、急性肺栓塞、张力性气胸、心脏压塞、毒素/药物等。张力性气胸和心脏压塞等情况下CPR可能无效,如能快速判断病因并处理,如胸腔或心包穿刺引流,则患者复苏成功的概率较大。

11. 特殊情况 对于符合尖端扭转型室速的多形性室速,可给予硫酸镁(2g,静脉给药,随后持续输注)。

12. 自主循环恢复(return of spontaneous circulation,ROSC) 无论是院外还是院内发生的心脏骤停,心肺复苏后ROSC的确认非常重要(图17-4)。通常如果患者出现意识恢复、$PetCO_2$突然升高≥35~40mmHg、有创血压监测提示自主动脉压波形、四肢自主活动等可停止CPR。否则需要每2分钟评估是否ROSC。通常患者的心电监测会出现规则的波形,可以摸到颈动脉搏动,此时可遵循以下步骤:

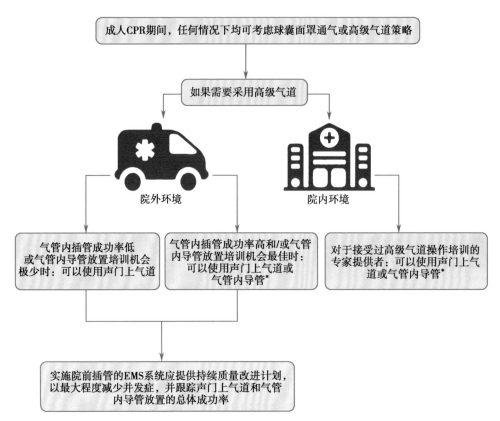

图 17-3　高级气道的置入

C：脉搏恢复，测量血压，如果可测量到血压，也说明自主循环恢复。血压>90/60mmHg，可以观察；血压<90/60mmHg，可选用去甲肾上腺素或肾上腺素［0.1~0.5μg/（kg·min）］或多巴胺［5~10μg/（kg·min）］静脉泵入，可适当输液。

B：判断自主呼吸是否恢复，如胸廓自主起伏，说明自主呼吸恢复，观察 SpO_2 是否>94%，是则继续观察，否则吸氧。胸廓无起伏，说明自主呼吸未恢复，建立高级气道，连接呼吸机辅助呼吸，切勿过度通气（建议设定的呼吸频率 12~15 次/min，潮气量 6~8ml/kg 理想体重）。

C：评估意识，拍双肩大声呼唤患者，有遵嘱动作，可继续观察，没有反应，说明意识未恢复，应用冰毯、冰帽低温治疗（32~36℃）至少 24 小时。

D：ROSC 后还应当始终关注生命体征，针对病因进行相关的实验室检查，及时请专科会诊，如急性冠状动脉综合征（ACS）时请介入团队会诊，行冠脉再灌注治疗，并建议患者转运到重症监护病房。

13. 复苏的终止　如果患者同时符合以下三条，则患者存活的概率基本为零，可以终止 CPR。

（1）急救人员没有目击到心脏骤停。

（2）初始心律失常不能电击复律，例如心搏停止、无脉电活动。

（3）在给予第 3 次 1mg 剂量的肾上腺素之前没有 ROSC。

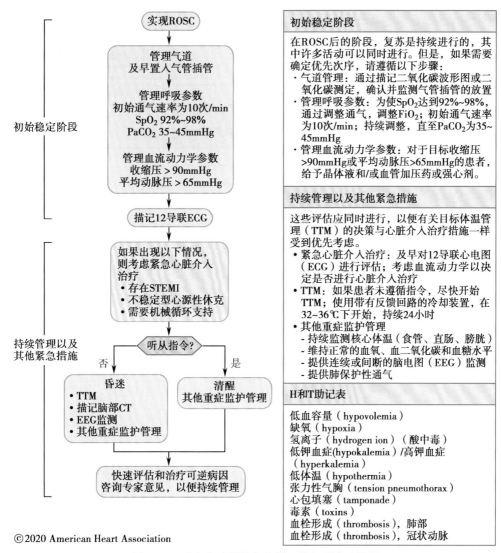

图 17-4　成人心脏骤停自主循环恢复后治疗流程

(二)心律失常的处理

ACLS 过程中患者可能出现各种心律失常,心律失常的处理通常遵循以下流程:

1. 第一步,判断是快速心律失常(心室率>100 次 /min)还是缓慢心律失常(心室率<50 次 /min);第二步,评估血流动力学是否稳定(包括低血压或休克体征、精神状态改变、持续缺血性胸痛和急性肺水肿证据。存在以上任意一种情况,认为血流动力学不稳定);第三步,评估心电图特点(QRS 波宽度、心律是否规则)。

2. 缓慢性心律失常　评估血流动力学稳定,可暂观察。血流动力学不稳定,需要药物治疗,通常首选阿托品,初始剂量为 0.5mg,静脉推注。每 3~5 分钟重复给予该剂量,总剂量为 3mg。每次应用阿托品后都应该重新评估患者的心律和血压。如果患者阿托品效果不佳或心电图表现为完全性心脏传导阻滞时的宽 QRS 波或二度 Ⅱ 型房室传导阻滞,则建议应用临时起搏或多巴胺 [初始输注剂量为 2~10μg/(kg·min)] 或肾上腺素(初始剂量为 2~10μg/min)。具体流程见图 17-5。

3. 快速性心律失常　步骤同上,先评估血流动力学是否稳定,其次心电图或心电监测是否为窦性心律,QRS 波是宽波还是窄波,心律是否规整。血流动力学不稳定的心动过速

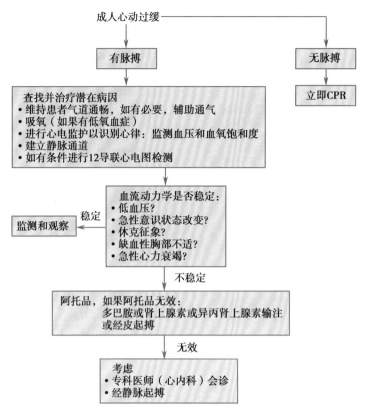

图 17-5　成人心动过缓处理流程

除外窦性心动过速后通常需要同步电复律(图 17-6),其中窄 QRS 波的心律又分为心律不规则(心房颤动为主)和心律规则(室上性心动过速)。心房颤动电复律能量为 120~200J,室上性心动过速的电复律剂量为 50~100J,宽 QRS 波的心律电复律剂量为 100~200J。如果血流动力学稳定,窦性心动过速通常无须处理,寻找基础病因。室上性心动过速可先刺激迷走神经,如 Valsalva 动作、颈动脉窦按摩,通常有 25% 的室上性心动过速可以转复,

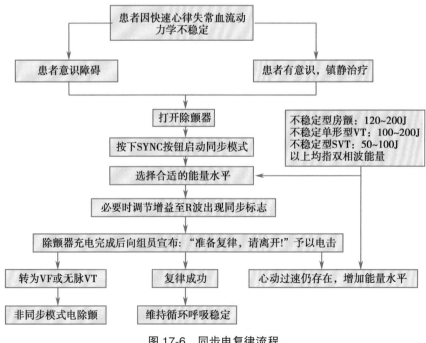

图 17-6　同步电复律流程

Valsalva 动作后立即将患者重新置于仰卧位并使其被动抬腿更为有效。如果无效，可使用腺苷 6mg 静脉推注，效果不佳的可以重复 12mg 静脉推注。腺苷可能出现的短暂不良反应，包括胸部不适、呼吸困难、潮红甚至短暂的心搏停止。

以心房颤动为代表的非规则窄 QRS 波心律失常通常以控制心室率为主要目标。可选择非二氢吡啶类钙通道阻滞剂（地尔硫䓬 15~20mg，静脉给药，持续 2 分钟，15 分钟后重复静脉给药 20~25mg；或者维拉帕米 2.5~5mg，静脉给药，持续 2 分钟，之后每 15~30 分钟 5~10mg，静脉给药）或 β 受体阻滞剂（如美托洛尔 5mg，静脉给药，每 2~5 分钟 1 剂，共 3 剂）。

宽 QRS 波心动过速的处理分为以下几种情况：①单形性规则 QRS 波心动过速，腺苷可用于诊断和治疗，用法同室上速。②其他规则的宽 QRS 波心动过速可选择普鲁卡因胺（20mg/min，静脉推注）、胺碘酮（150mg，缓慢静脉推注，持续 10 分钟，根据需要，可在首个 24 小时内重复静脉给药，总剂量不超过 2.2g）和索他洛尔（100mg，静脉给药，持续 5 分钟）。对于 QT 间期延长的患者，应避免使用普鲁卡因胺和索他洛尔。③多形性室速应立即除颤。注意电解质紊乱（如低钾血症、低镁血症）的处理，如果有 QT 间期延长，则应停止所有可延长 QT 间期的药物。成人心动过速处理流程见图 17-7。

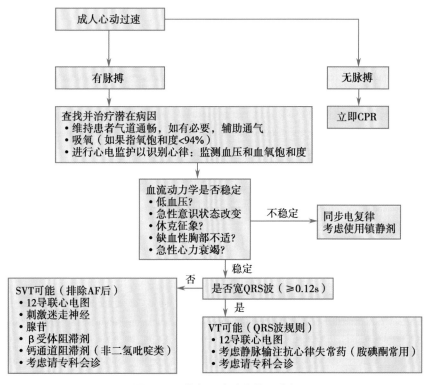

图 17-7　成人心动过速处理流程

三、复苏过程中的团队合作

对于成年患者，快速反应小组（rapid response team，RRT）或紧急医疗团队（medical emergency team，MET）系统能够有效减少心脏骤停的发生，尤其在普通病房效果明显。这类小组是由医师、护士或呼吸治疗师的多种组合组成。在心肺复苏过程中，尤其是院内心肺复苏往往是多个抢救人员同时进行复苏。此时，有效的团队合作不仅能对多项任务进行分工,而且可以提高抢救效率,增加抢救成功率。团队中的灵魂人物为组长,其职责为组织抢救,根据组员的特长为组员分配任务,监督组员的复苏质量,并发出明确的指令。而组员的职责为明确角色分配,高质量履行相应的角色职责,熟练地实施复苏技能。心肺复苏完成后团队需进行病案讨论,旨在回顾抢救过程中的流程和技术是否可以进一步改进。组长和组员之间应有良好的闭环沟通和反馈,相互尊重,知识共享,各司其职。

美国心脏协会在全球拥有数千家心肺复苏和心血管急救培训中心,旨在将心肺复苏培训全球化、均质化。建议心肺复苏施救人员获得美国心脏协会颁发的资格证书(包括BLS 和 ACLS 证书),且应每两年更新培训及重新取得资格。对于拥有资格证书的医务人员,建议每 3 个月进行心肺复苏相关的院内演练,以便保证复苏质量。

(黄　絮)

参 考 文 献

[1] FIELD J M, HAZINSKI M F, SAYRE M R, et al. Part 1: executive summary: 2010 American Heart Association guidelines for cardiopulmonary resuscitation and emergency cardiovascular care [J]. Circulation, 2010, 122 (18 Suppl 3): S640-S656.

[2] HAZINSKI M F, NOLAN J P, BILLI J E, et al. Part 1: Executive summary: 2010 International Consensus on Cardiopulmonary resuscitation and emergency cardiovascular care science with treatment recommendations [J]. Circulation, 2010, 122 (16 Suppl 2): S250-S275.

[3] https://eccguidelines. heart. org/index. php/circulation/cpr-ecc-guidelines-2/(Accessed on October 26, 2015).

[4] NEUMAR R W, SHUSTER M, CALLAWAY C W, et al. Part 1: Executive Summary: 2015 American Heart Association guidelines update for cardiopulmonary resuscitation and emergency cardiovascular care [J]. Circulation, 2015, 132 (18 Suppl 2): S315-S367.

[5] LINK M S, BERKOW L C, KUDENCHUK P J, et al. Part 7: Adult advanced cardiovascular life support: 2015 American Heart Association Guidelines Update for Cardiopulmonary Resuscitation and Emergency Cardiovascular Care [J]. Circulation, 2015, 132 (18 Suppl 2): S444-S464.

[6] SOAR J, DONNINO M W, MACONOCHIE I, et al. 2018 International Consensus on cardiopulmonary resuscitation and emergency cardiovascular care science with treatment recommendations summary [J]. Resuscitation, 2018, 133: 194-206.

[7] MERCHANT R M, TOPJIAN A A, PANCHAL A R, et al. Part 1: Executive Summary: 2020 American Heart Association Guidelines for cardiopulmonary resuscitation and emergency cardiovascular care [J]. Circulation, 2020, 142 (16_suppl_2): S337-S357.

[8] MACONOCHIE I K, AICKIN R, HAZINSKI M F, et al. Pediatric life support: 2020 international consensus on cardiopulmonary resuscitation and emergency cardiovascular care science with treatment recommendations [J]. Resuscitation, 2020, 156: A120-A155.

[9] MYAT A, SONG K J, REA T. Out-of-hospital cardiac arrest: current concepts [J]. Lancet, 2018, 391 (10124): 970-979.

[10] BERG R A, HEMPHILL R, ABELLA B S, et al. Part 5: adult basic life support: 2010 American Heart Association guidelines for cardiopulmonary resuscitation and emergency cardiovascular care [J]. Circulation, 2010, 122 (18 Suppl 3): S685-S705.

[11] JABRE P, PENALOZA A, PINERO D, et al. Effect of bag-mask ventilation vs endotracheal intubation during cardio-

pulmonary resuscitation on neurological outcome after out-of-hospital cardiorespiratory arrest: a randomized clinical trial [J]. JAMA, 2018, 319 (8): 779-787.

[12] HASEGAWA K, HIRAIDE A, CHANG Y, et al. Association of prehospital advanced airway management with neurologic outcome and survival in patients with out-of-hospital cardiac arrest [J]. JAMA, 2013, 309 (3): 257-266.

[13] ANDERSEN L W, GRANFELDT A, CALLAWAY C W, et al. Association between tracheal intubation during adult in-hospital cardiac arrest and survival [J]. JAMA, 2017, 317 (5): 494-506.

[14] ANDERSEN L W, KURTH T, CHASE M, et al. Early administration of epinephrine (adrenaline) in patients with cardiac arrest with initial shockable rhythm in hospital: propensity score matched analysis [J]. BMJ, 2016, 353: i1577.

[15] PERKINS G D, JI C, DEAKIN C D, et al. A randomized trial of epinephrine in out-of-hospital cardiac arrest [J]. N Engl J Med, 2018, 379 (8): 711-721.

第五篇
机械通气与生命支持技术

第18章 正压机械通气的原理与目的

正压机械通气的核心原理是正压呼吸机按照预设的呼吸机模式及参数设置,将高压空气和氧气(空氧)混合气体进行精确减压和调节,形成所需形式的吸入气流并将其送入患者肺内;再通过胸肺弹性回缩力和呼吸机对呼气末正压的控制,实现呼气过程,将肺内气体呼出。正压机械通气是针对严重呼吸衰竭患者的一种呼吸支持手段,并不纠正病因,仅为呼吸衰竭的病因治疗争取时间或创造条件。其目的主要包括改善肺泡通气,纠正呼吸性酸中毒,改善肺氧合状况,降低呼吸功耗及缓解呼吸肌疲劳等。

目前临床上应用的正压呼吸机种类繁多,内部结构存在较大差别,但其气路流程均可简要理解为:高压气源输出高压空气和氧气→空氧混合器按预设氧浓度进行空氧混合→吸气阀调节吸入气流→吸气管道→加温湿化装置→经管路和人体气道进入患者肺内→呼气管道→经呼气阀呼出气体。模式和参数的输入形成对呼吸机控制系统的指令,从而周期性调节吸气阀和呼气阀:吸气阀开放,呼气阀关闭,实现吸气过程;吸气阀关闭,呼气阀开放,实现呼气过程(图18-1)。本章主要从正压呼吸机的内部结构和模式参数如何实现对吸呼气过程的控制阐述正压通气原理。

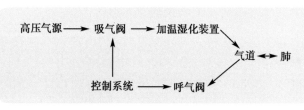

图18-1 正压呼吸机气体流向

一、内部结构

呼吸机主要包括主机、高压气源、电源以及外部结构,主机主要由内部气路和控制系统构成。内部气路结构是呼吸机的核心构成部分,组成较为复杂,专业性较强,其他组成部分构造相对简单。

(一)内部气路结构

内部气路结构指吸入和呼出气体在主机内部流经的管路及部件,主要由吸气阀、传感器和呼气阀构成。

1. **吸气阀** 又称流量控制系统,主要作用是按预设模式和参数将吸入气体调节成一定的送气形式,在吸气相送入患者肺内。不同种类的呼吸机吸气阀的结构和工作原理具有较大差别,根据吸气阀结构和工作原理的不同可将呼吸机分为全气动(气控气动)、全电动(电控电动)和电控气动三种类型。不同种类的吸气阀对高压气源种类的需求不同,全气动和气动电控型呼吸机同时需要高压空气和高压氧气作为驱动气源;全电动型呼吸机仅需要高压氧气,高压氧气和常压空气混合形成一定正压的空氧混合气体后,再由吸气阀的调节形成具有特定送气形式的吸入气流。

(1)全气动呼吸机:此类呼吸机吸气阀是利用流体力学原理实现对吸入气流的控制。

高压空气及氧气既是驱动呼吸机产生吸入气流的动力源,同时也是驱动吸气阀调节吸入气流的送气形式。全气动呼吸机吸气阀在工作时常涉及两种流体力学原理。

1)附壁效应(wall attachment):当喷射气体通过一个开口射出时可引起外周局部压力的降低,周围空气可从各个侧面进入喷射气流内(图18-2)。如果喷射气流受到邻近一个侧面的限制,斜面与射流之间会形成涡流,仅其他侧面的周围气体可进入喷射气流内。

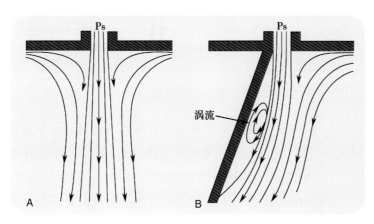

图18-2 附壁效应

2)流柱偏移(beam deflection):C1、C2 为控制压力信号,Ps 为供气压力。如果从右侧调控口给予一个控制信号 C2,Ps 从出口 O2 排出,即使 C2 触发后停止,Ps 仍从 O2 排出,直到再从左侧调控口给予信号 C1,Ps 才转从 O1 排出。如果同时施加两个控制信号 C1 和 C2,Ps 可同时从 O1 和 O2 排出,排出量的多少取决于 C1 和 C2 的压力差(图18-3)。

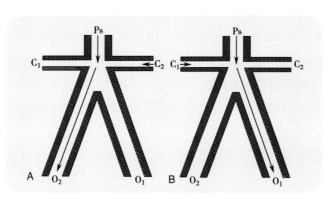

图18-3 流柱偏移

全气动呼吸机目前在临床上的应用为数不多,但某些急救型转运呼吸机的吸气阀设计仍有涉及流体力学原理,如 Bird7000、Bird7002、Teama Osiris 及 Drager Oxylog3000 等。

(2)全电动呼吸机:吸气阀由电子和机械装置共同组成,其工作方式为阀门通过有规律的机械运动产生正压气体,并按照预设参数和模式调节输出气流。此类吸气阀主要以活塞和涡轮为代表。

1)活塞:高压氧气和常压空气按照预设氧浓度混合,形成具有一定正压的空氧混合气体储存于气缸内。电动机使轮盘旋转,带动连接杆运动以推动活塞前进,推动一定容积的吸入气体进入肺内(图18-4)。轮盘运转过程受到控制系统的控制,按照预设模式和参数调节活塞的前进速度和方向,从而调节气流输送形式,如 PB760 和 PB740 等。

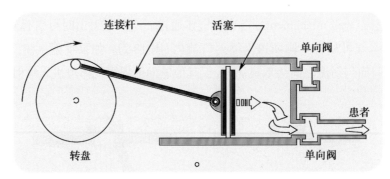

图 18-4　活塞

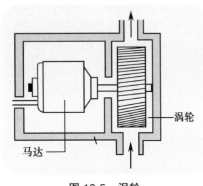

图 18-5　涡轮

2)涡轮:高压氧气和常压空气按照预设氧浓度混合,形成具有一定正压的空氧混合气体,通过电动机带动涡轮旋转来调节空氧混合气体的压力和流速形式,代表机型有 LTV1000、VELA 及 SAVINA 等(图 18-5)。某些呼吸机则与此不同,电动机带动涡轮旋转,先卷入室内空气形成高压气体,再与高压氧气混合形成空氧混合气体,然后经过减压阀减压调节形成定压型吸入气流,如 BiPAP Vision 和 V60 等无创呼吸机。

(3)电控气动型呼吸机:吸气阀由电子和机械部件组成,吸入气体由高压气源驱动且减压形成,经过吸气阀时受到预设模式参数的调节,形成所需形式的吸入气流。呼吸机种类不同,流量控制系统各异,目前临床上常见的有比例电磁阀和步进电机等。

1)比例电磁阀:比例电磁阀主要由阀门、电磁铁、磁感应线圈等组成(图 18-6)。高压气源从阀门一端进入,另一端输出,受阀门调节后形成吸入气流。磁感应线圈通电后可产生磁场,其磁场强度随着通电电流的变化而变化,由此导致其与电磁铁之间相对位置的不断变化,最终导致阀门口径的不断变化。阀门口径越大,输出气流的压力及流速就越高,

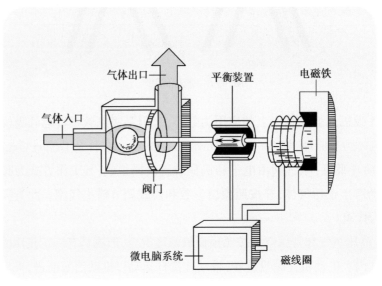

图 18-6　比例电磁阀

反之越小。呼吸机微电脑系统可按照预设模式参数设置,精确调节磁感应线圈的通电电流,从而可精确调节吸入气流的送气形式。现代危重症有创呼吸机普遍采用比例电磁阀作为流量控制系统,如 AVEA、PB840、Drager Evita XL、Simens Servoi 和 Galileo 呼吸机等。

2)步进电机:如图 18-7 所示,步进电机主要由电动机、硅胶管、剪刀阀等组成,剪刀阀由固定臂和活动臂组成,活动臂与马达相连。高压气源从硅胶管一端进入,另一端输出形成气流。电动机受微电脑系统控制,不断旋转,导致活动臂与固定臂之间的夹角不断改变,以控制硅胶管口径的不断变化,从而调节气流输出形式。代表呼吸机型为 Simens 900C。

2. **传感器** 主要分为压力传感器和流量传感器。传感器的主要作用为监测压力、流量和容量等参数,实时反馈给微电脑系统,以及时调整对吸气阀和呼气阀的控制,实现精确的目标送气,同时通过信息显示单元实时显示监测曲线和数值,根据报警限设置显示报警信息。多数呼吸机在吸入端和呼出端均安装压力和流量传感器,而某些呼吸机(如 Hamilton G5)则安置在 Y 形管处。

3. **呼气阀** 安置在呼吸机呼气口末端,受微电脑系统控制,通过不断改变开闭状态,以实现吸呼气过程和呼气末正压(PEEP)的控制。呼气初,呼气阀迅速开放,当气道压力下降至一定水平时,阀门迅速关闭,以维持恒定的 PEEP 水平(图 18-8)。在使用流速触发功能的情况下,多数呼吸机由于有基础流速存在,呼气阀在呼气末并非完全关闭。

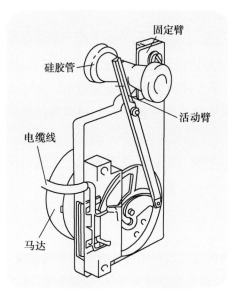

图 18-7 步进电机

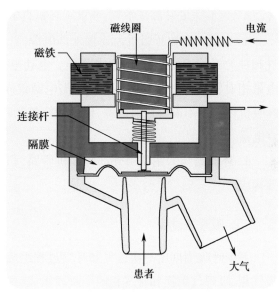

图 18-8 呼气阀

无创呼吸机呼气阀一般不受电脑系统控制,阀门孔径大小相对固定,呼出气体经此阀门呼出。通气过程中,阀门漏气不可避免,这需要呼吸机通过对输出气流进行漏气补偿才可维持预定的 PEEP/CPAP 水平(图 18-9)。

(二) 其他

1. **控制系统** 主要包括中央处理器、人机对话、信号转换、信息监测以及显示等单元构成,其主要功能是接收和处理外部设置以及内部监测的各种信息,以调节吸气阀和呼气阀,实现精确的吸呼气过程,并实时显示各种监测和报警信息。20 世纪 80 年代以前,控制系统由模拟电路构成,80 年代以后,随着计算机技术的广泛应用,模拟电路多被数字电路

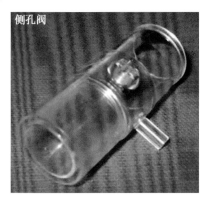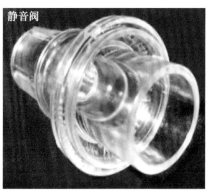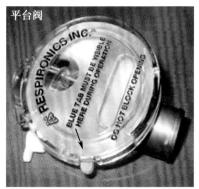

侧孔阀　　　　　　　静音阀　　　　　　　平台阀

图 18-9　无创呼吸机呼气阀

代替,极大地提高了控制系统接收和处理各种信息的速度,使得人机协调性明显提高。目前,不同呼吸机控制系统组成和功能有所区别,多数有创呼吸机组成较为完备,功能较为强大;一些转运呼吸机或家庭呼吸机组成较为简单,大多无信息监测和信息显示部件,功能性和安全性相对欠缺。

2. **高压气源**　分为高压空气和氧气,压力范围一般为 3~5.5kg/cm²,其主要作用为驱动吸入气体,经过减压、调节后将其送入患者肺内。有些医院安装有中央高压空气和氧气;部分医院未安装高压空气,要求呼吸机自带空气压缩机。

3. **电源**　多数呼吸机需连接外部电源,自带蓄电池也可满足短时间工作。呼吸机吸气阀种类不同,对耗电量的要求各异。电动电控呼吸机因活塞、涡轮等机械做功需要,耗电量相对较大。电控气动呼吸机所需电源仅满足电子元件的工作,耗电量较小。全气动呼吸机理论上不需要任何电源,但现代全气动呼吸机安装了少许电子设备,也需要耗费少许电量。

4. **外部结构**　主要由外部呼吸机管路、积水杯、加温/湿化器、支撑臂以及主机底座等构成。

二、吸呼气过程

一个呼吸周期由一次送气和呼气过程组成,在机械通气过程中可被看成由吸气触发、吸气相、吸呼气切换和呼气相四个阶段组成,这四个阶段分别受触发变量、控制变量、吸呼气切换变量和基线变量的控制。触发变量触发呼吸机开始送气;控制变量控制吸气相的送气形式;吸呼气切换变量控制呼吸机由吸气相转化为呼气相;基线变量控制呼气相基线压力。以下简要介绍这四个阶段与相对应的变量之间的关系。

(一) 吸气触发

触发变量可分为时间触发和患者触发。时间触发是指当患者自主吸气触发较少或消失后,自主呼吸频率低于呼吸机预设的控制通气频率时,呼吸机定时送气以保证基本的通气频率,满足患者基本通气需求。患者触发是指呼吸机通过传感器系统感知患者开始自主吸气,并达到预设的触发灵敏度后,立即对患者进行一次通气辅助。

目前多数呼吸机上,患者触发有压力触发和流量触发两种形式。若触发方式设为压力触发,呼气末吸呼气阀门关闭,整个呼吸回路处于密闭状态,当压力传感器感知呼吸回路内压力低于基线压力并达到预设水平时,吸气阀打开,送气开始。压力触发灵敏度通常设定在 –2~–1cmH₂O。流量触发分为两种类型:①吸呼气阀门处于半开半闭状态,呼吸管路内持续存在持续低流量基础气流(一般为 5~10L/min),呼吸机持续监测送气端和呼气端气流流速,当感知两端流量差值达到预设水平时,呼吸机立即送气,如 PB840、AEVA、VELA 和 Simens Servoi,触发灵敏度一般设置为 1~3L/min(图 18-10);②吸呼气阀关闭,呼吸管路内不存在基础气流,当患者吸气触发呼吸机时,吸气端流量传感器感知吸气流速值达到预设水平时,呼吸机立即送气,如 Drager Evita 4。Aslanian 等将压力触发与流量触发进行对比研究,按常规设置压力触发灵敏度为 2cmH₂O,流速触发灵敏度为 2L/min,发现流量触发所需患者吸气触发功耗更低,呼吸机更易被触发送气。但 Goulet 等将压力触发灵敏度设为 0.5cmH₂O 后,与流量触发灵敏度 2L/min 和 3L/min 比较,发现前者所需患者吸气触发功更低。大部分研究发现,流量触发灵敏度 2L/min 与压力触发灵敏度 1cmH₂O 效果相似。因此,患者所需吸气触发功的大小不仅取决于何种触发方式,而且取决于触发灵敏度的大小。此外,某些呼吸机还具备容量触发、神经电信号触发功能。

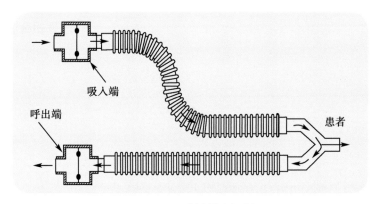

图 18-10　流量触发机制

(二) 吸气相

开始吸气时,吸气阀开放,呼气阀关闭。在吸气相,呼吸机主要通过控制吸气阀,调节气流输出形式,达到将吸入气体送入患者肺内的目的。常见的吸入气流速波形有指数递减波、方波、递减波和正弦波等。多数呼吸机采用压力控制和容量控制两种方式,实现定压通气和定容通气。

1. 定容通气　呼吸机通过预设吸入潮气量,保证每次吸入潮气量相同,送气压力随呼吸系统总阻力的变化而变化。经典的定容通气是指有创呼吸机通过预设活塞等吸气阀的初始容积来保证每次均能送入相同的潮气容量。现代呼吸机通过比例电磁阀等调节,并未直接设定潮气容积,而是通过调节送气流速和送气时间,以保证每次吸入潮气量相同。吸入气流波形多为方波和递减波。

2. 定压通气　呼吸机通过预设吸气压力,通过调节吸气阀保持每次吸入气压力相等;容量随呼吸系统总阻力的变化而变化。吸入气流波形多为递减波。

(三) 吸呼气切换

吸呼气切换变量达到预设值时,吸气阀关闭,呼气阀开放,由吸气相切换为呼气相,一般分为容量切换、时间切换和流速切换。定容通气多采用容量切换或时间切换,如定容型辅助控制通气模式（V-A/C）和定容型同步间歇指令通气模式（V-SIMV）等，即呼吸机送气达到预设送气容量或预设送气时间时，立即切换为呼气。定压通气多采用时间切换或流量切换，如定压型辅助控制通气模式（P-A/C）和压力支持通气模式（PSV）等，即送气时间达到预设时间或呼吸机送气流速降到预设水平时，立即切换为呼气。

即使吸呼气切换变量达到预设条件，也可通过增加吸气末平台时间或手动按压吸气末暂停按钮，在吸气末保持吸呼气阀同时关闭，延迟吸呼气切换，这种方式称为吸气末阻断。

（四）呼气相

呼气相是指上一次吸呼气切换到下一次吸气触发之间的时间段，此时吸气阀关闭，呼气阀开放，肺内气体呼出。呼气相包括呼气流量时间和呼气停止时间，呼气流量时间是指出现呼气流量开始到呼气流量结束的时间，呼气停止时间是指呼气流量结束到下一次吸气触发开始的时间。基线变量用于控制呼气停止时间内的气道内压力水平，即 PEEP 水平，主要依靠呼气阀和呼吸回路内的基础流速共同维持，无创呼吸机还需实施额外的漏气补偿方可维持。

（罗祖金　曹志新）

参 考 文 献

---

［1］CAIRO J M. Mosby's respiratory care equipment [M]. 10th ed. St Louis: Mosby, 2018.

［2］ASLANIAN P, EL ATROUS S, ISABEY D, et al. Effects of flow triggering on breathing effort during partial ventilatory support [J]. Am J Respir Crit Care Med, 1998, 157 (1): 135-143.

［3］GOULET R, HESS D, KACMAREK R M. Pressure vs flow triggering during pressure support ventilation [J]. Chest, 1997, 111 (6): 1649-1653.

［4］TÜTÜNCÜ A S, CAKAR N, CAMCI E, et al. Comparison of pressure-and flow-triggered pressure-support ventilation on weaning parameters in patients recovering from acute respiratory failure [J]. Crit Care Med, 1997, 25 (5): 756-760.

［5］HILL L L, PEARL R G. Flow triggering, pressure triggering, and autotriggering during mechanical ventilation [J]. Crit Care Med, 2000, 28 (2): 579-581.

第 19 章　机械通气的生理学效应

机械通气是通过呼吸机正压以减少人体呼吸做功,改善肺部通气。在胸腔的密闭环境中,心脏和肺被限制在有限的空间中,因此,正压通气必将通过改变胸腔内的压力而影响心脏功能。本章将描述心肺交互作用的基本机制,运用这些概念,解释一些临床现象和正压通气所引起的血流动力学效应。最终目标是能够对通气的血流动力学效应进行合理的预测;而通气策略的特殊心血管反应通常提示心血管系统的特殊疾病状态,相应地警示医生改变其心血管系统的支持方式。

第 1 节　气道压、胸膜腔内压和肺容积的关系

正压通气应用已经很久,与气道压相关的血流动力学变化已被临床广泛接受,而易于混淆的主要原因是将气道压的变化等同于胸膜腔压(Ppl)和肺容积的变化。临床医生经常将气道压和可见的血流动力学效应等同,因为:①机械通气的患者气道压很容易在床旁监测;②平均气道压反映平均肺泡压;③气道压的增加数量上反映了肺容积和 Ppl 的增加。然而,气道压其他变量的关系因通气模式、气道阻力和肺顺应性的改变而变化巨大;不能准确反映心包压(Ppc)变化,这又是左室跨壁压的主要决定因素;误导医护人员基于错误的假设而改变治疗方案。大量研究已经证实正压通气对血流动力学影响的主要决定因素是胸膜腔内压和肺容积的变化,而非气道压。因此,在考察心肺交互作用前,需要先阐明气道压、胸膜腔内压、心包压和肺容积之间的关系。胸腔内,各部分胸膜腔压(Ppl)并不完全一致,当特指某一部分时可用胸侧壁、横膈和近心胸膜压或心包压表示,简化讨论时用非特异胸腔表面压力(ITP)表示。

一、气道压、肺容积和胸膜压

在正压吸气时,肺容积的增加趋于与气道压增加平行,气道压和肺容积改变一致,表现为吸气时 ITP 的相应增加。但临床上,不一致的现象也非常常见,如出现痰栓或人 - 机对抗时,肺或胸壁的顺应性改变,气道压改变可无实际潮气量变化。①痰液栓塞主要支气管使可供通气的肺容积快速减少,正压通气导致气道峰压迅速增加;②自主呼吸努力和机械通气周期不同步(与呼吸机对抗),会导致机械通气时气道压的升高。同样,正压通气时自主呼吸能导致 ITP 的下降,气道峰压和平均压都会下降,而支气管痉挛使气道阻力增加,对于同样的潮气量,气道峰压和平均压都会上升。

肺充气时,挤压其周围的组织结构,将胸廓外推、横膈下移以及与其相连的心包内陷,导致心包压力水平上升。与心包压一样,肺膨胀也可使胸侧壁、膈面和近心处的胸膜压上升,而这种肺膨胀产生的表面压力上升程度是这些对应组织结构(胸壁、膈、腹腔内容物及

心脏)的顺应性和固定性共同作用的结果。基于此,如果要检验心肺交互作用,相对准确的 ITP 是心包处的胸膜压,因为心脏固定于心包囊内,其压力较侧胸壁和膈面胸膜压增加更为明显,正压吸气时通常会低估它的升高。

肺部疾病中,气道压、肺容积和 ITP 的相互作用非常复杂,在同样病理状态下,常因潮气量、吸气流速和呼吸频率设置的不同而不同。气道压上升时,因为跨肺压(相对于 ITP 的气道压力)增加,出现静态的肺扩张。如果肺损伤导致肺泡出血或肺实质变硬(肺顺应性下降),肺扩张达到同样吸气末容积就需要更高的气道压。如急性肺损伤(ALI)时为保持恒定的潮气量所需的气道压更高,而 ITP 增加相似,ITP 增加的主要决定因素是肺容积的改变。总之,无论疾病性质如何,即无论肺顺应性如何变化,只要肺容积增加恒定,ITP 增加相似。

二、气道、胸膜和心包压力的关系

因为 ARDS 患者肺泡塌陷和肺顺应性的分布是不均一的,正压通气时肺扩张必然导致部分顺应性下降少的肺过度扩张。因此,气道压使在吸气前就已经充气的肺组织扩张,但对未充气的肺组织并不能达到同等程度的扩张。压力限制通气就设想这一情况,目的是在 ARDS 患者限制气道压以阻止充气好的肺组织过度扩张,基于这一理解,其潮气量和分钟通气量就必须下降;于是压力限制通气导致肺低通气,产生"允许性"高碳酸血症。以上不难看出,ARDS 时减少潮气量以限制平台压的通气模式,ITP 和 Ppc 均不增加。

因为 ARDS 肺通常是不均一的,充气良好的肺组织顺应性良好,在机械通气时常用的气道压会使这些肺组织过度扩张。与萎陷的肺泡比较,这部分肺泡周围血管结构的压力显著上升。然而,有研究显示,尽管肺泡扩张不均一,如果潮气量保持恒定,不管肺的力学性质怎样,ITP 增加相等。因此在潮气量保持恒定的前提下,气道峰压和平均气道压的改变反映了肺力学性质和患者协调性的变化,而不能反映 ITP 的改变;同样,气道压的这些变化也不影响血流动力学。Pinsky 等发现在术后患者 PEEP 增加时,传递到心包表面的气道压增加比例并不恒定。因此我们不能预测升高 PEEP 时患者 ITP 和 Ppc 上升的量。所以推测一个恒定的分数以表示气道压转导到胸膜表面的比例,并以此计算气道压升高对 ITP 的影响是不准确的,临床应用时有潜在的危险。

虽然很难知道实际的 ITP 值,确定由正压通气带来的 ITP 变化还是有可能的。参考 Mueller(屏气吸气)和 Valsalva(屏气呼气)动作,因为肺容积不变,跨肺压是恒定的,ITP 的变化和气道压改变相等。因此 Valsalva 动作时 20mmHg 的气道压增加反映了 ITP 增加 20mmHg,而 Mueller 动作时气道压 20mmHg 的下降反映了 ITP 同等数量的下降。

在不能够进行气道阻塞时,无论在自主呼吸或正压通气时呼吸努力都可用于评估 ITP 的相对变化。因为胸内血管的环境压是 ITP,在机械通气时发生 ITP 的快速变动导致胸腔内血管压力的波动,右房压和肺动脉舒张压随 ITP 变化而波动。但要获得这些数据必须对患者进行有创血流动力学监测;如果没有左心室射血受阻,体循环动脉收缩压的变化可用于评估 ITP 的波动。

应用胸内血管压和食管压来估计 ITP 和 Ppc 存在两个限制：①Ppc 和 ITP 可能与气道压不同或改变不同的值。心力衰竭时，心包成了限制性的膜，Ppc 超过 ITP（近心端的 Ppl），其程度与心包限制心室舒张相关。Ppc 是心室舒张的周围压，心室舒张压等同于心室腔内压（右或左心室内）和 Ppc 的差值。因此监测 ITP 常会低估 Ppc，或在气道压增加时过高地估计了 Ppc 的增加。②在临床上常用食管压来评估 ITP 和 Ppc。自主呼吸时，食管压通常能较准确反映 ITP 在负压下的波动，但它低估了 ITP 在正压时的波动以及在正压通气下见于肺容积增加时平均 ITP 上升。Mueller 和 Valsalva 动作时，因为肺容积没有改变，食管压的波动准确地反映了 ITP 的波动，事实上食管压的准确性也常通过 Valsalva 动作时气道压和食管压上升同样的值来评价。食管压可以作为 ITP 和 Ppc 的替代，但在一些疾病中应用受限，此时就需要直接数据了。

自主呼吸和正压通气时，肺容积在吸气时增加，ITP 在自主呼吸时下降而在正压吸气时升高。因此，ITP 的变化代表了自主呼吸和正压通气时血流动力学不同的主要决定因素之一。自主呼吸和正压通气其他的主要不同是肌肉运动的代谢需要。因为自主呼吸需要呼吸肌做功（呼吸功），这是一种负荷，自主呼吸的呼吸功耗通常是最小的，然而在疾病状态下，呼吸功耗变得非常大，以维持血流动力学稳定。

第 2 节　机械通气的血流动力学作用

心肺交互作用包含的领域很宽。通气可以改变循环，循环亦可影响通气。这里主要关注通气和通气策略引起的血流动力学变化。这在广义上包含三个基本概念：①自主呼吸是一种运动，需要氧气，产生二氧化碳，可能加重循环系统负担；②吸气在呼气末容积基础上增加了肺容积，因此，一些通气的血流动力学效应可能是肺容积改变和胸壁扩张造成的；③自主呼吸和正压通气的不同主要是因为 ITP 波动不同和产生这些呼吸方式所需要的能量不同。而在临床上这些概念常常共存。开始将先对这些概念分别讨论，然后再将这些概念结合特定的疾病状态和通气模式综合讨论。

一、作为一种运动的自主呼吸

自主呼吸是由呼吸肌的收缩产生的，膈肌和肋间肌是呼吸肌的主要组成部分；在明显过度通气时，腹壁肌肉和肩带的肌肉也可作为辅助呼吸肌。这些肌肉的血流由多根动脉供给，有证据显示，在正常情况下，这些血管的绝对血流量超过了骨骼肌的最大代谢需要量。因此，在正常状态下，血流不是决定最大吸气努力的限制因素。

正常呼吸状态的氧需求少于总的氧输送的 5% 即可满足其代谢需要，而在疾病状态下，如肺水肿和支气管痉挛，呼吸功增加，能将代谢需要增加到总氧供的 25%~30%。如果心排血量受到限制，供应其他器官和呼吸肌肉的血流必然受到影响，会导致组织低灌注和乳酸酸中毒。呼吸衰竭时，机械通气可以降低心血管系统负荷，在心排血量和动脉血氧饱和度（CaO_2，氧含量）不变下增加静脉血氧饱和度（SvO_2）。气管插管机械通气时，患者的呼吸功耗可明显下降，使得其他重要器官的氧输送增加，乳酸水平下降。

二、肺容积改变时的血流动力学效应

肺容积的改变,无论是扩张还是压缩,都将改变自主神经张力和肺血管阻力。高的肺容积机械性地压迫心包,限制了绝对的心脏容积,表现为 ITP 和 Ppc 的增加。这其中的每一步过程对机械通气的血流动力学效应非常重要。

(一)自主神经张力和体液调节

肺含有包括躯体神经和自主神经的丰富的神经支配,包括源于肺、中间神经以及终止于胸腔的神经。这些神经网络通过自主神经系统调节机体平衡状态,包括瞬时改变心血管功能如呼吸性窦性心律失常,平稳改变心血管状态如分泌抗利尿激素(ADH),导致液体潴留。大量心血管反射都处于这一网络中。

最常见的例子是迷走神经反射环介导的肺扩张变时效应。正常潮气量的肺扩张(<10ml/kg)通过减少副交感神经张力增加心率;而大潮气量(15ml/kg)时心率减慢。肺血管收缩反应也可以通过迷走神经反射环路实现,但似乎不引起显著的血流动力学效应。在肺过度扩张时也可发生反射性的动脉舒张;除了在高频通气和肺过度扩张时,这种肺扩张 - 血管舒张反应的临床意义非常小。虽然应用 PEEP 会导致心率增加,同时伴有心排血量的下降,但这种心率增加明显少于出血时心排血量下降到同样程度时所见到的心率增加。这一现象的原因还不清楚,但可以反映 PEEP 引起的交感神经激活和 PEEP 引起的动脉血压升高减少了对压力感受器的刺激。

除了神经反射路径外,通气也可以通过激素来调节血管内液体的平衡。正压通气和 PEEP 引起并维持的肺扩张都可以刺激广泛的内分泌反应,通过压迫右心房的牵张感受器,引起交感活性增强,通过肾脏增加液体潴留。正压通气伴或不伴 PEEP 时血浆去甲肾上腺素、血浆肾素活性和心房脑钠肽增加。充血性心力衰竭时,应用气道内正压(持续气道内正压,CPAP)时,其血浆脑钠肽活性随血流的改善平行下降,提示当血流动力学改善后,机体通过减轻应激反应进行了恢复。

(二)肺血管阻力的决定因素

所有血管床组织压力改变血管阻力;在肺脏,组织压力的变化反映肺容积的变化。因此纯粹从机械力学考虑,肺血管阻力的主要决定因素是肺容积,这意味着在机械通气时,不需要其他过程如体液反应来诱导肺血管阻力的改变。除了改变 ITP 外,肺扩张主要通过改变右心室后负荷及右心室和左心室前负荷影响心脏功能和心排血量。

右心室收缩期后负荷是最大的收缩期室壁应力,根据 Laplace 定律,它与右心室曲缘半径(反映舒张末期功能)和跨壁压(反映收缩期右心室压)相关。呼吸时阻断气道,ITP改变而没有肺容积的变化,并不改变右心室和肺动脉间的压差,因而不改变肺血管阻力,也不会影响右心室后负荷。

肺动脉压增加主要有以下两种机制:①不伴肺血管张力的增加,主要见于血流的明显增加(运动时)和流出压力的被动增加(左心衰竭);②肺血管阻力的增加,包括血管张力的增加或被动的肺扩张。因为无论是瞬时心排血量(CO)还是左心室充盈都不会明显增加,通常情况下,正压通气中肺动脉压的任何增加主要都因为肺血管阻力的增加。不管这些过程发生与否,如果肺动脉压增加,右心室射血将受阻。这不但导致每搏量的下降,而且右心室残余容积增加,阻碍了下一次静脉回流的充盈。这种对静脉回流的限制通常需要几个心搏周期才能逐渐显现。右心室射血下降的过程导致右室壁应力增加,静脉回流下降并迅速出现急性肺心病。此外,如果右心室持续扩张,室壁应力增高,将不能维持右冠状动脉的灌注,可能发生右室游离壁的缺血和梗死。因此,急性肺心病与心排血量的明显下降有关,虽然快速输液能预防因过度右室扩张导致的血管系统明显塌陷,但在急性右心室扩张时液体复苏是禁忌的。

轻微低氧血症(PaO$_2$>65mmHg)和PEEP<7.5cmH$_2$O,肺动脉压的增加并不明显。但如果维持轻微肺动脉压的增加,将发生液体潴留,通过体液调节可以使血管内容量增加,导致右室舒张末期容积的增加并维持稳定的心排血量。

肺血管张力增加的机制非常复杂。如果局部肺泡氧分压(PAO$_2$)下降并低于60mmHg,局部肺血管张力增加,局部血流下降,这就是低氧性肺血管收缩,部分由肺血管内皮细胞合成并释放的氧化亚氮(NO)的变化介导。这些细胞在正常情况下持续低水平地合成氧化亚氮,维持肺血管总体上的舒张状态。这一过程通过O$_2$调节并依赖于O$_2$,可以被酸中毒抑制。因为这是一个耗能过程,如果严重缺氧时,不能合成氧化亚氮,肺动脉压就会上升。酸中毒、肺泡低氧或低氧血症都可以抑制氧化亚氮的产生。

局部通气功能受损时,低氧性肺血管收缩是优化通气和灌注比例的重要调节过程。例如,如果一叶肺或一侧全肺出现不张,流向这些区域的血液减少是有益的,它可以将分流减到最少。如果肺泡低氧发生于双肺,那么肺血管张力增加,肺血管阻力增加,右室射血减少。在肺容积减少时,由于缺乏间质的牵拉肺泡自发塌陷,如ALI/ARDS,由于肺泡不张和继发的低氧性肺血管收缩,肺血管阻力通常是增加的。

(三)机械通气引起的肺血管阻力变化

机械通气可以通过改变上述机制中的一种缓解肺血管阻力。肺容积的改变可以减轻或增加肺血管阻力。机械通气也可以通过几种相关环节中的一种减轻肺血管张力,如改善低氧、增加肺泡通气以及降低呼吸功耗等。

肺容积的改变通过以下两个机制影响肺血管张力:①通过低氧性肺血管收缩改变血管张力;②通过被动地压迫肺泡血管。根据其周围的压力不同,肺循环的血管可以分为两类:①肺小动脉、小静脉和肺泡毛细血管以肺泡压作为其周围压,称为肺泡血管;②大的肺动脉、静脉和心脏及胸腔内体循环的大血管以肺间质压力或ITP作为其周围压,称为肺泡外血管。肺泡和肺泡外血管的血管外压力梯度随肺容积的变化而变化。保持肺扩张的放射状间质牵拉力和作用在气道上一样作用于肺泡外血管。当肺容积增加时,放射状间质拉力增加,肺泡外血管直径增加,血管扩张;反之,当肺容积减少时,放射状间质牵拉减弱,肺泡外血管的截面直径减小,肺血管阻力增加。小气道的塌陷导致肺泡低氧。因此肺容积减小时,肺血管阻力增加是低氧性肺血管收缩和肺泡外血管塌陷的共同结果。

肺容积的增大逐渐增加肺泡血管阻力,但只有当肺容积超出功能残气量(FRC)时才表现出来。因为肺动脉腔内压的产生是右心室射血相对ITP作用的结果,但是肺泡血管的腔外压是肺泡压,如果跨肺压足够大到超过血管腔内压力,当肺泡外血管进入肺泡时就塌陷了,血管截面积减少,肺血管阻力增大;如果肺泡毛细血管的截面积已经减小了,使肺过度扩张可引起严重的肺动脉高压,并可能发生急性右心衰竭(急性肺心病)和右心室缺血。而如果肺容积本来是下降的,应用 PEEP 将肺容积增加到原基础水平将会降低肺血管阻力。

(四) 心室间的相互作用

因为左、右心室是通过肺血管相连的,右心排血量的改变一定会影响左心室充盈;右心室舒张末期容积的变化也可间接改变左心前负荷,如果右室容积增加,左室舒张顺应性下降。

自主吸气通过生理性增加静脉回流引起吸气相关的右心室扩张,这种吸气相关的右心室舒张末容积增加减少了左心室舒张末容积,导致时相性心排血量下降和动脉血压下降。这可被视为功能性低血容量的标志。通过容量复苏和血管活性药物维持相对恒定的静脉回流可将这一反应降到最小。

三、胸膜腔内压变化时的血流动力学效应

心脏是位于一个大的压力腔里的小的压力腔室。因而独立于心脏本身,ITP 的改变影响全身静脉回流到右心室和左心室射血到全身的压力梯度。ITP 增加,通过增加右房压和减小左室收缩时的跨壁压降低这些压力梯度,减少胸腔血容量;相反,降低 ITP 增大静脉回流并阻碍左心射血,增加胸腔血容量。

(一) 全身静脉回流

血流从外周经过低压低阻的静脉回到心脏。正压通气,下游的右房压增加,而上游的压力固定时,静脉回流下降。上游大静脉血管的压力称为静脉系统平均压,是血容量、外周血管张力和血管内血液分布的综合结果。在通气周期中静脉系统平均压没有出现非常快速的变化,而伴随着 ITP 的变化右房压常有非常快速的变化。于是在机械通气中右房压的变化成为决定全身静脉回力压力梯度变化的主要决定因素。

有研究显示正压通气过程中静脉回流的下降可能小于基于以往认识的推测值,正压通气使膈肌下降,腹腔压力增加,增加了腹腔内血管周围的压力。因为有大量的静脉血存于腹腔,正压通气的净效应是增加静脉系统平均压和右房压。尤其在血容量充足的患者,正压通气可能并不引起静脉回流压力梯度的减少。

(二) 右室充盈

在正常情况下,要证明舒张期右室充盈时充盈压的改变量非常困难。开胸手术的患者可以直接测出右室充盈压,当心室快速充盈时,并没有发现右室充盈压力的明显改变。虽然随着容量负荷增加右房压增加,Ppc 也增加了,因此右室充盈压没有变化。这些发现提示在正常情况下,右室舒张顺应性很高,在心室充盈过程中所观察到的大多数右房压增高反映了心包顺应性而不是右室舒张压力的改变。该观察意味着右室充盈,右心肌小节长度保持恒定。推测此时右室舒张是因为心室构型上的变化而不是室壁张力的变化,于是右房压并不随着右室舒张末容积的变化发生改变。当心脏收缩性下降、血管容量扩大时,右室充盈压增加,可能原因包括右室舒张顺应性下降、心包顺应性上升、舒张末容积增加或三者均有。

因为右室舒张时充盈压变化很小,休息时心排血量的主要决定因素静脉回流维持在

接近最大的水平。而右房压是静脉回流的对抗压力。于是越接近于右房压力相对于大气压为零的地方,全身静脉血回流的压力梯度越大。

如果右室舒张顺应性下降或右房压增加,不管右室舒张末期容量变化,这套系统迅速失去功能。例如在急性右室扩张或肺心病(肺栓塞、肺过度膨胀和右室梗死)时,右室舒张顺应性下降;这导致心排血量的显著下降且对容量复苏没有反应。心脏压塞和正压通气时常发生右房压和右室舒张末期容积的分离。必须了解的是:正压通气时 ITP 的增加人为地增加了右房压,使右房压和右室充盈压分离。于是正压通气削弱了正常的循环适应过程,而这在自主通气时工作良好。因此,即使通过应用部分支持通气模式进行机械通气,恢复右房压和右室容积的结合,心排血量才会增加。

因此在撤离机械通气过程中,潜在的右心衰竭可能暴露,表现为右房压迅速增加和心排血量下降。因为正常个体任何方式的机械通气作用于心血管的主要效应是通过改变静脉回流改变右室前负荷,正压通气对心排血量的有害作用可以通过液体复苏增加静脉系统平均压力或通过尽可能低的肺容积波动纠正。于是延长呼气时间、降低潮气量及避免使用 PEEP 都用于将静脉回流血量的下降减少到最小。

因为自主吸气努力通过减少 ITP 增加肺容积,在自主吸气时静脉回流的增加主要是因为右房压的下降。静脉回流量的增加是有限的,因为如果 ITP 下降到大气压以下时,大的静脉在流入胸腔后塌陷,静脉回流出现流量限制。这种流量限制对于心脏来说是安全阀,因为阻断吸气努力后 ITP 明显下降,如果没有流量限制,右心室将过度扩张并出现衰竭。

(三) 左室前负荷和心室间相互作用

静脉回流的改变必然最终导致左心室前负荷方向上一致的改变,因为两个心室功能是串联的。如 Valsalva 动作时,起初右心室充盈下降,而左室充盈没有变化;当这种屏气继续时,左室充盈和心排血量就会下降。除了这一系列相互作用,直接的心室相互依存也可发生,在临床上非常明显。右心室容积的增加将室间隔推向左侧,减少左心室舒张顺应性。

有观察发现,虽然 PEEP 确实引起了一定程度的右向左的室间隔移位,但这种移位是很小的。尽管正压通气时肺容积的增加产生一定程度的室间隔移位,因为相互挤压,双侧心室的容积通常都是减少的。大量研究已经表明在应用 PEEP 时心排血量的下降是因为左心室舒张末容积的下降,而没有舒张顺应性的改变,且左心室舒张末容积和心排血量均可以通过液体复苏恢复。

和正压通气不一样,自主吸气时,右心室容积显著增加,使室间隔瞬间移向左侧,左心室舒张顺应性和舒张末容积下降。这种室间隔左移是吸气相关动脉脉压下降的主要原因,如果下降>10mmHg,称奇脉。因为自主吸气努力可以发生于正压通气,尤其是部分支持通气时,奇脉可以在机械通气患者中出现。

(四) 左室后负荷

左室后负荷等于收缩期室壁张力。根据 Laplace 方程,收缩期室壁张力和左心室跨壁压及曲缘半径成正比,而半径与左室容积成正比。和右心室一样,正常情况下最大左室室壁张力发生在等容收缩末期,反映最大的曲缘半径(舒张末期容积)和主动脉压(舒张压)。

慢性心力衰竭患者左室舒张时,最大的室壁张力发生在射血期,因为这两个参数的最大值此时同时出现。左室射血压力是跨左室收缩,近似等于动脉跨壁压。正常压力感受器位于颈动脉体,其目的是维持动脉血压相对于大气压的恒定,ITP上升时如果动脉血压保持不变,那么左室室壁张力也会下降。同样,ITP增加时,全身静脉回流相应减少,左室舒张末期容积下降,如果动脉跨壁压保持不变,左心室壁张力也下降了。因此,通过这些机制,ITP增加使左室后负荷减少。相反,ITP下降增加了左室跨壁压,增加了左室后负荷,这常发生于撤离正压通气时。

考虑到左心室能耗,无论是ITP增加高于大气压,还是ITP从负值上升到大气压水平,只要其绝对值的改变相同,左心室收缩增加的量就相似。这两种情况下,左心室射血压力的下降和ITP的相对增加成正比。而撤除较大的负的ITP对静脉回流的影响和附加正的ITP效果不同,因为一旦右房压变为负值,静脉回流即出现流速受限,ITP的进一步下降并不伴有静脉回流的进一步增加,仅仅是左心室射血压力的增加。因此,在阻断气道后用力吸气(哮喘、上气道阻塞、声带麻痹)或肺顺应性下降(间质性肺疾病、肺水肿和急性肺损伤)时出现巨大的ITP负向压力波动,选择性地增加了左心室后负荷,被认为是这些疾病中常见的左心室衰竭和肺水肿的原因,尤其是在左室收缩功能已经受累的情况下。而应用旁路解除上气道梗阻(气管内导管)、进行正压通气、降低自主吸气努力等措施解除ITP巨大的负向波动,可以选择性地降低左心室后负荷,而没有显著的静脉回流和心排血量的变化。由于伴随机体代谢需要和左心室后负荷增加,撤离正压通气是一种严重心脏负荷试验。

第3节 不同心肺疾病状态下通气对血流动力学的影响

以上讨论说明了自主呼吸和正压通气均有很强的血流动力学效应,不同患者对心血管稳定性可能有着相反的作用;而且不同的机械通气模式、支持水平通过改变患者努力的程度改变呼吸功、ITP和肺容积,也改变血流动力学效应,这些内容通用于大多数的通气模式。在呼吸功明显增加、高血容量或左心室泵功能受损的患者,正压通气支持可以救命,因为除了改变气体交换,正压通气可以支持心血管系统并减少全身耗氧量。在低血容量或有肺过度充气的患者,机械通气可迅速引起心血管功能失衡。同样,撤离正压通气支持被认为是一个运动负荷试验,如果患者心血管储备功能受限,即使达到传统的撤机标准,也不能撤离正压通气。同样的气道压和PEEP的患者,不同的肺容积和ITP可有不同的血流动力学后果。当两种通气模式引起相似的ITP和呼吸努力变化时,其血流动力学效应相同。

一、急性肺损伤

急性肺损伤(ALI)患者通常需要呼气末正压以维持肺泡膨胀状态和动脉氧合。因为ALI患者肺和胸壁顺应性下降,气道压力增加不能反映ITP的增加,正压通气时ITP的上升程度是肺容积而不是气道压增加决定的;因此是肺膨胀的程度而不是气道压决定了心排血量的下降。在同一程度上增加肺容积使不同的机械通气模式匹配,这些通气模式降低心排血量的程度也相似。PEEP 引起的心排血量的下降主要是由于静脉回流压力梯度的下降,肺过度膨胀的血流动力学效应可以部分通过液体复苏治疗使胸腔内血流量恢复到 PEEP 前水平来对抗,当左心室舒张末容积恢复到基础水平时(可以通过超声心动图评估),尽管持续应用 PEEP 心排血量仍恢复基础水平。

二、充血性心力衰竭

如果应用 PEEP 后心排血量上升,那么无论是低氧性肺血管收缩还是左心室后负荷都会下降。气道压力上升的同时伴有心排血量的增加提示充血性心力衰竭(CHF)的存在。在 CHF 或心源性肺水肿患者加用 PEEP 并不降低心排血量,实际上如果肺小动脉阻断压(PAOP)超过 18mmHg 时会增加心排血量。但在有心力衰竭合并 ALI 患者 PEEP 可能导致白细胞在肺内的滞留,加重肺损伤。

有研究显示,降低呼吸支持水平在心肌缺血和急性左心衰竭的患者会加重心肌缺血,阻断自主吸气努力引起的 ITP 负向波动可改善上述情况。撤离正压通气是一种运动应激试验,因为这能暴露急性呼吸衰竭稳定的患者潜在的心力衰竭。气道正压的血流动力学益处是消除了 ITP 的负向波动,其压力可以通过持续气道内正压(CPAP)实现;即使是 5cmH$_2$O 的 CPAP,也能增加 CHF 患者的心排血量,而相同水平的 CPAP 在正常个体和没有容量负荷过重的心力衰竭患者将使心排血量降低。

如果心力衰竭时气道正压改善了左心室功能,动脉收缩压应不会下降,且相对于非正压通气时是增加的,这种现象称为反向奇脉。这种呼吸支持水平和动脉收缩压的关系可快速判断哪些患者可以从增加 ITP 辅助中得益,而哪些患者不能;那些相对于基础状态动脉收缩压增加的患者倾向于有一定程度的容量负荷过重和心力衰竭,而那些血压下降的患者则倾向于容量不足。

三、慢性阻塞性肺疾病(COPD)

COPD 患者主要的血流动力学问题与肺过度膨胀有关,其原因包括肺实质的破坏和动态肺过度充气,这两种情况下,肺膨胀并压迫心包,增加肺血管阻力,阻碍血液回流。和外源性 PEEP 相似,内源性 PEEP 也可导致动态肺充盈,改变患者血流动力学特征。外源性 PEEP 降低了自主呼吸的功耗,但没有监测到血流动力学恶化,而应用水平低于内源性 PEEP 的 CPAP 也没有观察到明显的不良反应。

和 ALI 患者相似,COPD 患者的撤机使心血管系统负荷加重。严重 COPD 患者即使呼吸机参数达到标准,在撤机时仍有发生心源性肺水肿的危险,其原因可能是容量负荷和左心衰竭加重的联合作用。因为可能忽略了患者的心血管储备功能和自主呼吸加于循环系统的负荷,通过简单评估呼吸储备、通气和气体交换参数,临床医生在预测能否成功撤离机械通气时仍存在很大的问题。因此,隐匿的心血管功能不全在危重症患者撤机失败中可能扮演了一个重要的角色。

(吴小静　夏金根)

———————————————— 参 考 文 献 ————————————————

［1］ INGARAMO O A, NGO T, KHEMANI R G, et al. Impact of positive end-expiratory pressure on cardiac index measured by ultrasound cardiac output monitor [J]. Pediatr Crit Care Med, 2014, 15 (1): 15-20.

［2］ FARES W H, CARSON S S. The relationship between positive end-expiratory pressure and cardiac index in patients with acute respiratory distress syndrome [J]. J Crit Care, 2013, 28 (6): 992-997.

［3］ LEE H J, KIM K S, JEONG J S, et al. Optimal positive end-expiratory pressure during robot-assisted laparoscopic radical prostatectomy [J]. Korean J Anesthesiol, 2013, 65 (3): 244-250.

［4］ WILKMAN E, KUITUNEN A, PETTILÄ V, et al. Fluid responsiveness predicted by elevation of PEEP in patients with septic shock [J]. Acta Anaesthesiol Scand, 2014, 58 (1): 27-35.

［5］ FOUGèRES E, TEBOUL J L, RICHARD C, et al. Hemodynamic impact of a positive end-expiratory pressure setting in acute respiratory distress syndrome: importance of the volume status [J]. Crit Care Med, 2010, 38 (3): 802-807.

第20章 机械通气模式

机械通气是指由呼吸机提供的一种具有指定控制变量(压力或容积)的呼吸方式。呼吸机可以进行强制控制通气和允许患者自主呼吸的辅助通气两种通气类型。因此机械通气过程中存在三种呼吸方式:所有呼吸都是强制通气(持续指令通气,CMV),既有强制通气也有自主呼吸(间歇强制通气,IMV),以及所有呼吸都是自主呼吸的持续自主通气(continuous spontaneous ventilation,CSV)。

由此可见,机械通气过程中共有两种控制变量和三种呼吸方式,组成了机械通气的五种常规基础模式:VC-CMV、VC-IMV、PC-CMV、PC-IMV 和 PC-CSV。由于容量控制需要呼吸机在吸气结束时达到事先设定的潮气量,需要进项强制通气,所以不存在 VC-CSV模式。

一、容量控制通气

持续指令通气(continuous mandatory ventilation,CMV)指无论患者自主呼吸次数的多少和强弱,呼吸机皆在预设吸气时间(inspiratory time,Ti)内,按预设潮气量(定容型模式)或通气压力(定压型模式)等对每次呼吸给予通气辅助,故称为持续指令通气。

容量控制持续指令通气(VC-CMV):以容量为目标的 CMV 通常使用容量目标模式。潮气量(VT)、呼吸频率(RR)、吸呼气时间比(I:E)或吸气时间(Ti)完全由呼吸机控制。

图 20-1 中,A 至 B 点反应用于克服呼吸机管路、气道内导管以及患者气道、胸肺的黏性阻力而消耗的压力。B 点后压力呈直线状增加至最高点 C 点,该压力用于克服胸肺弹性阻力。C 点压力达到最大值,称为气道峰压(PIP)。与 BC 两点压力直线平行的斜线 AD,其斜率 =Vt/C,因为 Ers=1/C,即呼吸系统静态顺应性的倒数,因而 AD 的斜率也等于 Vt × Ers(C,呼吸系统静态顺应性;Ers,呼吸系统弹性阻力)。由于设置吸气末屏气,气体在肺内重新分布,C 点压力快速下降至 D 点,其下降速度与 A 上升至 B 点速度相等。C 至 D 点的压力差主要是由气道黏性阻力决定。屏气一段时间后,气体分布更加均匀,气道压力逐渐下降形成平台 E 点,即平台压力。D 至 E 点的压力差由胸肺黏性阻力决定。E 点

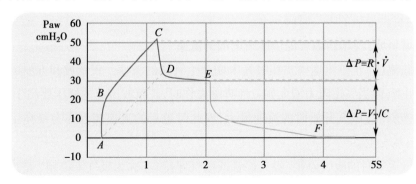

图 20-1 容量控制模式(恒定流速)的压力时间曲线

是呼气的开始,依靠胸肺弹性回缩力即肺内气体排出体外(被动呼气),呼气结束气道压力回复到基线压力的水平(0 或 PEEP)。

容积辅助 / 控制通气(volume assist-control ventilation,V-A/C)常简称为辅助 / 控制通气(A/C)。当患者自主 RR 低于预设 RR 或患者吸气努力不能触发呼吸机送气时为容积控制通气;患者吸气能触发呼吸机送气时为容积辅助通气的通气模式类型。预设 RR 为背景频率,起"安全频率"作用,有利于防止通气过度或不足,也有利于改善人机配合。除 VT、Ti(包括送气时间和屏气时间)、RR 等常规参数外,现代 A/C 模式还常有流量波形和大小、流量上升速度、压力限制等参数,但临床上容易被忽视或调节不当,是导致通气失败的常见原因。

(一) 参数设置

1. 潮气量和呼吸频率 健康成年人正常自主呼吸时 VT 为 5~7ml/kg,自主呼吸频率为 12~18 次 /min。在计算通气患者 VT 时,通常成年患者为 5~8ml/kg 理想体重(PBW),婴幼儿 5~8ml/kg(PBW)。较低的潮气量[4ml/kg(PBW)]已成功应用于 ARDS 成年患者的肺通气。这种小潮气量通气被称为保护性通气策略,可减少由于肺泡过度膨胀相关的损伤效应。潮气量应调整至平台压低于 30cmH_2O,并调整频率以避免内源性 PEEP。由于存在压力过高和与之相关的膨胀过度、肺损伤以及其他并发症的危险,不建议 VT 超过 9~10ml/kg。小潮气量(4~8ml/kg)对限制性疾病有益,有助于避免压力过高和肺泡过度膨胀。值得一提的是,低于 4ml/kg 的潮气量可导致肺不张。

2. 吸气流速和流量模式 在控制性机械通气过程中,流速高时可缩短 Ti,产生较高的峰压,气体分布较差。相反,流速低时通过延长 Ti 的代价来降低峰压,改善气体分布,增加平均气道压。Ti 延长会导致气道陷闭,而延长 Ti 亦会增加心血管系统受抑制的风险。在启动的时间点时,正常设置的用以吸气的时间约为 1 秒(范围为 0.8~1.2 秒)。建议的吸呼比为 1∶2 或更低(通常为 1∶4)。可以通过设定初始的峰流速值为 60L/min 左右(范围为 40~80L/min)来实现,应记住,流速应设置能满足患者吸气需求,这样在呼吸机无充足流量支持时,自主呼吸患者不会试图呼吸。

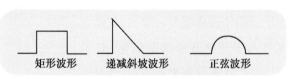

图 20-2 流速 - 时间波形

3. 气流模式 流速 - 时间波形可以多种形式呈现(图 20-2)。最常见的形式为矩形波(恒定或方波)、递减斜坡(减速斜坡)和正弦曲线(正弦波)。

(1)恒定流速:恒定流速模式亦称为矩形波或方波。一般恒定流速模式在所有流速模式中在流速峰值相当时可提供最短的吸气时间。

(2)递增斜坡:递增斜坡可提供逐渐增加的流速。

(3)正弦流速:正弦流速模式在吸气末期产生衰减的流速。正弦波和方波的平均气道压和峰压相似,但当气道阻力增大如急性哮喘发作时,正弦波流速的峰压要高于方波。

(4)递减斜坡:吸气开始时的流速最大,而此时患者的流速需求亦为最高。压力通气时递减波自然发生。

4. 容量通气时的吸气停顿:吸气停顿或吸气保持(亦称为吸气末停顿),是指在吸气末当吸气阀门关闭时,在短时间内防止呼气阀门打开时实施的操作。吸气停顿可被选择用于每一次强制呼吸以改善气体在全肺的分布。吸气停顿可提供较长的吸气时间,从而提供最佳通气血流比,减少无效腔率。应注意的是,该操作须谨慎使用,或在COPD和流速限制患者中干脆不使用。

(二) 监测

在容量控制模式中,通气过程中监测的重点在气道压力。吸气峰压、平台压和平均气道压随着阻力和顺应性的变化而改变。尤其是气胸或者气道阻塞患者,要快速识别压力的升高。对于没有主动呼吸的患者,高压报警值应该设置为高于平均吸气峰压 $5 \sim 10 cmH_2O$。对于有自主呼吸的患者,高压报警值应该设置为高于平均吸气峰压 $10 cmH_2O$。

(三) 优缺点

容量控制模式最大的优势是输出潮气量固定,不论患者顺应性、气道阻力和自主呼吸努力如何变化,都可保证特定的送气量和呼气量(Vte)。这有利于肺泡通气量保持在一个固定的水平,并且有利于呼吸力学改变引起的 PIP 和 P_{plat} 的改变的发现。但是流速形态是固定不变的,它会导致峰压和肺泡内压升高,引起肺泡过度膨胀,有造成人机对抗的潜在可能性。

(四) 应用

中枢或外周驱动能力很差者,如麻醉、神经肌肉疾病、重症 COPD 等;对心肺功能储备较差者,可提供最大的呼吸支持,以减少氧耗量,如 ARDS、休克、急性肺水肿患者;需过度通气者;需准确测定呼吸力学指标,如静态顺应性、气道阻力和内源性 PEEP 等。

容量控制通气下气道压力的影响因素如下。

1. **患者的肺部特征** 肺或胸壁顺应性减低将导致峰压和平台压增加;顺应性改善则峰压和平台压减小。气道阻力增加可导致峰压增加,气道阻力减小则峰压降低。

2. **吸气流速模式** 恒定流速波形时气道峰压较高,而递减流速模式时峰压较低。递减流速模式的平均气道压较高,而恒定流速模式产生的平均气道压较低。较高吸气流速将导致较高的气道峰压。

3. **容量设置** 容量控制通气时,容量设置较高将导致较高的峰压和平台压;容量设置较低则峰压和平台压也较低。

4. **PEEP** 增加 PEEP 水平将增加峰压和平台压。

5. **内源性呼气末正压(Auto-PEEP)** 内源性 PEEP 的增加会增加吸气峰压。

二、压力控制通气

定压型持续指令通气(pressure-continuous mandatory ventilation,P-CMV):无论自主呼吸次数的多少和强弱,呼吸机皆在预设 Ti 内,按预设通气压力对每次呼吸给予通气辅助。现代 P-A/CV 与 P-CMV 也有相同的含义,即按压力控制或压力辅助完成的持续指令通气也称为 P-CMV。

压力辅助 / 控制通气(presser assist-control ventilation,P-A/CV):A/C 模式是由时间触发或者患者触发的 P-CMV 模式,由临床医师设置最小呼吸频率、触发灵敏度和压力。当患者自主呼吸频率低于 RR 或患者吸气努力不能触发呼吸机送气时为压力控制通气;患者吸气能触发呼吸机时为压力辅助通气的通气模式类型。预设 RR 为背景频率,起"安全频率"作用,有利于防止通气过度或不足,也有利于改善人机配合。现代呼吸机基本用此方法取代单纯控制通气和辅助通气。

使用 P-A/CV 模式进行通气时,每一次呼吸(不论是患者触发还是时间触发)均为指令通气,呼吸机均按照时间或患者触发、设定压力和时间切换来实施气体输送。由于呼吸机对压力或流速的变化敏感,因此当患者试图进行呼吸时,即发生了患者触发过程。当呼吸机感应到轻微的负压(−1cmH$_2$O)或者流量降低(低于基础气流 1~2L/min)则开始吸气过程。呼吸机在吸气相向患者提供恒定压力,其产生的 VT 受患者的肺顺应性和阻力,患者的吸气努力和设置压力的影响。应牢记,使用 P-A/CV 时,必须设置呼吸机的最小呼吸频率以保证患者最低通气频率。其压力、流速、潮气量随时间变化的曲线见图 20-3、图 20-4。

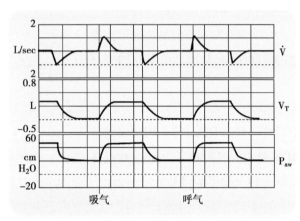

图 20-3　压力、流速、潮气量随时间变化的曲线

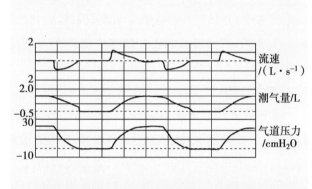

图 20-4　压力、流速、潮气量随时间变化的曲线

(一) 参数设置

除通气压力、Ti、RR 等常规参数外,现代 P-A/CV 模式还常有触发灵敏度、压力上升时间等参数,但临床上容易被忽视,调节不当,是导致通气失败的原因。

触发灵敏度:是公用通气参数,对所有模式都是合适的。触发灵敏度、触发后呼吸机的反应时间是影响自主呼吸做功和人机配合的主要原因之一。原则上最容易触发又基本不发生假触发的灵敏度为最佳触发灵敏度。

压力上升时间即在吸气开始时压力由基线水平(PEEP)上升到设定压力(吸气压力或支持压力)的时间长短。有些呼吸机称 RISE TIME,还有些称 SLOPE;有些单位也不一样,有些是百分比,有些是时间,有些是挡位。对于这些次要参数,没有绝对正确的设置,具体要看波形,根据情况分析。

(二) 监测

使用控制通气时必须有充分的监护和报警设置。在 P-A/CV 模式,通气过程中监测的重点是潮气量(VT)和分钟通气量(MV)的变化,对于没有自主呼吸的患者,低潮气量(VT)或低分钟通气量(MV)报警值的设置应低于平均潮气量(VT)或平均分钟通气量(MV)的 50%;对于有自主呼吸的患者,设置低潮气量(VT)报警比低分钟通气量(MV)报警更重要,因为患者可以通过增加呼吸频率来补偿由于潮气量(VT)降低的影响而保持分钟通气量(MV)的恒定。低潮气量(VT)报警应该在低于平均潮气量(VT)的 50%。

对于气胸或主气道阻塞的识别在 P-A/CV 比较困难,虽然气胸患者的潮气量会随气胸进展而减少,但由于 P-A/CV 的吸气峰压是恒定的,潮气量的减少有时会因呼吸机要保持气道内恒定压力而增加的气流所抵消,因此首要表现可能是气体交换障碍。在 P-A/CV 模式时,大量气胸患者可能会出现潮气量下降、外周指脉氧饱和度下降、呼吸频率加快的表现,但对于少量气胸的反应可能没有那么明显,往往不易识别,可能要到常规胸部 X 线检查或动脉血气结果出来后才被发现。

(三) 特点

1. **优点**　①可允许临床医生设置最高压力,通过限制作用于肺部正压的大小来降低肺部过度膨胀的风险,吸气峰压和肺泡内峰压恒定可避免使更多的肺泡过度膨胀;②在压力控制通气时,呼吸机输送减速流速模式波形,可改善气体分布,并允许患者在自主呼吸尝试期间使用不同的吸气流速;③对于有自主呼吸的患者,压力控制通气条件下可能会觉得更为舒适。当患者有自主吸气努力时,上气道产生负压可以促使呼吸机产生气流变化来满足患者需求,这会降低人机对抗发生的潜在可能性,这与容量控制通气相比,有助于减少呼吸功,尤其是 ARDS 患者。

2. **缺点**　①输送气体容量存在变异;②随着肺部情况的恶化 VT 和 Ve 减低。

(四) 压力控制通气模式下影响输送容量的因素

1. **压力设置**　设置较高的压力可产生较大的气量,而设置较小的压力所能提供的气量较小,也就是说保持 PEEP 不变的情况下增加吸气峰压(PIP)可增加呼吸机输送的容量,反之亦然。

2. **压力梯度**　保持 PIP 不变的情况下增加 PEEP 会降低压力梯度(PIP-PEEP),降低呼吸机输送的容量,反之亦然。

3. **患者的肺部情况**　①顺应性减小,导致输送容量减少;在给定的吸气压力下,顺应性增加使输送容量增加。②在气道内有气流通过的情况下,气道阻力增加,输送气体容量减少;而减少气道阻力可以增加气体容量输送。

4. **吸气时间**　吸气时间延长,容量输送增加,但这仅限于吸气相气道内仍有气流的情况下(当流量 - 时间曲线显示流量在吸气结束前不为零),然而若流量在呼气结束前已经停止,即使再增加吸气时间 Ti,而无充分的呼气时间,则因吸入的气流无法充分呼出,容量输送反而会因呼气不完全而减少。

5. **患者的吸气努力**　患者自主呼吸努力可以增加容量的输送。

(五) 应用

当患者由于药物、脑功能障碍、脊髓或膈神经损伤、运动神经瘫痪或者必须要给予镇静肌松药物(癫痫发作和强直性收缩),导致患者完全无自主呼吸努力,控制通气是最合适的通气模式。

1990 年以前,P-A/CV 主要用于 ARDS 患者,因为传统的 V-A/CV 和 PEEP 导致过高的肺泡内压并且不能改善氧合,随后证明两者对 ARDS 患者疗效相似,然而,P-A/CV 在减少呼吸做功方面优于 V-A/CV。

在某些情况下使用 P-A/CV 模式时,会将吸气时间(Ti)设置为长于呼气时间(expiratory time,Te),这种模式称为压力控制反比通气。一般来说仅用于明显肺部实变的患者,较长的 Ti 可以通过提高平均气道压力改善其氧合,但患者会感觉非常不适,因此可能需要使用镇静药物,对于个别患者甚至还需要肌松药物。

(六) P-A/CV 与 V-A/CV 的比较

P-A/CV 与 V-A/CV 都属于控制通气,两种模式既有相似之处也有不同之处(表 20-1)。

表 20-1　P-A/CV 与 V-A/CV 区别

	P-A/CV	V-A/CV
潮气量	可变	不变
吸气峰压	不变	可变
平台压	不变	可变
流速波形	可变	设置
峰流速	可变	设置
吸气时间	设置	设置
最低频率	设置	设置

三、同步间歇指令通气

同步间歇指令通气(synchronized intermittent mandatory ventilation,SIMV)与间歇指令通气(intermittent mandatory ventilation,IMV)[指呼吸机按照预先设定的时间间隔(时间触发)来进行周期性容量或压力控制通气]类似,是呼吸机以容量控制或压力控制的方式进行指令通气,在指令通气的间歇如果患者有自主触发则呼吸机允许其进行自主呼吸,并且呼吸机的指令通气可与患者的自主呼吸同步。SIMV 根据指令通气分为定容型同步间歇指令通气(volume-controlled synchronized intermittent mandatory ventilation,VC-SIMV)和定压型同步间歇指令通气(pressure-controlled synchronized intermittent mandatory ventilation,PC-SIMV)。VC-SIMV 模式中,呼吸机按照预设的呼吸频率进行控制通气,每个呼吸过程按照预设的潮气量和吸气时间进行机械通气,而在 PC-SIMV 模式中呼吸机按照预设压力和吸气时间进行机械通气(图 20-5)。

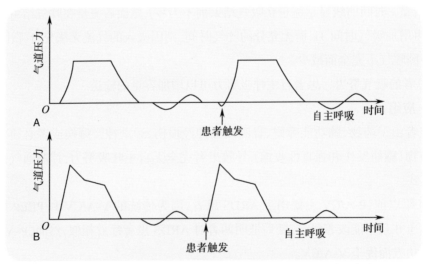

图 20-5　定容型同步间歇指令通气和定压型同步间歇指令通气在压力 - 时间波形中的不同

A. PC-SIMV;B. VC-SIMV。

在 SIMV 通气模式中,患者可以在两次控制通气间歇进行自主呼吸,但是两个模式的不同之处在于 IMV 只能通过预设呼吸频率进行时间触发的机械通气,SIMV 可以通过患者触发或时间触发两种方式进行机械通气。SIMV 通过预先设定呼吸频率决定呼吸周期,将呼吸周期时间的后 25% 设定为控制通气的触发窗。当患者在触发窗这段时间中产生自主吸气动作,将会触发控制通气。当患者在触发窗中没有自主吸气触发,呼吸机将会按照预先设定的呼吸频率在下一次呼吸周期开始时进行控制通气送气。在进行过一次指令通气后,呼吸机允许患者进行没有额外吸气支持压力的自主呼吸,直至下一次指令通气按照预期进行送气。两次指令通气之间患者触发产生的是自主呼吸,临床上通常以压力支持方式进行辅助。

SIMV 模式中,呼吸机为患者提供的支持水平可以从最少的支持水平到完全支持的控制通气。患者在使用 SIMV 模式时可以避免每一次呼吸都是指令通气,通过自主呼吸来完成部分呼吸做功,主动参与到呼吸过程中来,从而在一定程度上保存了患者部分呼吸肌肌力。然而浅快呼吸的患者或者临床医务工作人员参数调节不当,在使用 SIMV 模式时容易出现自主呼吸与控制通气不协调;患者可能并不会因为进行控制通气而减少自身吸气努力,甚至可能因为自主呼吸阶段没有吸气压力支持而出现呼吸做功增加和低通气的现象。因此现代 SIMV 通常和自主通气模式结合,多为 PSV 模式,为患者在自主呼吸阶段提供压力支持,减少患者自主呼吸做功,用于患者的脱机,随着预设呼吸频率的降低,患者自主呼吸做功逐渐增加,逐步适应脱离机械通气。

四、压力支持通气

压力支持通气(pressure support ventilation,PSV)是一种辅助通气模式,该模式需要依靠患者通过自主吸气努力来完成触发呼吸机送气。当呼吸机感知到患者的有效自主吸气努力时,在患者的吸气相会输出高速气流以提供压力支持,使气道压很快达到预设的辅助压力水平并维持此压力,直到吸气流速降至吸气峰流速的一定百分比时,吸气停止,由吸气相转为呼气相。临床需设置吸气压力、吸气压力上升时间、吸气触发灵敏度,流速切换(也称呼气触发灵敏度)和 PEEP。而呼吸频率、吸气流速及吸气时间则由患者决定,因此会产生较好的人机协调性。在通气过程中,潮气量取决于支持压力梯度、肺部力学特性和患者自主吸气努力的程度。当患者的自主呼吸较强、气道阻力较小、呼吸系统顺应性较好时,相同压力水平下的潮气量会更大。

(一) 参数调节

该模式要有合适的触发灵敏度和个体化的压力支持水平。触发灵敏度包括吸气触发灵敏度和呼气切换灵敏度。为了保证患者在吸气触发的环节尽可能减少做功,吸气触发灵敏度的调节需保证在不引起触发不良现象的前提下相对灵敏;而考虑到呼气切换灵敏度对呼气时间的影响,所以要依据不同疾病类型来个体化调节。对 COPD 患者,呼气切换较早可提前终止吸气从而延长呼气时间,更有利于气体的排出;对 ARDS 患者,呼气切换较晚,可延迟吸气终止,从而增加吸气时间,有利于增加吸入潮气量和改善气体分布。大多数呼吸机还需设置压力上升时间,有的呼吸机上也称为压力上升斜率。理论上这个参数是对流速加速度的设定,临床上这个术语是指呼吸机在吸气开始时的压力提升至预设压力水平所需的时间。临床医务工作者可以运用此参数合理调节吸气流速。

(二)特点

该模式属于自主通气模式,具有较好的人机协调性,相比于指令通气模式,患者因会感觉更舒适,且自主呼吸全程参与每次的呼吸周期,更有利于呼吸肌的休息和锻炼。需要注意的是,自主呼吸能力较弱或呼吸节律不稳定的患者,可能会存在触发不良现象导致无法有效触发呼吸机送气,从而发生低通气或窒息;压力支持水平设置不当可发生通气不足或过度通气。所以在临床实际应用过程中需根据监测潮气量和呼吸频率动态实现对压力支持水平的调节。

(三)应用

适用于有一定自主呼吸能力且呼吸中枢驱动稳定的患者;与 SIMV 等方式合用,联合了指令通气能保证一定通气需求的同时还可对呼吸肌疲劳和萎缩起到一定的预防作用,可应用于撤机阶段。

五、机械通气新模式

目前临床中常规的机械通气模式,大多需要临床医生在吸气和吸 - 呼气转换阶段设定单一的控制变量。如在辅助 / 控制通气模式中需要设定触发呼吸机开始通气的变量(如流速触发和压力触发),还需要设定吸气期的目标变量,如设定目标容量(VA/CV)、目标压力水平(PA/CV)。另外一些常规模式,如同步间歇指令通气(SIMV)和压力支持通气(PSV),需要额外在吸 - 呼气转换阶段设置吸气流速变量,来达到更好的人机配合度。这些传统模式在每个阶段只需要设定单一的目标变量,即对流速、压力、容量这三种变量进行控制。

然而,随着医学的发展,我们对机械通气的认识的不断深入,如何更好地达到人机同步的效果、满足机械通气患者的病理生理需求、减少机械通气对患者的影响是促进机械通气新模式产生的三大原则。

(一)双重控制模式

为了达到更好的人机配合度,减少呼吸机相关性肺损伤的发生,在机械通气时同时控制两个目标量的双重控制模式(dual control modes)应运而生。控制模式分为两类:单次呼吸双重控制(dual control within a breath,DCWB)和多次呼吸双重控制(dual control from breath to breath,DCBB)。

DCWB 是指在每一次呼吸过程中,临床医师需要两个目标变量进行双重控制通气。如压力限制模式(pressure limited ventilation,PLV)在设定目标容量的基础上还需设定吸气压力峰值,当呼吸机送气阶段气道压力达到峰值,呼吸机将自动降低吸气流速,在吸气时间内将剩余潮气量输送完毕。PLV 虽然保证了患者吸气峰压不会过高,但是容易增加患者的吸气平台压。且不当的压力限值的设置有可能导致吸气流速过低,无法达到目标潮气量导致通气不足的现象。目前 DCWB 逐渐被 DCBB 所取代。

DCBB 大多需要临床医生预先设定目标潮气量,呼吸机通过监测计算患者前几次呼吸过程中顺应性、压力、气体流速的变化,在一定范围内自动调节吸气阶段的压力水平,如压力调节容量控制通气(PRVC)、气道压力释放通气(airway pressure release ventilation,APRV)和容量保证压力支持通气(AVAPS)等。DCBB 同样可以联合常规通气模式,提高人机配合度,如流量适应性容量控制通气(A/C+ autoflow)、自主呼吸模式(automode)等。

气道压力释放通气(airway pressure release ventilation,APRV)最早出现于1987年,定义为持续气道正压通气(CPAP),在整个呼吸循环过程中,持续气道正压通气(CPAP)有一个短暂的释放,使患者能够自主呼吸。APRV的模式特点契合ARDS患者保护性通气原则,当前已有研究证实其对ARDS机械通气患者的预后是有益的。

1. **APRV的定义** APRV是一种以时间为周期,对压力可控的间歇性控制通气。实际上提供两个水平的CPAP,从而允许整个呼吸过程中的自主呼吸不受限制,两个压力水平为时间触发和时间切换,改良后的APRV可允许患者自行触发和切换,改善了强制通气的人机同步性。它可描述为一种高压CPAP维持,低压CPAP释放的概念,同时允许自主呼吸并短暂周期释放,以帮助通气和二氧化碳(CO_2)去除(图20-6)。

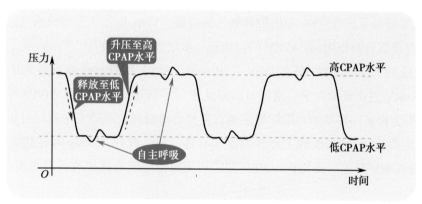

图20-6 气道压力释放通气

2. **APRV的临床设置** APRV关键设置包括高压(PH)、高压时间(TH)、低压(PL)、低压时间(TL)。PH和TH是气道压的主要决定因素,高压的水平和高压的持续时间会对氧合有直接影响。而高压释放至PL的水平以及TL有助于CO_2的排出,其受到PH与测得的呼气末正压之间的驱动压力差以及下游气道阻力的影响。但是在释放阶段的设置中需要避免肺萎陷,有两种主要的设置策略:固定的APRV设置,TL恒定且PL不为0,TH占呼吸周期的90%以下。个体化的APRV设置:该策略在高压相(高CPAP水平)提供了大约90%的呼吸周期的延长时间,同时提供了非常短暂的压力释放以增强CO_2去除。需要适当注意才能正确理解和设置低压相(低CPAP水平)的持续时间。呼气流量曲线以评估肺弹性的变化,因此设置TL以优化CO_2去除,但不以减少肺泡的复张和不稳定性为代价。因此,肺生理的变化决定了释放潮气量。在急性限制性肺疾病中的设定显示呼气末流量(EEF)/呼气峰值流速(PEFR)之比达到75%(而不是低于75%)时终止,可优化肺复张,提高肺泡稳定性,并降低肺泡微应变。这种方法产生的TL足够短,以维持呼气末肺体积,防止肺泡塌陷和不稳定。如果在TL结束时达到的呼气压力低于肺泡的闭合压力(如果TL大于肺泡塌陷时间,则将发生),肺泡塌陷将导致重复的开/关和肺泡微应变。需要对呼气流量曲线进行连续分析,因为其斜率反映呼吸系统的弹性,并且可以随着肺生理的发展而变化。随着斜率的变化,TL须适当调整。因此,释放潮气量是基于肺弹性和生理的持续变化。PL设置为0可减少短暂释放阶段的呼气阻力,从而允许更高的呼气流速。

3. APRV 的临床特点

(1)肺保护性复张:由于呼吸机致肺损伤(VILI)已被广泛认可为多脏器功能衰竭的重要发病机制之一,因此在 ICU 中使用 APRV 逐渐发展。在 CMV 期间,肺反复塌陷和扩张会导致肺出血和容积伤。Kollisch 等发现使用大鼠模型,设置较高的 PH 和短暂的 TL 以维持呼气末释放压力高于肺泡临界闭合压力,通过采用 APRV 方案来稳定肺泡并减少微应变。另外,在 ARDS 中发现的肺泡异质性会造成肺泡过度扩张,进一步加剧肺损伤。重复充盈 / 收缩较少发生在 APRV,反比通气中较长的吸气时间允许异构肺单元具有不同时间常数的膨胀以及促进肺泡之间侧支通气。

(2)可允许患者自主呼吸:在 APRV 中,患者能够完全控制自主吸呼气的频率和时间。自主呼吸通过减少肺不张可改善肺通气。在 APRV 时出现自主呼吸,可提高了重力依赖肺区域的通气和复张,同时避免附加正压。复张不通气的肺单位可以改善 V/Q 失配,降低 PVR,并改善呼吸系统顺应性、心指数和氧气输送量。Varpula 等认为机械通气过程中的自主呼吸有改善氧合的作用,而 APRV 的应用进一步增强了这种作用。

(3)血流动力学稳定性:早在 1988 年,Rasanen、Stock 和 Downs 在麻醉犬中研究传统 CMV 和 APRV 的血流动力学后遗症时就对此进行了描述。他们证明 APRV 可以增强肺泡通气而不会损害循环功能和组织氧平衡。这些心血管和血流动力学效应可能继发于自发呼吸产生负压后,从而改善了静脉回流和心排血量。此外,Hering 等在猪的实验性肺损伤(与无 APRV 自主呼吸相比)APRV 期间研究自主呼吸和描述改善肝血流、肾灌注和功能。

(4)减少镇静作用:在 APRV 中自主呼吸时,改善患者 - 呼吸机同步性可能会增强患者的舒适度,从而减少镇静药输注的需要。Sydow 等发现当患者从容量控制通气(VCV)过渡到 APRV 时,他们能够显著减少神经肌肉阻滞剂(NMB)的使用,并注意到镇静药的剂量要低 2~4 倍。减少镇静有降低 ICU 谵妄和镇静戒断率,减少 NMB 相关肌病的风险,缩短机械通气和 ICU 住院时长的潜力。

(5)呼吸机相关性肺炎的发生率降低:Walkely 等进行了一项观察性研究,以调查 APRV 作为肺挫伤创伤患者呼吸机相关性肺炎(VAP)的保护性危险因素。他们发现,应用 APRV 的患者 VAP 发生率降低。他们假设这一发现可能与改善肺复张和减少镇静药使用有关,如 Mahajan 等研究发现,使用 APRV 时可以通过改善黏液清除率降低 VAP 的发生。呼气流速超过吸气流速,这可能会促进黏液清除效率。

(二) 吸气努力反馈系统

传统的通气模式中,呼吸机在每次呼吸过程中会输送相同的压力,与患者吸气努力的时机和大小无关。因此在传统支持通气模式中人 - 机不同步和呼吸机过度辅助时常出现。

为了使呼吸机能更快、更好地与患者自主呼吸进行配合,目前临床中可提供成比例辅助通气(proportional assist ventilation,PAV)和神经调节辅助通气(neurally adjusted ventilatory assist,NAVA)两种提供比例通气的新型反馈模式。PAV 模式中,呼吸机提供的通气辅助与患者自身吸气努力成正比,通过呼吸系统运动方程对患者的吸气流速、呼吸顺应性和阻力等呼吸力学指标进行半连续自动测量,再按医生设定的辅助水平的比例进行相对应的压力和吸气流速输送,简化了辅助机械通气的实施。

NAVA 与 PAV 进行辅助通气的方式十分相似,需要医生按照患者吸气努力程度进行成比例设定,以保证在患者吸气阶段提供合适比例的通气支持。但它们用来控制呼吸机的信号方式不同。研究表明,膈肌电活动(the diaphragm electrical activity,Edi)能有效反映膈肌活动电信号。膈肌作为主要呼吸肌,在神经肌肉兴奋性和传递无异常的情况下,Edi信号是最接近呼吸中枢输出的可用信号。NAVA 通过将嵌入 8~12 个微电极的 Edi 鼻胃管经食管插入,保证 Edi 电极均匀分布在食管内膈肌水平,并将采集到的 Edi 信号经计算机处理实时传送给呼吸机。通过观察 Edi 信号变化,实现将呼吸机与呼吸中枢相连接,提高呼吸机与患者的人机同步性。

1. **特点**　不同于既往通气模式,包括 PAV,依赖于呼吸回路内流量和压力等变化,NAVA 直接通过监测患者神经呼吸电信号控制呼吸周期的不同阶段(尤其是吸气触发,吸气期和吸 - 呼转换)。如吸气初期,当患者 Edi 信号幅度比基线高出 0.5μV 以上时就会触发送气,并在 Edi 信号下降到其峰值 70% 时终止,无需考虑患者的肺和胸廓弹性、流量阻力、内源性 PEEP 以及管道漏气等情况,减少触发延迟等问题,更好地达到人机同步性,甚至可以用于无创通气的患者。

2. **参数调节**　对于 PAV 和 NAVA 模式,呼吸机不对患者的呼吸过程进行控制,只为患者提供与其自身吸气努力成正比的通气支持,医务人员则按需分配呼吸机与患者的呼吸做功比例即可。与传统通过监测患者流量等参数变化不同,NAVA 模式中根据患者的 Edi 信号水平来设定成比例辅助通气(即 NAVA 水平,以 cmH_2O/μV 为单位),使呼吸机在吸气期的吸气峰压(Ppeak)由患者自身吸气努力(即 Edi 变化幅度)和呼吸机共同决定:

$$P_{peak} = (NAVA\ 水平 \times Edi) + PEEP$$

3. **优点**　由于呼吸机直接与患者呼吸中枢连接,NAVA 模式更符合患者生理学需求,减少触发延迟,改善人机同步性。实时监测 Edi 信号的方式,使得呼吸机辅助通气阶段不再需要控制压力、流量以及时间,而是实时配合患者的呼吸驱动进行送气(图 20-7),改善人机异步和自身的神经肌肉耦联,恢复其自身的呼吸变异性(如肺牵张反射),对患者的膈肌和肺进行保护性通气,维持患者的 VT 和呼吸频率等在相对稳定的范围。使用 NAVA 模式,也能减少患者的不适和焦虑,促进自主呼吸,帮助长期机械通气的患者锻炼恢复膈肌功能。医生也能根据 Edi 信号,评估患者的呼吸负荷和通气需求,进行个体化的参数设置。同时,通过观察 Edi 信号能帮助医务人员选择镇静药物,判断撤机拔管时机。

4. **缺点**　由于 NAVA 必须保证膈神经的传导通路和肌电的耦合是正常的。因此,如果患者存在严重膈肌无力或神经肌肉疾病将无法使

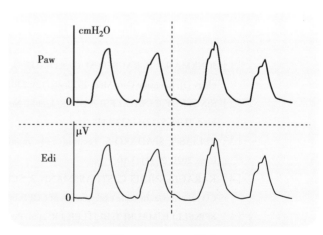

图 20-7　NAVA 模式

用该模式。另一方面,电极的敏感性会受放置位置和放置时间的影响,以及镇静深度和肌肉松弛药的影响,因此需要有后备通气以保证患者的安全。同时,对于大多数患者来说,NAVA 水平可以保持在 2.5cmH_2O/μV 以下,对于呼吸中枢驱动过强的患者在使用 NAVA

时可能会出现因为过高的 NAVA 水平而带来的过高的通气辅助。虽有学者提出可以设置压力上限防止通气过程中过高的辅助压力，但这种组合可能并不安全，需谨慎使用。

NAVA 模式能提高人机同步性，为肺和膈肌保护性通气提供了可能。但该模式设置的难度在于吸气辅助水平的设定，因为呼吸肌努力的目标因患者和病情而有所不同。可以尝试匹配 PSV 中的压力水平来设置吸气辅助水平，然后再进行调整。

（三）闭环通气

闭环通气（close loop mechanical ventilation，CLMV）系统是指呼吸机根据临床医生设定的不同限值，结合机械通气过程中监测到的多方面数据，最终通过内部算法自动调节机械通气辅助支持水平。闭环通气可分为两种，一种是呼吸机监测计算患者进行机械通气时的相关参数（如顺应性、气道阻力、呼吸频率、潮气量、呼末二氧化碳分压等）来自主调节呼吸机对患者的辅助支持水平，为患者提供最舒适的机械通气支持。常见的模式有适应性支持通气（ASV）、SmartCare PS 和自动导管补偿（ATC）三种。另一种闭环通气也称为部分闭环通气系统。这种闭环系统通过检测患者机械通气时相关参数变化（如顺应性、指脉氧饱和度、波形、功能残气量等）为临床医生提供调整方案，如根据功能残气量的变化推荐适合该患者的 PEEP 水平（FRC 滴定 PEEP）、根据患者呼吸机支持水平提供撤离机械通气方案（SmartCare）等。

闭环通气系统可以一定程度上减少医生调节呼吸机次数，缩短机械通气时间，增加长期机械通气患者的安全性。但是这并不代表这种自动化的调整与方案推荐就是完美的，临床医生应该了解这些调整与推荐方案背后涵盖的生理学意义，结合临床进行分析。

（解立新）

――――――――――― 参 考 文 献 ―――――――――――

[1] JONKMAN A H, RAUSEO M, CARTEAUX G, et al. Proportional modes of ventilation: technology to assist physiology [J]. Intensive Care Med, 2020, 46 (12): 2301-2313.

[2] SINDERBY C, NAVALESI P, BECK J, et al. Neural control of mechanical ventilation in respiratory failure [J]. Nat Med, 1999, 5 (12): 1433-1436.

[3] TELIAS I, SPADARO S. Techniques to monitor respiratory drive and inspiratory effort [J]. Curr Opin Crit Care, 2020, 26 (1): 3-10.

[4] KARAGIANNIDIS C, STRASSMANN S, SCHWARZ S, et al. Control of respiratory drive by extracorporeal CO (2) removal in acute exacerbation of COPD breathing on non-invasive NAVA [J]. Crit Care, 2019, 23 (1): 135.

[5] SPINELLI E, MAURI T, BEITLER J R, et al. Respiratory drive in the acute respiratory distress syndrome: pathophysiology, monitoring, and therapeutic interventions [J]. Intensive Care Med, 2020, 46 (4): 606-618.

[6] TANG G J, KOU Y R, LIN Y S. Peripheral neural modulation of endotoxin-induced hyperventilation [J]. Crit Care Med, 1998, 26 (9): 1558-1563.

[7] JACONO F J, MAYER C A, HSIEH Y H, et al. Lung and brainstem cytokine levels are associated with breathing pattern changes in a rodent model of acute lung injury [J]. Respir Physiol Neurobiol, 2011, 178 (3): 429-438.

［8］ XU X T, SUN Q, XIE J F, et al. Effect of neurally adjusted ventilatory assist on trigger of mechanical ventilation in acute exacerbation of chronic obstructive pulmonary disease patients with intrinsic positive end-expiratory pressure [J]. Zhonghua Nei Ke Za Zhi, 2019, 58 (1): 43-48.

［9］ DINIZ-SILVA F, MORIYA H T, ALENCAR A M, et al. Neurally adjusted ventilatory assist vs. pressure support to deliver protective mechanical ventilation in patients with acute respiratory distress syndrome: a randomized crossover trial [J]. Ann Intensive Care, 2020, 10 (1): 18.

［10］ PIQUILLOUD L, VIGNAUX L, BIALAIS E, et al. Neurally adjusted ventilatory assist improves patient-ventilator interaction [J]. Intensive Care Med, 2011, 37 (2): 263-271.

［11］ SCHMIDT M, KINDLER F, CECCHINI J, et al. Neurally adjusted ventilatory assist and proportional assist ventilation both improve patient-ventilator interaction [J]. Crit Care, 2015, 19 (1): 56.

［12］ HADFIELD D J, ROSE L, REID F, et al. Neurally adjusted ventilatory assist versus pressure support ventilation: a randomized controlled feasibility trial performed in patients at risk of prolonged mechanical ventilation [J]. Crit Care, 2020, 24 (1): 220.

［13］ FERREIRA J C, DINIZ-SILVA F, MORIYA H T, et al. Neurally Adjusted Ventilatory Assist (NAVA) or Pressure Support Ventilation (PSV) during spontaneous breathing trials in critically ill patients: a crossover trial [J]. BMC Pulm Med, 2017, 17 (1): 139.

［14］ KRISHNAKUMAR M, MUTHUCHELLAPPAN R, CHAKRABARTI D. Diaphragm function assessment during spontaneous breathing trial in patients with neuromuscular diseases [J]. Neurocrit Care, 2021, 34 (2): 382-389.

［15］ SULZER C F, CHIOLÉRO R, CHASSOT P G, et al. Adaptive support ventilation for fast tracheal extubation after cardiac surgery: a randomized controlled study [J]. Anesthesiology, 2001, 95 (6): 1339-1345.

［16］ SCHMIDT M, KINDLER F, CECCHINI J, et al. Neurally adjusted ventilatory assist and proportional assist ventilation both improve patient-ventilator interaction [J]. Crit Care, 2015, 19 (1): 56.

［17］ ROSE L, SCHULTZ M J, CARDWELL C R, et al. Automated versus non-automated weaning for reducing the duration of mechanical ventilation for critically ill adults and children: a cochrane systematic review and meta-analysis [J]. Crit Care, 2015, 19 (1): 48.

［18］ ROY S, HABASHI N, SADOWITZ B, et al. Early airway pressure release ventilation prevents ARDS-a novel preventive approach to lung injury [J]. Shock, 2013, 39 (1): 28-38.

［19］ EMR B, GATTO L A, ROY S, et al. Airway pressure release ventilation prevents ventilator-induced lung injury in normal lungs [J]. JAMA Surg, 2013, 148 (11): 1005-1012.

［20］ KOLLISCH-SINGULE M, EMR B, SMITH B, et al. Mechanical breath profile of airway pressure release ventilation: the effect on alveolar recruitment and microstrain in acute lung injury [J]. JAMA Surg, 2014, 149 (11): 1138-1145.

［21］ ROY S, SADOWITZ B, ANDREWS P, et al. Early stabilizing alveolar ventilation prevents acute respiratory distress syndrome: a novel timing-based ventilatory intervention to avert lung injury [J]. J Trauma Acute Care Surg, 2012, 73 (2): 391-400.

［22］ ROY S K, EMR B, SADOWITZ B, et al. Preemptive application of airway pressure release ventilation prevents development of acute respiratory distress syndrome in a rat traumatic hemorrhagic shock model [J]. Shock, 2013, 40 (3): 210-216.

［23］ VARPULA T, JOUSELA I, NIEMI R, et al. Combined effects of prone positioning and airway pressure release ventilation on gas exchange in patients with acute lung injury [J]. Acta Anaesthesiol Scand, 2003, 47 (5): 516-524.

［24］ RÄSÄNEN J, DOWNS J B, STOCK M C. Cardiovascular effects of conventional positive pressure ventilation and airway pressure release ventilation [J]. Chest, 1988, 93 (5): 911-915.

［25］ HERING R, BOLTEN J C, KREYER S, et al. Spontaneous breathing during airway pressure release ventilation in experimental lung injury: effects on hepatic blood flow [J]. Intensive Care Med, 2008, 34 (3): 523-527.

［26］ HERING R, PETERS D, ZINSERLING J, et al. Effects of spontaneous breathing during airway pressure release ventilation on renal perfusion and function in patients with acute lung injury [J]. Intensive Care Med, 2002, 28 (10): 1426-1433.

［27］ HERING R, VIEHÖFER A, ZINSERLING J, et al. Effects of spontaneous breathing during airway pressure release ventilation on intestinal blood flow in experimental lung injury [J]. Anesthesiology, 2003, 99 (5): 1137-1144.

[28] SYDOW M, BURCHARDI H, EPHRAIM E, et al. Long-term effects of two different ventilatory modes on oxygenation in acute lung injury: Comparison of airway pressure release ventilation and volume-controlled inverse ratio ventilation [J]. Am J Respir Crit Care Med, 1994, 149 (6): 1550-1556.

[29] PUTENSEN C, ZECH S, WRIGGE H, et al. Long-term effects of spontaneous breathing during ventilatory support in patients with acute lung injury [J]. Am J Respir Crit Care Med, 2001, 164 (1): 43-49.

[30] WALKEY A J, NAIR S, PAPADOPOULOS S, et al. Use of airway pressure release ventilation is associated with a reduced incidence of ventilator-associated pneumonia in patients with pulmonary contusion [J]. J Trauma, 2011, 70 (3): E42-E47.

[31] MAHAJAN M, DISTEFANO D, SATALIN J, et al. Time-controlled adaptive ventilation (TCAV) accelerates simulated mucus clearance via increased expiratory flow rate [J]. Intensive Care Med Exp, 2019, 7 (1): 27.

第21章 机械通气初始参数设置

一、机械通气初始参数设置原则

迄今为止,已研发出数十甚至上百种机械通气模式,但哪一种模式最佳存在很多争议且缺乏有力的指导证据。原则上应根据患者呼吸衰竭的原因和病理生理以及各呼吸机模式的特点进行选择。对于刚建立人工气道的患者,受临床疾病和药物等多因素的影响,自主呼吸能力通常远低于自身的呼吸需求,往往需要持续的控制性通气。为避免出现严重的呼吸衰竭和维持机体生命体征的稳定,呼吸机宜选择高支持水平的模式和参数设置,辅助/控制模式(A/C-mode)是此时最常用的机械通气模式。也有部分国内医疗单位将同步间歇指令通气(SIMV)作为机械通气时的初始模式使用,但该模式相对更为复杂,对操作人员的要求更高,后继出现人机不协调的风险更大。

在使用 A/C 模式的过程中,根据吸气相通气目标不同,可以分为容量控制性通气(volume control ventilation,VCV)和压力控制性通气(pressure control ventilation,PCV)。VCV 模式的特点是潮气量和吸气相流量不受气道阻力、呼吸系统顺应性和自主呼吸水平影响,但在患者通气需求发生变化时,容易出现支持不足和支持过度的情况。PCV 模式的特点是潮气量和吸气相流量与患者自主呼吸努力程度呈正相关,因此人机同步性相对较好。对绝大多数患者而言,VCV 和 PCV 均能满足临床需求。但呼吸力学不稳定的患者如危重症哮喘患者治疗过程中,在缺乏人力进行持续严密监测时宜优先选择 VCV;而对于通气需求高、呼吸窘迫的患者则优先考虑 PCV 以减少人机对抗并提高患者舒适度。

二、初始参数设置

对于完全没有呼吸机使用经验的临床工作人员而言,要想在短时间内为不同疾患设置好个体化的呼吸机初始参数难度较大。为避免上述情况的出现和降低插管后患者意外事件发生,基于正常人体的肺容量多与身高密切相关,目前临床多数呼吸机品牌都具备以下功能:仅需设置患者的身高、性别或理想体重,呼吸机即会自行设置模式和初始参数。此时的呼吸机模式多为容量控制型通气,潮气量约为 6ml/kg(注意:为患者理想体重),吸入氧浓度 1.0。可以看出该呼吸机设置下短时间内可以保障患者基本的通气需求,维持生命体征稳定。但值得注意的是:相同身高患者的呼吸力学其实也不完全一致,尤其是很多患者还存在胸腹部疾患。因此基于每一位患者的临床情况进行个体化的初始参数设置和后继调节是十分必要的。

启动呼吸机后,需要考虑许多具体呼吸参数设置,包括呼吸频率(respiratory rate,RR)、潮气量(tidal volume,VT)、吸气压力(inspiratory pressure,Pi)、吸气流量(inspiratory flow)、吸气时间(inspiratory time,Ti)或吸呼比(I:E)、触发灵敏度、呼气末正压(positive end expiratory pressure，PEEP）、吸入氧浓度（FiO_2）等。

（一）触发灵敏度

触发指呼吸机由呼气相转为吸气相的过程，有时间触发和自主触发两种基本形式。前者是在控制通气时的触发方式，指呼吸机按照预设呼吸频率来完成触发，例如，呼吸频率设置 12 次 /min，如患者无自主呼吸时，每隔 5 秒呼吸机将会给予一次控制性通气。后者是辅助或自主通气模式的吸气触发方式，压力触发和流量触发是其中最常用的两种触发形式。妥善地调节触发灵敏度可改善患者吸气和呼吸机送气之间的一致性，增加患者舒适度。

选择压力触发时，当患者自主吸气，呼吸回路内压力受其影响会降低至基础压力水平（即 PEEP）以下。在压力降低的水平达到触发阈值时，就会触发呼吸机辅助通气。使用流量触发时，多数呼吸机回路内会存在持续气流（base flow），呼吸机通过比较吸呼气端流量的变化来判断患者的吸气努力程度。多数研究提示自主呼吸过程中使用流量触发时的呼吸做功低于压力触发。

总之，灵敏度绝对值越小则呼吸机越容易被触发。但过低的触发灵敏度容易受患者移动、环路积水、过强的心脏搏动等因素影响而出现"误触发"。而触发灵敏度设置不足将会增加患者做功，患者初始吸气和呼吸机送气之间的时间间隔过长，出现明显的人机不同步。对于绝大多数患者，压力触发建议一般设置在 0.5~3cmH₂O，流量触发一般选择为 2~5L/min。

（二）潮气量、吸气压力

潮气量和吸气压力属于呼吸机限制参数，反映机械通气支持水平。潮气量是指每次通气时输送的气体多少。在容量控制通气期间，潮气量由医务人员设定并且保持不变。压力控制通气期间，潮气量则与自主呼吸努力程度、吸气压力水平和呼吸系统顺应性呈正相关。因此，临床医生通常通过调节吸气压力来改变潮气量。

潮气量设置多少为恰当，这是临床医务人员一直争论的话题。总体而言，潮气量的初始设置应在保障通气的基础上，尽可能避免肺损伤或加重原本已存在的肺损伤。因此，患者肺容积大小和疾病类型是设置前需要评估的内容。

在预测大多数肺功能指标时，体重的重要性远不及身高。相对而言，个体的身高变化较小，但体重的变异度更大，体重过轻或过重均可引起肺容积下降。例如体重指数（BMI）$>30kg/m^2$ 的肥胖患者因为胸壁限制的原因可出现肺容积轻度下降，BMI 进一步增高会导致肺容积指标继续降低。与较矮的个体相比，较高的个体有更大的骨架和更大的胸廓，因此各项肺容积指标也较大。总之，基于身高和性别预测的理想体重（predicted body weight，PBW）和肺总量之间有很好的相关性；而实际体重与肺总量的相关性相对较差。目前临床上多是根据患者身高计算出理想体重来进行初始潮气量设置。PBW 的计算公式：

$$女性：PBW（kg）= 45.5 + 0.91 \times \left[身高（cm）-152.4 \right]$$

$$男性：PBW（kg）= 50.0 + 0.91 \times \left[身高（cm）-152.4 \right]$$

对于接受机械通气的非限制性疾病患者，基于有限的研究数据，目前多将初始潮气量选择在 6ml/kg（PBW）。而限制性肺部疾病尤其是合并肺部不均一性疾病患者，如 ARDS

应选择相对较低的初始潮气量设置,以降低不同力学特征肺区之间的相互牵连和正常肺区的过度扩张。现有的研究和指南推荐对于 ARDS 患者宜选择 6ml/kg(PBW)的初始潮气量设置。

(三) 呼吸频率

A/C 和 SIMV 模式时,需要设置呼吸频率,此时预设的呼吸频率可视为基础频率或背景频率。而实际的呼吸频率为呼吸机强制通气和患者自主呼吸频率总和,因此实际频率 ≥ 预设频率。设置的呼吸频率和潮气量决定了机械通气过程中患者能获得的最低通气支持水平。因此,在设置过程中,需要基于以下几方面考虑:①患者的通气需求;②设置的潮气量;③呼吸频率对呼吸周期的影响;④自主呼吸强弱。

尽管尚没有设置呼吸频率的最佳方法,但多数时候呼吸频率的初始设置在 10~16 次 /min 是合理的。对于接受小潮气通气的患者,可能需更高的呼吸频率(最高可达 35 次 /min),但需避免出现呼气不完全产生内源性呼气末正压(auto-PEEP)。

(四) 吸气流量

吸气流量反映潮气量输送快慢的特征,包括形态和大小,后者常用平均流量和峰流量来描述。

目前临床上可见的吸气流量形态包括方波、递减波和正弦波。方波主要在测量呼吸力学或患者存在严重呼气不完全时使用。与其他流量波型相比,递减波时气道峰压更低,更符合呼吸衰竭患者的吸气需求,人机同步性更佳。此外,在气道阻力明显增加时,使用递减波可以更均匀地分配通气,降低各肺区之间通气 / 血流比例差异。因此递减波是最常用的吸气流量波形。

平均流量是吸气过程中送气的平均快慢程度,它和吸气时间的乘积为潮气量,而峰流量是指吸气期间呼吸机送气的最大流量。原则上,设置的吸气流量应和患者的需求相匹配。对于多数患者而言,峰流量为 60L/min 可能已足够,也有学者建议根据潮气量(ml)/10 来指导初始峰流量设置。对于呼吸急促如 ARDS 或阻塞性气道疾病伴急性呼吸性酸中毒的患者,可能需要较高的峰流量。较高的峰流量可缩短吸气时间,增加呼气时间以改善二氧化碳的排出,降低患者发生动态过度充气(auto-PEEP)的可能性。在峰流量设置不足时,患者自主呼吸做功增加,会有呼吸困难、假性低吸气峰压和锯齿形吸气压力曲线等表现。

(五) 吸气时间、吸呼比

容量控制性通气时,吸气时间取决于潮气量、流量波形和流量大小,通常不需要再设置。压力控制性通气或双重控制性通气则需要直接设置吸气时间。临床上常用的吸气时间设置为 0.8~1.2 秒,应根据患者吸气需求进行调节,可参考流量时间曲线上流量基本降至 0 所需时间为宜。

部分品牌的呼吸机(如 Maquet)参数设置的是吸呼比而非吸气时间,但要明确的是呼吸机最终固定的还是吸气时间。例如,背景频率设置为 10 次 /min,则每个呼吸周期为 6 秒,如果吸呼比设定为 1∶2,则实际的吸气时间为 2 秒。此时若患者的实际呼吸频率变成 20 次 /min,呼吸周期变为 3 秒,吸气时间仍然固定为 2 秒,呼气时间则缩短为 1 秒,实际的吸呼比由 1∶2 变成了 2∶1。所以,呼吸频率增加是以缩短呼气时间为代价的,当患者的自主呼吸很强时,需要予以特别关注。临床上,我们更多地应该关注实际吸呼比而不是预设的吸呼比。

(六) 压力上升时间(T_{rise})

使用定压型通气模式过程中,通常需要设置 T_{rise}。它反映呼吸机回路内压力由呼气末压力增加至目标吸气压力的速度。T_{rise} 初始设置多在 0.05~0.2s 之间。T_{rise} 值越低时,呼吸机到达目标吸气压的速度越快,吸气峰流量越高;反之则吸气峰流量越低。对于存在自主呼吸的患者,T_{rise} 设置可影响人机协调性和呼吸做功。

(七) 吸入氧浓度(FiO_2)

既往人们多关注低氧血症对机体的影响,但越来越多的证据表明过度氧疗可出现吸收性肺不张、高碳酸血症加重和氧自由基介导的肺实质损伤。在危重症患者的救治过程中,如不明确患者的氧合状况,可在机械通气的初期使用 100% 吸入氧浓度,但应在短期内根据脉搏氧饱和度和 / 或动脉血气检测结果迅速降低吸入氧浓度至理想水平。

氧气应被视为一种药物,氧疗过程中应需要严格掌握适应证和剂量,个体化确定氧气浓度,应采用满足氧合目标所需的最低吸入氧浓度,避免氧浓度过高或过低给机体带来不良作用。对于大多数危重患者,如果条件允许外周动脉血氧饱和度应维持于 90%~96%。越来越多的证据表明,除非存在需要较高 FiO_2 的指征(如一氧化碳中毒、丛集性头痛、镰状细胞危象、气胸、妊娠和空气栓塞),血氧饱和度 >96% 可能并无必要。

(八) 呼气末正压

患者在接受有创机械通气期间,由于疾病本身和药物的影响,自主呼吸能力明显降低,各肺内区域尤其是背侧肺区容易发生肺泡萎陷。PEEP 被视为正压通气过程中肺内的基础压力,可增加呼气末肺容积,使肺泡在呼气末不易陷闭,在增加肺部顺应性的同时减少肺内分流,改善通气 / 血流比例。PEEP 还有促进肺实质和肺间质内水肿消退的作用,从而改善肺泡弥散功能并进一步改善氧合。对于多数患者而言,PEEP 初始设置通常为 3~5cmH_2O。ARDS 患者由于肺内渗出明显,且存在肺泡表面活性物质数量的缺失和功能的障碍,肺泡塌陷更显著。为维持肺泡结构稳定,ARDS 患者需要设置更高水平的 PEEP,可根据 FiO_2-PEEP 表、最佳氧合、最佳顺应性、压力 - 容积环等方法进行滴定,但尚不明确最佳的滴定方法。而 AECOPD 患者由于小气道结构的不稳定性,在呼气相容易出现气道塌陷和呼气末肺动态过度充气,临床多以 80% 内源性 PEEP 指导设置外源性 PEEP 以改善呼气。

需要注意的是,PEEP 也可能产生不良后果。胸腔内平均压力会随着 PEEP 水平同步增加,导致回心血量和心脏前负荷下降,最终心排血量降低。吸气时过高的 PEEP 还可能会导致正常肺区的过度膨胀。呼气常被视为胸廓和肺的被动弹性回缩,呼气时的驱动力等于平台压和 PEEP 的差值,PEEP 水平过高会导致呼气驱动压降低,因此在危重症哮喘患者机械通气时往往建议不要设置过高水平的 PEEP。

三、报警参数设置

机械通气是一把"双刃剑",呼吸机使用不当不仅不能有效维持生命体征稳定,甚至可能对患者造成直接损伤。在设置呼吸机初始参数或患者病情发生改变时,应选择合适的报警参数。报警参数的作用是当呼吸机监测的实际参数和预设参数有一定偏差的时候发出声光警示,提示临床医护人员及时评估并处理可能的异常情况。美国呼吸治疗学会建议将呼吸机报警按照危险程度和紧迫性分为三级:①可以立即危及生命的报警;②可能危及生命的报警;③不危及生命但需要医务人员注意或警惕的报警。

常见的呼吸机报警参数分三大类:压力报警、容量报警和时间报警。严格来讲报警参数没有重要和不重要之分。但在正压通气过程中,某些类型的报警是需要我们特别关注的。如过高的气道压力和潮气量可能导致呼吸机相关肺损伤的产生,而过低的潮气量和每分通气量则意味着通气支持不足,因此应根据患者的病情仔细地设置呼吸机报警参数(表21-1)。但需要指出的是,任何时候呼吸机的报警都不能完全代替医务人员对患者病情的评估。

表 21-1　常见呼吸机报警设置

1. 窒息通气参数

　　(1)窒息间隔时间:20 秒,根据病情调整

　　(2)潮气量、呼吸频率、流量按照现行参数设置

　　(3)吸氧浓度:100%

2. 高压报警

　　(1)容量控制:高于实际气道峰压 10~15cmH$_2$O

　　(2)压力控制:高于实际气道峰压 10cmH$_2$O

3. 低压报警

　　(1)容量控制:低于实际气道峰压 10~15cmH$_2$O

　　(2)压力控制:低于实际气道峰压 2~3cmH$_2$O

4. 高呼吸频率报警　30~40 次 /min

5. 高潮气量　高于设置潮气量 150~250ml

6. 低潮气量报警　低于设置潮气量 100~150ml

7. 高每分通气量报警　高于实际每分通气量 2~4L

8. 低每分通气量报警　低于实际每分通气量 2~4L

9. 低 PEEP 报警　低于设置 PEEP 1~2cmH$_2$O

10. 报警音量　最高

（段开亮）

参 考 文 献

[1] SASSOON C S, GIRON A E, ELY E A, et al. Inspiratory work of breathing on flow-by and demand-flow continuous positive airway pressure [J]. Crit Care Med, 1989, 17 (11): 1108-1114.

［2］ HILL L L, PEARL R G. Flow triggering, pressure triggering, and autotriggering during mechanical ventilation [J]. Crit Care Med, 2000, 28 (2): 579-581.

［3］ SASSOON C S, DEL ROSARIO N, FEI R, et al. Influence of pressure-and flow-triggered synchronous intermittent mandatory ventilation on inspiratory muscle work [J]. Crit Care Med, 1994, 22 (12): 1933-1941.

［4］ SUTHERLAND T J, GOULDING A, GRANT A M, et al. The effect of adiposity measured by dual-energy X-ray absorptiometry on lung function [J]. Eur Respir J, 2008, 32 (1): 85-91.

［5］ BABB T G, WYRICK B L, DELOREY D S, et al. Fat distribution and end-expiratory lung volume in lean and obese men and women [J]. Chest, 2008, 134 (4): 704-711.

［6］ JONES R L, NZEKWU M M. The effects of body mass index on lung volumes [J]. Chest, 2006, 130 (3): 827-833.

［7］ BROWER R G, MATTHAY M A, MORRIS A, et al. Ventilation with lower tidal volumes as compared with traditional tidal volumes for acute lung injury and the acute respiratory distress syndrome [J]. N Engl J Med, 2000, 342 (18): 1301-1308.

［8］ VIEILLARD-BARON A, PRIN S, AUGARDE R, et al. Increasing respiratory rate to improve CO_2 clearance during mechanical ventilation is not a panacea in acute respiratory failure [J]. Crit Care Med, 2002, 30 (7): 1407-1412.

［9］ O'DRISCOLL B R, HOWARD L S, EARIS J, et al. BTS guideline for oxygen use in adults in healthcare and emergency settings [J]. Thorax, 2017, 72 (Suppl 1): ii1-ii90.

［10］ PANWAR R, HARDIE M, BELLOMO R, et al. Conservative versus liberal oxygenation targets for mechanically ventilated patients. a pilot multicenter randomized controlled trial [J]. Am J Respir Crit Care Med, 2016, 193 (1): 43-51.

［11］ GIRARDIS M, BUSANI S, DAMIANI E, et al. Effect of conservative vs conventional oxygen therapy on mortality among patients in an intensive care unit: the Oxygen-ICU randomized clinical trial [J]. JAMA, 2016, 316 (15): 1583-1589.

［12］ ASFAR P, SCHORTGEN F, BOISRAMÉ-HELMS J, et al. Hyperoxia and hypertonic saline in patients with septic shock (HYPERS2S): a two-by-two factorial, multicentre, randomised, clinical trial [J]. Lancet Respir Med, 2017, 5 (3): 180-190.

［13］ CHU D K, KIM L H, YOUNG P J, et al. Mortality and morbidity in acutely ill adults treated with liberal versus conservative oxygen therapy (IOTA): a systematic review and meta-analysis [J]. Lancet, 2018, 391 (10131): 1693-1705.

第22章　机械通气的并发症

第1节　人工气道相关并发症

人工气道相关并发症在 ICU 中发生率高达 28%~39%，与人工气道装置、建立环境、操作技巧、呼吸道解剖结构、气道管理等因素相关。本节将详细介绍临床中几类常见人工气道相关并发症的病因、表现和防治策略。

一、人工气道移位

人工气道是保障气道通畅、维持机械通气的基础。固定不牢、患者躁动等原因可造成人工气道移位，处理不当可致严重的低氧血症、呼吸衰竭，甚至威胁患者的生命。

气管插管位置过深、固定不佳均可使导管进入左、右主支气管，出现单肺过度通气和肺气肿，对侧肺不张，影响气体交换。右主支气管与气管所成角度较小，气管插管更易进入右主支气管。有研究显示气管插管位置过深发生率为 8.5%，其中 3.7% 进入了右主支气管；而插管位置过浅容易导致漏气和意外脱管。恰当的气管插管位置应为导管末端距离隆突 2~3cm。此外，患者躁动、体位变化等原因可导致气管插管在口腔内打折或扭曲，使其容易脱出，或弯曲后增加气道阻力，影响正常通气。

气管切开导管相对容易固定，外部固定良好的情况下，皮下段和气管内部分可能发生位置改变，如尖端脱出气管移位到皮下层或管口与气管成角造成气管局部压迫等，而固定不牢时容易因患者剧烈呛咳、体位改变而致导管脱出。

针对人工气道移位的预防及处理，需注意如下几点：

1. 规范护理操作，提高患者耐受性的同时牢固固定人工气道。执行操作时动作应轻柔，避免生推硬拉。患者翻身时注意保持头颈、躯干一致，以防动作过大致使人工气道移位。

2. 人工气道评估　定时判断人工气道的通畅程度、固定是否妥善、气囊压力情况等，并随时进行调整。评估气管插管时需保持导管固定在门齿位置，防止导管偏向一侧口角，影响观察判断。

3. 定时听诊，检查两肺呼吸音是否对称，单/双侧呼吸音减弱或消失的情况发生时需评估原因。由于听诊受胸腔积液、肺不张等因素影响，初步判断后可选择胸 X 线片、床旁气管镜检查等方式进一步确认导管位置。

4. 综合评估患者对人工气道的耐受程度，排除因人工气道本身异常导致的不适，如人工气道位置改变、过高的气囊压力、局部压迫造成的不适等。结合病情变化评估排除气道之外的各种对机体不良刺激的影响，必要时给予适当的镇痛、镇静和四肢约束。

二、气道损伤

(一) 人工气道建立时

气管插管时常致呼吸道损伤,其中鼻出血、口腔黏膜损伤等情况较为常见。困难气道和紧急情况下行气管插管容易损伤声门和声带,多次插管可加重气道黏膜的损伤。气道严重损伤较为少见,但盲目强行插管可导致梨状窦撕裂、咽壁或支气管穿孔,严重时将引起气肿、血肿,并伴有气胸、气腹,甚至心脏骤停。操作者应选择合适型号、生物相容性好的气管插管和合适规格的喉镜,操作轻柔快速,尽可能避免损伤气道黏膜。

(二) 留置导管期间

人工气道留置期间的气道损伤多见于气囊压力过高、吸痰导管损伤黏膜、气管导管尖端摩擦气道黏膜,其中气囊压力过高最为常见。长期气管插管可以导致声门、声门下及气管狭窄,声带功能异常。因此,长期气管插管患者建议选择气管切开。

1. **气囊相关并发症** 声门下组织疏松,插管时间过长或气囊过度膨胀时,气囊压力超过气管黏膜灌注压,使气管黏膜血流中断,形成缺血性坏死甚至气管食管瘘等并发症。为避免气囊相关问题,应加强人工气道护理,使用监测设备如气囊压力表定时监测气囊压力,并严格执行气囊上滞留物清除防止微误吸。

2. **吸痰相关并发症** 吸痰所致的黏膜损伤、出血、肉芽形成等情况在临床中也较为常见,多与负压调节过高、吸引时间长、吸痰管置入过深、吸痰过于频繁、操作方法不当、吸痰管选择不当和温化湿化不足等因素相关。

3. **黏膜损伤** 导管移动反复摩擦、损伤黏膜后,局部形成溃疡和肉芽导致管腔变窄甚至造成气管食管瘘。人工气道和呼吸机管路之间应使用人工气道转接头,以避免管路牵拉力作用在气道上。需指导患者减少吞咽、讲话的倾向,防止管路位移时对声门和气道产生的剪切力和擦伤。

4. **鼻黏膜损伤** 经鼻气管插管压迫或反复与鼻前庭黏膜摩擦,可引起鼻黏膜损伤。局部疼痛明显时可对症处理。

5. **气道灼伤** 因高温导致气道灼伤者常伴有进行性呼吸困难、气道廓清障碍、组织坏死脱落、气道狭窄等问题,临床中多由气道温化湿化时湿化罐中无水状态下加热或监测不良等原因造成。

(三) 拔管及拔管后

1. **声音嘶哑** 插管经过声门时可压迫声带、损伤声门和喉返神经,引起声带及杓间黏膜水肿,从而导致患者咽喉疼痛和声音嘶哑。上述症状在拔管、声带休息和激素治疗后可逐渐缓解。

2. **喉水肿** 气管插管引起的喉损伤、炎症、水肿可致使患者发生上气道狭窄,导致拔管后喉水肿,出现上气道喘鸣和呼吸困难等症状,其中1%~4%的患者需再次建立人工气道。拔管前可通过气囊漏气试验初步鉴别,针对儿童、女性、近期气道损伤、反复插管和气管插管外径较大的高危人群可预先给予激素后再拔管。如拔管后出现上气道喘鸣,需密切观察,可采取雾化吸入激素、冷气雾吸入以及无创正压通气等措施,如无改善应紧急再次建立人工气道或气管切开。

3. 呼吸道严重损伤　气管切开患者易在拔管后出现气管局部坏死、瘢痕或肉芽组织增生,导致气管狭窄,严重者需要气管镜下治疗。

气道损伤多因临床不规范操作所致,选择与气道匹配的导管、术前详尽的评估和规范的操作至关重要。除此之外,避免人工气道相关并发症应尽量缩短机械通气时间及带管时间,减少气道管黏膜损伤的同时也降低呼吸机相关性肺炎(VAP)的发生率。

三、人工气道梗阻

人工气道是建立在生理气道与呼吸支持设备之间的有效连接,为保证患者气道通畅进行有效引流、机械通气提供基础。因此,人工气道梗阻发生时常导致患者出现呼吸困难、窒息等症状,严重者可危及生命,需要医务人员快速判断并立即处理。

人工气道未完全梗阻时,呼吸机常显示异常的流速受限波形,并因气道阻力增加而出现峰压或潮气量的变化。严重或完全梗阻时患者常表现为呼吸困难、血氧饱和度下降、心率增快等生命体征的变化,同时吸痰管置入困难(有明显阻碍),呼吸机提示气道峰压和/或低潮气量报警。

以下为导致气道梗阻的常见原因及对应措施。

1. 导管扭曲、位置不当　导管远端开口嵌顿于隆突或气道壁而致气道梗阻。该情况需与痰栓或异物阻塞管路相鉴别。清除气囊上滞留物后调整导管位置,再次试验性插入吸痰管,如气道梗阻仍不缓解,则应立即拔除气管插管或气管切开导管后重新建立人工气道。情况允许时也可通过床旁气管镜辅助判断。

2. 痰痂堵塞　主要由于气道温化湿化不足、痰液黏稠、吸痰不规范、气道黏膜损伤、出血、误吸等原因导致。如果判断气道并未完全阻塞,可加强温湿化来稀释痰液,并间断吸痰。如果吸引无效或吸痰管置入阻力过大判断气道完全梗阻时,应紧急重新置管。

3. 气管切开　气管切开导管远端开口嵌顿于气囊疝,导致人工气道梗阻。该情况可更换为可调节长度的加强型气管切开套管或其他类型套管,调整导管的远端开口的位置,解除嵌顿。气管切开后瘢痕体质患者可因气道黏膜损伤形成局部溃疡,愈合后形成瘢痕、息肉阻塞导管远端开口。另外患者本身因肿瘤等新生物压迫气道,导管远端开口被阻塞时,应行支气管镜检查明确病因后对应处理,如息肉切除术、放置支架等。

密切观察、规范气道管理(充分温湿化、正确吸痰、气囊管理等)是保证有效通气的关键,对气道梗阻起着防患于未然的作用。

四、气道出血

气道出血是建立人工气道后较为常见的并发症之一,主要指气管及周围组织、各级支气管、肺组织的出血,根据出血的程度分为血痰、渗血和出血。少量出血可引起小气道堵塞而导致局限性肺不张,大量出血可出现窒息甚至危及生命。

1. 患者因素　支气管扩张、弥漫性肺泡出血、真菌感染、肺栓塞等气道、肺实质、肺血管疾病均可致患者出现气道内出血。危重症患者常伴有多器官功能不全,凝血功能紊乱时,凝血因子大量消耗容易导致侵入性操作过程中的出血。除此之外,患者烦躁时使人工气道反复移动摩擦造成气管黏膜损伤、缺血坏死;合并气道、肺部感染时容易导致气道出血,甚至影响到邻近较大的血管而出现大出血。

2. **医疗因素**　人工气道的建立、人工气道型号、吸痰管类型、吸痰负压的大小、侵入性检查的技术、翻身过程中的保护等也是不可忽视的重要原因。

3. **处理**　如患者出现大量气道内出血,应针对原因及时处理。快速用吸痰管吸引积血,保持呼吸道通畅并充分给氧。同时调整气管插管的位置,协助压迫止血。必要时给予镇静治疗减少人机对抗和剧烈咳嗽,以防因气道高压而加重气道出血。对于气道内黏膜损伤的急性出血,可局部应用麻黄碱或肾上腺素等收缩血管药物止血。必要时行床旁气管镜下观察确切出血部位并局部止血治疗。

如患者出现血性痰液,考虑为操作性气道损伤时,应严格执行气管内吸引规范,动作轻柔,避免粗暴操作导致气道黏膜损伤及出血。对于气道黏膜损伤严重的患者,应选用细而质地柔软的吸痰管,适时吸痰。避免吸痰增多后牵动套管及因刺激引起的剧烈咳嗽,导致导管在气管内上下移动引起机械性损伤而加重气道出血。

五、气管切开常见并发症

相较气管插管,气管切开有易固定及引流、附加阻力低、可经口进食、患者耐受性好等诸多优点。但气管切开也有其并发症,根据并发症出现的时间,可分为早期、后期并发症。

(一) 早期并发症

早期并发症指气管切开 24 小时内出现的并发症。

1. **出血**　出血部位可能来自切口和气管壁,气管切开部位过低,如损伤无名动脉则可引起致命性大出血。切口的动脉性出血需行手术止血;非动脉性出血可通过油纱条等压迫止血,一般 24 小时内可改善。凝血功能障碍患者术后出血发生率更高。

2. **皮下气肿**　气管切开后气体进入颈部筋膜下疏松结缔组织形成颈部皮下气肿,由于颈部筋膜向纵隔延伸,气体也可进入纵隔,导致纵隔气肿。需密切观察气体吸收情况,警惕张力性气胸。

3. **少见并发症**　慢性阻塞性肺疾病等导致胸膜腔顶部胸膜位置较高的患者容易因顶部胸膜受损而发生气胸。气管切开术损伤胸膜静脉后,因胸膜静脉血管压力低于大气压,空气将进入血管导致空气栓塞。建议患者取平卧位行切开术以防空气栓塞。

(二) 后期并发症

后期并发症指气管切开 24~48 小时后出现的并发症。

1. **切口感染**　加强局部护理。

2. **后期出血**　主要与感染组织腐蚀气管切开口周围血管有关。当切口偏低或无名动脉位置较高时,感染组织腐蚀及管道摩擦易导致无名动脉破裂出血,为致死性并发症。

3. **吞咽困难**　与气囊压迫食管或管道对软组织牵拉影响吞咽反射有关,气囊放气后或拔除气管切开导管后可缓解。

4. 其他　如气道梗阻、气管食管瘘等并发症与气管插管无异,上文中已提及。

第 2 节　正压通气相关并发症

一、呼吸机相关肺损伤

机械通气作为一项重要的支持手段,有助于改善呼吸衰竭患者氧合和通气功能,但不恰当的呼吸机参数设置会导致患者发生肺损伤,即呼吸机相关肺损伤(ventilator-associated lung injury,VALI)。VALI 的发生主要与肺组织的过度牵张、萎陷肺泡的反复开合和继发炎症介质的大量释放等机制有关,涉及气压伤、容积伤、萎陷伤与生物伤。近期研究表明,呼吸机每次向人体输送潮气量,本质上可以理解为能量的传送,有研究者提出"机械能"的理念,进一步探索能量和 VALI 的关系。

(一) 病理生理学机制

1. 气压伤　肺泡过度扩张可导致肺泡和周围血管间隙压力梯度明显增大,致使血管周围肺泡基底部破裂,形成间质气肿,进而形成纵隔气肿、皮下气肿、心包和腹膜后积气;若脏层胸膜破裂,气体可直接进入胸腔,形成气胸。由于这种肺泡外气体的溢出常于气道压较高的情况下出现,所以称为气压伤(barotrauma)。

2. 容积伤　随着研究的深入,发现单纯的高气道压并不直接造成肺损伤,而大潮气量对肺泡的牵拉是 VALI 的重要诱因,即容积伤(volutrauma)。容积伤的机制:①肺泡上皮细胞受到应力的作用而发生变形,当大潮气量通气时,会受到机械损伤。②肺血管内皮细胞受到机械牵拉导致细胞膜通透性增加;血管内白蛋白、红细胞碎片等物质渗出至肺间质,造成肺间质水肿;中性粒细胞和巨噬细胞活化后释放的磷脂酶等产物均可干扰和破坏肺泡表面活性物质,使之失活,从而影响肺泡功能。③机械通气时过大的潮气量,使得肺泡过度扩张,毛细血管静水压升高,同时由于肺泡表面活性物质异常引起肺间质负压增大,导致毛细血管跨壁压急骤升高,破坏气血屏障,即肺泡毛细血管应力衰竭。

Webb 和 Tierney 的动物实验显示,高气道压且呼气末正压(positive end-expiratory pressure,PEEP)为 0cmH_2O 时大鼠的肺泡水肿明显,而相同气道压但加用了 10cmH_2O 的 PEEP 时,大鼠并未发生肺水肿,提示肺部的过度牵拉与过低的呼气末肺容积均可能导致肺损伤。Dreyfuss 等发现,与小潮气量相比,大潮气量可以导致肺水肿的发生,胸廓束缚组大鼠虽然气道压与大潮气量组相似,但潮气量较小并未产生肺水肿。所以,Dreyfuss 等认为气压伤实质上为容积伤,即肺损伤为肺容积过大所致。

但也有人对容积伤提出了异议。因为从呼吸力学的角度而言,压力变化导致容积变化。决定肺容积变化的压力是跨肺压(transpulmonary pressure,Ptp),即肺泡压(alveolar pressure,Palv)与胸腔压(pleural pressure,Ppl)之差。临床上常用平台压(plateau pressure,Pplat)间接反映肺泡压。平台压与肺和胸廓顺应性有关。胸腔压受许多因素影响,如肥胖、腹腔压增高、胸壁畸形、大量胸腔积液或气胸均可导致胸廓顺应性降低,从而增加胸腔压,自主吸气时可以明显降低胸腔压。跨肺压增加可以导致肺泡过度牵张甚至破裂,而跨肺压为负压则易导致肺泡萎陷。因此,若将气压伤的压力理解为跨肺压,气压伤的提法仍是合理的,或统称为气压 - 容积伤。目前认为,不管是气压伤,还是容积伤,都与过度的机械牵张使肺泡承受较大的应力(stress)而产生较大的应变(strain)有关。

3. 萎陷伤　肺萎陷伤(atelectrauma)是指由于呼气末肺容积过低导致终末气道反复开闭而形成的肺损伤。萎陷伤的机制:①小气道周期性开放和闭陷,使终末肺单位的剪切力明显增高,导致肺泡上皮细胞破坏;②肺萎陷和肺泡腔内液体渗出导致肺泡内氧分压降低;③肺组织病变的不均一性使通气分布不均,导致正常肺组织过度通气,对相邻不张的肺组织区域产生更高的牵张力;④肺泡表面活性物质失活或受到剪切力挤压排出肺泡腔,并对周围正常肺组织的扩张产生更大的牵拉,进一步造成肺组织损伤。Mead 等通过模型推算,如果施加 30cmH$_2$O 的跨肺压于萎陷肺泡,使其肺容积增加到肺复张前的 10 倍,则会对萎陷肺泡附近的正常肺泡产生 140cmH$_2$O 的剪切力。大量离体和在体实验也证实,如果呼气末肺容积处于较低水平,或存在终末气道反复开闭的情况,机械通气均会导致明显的肺损伤。

4. 生物伤　近年来有学者认为,除以上机械伤外,细胞和炎性因子介导的炎症反应也参与了 VALI 的发生,即肺生物伤(biotrauma)。目前普遍的观点:肺组织中某些细胞能感受到肺过度牵张引起的机械性刺激,并将这种刺激转化为生物化学信号,通过某些信号转导通路传入细胞内,导致肺内炎性细胞激活和炎症反应扩大,大量细胞因子和炎性介质释放导致一系列炎性损伤。大潮气量通气时,促炎介质白细胞介素(interleukin,IL)-1β、IL-6、IL-8、肿瘤坏死因子(tumor necrosis factor,TNF)-α 水平升高,导致肺损伤加重。吸入抗炎介质如 IL-10 可减轻肺损伤。另外,机械通气的周期性牵拉会导致肺上皮细胞活性氧簇(reactive oxygen species,ROS)的产生,使髓过氧化物酶(myeloperoxidase,MPO)、超氧阴离子、次氯化物等氧化物增加,产生大量氧自由基,造成肺损伤。尽管学者提出了很多生物伤的假设,并且进行了大量研究,但确切机制还不清楚。

5. 机械能

(1)机械能的定义:机械能(mechanical power)是指呼吸机为实现肺通气而传递给呼吸系统的能量。潮气量、气道压力和呼吸频率是机械能的最主要组成部分,吸气流速或吸呼比也被证明是影响能量的呼吸机参数。肺本身的状态(呼气末肺容积、顺应性、气道阻力)也是影响机械能的因素。不难理解,相同的潮气量输送于不同状态下的肺,需要的能量不同。

(2)机械能的计算:机械能有不同的计算方法。Cressoni 等根据吸气相气道压力与潮气量的曲线下面积计算单次潮气的能量。这种方法或被称为几何法,为计算机械能的"金标准",但目前尚不便于临床医师应用。Gattinoni 等则将运动方程的三部分(弹性回缩压、流速阻力压和呼气末正压)分别对潮气量积分,把运动方程转化为能量方程,得到的机械能是关于压力、潮气量、呼吸频率、吸气流速、肺顺应性以及气道阻力的函数。该公式计算的结果与几何法测得的机械能具有极高的一致性。Guerin 等为进一步提高实践性,直接用气道峰压(peak inspiratory pressure,Ppeak)、潮气量(tidal volume,VT)、驱动压(driving pressure, ΔP) 和呼吸频率 (respiratory rate, RR) 进行计算。当容量控制模式通气且为方波时, 机械能公式可以简化为: 机械能 $= 0.098 \times VT \times RR \times [P_{peak} - \Delta P/2]$

(3) 机械能与 VALI: Cressoni 等分别以不同的潮气量和呼吸频率对健康猪实施机械通气, 最终发现两者均不是导致 VALI 发生的决定性因素。只要机械能不超过某一阈值 (12.1J/min), 即使予以大潮气量 (38ml/kg) 或快呼吸频率 (22 次/min), 也不会使健康猪发生 VALI; 而当机械能超过阈值, VALI 必然会发生。Guerin 等研究分析了机械能与预后的相关性, 发现以机械能 12J/min 作为阈值, 患者 90 天的生存率有显著差异, 此结果与 Cressnoni 等研究的阈值不谋而合。Neto 等回顾分析了机械通气时间超过 48 小时的 8 207 例成年患者资料, 当机械能超过 17J/min 时, 患者住院期间病死率显著增加。亚组分析结果提示, 即使在小潮气量或低驱动压的通气条件下, 若机械能较高, 患者的 ICU 病死率等预后指标也较差。

(4) 机械能评估 VALI 的局限性: 急性呼吸窘迫综合征 (acute respiratory distress syndrome, ARDS) 患者肺部是不均质的, 造成机械能在肺内非均匀性分布。即使控制总能量小于某一阈值, 呼吸机实际输送给患者局部肺泡的能量也有可能超过该区域能接受的阈值, 进而通过时间的积累, 表现出局部损伤的效应。另外, 当过度追求降低机械能, 造成呼吸机参数设置不恰当时, 有可能加重原发病带来的肺损伤。比如, 对于 ARDS 的患者, 不恰当的低 PEEP 设置可以加重剪切伤, 而机械能恰恰不能反映剪切伤, 且下调 PEEP 的同时降低了呼气末肺容积, 可使单位面积可通气肺泡上的能量密度增大, 反而加重了肺损伤。

机械能是压力、容积和频率等呼吸机参数综合作用的结果, 从整体的角度评估呼吸机传递给肺的能量, 为肺保护性通气提供了的新思路。然而, 在控制机械能避免 VALI 带来不良影响的同时, 也要保证机械通气的治疗作用。因此, 控制机械能的大小只是一方面, 合理配置压力、容积和频率, 才能在治疗的同时做到肺保护。

(二) 防治策略

目前已有大量研究结果证实, VALI 不仅会进一步加重肺功能的恶化, 甚至会增加危重症患者的病死率。因此, 明确 VALI 的发生机制并采取针对性的防治策略对于提高呼吸重症患者的救治成功率有十分重要的意义。

1. **小潮气量** 较大的潮气量和跨肺压能够引起肺泡过度膨胀, 从而导致 VALI 的发生。有研究表明, ARDS 患者机械通气潮气量 VT 降低到 6ml/kg 或 P_{plat} 不超过 30cmH$_2$O 能够显著提高生存率。对潮气量 VT 和 P_{plat} 进行限制后, 每分通气量降低, 二氧化碳分压 (partial pressure of arterial carbon dioxide, PaCO$_2$) 随之升高, 但允许 PaCO$_2$ 在一定范围内高于正常水平, 即允许性高碳酸性血症 (permissive hypercapnia, PHC)。在实施 PHC 策略时应注意 PaCO$_2$ 上升速度不应太快, 使肾脏有时间逐渐发挥其代偿作用。一般认为 pH 维持在 7.25 以上是可以接受的, 若低于此值, 可以考虑体外生命支持技术。

2. **合适的 PEEP 水平** PEEP 主要的作用是保持肺泡开放、改善氧合和降低右心室后负荷, 同时也能有效减小肺泡周期性的塌陷与复张所造成的损伤。PEEP 设定过低, 可能导致肺萎陷伤, 加重肺水肿。但是, 高 PEEP 也能产生一些不良反应, 如肺泡过度膨胀、影响回心血量和增加右心室后负荷等。近年来已经进行了大量临床试验和相关工作,探索 ARDS 患者的最佳 PEEP 水平。Talmor 等研究比较了两组 ARDS 患者,试验组根据呼气末跨肺压 0~10cmH$_2$O 来设定 PEEP,对照组以 ARDS Network 方案设定 PEEP,结果显示,研究组 PEEP 水平较高,有较好的氧合,同时 28 天病死率有降低趋势。该研究明确了跨肺压在指导 PEEP 设定中的价值。

3. 肺复张 小潮气量和较低的 PEEP 可能导致肺泡周期性开合并加重肺损伤,因此对 ARDS 患者可使用肺复张(recruitment maneuver,RM)重新滴定 PEEP,打开萎陷的肺泡,减少肺部病变的不均一性,改善氧合。但到目前为止,尚无高质量临床试验证实肺复张可以降低 ARDS 患者病死率,并且对于可复张性低的患者实施肺复张,可能会增加病死率。

4. 俯卧位通气 俯卧位通气操作简单、不需要昂贵的器械及药物、不额外增加医疗花费,同时几乎不发生致死性并发症,得到越来越多的应用。俯卧位通气通过改变患者体位,促进肺重力依赖区塌陷肺泡复张、改善通气血流比、改善呼吸系统顺应性、促进痰液引流、增加有心脏储备功能患者的心排血量。PROSEVA 研究证实俯卧位通气能够显著降低中、重度 ARDS 患者的病死率。此外,俯卧位通气复张肺泡具有时间依赖性,单次俯卧位通气应不少于 12 小时。

5. 神经肌肉阻断药 机械通气时发生人机对抗在所难免,可能进一步加重肺损伤,因此 ARDS 患者早期使用神经肌肉阻断药可以改善人机协调性、降低 28 天病死率,但是需要注意长期使用神经肌肉阻断药会导致肌无力等不良反应。

6. 体外生命支持系统(extracorporeal life support,ECLS) 近年来体外膜肺氧合(extracorporeal membrane oxygenation,ECMO)和体外二氧化碳清除(extracorporeal CO$_2$ removal,ECCO$_2$R)在内的 ECLS 技术日趋成熟,在呼吸衰竭领域的应用逐年增加。ECMO 和 ECCO$_2$R 技术可以更好地实施超肺保护性通气策略,改善患者氧合和清除二氧化碳。ECMO 在近期发表的 EOLIA 研究中被证实能改善重度 ARDS 患者的预后,相比有创通气对于危重症患者有一定的优势。

二、氧中毒

氧中毒指长时间吸入高浓度氧气导致的肺损伤。吸入氧浓度(用吸入氧分数表示,fraction of inspired oxygen,FiO$_2$)越高,肺损伤越重,以弥漫性肺泡毛细血管膜损伤为主要表现,是氧自由基作用的直接结果。当患者病情严重必须吸入高浓度氧时,应避免长时间吸入,尽量使 FiO$_2$ 不超过 0.60。应该注意的是,高吸氧浓度是救治顽固性低氧血症时不得已的选择,本身不是刻意追求的目标;临床上,也不能因为担心高浓度吸氧所致的氧中毒,应用较低吸入氧浓度,而让患者处于持续的低氧饱和度状态,加剧器官损伤的风险。

三、呼吸机相关膈肌功能不全

机械通气的应用可以改善患者的氧合和通气,缓解呼吸肌疲劳,但应用不当时也会抑制患者的膈肌活动,诱导膈肌功能障碍。呼吸机相关膈肌功能不全(ventilator-induced diaphragmatic dysfunction,VIDD)是指由机械通气、膈肌去负荷所导致的膈肌萎缩、收缩功能障碍。

(一)病因

1. 机械通气 其是导致患者发生 VIDD 的主要原因。有研究证实膈肌的收缩性张力随机械通气时间的延长而逐渐下降。动物模型显示控制指令通气诱发幼龄和成年实验动物膈肌的等长收缩张力降低 24%,而高龄和控制指令通气的累加作用可导致膈肌的等长收缩张力降低 34%。除控制通气、机械通气时间、年龄等影响外,其他临床因素也值得关注。

(1)管路连接装置:人工气道增加了气道阻力和触发难度,导致患者吸气费力。而性能较差的呼气阀或持续气流增加了患者的呼气阻力,导致肺过度充气和内源性呼气末正压(intrinsic PEEP,PEEPi)形成,进一步导致呼吸费力。

(2)参数设置:呼吸机模式和参数设置不当时会引起人机对抗,增加呼吸肌做功,导致呼吸肌疲劳从而诱发 VIDD。触发水平设置过高增加患者吸气做功,设置过低引起误触发和人机对抗。PEEP 和压力支持水平设置过高使肺泡过度充气,膈肌受压平坦,膈肌血供减少,加重氧化应激;膈肌低平、初长度下降使膈肌收缩效率降低。PEEP 和压力支持水平设置过低则会引起呼吸肌疲劳、肺不张和氧合下降。

2. 药物 研究认为神经肌肉阻断药不能单独解释控制通气时药物诱发的膈肌收缩力下降。氨基酸类固醇类神经肌肉阻断药如罗库溴铵结合控制通气 24 小时即可抑制膈肌收缩力,考虑与阻断神经肌肉接头冲动的传导、胆固醇蓄积和代谢产物沉积相关。而苯并异喹啉类神经肌肉阻断药如顺式曲库铵并未观察到协同作用。除此之外,糖皮质激素、氨基糖苷类抗生素等药物亦是加重 VIDD 的因素。

3. 其他原因 脓毒症、休克时由于微循环灌注减少导致膈肌用氧障碍、激活氧化应激、降低神经肌肉传导,促使 VIDD 的发生。肌营养不良、年龄、电解质紊乱、低氧血症和腹内压增高等也可加重 VIDD。

(二)监测评估

1. 临床表现 患者早期临床特征并不明显,逐渐出现咳嗽无力、胸锁乳突肌收缩明显、胸腹矛盾运动、Hoover 征(吸气时肋弓下缘两侧向中线移位)、浅快呼吸及呼吸节律异常等表现间接反映膈肌功能障碍。

2. 影像评估 胸部 X 线检查、CT 和 MRI 等影像评估方法因受多因素影响,且无统一参考指标,故并不常用。目前临床中超声测量膈肌结构和功能的方法受到广泛关注。床旁超声通过测量膈肌厚度及计算膈肌厚度变化率来评价肌肉形态功能、评价康复治疗效果及预测机械通气患者能否成功撤机、分析脱机失败原因等。若膈肌呼气末厚度 <0.2cm、厚度变化率 <20% 时则提示膈肌萎缩伴功能障碍。但因超声测量受个体差异、操作者经验水平等影响较大,目前常用于患者自身前后比对和动态观察。

3. 肌肉功能

(1)最大吸气压(MIP):操作呼吸机呼气末屏气,使患者做最大吸气努力持续 1 秒以上,记录产生最大负压数值。该方法床旁操作简单、无需借助额外设备,目前临床中常用于评估患者撤机和气道廓清能力。目前认为 MIP 的绝对值低于 47cmH₂O 时提示存在气道廓清障碍,气管插管患者可产生高于 20cmH$_2$O 的吸气负压时可能预测撤机成功。但因其受患者主观影响较大,且反映了全部呼吸肌功能,特异性及敏感性较低,故常作为参照标准。

(2)最大跨膈压(P$_{dimax}$):将特殊监测导管放置食管中下段和胃中间,可测得食管压(胸内压)和胃内压(腹内压),呼气末屏气时做最大吸气努力动作,计算差值即为 P$_{dimax}$,正常范围 90~215cmH$_2$O,但监测也受肋间肌、胸锁乳突肌等辅助呼吸肌及胸壁弹性等多种因素影响。

也有研究涉及其他压力指标,如抽搐性跨膈压、最大食管压、抽搐性口腔压、抽搐性食管压、抽搐性气道压等,但临床中应用较少。

4. 电生理指标 目前可通过表面电极、针电极、食管电极 3 种方式感知膈肌电活动,评估膈神经传导时间和膈肌复合动作电位情况。其中食管电极准确性较高,相对无创、简单舒适。其放置后受膈神经发放冲动的运动神经元数目及频率影响,代表时间、空间叠加后的膈肌运动潜能。

(三) 预防及治疗措施

1. 呼吸肌锻炼 肌肉活动可预防 VIDD 的发生进展,主要通过神经刺激和自主呼吸得以训练。有研究证实机械通气前做耐力训练可提高肌肉抗氧化能力,减少相关蛋白酶的激活和活性氧的释放,防止线粒体功能障碍、提高膈肌储备能力。因此,手术患者术前的呼吸训练可明显改善 VIDD 的发生。已证实四肢瘫痪的患者也可通过每天 30 分钟的肌肉起搏训练减少膈肌萎缩。

2. 治疗原发病 纠正脓毒血症、休克、营养不良等基础状态,尽量减少或停用氨基糖苷类神经肌肉阻断药、类固醇激素等药物。

3. 呼吸机通气模式 目前临床研究较少,大部分研究都是基于动物模型推测。合理选择机械通气模式及参数设定,尽可能使用部分支持模式,避免完全控制通气。压力支持模式可以防止膈肌的蛋白质水解增加,因此相较控制通气可明显减轻 VIDD。神经调节辅助通气(neurally adjusted ventilatory assist,NAVA)是一种新型通气模式,通过监测膈肌电活动来触发送气和调节辅助通气支持水平,可显著提高人机同步性,减少 PPEPi、气道阻力等对触发的影响,亦可通过神经机械效能、神经通气效能等指标反馈呼吸肌情况。

4. 药物治疗 补充针对线粒体的抗氧化剂、钙离子增敏剂、肌肉蛋白水解抑制剂、生长激素类等药物可通过减轻氧化应激以防止膈肌萎缩,阻碍 VIDD 进展。已在动物实验中取得良好的效果,但尚未应用临床。如长时间处于静止状态的各种休眠动物通过降低代谢率降低了活性氧的形成,并随之增加了抗氧化酶,防止了肌肉萎缩。

5. 物理治疗 应用膈神经刺激可以减少膈肌失用性萎缩,同时可以刺激膈神经末梢释放神经递质、神经营养因子来营养膈肌纤维蛋白,目前已被大量研究证实在撤机及恢复膈肌功能中的有效性。目前主要包括电刺激及磁刺激,间断磁刺激简便、舒适度高,但因易刺激其他神经而特异性低;电刺激定位困难,患者耐受性低。

6. 尽早脱机 VIDD 的发生与机械通气时间呈正相关,应尽早评估患者撤机指征,早期进行呼吸康复训练,减少机械通气时间。

第3节　机械通气对肺外器官功能影响

一、心血管系统

心血管系统常见的并发症包括心律失常、心肌缺血、非 ST 段抬高型心肌梗死等,往往与疾病的严重程度和机械通气有关。

ICU 患者最常见的心律失常是快速型心律失常,主要为室上性心律失常(心房颤动)和室性心律失常。尽管心律失常可能是基础结构性心脏病的结果,但是疾病导致的病理生理改变和正压通气相关的胸内压变化也可能导致心律失常。机械通气的患者常常存在低氧血症、高碳酸血症、酸中毒、高钾血症、低钾血症、低钙血症等电解质紊乱及酸碱失衡,也可导致心律失常。另外,一些药物也可以引起心律失常,例如血管收缩药物、β 受体激动剂等,临床应用时需评估其风险与获益。

机械通气患者发生心肌缺血可表现为急性冠状动脉综合征或非 ST 段抬高型心肌梗死。心肌缺血可以发生在机械通气的任何阶段,包括在脱机试验过程中全身及心肌氧消耗增加均有可能导致急性缺血。诊断需要结合临床表现、心电图、心肌生物标志物等,否则可能因为缺乏典型胸痛症状而延误诊断;但还需认识到生物标志物在 ICU 患者应用的局限性。治疗则根据相关指南进行。

二、脑

脑血流量与 $PaCO_2$ 密切相关,$PaCO_2$ 上升,脑血流量增加;反之减少。当 $PaCO_2$ 由 40mmHg 降至 20mmHg 时,脑血流量可减少至正常的 40%。机械通气应用不当,$PaCO_2$ 降低过多、过快,pH 过高,可引起脑血流量显著减少,同时脑脊液产生量下降,颅内压降低。机械通气时,胸膜腔内压的升高可导致颈内静脉回流障碍及颅内压升高。

三、肾脏

正压通气的患者肾脏功能受到很多因素的影响,血流动力学、神经激素和气压伤是最主要的三个方面。正压通气对循环的影响主要源于胸内压、血管内容量和心排血量之间复杂的相互作用,其中胸内压增加与肾脏血流、肾小球滤过率和尿量减少正相关。然而,正压通气对肾小球滤过率和肾脏血流的影响是不确定的,受到容量状态、基础心肺功能和血管活性药物的影响。正压通气可以导致神经激素分泌的变化,如肾素 - 血管紧张素轴、抗利尿激素和心房脑钠肽水平,但是其相互关系尚不明确。

除此之外,正压通气可以通过释放炎症因子影响肾脏血流。不良的机械通气策略,如高潮气量、低 PEEP,可通过可溶性 FasL 介导的途径诱导肾小球细胞凋亡。天然免疫 / 炎症反应、氧化应激和细胞坏死 / 凋亡均为器官功能受损的重要组成部分。

不同的机械通气模式也会对肾脏血流和局部灌注产生影响。高碳酸血症与肾脏血流呈负相关,一方面,通过刺激交感神经兴奋释放去甲肾上腺素,可直接导致肾脏血管收缩;另一方面,高碳酸血症也可间接导致全身血管舒张,体循环阻力下降,继而激活肾素 - 血管

紧张素 - 醛固酮系统。以上均可导致肾脏血流受到抑制,肾小球滤过率降低。

四、肝脏

正常成人肝脏存在双重血流和氧供系统,肝动脉是肝脏的营养血管,占肝全部血流量的 20%~30%;门静脉是肝的功能血管,血量占肝血供的 70%~80%。正压通气对肝脏灌注有着重要的影响。正压通气相关的心排血量下降可以导致肝脏血流比例的降低;此外,正压通气所致膈肌下降使得肝脏直接受压和腹内压的急剧升高。这两个因素共同作用可以导致肝血管阻力升高,阻碍门静脉血流。

五、胃肠道

正压通气的危重症患者发生胃肠道症状的比例较高,正压通气与胃肠道之间的相互作用较为复杂。腹腔低灌注可能在胃肠道并发症方面有着重要作用,例如黏膜损伤、动力障碍和肠系膜缺血等。与其他脏器血管床不同,腹腔在面临平均动脉压降低时并无较好的调节能力。在消化道血流不变的前提下,交感神经刺激血流重新分配至肌层,而减少黏膜灌注。由于黏膜层比肌层代谢更活跃,这将导致黏膜层发生缺血性改变。

机械通气时,较高的 PEEP 或者潜在有害的通气策略可能会作用于血流动力学而影响胃肠道功能。PEEP 对腹腔血流的影响依赖其水平高低。PEEP 减少静脉回流,降低前负荷,使心排血量下降进而导致腹腔低灌注。PEEP 甚至可激活血浆肾素 - 血管紧张素 - 醛固酮系统,释放儿茶酚胺,进一步恶化腹腔低灌注。较高的潮气量可能会导致肺损伤而产生炎症反应,这些炎症因子释放也可加重腹腔低灌注和小肠平滑肌瘫痪。

第 4 节 镇痛、镇静药与肌松药的相关并发症

谵妄是咪达唑仑最常见的并发症之一,积极预防和及时纠正各种可能导致脑组织灌注和缺氧损害的因素,改善睡眠,早期活动,使用丙泊酚或右美托咪定可有效减少 ICU 谵妄的发生。

1. **ICU 获得性肌无力**(ICU acquired weakness,ICUAW) 苯二氮䓬类药物和神经肌肉阻断药是导致 ICUAW 的重要因素,短期使用阿片类镇痛药物和肌松药、早期肌肉康复训练及营养支持等均有助于肌无力的预防及恢复。

2. **低血压** 对于血流动力学不稳定、低血容量或交感兴奋性升高的患者,苯二氮䓬类药物、丙泊酚以及右美托咪定均可导致低血压,因此根据患者血流动力学的变化调整药物,并适当进行液体复苏,必要时给予血管活性药物治疗。

3. **呼吸抑制** 丙泊酚和苯二氮䓬类药物均可导致患者咳嗽和排痰能力减弱,影响呼吸功能恢复和气道分泌物的清除,增加肺部感染机会。因此在病情允许的情况下尽可能使用浅镇静。

4. **消化功能异常** 阿片类镇痛药物可抑制肠道蠕动导致便秘和腹胀。应用促胃肠

动力药物,联合应用非阿片类镇痛药物和新型阿片类制剂等措施能减少上述不良反应。

（孙 兵）

-------- 参 考 文 献 --------

［1］ 中华医学会重症医学分会. 机械通气临床应用指南 (2006)[J]. 中华危重病急救医学, 2007, 19 (2): 65-72.

［2］ 中华医学会呼吸病学分会呼吸治疗学组. 成人气道分泌物的吸引专家共识 (草案)[J]. 中华结核和呼吸杂志, 2014, 37 (11): 809-811.

［3］ 中华医学会呼吸病学分会呼吸治疗学组. 人工气道气囊的管理专家共识 (草案)[J]. 中华结核和呼吸杂志, 2014, 37 (11): 816-819.

［4］ BHATTI N I, MOHYUDDIN A, REAVEN N, et al. Cost analysis of intubation-related tracheal injury using a national database [J]. Otolaryngol Head Neck Surg, 2010, 143 (1): 31-36.

［5］ SLUTSKY A S, RANIERI V M. Ventilator-induced lung injury [J]. N Engl J Med, 2013, 369 (22): 2126-2136.

［6］ GATTINONI L, TONETTI T, CRESSONI M, et al. Ventilator-related causes of lung injury: the mechanical power [J]. Intensive Care Med, 2016, 42 (10): 1567-1575.

［7］ CRESSONI M, GOTTI M, CHIURAZZI C, et al. Mechanical power and development of ventilator-induced lung injury [J]. Anesthesiology, 2016, 124 (5): 1100-1108.

［8］ GUÉRIN C, PAPAZIAN L, REIGNIER J, et al. Effect of driving pressure on mortality in ARDS patients during lung protective mechanical ventilation in two randomized controlled trials [J]. Crit Care, 2016, 20 (1): 384.

［9］ SERPA NETO A, DELIBERATO R O, JOHNSON A, et al. Mechanical power of ventilation is associated with mortality in critically ill patients: an analysis of patients in two observational cohorts [J]. Intensive Care Med, 2018, 44 (11): 1914-1922.

［10］ GATTINONI L, CAIRONI P, CRESSONI M, et al. Lung recruitment in patients with the acute respiratory distress syndrome [J]. N Engl J Med, 2006, 354 (17): 1775-1786.

［11］ SCHOLTEN E L, BEITLER J R, PRISK G K, et al. Treatment of ARDS with prone positioning [J]. Chest, 2017, 151 (1): 215-224.

［12］ GUÉRIN C, REIGNIER J, RICHARD J C, et al. Prone positioning in severe acute respiratory distress syndrome [J]. N Engl J Med, 2013, 368 (23): 2159-2168.

［13］ COMBES A, HAJAGE D, CAPELLIER G, et al. Extracorporeal membrane Oxygenation for severe acute respiratory distress syndrome [J]. N Engl J Med, 2018, 378 (21): 1965-1975.

［14］ 王晓红, 李连弟. 呼吸机相关膈肌功能障碍研究进展 [J]. 中华结核和呼吸杂志, 2017, 40 (9): 703-705.

［15］ WHIDDEN M A, SMUDER A J, WU M, et al. Oxidative stress is required for mechanical ventilation-induced protease activation in the diaphragm [J]. J Appl Physiol (1985), 2010, 108 (5): 1376-1382.

［16］ MCCOOL F D, TZELEPIS G E. Dysfunction of the diaphragm [J]. N Engl J Med, 2012, 366 (10): 932-942.

［17］ MITSUNAGA JUNIOR J K, GRAGNANI A, RAMOS M L, et al. Rat an experimental model for burns: a systematic review [J]. Acta Cir Bras, 2012, 27 (6): 417-423.

［18］ CHEN L, GILSTRAP D, COX C E. Mechanical ventilator discontinuation process [J]. Clin Chest Med, 2016, 37 (4): 693-699.

［19］ 中国病理生理危重病学会呼吸治疗学组. 重症患者气道廓清技术专家共识 [J]. 中华重症医学电子杂志 (网络版), 2020, 6 (3): 272-282.

［20］ MANKOWSKI R T, AHMED S, BEAVER T, et al. Intraoperative hemidiaphragm electrical stimulation reduces oxidative stress and upregulates autophagy in surgery patients undergoing mechanical ventilation: exploratory study [J]. J Transl Med, 2016, 14 (1): 305.

［21］ NEUMAR R W, OTTO C W, LINK M S, et al. Part 8: adult advanced cardiovascular life support: 2010 American Heart Association Guidelines for Cardiopulmonary Resuscitation and Emergency Cardiovascular Care [J]. Circulation, 2010, 122 (18 Suppl 3): S729-S767.

［22］ O'CONNOR RE, BRADY W, BROOKS SC, et al. Part 10: acute coronary syndromes: 2010 American Heart Association Guidelines for Cardiopulmonary Resuscitation and Emergency Cardiovascular Care [J]. Circulation, 2010, 122 (18 Suppl 3): S787-S817.

第23章　呼吸机波形与人机不协调

第1节　常用呼吸机波形

呼吸机是呼吸支持设备,它综合了容积、压力、时间和流量(每一个都是因变量或自变量),在正压下提供潮气呼吸。呼吸机图形可用于几乎所有现有的机械呼吸机,并已用于评估人机协调性十多年。然而,证据表明,在床边使用呼吸机波形功能并未得到充分利用。在关于呼吸机安全性的报告中,只有大约 1/3 的呼吸治疗专业人员负责对机械通气患者进行床边监测。此外,在国际呼吸大会上关于呼吸机波形的演讲中,应用听众参与反馈系统答题,发现对于呼吸机波形分析问题,正确回答率从 25% 到 75% 不等,表明人们对波形解释的一般理解存在很大差异。

得益于计算机技术的发展与普及,现代呼吸机不仅能够持续监测各通气参数,还可将某一参数随时间或另一参数的变化而变化的关系绘制成曲线(如流速 - 时间曲线、压力 - 时间曲线等)和环(如压力 - 容积环、流速 - 容积环),并实时地显示在呼吸机屏幕上。这些曲线和环不仅能够显示肺力学特性,还可反映机械通气效果、人机协调性以及支气管扩张剂效果等;充分利用这些波形可极大地提高临床医师机械通气的应用能力与机械通气患者的监护水平。下文就常见的曲线与环逐一介绍。

一、曲线

(一)流量 - 时间曲线

流量 - 时间曲线(flow-time curve)是反映呼吸机送气气流的流量随时间而变化的曲线,纵轴为流量,单位升 / 分(L/min),横轴为时间,单位为秒(s)。横轴上方曲线代表吸气,下方曲线代表呼气。吸气相流量 - 时间曲线下面积即为本次呼吸机输送的潮气量,呼气相流量 - 时间曲线下的面积为患者的呼出气量。根据吸气相曲线的形态,将常用的流速波形分为方波、递减波和正弦波(图 23-1)。

1. 吸气流量曲线的临床意义

(1)监测呼吸回路有无漏气:图 23-2 显示在 PSV 模式下,回路漏气可影响吸气时间。PSV 为压力限制,流速切换的通气模式,流速切换是指吸气流量下降至峰流速的某一比例时(图 23-2 中 A 处)切换为呼气。当回路内存在漏气时,由于存在持续气流,吸气流速无法下降至 A,因而产生长吸气 B。此时应检查回路的密闭性,如管路各连接处是否连接紧密,气管内导管气囊充气是否充足(一般维持气囊压力 25~30cmH$_2$O)等。

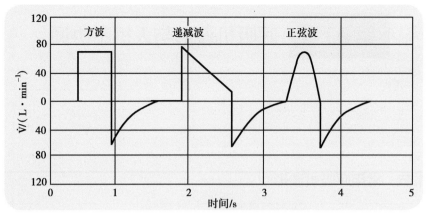

图 23-1　常用的流速波形形态

方波：即呼吸机送气吸气相流量恒定不变，也就是说吸气开始即达到最大流量并保持恒定直到吸气结束，故形态呈方形，一般见于 VCV 模式；递减波：即送气初始呼吸机输送的气体流量即达峰流量，然后逐渐递减直至吸气结束，可见于 VCV 模式、PCV 模式和 PSV 模式；正弦波：是生理呼吸的波形，吸气流速逐渐达到峰值后再逐渐递减至 0。部分呼吸机也可模拟此波形送气，但临床上已较少应用。

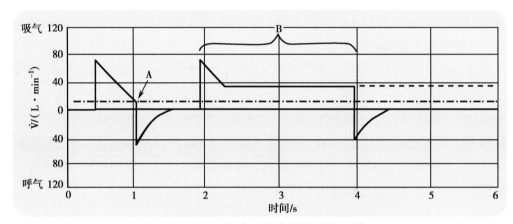

图 23-2　通过吸气流量曲线监测有无漏气

（2）监测回路内有无分泌物或积水：图 23-3 显示当管路内或大气道存有积水或有分泌物时，分泌物在呼吸气流的作用下来回晃动，在回路中产生较小的流量变化，导致吸呼气相流量波形上产生小的锯齿波。若此时触发灵敏度设置较低，可引起误触发。

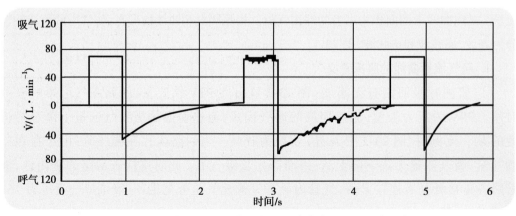

图 23-3　通过流量 - 时间曲线监测回路内有无分泌物或积水

(3)评估吸气时间：图 23-4 显示在 PCV 模式下，吸气时间与潮气量的相互关系。PCV 模式下，吸气时间设置需与患者的生理通气需求相匹配，以改善人机协调性。图 23-4 中 A 处吸气时间设置过短，吸气流量未降至 0，吸气即终止；B 处延长吸气时间，在吸气末吸气流量降至 0；C 处继续延长吸气时间，送气气流的流速已降至 0 送气尚未结束，此后无潮气量的输送。

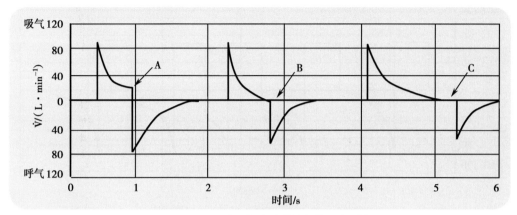

图 23-4　通过吸气流速曲线评估吸气时间

2. 呼气流量曲线的临床意义　在生理状态下，呼气流量曲线呈指数样递减的形态，个体间的差别在于呼气峰流量大小及气流持续时间的不同。机械通气患者由于胸肺顺应性、气道以及人工气道状况的不同，呼气流量曲线形态可发生较大变化，借助这些变化可判断肺、气道以及人工气道的状况。

(1)监测有无气道动态陷闭：图 23-5 中，中图呼气开始后呼气流量迅速下降至某一流量(A 处)，然后缓慢下降至 0，与两侧图中呈指数样递减的正常的呼气波形相差较大。这是因为呼气初患者小气道结构正常，在胸肺弹性回缩力的作用下可以产生相对高的呼气峰流速，一部分气体被排出，此后小气道发生动态陷闭，呼气阻力增加，呼气气流流量迅速下降(至 A 处)，剩余气体只能以较低的流量缓慢排出。常见于 COPD 患者，此时应采用小潮气量、长呼气时间的通气策略，以利于气体的排出。

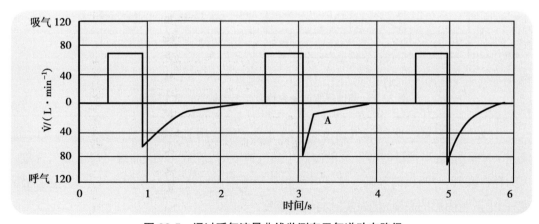

图 23-5　通过呼气流量曲线监测有无气道动态陷闭

(2)监测有无 PEEPi：图 23-6 中 A、B、C 三处呼气气流在下一个吸气相开始之前流量突然降至 0，常见于呼气时小气道过早关闭或控制通气时呼吸频率过快，呼气时间过短，导致呼气不完全。此时呼气尚未结束，下一次吸气却已开始，吸入的潮气量未完全呼出，部分气体阻滞在肺泡内产生正压称为内源性呼气末正压（PEEPi,auto-PEEP）。注意图中 A、B、C 三处突然降至 0 之前的呼气流速并不相同，B 最高，A、C 次之，其 PEEPi 的大小也不同，B 处>A 处>C 处。

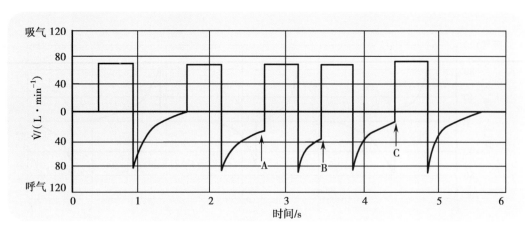

图 23-6　通过呼气流量曲线监测有无 PEEPi

（3）监测有无无效触发的自主呼吸：图 23-7 中 A 表示患者呼气尚未结束即开始下一次吸气，但该次吸气努力仅在呼气流量波形上产生一个小的流量变化，并未达到预设的触发灵敏度，未触发呼吸机送气，因而称为无效触发。常见于存在高 PEEPi 的患者，此类患者的吸气努力必须克服 PEEPi 的压力水平并且达到预设的触发灵敏度后方能触发呼吸机送气，吸气触发功明显增加；另外，此类患者常合并有呼吸肌疲劳，最终导致无效触发。

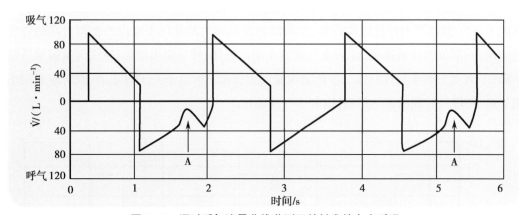

图 23-7　通过呼气流量曲线监测无效触发的自主呼吸

（4）监测流量触发时的漏气速度：图 23-8 显示当使用流量触发且回路存在漏气时的流速 - 时间曲线，当预设的触发灵敏度高于漏气速度时，流量 - 时间曲线可显示漏气速度。因为存在漏气，呼吸机的基础气流在呼气相持续泄漏出回路，呼气相曲线与基线之间的距离（图中灰色阴影的高度）代表实际漏气的速度。

（5）评估支气管扩张剂的疗效：图 23-9 显示支气管扩张剂治疗前后呼气流量波形的变化。使用前曲线 A 表示治疗前的呼出气峰流速，B 表示从峰流量逐渐降至 0 的时间；使用后曲线表示治疗后呼气峰流量 A 增加，有效呼出时间 B 缩短，说明用药后支气管痉挛的情况有所改善。

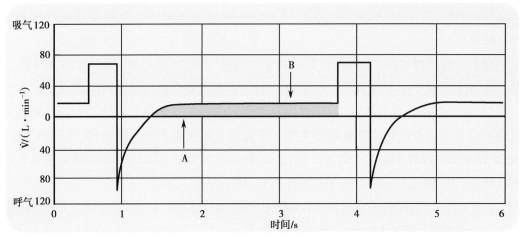

图 23-8　通过呼气流量曲线监测流量触发时的漏气速度

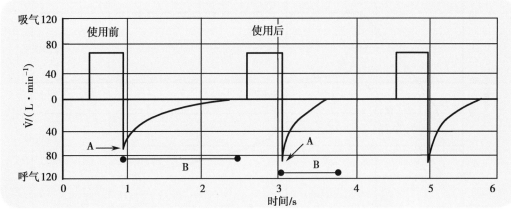

图 23-9　通过呼气流速曲线评估支气管扩张剂的疗效

（二）压力 - 时间曲线

压力 - 时间曲线（pressure-time curve）是反映气道压力（Paw）随时间而变化的曲线，纵轴表示气道压力，单位 cmH_2O，横轴表示时间，单位为 s，基线压力为 0 或者 PEEP；横轴上方为正压，下方为负压。因为定容型通气与定压型通气的送气方式不同，两者的压力 - 时间曲线也不同。

1. 两种基本通气模式的压力 - 时间曲线

（1）容量控制通气模式的压力 - 时间曲线：图 23-10 中 A 至 B 点反映用于克服呼吸机管路、气管内导管以及患者气道、胸肺的黏性阻力（即送气过程中需克服的所有黏性阻力）而消耗的压力。呼吸机管路的黏性阻力（呼吸机自检后可补偿克服该阻力所需的压力）和胸肺黏性阻力（较小）可忽略，临床上主要用以反映克服气道黏性阻力所需压力，该压力差（ΔP）等于气道黏性阻力与流速的乘积（ΔP=R×V），阻力越高或选择的流量越大，则从 A 上升至 B 点的压力也越大，反之亦然。

B 点后压力呈直线状增加至最高点 C 点，该压力用于克服胸肺弹性阻力。C 点压力达到最大值，称为气道峰压（PIP）。影响气道峰压的因素较多，除预设的机械通气参数外，呼吸机管路、气管内导管和气道阻力以及胸肺弹性阻力均可影响其大小。

与 BC 两点压力直线平行的斜线 AD,其斜率 =VT/C,因为 Ers=1/C,即呼吸系统静态顺应性的倒数,因而 AD 的斜率也等于 =VT×Ers(C,呼吸系统静态顺应性;Ers,呼吸系统弹性阻力)。

由于设置吸气末屏气,气体在肺内重新分布,C 点压力快速下降至 D 点,其下降速度与从 A 上升至 B 点速度相等。C 至 D 点的压力差主要是由气道黏性阻力决定。屏气一段时间后,气体分布更加均匀,气道压力逐渐下降形成一平台 E 点,即平台压(P_plat),D 点至 E 点的压力差由胸肺黏性阻力决定。平台压主要取决于胸肺顺应性、预设潮气量、PEEP 以及 PEEPi 的大小。平台压可近似反映肺泡压的大小,因而与肺损伤的关系较气道峰压更为密切,临床上一般将平台压限制在 $30 \sim 35 cmH_2O$。

E 点是呼气的开始,依靠胸肺弹性回缩力使肺内气体排出体外(被动呼气),呼气结束气道压力回复到基线压力的水平(0 或 PEEP)。

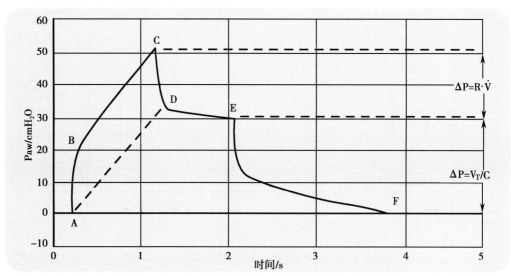

图 23-10　容量控制模式(恒定流速)的压力 - 时间曲线

(2)压力控制通气模式的压力 - 时间曲线:图 23-11 显示 PCV 模式下的压力 - 时间曲线在吸气相(A 到 B)气道压力从基线压力(0 或 PEEP)增至预设水平呈平台样并保持恒定直至吸气结束;在呼气相(B 到 C),压力下降回复至基线压力水平。

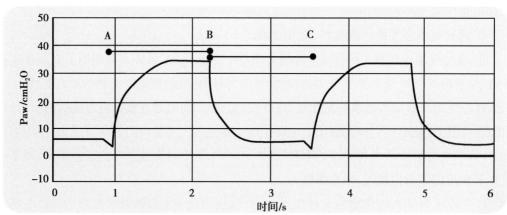

图 23-11　压力控制通气时的压力 - 时间曲线

2. 压力 - 时间曲线的临床意义

（1）判断自主触发努力：图 23-12 中，A、B 两处比较，A 处有一个小的向下的"凹陷"，是患者自主吸气时产生的负压导致呼吸回路中压力下降而形成一个向下的凹陷。而 B 处患者无自主呼吸触发，呼吸回路内压力不变，见于控制通气或流量触发通气。

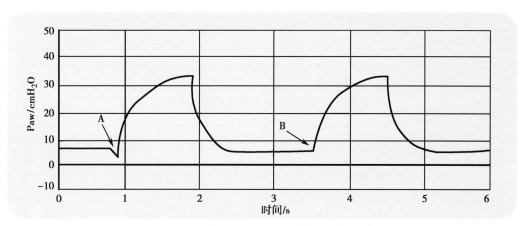

图 23-12 通过压力 - 时间曲线判断自主触发努力

（2）评估吸气触发阈和触发吸气做功大小：如前所述，患者自主吸气时会在压力 - 时间曲线上形成向下的"凹陷"，"凹陷"的深度和 / 或其面积的大小（DTOT = 压力 × 时间）表示患者触发呼吸机送气所做功的大小。深度越深或 DTOT 越大，患者吸气做功就越大，常见于触发灵敏度设置过高或呼吸机送气滞后的情况（图 23-13）。

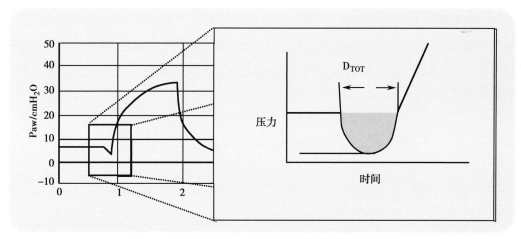

图 23-13 通过压力 - 时间曲线评估吸气做功的大小

（3）评估吸气末压：图 23-14 显示在 PCV 模式下，吸气结束后压力曲线始终未出现平台样压力（A 处），此时应检查压力上升时间设置是否太长或者呼吸回路有无漏气。

（4）调节峰流速：图 23-15 显示在 VCV 模式下，压力上升时间与峰流速的大小具有相关性。如果压力上升缓慢（如 A），提示峰流速设置过低或者呼吸回路存在漏气；若压力迅速上升（如 B），则提示峰流速设置过大。因此，在 VCV 模式下需要结合流速、压力曲线调节吸气峰流速。

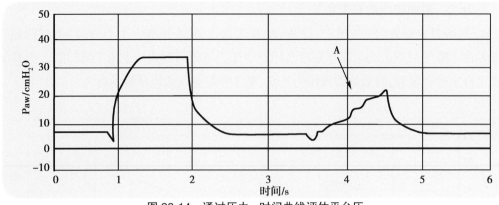

图 23-14 通过压力 - 时间曲线评估平台压

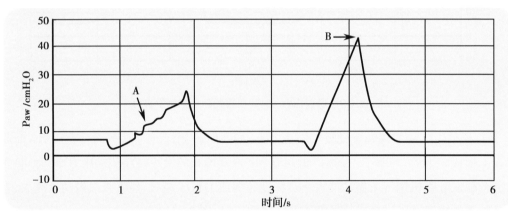

图 23-15 通过压力 - 时间曲线调节峰流速的大小

(5)测量阻力与顺应性:图 23-16 表示在容量控制通气模式下,选用恒流速波,使用"吸气末阻断法"测量气道阻力与胸肺顺应性。按"吸气末暂停"键后,呼吸机进气阀与呼气阀同时关闭,阻断吸气,峰压 A 迅速下降,逐渐达到平台压 B,同时监测流量与容积的变化,根据公式:

$$呼吸系统黏滞阻力\ R=(P_{peak}-P_{plat})/Flow$$
$$呼吸系统总静态顺应性\ Cst=VT/(P_{plat}-PEEP-PEEPi)$$

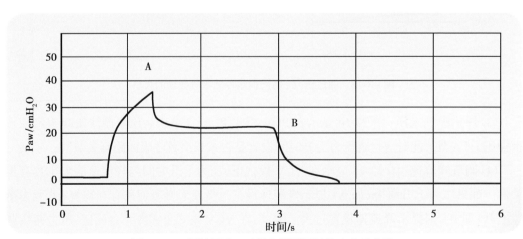

图 23-16 通过压力 - 时间曲线测量肺静态力学参数

可以计算出呼吸系统阻力及顺应性的值。

吸气末阻断法除要求流速恒定和呼吸肌放松外,还必须有一定的平衡时间。因为外加 PEEP 会影响气道管径的大小,而气道管径对呼吸系统的阻力影响较大,在一定程度上影响测量值,因此测量时一般将外加 PEEP 设置为 0。另外,气道阻力具有流速与容积依赖性,测量时应保证送气流速和潮气量恒定,此时前后两次测量结果才具有可比性。目前大部分高档呼吸机都可使用吸气末阻断法测量阻力和顺应性,但应注意计算顺应性时并未包括 PEEPi,测量值较实际值偏小。

(6)监测 PEEPi 的大小:图 23-17 显示在控制通气条件下,使用"呼气末阻断法"测量 PEEPi。按"呼气末暂停"键后,呼气末同时关闭吸呼气阀,尽量延长气道闭合时间,使肺内压力与管路内压力达到平衡,此时在压力-时间曲线上可获得一个稳定的压力平台,该压力水平(AB)即为 PEEPi 的大小。

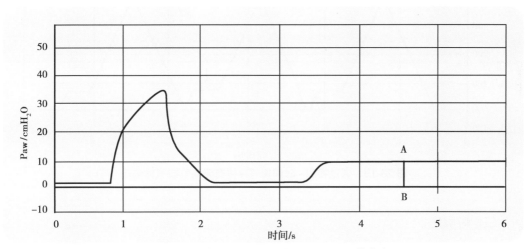

图 23-17 通过压力-时间曲线测量 PEEPi 的大小

该方法测得的是全肺的平均 PEEPi,适用于控制通气条件下呼吸肌活动不明显的患者。理论上只要设置的外源性 PEEP 低于 PEEPi 的压力水平,对测量结果影响不大,但因为测量时我们并不确定 PEEPi 的大小,外源性 PEEP 会使气道管径变大,在一定程度上也会影响测量结果,因此测量时一般将外源性 PEEP 设置为 0。

(三)容积-时间曲线

容积-时间曲线(V-T curve)是表示送气量随时间而变化的曲线,纵轴表示送气量,单位 ml,横轴表示时间,单位为秒;上升支表示吸入潮气量,下降支表示呼出潮气量(图 23-18)。VCV 模式通气时需预设潮气量,故容积-时间曲线的潮气量应与预设值相同;PCV 模式通气时,潮气量大小取决于驱动压、吸气时间以及气道阻力、胸肺顺应性等因素。

容积-时间曲线的临床意义:监测呼吸回路有无漏气或气体陷闭。

图 23-19 中呼气容量曲线未回到基线,呼出的潮气量小于送入潮气量,常见于呼吸回路存在漏气或气体陷闭的情况。

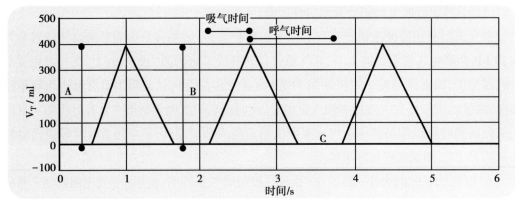

图 23-18　容积 - 时间曲线

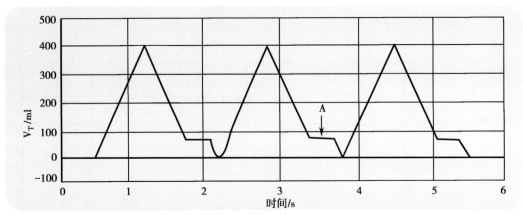

图 23-19　通过容积 - 时间曲线评估有无漏气或气体陷闭

二、呼吸环

(一) 压力 - 容积环

压力 - 容积环(P-V loop,P-V 环)是反映在同一个呼吸周期内,压力与容积相互变化的曲线。横轴表示压力,单位 cmH_2O,纵轴表示容积,单位 ml。当存在气流时所描记环为动态 P-V 环,此时压力与容积的变化除受顺应性影响外,还与气道阻力和流速有关,呼吸机常规监测的每一呼吸周期的 P-V 环即属于动态 P-V 环。排除气流影响后所描记的 P-V 环称为静态 P-V 环,此时由于不存在气体流动,压力与容积的相互变化只受胸肺顺应性的影响,而与气道阻力无关。

1. 三种常见的 P-V 环

(1)控制通气时的 P-V 环:图 23-20 显示控制通气时正压吸气和呼气,整个 P-V 环都在纵轴的右侧。P-V 环按逆时钟方向描绘,上升支(A → C)代表吸气过程,从 0(或 PEEP)起始上升至预设的吸气峰压(PCV)或吸气末肺容积;在 C 点吸气结束,此时流速为 0,再切换为呼气(C → A),返回至 A 点时呼气结束,此时潮气量以及流速降至 0,压力降至基础压(0 或 PEEP)。

(2)生理呼吸时的 P-V 环:图 23-21 显示生理呼吸时,吸气相为负压,呼气相为正压,故其 P-V 环的吸气相位于纵轴左侧,呼气相位于纵轴右侧,此时 P-V 环呈顺时钟方向描绘,在吸气支内面积大小即为吸气做功大小。

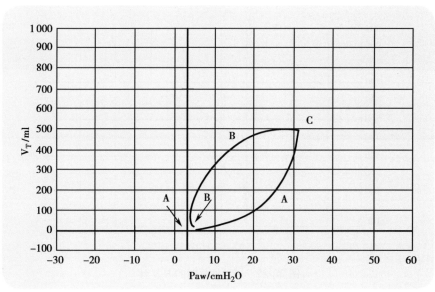

图 23-20　控制通气 P-V 环的构成

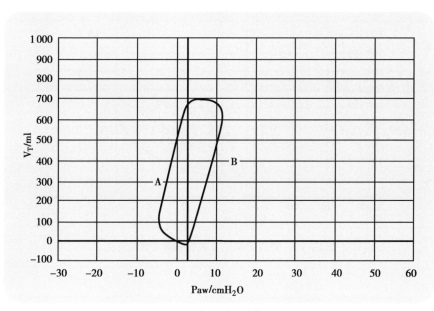

图 23-21　生理呼吸时的 P-V 环

（3）辅助通气时的 P-V 环：图 23-22 显示辅助通气时的 P-V 环是生理呼吸与控制通气时 P-V 环的结合。患者自主呼吸产生的负压（纵轴左侧 A 点）触发呼吸机送气，呼吸机给予一次正压通气达到预设的压力或潮气量（A → C）后，即转换为呼气回复至 0（C → B）。纵轴左侧为吸气触发部分，三角形的面积相当触发吸气所做的呼吸功。

2. P-V 环的临床意义

（1）反映呼吸系统顺应性的变化：P-V 环顶点与原点之间连线的斜率= ΔV/ΔP，也就是呼吸系统顺应性。图 23-23 中两次呼吸 P-V 环的连线向横轴偏移，斜率减小，说明顺应性降低。

（2）评估气道阻力的变化：图 23-24 中 P-V 环变"宽"，如果吸气支变宽（向横轴倾斜），说明获得相同潮气量时，所需要的压力增加，而此时 P-V 环顶点与原点间连线的斜率不变，即顺应性无变化，则反映吸气相气道阻力增加。如果呼气支变宽，则说明呼气相气道阻力增加。

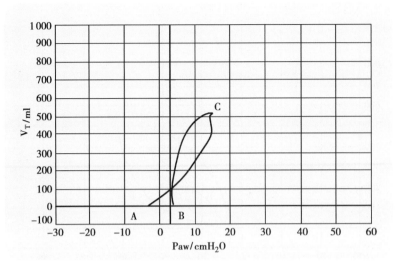

图 23-22　辅助通气时的 P-V 环

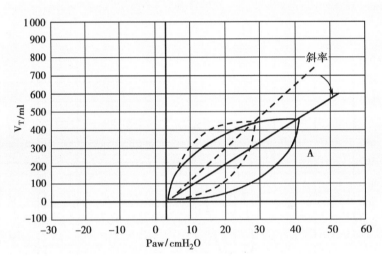

图 23-23　通过 P-V 环反映胸肺顺应性的变化

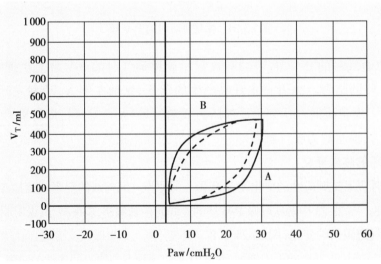

图 23-24　通过 P-V 环评估气道阻力的变化

(3)反映气管内导管内径对 P-V 环的影响：图 23-25 中气管内导管内径 8.0mm 的 P-V 环较内径 7.0mm、6.0mm 的 P-V 环小，是由于插管内径增大，气道阻力降低，此时患者呼吸做功也相应地减少。

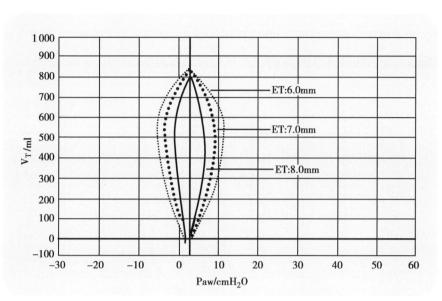

图 23-25　气管内导管内径对 P-V 环的影响

(4)测量高、低位拐点：静态 P-V 曲线可直观反映压力与容积的相互关系，一般用于指导 ARDS 患者的机械通气参数的调节，常用描记方法有大注射器法、低流速法、吸气末阻断法三种。

ARDS 患者的静态 P-V 环的吸气支常呈 S 形(图 23-26)，在曲线的开始段有一向上的拐点 A 称为低位拐点(LIP)，所对应的压力为肺泡突然大量开放时的压力切换点。在呼气末使用略高于 LIP 的压力水平，可以使较多的肺泡维持在开放状态，从而避免终末气道和肺泡反复开闭所造成的剪切伤。在低位拐点之后，容积与压力呈直线关系，在曲线末可见一向下的拐点 B 称为高位拐点(UIP)，所对应的压力为肺泡全部开放所需要的压力点。若在此点之上

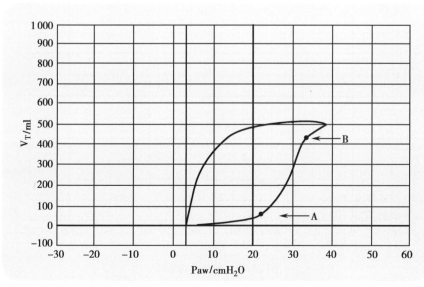

图 23-26　通过 P-V 曲线测量高、低位拐点

继续增加压力,潮气量增加甚少,大部分肺泡将处于过度扩张状态,顺应性下降,容易导致容积伤。为避免剪切伤与容积伤,机械通气应在两拐点之间的"安全区"进行。

(5)调整吸气流速:图 23-27 表示控制通气时呈"8"字形的 P-V 环,常见于吸气流速设置过低,未满足患者的通气需求。在 A 处,呼吸机的送气流速不能满足患者的需要,患者主动吸气,使回路压力有所降低,但肺容积仍在增加,呼气初为主动呼气,气道内压力陡然增加,但随后与正常的肺排空相似,呼气结束后压力回到原点。

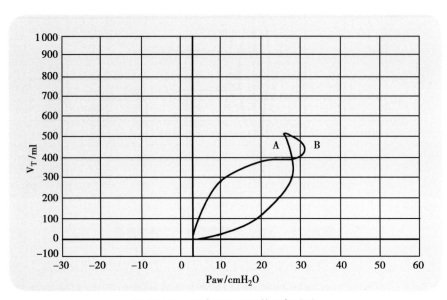

图 23-27　通过 P-V 环调整吸气流速

(二) 流速 - 容积环

流速 - 容积环(F-V loop,F-V 环)是指同一呼吸周期内流速与容积相互变化的曲线。纵轴表示吸气和呼气时流速,单位 L/min,横轴表示容积,单位 ml。图 23-28 中 F-V 环横轴以上为吸气,横轴以下为呼气,从吸气开始到呼气结束,四点相交呈一个封闭的环。

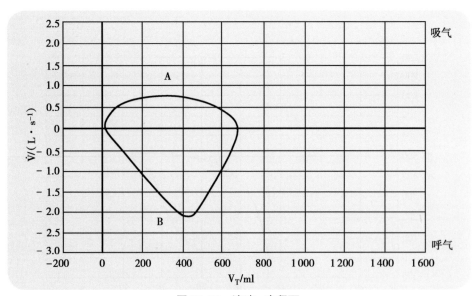

图 23-28　流速 - 容积环

F-V 环的临床意义：

1. **监测有无小气道阻塞** 图 23-29 中呼气峰流速 A 下降至 B 时向横轴凹陷,呼气气流受限,表明存在小气道阻塞,凹陷越明显说明阻塞越严重。

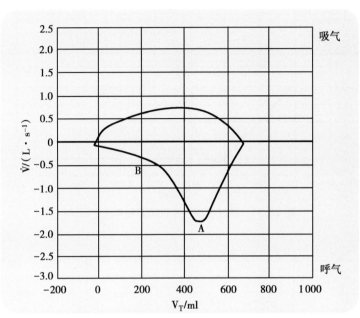

图 23-29 通过 F-V 环监测有无小气道阻塞

2. **评价支气管扩张剂的效果** 图 23-30 显示支气管扩张剂使用前后的 F-V 环。在使用前,呼气峰流速 A 低且在呼气中出现一个偏向横轴的凹陷 B,使用支气管扩张剂之后,峰流速 C 明显提高,呼气气流受限 D 也有所改善,说明使用支气管扩张剂之后气道状况有所改善,另外在呼气流速曲线上也可观察到类似的改变。

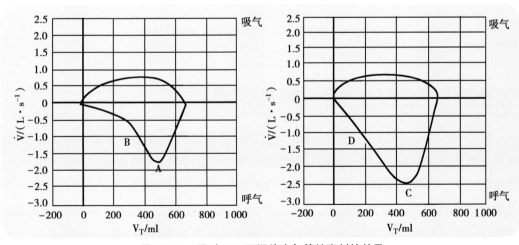

图 23-30 通过 F-V 环评价支气管扩张剂的效果

3. **监测有无 PEEPi** 图 23-31 中呼气结束时流速并未下降至 0,说明有 PEEPi 存在,在流速 - 时间曲线上可更直观地观察到这种现象,作为存在 PEEPi 的佐证。

4. **监测有无回路漏气** 图 23-32 中 F-V 环呼气末呼气支容积未回复 0,呼气结束点未与吸气起始点呈开环状,未吻合封闭,说明呼吸回路存在漏气,此时在容积 - 时间曲线上也可找到回路漏气的证据。

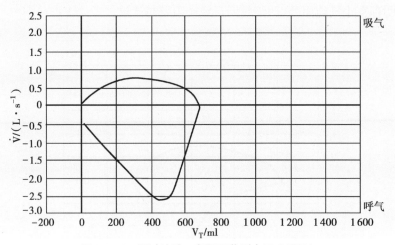

图 23-31　通过流速 - 容积环监测有无 PEEPi

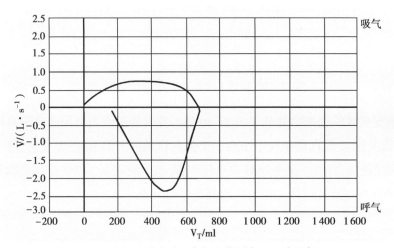

图 23-32　通过流速 - 容积环监测有无回路漏气

第 2 节　通过呼吸机波形识别人机不协调

患者 - 呼吸机的相互作用可以描述为两个呼吸泵之间的关系。①患者的呼吸系统：由神经肌肉系统控制，受肺和胸腔机械特性的影响；②呼吸机：由通风机设置和流量阀的功能控制。当两个泵同时工作时，呼吸的每个阶段都是完全匹配的。任何扰乱两个泵之间和谐的因素都会导致不同步，导致患者不适，增加呼吸功。通过 3 种标准的呼吸机波形（压力、流量和容积）可以识别呼吸 4 个阶段有关的异步性。①触发机制（即吸气的开始）：它受触发灵敏度设置、患者努力和瓣膜反应性的影响（图 23-33 双触发；图 23-7、图 23-34 无效触发；图 23-35 误触发；图 23-36 反向触发）。②吸气期：在容积控制和压力控制通气期间，应使用压力和流量波形评估患者的流量需求。③呼吸终止（即吸气的结束）：理想情况下，吸气终止与患者的神经计时同步，但相对于患者的神经计时，呼吸机经常提前或延迟终止吸气。在容积控制通气期间，我们可以调整影响吸气时间的变量（例如峰值流量、潮气量)。在压力控制或压力支持通气期间,我们可以调整影响吸气终止的变量(如吸气时间、呼气敏感性)(图 23-37 吸气时间过长,图 23-38 吸气时间过短)。④呼气期:阻塞性肺病患者特别容易产生 PEEPi,因此很难触发呼吸机。应定期对床边评估是否存在 PEEPi,并在适当时进行纠正性调整(见图 23-6)。

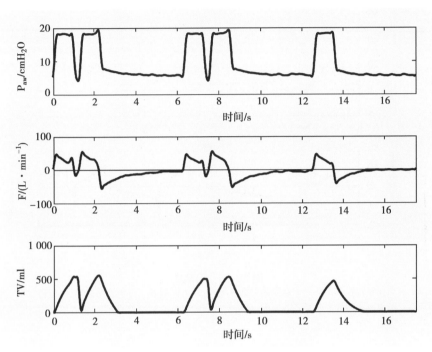

图 23-33　PCV 模式下双触发
在呼吸支持条件过低或是切换较早的情况下,患者容易出现两次呼吸驱动。

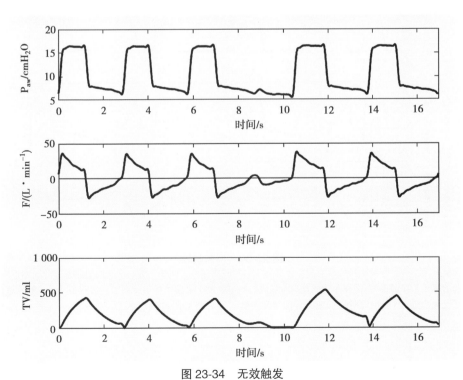

图 23-34　无效触发
由于镇静、过度支持等原因引起的呼吸驱动减弱,内源性 PEEPi 的存在,导致患者无效的呼吸努力。

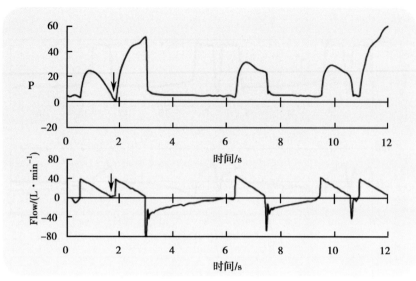

图 23-35　误触发

当呼吸机提供了非患者触发的辅助呼吸时,即为误触发。由于管路泄漏、分泌物蓄积或强烈的心脏搏动等原因,可能会达到呼吸机的触发阈值,而与患者的努力无关,有时会导致过度换气。

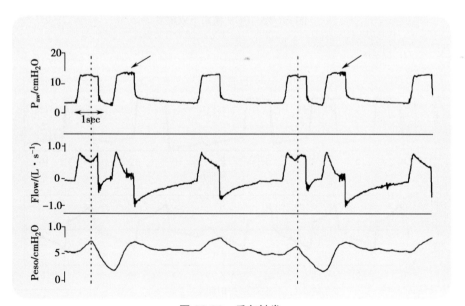

图 23-36　反向触发

反向触发是一种由呼吸机送气后引起患者又一次的呼吸驱动的不同步行为。潜在的机制是肺的周期性膨胀引起的呼吸节律的夹带,需在食管压监测或是膈肌肌电监测下观察。如果反向触发达到了呼吸机触发阈值,则可以触发新的呼吸机周期(反向触发伴随呼吸堆积)。箭头处表示反向触发发生。

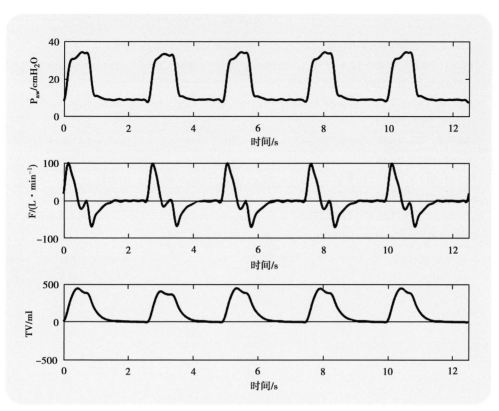

图 23-37　吸气时间过长

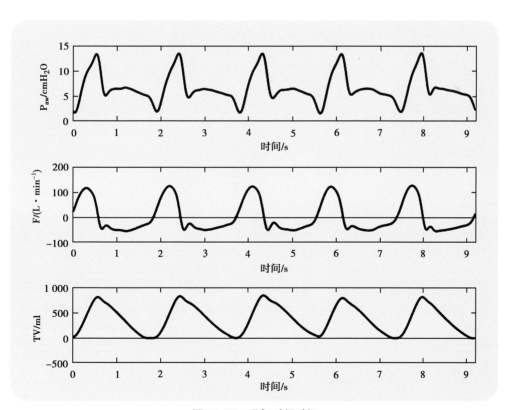

图 23-38　吸气时间过短

（葛慧青）

—— 参 考 文 献 ——

［1］俞森洋. 现代机械通气的监护和临床应用 [M]. 北京: 中国协和医科大学出版社, 2000.

［2］NILSESTUEN J O, HARGETT K D. Using ventilator graphics to identify patient-ventilator asynchrony [J]. Respir Care, 2005, 50 (2): 202-234.

［3］DHAND R. Ventilator graphics and respiratory mechanics in the patient with obstructive lung disease [J]. Respir Care, 2005, 50 (2): 246-261.

［4］HESS DR. Ventilator waveforms and the physiology of pressure support ventilation [J]. Respir Care, 2005, 50 (2): 166-86.

［5］DRES M, RITTAYAMAI N, BROCHARD L. Monitoring patient-ventilator asynchrony [J]. Curr Opin Crit Care, 2016, 22 (3): 246-253.

［6］RODRIGUEZ P O, TIRIBELLI N, FREDES S, et al. Prevalence of reverse triggering in early ards: results from a multicenter observational study [J]. Chest, 2021, 159 (1): 186-195.

第24章　无创正压通气

无创正压通气(noninvasive positive pressure ventilation,NPPV),有时也缩写为 NIPPV,是指患者通过鼻罩、口鼻面罩或全面罩(full face mask)等无创性方式将患者与呼吸机相连进行正压辅助通气,与气管插管和气管切开等有创的连接方式存在显著区别。20 世纪 80 年代中期,经鼻罩 NPPV 开始应用于治疗阻塞性睡眠呼吸暂停综合征以及辅助神经肌肉疾病患者夜间通气。真正将 NPPV 用于治疗急性呼吸衰竭始于 1989 年,Meduri 对 10 个急性呼吸衰竭的患者应用 NPPV,7 例取得成功。这一研究结果引起了学术界的兴趣和关注,改变了传统治疗急性呼吸衰竭的思维和方式。20 世纪 90 年代后期,对 NPPV 治疗慢性阻塞性肺疾病(COPD)缓解期并发慢性呼吸衰竭进行了长时间观察研究,直到近期,NPPV 可以稳定患者病情、减少急性加重和反复住院已成共识,但是否可以延长患者生存时间仍缺乏具有一致性的有力证据。

NPPV 具有避免有创正压通气(invasive positive pressure ventilation,IPPV)所带来的一系列并发症、提高患者生存率并随之降低治疗成本等优点,受到了人们的青睐。近 10 多年来,NPPV 的各种仪器和应用技术也在不断完善,NPPV 应用的范围越来越广,人们对其疗效及影响因素的认识也越来越深入,展开了诸多研究和讨论,国际上就此提出了多项 NPPV 的应用指南,本节将结合这些进展详细介绍这一实践性较强的技术。

一、基本原理和特点

(一) 无创

与 IPPV 相比,NPPV 主要通过无创性方式与患者连接,患者痛苦小,应用较为灵活,可试用以及间断应用,且可避免人工气道开放易致肺部感染等缺点。但另一方面,由于未建立人工气道,NPPV 不适用于因为缺乏气道保护能力而需要人工气道的患者(如气道分泌物多且排除障碍、昏迷等),也不利于气道分泌物标本的可靠获取。

(二) 正压"漏气"通气

NPPV 是一种正压通气方式,具备增大患者的肺容积,改善氧合和通气功能等正压通气的基本作用;但其通过面罩而非人工气道与呼吸机相连,就必然存在漏气,这是影响通气疗效的重要因素之一。绝大多数便携式无创呼吸机为涡流供气,而非空氧压缩气体混合供气,其所能提供的压力支持水平相对较低,能提供的吸入氧浓度较低且不准确,故疗效并不如 IPPV 确切。因此,IPPV 仍然是现有医疗条件下最可靠的通气支持,一旦 NPPV 无效,应注意及时转换为 IPPV 以免延误病情。

二、病例选择

(一) NPPV 治疗目标

在发生呼吸衰竭或呼吸肌疲劳的患者,需要呼吸支持手段辅助通气,并改善气体交换,以维持生命体征稳定。由于人工气道所带来的严重并发症,避免插管与 IPPV 是 NPPV 在急性期治疗中(急诊、监护病房或普通病房)一个主要的目标。当患者出现呼吸窘迫和通气或换气异常的临床表现时,通常就需要应用 NPPV:$PaCO_2 \geqslant 45mmHg$ 且 $pH \leqslant 7.35$,或 $PaO_2/FiO_2 \leqslant 200$,即定义为气体交换异常;呼吸窘迫表现为辅助呼吸肌参与呼吸、胸腹矛盾运动、呼吸频率 $\geqslant 25$ 次 /min、中重度呼吸困难,COPD 患者的呼吸困难则感觉比平时更重。在慢性缓解期中 NPPV 的主要目标为减轻低通气所带来的症状,并改善生活质量(表 24-1)。

表 24-1 无创正压通气的治疗目标

急性加重期	慢性缓解期
避免插管	减轻或改善症状
减轻症状	减少急性发作次数
改善通气和换气	提高生活质量
减少正压通气带来的不适	提高存活率
减少 IPPV 的时间及并发症发生	
减少住 ICU 和住院时间、降低费用	

(二) NPPV 禁忌证

NPPV 禁忌证也与其上述特点密切相关。其中,气道保护能力最为重要,这也是 NPPV 区别于 IPPV 最显著之处。若气道保护能力明显下降如昏迷、呕吐、气道分泌物多且排出困难等,应及早建立人工气道。因 NPPV 需要患者自主呼吸配合,无自主呼吸或自主呼吸微弱的患者须行 IPPV。对于无法应用面罩的患者,如面部创伤、烧伤或畸形等,也不能应用 NPPV。无法配合 NPPV 者(如紧张、不合作或精神疾病、神志不清),须慎用 NPPV。NPPV 有造成胃肠胀气的危险,对于肠梗阻、消化道手术后患者,须谨慎应用并密切观察。若合并严重肺外脏器功能不全如消化道大出血、血流动力学难以维持时,也不宜行 NPPV。

(三) NPPV 试用原则与成功的预测因素

选择合适的病例进行 NPPV,是成功应用的关键。NPPV 并非对所有患者都适用,不恰当应用会延误 IPPV 的时机,过度应用则造成资源的浪费,因此,有必要对 NPPV 成功的可能性进行评估。相比 IPPV 而言,NPPV 容易实施,因此很多学者推荐只要没有禁忌证,可试验性应用 NPPV,但时间不宜过长,1~2 小时足以观察患者对 NPPV 治疗的反应。成功治疗的患者往往能够很快耐受 NPPV,短时间内 PaO_2 上升、$PaCO_2$ 下降、pH 纠正,并伴有呼吸频率下降和呼吸困难症状缓解。NPPV 成功应用的影响因素,近年来成为 NPPV 研究的热点问题。目前主要认为疾病种类、神志与精神状态、APACHE Ⅱ 评分、血气分析以及既往肺功能等对 NPPV 应用有一定影响(表 24-2)。此外,NPPV 成功的可能性还与操作环境(人员配备、监护条件)、仪器设备、NPPV 应用技巧和经验等多种因素有关。

表24-2　NPPV治疗成功的预测因素

合作能力	疾病严重程度
神志较好 依从性好 人机同步较好	APACHE Ⅱ 评分较低 开始时 $PaCO_2 < 92mmHg$, $pH > 7.10$
气道保护能力	NPPV治疗短期内(1~2小时)的反应
漏气量小 分泌物少或自主咳嗽咯痰能力较强	pH 升高,$PaCO_2$ 及呼吸频率降低

三、不同病种应用 NPPV 的疗效与分析

到目前为止,NPPV 应用于临床时间较短,很多研究尚未深入开展,部分研究病种过于笼统如急性低氧性呼吸衰竭,得出的结论差异也较大。本节仅对目前 NPPV 治疗不同病种的疗效进行总结和分析,为开展 NPPV 临床应用和研究提供参考依据。

(一) 急性起病

NPPV 在不同病因引起急性呼吸衰竭中的疗效,根据研究的质量及结果采用国际通用证据评价标准(A 级:多个随机对照研究证实,具备足够的证据;B 级:有限的 RCT 证实;C级:非 RCT,仅观察性研究证据)评判(表24-3)。

表24-3　不同病因所致急性呼吸衰竭应用 NPPV 的疗效分析

证据水平	急性呼吸衰竭病因
A	COPD 急性加重、心源性肺水肿、免疫抑制
B	胸外伤、手术后呼吸衰竭
C	支气管哮喘急性发作、ALI/ARDS、肺炎、拒绝气管插管

1. **COPD 急性加重(AECOPD)**　这是迄今为止 NPPV 应用研究最多的病种。多项临床随机对照试验(RCT)及荟萃分析均显示,与常规治疗相比,NPPV 应用于 AECOPD 成功率可达 80%~85%。绝大多数研究提示有效的 NPPV 治疗可在短时间内(通常为 1~6 小时)使其 pH 值增高、$PaCO_2$ 降低、呼吸困难程度下降,长时间应用可降低气管插管率,缩短住院时间。因此,NPPV 可作为 AECOPD 的一项常规治疗手段。

多项 RCT 针对中度呼吸性酸中毒(pH 7.25~7.35)及有呼吸困难表现(辅助呼吸肌参与呼吸、呼吸频率 > 25 次/min)的 AECOPD 患者,与常规治疗相比,NPPV 取得了显著疗效。无论是即时效应(NPPV 短时间应用后呼吸困难症状和基本生命体征、血气指标),还是整个住院期间的疗效(气管插管率、院内/ICU 病死率、住院/住 ICU 时间)均有明显改善。

对于 pH ≥ 7.35 的 AECOPD 患者,由于其通气功能尚可,$PaCO_2$ 不高,pH 处于代偿范围,较为传统的做法是不给予呼吸支持,仅常规治疗。一项在普通病房早期应用 NPPV 治疗 AECOPD 患者的多中心 RCT 中,根据血气指标进行亚组分析后提示,对于 pH ≥ 7.35 的患者,在入选后 2 小时即可出现呼吸频率降低,辅助呼吸肌的参与减少,后期气管插管率较对照组明显降低(2.8% vs.11.3%,P=0.047)。多项研究也表明,NPPV 对

这类存在动态肺过度充气的患者,可以降低其吸气做功,达到缓解呼吸肌疲劳和改善通气功能的目的。

对于 AECOPD 所致严重的高碳酸性呼吸衰竭患者(pH<7.20),一般认为 NPPV 失败率及病死率较高,直接行 IPPV 更为有效。近年来国内外学者开展了几项 NPPV 与 IPPV 比较的探索性研究,患者呼吸衰竭的程度均较重(pH 7.18~7.20,$PaCO_2$ 85~104mmHg),虽然结果发现两组患者气体交换都有明显改善,机械通气时间、并发症发生率、住 ICU 时间、ICU 病死率和院内病死率均相似,但值得注意的是,这两项研究均有较为严格的排除标准,相当一部分患者因为不具备使用 NPPV 的基本条件而被排除在研究之外,并且,入组患者都在具有良好监护条件的 ICU 内接受治疗,NPPV 失败率仍较高(52%~63%)。因此,对严重高碳酸性呼吸衰竭的 AECOPD 患者,不宜行 NPPV;具备较好的监护条件和经验丰富的单位,可在严密观察的前提下探索性应用 NPPV,应用 1~2 小时无明显改善则须及时改用 IPPV。

有学者发现,对于严重意识障碍(Kelly-Matthay 评分 > 3 分)患者,应用 NPPV 治疗病死率高达 50%。因此,出现意识水平改变的患者,不应使用 NPPV。

2. **急性心源性肺水肿**   与普通氧疗相比,持续气道正压(CPAP)经多项研究证实可迅速改善氧合,可能降低急性心源性肺水肿患者病死率。CPAP 通过扩张肺泡增加功能残气量而改善氧合,改善肺顺应性。当心室充盈压较高而心功能差时,正压通气使心包压力增加、跨壁压下降,从而后负荷下降,心功能改善。如果充盈压相对较低而心功能良好,CPAP 通过减少静脉回流而降低前负荷。应用自主 / 时间(S/T)通气模式治疗急性心源性肺水肿,可减少呼吸功耗,迅速降低 $PaCO_2$ 水平和呼吸频率,研究提示可降低患者的气管插管率和并发症的发生率。有人比较 CPAP 和 S/T 对急性心源性肺水肿的作用,结果因为在 S/T 组心肌梗死的发生率明显增高而停止试验,但最近也有大型 RCT 证实 S/T 并不增加心肌梗死的发生率。因此,在心源性肺水肿患者应用 NPPV 的策略:首选 CPAP,如果患者存在高碳酸血症或呼吸困难不缓解可考虑换用 S/T。

3. **免疫抑制患者**   机体免疫功能下降使其发生各种并发症的概率明显增高,其中肺部感染尤为常见,成为并发呼吸衰竭的重要原因。大部分患者表现为急性低氧性呼吸衰竭,常规进行 IPPV 治疗的疗效不佳,病死率高达 60%~100%。患者往往死于气管插管和机械通气相关的各种并发症,如呼吸机相关肺炎(VAP)、感染性休克等,其中 VAP 所致的病死率则高达 100%。因此,避免气管插管和缩短 IPPV 的应用时间,减少并发症的发生,成为改善这类患者预后的关键。对这类患者应用 NPPV 的研究颇多,已有两项 RCT 证实,NPPV 组较 IPPV 组病死率下降 30%,NPPV 成为目前免疫抑制患者发生急性呼吸衰竭时首选的呼吸支持方式。

4. **胸外伤和手术后呼吸衰竭**   在无并发症的胸外伤呼吸衰竭患者,应用 NPPV 可改善氧合;在胸腹大手术后呼吸衰竭的患者,NPPV 可避免或减少肺不张的发生、纠正低氧血症,从而降低气管插管率、缩短住 ICU 时间。

5. **重症哮喘、ALI/ARDS、重症肺炎**   对于这些疾病,目前为止均无 RCT 证实 NPPV 疗效。NPPV 可以早期试验性使用,特别是对于病情相对较轻又无 NPPV 禁忌证的患者,但必须严密观察,一旦病情恶化,立即采取气管插管行 IPPV 治疗,以免延误病情。

(二) 慢性病缓解期

1. COPD 缓解期并发慢性呼吸衰竭　患者得益于 NPPV 的原因：①吸气正压可改善气体交换，降低呼吸肌的负荷，减少疲劳发生，促进肌力恢复；减轻低通气的相关症状，改善患者的生活质量。②重度 COPD 患者的夜间呼吸驱动降低，低通气使其睡眠质量差、睡眠时间短，不利于夜间肌肉休息并影响第二天活动耐量和精神状态，因此夜间应用 NPPV 可改善睡眠质量、延长睡眠时间。NPPV 也可通过改善夜间低通气所致的高碳酸血症，提高呼吸中枢对二氧化碳水平的敏感性。

对于 COPD 患者，20 世纪 90 年代以来进行了 10 余项重要的多中心 RCT，早期的多数研究均提示与长期氧气治疗相比，NPPV 未能改善肺功能、延长生存时间。直到 2009 年，澳大利亚 McEvoy 等的多中心研究才证实与氧气治疗相比，NPPV 可以延长 COPD 患者生存时间，2014 年又有德国 Kohnlein 等牵头完成的多中心研究证实了上述结果，但是总体来说 NPPV 是否能延长 COPD 患者生存时间还有待进一步的深入研究。

另一方面，已有多项 RCT 提示家庭 NPPV 可以显著减少 COPD 急性加重和住院次数（Casanova CC，2000；Clini ES，2002；Galli JA，2014；Coughlin S，2015；Murphy PB，2017）。2017 年起，COPD 全球诊疗指南（GOLD）开始推荐家庭 NPPV 作为稳定慢阻肺病情、减少急性加重和反复住院的治疗手段。GOLD 目前推荐的家庭 NPPV 指征是白天 $PaCO_2 \geqslant 52mmHg$。近 10 年来，德国 Windisch 等研究（2009，2014）发现对慢阻肺稳定期患者用 NPPV 将 CO_2 尽可能降至正常或接近正常水平，可以改善肺功能、减少急性加重，甚至降低病死率，为此 IPAP 多需要达到 $20\sim30cmH_2O$，较以往研究中的 IPAP 大为提高，这种治疗策略被称为"高强度（high intensity）NPPV"。无独有偶，2017 年英国 Murphy 等的多中心随机对照研究中家庭 NPPV 的 IPAP 平均达到 $24cmH_2O$，并取得良好效果，减少了急性加重和住院次数。

2. 胸廓限制性疾病　NPPV 能成功治疗的胸廓限制性疾病，包括小儿麻痹后遗症、神经肌肉疾病、胸廓畸形、脊髓损伤与重度脊柱侧弯。目前认为限制性胸廓疾病患者应用 NPPV 的好处有三点：① NPPV 可部分替代呼吸肌做功，使呼吸肌得以休息；② NPPV 可降低 $PaCO_2$，从而提高呼吸中枢对二氧化碳水平的敏感性；③ NPPV 可改善肺顺应性、增大肺容量与减少无效腔。

重度脊柱侧后弯患者夜间使用 NPPV 的研究表明，NPPV 可改善气体交换、减轻低通气症状、增大潮气量与用力肺活量。多个 NPPV 治疗肌萎缩性脊髓侧索硬化（ALS）患者的研究显示，NPPV 可提高存活率。

值得注意的是，NPPV 不宜预防性应用于这类患者。一项杜氏肌肉营养不良症（Duchenne muscular dystrophy，DMD）患者的研究中，比较了预防性夜间应用 NPPV 与常规治疗。结果显示，NPPV 不仅不能延缓病情发展，而且会造成较高的病死率。因此，对于限制性胸廓疾病患者的建议是，有明确的夜间低通气相关症状（日间过度嗜睡、晨起头痛、疲劳、呼吸困难、认知障碍）的患者才宜行 NPPV；医师必须在 60 天内密切观察和随访，60 天后需再次评估患者的依从性与疗效。

四、应用环境与设备

(一) 环境

1. 操作者的培训与教育 操作者(医师、护士和呼吸治疗师)是否具备 NPPV 使用经验是影响 NPPV 疗效的重要因素,要求对 NPPV 有一定认识及了解,能指导患者应用 NPPV,协助患者咳嗽排痰,具有对人机协调性、漏气等问题进行监测、处理以及对 NPPV 失败及时判断的能力。很多学者的研究中,所有参与者均接受 8 周的理论和实践的培训以保证临床应用的质量。多项指南也提及应由一位熟识 NPPV 应用技术的呼吸专科医师负责整个 NPPV 的工作以提高成功率。

2. 患者及家属的培训与教育 与 IPPV 不同,NPPV 更强调患者的主动合作和舒适感,对患者的教育可以消除恐惧,争取配合,提高依从性和安全性。教育的内容:①讲述治疗的目的(缓解症状、帮助康复),行 NPPV 的必要性;②指导患者有规律地放松呼吸,并说明 NPPV 后可能出现的问题及相应措施,如口 / 鼻面罩可能使面部有不适感,使用面罩时尽量不经口吸气以减少腹胀;③强调在治疗的开始阶段要尽可能长时间连续应用 NPPV,但不能因为佩戴面罩而影响排痰;④教会患者及家属连接和拆除面罩的方法,特别是在紧急情况下(如咳嗽、咳痰或呕吐时)拆除面罩的方法。

3. 治疗环境 实施 NPPV 的场所应具备一定监护条件(至少应包括对基本生命体征、血气和 SpO_2 的监测)。目前没有直接比较 NPPV 在各个科室中应用疗效的 RCT,大多数研究都在 ICU 内完成。几项在普通病房内完成的多中心 RCT 结果表明:与常规治疗相比,NPPV 显著降低了气管插管率和院内病死率;但在 pH < 7.30 亚组中,普通病房内的治疗效果不及 ICU。因此,美国和英国胸科医师协会先后推荐:对于 pH < 7.30 的患者,不宜在普通病房内行 NPPV。若患者存在严重合并症(如肺炎、哮喘、ARDS 等),气管插管可能性较大,为避免延误病情,最好在 ICU 内行 NPPV,以便于及时改换为 IPPV。

由于上机初期(第一个 8 小时)比后期(第二个 8 小时)需要更多的床旁观察时间,NPPV 的成功与否与应用 NPPV 后数小时内的疗效明显相关,因此开始应用 NPPV 的一段时间内需要有专人负责监护和治疗。

(二) 连接方式

面罩是连接呼吸机与患者之间的重要途径,患者对面罩的耐受性以及面罩的有效性也是决定 NPPV 成败的关键环节。面罩不合适是造成人机不协调的常见因素:面罩过大或与患者的面型匹配不好,容易造成漏气量增大,进一步导致患者不易触发或终止呼吸机送气。面罩扣得过紧,又容易导致局部皮肤压伤。因此,应准备不同种类和型号的鼻罩 / 口鼻面罩以供不同情况使用,合理地调整面罩的位置以及调整固定带的张力(一般以扣紧头带后能于面颊旁轻松插入 1~2 指为宜),可减少漏气,提高患者对面罩的耐受性和有效性。

目前国内外常用的面罩有鼻罩和口鼻面罩,后者能迅速改善通气,而前者更舒适、易被患者接受。两者最大的差别在于经口漏气,这是造成经鼻罩行 NPPV 失败的主要原因。另有研究发现,CPAP 模式中闭口呼吸时,经鼻罩和口鼻面罩患者的鼻部阻力差别不大;但在使用鼻罩出现经口漏气时,将会因呼吸机送气流量的增大而使鼻部阻力显著增加。急性呼吸衰竭患者容易张口呼吸,因此应首选口鼻面罩,若病情改善后还需较长时间应用NPPV时可更换或交替使用鼻罩。

近年来对有关增加面罩耐受性的方法和技术进行了广泛的研究,其中面罩制造工艺的改进颇多。改进的面罩设计了快速拆除扣和安全阀(图 24-1):前者可以保证在紧急情况(呕吐或窒息)时快速地摘除面罩;后者由膜片和面罩上的漏气口组成,当管路内存在持续正压时,膜片上抬关闭漏气口,当呼吸机故障或管路断开时,持续正压消失,膜片回落,漏气口打开与外界空气相通,从而保障患者的基本通气避免窒息。还有面罩采用双层贴膜能更好地与面部紧贴以减少漏气。头盔因使用时较少断开,避免面罩对皮肤的压迫,提高患者的耐受性(图 24-2)。

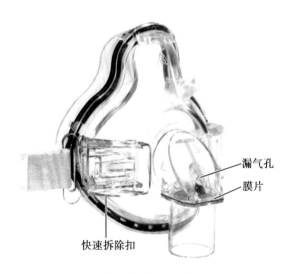

漏气孔

膜片

快速拆除扣

图 24-1 带有快速拆除扣的新型面罩

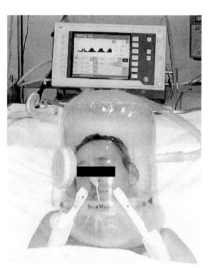

图 24-2 头盔

(三) 呼吸机

理论上讲,具有完善监测与报警功能的大型多功能呼吸机(也称危重症呼吸机,critical care ventilator)以及便携式压力 / 容量限制型呼吸机均可用于 NPPV。前者的优点除了完善的监测与报警外,还在于能够提供精确的高浓度氧气吸入,但其设计特点是属于高压力低流量系统,在密封不漏气的条件下工作比较理想,而对漏气的补偿能力比较差,呼吸回路(特别是面罩)漏气往往容易造成假触发,引起人机不协调,甚至有可能在漏气较大时导致呼吸机不正常工作。因此,选用时应该慎重考虑。后者设计的特点是高流量低压力系统,对漏气的补偿能力比较好,适合于 NPPV 容易漏气的特点;价格低廉,使用简便,体积小、易搬动,逐渐成为最常用于 NPPV 的呼吸机;其缺点是监测和报警功能不够完善,故专用于 NPPV。

目前国内市场上用于 NPPV 的呼吸机品牌和种类繁多,功能参差不齐,价格差别很大。一般而言,能用于 NPPV 的呼吸机至少应提供以下几个支持:①双相(吸气相和呼气相)的压力控制 / 压力支持;②最高压力至少 25cmH_2O;③满足患者吸气需求的高流量气体(40~100L/min);④至少 40 次 /min 的通气频率;⑤一些基本的报警功能,如管路断开、断电等。

随着机器制造业的发展和多种新技术在机械通气中的运用,近年来在临床上已开始应用一些功能强大的无创呼吸机,同以往的呼吸机相比,它不但有空氧混合气体涡轮机提供持久、稳定而可靠的通气压力,还增加和整合了吸入氧浓度、通气压力上升速度、流速触发和漏气补偿调节功能,能对患者的潮气量、呼吸频率、漏气量等进行监测,这些技术可能使更多的呼吸衰竭患者受益于 NPPV 治疗。

1. **专用于 NPPV 的呼吸机** 与 IPPV 相比,NPPV 最大的特点就是"漏气"。专用于 NPPV 的呼吸机设计了漏气补偿系统,最大的优点就是在轻 - 中度漏气时,依然能够实现呼吸机的触发和吸呼转换。

(1)漏气补偿与呼吸机触发机制:NPPV 漏气是必然存在的,在一定范围内也是允许的。大多数便携式无创呼吸机的设计特点为涡轮、单管路供气、微处理器控制,呼吸机通过持续监测流量和压力,反馈给微处理器以控制输送给患者的气流量。这种设计就决定了呼吸机"漏气"通气的特点,存在"故意漏气(intentional leak)"和"非故意漏气(unintentional leak)":前者是指由于采用单回路,应用了持续开放的呼气阀,无论是吸气还是呼气,呼吸机管路内均处于正压(高于大气压)状态,始终有气体自呼气阀漏出,漏气量的大小与管路内压力和呼气阀的种类及口径相关,这是呼吸机设计时就通过了精确计算并进行补偿的,因此是允许存在的"故意漏气"。由此也可知,不同品牌的呼吸机,呼气阀最好不要混用,否则易造成补偿错误。非故意漏气则是指无创呼吸机通过面罩与患者相连,由于面罩与患者面部无法做到完全密闭,在无创通气时气体可经面罩与患者面部之间的缝隙漏出,这部分漏气通常被称为非故意漏气,漏气量与固定带松紧程度、面罩与面部塑形是否良好及管路内压力有关。呼吸机对非故意漏气也是可以监测(V_{leak})并进行补偿的,不同品牌的呼吸机可补偿的量有所不同,一般而言,此漏气量最好不要超过 30L/min。

呼吸机的通气模式通常有三种:持续气道正压(CPAP)模式、自主(spontaneous,S)或称压力支持(pressure support)模式,时间(timed,T)或称压力控制(pressure control)模式。后两个模式在有的呼吸机上也称双水平正压通气(BiPAP)。CPAP 是一个高于大气压的基线压力,应用于有自主呼吸的患者,吸气时无附加压力。CPAP 工作原理简单,呼吸机仅需持续监测管路压力并通过改变流速维持该压力即可,漏气量只要在呼吸机能补偿范围内,设置的压力均能维持。在自主或时间模式(S/T)中,呼气末的基线压力称为呼气气道正压(expiratory positive airway pressure,EPAP),吸气时在气道所增加的压力称为吸气气道正压(inspiratory positive airway pressure,IPAP)。该吸气压力,在自主模式中是由患者触发来启动、流量切换终止,而时间模式则是由时间触发、时间切换终止。S 模式中呼吸机工作原理变得复杂,因为 NPPV 时管路本身已存在"故意漏气"和"非故意漏气",在此基础上还要出现管路内流速的变化,这可能是由患者本身吸气造成的,也可能由于患者改变面罩位置等引起新增加的"非故意漏气"造成的,呼吸机需进行区分,避免误触发的同时又能灵敏地监测到患者触发以实现人机协调,这是 NPPV 所面临的难题。涡轮供气、单管路呼吸机所采用的漏气补偿机制可很好地解决这个问题,其原理:当管路内出现流速改变时,如果是因为面罩固定位置改变造成漏气量增大,只要这种改变量在一定时间内恒定,呼吸机便将其认可为"非故意漏气",同时通过提高流速将流速基线(即呼吸机的 0 流速,此时管路内压力为 EPAP)上移至相应水平,呼吸机以调整后的基线为 0 流速(图 24-3)此即为"漏气基线补偿"机制。但呼吸机对这种"非故意漏气"的补偿是有限的,研究发现当漏气量过大时,呼吸机区别和反馈调节的能力下降,出现假触发的次数明显增多。当管路内流速改变不恒定时,如为患者吸气造成,呼吸机即认为患者吸气触发,此时立即增大供气流速提高管路压力至 IPAP 实现吸气时辅助通气,促进人机协调。然而,如果是因为患者明显躁动或者不能耐受面罩,频繁地改变面罩位置,也会造成管路流速不断变化,呼吸机此时就难以区分是患者自主触发还是漏气。因此,NPPV 特别强调患者的配合,并需要尽可能减少漏气。

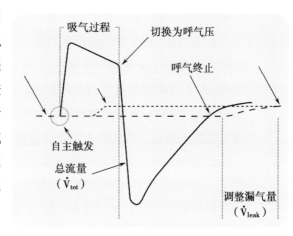

图 24-3　漏气量增加时的流速基线调整

(2)附属装置

1)管路:呼吸机通过持续监测流量和压力,反馈给微处理器以控制输送给患者的气流量,因此,呼吸机能否快速准确监测,与患者和呼吸机之间的阻力密切相关,应当尽可能降低呼吸机管路阻力,如采用平滑的呼吸机管路来连接。若使用加温湿化器,也应尽量降低阻力。

2)呼气装置:与采用双回路的危重症呼吸机不同,单回路无创呼吸机没有专门的呼气阀,通过在面罩与管路之间连接一个呼气装置实现呼气。目前国内临床上常用的 NPPV 呼气装置包括平台阀(plateau valve)、侧孔阀(port)以及静音阀(whisper swivel)。其主要区别在于其"故意漏气"的量不同:侧孔阀通过固定大小的孔漏气,故漏气量大小主要与管路压力有关,压力越高漏气量越大;由于单孔漏气,漏气声往往较大,可能影响患者休息,静音阀将漏气面积增大从而降低漏气音量;平台阀通过硅胶膜调节实现漏气量恒定,与管路内压力大小无关,但硅胶膜长时间使用后会出现弹性降低、粘连等,应定期检查并及时更换(图 24-4)。另外,在避免 CO_2 的重复呼吸方面,平台阀应用价值最大。

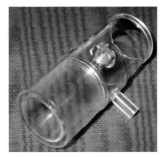 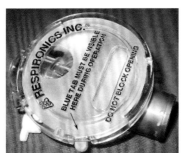 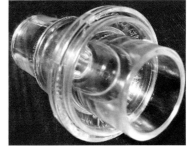

图 24-4　专用于 NPPV 的呼气阀
从左至右依次为:侧孔阀、平台阀、静音阀。

3)测压管:呼吸机实际输送的压力能否达到预设压力,主要通过接近面罩端的测压管来监测并反馈给呼吸机内微处理器,从而决定是否需要进一步增大流量以维持预设压力。有的呼吸机测压管是外置的,如伟康 Vision;有的是内置的,如 Drager RespiCare CV;但都应注意保持测压管内干燥、通畅,以实现监测反馈灵敏。特别是在需要进行加温湿化的管路中,冷凝水易进入测压管内造成阻塞,影响呼吸机工作,因此须将测压管置于呼吸机管路上方以防冷凝水反流。若测压管外置,在测压管中间增加一个滤器可防止冷凝水反流。

4）过滤器：由于单回路呼吸机需要通过电动涡轮来产生驱动气体，呼吸机实际送给患者的气体几乎完全来源于外界空气，在呼吸机送气口处增加一个过滤器以净化输送气体。同时，因采用单回路送气，在需要加温湿化的管路内，潮湿气体可能影响呼吸机内部元件造成电路短路等，增加过滤器还可发挥吸收水分的作用。应注意观察过滤器的洁净程度，及时更换以免造成送气阻力增大及过滤效率降低。

5）额外供氧：单回路呼吸机多需要额外氧气吸入，氧气管可连接在面罩或呼吸机管路上。研究表明，连接在面罩上可提高吸入氧浓度，并且可冲洗面罩内气体以减少重复呼吸。呼吸机送气流量的大小取决于患者的自主呼吸努力程度和漏气量，这就导致实际的吸入氧浓度不断变化，不能采用简单的公式进行计算。但是，即使外接氧气流量增至最大流量，实际吸入氧浓度也很难高于 0.60，这就在一定程度上限制了这类呼吸机在低氧性呼吸衰竭中的应用。

2. 危重症呼吸机 设计特点一般是气动、微处理器控制、双回路。由于存在独立的呼气阀和双回路，可有效减少重复呼吸。此类呼吸机内部有电脑控制的空氧混合器，精确控制吸入氧浓度，范围为 0.21~1.0，可用于严重低氧血症患者。此外，还能提供完善的监测及报警。

危重症呼吸机一般不具备补偿功能，漏气时更容易出现通气不足和假触发。应用危重症呼吸机行 NPPV 时，更强调管路密闭性，需将面罩上漏气孔关闭或应用无漏气孔的面罩，并采取多种措施尽量减少漏气。当漏气出现时，报警频繁且难以消除；更严重的是影响人机协调即呼吸机触发与吸呼转换。若严重漏气难以避免，可考虑应用压力控制模式即 PCV，以时间切换代替流量转换，使用时应注意密切观察患者，找出其最理想的吸气时间；一般而言，吸气时间设置为 1 秒比较合适，根据患者的肺部力学特点与呼吸频率进行调整。同时，注意调整合适的触发灵敏度和 PEEP/EPAP 以改善吸气触发。在容积限制通气模式中，患者实际吸入的潮气量因漏气会明显低于预设值，甚至超过 50%，容易造成低通气，故不宜选用。由于必须应用高压氧气，也限制了其在家庭中的应用。

目前一些危重症呼吸机可以扩展"无创通气"功能，即加装"漏气补偿"软件，保证在漏气状态下仍维持较为准确的触发和切换，适用于 NPPV。

（四）初始设置

如何为患者设定个体化的治疗参数十分重要。压力和潮气量过低导致治疗失败，过高导致漏气和不耐受。一般采取适应性调节方式：呼气相压力从 2~4cmH$_2$O 开始，吸气相压力从 4~8cmH$_2$O 开始，待患者耐受后再逐渐上调，直至达到满意的通气水平，如潮气量达 8~10ml/kg，或患者可能耐受的最高通气支持水平。初始设置完成后再给患者戴上面罩，患者应保持至少 30° 半卧位。S 模式下需要设置后备通气频率，建议初始设定在每分钟 10 次，这就意味着若患者隔 6 秒不触发一次送气的话，呼吸机就会启动后备频率主动送气并报警。这就可以一定程度上保障患者在出现睡眠呼吸暂停时的通气安全。对于难以触发呼吸机送气的患者如神经肌肉疾病、严重 COPD 患者等，宜直接选用 T 或 S/T 模式。

（五）监测与调节

通过密切的临床监测，判断疗效，发现治疗过程中的问题和可能出现的不良反应，及时处理和调整，是提高患者的耐受性和疗效的重要因素，也是避免因 NPPV 治疗无效而延误插管的重要措施。应监测的内容见表24-4。

表24-4 NPPV治疗时的监测内容

一般生命体征	一般状态、神志等
呼吸系统	呼吸困难的程度、呼吸频率、胸腹活动度、辅助呼吸肌活动、呼吸音、人机协调性等
循环系统	心率、血压等
通气参数	潮气量、压力、频率、吸气时间、漏气量等
血气和血氧饱和度	SpO_2、pH、$PaCO_2$、PaO_2等
不良反应	胃胀气、误吸、罩压迫、口鼻咽干燥、鼻面部皮肤压伤、排痰障碍、不耐受、恐惧(幽闭症)、气压伤等

应特别注意对临床表现、SpO_2和血气三方面进行监测。一般而言,NPPV 1~2小时后随着呼吸困难程度的改善,患者的心率、呼吸频率以及精神状态会随之改善。否则,提示肺泡通气量不足,可能与呼吸机参数设置(吸气压力、潮气量)过低、管路或面罩漏气等有关,应注意观察分析并及时调整。SpO_2是观察NPPV后氧合变化比较简便易行的方法,特别是对于AECOPD患者,更强调控制性氧疗,在NPPV治疗初期应持续监测SpO_2以指导调节吸入氧浓度/流量,使SpO_2维持在90%左右。此外,在NPPV 1~2小时后进行血气分析是判断NPPV疗效比较确切的指标。若血气无明显改善,需进一步调整参数或检查漏气情况,4~6小时后再次复查血气,若仍无改善,则须考虑停止NPPV并改用IPPV。

在NPPV初期应鼓励患者尽量持续使用NPPV,直至病情改善。若在应用NPPV过程中出现下列情况,即认为NPPV失败:①病情明显恶化,呼吸困难和血气指标无明显改善;②出现新的症状或并发症,如气胸、误吸、痰液严重潴留且排除障碍等;③患者严重不耐受;④血流动力学不稳定;⑤意识状态恶化(表24-5)。

表24-5 NPPV时通气参数的调节

参数	调节	预期结果
吸气气道正压(IPAP)	↑	↑潮气量,↑通气与↓$PaCO_2$
	↓	↓潮气量,↓通气与↑$PaCO_2$
呼气气道正压(EPAP)	↑	↑功能残气量,↑PaO_2,↓潮气量; 若存在内源性PEEP(PEEPi),应用EPAP可改善人机同步
	↓	↓功能残气量;↓PaO_2,↑潮气量; 若PEEP<4cmH_2O,可能存在CO_2重复吸入
吸入氧浓度(FiO_2)	↑	↑PaO_2,但外加氧气流量过大时易导致口鼻干燥
	↓	↓PaO_2
后备通气频率	↑	增加在时间模式下的每分通气量,↓$PaCO_2$
	↓	减少在时间模式下的每分通气量,↑$PaCO_2$

(六) 气道温湿化

NPPV 易致痰液黏稠排出困难,这往往与患者经口呼吸、通气需求较大或存在较大漏气量使总的通气量过大而不能充分湿化有关。应保证患者足够的液体量,鼓励其少量多次饮水,应用功能较强的主动加温湿化器,间歇让患者饮水及主动咳嗽(将呼吸机与面罩的连接暂时断开),保证痰液引流通畅。

五、常见问题及处理

NPPV 能否成功应用,除与适应证把握、呼吸机自身性能及模式参数合理应用调节等因素密切相关外,更强调患者的耐受性及依从性,即人机协调性:患者能否接受面罩和正压通气、呼吸机工作能否与其呼吸同步一致。

(一) 患者能否接受面罩和正压通气

我们的经验是,应用 NPPV 的医务人员均应尝试应用 NPPV,切身感受面罩和正压通气所带来的不适,这样才能真正理解和体会患者的感受,同时也有助于更好地向患者解释沟通,获得患者的信任。只要病情允许,在 NPPV 前应尽量与患者充分交流,特别是对那些第一次应用 NPPV 的患者,切忌对患者不做任何交代就直接应用 NPPV。观察其他患者成功地应用 NPPV 治疗,也有利于消除患者顾虑,提高信心和接受性。

面罩质硬、佩戴时间过长等易导致面部皮肤压伤,鼻梁皮肤损伤比较常见,主要是由于长时间压迫引起。合理地调整面罩的位置、选用适合患者脸型的硅胶或气垫面罩以及调整固定带的张力(能避免漏气的最低张力)可以减轻面罩的压迫症状;轮换使用不同类型的面罩,避免长期压迫同一位置,可以减少压伤发生;若患者自主呼吸能耐受,应间断摘下面罩以减轻面罩对皮肤的压迫,一般以 4 小时一次为宜。此外,我国自行研制的硅胶面膜型面罩具有良好的防漏气性,比较适合国人面型。

与正压气体吸入有关的问题,包括鼻充血、上呼吸道干燥、排痰不畅、鼻窦与耳部的疼痛、眼部刺激及胃胀气。前三者主要与吸入气体干燥有关,提高加温湿化器效率、鼓励患者间断多次饮水等可改善;必要时应用抗组胺药及血管收缩剂。鼻窦与耳部疼痛可能与吸气压力过高有关。眼部刺激通常是由于面罩漏气导致气体吹入眼中所致,在前额间加垫一块纱布或适当加大上部头带压力以减少漏气。严重胃肠胀气主要是由于气道压力高($>25cmH_2O$ 时有可能超过食管贲门的压力)或张口呼吸、反复咽气引起。有明显胃肠胀气者,可考虑采取以下措施:抬高床头至少 $30°$,避免碳酸饮料摄入,避免吸气正压(IPAP)超过 $25cmH_2O$,留置胃管持续引流,间断应用 NPPV。

(二) 呼吸机工作能否与其呼吸同步一致

主要体现在患者吸气时呼吸机能否同步送气,呼气时呼吸机能否及时切换。与 IPPV 封闭性相比,NPPV 天然存在漏气,这势必影响呼吸机触发与切换。因此,如何处理"漏气"是改善其工作性能的关键。NPPV 漏气是必然会存在的,也是允许的。专用于 NPPV 的呼吸机,其设计特点就是"漏气"通气,存在"故意漏气"和"非故意漏气"。前者是呼吸机设计时就通过了精确计算并进行补偿的,后者呼吸机也是可以监测并进行补偿的,最好不要超过 30L/min,否则容易导致呼吸机监测迟钝甚至不能正常运转,造成 NPPV 失败。重新固定或更换面罩类型、使用合适的张力、缺齿患者最好佩戴上义齿、将面罩上的漏气孔关闭等,以及急性呼吸衰竭时应用口鼻面罩而非鼻罩等措施均有助于减少漏气。若严重漏气难以避免,可考虑应用压力控制模式,以时间切换代替流量切换。

为避免漏气量不断变化造成的假触发,患者应尽量减少头颈部活动。对气道陷闭患者,注意调整合适的触发灵敏度和PEEP/EPAP以改善吸气触发。部分患者睡眠时上气道肌肉松弛,有可能出现类似阻塞性睡眠呼吸暂停低通气的表现,可采用侧卧位或增加PEEP水平改善,清醒后PEEP需要下调至基础水平。

(三) 并发症

相比IPPV,NPPV并发症发生率较低(少于5%),主要包括吸入性肺炎、低血压及气胸,可通过仔细地筛选患者、应用较低的吸气压力等解决;有误吸高危因素或血流动力学不稳定的患者应避免应用NPPV,同时,尽量采用较低的吸气压力和抬高床头以降低误吸风险。曾有胃胀气或恶心的患者,应尽早留置鼻胃管。对于合并肺大疱患者应提高警惕,以维持基本通气为目标,不应过分追求通气状况的改善而提高气道压力。

六、临床应用和研究的展望

1990年以来,NPPV引起了人们的巨大兴趣和广泛关注。迄今为止在国际有一定影响力的杂志上发表的研究已逾百项,多个著名的协会组织公开发表的应用指南3项。然而,NPPV在ICU中的实际临床应用情况却相差甚远。一项在欧美42家高水平的ICU进行的为期3周的NPPV应用调查研究表明,在所有机械通气患者中仅16%应用NPPV作为首选治疗,有8个ICU 3周内没有1例患者接受NPPV治疗,仅1个ICU应用NPPV的比例达67%;在这项调查中,肺水肿、高碳酸性呼吸衰竭这两类NPPV疗效确切的病种中接受NPPV治疗的患者比例也仅为27%和50%;所有接受NPPV的患者气管插管率60%,即NPPV成功率仅为40%。

NPPV呼吸机本身性能方面已发展得较为成熟,提高NPPV疗效应当致力于改善患者与呼吸机之间的连接使患者更易耐受,改善痰液引流、气道湿化,以及提高医护人员应用水平和患者对NPPV的认识。即NPPV成功应用,不只强调患者的入选、呼吸机性能等客观指标,更强调监护强度以及实时解决问题的能力。

七、总结

应用NPPV必须明确的原则:当用即用,物尽其用,切勿滥用。明确NPPV成功的影响因素:操作者(医护人员对NPPV的认识程度、应用经验和水平、实时解决NPPV问题的能力、成功率、责任心)、仪器设备(呼吸机、面罩、温湿化等)、治疗环境(监测、护理)、患者(神志、病情、理解配合能力、气道保护能力等)、家属(理解、支持)。NPPV的应用不仅是一门技术,更是一门艺术:医护人员与患者、家属之间沟通的艺术,医护人员观察疗效及反馈性调节改进的艺术。开展NPPV的单位宜充分认识自身条件,尽可能为NPPV成功完成创造条件。

由于NPPV疗效非常个体化,具有不确定性,因此,发生呼吸衰竭或呼吸肌疲劳的患者,只要没有禁忌证,均可采取短时间试用原则;但应注意密切监测,一旦失败应及时转换为 IPPV，这就涉及监测、人力以及 IPPV 设备等问题；若 NPPV 失败，则需明确是"通气失败"还是"面罩失败"。NPPV 治疗病种方面，急性低氧性呼吸衰竭包含众多疾病的急性发作表现，各种疾病的病理生理差异很大，因此不能简单地将其划作一类而笼统地进行分析研究，从而得出 NPPV 不适合应用于急性低氧性呼吸衰竭这一结论。

到目前为止，虽然全世界针对 NPPV 的研究已成百上千项，但人们实际应用 NPPV 的经验还是远远不及 IPPV。从 1989 年第一项 NPPV 成功应用于急性呼吸衰竭的研究发表至今，也仅仅 30 年左右，很多领域尚未深入，NPPV 疗效的影响因素尚未完全认识清楚，在 NPPV 适应证方面也不应有明确的界限。总之，NPPV 最终能否成功应用，取决于多方面因素，更强调根据各个 ICU 自身情况以及患者的病情进行个体化选择与治疗。

（李 洁 曹志新）

———————————————————— 参 考 文 献 ————————————————————

［ 1 ］ MEDURI G U, CONOSCENTI C C, MENASHE P, et al. Noninvasive face mask ventilation in patients with acute respiratory failure [J]. Chest, 1989, 95 (4): 865-870.

［ 2 ］ International Consensus Conferences in Intensive Care Medicine: noninvasive positive pressure ventilation in acute respiratory failure [J]. Am J Respir Crit Care Med, 2001, 163 (1): 283-291.

［ 3 ］ BRITISH THORACIC SOCIETY STANDARDS OF CARE COMMITTEE. Non-invasive ventilation in acute respiratory failure [J]. Thorax, 2002, 57 (3): 192-211.

［ 4 ］ 中华医学会呼吸病学分会呼吸生理与重症监护学组,《中华结核和呼吸杂志》编辑委员会. 无创正压通气临床应用专家共识 [J]. 中华结核和呼吸杂志, 2009, 32 (2): 86-98.

［ 5 ］ 中华医学会重症医学分会. 机械通气临床应用指南 (2006)[J]. 中国危重病急救医学, 2007, 19 (2): 65-72.

［ 6 ］ MEHTA S, HILL N S. Noninvasive ventilation [J]. Am J Respir Crit Care Med, 2001, 163 (2): 540-577.

［ 7 ］ CONFALONIERI M, GARUTI G, CATTARUZZA M S, et al. A chart of failure risk for noninvasive ventilation in patients with COPD exacerbation [J]. Eur Respir J, 2005, 25 (2): 348-355.

［ 8 ］ HILL N S. Noninvasive ventilation for chronic obstructive pulmonary disease [J]. Respir Care, 2004, 49 (1): 72-87.

［ 9 ］ PHUA J, KONG K, LEE K H, et al. Noninvasive ventilation in hypercapnic acute respiratory failure due to chronic obstructive pulmonary disease vs. other conditions: effectiveness and predictors of failure [J]. Intensive Care Med, 2005, 31 (4): 533-539.

［10］ 曹志新, 王辰. 无创机械通气的应用范围及指征 [J]. 中华结核和呼吸杂志, 2002, 25 (3): 136-137.

［11］ PETER J V, MORAN J L, PHILLIPS-HUGHES J, et al. Noninvasive ventilation in acute respiratory failure: a meta-analysis update [J]. Crit Care Med, 2002, 30 (3): 555-562.

［12］ KEENAN S P, SINUFF T, COOK D J, et al. Which patients with acute exacerbation of chronic obstructive pulmonary disease benefit from noninvasive positive-pressure ventilation？: A systematic review of the literature [J]. Ann Intern Med, 2003, 138 (11): 861-870.

［13］ LIGHTOWLER J V, WEDZICHA J A, ELLIOTT M W, et al. Non-invasive positive pressure ventilation to treat respiratory failure resulting from exacerbations of chronic obstructive pulmonary disease: Cochrane systematic review and meta-analysis [J]. BMJ, 2003, 326 (7382): 185.

［14］ Global Initiative for Chronic Obstructive Iung Disease (GOLD). The GOLD strategy for the diagnosis, management and prevention of COPD.(2020-01-01)[2021-07-01]. https://goldcopd. org/

［15］ TURKINGTON P M, ELLIOTT M W. Rationale for the use of non-invasive ventilation in chronic ventilatory failure [J]. Thorax, 2000, 55 (5): 417-423.

［16］ 孔维民, 王辰, 杨媛华, 等. 外源性呼气末正压对慢性阻塞性肺疾病患者呼吸功的影响 [J]. 中华内科杂志, 2001, 40 (6): 385-389.

［17］ COLLABORATIVE RESEARCH GROUP OF NONINVASIVE MECHANICAL VENTILATION FOR CHRONIC OBSTRUCTIVE PULMONARY DISEASE. Early use of non-invasive positive pressure ventilation for acute exacerbations of chronic obstructive pulmonary disease: a multicentre randomized controlled trial [J]. Chin Med J (Engl), 2005, 118 (24): 2034-2040.

［18］ SQUADRONE E, FRIGERIO P, FOGLIATI C, et al. Noninvasive vs invasive ventilation in COPD patients with severe acute respiratory failure deemed to require ventilatory assistance [J]. Intensive Care Med, 2004, 30 (7): 1303-1310.

［19］ SCALA R, NALDI M, ARCHINUCCI I, et al. Noninvasive positive pressure ventilation in patients with acute exacerbations of COPD and varying levels of consciousness [J]. Chest, 2005, 128 (3): 1657-1666.

［20］ MASIP J, ROQUE M, SÁNCHEZ B, et al. Noninvasive ventilation in acute cardiogenic pulmonary edema: systematic review and meta-analysis [J]. JAMA, 2005, 294 (24): 3124-3130.

［21］ FERRARI G, OLLIVERI F, DE FILIPPI G, et al. Noninvasive positive airway pressure and risk of myocardial infarction in acute cardiogenic pulmonary edema: continuous positive airway pressure vs noninvasive positive pressure ventilation [J]. Chest, 2007, 132 (6): 1804-1809.

［22］ GRAY A, GOODACRE S, NEWBY D E, et al. Noninvasive ventilation in acute cardiogenic pulmonary edema [J]. N Engl J Med, 2008, 359 (2): 142-151.

［23］ AFESSA B, MORALES I, CURY J D. Clinical course and outcome of patients admitted to an ICU for status asthmaticus [J]. Chest, 2001, 120 (5): 1616-1621.

［24］ DEPUYDT P O, BENOIT D D, VANDEWOUDE K H, et al. Outcome in noninvasively and invasively ventilated hematologic patients with acute respiratory failure [J]. Chest, 2004, 126 (4): 1299-1306.

［25］ HILBERT G, GRUSON D, VARGAS F, et al. Noninvasive ventilation in immunosuppressed patients with pulmonary infiltrates, fever, and acute respiratory failure [J]. N Engl J Med, 2001, 344 (7): 481-487.

［26］ ANTONELLI M, CONTI G, BUFI M, et al. Noninvasive ventilation for treatment of acute respiratory failure in patients undergoing solid organ transplantation: a randomized trial [J]. JAMA, 2000, 283 (2): 235-241.

［27］ ROCKER G M, MACKENZIE M G, WILLIAMS B, et al. Noninvasive positive pressure ventilation: successful outcome in patients with acute lung injury/ARDS [J]. Chest, 1999, 115 (1): 173-177.

［28］ 朱蕾, 钮善福, 李善群, 等. 经鼻 (面) 罩机械通气治疗急性呼吸窘迫综合征. 中华结核和呼吸杂志, 2000, 23 (4): 225-227.

［29］ SCHETTINO G, ALTOBELLI N, KACMAREK R M. Noninvasive positive pressure ventilation reverses acute respiratory failure in select"do-not-intubate"patients [J]. Crit Care Med, 2005, 33 (9): 1976-1982.

［30］ Clinical indications for noninvasive positive pressure ventilation in chronic respiratory failure due to restrictive lung disease, COPD, and nocturnal hypoventilation--a consensus conference report [J]. Chest, 1999, 116 (2): 521-534.

［31］ FERRIS G, SERVERA-PIERAS E, VERGARA P, et al. Kyphoscoliosis ventilatory insufficiency: noninvasive management outcomes [J]. Am J Phys Med Rehabil, 2000, 79 (1): 24-29.

［32］ ABOUSSOUAN L S, KHAN S U, MEEKER D P, et al. Effect of noninvasive positive-pressure ventilation on survival in amyotrophic lateral sclerosis [J]. Ann Intern Med, 1997, 127 (6): 450-453.

［33］ ELLIOTT M W. The interface: crucial for successful noninvasive ventilation [J]. Eur Respir J, 2004, 23 (1): 7-8.

［34］ SCHETTINO G P P, TUCCI M R, SOUSA E. Mask mechanics and leaks dynamics during non invasive pressure support ventilation: a bench study [J]. Intensive Care Med, 2001, 27: 1887-1889.

［35］ 曹志新, 王辰. 无创通气管路漏气时自动触发对人机交互作用的影响 [J]. 中华结核和呼吸杂志, 2008, 31 (2): 116-119.

［36］ 彭渤, 王东, 张波, 等. 无创正压通气治疗时不同呼气阀对二氧化碳重复呼吸的影响 [J]. 中华结核和呼吸杂志, 2005,

28 (12): 875-876.

[37] CARLUCCI A, RICHARD J C, WYSOCKI M, et al. Noninvasive versus conventional mechanical ventilation: An epidemiologic survey [J]. Am J Respir Crit Care Med, 2001, 163 (4): 874-880.

[38] MAHESHWARI V, PAIOLI D, ROTHAAR R, et al. Utilization of noninvasive ventilation in acute care hospitals: a regional survey [J]. Chest, 2006, 129 (5): 1226-1233.

[39] CASANOVA C, CELLI B R, TOST L, et al. Long-term controlled trial of nocturnal nasal positive pressure ventilation in patients with severe COPD [J]. Chest, 2000, 118 (6): 1582-1590.

[40] CLINI E, STURANI C, ROSSI A, et al. The Italian multicentre study on noninvasive ventilation in chronic obstructive pulmonary disease patients [J]. Eur Respir J, 2002, 20 (3): 529-538.

[41] MCEVOY R D, PIERCE R J, HILLMAN D, et al. Nocturnal non-invasive nasal ventilation in stable hypercapnic COPD: a randomised controlled trial [J]. Thorax, 2009, 64 (7): 561-566.

[42] KÖHNLEIN T, WINDISCH W, KÖHLER D, et al. Non-invasive positive pressure ventilation for the treatment of severe stable chronic obstructive pulmonary disease: a prospective, multicentre, randomised, controlled clinical trial [J]. Lancet Respir Med, 2014, 2 (9): 698-705.

[43] STRUIK F M, SPROOTEN R T, KERSTJENS H A, et al. Nocturnal non-invasive ventilation in COPD patients with prolonged hypercapnia after ventilatory support for acute respiratory failure: a randomised, controlled, parallel-group study [J]. Thorax, 2014, 69 (9): 826-834.

[44] COUGHLIN S, LIANG W E, PARTHASARATHY S. Retrospective assessment of home ventilation to reduce rehospitalization in chronic obstructive pulmonary disease [J]. J Clin Sleep Med, 2015, 11 (6): 663-670.

[45] WINDISCH W, HAENEL M, STORRE J H, et al. High-intensity non-invasive positive pressure ventilation for stable hypercapnic COPD [J]. Int J Med Sci, 2009, 6 (2): 72-76.

[46] MURPHY P B, REHAL S, ARBANE G, et al. Effect of home noninvasive ventilation with oxygen therapy vs oxygen therapy alone on hospital readmission or death after an acute COPD exacerbation: a randomized clinical trial [J]. JAMA, 2017, 317 (21): 2177-2186.

第 25 章　机械通气的撤离

第 1 节　有创机械通气的撤机评估

有创机械通气的使用为大量呼吸衰竭患者的原发病诊疗赢得了时间,从而提高了重症患者的救治成功率。当患者呼吸衰竭纠正以后,撤离机械通气便是其主要任务。但是,什么时候患者能成功撤离有创机械通气,对于临床医务工作者来说却较难把握。如果患者没有达到撤离有创机械通气的标准而过早地拔出人工气道和撤离有创机械通气,就会导致大量患者面临再次气管插管的风险。而在再次插管的患者中,呼吸机相关性肺炎的发生率、ICU 病死率、机械通气时间、住院时间和住院费用都将显著增加。如果患者达到撤离有创机械通气的标准而没有及时地撤离呼吸机,又会不必要地延长患者机械通气使用时间,增加医疗费用。且呼吸机使用时间越长,患者发生呼吸机相关的肌肉萎缩和呼吸机相关性肺炎的现象也就越严重。既往的研究表明,如果患者处于被动吸气状态下通气 18~69 小时以上,呼吸肌尤其是膈肌的快肌纤维和慢肌纤维将发生显著萎缩。机械通气时间越长,发生呼吸肌萎缩的程度也就越严重,撤机也就越困难。所以,积极地为撤机创造条件并选择合适的撤机评估方式对于成功撤机至关重要。

一、积极地为撤机创造条件

从呼吸力学的角度可以认为:呼吸衰竭的发生是由于呼吸泵功能(包括中枢驱动力和外周驱动力)不能适应呼吸负荷(包括前负荷和后负荷)的增加而需要呼吸机辅助通气;撤机即意味着呼吸泵能完全耐受呼吸负荷时适时停止呼吸支持。所以,一旦患者上机,除了有效纠正引起呼吸衰竭的直接原因外,还应从保持呼吸中枢驱动力、改善外周呼吸肌力和耐力、降低呼吸前、后负荷等多个环节积极地为撤机创造条件。

(一) 有效纠正引起呼吸衰竭的直接原因

有效纠正引起急性呼吸衰竭的直接原因(支气管 - 肺部感染、肺水肿、气道痉挛、气胸等)是撤离机械通气的首要条件。只有在这一条件具备后,才可以考虑撤机问题。

(二) 促进患者呼吸泵的功能恢复

1. 保持患者呼吸中枢适宜的神经驱动力　撤机前应使患者有良好的睡眠,否则会使呼吸中枢对低氧和高碳酸血症的反应下降;尽量避免使用镇静药;纠正代谢性碱中毒,以免反射性地引起肺泡通气量下降;纠正感染中毒、电解质紊乱等原因所致脑病;对近期脑血管意外者待其神经功能有所恢复后再行撤机。

2. 纠正引起呼吸肌肌力下降或呼吸肌疲劳的因素

(1)维持良好的循环功能和氧输送能力是撤机的重要前提条件,是改善呼吸肌肌力和耐力最重要的环节。采取有效的措施加强心脏的泵血功能,改善心脏的做功条件,维持适当的血容量和血红蛋白含量对于保持机体和呼吸肌的氧合过程有重要意义。

(2)长期机械通气患者常存在营养不良,使呼吸肌能量供应不足、肌力下降并会导致呼吸肌萎缩,使呼吸肌难以适应撤机时的负荷增加。在机械通气中积极、适量地补充营养将对保持呼吸肌功能有极大帮助。

(3)长期机械通气患者亦常合并呼吸肌失用性萎缩。在病情允许并注意避免呼吸肌疲劳的前提下,及早改用部分通气支持模式,加一部分呼吸负荷于患者呼吸肌,有助于防止呼吸肌的失用性萎缩。

(4)低钾、低镁、低磷、低钙血症会影响呼吸肌的收缩功能,需积极纠正。

(5)低氧、高碳酸血症、酸中毒将使呼吸肌力下降,需根据患者的背景疾病情况将其维持在一个可以耐受的范围内。在机械通气的过程中有时会因过度通气而产生呼吸性碱中毒,此时肾脏增加 HCO_3^- 的排出量来维持酸碱平衡。以后撤机时因通气量相对减少,$PaCO_2$ 升高而肾脏未及时代偿,可致酸中毒发生,对呼吸肌收缩力产生不利影响。故撤机前应注意勿使呼碱。对 COPD 病例需注意勿使 $PaCO_2$ 低于缓解期的水平。

(6)对合并神经肌肉病变(吉兰-巴雷综合征、脊髓灰质炎、膈肌损伤、肌无力症等)患者,需待其病情较显著恢复后再考虑撤机。

(7)肺气肿和肺动态过度充气将压迫膈肌下移,使膈肌变平坦,不利于膈肌做功。通过扩张支气管、减小 PEEPi 的措施将使这种状况好转。

(8)重症患者有时合并原因不明的多发性神经病变(critical illness polyneuropathy,CIP),易造成明显撤机困难。有人认为与长期或大量使用皮质激素或神经-肌肉阻药有关,故对这两类药物的长期或大量应用宜持慎重态度。

(三) 减小呼吸负荷

1. 通过以下方法和手段减小呼吸阻力(呼吸后负荷)

(1)降低患者气道阻力:积极清除气道分泌物,使用支气管扩张剂解除气道痉挛。

(2)治疗肺炎和肺水肿,引流大量胸腔积液,治疗气胸和腹胀或其他原因引起的腹压升高,采用半卧位或坐位,以改善肺和胸廓的顺应性。

(3)减小人工气道及呼吸机气路阻力:尽可能采用大口径导管;对撤机难度较大者可行气管切开;呼吸机管道过细或过长及某些类型的温湿化器对气道阻力有较大影响,需尽量调换。

(4)内源性呼气末正压(PEEPi)的存在会引起吸气功耗增加,除通过上述措施以降低气道阻力和改善顺应性以减小 PEEPi 外,加用一个小于 PEEPi 水平的 PEEP,可以起到降低吸气做功和延缓呼吸肌疲劳的作用。此外,采用 PSV 方式改善通气后可使呼吸频率降低,呼气时间延长而起到降低 PEEPi 的作用。

2. 减少呼吸前负荷

(1)发热、感染中毒、代谢性酸中毒会明显增加氧耗和二氧化碳产生量(VCO_2),使通气量增加,呼吸负荷加大,撤机前应努力纠正。其次,避免热量摄入过多,减少营养成分中糖类比例,适当增加脂肪产热比例,以降低 VCO_2,减小呼吸负荷。

(2)分析、纠正引起无效腔通气增加的原因,减少每分通气量。

（四）帮助患者作好撤机的心理准备，取得患者的配合

长期接受机械通气的患者，因已习惯呼吸机辅助呼吸并对自身呼吸能力有疑虑，担心撤机后会出现呼吸困难甚至窒息死亡，因而产生对机械通气的依赖心理。在开始撤机前应向患者说明其病情已明显好转，初步具备了自主呼吸的能力和撤机的必要性，讲解所拟采取的撤机步骤和撤机中患者可能有的感觉（轻度气促等），使患者对撤机过程在思想上有所准备，建立恢复自主呼吸的信心，取得患者的配合。

总之，创造撤机条件实际上是尽可能使全身各系统功能状态达到最佳，其中呼吸、循环和神经 - 精神三个系统最为重要，而血液系统、营养、水电解质情况也直接或间接地对撤机造成影响。如果合并有其他脏器功能不全，将会使撤机更困难。

二、选择合适的撤机评估方式

目前国内外通用的撤机评估方法是自主呼吸试验，以评估患者自主呼吸能力是否恢复，是否可以撤离有创机械通气。其实施包括两部分，每日筛查试验和自主呼吸试验（图 25-1）。每日筛查试验的目的在于对所有的有创机械通气患者进行筛查，以发现潜在的可以撤机的患者，具体包括：①引起呼吸衰竭的原发病已经控制；②动脉血氧分压 $\geq 60\text{mmHg}$；③呼吸机输送氧气浓度 $\leq 50\%$；④氧合指数（PaO_2/FiO_2）≥ 150；⑤动脉血 pH ≥ 7.35；⑥血流动力学稳定，患者未使用任何升压药物，即使使用应是低剂量的如多巴胺或是多巴酚丁胺 $<5\mu\text{g}/(\text{kg}\cdot\text{min})$；⑦呼气末正压（PEEP）$\leq 5\sim8\text{cmH}_2\text{O}$；⑧心率 $\leq 120\sim140$ 次 $/\text{min}$；⑨呼吸频率 ≤ 30 次 $/\text{min}$；⑩体温 $\leq 38\,^{\circ}\text{C}$。

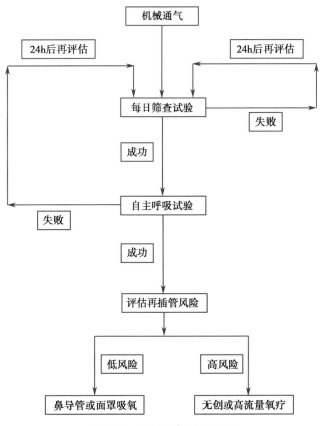

图 25-1 机械通气撤机流程

(一) 自主呼吸试验实施频次

当患者达到每日筛查的各项指标以后即可以实施自主呼吸试验。既往研究表明,每日多次的自主呼吸试验与每日一次自主呼吸试验比较,并不增加机械通气患者的撤机成功率,反而增加了医务人员的工作量。所以,当患者通过每日筛查试验以后,实施每日一次的自主呼吸试验即可。

(二) 自主呼吸试验实施时长

自主呼吸试验的目的是判断患者自主呼吸能力是否恢复,是否可以去除有创机械通气的支持。如果评估时间过短,可能不足以评判患者自主呼吸能力;如果评估时间过长,可能会让患者长时间处于无支持的状态,从而加重患者的呼吸肌疲劳。现有研究表明,自主呼吸试验的时间应不短于 30 分钟,但也不建议大于 120 分钟。对于有心肺功能不全的患者,可将自主呼吸试验时长控制在 120 分钟,以判断患者的呼吸肌耐力。

(三) 自主呼吸试验评估方式

1. T 形管撤机 使用 T 形管撤机是一种使患者交替依靠机械通气支持呼吸和完全依靠自主呼吸的撤机手段。在撤机过程中逐渐增加患者自主呼吸的时间,直至患者能够适应长期自主呼吸状态并保持较好的通气和氧合功能。撤机时患者通过连接于气管内导管的 T 形管呼吸经过湿化的氧气。采用 T 形管撤机的器械简单,通气管路阻力小,但存在以下问题:撤机中无过渡地直接给患者完全脱开呼吸机,易诱发呼吸肌疲劳并能使患者精神紧张;对左心功能不全的病例可能因胸膜腔内压骤然下降,回心血量明显增加而使心力衰竭加重;因不能使用呼气末正压而难以防止部分未完全恢复正常的肺泡萎陷;脱机时必须时刻有人在场密切监护,即 T 形管撤机虽然对器械的要求低,但耗时费力。

2. 低水平的持续气道正压 低水平持续气道正压(continuous positive airway pressure, CPAP)属于一种自主通气方式,它可以使气道内压始终保持在正压范围内,从而可以促进氧的弥散,防止肺泡萎陷,增加功能残气量,纠正 PEEPi,在肺顺应性较差时减少一部分弹性呼吸功。使用 CPAP 时不直接向病室开放气道,从而可以保证吸入气质量。一般当 CPAP 水平减至 $3\sim5cmH_2O$ 以下,患者能较长时间(30~120 分钟)维持良好自主呼吸时,提示撤机已基本成功。在以 CPAP 作为撤机方式时,需尽量避免使用按需阀供气方式的呼吸机,以免加重呼吸肌疲劳。

3. 低水平的压力支持 压力支持通气(pressure support ventilation, PSV)可以根据需要,以一定的吸气压力来辅助患者吸气,帮助克服机械通气管路阻力和增加潮气量。通过调节吸气辅助压力水平,可以不同程度地分担患者的呼吸肌负荷,减少呼吸功耗。撤机过程中,通过逐渐降低吸气辅助压力的水平来逐渐加大每次呼吸中呼吸肌的负荷,直至最后完全依靠患者的呼吸肌自主呼吸。一般当患者在 PSV $6\sim8cmH_2O$ 支持下能维持 30~120 分钟,提示患者可撤离有创呼吸机。

还需注意的另一个问题是,低水平 PSV 对患者的气管导管所产生的阻力有一定的补偿。而 T 形管试验因没有对导管的阻力进行额外补偿,可能会使一小部分本来可以撤机的患者被错误地划分为撤机试验失败组。现有文献报道,采用低水平 PSV 方法进行自主呼吸试验的成功率比 T 形管高 6%~8%,美国胸科医师协会也建议将低水平的 PSV 方法作为撤机评估的首选方法。

（四）自主呼吸试验成功标准

当患者在 30~120 分钟自主呼吸试验结束,满足以下条件时即认为自主呼吸试验成功: ①呼吸频率<35 次 /min ;②呼吸浅快指数(呼吸频率 / 潮气量)<105 ;③在吸氧浓度<50% 的情况下,SpO_2>90% ;④血压稳定,收缩压为 90~180mmHg ;⑤心率<120~140 次 /min ;⑥动脉血 pH>7.35 ;⑦氧合指数>150 ;⑧患者未出现大汗淋漓、烦躁不安或是出现意识障碍等症状。当患者通过自主呼吸试验以后,即可停用有创机械通气。

（段 均）

第 2 节 无创通气辅助有创机械通气的撤机

有创机械通气与无创通气同属于正压通气,其区别在于是否需要建立人工气道进行通气。有创机械通气需要建立经口、经鼻气管插管或是气管切开,并封闭气囊后才能实施正压通气。这类患者的上气道温化、湿化、免疫防御功能基本上完全丧失,而且由于通气过程中需要封闭气囊,由此导致气囊上方大量分泌物的聚集成为感染的重要来源之一。在经口、经鼻气管插管的患者中,声门完全是处于开放状态,给细菌的侵袭打开了方便之门。再者是气囊的压迫,常常导致气道黏膜的水肿,甚至坏死,出现气管 - 食管瘘。

在有创通气的过程中,患者因上呼吸道绕道,暂时不能进行语言交流,给整个治疗带来诸多不便。而无创通气保留了患者上气道的防御功能、温湿化功能、语言交流功能、吞咽功能等,故能较好地避免有创通气的诸多缺点,给患者带来治疗的福音。但是,无创通气并不能完全代替有创通气的治疗,其呼吸支持强度比有创通气要低,患者在严重呼吸衰竭阶段是不适合使用的。当引起呼吸衰竭的原发病控制以后,而患者的呼吸肌力、耐力尚未恢复时,无创通气便可替代有创机械通气,进行降阶梯治疗。

一、无创机械通气促进经口、经鼻气管插管患者的撤机

在危重病患者的救治中,在患者呼吸衰竭尚未完全恢复,并未通过自主呼吸试验达到停用有创机械通气的标准,但患者的呼吸功能已有一定程度的好转时,此时可以拔出有创通气的气管插管而使用无创通气辅助治疗。这种无创辅助有创的撤机方式称为"有创 - 无创序贯机械通气"。在经口、经鼻气管插管患者的撤机中,有创 - 无创序贯机械通气的关键点在于从有创通气管切开换成无创通气的切换点。目前常用的从有创切换成无创的切换点有以下几种。

（一）一次或多次自主呼吸试验失败作为从有创切换到无创的切换点

既往研究表明,在慢性呼吸衰竭急性加重的气管插管患者研究中,患者在 T 形管自主呼吸试验失败以后,采用有创 - 无创序贯机械通气可以减少有创机械通气时间。后续研究表明,在慢性阻塞性肺疾病急性加重的气管插管的患者中,当患者通过每日撤机筛查试验,但 T 形管自主呼吸试验失败时,给予患者短时间的有创机械通气(一般 30~60 分钟)支持,待患者呼吸频率、血气恢复到撤机试验前的状态时就实施有创 - 无创序贯机械通气,可以显著缩短患者的机械通气时间和住 ICU 时间,改善 60 天生存率。也有研究在以慢性

呼吸衰竭患者比例为 35% 的人群中发现,当 30 分钟的 T 形管自主呼吸试验失败以后,有创 - 无创序贯机械通气可以减少呼吸机相关性肺炎和气管切开的发生率。也有学者在以慢性呼吸衰竭为主的患者人群中(占 44%)提出,当患者连续 3 天每天一次的 T 形管自主呼吸试验都失败,在第 3 次自主呼吸试验失败后实施有创 - 无创序贯机械通气,有创 - 无创序贯机械通气可以显著缩短患者住 ICU 时间、住院时间,减少气管切开的概率并增加患者 ICU 内生存率。

以自主呼吸试验失败作为从有创通气管切开换到无创通气的切换点,主要集中在慢性呼吸衰竭的患者中,尤其是慢性阻塞性肺疾病患者中应用较多。这些患者都是通过每日撤机筛查试验,说明引起呼吸衰竭的原发病已经控制,只是自主呼吸试验未通过,说明患者的呼吸肌力和耐力尚不足以维持没有支持下的自主呼吸。故在此时拔出人工气道立即使用无创通气,较好地把握了患者疾病转归的生理,是合理的,也是可行的。现有的循证医学证据表明,在慢性呼吸衰竭患者中拔出人工气道后立即使用无创通气可以缩短机械通气时间和呼吸机相关性肺炎的发生率,其推荐等级为 A 级。但在操作中应注意,当患者自主呼吸试验失败时不要立即拔出人工气道而使用无创通气,而是让患者充分的有创通气支持 30~60 分钟后再拔管使用无创通气。因为患者自主呼吸试验刚失败时的呼吸、心率、血压和血气结果都出现一定程度的恶化,如果此时拔管用无创通气,可能会降低无创通气的成功率。

(二) 以肺部感染控制窗作为从有创切换到无创通气的切换点

我国学者王辰教授提出,在慢性阻塞性肺疾病急性加重(AECOPD)有创机械通气的患者中,当患者出现感染控制窗时即拔出气管导管实施有创 - 无创序贯机械通气。患者从有创机械通气改为无创机械通气前后心率、肺动脉平均压、平均动脉压、肺动脉楔压、中心静脉压、肺循环血管阻力、心排血量、左室每搏做功指数、右室每搏做功指数、呼吸频率、动脉血气、肺动静脉分流量均无变化。由此证明在肺部感染控制窗序贯无创机械通气是安全的。后续研究进一步证实,在肺部感染控制窗时实施有创 - 无创序贯机械通气,可以减少呼吸机相关性肺炎的发生率,缩短总的机械通气时间和住 ICU 时间。需要注意的是,肺部感染控制窗大多出现在有创机械通气 5~7 天,可通过以下进行判断:①体温<38℃;②白细胞总数<10×10^9/L 或与之前相比下降 2×10^9/L;③痰量减少、变白;④胸 X 线检查显示较之前有所吸收。

慢性阻塞性肺疾病急性加重的主要原因是肺部感染,以肺部感染控制窗作为有创到无创的切换点正好符合患者的病理生理,此时患者感染已基本控制,而有创机械通气的治疗已有些时日,但患者呼吸肌肌力、耐力尚未完全恢复,还不能短时间内撤机。如果继续有创机械通气,可能会增加有创机械通气的相关并发症尤其是呼吸机相关性肺炎的发生率会显著增加。如果此时序贯无创通气,正好可以避免有创通气带来的诸多并发症,并通过无创通气的进一步支持而达到撤机的目的。此法虽好,但肺部感染控制窗的把握却需要相关生化和影像学结果的综合判断,对临床医生要求较高,故此法的实施最好是在经验丰富的 ICU 医师或呼吸治疗师的管理下进行。

(三) 在 I 型呼吸衰竭患者中,使用有创 - 无创序贯机械通气撤机

Vaschetto 等首次报道在 I 型呼吸衰竭的气管插管患者中采用无创机械通气促进有创

机械通气的撤机,以减少有创机械通气的相关并发症,缩短患者机械通气使用时间。在有创机械通气过程中,当患者达到以下条件时就立即拔管后使用无创通气:①有创机械通气使用 48 小时以上;②患者采用自主呼吸模式(PSV 模式),且总的气道支持压力 <25cmH$_2$O(PEEP + PSV ≤ 25cmH$_2$O);③ FiO$_2$ ≤ 0.6 的情况下 PaO$_2$/FiO$_2$ 为 200~300;④ pH ≥ 7.35,PaCO$_2$ ≤ 50mmHg;⑤体温 <38.5℃;⑥改良的格拉斯哥昏迷量表(Glasgow coma scale, GCS)为 11 分(因患者已经气管插管无法言语,语言评分默认为 1 分);⑦患者有自主咳嗽能力且每小时吸痰次数 <2 次。

该研究发现提前拔管序贯无创机械通气可以延长在第 28 天患者未使用有创机械通气时间,亦可延长在第 28 天患者未使用呼吸机包括无创呼吸机的时间;虽然该指标差异无统计学意义(P =0.13),但临床意义较大。此研究第一次对无创通气缩短Ⅰ型呼吸衰竭有创机械通气患者的机械通气时间进行尝试,首次证明无创机械通气是可以用于Ⅰ型呼吸衰竭有创通气患者撤机时。该团队后续开展的多中心研究也得到类似结果。但临床上使用一定要慎重,此项研究是在具有丰富无创机械通气使用经验的 ICU 内开展的,如果国内部分 ICU 的无创通气使用经验不足,不建议使用此法进行有创 - 无创序贯机械通气。

二、无创通气促进气管切开有创机械通气患者的撤机

临床工作中经常遇到气管插管患者,由于短时间内无法脱离有创机械通气,为减少长期插管的相关并发症而实施气管切开。这类患者中大部分是因为撤机困难而实施的气管切开,气管切开后这类患者仍然面临撤机困难,气管切开只是方便了患者气道分泌物的引流、减少了插管对咽喉口腔(经鼻插管为鼻腔)的压迫。是否这类患者也可使用无创通气加速其撤机进程,近年来国内外学者进行了积极的探索。

(一)拔出气管切开导管后立即使用无创通气

与传统的经口经鼻气管插管类似,气管切开的患者拔出气管切开导管后,仍然可以应用无创机械通气进行辅助撤机。但与插管患者不同的是,气管切开导管患者拔管后需要封闭气管切开口。如果气管切开口封闭不好,可能会导致气管切开口漏气,影响无创机械通气的实施。

(二)保留气管切开导管在气道内实施有创 - 无创双模式闭环通气撤机技术

有学者提出的有创无创双模式闭环通气撤机技术(图 25-2),主要是针对困难撤机的气管切开有创通气的患者。当患者已经气管切开而经历多次撤机尝试仍然不能撤离有创机械通气且不存在应用无创通气的相关禁忌证(但不包括咳嗽排痰能力差),便可实施有创 - 无创双模闭环通气撤机。实施前,给患者做好解释工作,利于患者能顺利配合无创通气。需将床头抬高 30°~45°,以防反流和误吸。充分吸引气道内的分泌物,尤其是气囊上方的分泌物。

实施时,将患者的气管切开导管堵上,然后放掉气囊行经鼻或口鼻面罩无创通气。注意无创呼吸机初始的参数应根据患者的耐受程度从低到高的缓慢调节,氧浓度调节以维持患者 SpO$_2$ 95% 左右为宜。实施过程中需要密切监测患者的生命体征和动脉血气,以便于动态地调节无创呼吸机参数。因患者气管切开导管已经堵上,尤其是在咳嗽能力差、痰多的患者需要特别注意气道的管理,以防止分泌物过多引起窒息。在实施初期,可以每 2 小时给患者实施气道内吸痰,痰液较多的患者,吸痰频率应更加频繁。

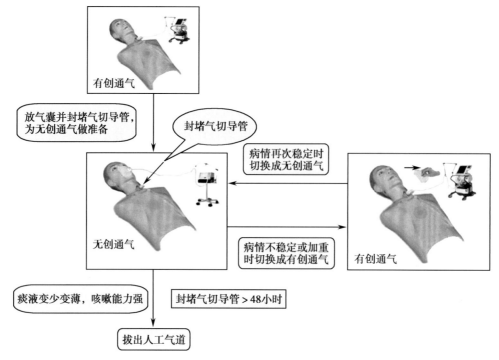

图 25-2 有创无创双模闭环通气撤机技术

在实施无创通气的过程中,如果患者病情加重,达到从无创通气转为有创通气的条件,随即打开封堵的气管切开导管并封闭气囊行有创通气。从无创切换到有创条件:①心率>140 次 /min 持续超过 10 分钟;②呼吸频率>35 次 /min 持续时间超过 10 分钟;③ $PaCO_2$>80mmHg;④在吸氧浓度超过 60% 的情况下 PaO_2<60mmHg;⑤收缩压>180mmHg 或<90mmHg;⑥患者出现大汗淋漓、胸腹矛盾呼吸、三凹征等呼吸困难的表现。出现以上情况并不是马上切换到有创通气,而是在对症处理后患者仍然不缓解才切换到有创通气。当患者切换到有创通气,以上原因得以纠正且稳定 24 小时以上,就可以再次切换到无创通气。

在无创通气的情况下,患者持续堵管超过 48 小时,且未打开气管切开口吸痰,患者咳嗽能力可,可拔出气管切开导管。在堵管或拔管行无创通气中,患者病情稳定,可逐渐下调无创呼吸机参数,直到患者成功脱离无创通气。此方法的优点在于患者可以根据病情变化在有创通气和无创通气之间转换,有创通气的目的是保证患者的安全,无创机械通气的目的是对患者的呼吸肌肌力、耐力进行训练,最终达到撤离呼吸机的目的。此方法可以缩短患者总的机械通气时间、住 ICU 时间和肺部感染的发生率。但这项技术仅是探索性研究,纳入病例有限,临床医务人员在使用时还需要进一步探索和完善。

(三) 气管切开在神经肌肉疾病患者中的应用

神经肌肉疾病患者主要表现为呼吸肌萎缩、外周呼吸肌驱动无力。这类患者肺部往往没有病变,只需要呼吸机维持即可。在急性期,这类患者需要有创机械通气的辅助。而实施有创通气往往是在重症监护室内。这类患者短时间内脱不掉有创呼吸机,甚至需要终生使用。如果一直住在监护室用有创呼吸机,一是重症监护室内耐药菌较多,增加了患者院内感染的机会；二是重症监护室内费用较高,时间一长,大多数家庭往往不能承受。故有学者提出在缓解期采用无创通气替代有创机械通气,甚至无创通气在患者家里使用。现有研究表明,对于肌萎缩侧索硬化症患者,在病情稳定后经气管切开导管使用无创通气是安全有效的,且远期存活率较高。

三、无创通气补救性应用于有创机械通气撤机后的呼吸衰竭

按照目前的指南意见,当患者通过自主呼吸试验以后,就可以停用有创呼吸机并拔出人工气道。虽然大部分患者能成功脱离呼吸机的支持,但是少部分患者拔管后在24~72小时内再次发生呼吸衰竭而需要再次有创机械通气。无创机械通气可以作为一种挽救性措施使用,可以让部分患者避免再次气管插管接受有创机械通气。但是哪些患者能从这种补救措施中获益对于临床医生来说至关重要。

在慢性阻塞性肺疾病急性加重有创机械通气患者中,患者通过撤机评估并拔出人工气道以后,如果在72小时以内再次发生呼吸衰竭而使用无创通气,可以降低患者的再插管率,缩短住ICU时间。

在以Ⅰ型呼吸衰竭为主的混合人群中,患者拔管以后48小时内发生呼吸衰竭补救性使用无创通气并不降低再插管率。在无创通气组,患者ICU病死率反而比吸氧组患者高,且无创通气组从发生呼吸衰竭到插管的时间也明显长于对照组。得出该结论的可能原因是无创机械通气组患者到了无创通气不能维持患者的生命体征时才插管,显著延迟了无创通气组患者的插管时间,可能这是导致无创组患者ICU病死率比吸氧组高的原因。该研究中主要是以低氧性呼吸衰竭为主,而这类呼吸衰竭的患者不仅仅只是有肺部的问题,往往还伴有其他脏器功能不全,故在这类拔管后再次发生呼吸衰竭患者中运用无创通气效果往往不佳。

在慢性阻塞性肺疾病人群中,患者拔管后发生呼吸衰竭主要是以$PaCO_2$升高为主,患者主要表现为通气功能不全,故这类患者拔管后发生呼吸衰竭使用无创通气效果往往较好。不建议在Ⅰ型呼吸衰竭有创机械通气的患者中拔管后再次发生呼吸衰竭而补救性使用无创通气,但在慢性阻塞性肺疾病急性加重的患者中,即使在撤机拔管这个点没有及时预防性应用无创通气,如果呼吸衰竭发生以后补救性应用无创通气仍然有效。

四、无创通气预防有创呼吸机撤机后的呼吸衰竭

虽然通过自主呼吸试验的有创机械通气患者,大部分能成功拔出人工气道,但是少部分患者需要二次插管。日渐成熟的无创通气在患者通过撤机试验后拔出人工气道的时候就开始使用,目的是预防患者再次发生呼吸衰竭。这类撤机方式称为无创通气预防撤机后呼吸衰竭。

既往研究表明,在各种原因导致呼吸衰竭有创机械通气的患者中,不管患者的基础状态以及撤机成功时的生理指标如何,只要通过自主呼吸试验的患者就可以拔管序贯无创通气。遗憾的是,这种不加选择地应用无创通气并不减少拔管后呼吸衰竭的发生率、再插管率和院内病死率。

但是,当患者通过撤机试验并拔出人工气道以后再次发生呼吸衰竭的风险比

较大,如年龄>65 岁,心力衰竭导致的气管插管,拔管时 APACHE Ⅱ 评分>12 分,$PaCO_2$>45mmHg,体重指数>35kg/m^2 的肥胖患者,>1 次的尝试撤机,存在慢性心力衰竭,存在合并症(如急性肾衰竭、电解质紊乱、败血症等),气道管理评分较高(8~12 分),拔管后出现上气道喘鸣或痉挛。这时,拔管后预防性应用无创通气可以降低患者的再插管率,甚至改善患者拔管后的 90 天生存率。但需注意,无创通气应保持在拔管后持续使用 24~48 小时以上。

(段 均 倪越男)

第 3 节 无创通气的撤离

无创通气应用的人群逐年增加,呼吸内科医师、重症医学医师及其他相关科室的医师越来越注重无创通气的应用,甚至有学者提出现在已经到达无创通气的时代。虽然无创通气的应用挽救了大量患者的生命,使更多的患者避免了气管插管。但对于部分慢性呼吸衰竭的患者却发展为无创通气依赖,患者短时间内无法撤离无创通气,甚至终生需要使用。现有文献的无创呼吸机依赖定义:患者急性呼吸衰竭已经纠正;患者连续两天尝试撤离无创通气都失败(失败因素包括临床症状恶化、$PaCO_2$ 升高伴有 pH ≤ 7.35、再次发生呼吸困难);患者出院时需要继续使用无创通气或是使用家用无创通气。

Cuvelier 等在急性呼吸衰竭使用无创通气纠正后的患者中发现,无创呼吸机依赖在慢性阻塞性肺疾病患者中的发生率为 19%,在非慢性阻塞性肺疾病患者中的发生率为 39%。但该研究样本量较少,仅有 100 例患者(慢性阻塞性肺疾病患者 42 例,非慢性阻塞性肺疾病患者 58 例),且人群仅是法国人,不能代表整个无创通气患者人群,但至少说明一点,随着无创通气应用的增加和适应证的扩展,无创通气依赖的患者将会越来越多。

无创通气使用时间越长是否会类似有创机械通气患者发生呼吸机依赖的比例就越高?限于目前的文献,尚不能得出确切的证据。但有一点是明确的,与有创机械通气一样,在使用无创通气过程中应对患者进行评估,以期尽早地撤离无创通气。不管是减少无创通气依赖的比例还是缩短患者无创通气使用的时间,对患者来说都是获益的。如何撤离无创通气,虽然还没有明确的撤离标准,但至少应包括两部分,一是评估患者是否可以做撤离无创通气的尝试,二是按照怎样的方式进行撤离。

Damas 等提出,当慢性呼吸衰竭急性发作的患者呼吸衰竭纠正以后(运用无创通气以后,患者 pH ≥ 7.35 且呼吸频率<25 次/min 持续 24 小时以上)就可以考虑撤离无创通气。具体撤离方法:第一天在白天,以每 3 小时分段,每 3 小时中,无创呼吸机 2 小时,停用 1 小时,晚上需要持续使用无创通气;第二天在白天,以每 3 小时分段,无创通气 1 小时,停用 2 小时,晚上仍然需要持续使用无创通气;第三天整个白天不使用无创通气,但晚上需要持续使用无创通气。该研究缺乏对照组,并不能很好地证明此方法的有效性。

有学者于 2010 年提出以呼吸治疗师为主导的无创通气撤机方法。每天早上由呼吸治疗师评估使用无创通气的患者,以判断患者是否可以做撤离无创通气的尝试。判断标准:① pH ≥ 7.30,FiO_2 ≤ 0.5,PaO_2>60mmHg,PaO_2/FiO_2>150,SaO_2 ≥ 92%;②呼吸频率 8~30 次 /min；③收缩压 90~180mmHg 且没有用任何升压药；④体温在 36~38℃；⑤心率 50~120 次 /min；⑥格拉斯哥昏迷评分 ≥13。当患者通过以上 6 条标准以后就尝试停用无创通气，鼻导管吸氧，在吸氧过程中密切观察患者的生命体征和血气指标。当出现以下之一时，复用无创通气：①呼吸频率 30~35 次 /min 持续 5 分钟以上；②当吸氧流量 >5L/min 时，SpO_2 ≤90% 持续 5 分钟以上；③ pH ≤7.3 ；④ $PaCO_2$ 较试停无创通气前升高 10mmHg；⑤心率 ≥120 次 /min 或者 ≤50 次 /min；⑥收缩压 ≥180mmHg 或者 ≤90mmHg；⑦与试停用无创通气前相比患者意识变差或出现大汗淋漓等呼吸肌疲劳表现时。注意，以上观察时间是经过处理包括调节吸氧流量、药物治疗等仍不能改善才复用无创通气。如果患者 24 小时以后仍然满足试停用无创通气的标准，应再次试停用无创通气。无创通气停用成功的定义是患者在余下的住院期间不再需要无创通气的治疗。该方法在第一次试停用无创通气时，可以使 57% 患者停掉无创通气，在第一、二次试停用时可以使 84% 的患者停掉无创通气，在第一、二、三次试停用时可以使 97% 的患者停掉无创通气。该方法可以缩短患者的无创通气使用时间和住 ICU 时间。此研究由于样本量较小，且纳入的人群大多数是慢性阻塞性肺疾病急性加重患者，可能导致研究结果的偏倚。故医务人员应该根据 ICU 的情况酌情修订撤离无创通气的方案。

无创通气与有创机械通气的最大不同就是不需要建立人工气道，而这又决定了无创通气的撤离较有创机械通气方便而灵活。不管是逐渐延长患者无创通气停用的时间，还是逐渐降低患者使用呼吸机的压力或是按照一定的参数评估和流程进行撤离都是可行的。但是，对于使用无创呼吸机时间长的患者，甚至无创呼吸机依赖的患者，停用无创通气往往需要联用多种停机方法。目前的文献报道的撤离无创通气的方法有限，还需要进一步的探索和完善。

（段 均 倪越男）

参 考 文 献
---

［1］ LEVINE S, NGUYEN T, TAYLOR N, et al. Rapid disuse atrophy of diaphragm fibers in mechanically ventilated humans [J]. N Engl J Med, 2008, 358 (13): 1327-1335.

［2］ OUELLETTE D R, PATEL S, GIRARD T D, et al. Liberation from mechanical ventilation in critically Ⅲ adults: An Official American College of Chest Physicians/American Thoracic Society Clinical Practice Guideline: inspiratory pressure augmentation during spontaneous breathing trials, protocols minimizing sedation, and noninvasive ventilation immediately after extubation [J]. Chest, 2017, 151 (1): 166-180.

［3］ GIRARD T D, ALHAZZANI W, KRESS J P, et al. An Official American Thoracic Society/American College of Chest Physicians Clinical Practice Guideline: liberation from mechanical ventilation in critically Ⅲ adults. Rehabilitation protocols, ventilator liberation protocols, and cuff leak tests [J]. Am J Respir Crit Care Med, 2017, 195 (1): 120-133.

［4］ MACINTYRE N R, COOK D J, ELY EW Jr, et al. Evidence-based guidelines for weaning and discontinuing ventilatory support: a collective task force facilitated by the American College of Chest Physicians; the American Association for Respiratory Care; and the American College of Critical Care Medicine [J]. Chest, 2001, 120 (6 Suppl): 375S-395S.

［5］ BOLES J M, BION J, CONNORS A, et al. Weaning from mechanical ventilation [J]. Eur Respir J, 2007, 29 (5): 1033-1056.

［6］ LIANG G, LIU T, ZENG Y, et al. Characteristics of subjects who failed a 120-minute spontaneous breathing trial [J]. Respir Care, 2018, 63 (4): 388-394.

［7］ SU C L, CHIANG L L, YANG S H, et al. Preventive use of noninvasive ventilation after extubation: a prospective, multicenter randomized controlled trial [J]. Respir Care, 2012, 57 (2): 204-210.

［8］ EL-SOLH A A, AQUILINA A, PINEDA L, et al. Noninvasive ventilation for prevention of post-extubation respiratory failure in obese patients [J]. Eur Respir J, 2006, 28 (3): 588-595.

［9］ ESTEBAN A, FRUTOS-VIVAR F, FERGUSON N D, et al. Noninvasive positive-pressure ventilation for respiratory failure after extubation [J]. N Engl J Med, 2004, 350 (24): 2452-2460.

［10］ FERRER M, SELLARÉS J, VALENCIA M, et al. Non-invasive ventilation after extubation in hypercapnic patients with chronic respiratory disorders: randomised controlled trial [J]. Lancet, 2009, 374 (9695): 1082-1088.

［11］ FERRER M, VALENCIA M, NICOLAS J M, et al. Early noninvasive ventilation averts extubation failure in patients at risk: a randomized trial [J]. Am J Respir Crit Care Med, 2006, 173 (2): 164-170.

［12］ NAVA S, GREGORETTI C, FANFULLA F, et al. Noninvasive ventilation to prevent respiratory failure after extubation in high-risk patients [J]. Crit Care Med, 2005, 33 (11): 2465-2470.

［13］ VASCHETTO R, TURUCZ E, DELLAPIAZZA F, et al. Noninvasive ventilation after early extubation in patients recovering from hypoxemic acute respiratory failure: a single-centre feasibility study [J]. Intensive Care Med, 2012, 38 (10): 1599-1606.

［14］ VASCHETTO R, LONGHINI F, PERSONA P, et al. Early extubation followed by immediate noninvasive ventilation vs. standard extubation in hypoxemic patients: a randomized clinical trial [J]. Intensive Care Med, 2019, 45 (1): 62-71.

［15］ Pulmonary infection control window in treatment of severe respiratory failure of chronic obstructive pulmonary diseases: a prospective, randomized controlled, multi-centred study [J]. Chin Med J (Engl), 2005, 118 (19): 1589-1594.

［16］ DUAN J, GUO S, HAN X, et al. Dual-mode weaning strategy for difficult-weaning tracheotomy patients: a feasibility study [J]. Anesth Analg, 2012, 115 (3): 597-604.

［17］ CUVELIER A, VIACROZE C, BÉNICHOU J, et al. Dependency on mask ventilation after acute respiratory failure in the intermediate care unit [J]. Eur Respir J, 2005, 26 (2): 289-297.

［18］ DAMAS C, ANDRADE C, ARAÚJO JP, et al. Weaning from non-invasive positive pressure ventilation: experience with progressive periods of withdraw [J]. Rev Port Pneumol, 2008, 14 (1): 49-53.

［19］ DUAN J, TANG X, HUANG S, et al. Protocol-directed versus physician-directed weaning from noninvasive ventilation: the impact in chronic obstructive pulmonary disease patients [J]. J Trauma Acute Care Surg, 2012, 72 (5): 1271-1275.

第26章　经鼻高流量湿化治疗技术

常见的呼吸支持方式包括常规氧疗、无创正压通气(NPPV)以及有创正压通气等。常规氧疗包括鼻导管、文丘里面罩以及储氧面罩等。这些氧疗方式对于部分轻、中度呼吸衰竭患者能在一定程度上改善低氧血症和缓解缺氧症状。但其临床应用具有一定的局限性,如常规氧疗下给氧流量有限,鼻导管给氧流量一般不超过6L/min(最大给氧浓度可达50%),而面罩吸氧下最大流量一般为15L/min(其中非重复呼吸储氧面罩给氧浓度最高可达80%)。除文丘里面罩外,其余常规氧疗方式的给氧浓度不稳定,易受呼吸形式的影响,同时缺乏加温、湿化装置以致部分患者气道干燥,分泌物难以排出。当常规氧疗无法满足患者当前氧气需求时,无创正压通气可作为一种升级呼吸支持方式,但无创正压通气的一系列并发症,如鼻面部压疮、口鼻腔干燥、影响患者进食及饮水等日常活动,降低了患者的耐受性。通过无创方式的呼吸支持仍不能缓解患者呼吸衰竭时,有创正压通气则是进一步呼吸支持手段,但其易并发呼吸机相关性肺炎与肺损伤等,且随机械通气时间的延长,出现上述并发症的可能性越大,从而可严重影响患者的预后或增加住院时长。所以,对于部分呼吸衰竭患者,常规氧疗不能缓解其呼吸衰竭,而同时未达到有创正压通气指征或不耐受无创正压通气,以及可能因机械通气而造成严重的并发症时,经鼻高流量氧疗(high flow nasal cannula oxygen therapy,HFNC)可作为一种介于常规氧疗和机械通气之间的过渡呼吸支持手段。2014年经鼻高流量氧疗在中国内地开始逐渐应用,短短几年在临床上得到快速普及推广。与常规氧疗、无创正压通气及有创正压通气比较,HFNC具有独特生理效应,其临床疗效得到临床医生的广泛认可。同时也不乏国内外大样本前瞻性临床研究,证明了HFNC在轻中度单纯低氧性呼吸衰竭中的治疗价值。

一、经鼻高流量氧疗的原理及构造

经鼻高流量氧疗,也称经鼻高流量湿化治疗,是指一种通过高流量鼻塞持续为患者提供可以调控并相对恒定吸氧浓度(21%~100%)、温度(31~37℃)和湿度的高流量(8~80L/min)吸入气体的治疗方式。该治疗设备主要包括空氧混合装置、湿化器、高流量鼻塞以及连接呼吸管路(图26-1)。

空氧混合装置按照预设的氧浓度(21%~100%)将空气和氧气在涡轮/风机前进行混合,混合后涡轮加速产生高速气流;加温加湿模块对高速气

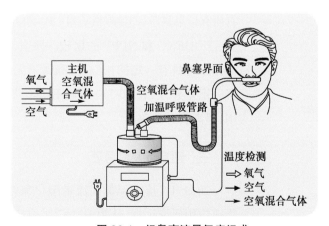

图26-1　经鼻高流量氧疗组成

流进行加温湿化后,通过连接管道及鼻塞接头将气体以恒温恒湿恒流速的方式输送给患者起到呼吸支持的作用,其中呼吸回路中的加热导丝对于恒温恒湿效应起到非常重要的作用。

部分有创或无创呼吸机设计了 HFNC 模式功能,进一步促进了高流量湿化氧疗应用的多元化。

二、经鼻高流量氧疗的生理学基础

1. 呼气末正压效应 HFNC 通过输送高流量气体的方式,在上气道中产生与输送的气体流量成正比的低水平正压。Groves 等则发现流量每增加 10L/min,患者咽部呼气末压力增加 0.5~1cmH_2O;Parke 等测得在闭口呼吸时 50L/min 的流量可产生最高约 5cmH_2O 的平均气道压力。此外,呼气末正压效应还与张口呼吸与否及性别相关,其中闭口呼吸时高于张口呼吸,女性在闭口和张口呼吸时均高于男性。由于 HFNC 允许大量漏气,张口呼吸会导致 PEEP 水平不稳定,压力水平变化较大。Corley 等通过使用电阻抗断层扫描 (EIT)测量心脏手术后肺容积的生理学研究证明了 HFNC 与常规氧疗相比,能产生呼气末正压效应,增加呼气末肺容积及潮气量,促进肺复张,进而改善氧合和呼吸症状。

2. 生理无效腔冲刷效应 HFNC 通过为患者提供恒定的、可调节的高流量空氧混合气体,冲刷患者呼气末残留在鼻腔、口腔及咽部等解剖无效腔的气体,可明显减少患者下一次吸气时吸入的 CO_2 含量。Möller 等通过含 81mKr 气体示踪试验发现 HFNC 能明显减少上呼吸道无效腔重复呼吸气体,其清除率和气体流量、佩戴时间直接相关,1L/min 的流量大致对应 1.8ml/s 的冲刷容积。

3. 维持黏液纤毛清除系统功能 黏液纤毛功能的维持离不开气道合适的温湿化。HFNC 可将气体加温、湿化至 37℃和含水量 44mg/L,减少呼吸窘迫患者热量和水分的消耗,使气道黏液纤毛功能保持在最佳状态,降低医用干冷气体对上下呼吸道黏液纤毛系统功能和黏膜的影响,且耐受性优于 NPPV 和常规氧疗。与常规氧疗相比,使用 HFNC 可以明显降低患者鼻、口、咽喉的干燥评分,有助于痰液稀释和排出,修复和维持呼吸道上皮细胞和纤毛的结构和功能,提高患者的舒适度,降低肺部感染的发生率。

4. 降低患者上气道阻力和呼吸功 患者呼吸窘迫时吸气峰流量可达到 30~40L/min,HFNC 能提供符合或超过患者所需的吸气峰流量,减少呼吸做功。同时吸入氧气的浓度不受患者呼吸频率、吸气流量、呼吸形式等因素的影响,有利于保证吸入氧气浓度和改善患者氧合。有研究结果显示,即使较低流量(20~45L/min)仍可显著减少急性呼吸衰竭患者呼吸做功。

5. HFNC 和 NPPV 的比较 两者对呼吸衰竭患者都能实现有效的呼吸支持治疗,其工作原理具有一定的相似度,都属于无创呼吸支持手段,但两者在实际临床应用中还是具有一定差异性(表 26-1)。理解 HFNC 与 NPPV 的异同点能帮助我们对两种方式的合理应用,提高临床疗效。

三、适应证及禁忌证

2019 年《成人经鼻高流量湿化氧疗临床规范应用》专家共识是基于已发表的 HFNC 临床应用研究证据,认为 HFNC 主要应用于治疗轻、中度 I 型呼吸衰竭患者。对于伴有严重通气功能障碍的 II 型呼吸衰竭患者,由于 HFNC 无明显的通气辅助功能,且临床疗效仍不明确,此时应慎重选择 HFNC。同时划分了相对禁忌证和绝对禁忌证,其中对于通气功能障碍患者以 pH 水平来界定其应用范围(表 26-2)。

表 26-1　HFNC 和 NPPV 的异同点

		HFNC	NPPV
相似点		1. 核心部分都有涡轮和电磁阀,维持高流量气流 2. 都能进行气体加温加湿 3. 都是开放性呼吸支持方式,允许漏气 4. 都可以维持一定水平的 PEEP	
差异点	连接方式	主要通过鼻塞进行	主要通过口鼻面罩、鼻罩、全脸罩等进行人机连接
	压力支持	通过高流量气体提供不稳定的气道正压,辅助通气效果有限	可以设置不同水平的通气支持和模式,如 BiPAP、PCV 及 CPAP 等,预设压力相对稳定
	漏气	漏气较多会影响治疗效果	漏气较多会严重影响人机同步
	人机配合	不需要	需要,且直接决定治疗成败
	舒适度	较好	较差,可有幽闭感
	气道保护	有利于患者咳痰和气道保护	重症患者要注意气道保护和湿化问题
	治疗目标	主要关注于恒温恒湿和提供相对精确的 FiO_2	主要关注于改善患者通气与换气功能,解决低氧和高碳酸血症,缓解呼吸肌疲劳
	适应患者	主要适用于轻中度 I 型呼吸衰竭患者,对 II 型呼吸衰竭患者应用一定要慎重	可以广泛用于 II 型和 I 型急慢性呼吸衰竭患者

表 26-2　HFNC 的临床应用适应证及禁忌证

适应证	相对禁忌证	绝对禁忌证
1. 轻、中度 I 型呼吸衰竭(100mmHg ≤ PaO_2/FiO_2 < 300mmHg) 2. 轻度呼吸窘迫(呼吸频率>24 次/min) 3. 轻度通气功能障碍(pH ≥ 7.30) 4. 对常规氧疗或无创正压通气不耐受或有禁忌证者	1. 重度 I 型呼吸衰竭(PaO_2/FiO_2<100mmHg) 2. 通气功能障碍(pH<7.30) 3. 矛盾呼吸 4. 气道保护能力差,有误吸高危风险 5. 血流动力学不稳定,需要应用血管活性药物 6. 面部或上呼吸道手术不能佩戴 HFNC 者 7. 鼻腔严重堵塞 8. HFNC 不耐受	1. 心跳呼吸骤停,需紧急气管插管有创机械通气 2. 自主呼吸微弱、昏迷 3. 极重度 I 型呼吸衰竭(PaO_2/FiO_2<60 mmHg) 4. 通气功能障碍(pH<7.25)

四、临床应用

(一) I 型呼吸衰竭

在过去的 10 年中,HFNC 已被用于治疗急性低氧血症性呼吸衰竭。Rochwerg 等回顾了纳入 2 093 例患者的 9 个随机对照试验,比较了 HFNC 与常规氧疗在急性低氧性呼吸衰竭患者中的作用。HFNC 组与常规氧疗组患者的病死率无差异(*RR* 0.94,95%*CI* 0.67~1.31),但 HFNC 可降低气管插管需求(*RR* 0.85,95%*CI* 0.74~0.99),降低氧疗升级风险(*RR* 0.71,95%*CI* 0.51~0.98)。后续也有多篇随机对照研究及 meta 分析证实,HFNC 相对于常规氧疗可降低患者插管率,但就病死率而言,两者差异无统计学意义。Frat 等进行了一项纳入 310 例患者的多中心随机对照试验,评估 HFNC、标准氧疗以及 NPPV 治疗 I 型呼吸衰竭的疗效。结果提示三者之间 28 天的插管率并没有显著差异(HFNC 38%、标准氧疗 47%,NPPV 50%,P=0.18),HFNC 对于 90 天死亡率具有一定的优势。而对于 PaO_2/FiO_2 ≤200mmHg 的亚组分析显示,HFNC 在 28 天的插管率相比标准氧疗和 NPPV 明显降低。对于免疫抑制的急性低氧性呼吸衰竭患者,近几年回顾性研究显示与常规氧疗相比,HFNC 在降低气管插管率上具有一定优势,而在降低病死率上没有差异性,但仍缺乏随机对照研究来比较 HFNC 与 NPPV 在免疫抑制呼吸衰竭患者中应用的效果。

2019 年在全球蔓延的新型冠状病毒肺炎(COVID-19)疫情救治中,HFNC 是重型患者重要的呼吸支持方式之一。一项针对急性低氧性呼吸衰竭的 COVID-19 患者的多中心研究显示,HFNC 应用于轻中度急性低氧性呼吸衰竭的 COVID-19 患者是有效的,但 HFNC 治疗失败往往提示预后不良。同时,入院时严重的低氧血症是 HFNC 治疗失败的独立危险因素。

2019 年《成人经鼻高流量湿化氧疗临床规范应用》专家共识认为:重症肺炎合并急性 I 型呼吸衰竭(100mmHg ≤ PaO_2/FiO_2 <300mmHg)可考虑应用 HFNC(证据等级 II);HFNC 可作为轻度 ARDS 患者(PaO_2/FiO_2 为 200~300mmHg)的一线治疗手段(证据等级 II);中度 ARDS(PaO_2/FiO_2 为 150~200mmHg)患者在无明确的气管插管指征下,可先使用 HFNC,1 小时后再次进行评估,如症状无改善则需改为 NPPV 或有创通气(证据等级 II);PaO_2/FiO_2 <150mmHg 的 ARDS 患者,不建议常规应用 HFNC 治疗(证据等级 III)。

(二) II 型呼吸衰竭

NPPV 是高碳酸型呼吸衰竭的首选呼吸支持方式,但因部分患者对其耐受性差而限制了临床使用。HFNC 具有良好的患者耐受性,可作为 NPPV 间歇期的补充方式,或在轻度高碳酸血症中作为 NPPV 或控制性氧疗的替代手段,减少呼吸机依赖时间,改善呼吸做功。有 4 项随机对照研究对长期(12 个月)应用 HFNC 进行了研究,结果显示与常规长期氧疗相比,长期应用 HFNC 能够显著降低 $PaCO_2$,可以减少慢性阻塞性肺疾病患者急性加重次数和天数以及住院次数,同时改善健康相关生活质量,但对肺功能、6 分钟步行距离、呼吸困难症状和氧合的改善结果并不统一。

目前只有少量回顾性研究说明 HFNC 对于急性高碳酸血症型呼吸衰竭患者有一定降低 CO_2 的效果,但也仅局限于轻、中度二氧化碳潴留的情况。仍需要大型随机对照研究来证实其是否有效。但因其良好的耐受性以及气道功能维持作用,对于部分高碳酸血症患者可作为 NPPV 交替应用的代替方式。

2019 年《成人经鼻高流量湿化氧疗临床规范应用》专家共识认为对于意识清楚的急性低氧血症合并高碳酸血症患者,可在密切监测下尝试 HFNC,若 1 小时后病情加重,建议立即更换无创呼吸机或气管插管,不建议 HFNC 作为常规一线治疗手段(证据等级 II)。对于慢阻肺稳定期患者,存在长期氧疗指征时(PaO_2 ≤ 55mmHg 或 SaO_2 <88% 伴或不伴有高碳酸血症;或 55mmHg<PaO_2 ≤ 60mmHg,伴有肺动脉高压、肺心病临床表现或血细胞比容>55%),可以尝试应用 HFNC,用于改善患者的运动耐力和生活质量(证据等级 II)。

(三) 有创通气撤机

ICU 病房中 10%~15% 准备撤机的患者会经历拔管失败导致再插管,若患者存在高风险(如年龄>65 岁,合并心血管疾病或呼吸系统疾病等),则此比例上升至 20%。再插管与不良预后有着密切联系,预防再插管是拔管后患者呼吸治疗管理的重点。

一项多中心随机研究显示,再插管低风险患者(有创通气撤机高风险和低风险的标准见表 26-3)拔管后接受 HFNC 治疗,其 72 小时再插管风险较常规氧疗显著降低;同时与常规氧疗相比,HFNC 可以显著降低拔管后呼吸衰竭发生率,但是两组再次插管的时间、住 ICU 时间、住院时间、ICU 及住院病死率等没有明显差异。

表 26-3　有创通气撤机高风险和低风险的标准

ICU 再插管低风险标准 (同时符合)	年龄 <65 岁,急性生理和慢性健康状况评分Ⅱ(APACHE Ⅱ)<12 分,体重指数 <30kg/m²,气道通畅,排痰充分,撤机顺利,合并症 ≤1 个,没有心力衰竭、中 - 重度慢阻肺及长期机械通气等问题
ICU 再插管高风险标准 (至少符合一条)	年龄 ≥65 岁,心力衰竭,APACHE Ⅱ>12 分,体重指数 ≥30kg/m²,咳痰无力或分泌物多,至少有一次 SBT 失败,合并症 >1 个,有创机械通气 >7d

HFNC 应用于有创通气辅助撤机,在不同基础病因的拔管失败低风险患者中,包括机械通气时间超过 12 小时的复杂外科患者,与常规氧疗相比,HFNC 可显著降低拔管后呼吸衰竭和 24 小时内的再插管率。对于拔管失败高风险患者,NPPV 与常规氧疗相比,可降低气管插管率。但 NPPV 的成功应用与患者配合性、耐受性、漏气控制等密切相关。NPPV 也可带来胃肠胀气、鼻面部压疮等并发症。HFNC 相对于 NPPV 的优势包括有利于降低痰液黏稠度、减少鼻面部压疮等并发症以及更好的耐受性和舒适性。对于拔管失败高危患者,两项大型研究发现 HFNC 相比 NPPV 没有增加治疗失败的风险,但 NPPV 的不耐受频率明显高于 HFNC。还有研究显示,对有再发呼吸衰竭高风险的患者拔管后采用 HFNC 联合 NPPV 的交替治疗较单独应用 HFNC,显著降低了患者 7 天内及 ICU 期间的再插管率和拔管后呼吸衰竭发生率,尤其是对于拔管前基础 $PaCO_2$>45mmHg 的患者效果更显著。但 ICU 病死率、院内病死率和 90 天病死率无显著差异。因此,对于具有拔管失败风险且基础 $PaCO_2$ 较高患者,临床上可以考虑 HFNC 与 NPPV 交替使用。

接受胸腔或腹部手术的患者都有发生术后肺部并发症的风险。一般术后患者机械通气持续时间很短,再插管率较低。在心脏外科手术后人群中,与常规氧疗相比拔管后预防性使用 HFNC 可改善氧合并减少 NPPV 的应用,减少 ICU 再入院和住院时间。英国的一项单中心随机对照研究比较了选择性肺叶切除患者脱机拔管后即刻序贯常规氧疗与 HFNC 的疗效差异,结果显示 HFNC 降低了患者的住院天数。有研究表明对于肺切除的患者,术后行 HFNC 或面罩给氧,两者在术后低氧血症、呼吸衰竭或肺部并发症方面没有显著差异。综上,术后患者 HFNC 的应用仍存在争议,与手术的类型和术后患者情况有一定的相关性。

2019 年《成人经鼻高流量湿化氧疗临床规范应用》专家共识意见推荐:对于再插管低风险患者,HFNC 与常规氧疗比较可以降低拔管后再插管率,但与 NPPV 比较不能降低再插管率(证据等级Ⅱ);对于再次插管高风险患者(无高碳酸血症),HFNC 与常规氧疗比较不能降低再插管率(证据等级Ⅱ);有创机械通气撤机后 HFNC 不能缩短住 ICU 时间及住院时间,也不能降低病死率(证据等级Ⅲ)。

(四) 经鼻高流量氧疗辅助气管插管

患者插管前通常予以常规氧疗(COT)或面罩预氧合以防止气管插管时氧饱合度明显

下降,但对于面罩预氧合(包括无创正压通气面罩、球囊辅助通气面罩以及非重复呼吸面罩等)方式,在插管时必须摘除面罩进行插管操作,增加了氧合严重下降的风险。从理论上讲,HFNC 可维持插管整个阶段的高流量和高浓度供氧,可提供有效的窒息氧合,且不影响插管操作,预防气管插管过程中严重的氧饱和度降低,是插管预氧合的一种合理选择。一项纳入了 10 个插管预氧合随机对照试验的荟萃分析显示,HFNC 相比于 COT 或 NPPV,对插管期间低氧血症的发生率、28 天死亡率、严重并发症、预氧合后血氧分压、插管后血氧分压或二氧化碳分压均没有影响,同时发现 HFNC 和 NPPV 联用预氧合时的最低血氧饱合度高于单独 NPPV 应用时。共识专家团队认为 HFNC 辅助插管获益和风险相当,仅建议对于已经应用 HFNC 的患者在进行气管插管操作时继续使用 HFNC(条件性推荐,中等确定性证据)。

(五) 经鼻高流量氧疗辅助气管镜操作

在气管镜检查期间,由于镇静或气管镜部分阻塞气道,通气阻力增加,患者可能发生低氧血症,甚至出现呼吸衰竭需要紧急气管插管。恰当的呼吸支持能降低这种风险。有证据表明 HFNC 能维持气管镜检查时患者的氧合。一项研究显示,HFNC 相比 COT 可明显提高气管镜检查期间的最低血氧饱和度。而另一项研究表明,NPPV 在气管镜检查前、中和后维持充足氧合方面优于 HFNC。同时一项前瞻性随机对照研究发现,NPPV 和 HFNC 在预防患者出现低氧血症方面的效果相似,而在基线动脉血氧分压<60mmHg 的患者中,NPPV 相比 HFNC 能提供更充分、更稳定的氧合。但是 NPPV 辅助气管镜操作时,患者的不耐受和操作的受限在一定程度上限制了 NPPV 的应用。而 HFNC 可为经口气管镜检查的患者提供高流量、高浓度给氧支持,对于在这种情况下易出现低氧血症的高危人群应考虑 HFNC 辅助支持。

五、临床操作

(一) HFNC 参数设置

HFNC 的参数设置主要是三个方面:流量、温度、吸氧浓度。虽然根据不同患者的病理生理状况具有个体化差异,但总的原则建议从最大流量开始设置,根据血氧饱和度、呼吸形式、血流动力学状态和患者舒适度等逐步调整。具体初始参数设置根据 2019 年《成人经鼻高流量湿化氧疗临床规范应用》专家共识见表 26-4。

表 26-4　HFNC 的参数设置

	Ⅰ型呼吸衰竭	Ⅱ型呼吸衰竭
流量	气体流量(flow)初始设置 30~40L/min,根据患者耐受性和依从性调节	气体流量(flow)初始设置 20~30L/min;如果患者二氧化碳潴留明显,流量可设置 45~55L/min 甚至更高,达到患者能耐受的最大流量
给氧浓度	滴定 FiO_2 维持 SpO_2 在 92%~96%;若未达目标,可以逐渐增加吸气流量和提高 FiO_2 最高至 100%	滴定 FiO_2 维持 SpO_2 在 88%~92%,结合血气分析动态调整
温度	温度设置范围 31~37℃,依据患者舒适性和耐受度,以及痰液黏稠度适当调节	

(二) HFNC 临床疗效判断

初始接受 HFNC 治疗的急性呼吸衰竭患者中 30%~40% 最终将需要有创机械通气。

Rello 等发现在 H1N1 肺炎所致的 ARDS 中，HFNC 治疗失败患者病死率为 27%，而立即插管患者的病死率为 20%。表明在某些情况下，与 NPPV 类似，HFNC 导致的延迟插管可能是有害的。原因可能是患者自主呼吸过强造成的自发性肺损伤，HFNC 迅速提升氧气浓度使血氧饱和度正常化而掩盖症状，但潜在的异常（例如通气 / 血流失衡、肺泡通气不足）没有纠正。因此，必须对应用 HFNC 患者进行严密监测，以便能够及早发现临床症状恶化，从而避免插管延迟。

HFNC 临床疗效的评估指标包括主观指标（患者可以在几分钟内主观报告呼吸困难减轻和舒适度改善）以及客观指标（心率、呼吸频率、鼻翼扇动、辅助呼吸肌做功的减少以及氧饱合度、血气结果）。有少量研究表明 HFNC 超过 48 小时仍不能改善患者病情，再行气管插管可能会导致呼吸衰竭患者的插管延迟而致临床结果恶化。在使用 HFNC 时，为了降低潜在风险，应及早发现 HFNC 应用失败的迹象，并及时更改为 NPPV 或气管插管。

最近一项研究中，HFNC 应用 12 小时后 ROX 指数（SpO_2/FiO_2 与呼吸频率比值）可较好描述患者的呼吸状况。在 HFNC 应用 2、6 和 12 小时后 ROX 指数 ≥4.88 的患者插管的可能性较小；相反，ROX 指数低于 2.85、3.47 和 3.85 的患者插管的可能性更大。HFNC 应用失败的患者在 2~12 小时及 6~12 小时 ROX 指数升高幅度较小，提示动态评估 ROX 指数可能有助于识别 HFNC 失败的低风险患者，有助于促进 HFNC 患者的日常临床决策，未来需要进一步探索 HFNC 失败的早期预测因子。

（三）HFNC 撤离标准

原发病控制后逐渐降低 HFNC 参数，2019 年国内专家共识建议如果达到以下标准可考虑撤离 HFNC：吸气流量<20L/min，且 FiO_2<30%。但也有学者提出以下撤离指标：如患者在流量 ≤20L/min，氧浓度 ≤50% 情况下能耐受，可撤离 HFNC。综上，对于 HFNC 是否撤离主要考虑患者的呼吸状态是否仍对较高流量有依赖性。

（四）感染预防控制

HFNC 属于开放性呼吸支持方式，而面对例如 COVID-19 这类呼吸道传染性疾病时，使用前、中、后的院感防控尤为重要。

1. 目前已有部分 HFNC 装置带有机身内部回路的消毒功能，如高温或臭氧等消毒方式。特别是在应用于呼吸道传染性疾病患者后应作为常规的感染防控措施之一。

2. 建议使用一次性管路和鼻塞，专人专用，不建议常规更换，存在明显污染时则需更换，鼻塞型号以 ≤50% 的患者鼻孔孔径，接头是否佩戴正确直接影响呼出气体的扩散距离。

3. 装置湿化罐中湿化用水需外接，湿化用水为灭菌蒸馏水，建议采用自动注水的湿化罐，如果应用非自动注水湿化罐需定期及时补充，以防温度过高。

4. 每次使用完毕后应将 HFNC 装置按照设备说明相应要求进行终末消毒。HFNC 的表面应用 75% 乙醇溶液或 0.1% 有效氯进行擦拭消毒，HFNC 鼻塞、湿化罐及管路为一次性物品，按医疗垃圾丢弃。HFNC 的空气过滤纸片应定期更换，建议 3 个月或 1 000 小时更换一次。

HFNC 产生的气溶胶是否显著增加感染风险也存在争议。为减少 HFNC 时气溶胶的扩散和飞沫的产生，医务人员需要注意避免与患者不必要的接触，穿着适当的个人防护装备(PPE),在负压病房或单间病房使用 HFNC,安装便携式高效空气微粒过滤器等。值得注意的是,近期多项针对 COVID-19 患者的专家共识和研究均证实在 HFNC 时鼻塞外再戴上外科面罩(遮住患者口鼻部),能降低气溶胶的传播风险。同时在初始启用 HFNC 时,按照开机—设置初始参数—戴鼻塞—送气的顺序进行操作;停止使用 HFNC 时,应先关机或者下调气体流量至零,再取下鼻塞,可能会减少气溶胶暴露的风险。

六、其他相关注意事项

1. 初始上机时,建议半卧位或头高位(>20°)。

2. 选择合适型号的鼻塞,建议选取小于鼻孔内径 50% 的鼻导管。

3. 嘱咐患者闭口呼吸。

4. 舌后坠伴 HFNC 效果不佳者,先予口咽通气道打开上气道,后将 HFNC 鼻塞与口咽通气道开口处连通。

5. 避免湿化过度或湿化不足,密切关注气道分泌物性状变化,按需吸痰,防止痰堵窒息等紧急事件的发生。

6. 注意管路积水现象并及时处理,警惕误入气道引起呛咳和误吸。

7. 如若出现患者无法耐受的异常高温,应停机检测,避免灼伤气道。

8. 使用过程中如有机器报警,及时查看并处理,直至报警消除。

七、总结

常规氧疗、经鼻高流量氧疗、无创通气以及有创通气,甚至 ECMO 构建了呼吸衰竭患者所需的呼吸支持技术体系。尽管经鼻高流量氧疗与常规氧疗和无创通气在定义或原理上有一定的相似或相通性,但因其显著的生理学效应优势,对于部分患者群体或临床场景具有良好的临床效果,同时也可作为呼吸支持方式升级或降阶梯治疗的过渡手段。作为无创呼吸支持手段之一,与常规氧疗及无创通气应用的界定,及其在不同疾病中的应用价值和疗效还需要进一步的研究探求。

(倪　忠　王乙茹)

───────── 参 考 文 献 ─────────

[1] 中华医学会呼吸病学分会呼吸危重症医学学组, 中国医师协会呼吸医师分会危重症医学工作委员会. 成人经鼻高流量湿化氧疗临床规范应用专家共识 [J]. 中华结核和呼吸杂志, 2019, 42 (2): 83-91.

[2] 中华医学会呼吸病学分会呼吸治疗学组, 倪忠, 秦浩, 等. 新型冠状病毒肺炎患者经鼻高流量氧疗使用管理专家共识 [J]. 中国呼吸与危重监护杂志, 2020, 19 (2): 110-115.

[3] ROCA O, CARALT B, MESSIKA J, et al. An index combining respiratory rate and oxygenation to predict outcome of nasal high-flow therapy [J]. Am J Respir Crit Care Med, 2019, 199 (11): 1368-1376.

［4］ KANG B J, KOH Y, LIM CM, et al. Failure of high-flow nasal cannula therapy may delay intubation and increase mortality [J]. Intensive Care Med, 2015, 41 (4): 623-632.

［5］ FRAT J P, THILLE A W, MERCAT A, et al. High-flow oxygen through nasal cannula in acute hypoxemic respiratory failure [J]. N Engl J Med, 2015, 372 (23): 2185-2196.

［6］ MAURI T, TURRINI C, ERONIA N, et al. Physiologic effects of high-flow nasal cannula in acute hypoxemic respiratory failure [J]. Am J Respir Crit Care Med, 2017, 195 (9): 1207-1215.

［7］ LEE M K, CHOI J, PARK B, et al. High flow nasal cannulae oxygen therapy in acute-moderate hypercapnic respiratory failure [J]. Clin Respir J, 2018, 12 (6): 2046-2056.

［8］ WARD J J. High-flow oxygen administration by nasal cannula for adult and perinatal patients [J]. Respir Care, 2013, 58 (1): 98-122.

［9］ WING R, JAMES C, MARANDA L S, et al. Use of high-flow nasal cannula support in the emergency department reduces the need for intubation in pediatric acute respiratory insufficiency [J]. Pediatr Emerg Care, 2012, 28 (11): 1117-1123.

［10］ GAUNT K A, SPILMAN S K, HALUB M E, et al. High-flow nasal cannula in a mixed adult ICU [J]. Respir Care, 2015, 60 (10): 1383-1389.

［11］ HERNÁNDEZ G, VAQUERO C, COLINAS L, et al. Effect of postextubation high-flow nasal cannula vs noninvasive ventilation on reintubation and postextubation respiratory failure in high-risk patients: a randomized clinical trial [J]. JAMA, 2016, 316 (15): 1565-1574.

［12］ XIA J, ZHANG Y, NI L, et al. High-flow nasal oxygen in coronavirus disease 2019 patients with acute hypoxemic respiratory failure: a multicenter, retrospective cohort study [J]. Crit Care Med, 2020, 48 (11): e1079-e1086.

［13］ SUN J, LI Y, LING B, et al. High flow nasal cannula oxygen therapy versus non-invasive ventilation for chronic obstructive pulmonary disease with acute-moderate hypercapnic respiratory failure: an observational cohort study [J]. Int J Chron Obstruct Pulmon Dis, 2019, 14: 1229-1237.

［14］ NI YN, LUO J, YU H, et al. Can high-flow nasal cannula reduce the rate of endotracheal intubation in adult patients with acute respiratory failure compared with conventional oxygen therapy and noninvasive positive pressure ventilation？ : a systematic review and meta-analysis [J]. Chest, 2017, 151 (4): 764-775.

［15］ GRIECO D L, MENGA L S, RAGGI V, et al. Physiological comparison of high-flow nasal cannula and helmet noninvasive ventilation in acute hypoxemic respiratory failure [J]. Am J Respir Crit Care Med, 2020, 201 (3): 303-312.

［16］ PARKE R L, ECCLESTON M L, MCGUINNESS S P. The effects of flow on airway pressure during nasal high-flow oxygen therapy [J]. Respir Care, 2011, 56 (8): 1151-1155.

［17］ GROVES N, TOBIN A. High flow nasal oxygen generates positive airway pressure in adult volunteers [J]. Aust Crit Care, 2007, 20 (4): 126-131.

［18］ CORLEY A, CARUANA LR, BARNETT AG, et al. Oxygen delivery through high-flow nasal cannulae increase end-expiratory lung volume and reduce respiratory rate in post-cardiac surgical patients [J]. Br J Anaesth, 2011, 107 (6): 998-1004.

［19］ MÖLLER W, CELIK G, FENG S, et al. Nasal high flow clears anatomical dead space in upper airway models [J]. J Appl Physiol (1985), 2015, 118 (12): 1525-1532.

［20］ HERNÁNDEZ G, VAQUERO C, GONZÁLEZ P, et al. Effect of postextubation high-flow nasal cannula vs conventional oxygen therapy on reintubation in low-risk patients: a randomized clinical trial [J]. JAMA, 2016, 315 (13): 1354-1361.

［21］ DRAKE M G. High-flow nasal cannula oxygen in adults: an evidence-based assessment [J]. Ann Am Thorac Soc, 2018, 15 (2): 145-155.

［22］ CHAUDHURI D, GRANTON D, WANG DX, et al. Moderate certainty evidence suggests the use of high-flow nasal cannula does not decrease hypoxia when compared with conventional oxygen therapy in the peri-intubation period: results of a systematic review and meta-Analysis [J]. Crit Care Med, 2020, 48 (4): 571-578.

［23］ JABER S, MONNIN M, GIRARD M, et al. Apnoeic oxygenation via high-flow nasal cannula oxygen combined with non-invasive ventilation preoxygenation for intubation in hypoxaemic patients in the intensive care unit: the single-centre, blinded, randomised controlled OPTINIV trial [J]. Intensive Care Med, 2016, 42 (12): 1877-1887.

［24］ GUITTON C, EHRMANN S, VOLTEAU C, et al. Nasal high-flow preoxygenation for endotracheal intubation in the critically ill patient: a randomized clinical trial [J]. Intensive Care Med, 2019, 45 (4): 447-458.

[25] ROCHWERG B, EINAV S, CHAUDHURI D, et al. The role for high flow nasal cannula as a respiratory support strategy in adults: a clinical practice guideline [J]. Intensive Care Med, 2020, 46 (12): 2226-2237.

[26] LUCANGELO U, VASSALLO F G, MARRAS E, et al. High-flow nasal interface improves oxygenation in patients undergoing bronchoscopy [J]. Crit Care Res Pract, 2012, 2012: 506382.

[27] KIM E J, JUNG C Y, KIM K C. Effectiveness and safety of high-flow nasal cannula oxygen delivery during bronchoalveolar lavage in acute respiratory failure patients [J]. Tuberc Respir Dis (Seoul), 2018, 81 (4): 319-329.

[28] DOUGLAS N, NG I, NAZEEM F, et al. A randomised controlled trial comparing high-flow nasal oxygen with standard management for conscious sedation during bronchoscopy [J]. Anaesthesia, 2018, 73 (2): 169-176.

[29] SIMON M, BRAUNE S, FRINGS D, et al. High-flow nasal cannula oxygen versus non-invasive ventilation in patients with acute hypoxaemic respiratory failure undergoing flexible bronchoscopy--a prospective randomised trial [J]. Crit Care, 2014, 18 (6): 712.

[30] SAKSITTHICHOK B, PETNAK T, SO-NGERN A, et al. A prospective randomized comparative study of high-flow nasal cannula oxygen and non-invasive ventilation in hypoxemic patients undergoing diagnostic flexible bronchoscopy [J]. J Thorac Dis, 2019, 11 (5): 1929-1939.

第27章 体外呼吸支持技术

第1节 概述

体外生命支持(extracorporeal life support,ECLS)是指当机体出现心肺功能衰竭等待器官功能恢复或者等待器官移植过程中,使用机械设备来短暂(数天到数月)支持心肺功能(部分或者全部)的一种技术。该技术是通过引出患者的静脉血,然后通过带有泵的膜肺循环,再把氧合的动脉血回输到患者体内。一般来说,ECLS 的装置包括插管、连接管路、血泵和气体交换装置(氧合器或膜肺)、热交换器和各种监测装置。根据应用途径不同,ECLS 可分为静脉 - 动脉模式(VA)、静脉 - 静脉模式(VV)或动脉 - 静脉模式(AV)。

对于呼吸衰竭依赖体外生命支持的患者,目前临床最常用的是体外膜肺氧合(extracorporeal membrane oxygenation,ECMO)。绝大多数呼吸衰竭患者循环相对稳定的情况下,静脉 - 静脉体外膜肺氧合(VV-ECMO)是最为常用的体外呼吸支持技术,少数合并循环衰竭的情况下(如肺栓塞、右心衰竭等),可选用或更换为静脉 - 动脉体外膜肺氧合(VA-ECMO)。体外 CO_2 移除(extracorporeal carbon dioxide removal,$ECCO_2R$)是从 ECMO 系统中衍生而来,其要目的是移除血液中的 CO_2,与 VV-ECMO 相比,$ECCO_2R$ 对氧合没有明显的改善作用,因此只是部分体外呼吸支持。

1983 年,美国在 Virginia 医学院、Michigan 大学和 Pittsburgh 大学分别建立了 ECMO 中心。1989 年,体外生命支持组织(extracorporeal life support organization,ELSO)正式在美国成立,同时成为目前国际上对 ECMO 相关数据进行汇总、分析、评价患者预后和进行学术交流的主要学术平台。随着 ECMO 技术水平的提高和心肺辅助装置的改进,2008年以后,特别是 ECMO 对甲型流感患者成功的呼吸支持被广泛认识之后,全球 ECMO 数量呈现快速增长的势头。截至 2017 年,在 ELSO 注册的 ECMO 中心有 305 个,其中也包括我国北京、上海、广州、香港和台湾等多个城市的大型医院。全球有 86 287 例患者得到 ECLS 支持。其中,大部分患者是新生儿(44.8%),还有 24.1% 的儿童和 31.1% 的成人。ECLS 的类型包括呼吸支持(58.4%)、循环支持(31.9%)以及体外心肺复苏(9.7%)。

体外呼吸支持技术在使用过程中存在诸多问题,值得临床关注。

1. **知情同意权、最大利益标准化、替代决定权等** 在开始决定进行体外呼吸支持时,应该与病患家属进行沟通,医疗团队也应该对患者需要接受多长时间的呼吸支持进行估计。呼吸衰竭往往需要超过 2 周的体外呼吸支持技术,支持时间越长,生存率相对越低,但也有许多患者支持时间超过 2 周仍存活。因此,目前没有一个简单的时间界限划分治疗是否有效。同时,体外呼吸支持技术不应简单成为人为延缓死亡过程的手段。因此,应该给患者治疗设定一个时间范围,并与患者家属交流这个问题,使之认识到,如果在一定特定时间范围内病情没有改善,应该转换目标或撤除体外呼吸支持。

2. 经济问题 尽管部分患者可以康复,但仍有部分患者在付出高昂的医疗费用后仍不可避免死亡或即使可以出院也处于低生活质量中。体外呼吸支持技术是一个反映这种矛盾现状的典型例子。此外,维持 ECLS 的成本包括设备、耗材、人力和其他附加成本。相关的其他成本包括团队成员培训费用(医师、护士、呼吸治疗师等)、动物实验培训费用、管理费用以及患者随访费用。

3. 安全问题 无论是简单的静脉输液泵还是相对复杂的 ECMO 循环管道,使用者都必须非常熟练应用,能够鉴别和排除故障才能达到安全使用的要求。可以通过定期模拟演习来保持和更新医务人员的专业技能和熟练程度。特别是模拟一些诸如管道破裂或泵失灵的危急状况等,保持专业人员正确反应的能力。

4. 并发症 较常见的是继发性感染、血栓、出血等,此外一些可能的医疗过错所致的危害包括误诊、并发症、机械损伤等。因此,为了保证医疗工作安全,还有大量工作要做。

第 2 节　静脉 - 静脉体外膜肺氧合

一、工作原理

ECMO 通过离心泵将血液从体内引至体外,经膜式氧合器(其作用类似人工肺,简称膜肺)进行气体交换后再将血回输体内,完全或部分替代心和 / 或肺功能,并使心肺得以充分休息。按照治疗方式和目的,ECMO 主要有静脉 - 静脉 ECMO(VV-ECMO)和静脉 - 动脉 ECMO(VA-ECMO)两种。VV-ECMO 适用于仅需要呼吸支持的患者,VA-ECMO 可同时进行呼吸和循环支持。对于呼吸衰竭,VV 方式的并发症和病死率略低于 VA 方式,临床上最常用。VV-ECMO 主要通过改善氧合与通气及肺休息发挥治疗作用。

(一) 改善氧合与通气

1. 改善氧合 VV-ECMO 引血端(多为股静脉)及回血端(多为颈内静脉)均位于腔静脉内,相当于人工膜肺与患者肺串联,从而使患者动脉血氧含量得以改善。改善程度与以下因素相关:ECMO 血流量、静脉回心血量、再循环血流量、混合静脉血氧饱和度及患者残存肺功能。

(1) ECMO 血流量与静脉回心血量:现有氧合器能将静脉血($PvO_2<40mmHg$,$SvO_2<60\%$)氧合为动脉血($PaO_2>400mmHg$,$SaO_2 100\%$),若 ECMO 血流量达到 4~5L/min,血红蛋白(Hb)维持在 100~120g/L,可向机体提供 150~180ml/min 的氧气,可满足全身氧需要的 60%~80%。此时,若患者尚有部分残存肺功能,即能基本满足患者对氧的总体需求。由于 ECMO 血流与一部分未经体外氧合的静脉回心血共同构成心排血量,因此实际监测的 SaO_2 受两部分血流量的共同影响。研究表明,若要维持 $SaO_2 90\%$,ECMO 血流量 / 心排血量需超过 60%。

(2) 再循环血流量:引血端及回血端之间距离过近造成的部分血流再循环至 ECMO 引血端。这种再循环血流会减少经膜肺充分氧合的血液进入肺循环,从而影响氧合。再循环血流量受 ECMO 流量、右心房血容量、右心功能及引血端与回血端相对位置的影响。对于股静脉-颈内静脉 ECMO,要求引血端与回血端开口分别位于下腔静脉与上腔静脉汇入右心房处。临床上通过胸部 X 线检查或超声进行定位,再以血气分析检测膜肺前血含氧状态以进一步确认。

(3)患者残存肺功能:临床的膜肺很难完全满足全身对氧的需求,因此,维持患者残存肺功能十分重要。临床需要采取多种手段避免 ECMO 后肺泡进一步萎陷所致的严重氧合功能障碍:选择较高水平的 PEEP、肺复张(RM)、俯卧位通气、高频振荡通气等。

2. 改善通气 ECMO 可显著改善氧合,同时对 CO_2 的清除效率更高,很低的流量即可满足全身的需求。生理条件下全身代谢产生 CO_2(VCO_2)200ml/min,在病理状态下还可再增加30%。因此 CO_2 在动脉血中的浓度约为480ml/L,在混合静脉血中 CO_2 浓度上升10% 达520ml/L,分别相当于二氧化碳分压(PCO_2)达到40mmHg 和45mmHg。1L 血液里大概包含全身在 1 分钟内产生 CO_2 总量的 2 倍。理论上根据系统的具体效率,在体外支持中通过 500ml/min 的血流量过滤清除 250ml/min 的 CO_2 是可行的。由此得出,低于1L/min 的血流量并给予膜肺新鲜气流来维持人工肺 CO_2 梯度就能实现 CO_2 清除。

(二)肺休息

ECMO 治疗期间,膜肺可进行有效的二氧化碳排除和氧的摄取,在显著改善氧合与通气的同时,可通过降低潮气量、通气频率、吸入气氧浓度使肺得到充分的休息,减少正压通气所致肺损伤,有利于肺损伤的修复。相比于 6~8ml/kg 的"传统"肺保护通气策略,"超"保护策略可进一步将潮气量降至 2~4ml/kg,平台压低于 20~25cmH_2O,并使用高 PEEP 维持肺泡开放。2013 年,Bein 等应用超小潮气量(3ml/kg)联合体外二氧化碳清除技术治疗重度 ARDS,同时对比 6ml/kg 机械通气组,虽然两组之间的病死率、ICU 住院天数、28 天及 60 天非机械通气时间无显著差异,但严重低氧组($PaO_2/FiO_2 \leq 150mmHg$)应用 ECMO 治疗后,机械通气时间明显缩短,并未明显增加相关并发症的发生,可以保持 pH 及 $PaCO_2$ 稳定,炎性因子 IL-6 浓度亦明显改善,同时减少了镇痛镇静药物的应用,改善了患者的自主呼吸。在临床上,在重症 ARDS 急性期使用 ECMO 可有效降低患者对正压通气的需求,对于早期防止肺损伤的进一步加重具有重要作用;而在后期出现明显肺纤维化时,肺休息显得更为重要。

二、适应证和禁忌证

虽然 ECMO 在发达国家已成为一项床旁可及的生命支持技术,但在国内则起步较晚,前期主要应用于心脏病领域,在呼吸衰竭领域的应用则开始于 2009 年新型甲型 H1N1流感在国内的大流行,目前已有多家医院开始着手将 ECMO 应用于重症呼吸衰竭的救治。临床应用中最重要的仍然是 ECMO 适应证的把握,这需要特别明确 ECMO 的治疗目标,并全面考虑影响 ECMO 疗效的多种因素。

(一)ECMO 的治疗目标

ECMO 治疗的基本目标是提供相对常规机械通气更有效和安全的通气与氧合支持,从而为诊断和治疗原发病争取更多的时间。主要包含以下几个方面:

1. 挽救治疗(rescue therapy) 对于常规呼吸支持手段不能维持足够氧合与通气功能的重症呼吸衰竭,ECMO 可以提供部分或完全的呼吸支持,使患者不至于因缺氧或

CO_2 潴留而死亡。目前大多数 ECMO 患者属于此类范畴。

2. 早期干预 对于部分重症患者,常规呼吸支持可以维持相对稳定的通气与氧合,但需要较高的气道压及 FiO_2。为减少气压伤和高浓度氧的风险,可早期给予 ECMO。与需要挽救治疗者相比,这类患者的病情相对轻,ECMO 介入的时机相对较早。随着 ECMO 技术的日益完善,将会有更多这类病例应用 ECMO。

3. 过渡治疗(bridge) 最常见于心肺移植患者,为等待供体而行 ECMO。

4. 为介入或外科手术提供围术期支持治疗。

(二) 综合考虑影响 ECMO 疗效的多种因素

在选择 ECMO 患者时,应基于上述 ECMO 的治疗目标,并综合考虑影响 ECMO 疗效的多种因素,反复权衡利弊。

1. **疾病潜在可逆性** ECMO 作为一种脏器支持治疗手段,对原发病本身没有直接治疗作用,因此,在决定是否给患者行 ECMO 治疗前,应综合判断原发病的潜在可逆性,同时应综合考虑所在单位及当地对这种疾病的综合诊治能力。

2. **原发疾病病情的严重程度及进展情况** 应对患者的呼吸衰竭严重程度进行较为客观的评估,如测定氧合指数(PaO_2/FiO_2)、呼吸系统静态顺应性、气道阻力、气道压力、内源性呼气末正压(PEEPi)等。如果患者病情确实很重,并有加重的趋势,在优化目前机械通气治疗的情况下仍不能维持满意的通气和 / 或氧合,可考虑行 ECMO。

3. **合并症与并发症** 如果在严重呼吸衰竭的基础之上再有严重的合并症(如高血压、糖尿病、冠心病、脑血管病、出凝血功能障碍等)及并发症(如多个脏器严重功能不全),将会大大增加治疗的难度,从而显著降低 ECMO 的成功率,因此在入选患者时应全面评估其病情。

4. **社会 - 经济因素** ECMO 的治疗成本昂贵,并发症较多,总体成功率受多种因素影响,因此需要患者家属充分理解治疗的意义、费用及整个过程的困难程度,取得其积极配合,方可最大限度地提高成功率。

5. **管理经验与团队建设** 一个完整的 ECMO 团队需包括呼吸、危重症医学、心胸外科、血管外科、超声科、输血科等多个学科的配合,并且能及时到位;而 ECMO 患者的管理涉及全身各器官系统,要求相关人员在呼吸、循环、血液、营养、感染等各个领域均有丰富的经验。

6. **禁忌证** ECMO 没有绝对禁忌证。如患者具有不利因素,如原发病可逆性小、具有多种严重的合并症与并发症、存在严重影响 ECMO 操作的社会 - 经济因素,应视为相对禁忌证。此外,以下情况应特别注意:①有应用肝素的禁忌或相对禁忌;② ECMO 前高呼吸支持水平(气道平台压>$30cmH_2O$,FiO_2>0.8)应用超过 7~10 天的患者需谨慎;③高龄往往作为一个独立因素与 ECMO 的成功率及病死率相关;④对于体重>1kg/cm 或 BMI>$45kg/m^2$ 的患者,目前膜肺所提供的氧供尚不能满足这类患者的需求。

(三) ECMO 治疗呼吸衰竭的具体指征

1. **ARDS** 挽救治疗参考标准:采用肺保护性通气(VT 6~8ml/kg,PEEP ≥$10cmH_2O$)并且联合 NO、肺复张、俯卧位通气、高频振荡通气等处理,在吸纯氧条件下,氧合指数(PaO_2/FiO_2)<100mmHg,或肺泡动脉氧分压差[$P_{(A-a)}O_2$]>600mmHg;或通气频率>35 次 /min

时 pH<7.2 且平台压>30cmH$_2$O；年龄<65 岁；机械通气时间<7 天；无抗凝禁忌。ARDS 的基础病因较为复杂,ELSO 的数据表明,脓毒症(sepsis)患者的预后低于其他原因所致 ARDS。

2. **肺移植** ECMO 应用于肺移植术前不但可以维持通气与氧合,还可以避免气管插管带来的肺部感染等相关并发症,保证术前康复锻炼,使患者有足够长的时间等待供肺;此外,术中在阻断一侧肺动脉或行单肺通气时不能维持通气和氧合,或肺动脉压力急剧升高致严重血流动力学障碍,采用 ECMO 可保证手术顺利进行;而术后因严重再灌注肺水肿、急性排斥、感染或手术并发症致严重呼吸衰竭时,也可采用 ECMO 进行治疗。

3. **支气管哮喘** 相关报道很少,但据 ELSO 的资料显示,与 ARDS 相比,哮喘患者 ECMO 的成功率高达 79.3%(23/29)。因此,对于平台压>35cmH$_2$O 同时伴有严重呼吸性酸中毒(pH<7.1),或血流动力学难以维持者,若无 ECMO 禁忌,可积极行 ECMO 或 AV-ECMO。

4. **肺栓塞** 对于伴有严重血流动力学障碍而又不宜常规溶栓者,或者需要手术迅速解除梗阻者,行 VA-ECMO 以迅速减少右心负荷,稳定血流动力学,并改善氧合。

5. **大气道阻塞** 由于新生物或异物所致大气道阻塞往往需要气管切开或气管镜介入治疗,以 ECMO 支持可以保证上述操作安全进行,大部分报道均取得较好的疗效。

6. **慢性阻塞性肺疾病(COPD)** 病例对照研究表明,VV-ECMO 可使大部分需要有创通气的重症 COPD 避免插管,并维持较好的通气与氧合,但与传统有创通气相比,并不改善 28 天及 6 个月生存率。

三、VV-ECMO 的建立

(一) 建立与相关操作

1. **血管通路的选择与准备** VV-ECMO 的引血端静脉插管通常选择经股静脉置入,回血端静脉插管通常选择经颈内静脉置入(左侧颈内静脉走行稍有弯曲、有损伤胸导管的风险,通常优先选择右侧颈内静脉)。如应用双腔置管,常规选择右侧颈内静脉。

ECMO 插管前的准备基本步骤与常规的深静脉穿刺类似。常备静脉切开包,以便在穿刺置管不成功时随时改静脉切开置管;穿刺前可应用床旁超声定位血管走行,在超声引导下定位穿刺,以减少失败率和反复穿刺损伤。

考虑到 ECMO 穿刺时无菌敷料需完全覆盖床单位,穿刺前应做好的其他床旁工作还包括充分吸痰、清除气囊上滞留物,延长静脉通路以便在操作过程中需要应用肝素、血管活性药物等治疗时无需影响到操作区域。

2. **操作要点** 目前绝大部分的 VV-ECMO 置管能在床旁通过穿刺方式建立。穿刺方式通常采用 Seldinger 技术,通过穿刺套管针置入 ECMO 置管专用导丝。应用穿刺套盒中的扩张管,沿导丝对置管皮肤和皮下通道行逐级扩张,扩张过程中,根据需要,可应用无菌刀片轻微挑开皮肤,保证扩张管置入顺畅。将完成预冲、夹闭循环并连接、固定好的 ECMO 系统转移至床旁,接通电源与氧气,辅助人员将 ECMO 系统中的无菌管路递给操作者。操作者修剪管路,将引血管路和回血管路分别与穿刺导管相连。连接时,两端连接管路的开口部分可能会有空气,应予以排出。

ECMO 系统开机运行前,应及时补充悬浮红细胞和胶体,以避免或减少开机后立即出现的低血压状态。全面、仔细检查 ECMO 系统管路,连接无误、牢固可靠后,调节离心泵,打开体外管路上的管钳,能观察到血液迅速由引血管路流出,经过血泵和膜肺,最后由回血管路返回体内。

缝扎固定血管内导管于患者皮肤。通常在插管进入皮肤的部位进行荷包缝合,根据导管直径和长度选择缝扎固定的位置和点数。固定完毕后,再次仔细消毒,干燥后无菌敷料覆盖。

(二) 设备与管路的管理

ECMO 的核心设备为血泵、膜肺(氧合器)和管路,另外需要氧气气源及水箱等辅助设备。

1. 血泵　目前临床上最常用的血泵为离心泵。离心泵运转时能耗低,不会产生过大的正压或负压,也能捕获少量气体并使其滞留在泵头中,因而安全性能优越;其主要缺点为流量不稳定。每台血泵均应该配有备用电源或自带蓄电池,以保证在外界电力故障时至少运行 1 小时。另一必备的配套设备是手摇柄,保证在血泵故障时启用手摇柄驱动血泵泵头。

2. 膜肺　膜肺是 ECMO 系统的另一核心部件,为进行气体交换的装置。目前市场上膜肺的材料有固体硅胶膜、微孔中空纤维膜(聚丙烯)或固体中空纤维膜(聚甲基戊烯,PMP)。常用的固体中空纤维膜结合以上两种膜的优点,克服了血浆渗漏的缺点,使临床使用时间明显延长。

3. 氧供气流(sweep gas)　通常情况下,氧供气流为纯氧或空氧混合气。常规设置氧供气流流量与血流量相等(1:1)。增加氧供气流流量可以增加二氧化碳的清除,对氧合影响较小。水蒸气可凝集于膜肺内,间断提高氧供气流的流量,可以避免水蒸气凝集形成"肺水肿"导致的膜肺功能下降。

4. 管路　ECMO 系统运行过程中,患者通过管路与 ECMO 的主要部件如血泵和膜肺连接。ECMO 管路由 PVC 管制成,分为体外部分和血管内导管。成人常用体外管路的尺寸为 3/8 英寸。基本的原则:在充分考虑连接和转运便利等因素下,管路的长度越短越好;管路中的接头越少越好,因为每个接头都增加湍流的可能,该部位血栓形成风险相应增加。血管内导管(ECMO 插管)是 ECMO 系统中提供理想血流量的主要限制因素。通常成人患者,静脉引血端插管的大小在 21~23Fr,回血端插管的大小在 15~17Fr。

5. 水箱　水箱与上述连接于膜肺后管路中或整合在膜肺中的热交换器以闭合循环管路相连,并以水进行循环加热(或冷却),以保证回流到体内的血液达到合适的温度。一般情况下,水箱水的温度保持在 37℃。水箱中的水不是无菌的,循环水流和循环血液极少发生直接接触。但当循环水中发现少量血细胞或蛋白,或出现无法解释的溶血或感染时,应警惕发生血液与水的混合,这往往与膜肺破损有关,需立即更换。

6. 模式与参数调节　VV-ECMO 与人肺通气原理相同,通常将氧供气流(纯氧)和血流量设置于相同水平,使其通气血流比为 1:1。如需要提高氧合,则增加 ECMO 血流量,而如果要降低二氧化碳的水平,则增加氧供气体的流量。

7. ECMO 系统的更换　开始 ECMO 系统运行后,随时间的延长,可能出现氧合器功能下降、管路血栓形成、溶血等情况,如有必要,须考虑更换除血管内导管外的整套管路(泵头和氧合器)或仅更换氧合器。更换阶段由于涉及到 2 套系统的卸装,可能更为复杂,牵涉更多的辅助人员。

四、VV-ECMO 的调节、管理与并发症的防治

(一) 机械通气管理

ECMO 的主要作用是替代肺脏的通气和氧合功能,此时机械通气的主要目标就是"肺休息",减少或避免呼吸机诱导肺损伤(VILI)的发生,因此其机械通气参数的调节有别于常规机械通气。

1. 潮气量的调节 虽然目前"肺保护性通气"策略能显著改善 ARDS 的临床转归,但对于部分重症患者仍存在危害。在 ECMO 治疗重症呼吸衰竭时,可进一步降低患者的潮气量或吸气压,减轻肺组织的应力和应变,对肺组织实施更加具有保护性的通气策略("超保护性通气策略")。建议实施 ECMO 后逐渐降低吸气压或潮气量,潮气量可降低至 4ml/kg,维持吸气峰压低于 20~25cmH$_2$O 和驱动压(平台压 -PEEP)低于 15cmH$_2$O。

2. 呼气末正压的调节 随着潮气量的显著减低,ECMO 患者的肺组织可能会出现不张或实变加重的情况。因此,ECMO 患者机械通气时应该使用中高水平的 PEEP,减少低通气导致的肺不张和实变的发生。但具体的设置方法目前未有定论,推荐使用 10~20cmH$_2$O。

3. 呼吸频率 推荐初始呼吸频率设置 4~10 次 /min。

4. 吸氧浓度 推荐 ECMO 时降低吸氧浓度至 50% 以下。

5. 机械通气的模式选择 国外 ECMO 中心建议机械通气时保留自主呼吸,降低镇静药的用量和使用压力支持通气模式改善 ECMO 患者存活率。

(二) 气管插管的拔除

国外很多中心开始尝试 ECMO 支持下早期拔除气管插管以减少机械通气相关并发症如呼吸机相关肺炎的发生,增加患者的机体活动,但无相关的文献证实其益处。

(三) ECMO 患者的镇静问题

适度镇静,维持 Ramsay 评分 3~4 分。减少镇静药的用量和每日唤醒对改善危重症患者的临床转归也起到非常重要的作用。此外,机械通气的患者若尽早进行肢体功能锻炼、下床活动和职业训练,能明显改善患者最终的临床转归。

(四) 血流动力学与容量管理

在 V-V ECMO 时,患者通过自身的生理机制调节血流动力学,可通过药物和补液治疗保证心排血量、血管阻力和血压。如果患者对利尿剂反应不佳难以达到液体负平衡,或者患者出现肾衰竭,可在体外循环管路上加持续血液滤过治疗以维持液体与电解质平衡。

(五) 持续肾脏替代治疗

如上所述,通过自发性利尿或药物利尿,直到患者达到干体重,在维持充足组织灌注的前提下尽量保持液体负平衡,有利于心力衰竭或呼吸衰竭的恢复。利尿药或血滤不会引起肾衰竭,如果发生了肾衰竭,可能与原发疾病相关,需要连续性肾脏替代治疗(CRRT)。CRRT 一般采用静脉 - 静脉途径或通过在 ECMO 泵后管路的分支进行。

(六) 营养支持

Scott 等对成人 VV-ECMO 的呼吸衰竭患者进行了单中心回顾性研究,研究结果表明启动 VV-ECMO 支持治疗的 24~36 小时内开始肠内营养是安全的,并且耐受性良好,在这些患者中并未发生与肠内营养相关的严重不良事件。对于无法进行肠内营养的患者,如果存在营养不良,应立即启动肠外营养。

(七) ECMO 相关感染

ECMO 支持过程中合并感染将导致 ECMO 支持时间和 ECMO 撤离后的机械通气撤离时间明显延长,病死率和并发症显著增加。ECMO 支持时间超过 14 天是发生感染的最高危因素。VV 模式支持的患者由于多数同时接受有创机械通气,原发病多为呼吸道感染,所需 ECMO 支持时间较长,因而比 VA 模式感染的发生率高。

ECMO 患者感染部位以血流感染和下呼吸道感染最常见。诊断感染常用的体温、白细胞计数、降钙素原(PCT)等在 ECMO 支持的患者中受到极大限制。常规床旁 X 线胸片往往助益不大,此时需要严密观察患者气道分泌物的性状和量,也可行气管镜检查气道情况并协助清洁气道内的分泌物,并留取合适的下呼吸道标本进行病原学培养以指导进一步治疗。建议采取适当的诊疗措施,包括胸腹部 CT 和气管镜,对具有感染高危因素、迟发穿孔和脓肿形成等情况的患者,针对其创口和体内空腔脏器进行反复评价。

对于明确存在感染的 ECMO 患者,其治疗原则与普通感染患者相同。需注意 ECMO 患者体内药物的分布容积并选择适当的药物剂量,并监测药物浓度等。如针对性抗感染治疗后血培养持续阳性或 sepsis 的临床征象持续不缓解,需要考虑存在隐匿的感染灶并进行相应的检查;由于感染过程中 ECMO 管路可能发生病原体定植,需考虑更换整套 ECMO 管路。

(八) 抗凝管理

普通肝素为 ECMO 最常用抗凝药物。在置入套管前应以负荷剂量给药(50~100U/kg),此后在 ECMO 运行过程中持续静脉注射维持。维持活化凝血时间(activated clotting time,ACT)、活化部分凝血活酶时间(activated partial thromboplastin time,APTT)为正常值的 1.5~2 倍。对于少数合并 HITT 者,阿加曲班(argantroban)通常是备选药物。

(九) 出血的预防

出血是 ECMO 最常见的并发症。在 ECMO 过程中预防出血尤为重要,为此需特别注意:①首先应按上述抗凝基本目标对体内出、凝血功能进行调整,保证血液系统具有较好的凝血功能;②应尽量减少静脉穿刺、气管内吸痰、经鼻腔或尿道留置导管、胸腹腔穿刺等操作,避免由此导致的难以控制的出血;③血标本可以从 ECMO 循环管路上的接口进行采集或在 ECMO 建立前常规放置动脉导管以备采血和监测血压,尽量减少穿刺采血;④如果进行了血管穿刺,应对穿刺点进行加压止血,确认无出血后方可减压;⑤吸痰和留置导管时需十分小心;⑥如果必须进行侵入性操作,应在确保患者处于最适的抗凝状态时进行;⑦每日监测血常规 2 次;⑧严密监测出血相关临床表现。

五、ECMO 的撤离

(一) 评估

多数 VV-ECMO 患者不存在心力衰竭或心功能异常,未对血流动力学造成严重影响,因此撤离过程中只需评价患者肺功能恢复情况即可。但是,对于肺功能恢复的评估指标,目前仍无具体标准,包括 ELSO 指南中亦未提供明确参考指标,仅提示当 ECMO 支持水平低于心肺功能总体的 30%(2~2.5L/min)可考虑撤除 ECMO,更多的撤机评估仍有赖于各临床中心的经验。但总的原则应包括原发病的有效控制、呼吸力学的改善、影像学的改善、机械通气支持条件的下调,当上述条件满足的情况下可考虑撤除 VV-ECMO 装置。而对于出现严重并发症,如颅内出血、消化道出血、导管相关血流感染、穿刺部位感染、病情不可逆、不可逆的意识障碍等问题时,也应考虑撤离 VV-ECMO。

(二)具体步骤

1. 试验性脱机

(1)调节呼吸机参数至可接受水平。

(2)VV-ECMO 血流量不变,抗凝不变。

(3)关闭空氧混合器气流。

(4)监测 SaO_2、$PaCO_2$、气道压力、呼吸频率、潮气量等变化。

(5)监测时间>1 小时。

(6)对于各项指标符合要求的患者,可考虑拔管。对于氧合无法达标的患者,建议调整至原参数,待病情好转后再次评估。临床中部分患者在脱机过程中表现为氧合满意,但 $PaCO_2$ 出现快速升高、呼吸频率增快,同样提示试验性脱机失败。对于此类患者,可采取缓慢下调 ECMO 空氧混合器流量,使机体能够适应 $PaCO_2$ 的缓慢上升并出现机体的代偿反应,以达到撤离的目的。

2. 拔管

(1)肝素:ELSO 指南中,要求拔管前停用肝素至少 30~60 分钟,以减少拔管过程中及拔管后出血风险。但对于停用肝素的时机仍存有争议,立即停用肝素将导致凝血功能的快速失衡,引起机体凝血加强,形成血栓的风险大大增加。因此拔管前不必立即停用肝素,而应逐渐减量,使机体的凝血功能能够形成新的平衡,而后继续给予低分子肝素抗凝。

(2)管路的撤除

1)外科血管切开留置的管路,应用外科修补后拔除。

2)经皮穿刺留置的管路,可局部压迫穿刺口后拔除。

3)对于腔静脉压力较低或自主呼吸较强的患者,拔管过程可造成气体经穿刺通道入血造成气体栓塞的风险。对于此类高风险患者可采用将管路尽量放平、使用机械通气的吸气末暂停、短暂应用肌松药等方法。

4)局部压迫 30 分钟以上,仍有出血需继续压迫 20~30 分钟。

5)撤除后 6 小时以内应:①保持平卧;②减少曲腿、翻身;③翻身采用平板滚动;④定时检查伤口渗血情况。

第3节 体外二氧化碳清除技术

体外二氧化碳清除技术(extracorporeal carbon dioxide removal,$ECCO_2R$)是通过体外气体交换装置,将血液中的二氧化碳(CO_2)排出体外的一种呼吸支持方式,包括静脉 - 静脉（VV）和动脉 - 静脉（AV）两种模式。早在 20 世纪 80 年代，Gattinoni 将这项技术用于急性呼吸窘迫综合征（ARDS）患者的超保护肺通气，近年来随着该项技术在设备、器材上的不断更新和进步，$ECCO_2R$ 逐步用于慢性阻塞性肺疾病急性加重期（AECOPD）、肺移植过渡期等领域的治疗。全面地了解 $ECCO_2R$ 的治疗原理、实施方法及并发症的防治，针对不同的患者选择合适的治疗时机及 $ECCO_2R$ 模式，对于患者的最终预后十分重要。

一、工作原理

生理状态下，血液中几乎所有的氧气均由血红蛋白携带，呈现 S 形血氧饱和曲线，而大部分 CO_2 是以碳酸氢盐的形式溶于血液中，并且呈直线的动力学而无饱和现象。此外，CO_2 因为有更好的溶解性而比氧气更容易从膜肺中弥散出来。1L 血液中含有约 500ml 的 CO_2，人体 CO_2 的产生率为 200~250ml/min，理论上 0.5L/min 的血流量即可有效清除人体所产生的 CO_2。因此与传统的体外膜肺氧合（extracorporeal membrane oxygenation，ECMO）需要高血流量相比，目前临床上 $ECCO_2R$ 系统一般应用相对较低的血流量（300~1 500ml/min）。在 $ECCO_2R$ 系统中，高流量气体产生的弥散梯度成为 CO_2 能够清除的基础，气体流量越大，清除 CO_2 的能力越强。在实际应用过程中，CO_2 的清除还取决于血液 CO_2 的含量以及膜肺的交换功能。整体而言，低流量的 $ECCO_2R$ 系统大约能有效清除人体产生的 25% 的 CO_2，但因为血流量的限制，对于改善患者氧合作用十分有限。

二、设备组成

1. **管路的放置**　当患者的动脉压充足，可以采用无泵系统，通常将两根插管在导丝引导下分别置入股动脉和股静脉，由心脏作为驱动泵，使血液从患者的动脉导管输出，再从静脉导管输回，称为动静脉二氧化碳清除（AV-$ECCO_2R$）。无泵系统引起较少的血细胞损伤，但需要较大管径的管路和充足的心排血量。另外一种方式，通常选择双腔静脉导管置于股静脉或颈内静脉，由体外泵提供动力，将去除 CO_2 后的血液泵回患者体内，血流量一般可达到 300~1 500ml/min（不同的设备、置管方式有所不同），称为静脉 - 静脉二氧化碳清除（VV-$ECCO_2R$）。

2. **泵**　目前 $ECCO_2R$ 设备基本采用旋转泵，主要形式为离心式和对角线式的血流泵。离心泵应用回转叶轮产生的涡旋压力，吸引血液至泵的中心并向外旋转，成为离心力并转化成为驱动力。最先进的离心泵叶轮是悬浮在电磁场中，减少驱动轴的使用和热量的生成，使血细胞损伤最小化并降低机械损伤的发生。对角线式的血流泵可产生高压力和高血流速，提供较高的血流量，必要情况下，可发挥 VV-ECMO 的功能，在一定程度上满足患者的氧合需求。

3. **膜肺**　目前非微孔聚甲基丙烯（PMP）材料已被广泛应用，它可提供更好的气体交换、生物相容性和减少血浆的渗漏，同时膜表面加上共价键结合的肝素能够提高生物相容性。含 CO_2 的血液被泵出至膜肺中，膜肺只能使气体通过而不能使血液通过，同时在膜肺的另一侧有少量或没有 CO_2 的气流，以保证 CO_2 弥散的梯度，最终使 CO_2 通过弥散作用被清除。

三、技术实施

现有的 ECCO$_2$R 设备分类、技术参数及实施方式见表 27-1。

表 27-1　ECCO$_2$R 设备分类、技术参数及实施方式

模式	设备	泵	膜肺材质	膜肺面积 /m^2	血流量 /(L·min^{-1})	清除体积 /ml
AV-ECCO$_2$R	Novalung iLA® (Novalung, Germany)	无	聚甲基丙烯	1.3	<1.5	240
VV-ECCO$_2$R	Novalung iLA Activve® (Novalung, Germany)	对角旋转泵	聚甲基丙烯	1.3	0.5~4.5	240
	Alung Hemolung®	离心泵	多孔聚丙烯，硅氧烷和肝素涂层	0.59	0.35~0.55	259
联合 CRRT	Hemodec DecapSmart®	滚压泵	多孔聚丙烯	1.35	<0.5	140~160
气体交换导管	腔静脉氧合器和二氧化碳清除装置（intravenocaval oxygenator and carbondioxide removal device, IVOX）	无	多孔聚丙烯	0.2~0.5	2.0~3.0	40

1. 动静脉二氧化碳清除（AV-ECCO$_2$R）　以 Novalung iLA®（Novalung 公司，德国）为典型代表，无离心泵装置，膜肺阻力低，使血液借助自身的动静脉压力差进行流动。通常选择股动脉（13~15Fr）和股静脉（15~17Fr）插管。要求患者循环稳定，通常需要平均动脉压>70mmHg 或动静脉间压力差>60mmHg，心脏指数>3L/（min·m^2）。Affinity NT（美敦力公司，美国）也开发出相似的系统。临床上血流动力学不稳定或心力衰竭的重症患者往往限制了 AV-ECCO$_2$R 技术的应用。

2. 静脉 - 静脉二氧化碳清除（VV-ECCO$_2$R）　以 Hemolung（Alung Technologies 公司，美国）为典型代表，这项装置的膜肺和离心泵结合在一起，通过离心泵驱动血液流动。膜肺表面积小，但清除 CO$_2$ 效率高，血流量仅为 0.35~0.55L/min，可使用更小的双腔静脉导管（15.5Fr）置于股静脉或颈内静脉。同时硅氧烷和肝素涂层的管路系统有利于预防血栓形成。Novalung iLA Activve®（德国 Novalung 公司）也是类似产品，通过将膜肺和对角线式的血泵结合在一起，可提供较大范围稳定的血流量，在高血流量时可提供 VV-ECMO 的功能。

3. 联合 CRRT　以 DecapSmart® 系统（意大利 Hemodec 公司）为典型代表，该装置中同时有滚压泵、膜肺和血液滤器。血液滤器可以减少膜肺产生的气泡，同时所产生的超滤液在进入膜肺前已经输回血液中，通过血浆再循环的方式，加强溶解于血液中 CO$_2$ 的清除，因此 CO$_2$ 清除效率高，较传统的 ECCO$_2$R 应用更低的血流量（<0.5L/min）。抗凝策略与静脉血液透析相同。

4. 气体交换导管　这种装置将中空纤维膜肺装在导管中，将直径<15mm 的导管置于腔静脉，兼有氧合和 CO$_2$ 清除的双重作用。IVOX 的膜表面积为 0.2~0.5m^2，CO$_2$ 持续清除率约为 40ml/min，但氧输送不稳定，临床试验结果不一。总体而言，气体交换有诸多限制，

置管过程出血和血栓等并发症高,商业研发相继终止。

四、临床应用

(一) ECCO$_2$R 技术在 ARDS 患者中的应用

有创机械通气(invasive mechanical ventilation,IMV)是 ARDS 患者的主要治疗策略,但不恰当的呼吸支持会引起呼吸机相关肺损伤(VILI),同时增加炎症因子的释放,影响肺外器官功能。保护性肺通气策略已被证实可以明显改善 ARDS 患者预后。然而 Terragni 等研究显示,即使按照 ARDSNet 设定的肺保护性通气策略(潮气量<6ml/kg)仍有 1/3 的 ARDS 患者有发生 VILI 的风险。进一步降低潮气量,减少 VILI,可能降低患者死亡率,但进而发生的高碳酸血症常常难以避免。VILI 减少带来的潜在益处以及临床中清除 CO$_2$ 的必要性,促使 ECCO$_2$R 成为一项应用于 ARDS 患者的辅助治疗策略。

ECCO$_2$R 于 1979 年有关成人重度急性呼吸衰竭应用 ECMO 的随机对照研究中首次提出。但在之后的研究中,并未得到 ECCO$_2$R 改善患者预后的有力证据。2013 年,Bein 等研究者设计了一项随机对照试验,实验组联合应用 AV-ECCO$_2$R 和超保护肺通气(潮气量 ≤3ml/kg),对比传统保护性肺通气策略(潮气量 6ml/kg)对患者预后的影响。由于样本量小,主要终点事件机械通气时间无显著差异,但重度低氧患者(PaO$_2$/FiO$_2$<150mmHg)联合应用 ECCO$_2$R 可以缩短机械通气时间。集合 4 个研究(495 例)的 meta 综述也进一步证实,ECCO$_2$R 是可行的、有效的呼吸辅助策略,可以缩短 ARDS 患者的机械通气时间,然而不能提高患者的生存率。

根据现有研究,证明 ECCO$_2$R 技术可以保证超保护性肺通气策略的实施,降低呼吸机相关损伤,成为 ARDS 患者有效的治疗手段。目前仍有多项 ClinicalTrials 注册的多中心研究正在进行,希望可以得到更多有价值的临床资料。

(二) ECCO$_2$R 技术在 COPD 患者中的应用

无创机械通气(noninvasive mechanical ventilation,NIV)已成为治疗 COPD 急性加重呼吸衰竭的标准,但仍有 15%~26% 的患者 NIV 治疗失败需要转为 IMV,并且 NIV 失败的患者要比直接实施 IMV 有更高的死亡率。有数据分析及观察研究表明 IMV 的住院病死率高达 25%~39%。同时 IMV 有较高的风险如脱机时间延长或者脱机失败等。

目前研究证实,AECOPD 患者应用 ECCO$_2$R 可以明显增强 CO$_2$ 的清除率,从而降低呼吸频率,减少肺过度充气及内源性呼气末正压(PEEPi)的产生。此外,ECCO$_2$R 通过降低呼吸频率,可以有效减少氧耗,降低呼吸肌做功及 CO$_2$ 的产生,从而更进一步降低 PaCO$_2$。Burki 等研究 20 例 COPD 并发高碳酸血症的患者应用 ECCO$_2$R(血流量 430ml/min),结果提示 ECCO$_2$R 可以改善高碳酸血症及呼吸性酸中毒,避免了 9 例应用 NIV 的患者气管插管,辅助 2 例 NIV 治疗失败患者顺利脱离 IMV,对于持续 IMV 的患者,也能达到脱离呼吸机或减低呼吸支持条件的效果。Del Sorbo 等报道了 25 例 NIV 存在失败高风险的 COPD 患者应用 ECCO$_2$R(血流量 177~333ml/min)治疗,与匹配的历史对照相比,ECCO$_2$R 组患者插管率和住院病死率显著降低。

目前一系列的临床观察性研究显示,对 AECOPD 患者实施 ECCO$_2$R,可以有效避免气管插管及 IMV 或者辅助拔除气管插管撤离 IMV,从而降低机械通气相关并发症,减少镇静药物的不良反应,如血流动力学紊乱、拔管时间延长及神经系统紊乱等。此外,可以鼓励患者自主活动,便于更积极的物理康复治疗,从而改善生活质量。期待未来有更高质量的 RCT 研究证实 ECCO_2R 在 AECOPD 患者中的有效性和安全性。

(三) ECCO_2R 在肺移植中的作用

供体紧缺一直是肺移植技术进步的一个瓶颈,很多需要器官移植的患者都需要漫长的时间等待供体的出现,等待肺移植过程中肺功能急性恶化需要 IMV 患者与不需要 IMV 患者相比,前者病死率明显增加。应用 ECCO_2R 可避免气管插管,从而减少机械通气带来的损伤。此外,应用 ECCO_2R 可以避免机械通气镇静,并进行积极的物理康复治疗,维持患者的呼吸肌功能。Schellongowski 等进行的回顾性研究,调查了 20 例由于闭塞性细支气管炎综合征、囊性纤维化和特发性肺纤维化需进行肺移植的患者,应用 ECCO_2R 12 小时后呼吸性酸中毒改善,95% 的患者成功移植,75% 的患者存活出院。其他类似观察性研究也证实在肺移植术前应用 ECCO_2R 能够提高患者的生存率。

(四) ECCO_2R 在胸外科手术中的应用

ECCO_2R 也可用于择期或急诊胸外科手术,在肺功能明显受损且术中需要单肺通气的情况下,ECCO_2R 可保障手术的安全实施。在 Wiebe 的一项观察性研究中,对 10 例呼吸功能严重受损的患者实施胸科手术,术中给予无泵 ECCO_2R(novalung)辅助,可观察到其[血流量 (1.58 ± 0.3) L/min] 增加氧供有限[(49.2 ± 4.4) ml/min],但可有效清除 CO_2 [(121 ± 18) ml/min],动脉二氧化碳水平由 (58.4 ± 27) mmHg 降至 (37 ± 9) mmHg,明显改善酸中毒。在另一组需要行支气管胸膜瘘修补手术的 ARDS 患者的观察研究中,Hommel 发现在 ECCO_2R 的支持下,患者潮气量可由 5.1ml/kg 降至 2.8ml/kg,平台压也由 32.4cmH_2O 降至 27.6cmH_2O,有效地保证了超保护性肺通气的实施,降低了发生呼吸机相关肺损伤的风险。

五、相关并发症

虽然 ECCO_2R 可以有效清除 CO_2、改善呼吸性酸中毒,实施较传统 ECMO 更为简便,但并发症的发生仍不可忽视,主要表现为患者相关并发症、插管相关并发症及机械相关并发症(表 27-2)。

低氧血症在 ECCO_2R 患者中并不少见。Fanelli 等报道的 ARDS 患者中,应用 ECCCO_2R 后出现潮气量不同程度地下降,需要提高吸氧浓度来补偿肺泡氧分压的降低,同时需要提高 PEEP 来防治肺泡萎陷,部分患者需要 IMV、俯卧位通气或改为 ECMO 辅助。Branue 报道的 COPD 患者中,约 28% 存在同样的问题。ECCO_2R 应用时的严重低氧可能的原因:①呼吸衰竭的临床病程进行性进展;②过度的 CO_2 清除使呼吸中枢驱动减弱,导致潮气量及每分通气量明显降低,并增加了肺不张的风险;③对于存在肺部感染,尤其痰液引流不畅的患者,ECCO_2R 本身并无直接治疗作用。因此,严重低氧可能是 ECCO_2R 治疗的一大缺陷。

插管相关的并发症多由动脉或静脉插管引起,其风险主要取决于插管的类型、型号及插管部位。Bein 等报道应用 15Fr 股动脉插管后,出现 1 例短暂性下肢缺血及 2 例假性动脉瘤。选择直径小于血管直径 70% 的导管可能减少缺血的发生。

表 27-2　$ECCO_2R$ 相关并发症

并发症类型	
患者相关并发症	低氧血症
	抗凝相关的出血
	溶血
插管相关并发症	插管部位出血
	插管位置不当、置换
	插管血栓
	血肿形成
	动脉瘤／假性动脉瘤形成
机械相关并发症	泵功能障碍
	膜肺功能障碍
	热交换器功能障碍
	血栓形成
	空气栓塞

$ECCO_2R$ 系统由于泵血流量需求低，临床需要肝素抗凝维持系统的正常运行。小的出血事件是常见并发症，虽不影响患者血流动力学及最终预后，但增加输血风险。大的出血事件时有报道，在近期 Branue 的报道中，9 例患者发生了 11 起大型出血事件（36%）。这部分高危患者可能存在高龄、肝肾功能不全、溶血、血小板减少等情况，也可能与肝素抗凝及系统的机械破坏相关。

机械并发症主要由血栓形成引起，大面积膜肺血栓及离心泵血栓是比较严重的并发症，影响系统运转，明显减低 CO_2 的清除效率，必要时需快速更换 $ECCO_2R$ 系统。$ECCO_2R$ 插管打折也会导致血流减慢，增加插管血栓及膜肺血栓风险，临床应用中应妥善固定。

六、总结

随着技术、设计和材料的不断进步，$ECCO_2R$ 作为一种有效的体外呼吸支持手段，已在国外较为普遍地开展，越来越多的观察性研究正在支持 $ECCO_2R$ 技术的有效性及优势。作为国内尚未普及的新型治疗手段，需谨慎评估患者的临床状况、$ECCO_2R$ 的应用时机，选择合适的 $ECCO_2R$ 装置及模式进行辅助，密切监测 $ECCO_2R$ 的潜在并发症。此外，$ECCO_2R$ 实施过程中，对于患者的气道管理及综合治疗等方面有着更高的要求。

（李　敏　詹庆元）

———————— 参 考 文 献 ————————

［1］ Extracorporeal Life Support Organization. ECLS registry report, international summary 2017.(2017-01-01)[2021-07-01]. https://www. elso. org/Registry/Statistics/International Summary. aspx.

［2］ MASLACH-HUBBARD A, BRATTON S L. Extracorporeal membrane oxygenation for pediatric respiratory failure: History, development and current status [J]. World J Crit Care Med, 2013, 2 (4): 29-39.

［3］ DAVIES A, JONES D, BAILEY M, et al. Extracorporeal membrane oxygenation for 2009 Influenza A (H1N1) Acute Respiratory Distress Syndrome [J]. JAMA, 2009, 302 (17): 1888-1895.

［4］ COVE M E, MACLAREN G, FEDERSPIEL W J, et al. Bench to bedside review: Extracorporeal carbon dioxide removal, past present and future [J]. Crit Care, 2012, 16 (5): 232.

［5］ 中华医学会呼吸病学分会危重症医学学组. 体外膜氧合治疗成人重症呼吸衰竭临床操作推荐意见 [J]. 中华结核和呼吸杂志, 2014, 37 (8): 572-578.

［6］ 詹庆元, 李绪言, 孙兵. 体外膜氧合治疗成人重症呼吸衰竭的指征 [J]. 中华结核和呼吸杂志, 2013, 36 (06): 479-480.

［7］ BROGAN T V, THIAGARAJAN R R, RYCUS P T, et al. Extracorporeal membrane oxygenation in adults with severe respiratory failure: a multi-center database [J]. Intensive Care Med, 2009, 35 (12): 2105-2114.

［8］ SCHUERER D J, KOLOVOS N S, BOYD K V, et al. Extracorporeal membrane oxygenation: current clinical practice, coding, and reimbursement [J]. Chest, 2008, 134 (1): 179-184.

［9］ PEEK G J, MUGFORD M, TIRUVOIPATI R, et al. Efficacy and economic assessment of conventional ventilatory support versus extracorporeal membrane oxygenation for severe adult respiratory failure (CESAR): a multicentre randomised controlled trial [J]. Lancet, 2009, 374 (9698): 1351-1363.

［10］ FUEHNER T, KUEHN C, HADEM J, et al. Extracorporeal membrane oxygenation in awake patients as bridge to lung transplantation [J]. Am J Respir Crit Care Med, 2012, 185 (7): 763-768.

［11］ BROWER R G, MATTHAY M A, MORRIS A, et al. Ventilation with lower tidal volumes as compared with traditional tidal volumes for acute lung injury and the acute respiratory distress syndrome [J]. N Engl J Med, 2000, 342 (18): 1301-1308.

［12］ TERRAGNI P P, ROSBOCH G, TEALDI A, et al. Tidal hyperinflation during low tidal volume ventilation in acute respiratory distress syndrome [J]. Am J Respir Crit Care Med, 2007, 175 (2): 160-166.

［13］ GATTINONI L, CARLESSO E, LANGER T. Towards ultraprotective mechanical ventilation [J]. Curr Opin Anaesthesiol, 2012, 25 (2): 141-147.

［14］ MCMULLEN S M, MEADE M, ROSE L, et al. Partial ventilatory support modalities in acute lung injury and acute respiratory distress syndrome: a systematic review [J]. PLoS One, 2012, 7 (8): e40190.

［15］ LINDÉN V, PALMÉR K, REINHARD J, et al. High survival in adult patients with acute respiratory distress syndrome treated by extracorporeal membrane oxygenation, minimal sedation, and pressure supported ventilation [J]. Intensive Care Med, 2000, 26 (11): 1630-1637.

［16］ MACLAREN G, COMBES A, BARTLETT R H. Contemporary extracorporeal membrane oxygenation for adult respiratory failure: life support in the new era [J]. Intensive Care Med, 2012, 38 (2): 210-220.

［17］ BEIN T, WITTMANN S, PHILIPP A, et al. Successful extubation of an"unweanable"patient with severe ankylosing spondylitis (Bechterew's disease) using a pumpless extracorporeal lung assist [J]. Intensive Care Med, 2008, 34 (12): 2313-2314.

［18］ JAVIDFAR J, BRODIE D, IRIBARNE A, et al. Extracorporeal membrane oxygenation as a bridge to lung transplantation and recovery [J]. J Thorac Cardiovasc Surg, 2012, 144 (3): 716-721.

［19］ SCHWEICKERT W D, POHLMAN M C, POHLMAN A S, et al. Early physical and occupational therapy in mechanically ventilated, critically ill patients: a randomised controlled trial [J]. Lancet, 2009, 373 (9678): 1874-1882.

［20］ AUGUSTES R, HO K M. Meta-analysis of randomised controlled trials on daily sedation interruption for critically ill adult patients [J]. Anaesth Intensive Care, 2011, 39 (3): 401-409.

［21］ COMBES A, BACCHETTA M, BRODIE D, et al. Extracorporeal membrane oxygenation for respiratory failure in adults [J]. Curr Opin Crit Care, 2012, 18 (1): 99-104.

［22］ SELEWSKI D T, CORNELL T T, BLATT N B, et al. Fluid overload and fluid removal in pediatric patients on extracorporeal membrane oxygenation requiring continuous renal replacement therapy [J]. Crit Care Med, 2012, 40 (9): 2694-2699.

[23] SCOTT L K, BOUDREAUX K, THALJEH F, et al. Early enteral feedings in adults receiving venovenous extracorporeal membrane oxygenation [J]. JPEN J Parenter Enteral Nutr, 2004, 28 (5): 295-300.

[24] BUCK M L, KSENICH R A, WOOLDRIDGE P. Effect of infusing fat emulsion into extracorporeal membrane oxygenation circuits [J]. Pharmacotherapy, 1997, 17 (6): 1292-1295.

[25] BUCK M L, WOOLDRIDGE P, KSENICH R A. Comparison of methods for intravenous infusion of fat emulsion during extracorporeal membrane oxygenation [J]. Pharmacotherapy, 2005, 25 (11): 1536-1540.

[26] BIZZARRO M J, CONRAD S A, KAUFMAN D A, et al. Infections acquired during extracorporeal membrane oxygenation in neonates, children, and adults [J]. Pediatr Crit Care Med, 2011, 12 (3): 277-281.

[27] PIERI M, GRECO T, DE BONIS M, et al. Diagnosis of infection in patients undergoing extracorporeal membrane oxygenation: a case-control study [J]. J Thorac Cardiovasc Surg, 2012, 143 (6): 1411-1416.

[28] KACZALA G W, PAULUS S C, AL-DAJANI N, et al. Bloodstream infections in pediatric ECLS: usefulness of daily blood culture monitoring and predictive value of biological markers. The British Columbia experience [J]. Pediatr Surg Int, 2009, 25 (2): 169-173.

[29] LIDEGRAN M K, RINGERTZ H G, FRENCKNER B P, et al. Chest and abdominal CT during extracorporeal membrane oxygenation: Clinical benefits in diagnosis and treatment [J]. Acad Radiol, 2005, 12 (3): 276-285.

[30] BUCK M L. Pharmacokinetic changes during extracorporeal membrane oxygenation: implications for drug therapy of neonates [J]. Clin Pharmacokinet, 2003, 42 (5): 403-417.

[31] VEINSTEIN A, DEBOUVERIE O, GRÉGOIRE N, et al. Lack of effect of extracorporeal membrane oxygenation on tigecycline pharmacokinetics [J]. J Antimicrob Chemother, 2012, 67 (4): 1047-1048.

[32] Extracorporeal Life Support Organization (US). ELSO guidelines general v1. 3 (general guidelines for all ECLS cases)[Internet].(2015-01-01)[2021-07-01]. http://www. elso. org/Resources/Guidelines. aspx.

[33] AOKAGE T, PALMÉR K, ICHIBA S, et al. Extracorporeal membrane oxygenation for acute respiratory distress syndrome [J]. J Intensive Care, 2015, 3: 17.

[34] MACLAREN G, COMBES A, BARTLETT R H. Contemporary extracorporeal membrane oxygenation for adult respiratory failure: life support in the new era [J]. Intensive Care Med, 2012, 38 (2): 210-220.

[35] KHOSHBIN E, ROBERTS N, HARVEY C, et al. Poly-methyl pentene oxygenators have improved gas exchange capability and reduced transfusion requirements in adult extracorporeal membrane oxygenation [J]. ASAIO J, 2005, 51 (3): 281-287.

[36] TOOMASIAN J M, SCHREINER R J, MEYER D E, et al. A polymethylpentene fiber gas exchanger for long-term extracorporeal life support [J]. ASAIO J, 2005, 51 (4): 390-397.

[37] BEIN T, WEBER F, PHILIPP A, et al. A new pumpless extracorporeal interventional lung assist in critical hypoxemia/hypercapnia [J]. Crit Care Med, 2006, 34 (5): 1372-1377.

[38] ZIMMERMANN M, BEIN T, ARLT M, et al. Pumpless extracorporeal interventional lung assist in patients with acute respiratory distress syndrome: a prospective pilot study [J]. Crit Care, 2009, 13 (1): R10.

[39] CONRAD S A, GREEN R, SCOTT L K. Near-fatal pediatric asthma managed with pumpless arteriovenous carbon dioxide removal [J]. Crit Care Med, 2007, 35 (11): 2624-2629.

[40] BATCHINSKY A I, JORDAN B S, REGN D, et al. Respiratory dialysis: reduction in dependence on mechanical ventilation by venovenous extracorporeal CO_2 removal [J]. Crit Care Med, 2011, 39 (6): 1382-1387.

[41] GENTILELLO L M, JURKOVICH G J, GUBLER K D, et al. The intravascular oxygenator (IVOX): preliminary results of a new means of performing extrapulmonary gas exchange [J]. J Trauma, 1993, 35 (3): 399-404.

[42] MURDOCH L J, BOYD O F, MACKAY J, et al. The peri-operative management of surgical insertion and removal of the intravenous oxygenator device (IVOX). A report of nine cases [J]. Anaesthesia, 1993, 48 (10): 845-848.

[43] CONRAD S A, EGGERSTEDT J M, GRIER L R, et al. Intravenacaval membrane oxygenation and carbon dioxide removal in severe acute respiratory failure [J]. Chest, 1995, 107 (6): 1689-1697.

[44] TERRAGNI P P, DEL SORBO L, MASCIA L, et al. Tidal volume lower than 6ml/kg enhances lung protection: role of extracorporeal carbon dioxide removal [J]. Anesthesiology, 2009, 111 (4): 826-835.

[45] BEIN T, WEBER-CARSTENS S, GOLDMANN A, et al. Lower tidal volume strategy (≈ 3ml/kg) combined with

extracorporeal CO$_2$ removal versus'conventional'protective ventilation (6ml/kg) in severe ARDS: the prospective randomized Xtravent-study [J]. Intensive Care Med, 2013, 39 (5): 847-856.

[46]　QUINNELL T G, PILSWORTH S, SHNEERSON J M, et al. Prolonged invasive ventilation following acute ventilatory failure in COPD: weaning results, survival, and the role of noninvasive ventilation [J]. Chest, 2006, 129 (1): 133-139.

[47]　CHANDRA D, STAMM J A, TAYLOR B, et al. Outcomes of noninvasive ventilation for acute exacerbations of chronic obstructive pulmonary disease in the United States, 1998-2008 [J]. Am J Respir Crit Care Med, 2012, 185 (2): 152-159.

[48]　TABAK Y P, SUN X, JOHANNES R S, et al. Mortality and need for mechanical ventilation in acute exacerbations of chronic obstructive pulmonary disease: development and validation of a simple risk score [J]. Arch Intern Med, 2009, 169 (17): 1595-1602.

[49]　MACINTYRE N, HUANG Y C. Acute exacerbations and respiratory failure in chronic obstructive pulmonary disease [J]. Proc Am Thorac Soc, 2008, 5 (4): 530-535.

[50]　BURKI N K, MANI R K, HERTH F, et al. A novel extracorporeal CO (2) removal system: results of a pilot study of hypercapnic respiratory failure in patients with COPD [J]. Chest, 2013, 143 (3): 678-686.

[51]　DEL SORBO L, PISANI L, FILIPPINI C, et al. Extracorporeal Co2 removal in hypercapnic patients at risk of noninvasive ventilation failure: a matched cohort study with historical control [J]. Crit Care Med, 2015, 43 (1): 120-127.

[52]　SCHELLONGOWSKI P, RISS K, STAUDINGER T, et al. Extracorporeal CO$_2$ removal as bridge to lung transplantation in life-threatening hypercapnia [J]. Transpl Int, 2015, 28 (3): 297-304.

[53]　WIEBE K, POELING J, ARLT M, et al. Thoracic surgical procedures supported by a pumpless interventional lung assist [J]. Ann Thorac Surg, 2010, 89 (6): 1782-1787.

[54]　FANELLI V, RANIERI M V, MANCEBO J, et al. Feasibility and safety of low-flow extracorporeal carbon dioxide removal to facilitate ultra-protective ventilation in patients with moderate acute respiratory distress sindrome [J]. Crit Care, 2016, 20: 36.

[55]　BRAUNE S, SIEWEKE A, BRETTNER F, et al. The feasibility and safety of extracorporeal carbon dioxide removal to avoid intubation in patients with COPD unresponsive to noninvasive ventilation for acute hypercapnic respiratory failure (ECLAIR study): multicentre case-control study [J]. Intensive Care Med, 2016, 42 (9): 1437-1444.

[56]　ZIMMERMANN M, BEIN T, ARLT M, et al. Pumpless extracorporeal interventional lung assist in patients with acute respiratory distress syndrome: a prospective pilot study [J]. Crit Care, 2009, 13 (1): R10.

第六篇
常见呼吸系统疾病的呼吸治疗

第 28 章 急性呼吸窘迫综合征

急性呼吸窘迫综合征(acute respiratory distress syndrome, ARDS)是指心源性以外的各种肺内或肺外原因导致的急性弥漫性肺损伤和进行性急性低氧性呼吸衰竭。随着支持治疗及机械通气策略的完善,ARDS 病死率有所改善,但仍高达 25%~50%。研究证实有效的机械通气策略能显著降低 ARDS 患者的病死率。因此,在对 ARDS 患者进行呼吸治疗时,机械通气的管理是重点。

一、ARDS 机械通气相关病理生理学改变

在对 ARDS 患者进行机械通气之前,我们首先需要了解 ARDS 的一些与机械通气相关的病理生理特点。ARDS 时,由于各种致病因素导致肺毛细血管内皮细胞和肺泡上皮细胞损伤,肺出现弥漫性肺间质及肺泡水肿、肺泡萎陷、透明膜和肺毛细血管内微血栓的形成等病理改变,相应地出现下述一些特殊的病理生理学改变。

(一) 肺容积减少

由于大量肺泡萎陷和实变,肺容积和功能残气量都明显减小,有效参与气体交换的肺组织在肺内仅占很小一部分,因而 ARDS 病变肺常被称为婴儿肺(baby lung)或小肺(small lung)。在对患者进行机械通气时,此部分正常通气肺组织易出现过度充气的危险。

(二) 肺顺应性降低

肺顺应性降低主要是肺水肿和肺泡大量萎陷所致,在 ARDS 后期可以是肺纤维化所致。肺组织顺应性降低会导致患者呼吸功耗增加,而出现严重的呼吸窘迫症状。为减少患者的呼吸功耗,避免呼吸肌疲劳,机械通气是最好的治疗手段。不仅能够为控制原发疾病争取时间,还可通过相应通气策略改善患者肺顺应性及氧合状态。

(三) 通气 / 血流比例失调

肺通气 / 血流比例失调,尤其是肺内分流增加,是导致 ARDS 出现难治性低氧血症的最主要原因。由于肺间质水肿压迫小气道、小气道痉挛收缩、肺泡表面活性物质减少导致肺泡部分萎陷,使相应肺组织通气不足,从而降低通气 / 血流比,产生生理学分流;而广泛的肺泡不张、水肿和实变导致局部肺组织只有血流而无通气,产生真性分流或解剖性分流。ARDS 肺内分流可高达 30% 以上。对于肺内分流造成的低氧血症一般很难经常规氧疗方式纠正,需行正压通气,利用肺泡正压将萎陷肺泡重新开放,改善通气血流比,减少分流。ARDS 也可存在通气 / 血流比升高,当肺微血管痉挛和狭窄、广泛微血栓形成等可使部分肺组织血流减少或中断,导致无效腔样通气。

(四) 病变的不均一性

ARDS 肺组织病变虽然胸部 X 线检查时一般表现为双侧弥漫性渗出改变,但行 CT 检查可发现肺组织病变多呈不均一性,即肺重力依赖区的病变重于肺非重力依赖区、下肺

组织的病变重于上肺组织。故在临床中，我们一般将 ARDS 肺组织根据肺泡通气状态分为正常通气区、可复张区和重力依赖区。正是由于肺组织病变的不均一性，在正压机械通气时极易出现肺损伤，如正常通气区域易出现容积伤和压力伤，而可复张区，尤其是其与前后两个肺区的分界处，由于肺泡反复的扩张和陷闭出现肺萎陷伤（或剪切伤）等。

（五）肺动脉高压

由于疾病本身引起的低氧性血管收缩、微血栓、肺组织的破坏、高碳酸血症、机械通气时胸腔内压力升高、血管活性药物的应用等原因，大约 25% 的 ARDS 患者会出现肺动脉高压（pulmonary hypertension，PH）。虽然针对不同临床分型的 ARDS 患者，PH 机制及临床意义尚需进一步论证。但其发生是 ARDS 患者病死率及住 ICU 时间延长的独立危险因素。

二、经鼻高流量氧疗在 ARDS 中的应用

ARDS 患者因呼吸窘迫会出现较高的吸气流量需求，甚至超过普通氧疗设备的流量，因而会夹杂室内空气，导致实际吸氧分数（FiO_2）低于设置值。经鼻高流量氧疗（high-flow oxygen nasal cannula，HFNC）相对于普通氧疗而言，可尽量避免夹杂室内空气，从而使氧气浓度输送更为精确。同时因其具备主动加温加湿、呼气末正压、无效腔冲刷效应，能够有效改善呼吸窘迫患者氧疗的舒适度，并能够在一定程度上增加通气效率，减少呼吸做功。

（一）应用指征及临床应用现状

近年来 HFNC 的应用越来越广泛，如前所述，HFNC 不仅能为患者供氧，还能提供少量气道正压并减少生理无效腔，因此有学者认为 HFNC 是一种类似无创正压通气的呼吸支持措施。有研究表明高流量能改善患者的呼吸形式，如提高潮气量和降低呼吸频率，因此提出通过鼻导管给予高流量氧疗可用于替代普通氧疗或无创正压通气，但应在具备恰当监测的环境（如 ICU 等）中实施 HFNC。相关临床研究支持 HFNC 用于轻度 ARDS 患者（PaO_2/FiO_2 为 200~300mmHg），对于中度 ARDS 患者（PaO_2/FiO_2 为 150~200mmHg），在无明确气管插管指征的情况下，可先试用 HFNC 1 小时后再次进行评估，如症状无改善则需改为无创或有创通气。预测 HFNC 治疗失败的因素：简化急性生理评分 II ≥ 30 分、多器官功能不全、血流动力学不稳定、意识状况改变、合并 II 型呼吸衰竭的 ARDS 患者。

（二）合理应用 HFNC

HFNC 一般需要调整两个核心参数：流量及 FiO_2。推荐设置流量之后再设置 FiO_2，通常设置初始流量为 30~40L/min，设置初始 FiO_2 以实现目标 SpO_2，温度设置范围 31~37℃，依据患者舒适性、耐受度和痰液黏稠度适当调节。如果患者呼吸状态、PaO_2/FiO_2 比值没有充分改善，随后按每次 5~10L/min 增加流量。增加流量和 FiO_2 都可改善 SpO_2，但推荐先增加流量，避免较高的 FiO_2；若增加流量后改善仍不理想，可尝试增加 FiO_2。一旦患者的流量 ≤ 20L/min 且 FiO_2 ≤ 50%，可切换为传统低流量鼻导管。与普通氧疗设备一样，张口呼吸可能减弱 HFNC 的各种效应。HFNC 并发症非常罕见，目前报道可能有腹胀、误吸和气压伤等。

三、无创正压通气在 ARDS 中的应用

合理使用无创正压通气（non-invasive positive pressure ventilation，NPPV）能够避免人

工气道建立及相关并发症的发生,同时因非侵入性,更易被患者接受。NPPV 可提供一定水平的气道正压,开放塌陷的肺泡,减轻肺水肿并改善氧合,并可能降低气管插管率和病死率。NPPV 对慢性阻塞性肺疾病和心源性肺水肿患者的应用具有大量依据支持,但对于其在 ARDS 中的应用仍存在争议。

(一) 无创正压通气治疗 ARDS 的临床现状

作为临床中常用的呼吸支持措施,NPPV 在临床实践中常用于纠正低氧或改善通气,但对 ARDS 患者的疗效尚未得到较为充分的评价。以现有临床依据来看,NPPV 的应用可能使轻度 ARDS 患者在病程的早期取得相应获益。2016 年有学者针对 ARDS 患者应用 NPPV 的问题开展了一项回顾性分析,共纳入 21 项相关研究,结果显示相较于传统氧疗,使用 NPPV 的 ARDS 患者插管率及死亡率更低,虽然 NPPV 更可能对循环产生不利影响或造成相关肺损伤及皮肤损伤;相较于有创机械通气的患者,其死亡率更低,这一点可能与患者本身疾病严重程度相关。一项应用 NPPV 治疗轻度 ARDS 患者的研究发现,与常规氧疗组相比,无创通气组患者气管插管率更低,病死率也呈下降趋势。另一项回顾分析显示,早期使用 NPPV 可降低 ARDS 患者的气管插管率和住院病死率。因此,从上述研究可以看出,NPPV 对于 ARDS 患者有一定治疗效果和价值,但应严格把握患者的应用时机及指征。

(二) 合理应用无创正压通气

在 NPPV 能成功应用于 ARDS 或其他低氧性呼吸衰竭的临床研究中发现,NPPV 并不适合所有患者,仅适用于轻中度 ARDS 患者早期的呼吸治疗。研究发现 NPPV 治疗失败的 ARDS 患者病死率可高达 60%~70%,而 NPPV 治疗成功者几乎都能存活,因此应严格掌握 NPPV 治疗 ARDS 的适应证。在选择病例时,应首先排除不适合应用 NPPV 的病例,如昏迷,血流动力学不稳定,误吸风险高及气道保护能力差,气道分泌物多且排除障碍,心跳或呼吸停止,面部、颈部和口咽腔创伤、烧伤、畸形或近期手术,多脏器功能不全等。另外,早期识别 NPPV 治疗 ARDS 患者失败的高危因素可以提高 NPPV 治疗 ARDS 的安全性。根据多项临床研究结果,以下指标能较好地预测 NPPV 治疗 ARDS 失败:年龄>58 岁;感染性休克;代谢性酸中毒;病原学诊断不明确;$PaO_2/FiO_2<150mmHg$;简化急性生理评分 II>34 分;NPPV 治疗 1 小时后 $PaO_2/FiO_2 \leqslant 175mmHg$,呼吸频率>25 次/min,pH<7.37;NPPV 治疗时出现高通气需求,如每分通气量>14L/min,潮气量>500ml或>9ml/kg(PBW)。实施 NPPV 治疗 ARDS 必须密切观察患者生命体征及治疗反应,NPPV 治疗 1~2 小时需评估患者是否改善,4~6 小时需评估患者改善是否达到了实施 NPPV 的预期目标。在 NPPV 开始后的 48 小时内,需要建立人工气道的可能性最高,一旦 NPPV 治疗后患者状态无改善甚至持续恶化,应及时转为有创通气,以免延误病情。

在 NPPV 治疗过程中还需注意:① ARDS 患者因氧合障碍、通气需求高,需尽量选用专用于实施 NPPV 的无创呼吸机,以改善人机协调;②尽量选用双水平正压通气,对于急性肺损伤呼吸窘迫的患者,双水平正压通气较持续气道内正压通气更能缓解呼吸肌疲劳,降低呼吸功耗;③除上述需注意的无创呼吸机操作细节外,我们还需注意其他相关细节,如无创呼吸机及配件的要求、操作环境和操作技术、相关并发症的处理等。具体说明和要求可参见 NPPV 相关的章节。只有把握好每个具体细节才能提高无创正压通气治疗

ARDS 的成功率。

四、有创正压通气在 ARDS 中的应用

有创正压通气可完全替代或部分替代自主呼吸,是 ARDS 患者最重要的呼吸支持手段。目的是在改善患者通气功能和降低呼吸功耗的同时,尽量避免和减少呼吸机相关肺损伤的发生。

(一) 有创正压通气指征

除常规气管插管指征外,对于 ARDS 患者应根据整体临床情况评估是否需要建立人工气道。一旦经高浓度吸氧仍不能改善氧合时,应及时气管插管有创通气。早期气管插管有创通气可降低呼吸功耗,缓解呼吸窘迫,同时能够有效纠正全身缺氧,避免其他脏器功能损害。以下指征可供参考:① $FiO_2 > 50\%$,$PaO_2 < 60mmHg$。此时患者可能已处于组织缺氧状态,常规给氧方式不能满足机体组织需要。亦可能因组织缺氧和呼吸节律代偿性加深加快而合并过度通气表现,导致通气相关肺损伤的发生,如负压性肺水肿,无创正压通气患者可因潮气量过高导致呼吸机相关肺损伤,影响临床治疗结局。②虽然 $PaO_2 > 60mmHg$,但在氧疗过程中 PaO_2 急剧下降,对增加 FiO_2 反应不佳。这表明病情进展快,应尽早开始有创通气。③若 $PaCO_2$ 逐渐呈上升趋势,表明患者可能已发生了呼吸肌疲劳或气道分泌物阻塞,通气功能下降,应给予机械通气。

(二) 通气模式的选择

1. 压力目标通气模式与容量目标通气模式 在 ARDS 患者呼吸力学和呼吸做功稳定的前提下,容量目标通气模式能够保证潮气量稳定,而压力目标通气模式能够保证气道压力的稳定。尽管压力目标通气模式不能够提供足够恒定的潮气量,但在改善气体分布和 V/Q 比值、增加人机协调等方面具有一定优越性。目前相关研究显示 VCV 和 PCV 应用于 ARDS 患者时对生理指标及临床结局的影响并无明显差异。因此临床实践中,在充分评估患者整体病情的前提下,可根据临床医护人员的经验选择更了解或更常用的模式。

2. 自主呼吸模式与控制通气模式 控制通气虽能明显减少 ARDS 患者的呼吸功耗,但无疑会增加患者镇静药及神经肌肉阻滞剂的用量,从而增加机械通气及住 ICU 时间,导致一系列 ICU 相关问题的发生(如感染、虚弱等)。保留自主呼吸可显著改善肺重力依赖区的通气,避免肺不张的发生;改善通气血流比;减少正压通气对血流动力学的影响;减少循环及神经系统用药;有利于防止膈肌功能障碍。但自主呼吸强度过大亦可能导致潮气量控制不佳、跨肺压剧烈变化致肺损伤以及人机对抗等情况的发生,监测食管压不能够充分反映通气过程中重力依赖区跨肺压的变化,从而无法准确控制重力依赖区的跨肺压。因此,对于轻/中度 ARDS 患者或当患者病情改善且氧合状态稳定后,在机械通气过程中可考虑保留适当程度的自主呼吸努力,而对于重度 ARDS 患者早期应抑制过强的自主呼吸,避免因保留自主呼吸使跨肺压大幅增加所导致的肺损伤。

3. 其他通气模式 常规通气模式各有优势与不足,近年来一些新型通气模式尝试集合这些模式的优势,如适应性支持通气(ASV)、成比例辅助通气(PAV)等。这些新型通气模式以计算机技术为核心,根据实时呼吸力学监测结果和自主呼吸的强弱,使通气更安全、更有效,通气更符合生理。对于早期非肺源性 ARDS 患者,可考虑使用气道压力释

放通气(APRV),以增加肺泡通气、改善肺组织均一性。但在临床实践过程中,使用APRV模式需要根据各项生理及呼吸力学指标精确地设置通气参数并进行完善的整体管理(如液体管理、镇痛镇静等),才可能达到预期治疗效果。目前已确定小潮气量通气能够降低ARDS患者病死率,理论上来说高频震荡通气(HFOV)可能带来与之类似的获益。但目前相关依据表明虽然HFOV会改善ARDS患者氧合,但并不能降低甚至可能增加ARDS患者病死率,其确切效果仍需进一步研究证实。目前尚缺乏将上述模式常规用于ARDS患者的依据,且使用上述模式时需要操作者具备丰富的临床实践经验。

(三)肺保护性通气策略

肺保护性通气策略的概念主要是严格限制潮气量和平台压,从而减少肺容积伤和压力伤的发生。由于ARDS特殊的病理生理改变,常规潮气量通气会造成正常肺组织过度扩张。为减少VALI的发生,在对ARDS行机械通气时应严格限制潮气量和平台压。此外,小潮气量并非是避免肺损伤的关键因素,平台压能较客观地反映肺泡内压力,过度升高可导致VALI的发生,显著增加ARDS患者病死率。因此,ARDS患者肺保护性通气策略的关键是在小潮气量通气的基础上将平台压限制在30cmH₂O以下。

潮气量(VT)的调节在ARDS的机械通气中占最重要的地位,是实施肺保护性通气策略的最主要参数。现有证据表明,ARDS患者早期采用小潮气量通气(LTVV)策略可降低病死率:一项多中心随机对照试验收集了861例机械通气的ARDS患者。一组接受小潮气量通气,另一组接受常规机械通气。结果表明:小潮气量通气组呼吸机使用时间及病死率更低。此外一些研究发现,初始VT设为7ml/kg(PBW)较6ml/kg(PBW)的患者病死率增加了23%。随后VT每增加1ml/kg(PBW),病死率相应增加15%。因此在ARDS患者中应强调小潮气量通气,避免正常肺泡过度扩张,即VT可常规设为4~6ml/kg,或在调节PEEP后再调节VT使平台压不超过30cmH₂O。推荐在小潮气量通气的基础上,维持尽可能低的平台压水平,即尽管平台压<30cmH₂O,也应采取小潮气量通气。每4小时以及调整呼吸机参数后,都应常规监测平台压。在对潮气量和平台压进行限制后,由于通气量降低,PaCO₂会随之升高,但允许在一定范围内高于正常水平,即允许性高碳酸血症(permissive hypercapnia,PHC),这是预期会出现的后果。PHC策略是为了防止气压伤而需要的做法。但高碳酸血症毕竟是一种非生理状态,清醒患者不易耐受,常需使用镇静、麻醉或神经肌肉阻滞剂。而对脑水肿、脑血管意外和颅内高压则禁忌采取此策略。另外,在实施PHC策略时应注意PaCO₂上升速度不应太快,保证肾脏有足够时间逐渐发挥其代偿作用。一般认为pH超过7.20~7.25是可以接受的,低于此值可适当调整呼吸频率(不超过35次/min),以增加每分通气量,但应注意保证合适的吸呼比,避免产生内源性PEEP。近年来有学者推荐通过监测驱动压(平台压-PEEP)对潮气量进行管理,在通气过程中维持驱动压<15cmH₂O。而对于存在自主呼吸的患者,可以监测跨肺驱动压(吸气末跨肺压-呼气末跨肺压)来了解真实的驱动压水平。

人机协调是决定机械通气效果的关键因素之一,并且与ARDS患者死亡率相关。因气体交换功能受损,ARDS患者实际的VT需求可能>6ml/kg,未打断自主呼吸时,可能出现呼吸叠加、无效触发、流量饥渴等人机不协调的表现。在限制平台压不超过30cmH₂O的前提下,通过调整呼吸机模式或参数若无法改善人机协调,则应根据患者肺部渗出情

况及氧合状态综合评估是否需要使用神经肌肉阻滞剂。避免此类患者呼吸功耗增加及
VALI 的出现。同时可考虑联合使用其他改善肺组织均一性的措施(如俯卧位通气),以尽
快改善氧合,减轻肺损伤。但需注意应控制神经肌肉阻滞剂的使用时间,尽量<48 小时。
虽然目前对于 ARDS 患者使用神经肌肉阻滞剂尚存争议,但临床实践中可通过把握恰当
的应用指征并优化管理,以寻找利害之间的平衡。

(四) PEEP 的设置

PEEP 能够广泛地应用于 ARDS 患者,适当水平的 PEEP 能扩张萎陷肺泡并维持肺泡
于扩张状态,使功能残气量增加,肺内分流量减少,V/Q 改善;同时增加肺顺应性,减少呼
吸功耗;增加肺泡内压,减少毛细血管内液体的渗出,促进血管外液体的吸收,减轻肺间质
及肺泡水肿;减少通气过程中塌陷肺泡的周期性开放和陷闭,减轻肺剪切伤的发生风险。
因此,PEEP 是改善 ARDS 患者氧合状态和减轻肺损伤的一项重要参数。但 PEEP 设置不
当,也会产生相应的不良反应,如设置过高时局部肺泡过度扩张导致肺容积伤的发生;胸
膜腔内压增加,回心血量减少,心排血量下降等。目前指导 PEEP 设置的方法较多,临床常
用的方法包括如下。

1. **FiO_2-PEEP 对照法**　首先设定机械通气的氧合目标,将 PaO_2 维持在 55~80mmHg,
SpO_2 维持在 88%~95%,然后根据患者的氧合状态交替递增调节 FiO_2 和 PEEP。可参考
ARDSnet 研究所给出的 FiO_2-PEEP 对照表(表 28-1)。该法比较简单,在临床中应用广泛,
但该法主要以氧合状态为目标而忽视了肺泡的复张情况。

表 28-1　FiO_2-PEEP 对照表

FiO_2- 低 PEEP 对照表													
FiO_2	0.3	0.4	0.4	0.5	0.5	0.6	0.7	0.7	0.7	0.8	0.9	0.9	0.9	1.0
PEEP	5	5	8	8	10	10	10	12	14	14	14	16	18	18~24

FiO_2- 高 PEEP 对照表												
FiO_2	0.3	0.3	0.4	0.4	0.5	0.5	0.5	0.6	0.7	0.8	0.8	0.9	1.0
PEEP	12	14	14	16	16	18	20	20	20	20	22	22	22~24

2. **食管压监测法**　通过食管气囊导管测量食管压,估算胸膜腔内压,用于计算跨肺
压大小(肺泡内压 - 胸膜腔内压)。然后通过跨肺压指导 PEEP 的设置,维持呼气末跨肺
压>0cmH_2O,可能会减少周期性肺泡开放和塌陷,同时保证吸气末跨肺压<25cmH_2O 预防
肺泡过度膨胀。食管压用于指导设置机械通气参数可能有助于 ARDS 患者,尤其是当存
在气道压力不能准确地反映肺应力的情况时(如肥胖、腹腔高压、胸廓畸形、大量胸腔积液
等导致胸壁顺应性下降或肺组织受到外源性压迫等)。

3. **应力指数法**　在流量恒定的容量控制通气模式下,观察压力 - 时间曲线的形态并
计算应力指数。若应力指数>1,提示 PEEP 水平偏高,肺组织吸气末过度充气;若应力指
数<1,则提示肺泡可复张性大,应增加 PEEP。

4. **PEEP 递减法**　首先增加 PEEP 水平至气道峰压达到 40~45cmH_2O,然后逐渐递减
PEEP,每 30 秒降低 2~5cmH_2O,直至患者氧合状态及肺顺应性开始下降,此时的 PEEP 水
平增加 2cmH_2O 即为目标 PEEP 水平。

此外还包括通过 CT、肺部超声、P-V 曲线、电阻抗断层扫描成像等多种 PEEP 设定方法,临床实践中可根据实际情况选择恰当的方法进行 PEEP 的滴定。由于每种设置 PEEP 的方法所采取的评价指标不同,所以不同方法所滴定出的 PEEP 值也会有所不同,临床效应也不尽相同。基于目前的循证证据来看,在设置 PEEP 这个问题上,不能把重点仅仅集中在改善某一项指标上,需要在设定过程中尽量平衡其对 ARDS 患者生理状态所造成的各种影响。虽然高 PEEP 可促进肺复张,防止 ARDS 患者肺萎陷,但同时可能导致 ARDS 患者出现肺泡过度充气、无效腔增多、肺血管阻力增加、心排血量降低等。因此,关于 ARDS 患者应用高 PEEP,一是应评估患者的肺可复张性,对于肺可复张性高的 ARDS 患者,可考虑应用高 PEEP;二是应综合考虑患者整体情况,是否存在循环系统或其他相关问题,避免相关不良后果。此外,PEEP 的变化会影响平台压,实践中应根据患者情况评估 PEEP 可能带来的风险和获益,个体化设置 PEEP 水平。

(五) 肺可复张性评估

肺可复张性是指肺组织具有可被复张且保持开放的能力,即可复张萎陷肺泡的比例。不同的发病原因、肺组织病变范围及严重程度均可影响肺可复张性。不同病因导致的 ARDS 患者之间肺组织的可复张性差异很大,可复张性低的 ARDS 患者,很难通过肺内压力的增加来实现塌陷肺组织的开放;反之,对于可复张性高的 ARDS 患者,通过增加肺内压力来开放肺组织可能是有效的。因此,评估肺的可复张性是进行手法肺复张的前提。

目前评估肺可复张性的方法包括 CT 法、P-V 曲线法、超声评估、电阻抗断层扫描成像等,但均受限于便捷性及设备或技术普及度等问题。氧合法临床操作简单,具体如下:当 PaO_2/FiO_2 在 PEEP=5cmH_2O 时<150mmHg,PEEP 由 5cmH_2O 增加至 15cmH_2O,维持 20 分钟,患者出现两种或以上的下述情况:PaO_2 增加、呼吸系统顺应性增加和无效腔量降低,即可认为肺可复张性高。近期有学者提出通过 R/I 值(可复张肺顺应性 / 未复张肺顺应性)来评价肺可复张性:首先增加 PEEP 至 15cmH_2O 维持 30 分钟,降低 PEEP 至 5cmH_2O,记录降低 PEEP 前后的呼出潮气量,两者之差为可复张肺容积,同时记录降低 PEEP 前后的平台压,计算得出可复张肺组织的顺应性及未复张肺组织顺应性,则得出该值。该值若达到 0.5 及以上,则认为可复张性较高,0.5 以下则认为可复张性较低。

(六) 肺复张手法

肺保护性通气仍存在大量肺泡萎陷,使萎陷肺泡重新开放所需的压力较通常使用的驱动压要高出许多。肺复张(recruitment maneuver,RM)即通过短暂地增加肺泡压和跨肺压以复张塌陷的肺泡,从而达到显著改善氧合的一种方法,是治疗 ARDS 的重要手段,但 RM 也会影响血流动力学和导致气压伤的发生,其是否会影响患者临床转归目前尚不清楚,因此推荐不应常规用于 ARDS 患者的治疗。RM 常用的方法有:①控制性肺膨胀:调整呼吸机模式为持续气道正压通气,设置正压水平在 35~50cmH_2O,持续 20~40 秒,再恢复到实施 RM 之前的通气模式。② PEEP 递增法:调整呼吸机模式为压力控制通气,保持吸气驱动压 15cmH_2O 不变,将 PEEP 每 2 分钟递增 5cmH_2O,直至气道峰压升高至 40~45cmH_2O,持续 2 分钟,再每 5cmH_2O 递减 PEEP 至实施 RM 之前的 PEEP 水平。③压力控制法:调整呼吸机模式为压力控制通气,调整 PEEP 至 15~20cmH_2O,再调整吸气压力将气道压升高到 45~50cmH_2O,吸呼比 1∶2,维持 2 分钟。目前尚无研究证实何种 RM

方法更优于其他方法。

实施 RM 需要注意以下几点。①在 ARDS 早期,肺水肿较明显,应用 RM 的效果较好。而在 ARDS 中晚期,或者 ARDS 的肺损伤原因直接来自肺部病变(如重症肺炎、肺挫伤等),由于肺实质严重损伤、实变或明显纤维化形成,RM 的效果很有限。②胸壁顺应性较差(如肥胖、胸廓畸形、腹胀等)对肺泡复张有限制作用,使 RM 的效果下降。③如果吸氧浓度过高,复张的肺泡可能会因为氧气吸收过快而在短时间内再次萎陷。因此,复张后吸氧浓度应尽可能降低至可以维持基本氧合的最低水平。④对于 RM 应用的时限和压力水平,目前尚无统一意见。正常健康肺在发生不张后再复张所需的压力已达 30~45cmH$_2$O,对于 ARDS 所需的肺泡开放压应该至少不低于此水平,对于胸壁顺应性较差者则应该更高,否则效果就会不明显。但 RM 持续时间过长、压力过高,会出现一过性高碳酸血症、血压降低,并可能出现气压伤。实施过程中需密切监测患者各项生命体征的变化,尤其是血压及 SpO$_2$,若出现生命体征明显波动应立即中止 RM。⑤在使用 RM 后,复张的肺泡维持在开放状态的时间主要与 PEEP 水平有关。适当增加 PEEP 水平可能有利于防止肺泡再萎陷,但肺泡复张后肺顺应性改善,血流动力学对 PEEP 的反应可能会更敏感。两次 RM 间隔多长时间,目前尚无明确推荐。但复张肺泡在断开呼吸机后或行气道内吸引后会再次萎陷,因此再通气时需要重新实施 RM。当连续使用 RM 而氧合不再继续改善时,应降低 RM 的频率,以避免气压伤的发生。

五、俯卧位通气

俯卧位通气(prone position ventilation,PPV)应用于 ARDS 患者的主要目的为改善氧合状态和病变均一性。PPV 时能够减轻肺组织受到的来自纵隔的压迫,从而降低过度充气区肺组织与重力依赖区肺组织之间跨肺压的差值,使肺内气体分布更均匀。因此,过度充气及萎陷不张的肺组织均可减少,其相关肺损伤也随之减少。同时,萎陷不张的肺组织逐渐复张可使肺内分流减少,使通气及血流更加匹配,从而改善通气和氧合状态。此外,由于肺泡通气增加和缺氧性肺血管收缩减少,使右心室前负荷增加、后负荷减少、肺血管阻力下降,从而增加心排血量。一项以电阻抗断层扫描成像(EIT)技术评价肺泡气体分布的临床研究指出,在相同 PEEP 水平下,PPV 时的气体分布更加均一,且驱动压更低。PROSEVA 研究发现对于中重度 ARDS(PaO$_2$/FiO$_2$<150mmHg)患者,小潮气量联合 PPV,可使病死率明显降低。综上,推荐 PaO$_2$/FiO$_2$<150mmHg 的 ARDS 患者,排除俯卧位通气禁忌证,应实施每天超过 16 小时的俯卧位通气。PaO$_2$/FiO$_2$ 稳定在 150mmHg 以上,可作为考虑暂停俯卧位通气的指标,后续仍需继续观察氧合状态的变化。相较于肺组织大面积实变或肺纤维化的肺源性 ARDS 患者,俯卧位通气对弥漫肺水肿伴重力依赖区肺泡萎陷或非肺源性的 ARDS 患者效果更佳。但俯卧位通气可能导致护理相关问题(如导管脱位、压疮、误吸等),在实施前制定实施流程,并对医护团队进行培训,可有效避免这些问题。

六、神经肌肉阻滞剂的应用

神经肌肉阻滞剂在过去几十年中常用于改善 ARDS 患者的人机协调性。2010 年 ACURASYS 研究显示应用神经肌肉阻滞剂的患者调整后的 90 天生存率有所改善,同时脱离呼吸机的时间更久,气压伤等并发症的发生率更低。在这项研究的事后分析中,应用神经肌肉阻滞剂的益处在氧合相对更差的患者(PaO$_2$/FiO$_2$<120mmHg)中更为明显。但2019年ROSE研究却报道其不能降低中重度ARDS患者的病死率。尽管普遍认为使用神经肌肉阻滞剂会增加ICU获得性虚弱的风险,但在这两项研究中并未证实,可能与两项研究中应用神经肌肉阻滞剂的时间较短(48小时)有关。因此对ARDS患者不应常规应用神经肌肉阻滞剂,特别是对在常规通气条件下即能改善氧合的轻-中度ARDS患者,除非存在其他适应证,如当患者持续性低氧或应用小潮气量通气或反比通气等模式时,容易出现严重的呼吸困难或人机不协调,为避免患者过强的呼吸做功增加耗氧及加重组织缺氧,在给予足够的呼吸支持及充分镇痛镇静的条件下,尝试短时间内(48小时)应用神经肌肉阻滞剂仍然是非常必要的。

七、其他治疗措施

对于已经实施了上述各项管理策略,PaO$_2$/FiO$_2$仍未有效改善的ARDS患者,可考虑采取以下治疗手段:

(一)一氧化氮吸入

一氧化氮吸入(iNO)能够通过减少分流来改善气体交换,控制肺动脉高压和右心室功能不全。在临床实践中,可作为一种选择性肺动脉扩张剂,用以改善PaO$_2$/FiO$_2$。然而目前尚未证实其能够降低死亡率、机械通气时间及住ICU时间。在适当的吸入浓度下,iNO具有良好的安全性,但如果吸入浓度过高且时间过长,可能存在肾毒性。因此在使用过程中应注意:适时检查设备,避免NO泄漏;以最低NO浓度维持患者状态稳定,避免氧浓度及NO浓度过高产生不良反应;若长期使用,应监测高铁血红蛋白含量;撤离iNO时,应循序渐进,逐渐降低NO浓度,避免肺动脉压反射性升高。

(二)体外膜肺氧合

体外膜肺氧合(ECMO)技术主要的作用是维持心肺功能衰竭患者的生命,从而赢得抢救患者的时间。所以在应用ECMO的过程中,重点是患者病情是否可以得到有效控制。ARDS患者通过应用ECMO可有效改善氧合并清除二氧化碳。多项研究显示早期使用静脉-静脉体外膜肺氧合(VV-ECMO)可改善ARDS患者死亡及严重残疾比例。而因病情恶化挽救性使用ECMO的ARDS患者,病死率会大幅增加且可能需要静脉-动脉体外膜肺氧合(VA-ECMO)来维持心肺功能。因此对于存在难治性低氧血症的ARDS患者,应尽早考虑VV-ECMO,以降低病死率。应用VV-ECMO早期,应注意避免患者产生过强的呼吸驱动,同时需采取超保护性通气策略,即低潮气量、低呼吸频率、低吸入氧浓度,目的是让肺充分休息,避免VILI的发生。可将VT控制在4ml/kg(PBW),限制驱动压<15cmH$_2$O,平台压<20cmH$_2$O;通过监测跨肺压指导PEEP的设置,以维持肺泡开放。并根据动脉血气分析结果及ECMO参数的变化对呼吸机各项参数进行动态调整,维持通气及氧合状态稳定。待肺部情况好转,逐渐降低ECMO参数时,呼吸机各项参数应与之同步增加,逐渐恢复参数至适当水平,直至撤离ECMO。

八、有创正压通气的撤离

ARDS患者病情好转后需尽快撤离有创正压通气。主要包括评估是否具备撤机指征及撤机两个步骤。评估是否具备撤机条件既是为了识别具备撤机条件的患者,实施进一步的撤机评估;也是为了识别出尚不具备撤机条件的患者,并针对无法撤机的原因做出相应处理。为及时识别患者是否具备撤机条件,建议实施流程化撤机方案,能够有效缩短机械通气时间,降低气管切开率。部分病例可以使用无创正压通气辅助早期撤机,尤其对于合并免疫抑制、COPD、心功能不全的 ARDS 患者。此外需要强调的是,在原发病因得到控制,病情相对稳定时,应及时降低机械通气各项参数,以缩短撤机时间,减少相关并发症的发生,降低不良预后的风险。

(朱 硕 余 荷)

──────────── **参 考 文 献** ────────────

[1] 王辰, 梁宗安, 詹庆元, 等. 呼吸治疗教程 [M]. 北京: 人民卫生出版社, 2010.

[2] BELLANI G, LAFFEY J G, PHAM T, et al. Epidemiology, patterns of care, and mortality for patients with acute respiratory distress syndrome in intensive care units in 50 countries [J]. JAMA, 2016, 315 (8): 788-800.

[3] MORELLI A, TEBOUL J L, MAGGIORE S M, et al. Effects of levosimendan on right ventricular afterload in patients with acute respiratory distress syndrome: a pilot study [J]. Crit Care Med, 2006, 34 (9): 2287-2293.

[4] SZTRYMF B, MESSIKA J, MAYOT T, et al. Impact of high-flow nasal cannula oxygen therapy on intensive care unit patients with acute respiratory failure: a prospective observational study [J]. J Crit Care, 2012, 27 (3): 324.

[5] 中华医学会呼吸病学分会呼吸危重症医学学组, 中国医师协会呼吸医师分会危重症医学工作委员会. 成人经鼻高流量湿化氧疗临床规范应用专家共识 [J]. 中华结核和呼吸杂志, 2019, 42 (2): 83-91.

[6] ROCHWERG B, GRANTON D, WANG D X, et al. High flow nasal cannula compared with conventional oxygen therapy for acute hypoxemic respiratory failure: a systematic review and meta-analysis [J]. Intensive Care Med, 2019, 45 (5): 563-572.

[7] OU X, HUA Y, LIU J, et al. Effect of high-flow nasal cannula oxygen therapy in adults with acute hypoxemic respiratory failure: a meta-analysis of randomized controlled trials [J]. CMAJ, 2017, 189 (7): E260-E267.

[8] ZHAN Q, SUN B, LIANG L, et al. Early use of noninvasive positive pressure ventilation for acute lung injury: a multicenter randomized controlled trial [J]. Crit Care Med, 2012, 40 (2): 455-460.

[9] LUO J, WANG M Y, ZHU H, et al. Can non-invasive positive pressure ventilation prevent endotracheal intubation in acute lung injury/acute respiratory distress syndrome ? : A meta-analysis [J]. Respirology, 2014, 19 (8): 1149-1157.

[10] NI Y N, LUO J, YU H, et al. Can high-flow nasal cannula reduce the rate of endotracheal intubation in adult patients with acute respiratory failure compared with conventional oxygen therapy and noninvasive positive pressure ventilation ? : A systematic review and meta-analysis [J]. Chest, 2017, 151 (4): 764-775.

[11] BERBENETZ N, WANG Y, BROWN J, et al. Non-invasive positive pressure ventilation (CPAP or bilevel NPPV) for cardiogenic pulmonary oedema [J]. Cochrane Database Syst Rev, 2019, 4 (4): CD005351.

[12] LINDENAUER P K, STEFAN M S, SHIEH M S, et al. Outcomes associated with invasive and noninvasive ventilation among patients hospitalized with exacerbations of chronic obstructive pulmonary disease [J]. JAMA Intern Med, 2014, 174 (12): 1982-1993.

[13] HASHIMOTO S, SANUI M, EGI M, et al. The clinical practice guideline for the management of ARDS in Japan [J]. J Intensive Care, 2017, 5: 50.

[14] 中华医学会呼吸病学分会呼吸危重症医学学组. 急性呼吸窘迫综合征患者机械通气指南 (试行)[J]. 中华医学杂

志, 2016, 96 (6): 404-424.

[15] ROCHWERG B, BROCHARD L, ELLIOTT M W, et al. Official ERS/ATS clinical practice guidelines: noninvasive ventilation for acute respiratory failure [J]. Eur Respir J, 2017, 50 (2): 1602426.

[16] CARTEAUX G, MILLÁN-GUILARTE T, DE PROST N, et al. Failure of noninvasive ventilation for de novo acute hypoxemic respiratory failure: role of tidal volume [J]. Crit Care Med, 2016, 44 (2): 282-290.

[17] BROWER R G, MATTHAY M A, MORRIS A, et al. Ventilation with lower tidal volumes as compared with traditional tidal volumes for acute lung injury and the acute respiratory distress syndrome [J]. N Engl J Med, 2000, 342 (18): 1301-1308.

[18] CHEN L, DEL SORBO L, GRIECO D L, et al. Potential for lung recruitment estimated by the recruitment-to-inflation ratio in acute respiratory distress syndrome. a clinical trial [J]. Am J Respir Crit Care Med, 2020, 201 (2): 178-187.

[19] PAPAZIAN L, FOREL J M, GACOUIN A, et al. Neuromuscular blockers in early acute respiratory distress syndrome [J]. N Engl J Med, 2010, 363 (12): 1107-1116.

[20] MOSS M, HUANG D T, BROWER R G, et al. Early neuromuscular blockade in the acute respiratory distress syndrome [J]. N Engl J Med, 2019, 380 (21): 1997-2008.

[21] SLUTSKY A S, VILLAR J. Early paralytic agents for ARDS？: Yes, no, and sometimes [J]. N Engl J Med, 2019, 380 (21): 2061-2063.

[22] FAN E, DEL SORBO L, GOLIGHER E C, et al. An Official American Thoracic Society/European Society of Intensive Care Medicine/Society of Critical Care Medicine Clinical Practice Guideline: mechanical ventilation in adult patients with acute respiratory distress syndrome [J]. Am J Respir Crit Care Med, 2017, 195 (9): 1253-1263.

[23] Extracorporeal Life Support Organization. Extracorporeal Life Support Organization (ELSO) Guidelines for Adult Respiratory Failure, Version 1. 4 August 2017.(2017-08-01)[2021-07-01]. https://www. elso. org.

[24] SCHMIDT M, STEWART C, BAILEY M, et al. Mechanical ventilation management during extracorporeal membrane oxygenation for acute respiratory distress syndrome: a retrospective international multicenter study [J]. Crit Care Med, 2015, 43 (3): 654-664.

[25] ESTEBAN A, FRUTOS F, TOBIN M J, et al. A comparison of four methods of weaning patients from mechanical ventilation. Spanish Lung Failure Collaborative Group [J]. N Engl J Med, 1995, 332 (6): 345-350.

[26] BROCHARD L, RAUSS A, BENITO S, et al. Comparison of three methods of gradual withdrawal from ventilatory support during weaning from mechanical ventilation [J]. Am J Respir Crit Care Med, 1994, 150 (4): 896-903.

[27] FUNK G C, ANDERS S, BREYER M K, et al. Incidence and outcome of weaning from mechanical ventilation according to new categories [J]. Eur Respir J, 2010, 35 (1): 88-94.

第29章 慢性阻塞性肺疾病急性加重

慢性阻塞性肺疾病（chronic obstructive pulmonary disease，COPD）是一种常见的慢性呼吸系统疾病，患病人数多，病死率高，严重影响患者的劳动能力和生活质量。COPD急性加重（AECOPD）合并呼吸衰竭是导致COPD患者住院最重要的原因，认识AECOPD的病理生理特点，提高氧疗及机械通气技术的应用水平，特别是重视无创正压通气（NPPV），加强气道管理，对提高AECOPD合并呼吸衰竭的抢救成功率具有重要意义。

第1节 慢性阻塞性肺疾病急性加重合并呼吸衰竭的病理生理基础

COPD是一种具有气流受限特征的疾病，其气流受限不完全可逆，呈进行性发展，与肺部对有害气体或有害颗粒的慢性异常炎症反应有关。

慢性炎性反应累及全肺，在中央气道（内径超过2~4mm）主要改变为杯状细胞和鳞状细胞化生、黏液腺分泌增加、纤毛功能障碍，临床表现为咳嗽、咳痰；外周气道（内径<2mm）的主要改变为管腔狭窄，气道阻力增大，延缓肺内气体的排出，造成了患者呼气不畅、功能残气量增加。其次，肺实质组织（呼吸性细支气管、肺泡、肺毛细血管）广泛破坏导致肺弹性回缩力下降，使呼出气流的驱动压降低，造成呼气气流缓慢。这两个因素使COPD患者呼出气流受限，在呼气时间内肺内气体呼出不完全，形成动态肺过度充气（dynamic pulmonary hyperinflation，DPH）。由于DPH的存在，肺动态顺应性降低，其压力-容积曲线趋于平坦，在吸入相同容量气体时需要更大的压力驱动，从而使吸气负荷增大。

DPH时呼气末肺泡内残留的气体过多，呼气末肺泡内呈正压，称为内源性呼气末正压（intrinsic positive end-expiratory pressure，PEEPi）。由于PEEPi存在，患者必须首先产生足够的吸气压力以克服PEEPi才可能使肺内压低于大气压而产生吸气气流，这也增大了吸气负荷。肺容积增大造成胸廓过度扩张，压迫膈肌使其处于低平位，造成曲率半径增大，从而使膈肌收缩效率降低，促使辅助呼吸肌参与呼吸。但辅助呼吸肌的收缩能力差、效率低，容易发生疲劳，而且增加氧耗量。

AECOPD时上述呼吸力学异常进一步加重，氧耗量和呼吸负荷显著增加，超过呼吸肌自身的代偿能力使其不能维持有效的肺泡通气，从而造成缺氧及CO_2潴留，严重者发生呼吸衰竭。AECOPD的原因包括支气管-肺部感染、肺栓塞、肺不张、胸腔积液、气胸、左心功能不全、电解质紊乱、代谢性碱中毒等，其中支气管-肺部感染是最常见原因，呼吸衰竭的发生与呼吸肌疲劳和痰液引流不畅两方面因素有关。因此，应加强呼吸支持与气道管理以治疗呼吸衰竭。

这类患者应用机械通气的主要目的：改善通气和氧合，缓解呼吸肌疲劳，减少DPH及其不利影响；建立人工气道以利于痰液的引流，在降低呼吸负荷的同时为控制感染创造条件。

在 AECOPD 的早期,患者神志清楚,咳痰能力尚可,痰液引流问题并不十分突出,而呼吸肌疲劳是导致呼吸衰竭的主要原因,此时予以 NPPV 早期干预可获得良好疗效。若痰液引流障碍或有效通气不能保障时,需建立人工气道行有创正压机械通气(IPPV)。一旦支气管 - 肺部感染或其他诱发急性加重的因素有所控制,自主呼吸功能有所恢复,痰液引流问题已不是主要问题时,可撤离 IPPV,改用 NPPV 以辅助通气和进一步缓解呼吸肌疲劳。实践表明,这种有创 - 无创序贯通气行之有效,已成为 AECOPD 机械通气的实用方法。

第 2 节 呼吸支持

一、氧疗

AECOPD 出现缺氧,往往由通气功能下降所致,此时若吸入氧浓度过高会降低低氧对这类患者呼吸的刺激,进一步减少通气和加重二氧化碳潴留,因此应以改善通气为主,可采用改善痰液引流、扩张气道等方法降低气道阻力,从而增加每分通气量,改善缺氧和二氧化碳潴留。若上述措施仍不能纠正缺氧,可适当提高氧浓度以保证组织氧供,同时密切注意患者的意识状态、呼吸形式以及血气,若出现神志改变、呼吸受抑或二氧化碳潴留加重则需及时应用机械通气辅助。因此,氧疗的目标是维持 COPD 患者动脉血氧饱和度 90% 左右,而不仅仅是单纯的低流量吸氧。

二、机械通气

到目前为止,COPD 是 NPPV 应用研究最多、疗效最确切的病种,NPPV 已成为 AECOPD 的常规治疗手段,特别是对于出现轻中度呼吸性酸中毒($7.25 < pH < 7.35$)及明显呼吸困难(辅助呼吸肌参与、呼吸频率 >25 次 /min)的 AECOPD 患者,尽早应用 NPPV 可有效避免气管插管、缩短住院时间。有条件的话,对于病情较轻(动脉血 $pH > 7.35$,$PaCO_2 > 45mmHg$)的 AECOPD 患者也宜早期应用 NPPV。但对于出现严重呼吸性酸中毒($pH < 7.25$)的 AECOPD 患者,应在严密观察的前提下短时间(1~2 小时)试用 NPPV,疗效不佳则立即转换为有创通气。对于伴有严重意识障碍的 AECOPD 患者则不宜行 NPPV。对 AECOPD 患者应用 NPPV 时,应注意观察患者的意识、咳痰能力、血流动力学状态和主观及客观配合能力。

对于 AECOPD 患者,早期 NPPV 的干预明显减少了 IPPV 的使用,但对于有 NPPV 禁忌或使用 NPPV 失败的严重呼吸衰竭患者,一旦出现严重的呼吸形式、意识、血流动力学等改变,应及早插管改用 IPPV,具体应用指征见表 29-1。AECOPD 患者行 IPPV 时,人工气道宜首选经口气管插管。气管切开主要用于需要长期机械通气患者,合并头部外伤、上呼吸道狭窄或阻塞的患者或解剖无效腔占潮气量比例较大的患者,如单侧肺或一侧肺严重毁损。对于需长期机械通气的患者而言,虽然早期气管切开能降低机械通气时间及住 ICU 时间,但气管切开后可能发生气管狭窄,再次实施气管插管或气管切开皆非常困难,而 COPD 患者往往因反复呼吸衰竭而需要多次接受机械通气,因此应严格掌握气管切开的指征,原则上应尽量避免气管切开。

表 29-1　AECOPD 患者行有创正压通气的适应证

AECOPD 患者行有创正压通气的适应证
• 危及生命的低氧血症($PaO_2 < 50mmHg$ 或 $PaO_2/FiO_2 < 200mmHg$)
• $PaCO_2$ 进行性升高伴严重的酸中毒($pH \leqslant 7.20$)
• 严重的神志障碍(如昏睡、昏迷或谵妄)
• 严重的呼吸窘迫症状(如呼吸频率 >40 次 /min、矛盾呼吸等)或呼吸抑制(如呼吸频率 <8 次 /min)
• 血流动力学不稳定
• 气道分泌物多且引流障碍,气道保护功能丧失
• NPPV 治疗失败的严重呼吸衰竭患者

(一) 通气模式的选择与参数调节

1. 通气模式的选择　因患者存在呼吸肌疲劳,应在吸气相给予辅助,以使其得到良好的休息,因此 NPPV 宜采用 S/T 模式。IPPV 在通气早期使用控制通气较为合适,以缓解呼吸肌疲劳,但需尽量减少控制通气的时间,减少镇静药的使用,避免肺不张、通气血流比失调及呼吸肌失用性萎缩的发生;一旦患者的自主呼吸有所恢复,宜尽早采用辅助通气模式,保留患者的自主呼吸,使其通气能力得到锻炼和恢复,为撤机做好准备。常用的通气模式包括辅助控制模式(A/C)、同步间歇指令通气(SIMV)和压力支持通气(PSV),其中 PSV 的吸气触发、吸气流速和吸呼切换三个环节均由患者控制,人机协调性好,患者感觉舒适,所以上机早期即可考虑单独应用,或与低频率的 SIMV 联用,这样有利于及时动员自主呼吸能力。成比例辅助通气(PAV)尚处于探索阶段,显示了一定的应用前景。

2. 通气参数的调节　DPH 和 PEEPi 的存在是导致呼吸衰竭的最重要呼吸力学改变,为改善其造成的不利影响,可采取限制潮气量、提高吸气流速等措施以缩短吸气时间,延长呼气;同时,设置合适水平的外源性 PEEP(PEEPe)可降低吸气触发功耗,改善人机的协调性。

(1) 潮气量 VT 或气道压力(Paw):目标潮气量达到 6~8ml/kg 即可。但 NPPV 时 IPAP 不宜超过 $20cmH_2O$ 以免发生胃胀气,IPPV 时使平台压不超过 $30cmH_2O$ 和 / 或气道峰压不超过 $35~40cmH_2O$,以避免 DPH 进一步加重和气压伤的发生。

以 $PaCO_2$ 逐渐恢复到缓解期水平为通气目标。保留自主呼吸时,通气 1~2 小时后随着呼吸困难程度的改善,患者的心率、呼吸频率以及精神状态会随之改善;否则,提示肺泡通气量不足,需注意:①引起其通气需求增大的问题如发热、紧张、缺氧等是否解决;②有效通气量是否达到:如 NPPV 是否存在大量漏气,IPPV 时是否存在外接管路无效腔过大。无自主呼吸或自主呼吸减弱时,IPPV 需要设置一定的通气频率以保证基本的每分通气量,注意避免 $PaCO_2$ 下降过快而导致碱中毒的发生。

(2) 吸气流速(Flow):一般选择较高的峰流速(40~60L/min),使吸呼比(I∶E)≤ 1∶2,以延长呼气时间,同时满足 AECOPD 患者较强的通气需求,降低呼吸功耗,并改善气体交换。临床常用的流速波形主要是递减波、方波和正弦波。对于 COPD 患者,递减波与其他两种波形相比,具有能降低气道压、减少无效腔量和降低 $PaCO_2$ 等优点。

(3)外源性 PEEP(PEEPe):加用适当水平的 PEEPe 可以降低 AECOPD 患者的气道与肺泡之间的压差,从而减少患者的吸气负荷,降低呼吸功耗,改善人机协调性。PEEPe 一般不超过 PEEPi 的 80%,否则会加重 DPH。IPPV 时可采用呼气阻断法(expiration hold)测量静态 PEEPi,临床也可常采用以下方法进行设定:在定容通气条件下从低水平开始逐渐地增加 PEEPe,同时监测平台压,以不引起平台压明显升高的最大 PEEPe 为宜。NPPV 时 PEEPi 难以准确测定,因此注意床旁观察与调节,以患者吸气触发改善为 PEEPe 的调节目标。

(4)吸氧浓度(FiO_2):通常情况下,AECOPD 只需要低水平的氧浓度就可以维持基本的氧合。若需要更高水平的氧浓度来维持患者基本的氧合,往往提示存在合并症和/或并发症,如肺不张、肺栓塞、气胸、心功能不全等。

(二) 监测

1. NPPV　应特别注意对临床表现、SpO_2 和血气三方面进行监测。SpO_2 是观察 NPPV 后氧合变化比较简便易行的方法,在 NPPV 治疗初期应持续监测 SpO_2 以指导调节吸入氧浓度/流量,使 SpO_2 维持在 90% 左右。此外,在 NPPV 1~2 小时后进行血气分析是判断 NPPV 疗效比较确切的指标。若血气无明显改善,需进一步调整参数或检查漏气情况,4~6 小时内再次复查血气,若仍无改善,则须考虑停止 NPPV 并改用 IPPV,还应注意观察人机协调性及患者咳嗽咳痰的能力。

2. IPPV

(1)气道压:应严密监测和限制气道峰压(低于 35~40cmH_2O)和平台压(<30cmH_2O),以避免气压伤的发生。气道峰压的变化主要受气道阻力、胸肺弹性阻力和 PEEPi 的影响,而平台压主要受胸肺弹性阻力和 PEEPi 的影响,后者可通过吸气阻断法(inspiration hold)测量。AECOPD 患者若在机械通气过程中出现气道峰压增加,提示患者气道阻力的增加和/或 DPH 加重的可能,但若出现平台压的同步增高,则 DPH 加重是导致气道压增加的主要原因。

(2)PEEPi:PEEPi 的形成主要与患者气道阻力的增加、肺部弹性回缩力的下降、呼气时间缩短和每分通气量增加等有关。可以根据患者临床症状、体征以及呼吸循环监测情况来判断 PEEPi 存在的可能性:①呼吸机流速-时间波形监测示呼气末流速未降为零;②患者出现吸气负荷增大的征象(如三凹征等)以及由此产生的人机不协调;③难以用循环系统疾病解释的低血压;④容量控制通气时峰压和平台压的升高。

(3)气道阻力:气道阻力的变化往往通过上述气道压力的变化得以反映。为准确测量,需在完全控制通气条件下通过吸气阻断法来测量。与气道压相比,影响气道阻力的因素较少,能更准确地用于判断患者对治疗的反应,如用于对支气管扩张剂疗效的判断。

(三) 常见并发症

1. NPPV　相比 IPPV,NPPV 并发症发生率较低,主要包括吸入性肺炎、低血压及气胸。对于误吸高危或血流动力学不稳定患者应避免应用 NPPV;对于曾有胃胀气或恶心的患者,则应尽早插入鼻胃管;对于合并肺大疱患者应警惕,以维持基本通气为目标,不应过分追求通气状况的改善而提高吸气压力；尽量采用较低的吸气压力和抬高床头至少 30° 以降低误吸风险。

2. IPPV

(1)气压伤：气压伤的常见类型包括肺间质气肿(pulmonary interstitial emphysema, PIE)、皮下气肿、纵隔气肿和气胸等。其中 PIE 是气压伤的早期表现，在临床中会发现相当一部分患者仅表现为 PIE、纵隔气肿或皮下气肿而未出现气胸，正确地识别和处理 PIE 对预防气压伤的进一步加重具有重要意义。气压伤的发生除受气道压力和潮气量的影响外，与基础疾病也有密切的联系。由于存在 DPH 和肺组织本身的病变特点(如肺气肿、肺大疱等)，AECOPD 患者发生气压伤的风险明显增加。因此应在保证患者基本通气和氧合的条件下限制气道压力和潮气量，预防气压伤的发生。最近一项研究亦显示在对气道压和潮气量进行限制后，COPD 患者气压伤的发生率可降至 2.9%。

(2)人机对抗：AECOPD 患者出现人机对抗除与患者本身的病情变化、呼吸机及人工气道的故障有关外，还常见于通气模式和参数设置的不当，包括 PEEPe、潮气量、峰流速和流速波形等。人机不协调会进一步加重 DPH，进而出现低血压、休克等严重的并发症；增加呼吸功耗，加重呼吸肌疲劳；呼吸频率增快，出现呼吸性碱中毒等。出现人机不协调后，应在保证患者基本通气和氧合的条件下积极查找原因并加以处理。

(四)有创正压通气的撤离

自主呼吸试验(SBT)是指导撤机的常用方法之一。但对于 SBT 成功的部分 AECOPD 患者，尤其是长期机械通气者，在拔管后 48 小时内仍需重新气管插管。因此，SBT 只可作为 AECOPD 撤机前的参考。

调查表明，35%~67% 的 COPD 患者存在撤机困难，其超过 1/2 的机械通气时间用于撤机，需逐步撤机。造成这些患者撤机困难的主要原因是呼吸泵功能和呼吸负荷之间的不平衡，表现为撤机过程呼吸肌肌力下降、中枢驱动增强、PEEPi 和气道阻力增加等，亦可由于营养不良、心功能不全和心理依赖等因素造成。所以，对于撤机困难的 COPD 患者，在逐渐降低通气支持水平和逐渐延长自主呼吸时间的同时，还应积极地为撤机创造条件。①增强呼吸泵的功能：保持适宜的中枢驱动力、加强呼吸肌肌力和耐力的训练、避免电解质紊乱和酸碱失衡等。②减少呼吸肌负荷：如降低 PEEPi 和气道阻力、减少 DPH 的形成、避免使用人工鼻等。③加强营养支持。④对于心功能不全患者，在撤机过程中可适当使用扩血管、利尿等药物改善患者的心功能。⑤加强心理支持，增强患者对撤机的信心。

近年来，国内外学者将 NPPV 应用于辅助撤机，发现这种早期拔管改为 NPPV 的方法，即有创 - 无创序贯机械通气策略可以显著提高撤机成功率，缩短 IPPV 和住 ICU 的时间，降低院内感染率，并增加患者存活率。

患者能脱离呼吸机并不意味着能拔除气管内导管。在拔管前应确认患者的咳嗽反射正常，可以有效清除气管内分泌物和防止误吸，无明显喉水肿等方可考虑拔管。拔管后需密切监测患者生命体征、神志和氧合状态的变化，鼓励患者咳嗽排痰，禁食、禁水至少 2 小时，以防止误吸的发生。若拔管后出现气道阻塞、呼吸窘迫、喘鸣、血气指标的严重恶化等情况需及时重新气管插管。

第 3 节　气道管理

咳嗽、痰多、呼吸困难是 AECOPD 时的主要症状,往往是气道黏膜炎症和平滑肌痉挛的表现。通过合适的气道湿化、胸部物理治疗加强气道黏液纤毛系统功能,可促进痰液引流;雾化吸入支气管扩张剂以扩张气道、解除痉挛,缓解呼吸困难。

一、气道温湿化

COPD 患者既往肺功能差、小气道结构有一定破坏,气道黏液-纤毛系统排除分泌物不畅,再加上患者多为老年,营养状态差、自主咳嗽能力弱,因此气道分泌物容易潴留,一旦发生感染,将进一步增加排痰负担形成恶性循环,难以迅速有效地控制感染。做好气道温湿化,是保障黏液-纤毛系统恢复正常功能的基础,对建立人工气道的患者,推荐应用主动加温湿化器,而不宜采用人工鼻。因为:①人工鼻温湿化效果不及主动加温湿化器;②患者气道分泌物多,痰液容易阻塞人工鼻增大阻力;③人工鼻有一定阻力和无效腔,对这类呼吸肌力较弱的患者而言增大了通气负荷,不利于撤机。更不宜采用气道内滴入/泵入盐水的方法湿化。

NPPV 时保留了上气道功能,但也不能忽略气道温湿化。因为 NPPV 气流速往往较大且患者存在张口呼吸,依靠自然气道对吸入气温湿化难以满足需求。而 COPD 患者应用 NPPV 的最大难点就在于痰液引流,痰液黏稠不易排出时将严重影响 NPPV 疗效,甚至可能导致 NPPV 失败。因此,NPPV 时需要应用加温湿化器,以面罩处气体温度达到 30~32℃为目标,兼顾患者的舒适度。嘱患者尽量经鼻呼吸,间断多次饮水。

二、痰液引流

由咳嗽机制可知,患者建立了人工气道,气道始终处于开放状态,咳嗽时就难以形成较大的肺内压;当接受正压通气时,由于呼吸机管道内始终存在一定的正压,肺内压与气道开口处形成的压差进一步减小,从而难以产生呼气相高速气流卷带气道内痰液,造成痰液排出不畅。COPD 患者呼吸肌肌力下降,自身在咳嗽时产生的肺内压本来就有限,应用正压通气后就更易出现痰液潴留,特别是建立人工气道后,对其自身痰液引流的影响更加明显,严重时可发生肺不张等,故需要正确及时地吸痰,必要时可在气管镜下吸痰;同时,应尽可能保留自主呼吸及咳嗽能力,可采取间断断开呼吸机鼓励患者自行咳嗽的办法,以利于深部痰液引流。NPPV 时为减少正压通气对肺与气道开口压差的影响,促进有效咳嗽,强调间断应用 NPPV,鼓励患者咳嗽。

对于未建立人工气道的 COPD 患者而言,在咳嗽和用力呼气时,胸膜腔内压的急剧增高容易造成小气道的受压和呼出气流的阻断,反而不利于痰液的有效排出。因此,在这些患者中合理的呼吸和有效的咳嗽动作都以避免造成过高胸膜腔内压为要点。指导及鼓励患者做深慢地缩唇呼吸可缓解其呼吸困难,对抗小气道的过早关闭;咳嗽时,指导患者改变其连续不断用力咳嗽的习惯,而采用在呼气至低肺容量时"哈"出短阵气流的方式来维持小气道开放而排出痰液。若患者难以学会此动作,可采用一种叫作"PEP"的装置,主要机制是在呼气时对抗一个固定出口的阻力器从而在气道内形成一定的呼气正压，类似地，还有可在呼气相振动气流的烟斗状 "Flutter" 以及无需严格体位的 "Acapella"。

三、胸部物理治疗

在做好气道湿化的基础上，另一项改善患者黏液 - 纤毛系统功能的措施是胸部物理治疗。最新荟萃分析提示，胸部物理治疗可促进 COPD 患者咳嗽、增加排痰量，但不能改善患者的肺功能，并且在预防 VAP 方面亦无确切疗效。但也有研究表明，在接受外科大手术的高危 COPD 患者如高龄、糖尿病、既往大量吸烟等，术前和术后及早地开展胸部物理治疗可有效预防肺部并发症的发生。

四、雾化吸入

1. **装置选择** AECOPD 患者肺功能下降明显，难以产生足够的吸气流速和深吸气量，因此不宜应用干粉吸入器；另外，COPD 患者往往年纪较大，手脑配合能力下降，也不宜直接应用 MDI，特别是在急性发作时，否则会因其手动摁压 MDI 与吸气动作不协调造成药物不能有效吸入。应用喷射雾化器时，很多患者常常用力呼吸，吸入一段时间后可出现呼吸肌疲劳现象。因此，AECOPD 患者雾化吸入的首选装置是 MDI 和储雾罐联合应用，尤其适合机械通气时。次要选择是喷射雾化器，但不宜用口含嘴，推荐应用面罩，以减轻患者的心理负担，避免用力呼吸造成呼吸肌疲劳，要求患者张口吸气以避免经鼻吸入时鼻腔对气溶胶的阻拦；对缺氧不明显的 COPD 患者应避免应用压缩氧气驱动，因为驱动雾化器的氧流量一般为 6L/min，这就可能形成了高浓度氧气吸入而抑制了低氧对其呼吸中枢的刺激。

2. **药物** 急性发作期推荐应用短效 β_2 受体激动剂，如沙丁胺醇，松弛气道平滑肌的作用强，通常在数分钟内起效，应注意不宜过量应用，否则可引起骨骼肌震颤、低血钾、心律失常等不良反应。若气道痉挛缓解不明显，联合应用 M 受体抑制剂，青光眼、前列腺肥大患者慎用。COPD 全球防治指南推荐，COPD 急性加重期应用激素吸入可减轻气道炎症，改善肺功能。患者经口吸入激素，易发生声嘶、念珠菌感染等口咽部不良反应，应注意嘱其吸入后立即用清水含漱口咽部。

（夏金根　王 辰）

———————— 参 考 文 献 ————————

［1］ 中华医学会重症医学分会. 慢性阻塞性肺疾病急性加重患者机械通气指南 (2007)[J]. 中华急诊医学杂志, 2007, 16 (4): 350-357.

［2］ Global Initiative for Chronic Obstructive Lung Disease (GOLD) 2009. The GOLD strategy for the diagnosis, management and prevention of COPD.(2009-01-01)[2021-07-01]. http://www. goldcopd. org.

［3］ TURKINGTON P M, ELLIOTT M W. Rationale for the use of non-invasive ventilation in chronic ventilatory failure [J]. Thorax, 2000, 55 (5): 417-423.

［4］ HILL N S. Noninvasive ventilation for chronic obstructive pulmonary disease [J]. Respir Care, 2004, 49 (1): 72-87.

［5］ KEENAN S P, SINUFF T, COOK D J, et al. Which patients with acute exacerbation of chronic obstructive pulmonary disease benefit from noninvasive positive-pressure ventilation？: A systematic review of the literature [J]. Ann Intern Med, 2003, 138 (11): 861-870.

［6］ 孔维民, 王辰, 杨媛华, 等. 外源性呼气末正压对慢性阻塞性肺疾病患者呼吸功的影响 [J]. 中华内科杂志, 2001, 40 (6): 385-389.

［7］ COLLABORATIVE RESEARCH GROUP OF NONINVASIVE MECHANICAL VENTILATION FOR CHRONIC OBSTRUCTIVE PULMONARY DISEASE. Early use of non-invasive positive pressure ventilation for acute exacerbations of chronic obstructive pulmonary disease: a multicentre randomized controlled trial [J]. Chin Med J (Engl), 2005, 118 (24): 2034-2040.

［8］ 曹志新, 王辰. 无创机械通气的应用范围及指征 [J]. 中华结核和呼吸杂志, 2002, 25 (3): 136-137.

［9］ CONFALONIERI M. A chart of failure risk for noninvasive ventilation in patients with COPD exacerbation [J]. European Respiratory Journal, 2005, 25 (2): 348-355.

［10］ YANG S C, YANG S P. Effects of inspiratory flow waveforms on lung mechanics, gas exchange, and respiratory metabolism in COPD patients during mechanical ventilation [J]. Chest, 2002, 122 (6): 2096-2104.

［11］ NAVA S, AMBROSINO N, BRUSCHI C, et al. Physiological effects of flow and pressure triggering during non-invasive mechanical ventilation in patients with chronic obstructive pulmonary disease [J]. Thorax, 1997, 52 (3): 249-254.

［12］ GUERIN C, MILIC-EMILI J, FOURNIER G. Effect of PEEP on work of breathing in mechanically ventilated COPD patients [J]. Intensive Care Med, 2000, 26 (9): 1207-1214.

［13］ 王辰. 临床上应重视内源性呼气末正压问题 [J]. 中华结核和呼吸杂志, 2005, 28 (2): 75-76.

［14］ 王辰, 商鸣宇. 有创与无创序贯性机械通气治疗慢性阻塞性肺疾病所致严重呼吸衰竭的研究 [J]. 中华结核和呼吸杂志, 2000, 23 (4): 212-216.

［15］ FERRER M, VALENCIA M, NICOLAS J M, et al. Early noninvasive ventilation averts extubation failure in patients at risk: a randomized trial [J]. Am J Respir Crit Care Med, 2006, 173 (2): 164-170.

［16］ ESTEBAN A, FRUTOS-VIVAR F, FERGUSON N D, et al. Noninvasive positive-pressure ventilation for respiratory failure after extubation [J]. N Engl J Med, 2004, 350 (24): 2452-2460.

［17］ JONES A P, ROWE B H. Bronchopulmonary hygiene physical therapy for chronic obstructive pulmonary disease and bronchiectasis [J]. Cochrane Database Syst Rev, 2000(2): CD000045.

［18］ GARROD R, LASSERSON T. Role of physiotherapy in the management of chronic lung diseases: an overview of systematic reviews [J]. Respir Med, 2007, 101 (12): 2429-2436.

［19］ MCCOOL F D, ROSEN M J. Nonpharmacologic airway clearance therapies: ACCP evidence-based clinical practice guidelines [J]. Chest, 2006, 129 (1 Suppl): 250S-259S.

第 30 章　支气管哮喘

支气管哮喘(哮喘)是一种严重威胁公众健康的慢性气道疾病,2015 年全球疾病负担研究显示,全球约有 3.58 亿患者,每年约有 40 万人死于哮喘。中国肺部健康(CPH)研究显示,我国 20 岁及以上成人哮喘患病率为 4.2%,即中国有 4 570 万成人罹患哮喘。尽管对哮喘的病理生理日臻了解及治疗药物不断增多,但由于我国地域辽阔,不同地区以及城乡之间医疗资源的可及性存在巨大差异,哮喘患者的规范化管理与经济发达国家相比还存在较大差距。例如,在我国,26.2% 哮喘患者存在肺功能气流受限,而经济发达国家该比例为 16.2%~18.8%;在我国,15.5% 哮喘患者在过去一年因呼吸道症状急性发作至少有一次急诊就诊,而英国只有 8.4%。以下就哮喘患者非急性发作期、急性发作期的管理予以阐述,重点对重度和危重哮喘急性发作时的识别和处理进行介绍。

一、哮喘非急性发作期的管理

全球哮喘防治策略(GINA)对哮喘的诊断、规范化治疗以及评估、管理等给出了详细的推荐意见。在此需要强调的是哮喘需要长期规范化治疗,通过开展患者教育活动,可提高患者对哮喘的认识和对治疗的依从性,增强自我监测和管理能力,减少急性发作、住院率及病死率,提高生活质量。但国内外调查显示哮喘患者不遵医嘱用药的发生率在 50% 左右,难治性哮喘患者的依从性更差。因此,在患者随诊中,评估患者的控制状态以及患者的依从性至关重要。如果患者治疗依从性差,应该分析导致患者依从性差的原因,并根据存在的问题制订针对性的解决方案,加强患者自我管理、制订书面治疗计划,推进以患者为中心的沟通方式。

吸入治疗是哮喘最常用也是最重要的治疗方式。目前吸入装置种类繁多,使用不当会导致哮喘控制不佳,增加哮喘急性发作的风险以及吸入药物的不良反应,甚至使患者产生抵触吸入制剂的情绪,因此掌握吸入制剂的正确使用非常重要。国外研究发现,70%~80% 患者不能正确使用吸入装置,因此,吸入装置的运用技巧培训非常必要。为确保有效使用吸入装置,要基于不同药物、不同患者和花费选择适合的吸入装置,鼓励患者参与装置的选择过程;为避免混淆,最好不要同时使用多种吸入装置。随时评估患者吸入装置的应用情况,反复对患者进行吸入技术教育可提高正确使用率。医生、临床药师或护士应当以实物正确演示每一种处方吸入装置的使用方法,然后让患者练习,查看患者药物使用的细节,发现错误及时纠正,如此反复数次。多次训练后患者仍不能正确使用该吸入装置时应考虑换另一种吸入装置(不同吸入装置的使用技巧不在本节赘述)。

即便如此,严重甚至危及生命的哮喘急性发作在临床也不少见。为提高此类患者的救治成功率,我们应高度重视重度和危重哮喘急性发作时的识别和处理。

二、急性重症哮喘的临床表现

哮喘急性发作是指喘息、气急、胸闷或咳嗽等症状突然发生或症状加重。哮喘急性发作时其程度轻重不一,病情加重可在数小时或数天内出现,偶尔可在数分钟内即危及生命,故应对病情做出正确评估并及时治疗。急性发作时严重程度可分为轻度、中度、重度和危重 4 级。患者出现重度或危重发作时,常表现为气短严重,需要端坐呼吸,只能发单字表达或者不能讲话,常有焦虑和烦躁、大汗淋漓,或者出现嗜睡或意识模糊,呼吸频率增快(>30 次 /min),常有三凹征或胸腹矛盾运动,闻及响亮、弥漫的哮鸣音,危重时哮鸣音减弱或消失,心率增快,常>120 次 /min,奇脉或出现脉率变慢或不规则,严重时出现低氧血症和高二氧化碳血症,pH 降低。为了便于表述,本章将重度和危重哮喘急性发作统一简称为急性重症哮喘。

三、急性重症哮喘患者呼吸力学特点

急性重症哮喘患者最主要的呼吸力学特点是肺部过度充气(pulmonary hyperinflation,PHI)。此时肺功能残气量(FRC)显著增大,一般能超过正常值的 2 倍。PHI 的形成主要由于以下两个主要因素:①呼气气流驱动压的降低,这主要是由于肺组织弹性回缩力的降低和呼气时吸气肌持续活动导致胸廓向外弹性回复力的增大;②气道阻力的增加,这主要与气道痉挛和 / 或痰液阻塞气道有关。由于上述两种因素的影响,呼气气流出现严重受限,在这种情况下,呼吸系统的时间常数显著增大,肺内气体完全排空所需的时间将会明显延长,以致在每次吸气之前,肺泡内都会残留部分气体,最终导致肺过度充气的发生,而此时肺泡内压力变为正值,即出现内源性呼气末正压(PEEPi)。

急性重症哮喘患者的气道阻塞呈不均匀分布,主要表现为解剖上(由于气道内分泌物、气道的水肿和痉挛等因素造成)和动态上(由于呼气时胸内正压对远端气道的压迫造成)的不均匀。此时肺组织不同的部位可以出现不同的呼吸力学特征,主要表现为 4 类不同区域。① A 区域:该区域肺组织的气道没有阻塞,无 PHI 的发生;② B 区域:该区域气道在整个呼吸周期中始终处于阻塞状态;③ C 区域:气道阻塞只发生在呼气过程中,该区域易出现 PHI 和 PEEPi;④ D 区域:气道在整个呼吸周期中一直处于部分阻塞,该区域也能产生 PHI 和 PEEPi 水平,但程度低于 C 区域。在这种具有不同时间常数的肺组织中,正压通气时大部分潮气量会分布于具有正常呼吸力学特性的肺组织中,即 A 区域,而 A 区域常常仅占肺总容积的很小一部分,故此时大潮气量通气会导致此区域过度充气,若 PHI 不能及时控制,则可能会出现以下严重后果:肺部血流重新分布至正常肺组织,导致通气血流比的失调;增加气压伤发生的危险性;阻碍静脉回流,可能会产生血流动力学恶化,甚至出现休克和心脏骤停。因此,急性重症哮喘患者呼吸治疗的主要目的就是预防和控制 PHI 的进一步加重,主要措施包括呼吸支持技术、气道雾化和湿化治疗等,其中呼吸支持技术的选择及其模式和参数的调节甚为重要。

四、呼吸支持技术的管理

(一) 有创正压通气

1. **气管插管指征**　气管插管时机的选择主要取决于临床判断。主要指征:经积极治疗后患者病情或呼吸窘迫症状仍进行性加重,并伴有意识水平的改变。在医疗条件允许的情况下,插管上机宜早不宜迟,减少因治疗延误而出现的严重并发症。

2. 人工气道的选择 我们推荐经口气管插管,理由是:①经口插管相对容易,操作快;②气管插管口径较大,有利于痰液引流和降低气道阻力,还利于雾化药物在肺内沉积;③哮喘患者插管上机时间一般较短,无需长期进行口腔护理。

3. 有创通气模式和参数的管理 急性重症哮喘患者进行机械通气的主要目的是避免气道高压和减轻肺过度充气。为达到此目的,应行控制性低通气治疗,但同时可能会伴有高碳酸血症的发生,也就是推荐采用"控制性低通气"或"允许性高碳酸血症"。虽然各类文献都未明确指出 $PaCO_2$ 安全水平的上限及 pH 安全范围的下限,但大多数学者认为, $PaCO_2$ 低于 $80\sim100mmHg$ 及 pH>7.15 较为安全。

表 30-1 列出了急性重症哮喘患者有创通气时初始参数的设置。减轻肺过度充气的主要方法是降低每分通气量($\leqslant10L/min$)和延长呼气时间($\geqslant4s$)。然而一旦呼吸形式达到此目标,进一步降低每分通气量或延长呼气时间对减轻肺过度充气的影响已很小。

表 30-1 急性重症哮喘患者有创通气时初始参数的设置

通气参数	初始设置
通气模式	容量通气模式
每分通气量	$<10L/min$
潮气量	$6\sim10ml/kg$
呼吸频率	$10\sim14BPM$
平台压	$<30cmH_2O$
吸气峰流速	$60\sim80L/min$
吸气流速波	递减波
呼气时间	$4\sim5s$
PEEP	$0cmH_2O$
FiO_2	维持 $SpO_2>90\%$

(1)通气模式:一般情况下,哮喘患者插管后需应用镇静药或肌松药行控制通气,避免人机不协调和行控制性低通气治疗。对于选择何种模式,目前无统一的意见,但与压力控制通气模式相比,容量控制通气使用较多,主要有以下原因:首先,急性重症哮喘患者气道阻力和 PEEPi 都较大,且易变,压力控制通气时潮气量波动较大,可能会造成难以接受的肺泡低通气现象;另外,当气道阻力改善后,压力控制通气又易造成严重的呼吸性碱中毒。容量控制通气可以避免这些现象的发生,但需密切监测气道压力的变化。

(2)吸气流速波形及吸气流速:在容量控制通气时,流速波形一般选择递减波。与方波相比,递减波产生的气道峰压较小,能避免高压报警所致安全阀的开放,保证潮气量输送的稳定,另外,能促进气体在肺部均匀分布,改善通气血流比。

在一定潮气量和呼吸频率条件下,增加吸气流速可以降低吸气时间,延长呼气时间。吸气流速一般设置为 $60\sim80L/min$,因为继续增加吸气流速所产生的效果已很有限(如有研究发现,吸气流速由 $60\sim80L/min$ 增加至 $100\sim120L/min$ 时,延长的呼气时间<1 秒,此时对

改善肺过度充气的作用很小),而且还会引起峰压进一步升高。

(3)内源性 PEEP 的作用:Tuxen 在严重气道阻塞患者中发现,逐渐增加外源性 PEEP(PEEPe)(从 5cmH$_2$O 增至 15cmH$_2$O)会造成吸气末肺容积和功能残气量成比例、显著地增加,并伴有平台压(P$_{plat}$)升高,还伴有食管压和中心静脉压的增加、心排血量和血压的降低。有研究发现,在重症哮喘患者中,增大的气流阻力主要来自不易塌陷的中心气道,而外周易塌陷的支气管和细支气管的跨膜压在呼气过程中一直是正值。在这种情况下,被动呼气无流量限制(如无瀑布效应),此时 PEEPe 会扩张所有的气道直到肺泡。因此,哮喘患者在行控制通气时为被动呼吸,PEEPe 对减少患者呼吸功无任何作用,反而会增加呼气末肺容积,导致 PHI 进一步加重。

相反,当患者呼吸肌肌力恢复或患者能触发呼吸机时,低水平 PEEPe 可能会起到一定的作用。此时,中心气道的阻力可能已经正常,外周气道可能存在与 COPD 患者急性加重时相似的易塌陷情况而产生呼气流量限制。因此当患者能触发呼吸机,适当 PEEPe 能减少呼吸肌的吸气触发做功。值得注意的是,瀑布效应在肺内不是均一的,流量限制和流量无限制的气道同时存在。故应谨慎地进行低水平 PEEPe(≤8cmH$_2$O)试验,同时需严密监测气道压和血压变化。另外,随着肺部力学机制和通气需求的改变,PEEPe 也必须重新评估。

因此,当哮喘患者行控制通气时,PEEPe 可不予设置(即设置为 0cmH$_2$O);而当患者可自主触发呼吸机时,PEEPe 可根据患者的舒适程度逐渐滴定,但需低于 PEEPi 水平。

4. 过度充气的监测　由于哮喘患者存在肺过度充气,机械通气易造成低血压和机械通气相关肺损伤(气压-容积伤)的发生。为了减少这些并发症的发生和便于呼吸机参数的调节,应尽可能对肺过度充气进行监测。临床中常用的方法有以下几种。

(1)动态观察胸廓饱满度:监测肺过度通气最简单的方法是动态观察胸廓的饱满度,如果胸廓越来越饱满,或同一潮气量时胸廓的活动幅度越来越小,则提示动态肺过度充气的存在。

(2)吸气末平台压(P$_{plat}$)的变化:平台压用于克服胸肺的弹性阻力,反映机械通气时肺泡承受的最大压力,决定肺泡的扩张程度,是对吸气末平均肺泡压的估算,因而被认为是引起气压伤的直接原因。测定时患者必须完全处于肌松状态,在吸气末短暂阻断呼气口,首先可见气道峰压,接着该压力与肺泡压达到平衡,遂迅速下降达稳定状态,即 P$_{plat}$。虽然 P$_{plat}$ 并未被证实是预测并发症的可靠指标,但研究发现,在 P$_{plat}$<30cmH$_2$O 时极少发生并发症,故平台压监测也是肺过度通气监测的简便方法之一。

(3)呼出肺容积:目前反映气流阻塞和肺过度充气的较好指标。测量方法:患者在 60 秒窒息时间内,从吸气末到静态功能残气位过程中所呼出的气体量,即呼出肺容积。此时呼气肺容量为潮气量和陷闭气体(air trapping)量之和。有研究发现,若呼出肺容量>20ml/kg,易出现低血压和气压伤等并发症。但因该方法操作较复杂,在临床中不是常规应用。

(4)内源性呼气末正压(PEEPi):若气体呼出受阻,肺泡气体未完全排空,出现气体陷闭,导致呼气末肺泡压力依然保持正值。此时,可在呼气末瞬间阻断呼气口,使气道内压力与肺泡压达到相等,气道压即为 PEEPi。我们可以通过 PEEPi 来判断肺过度充气发生程度。

5. 撤离 急性重症哮喘患者撤机时机的把握取决于临床判断。我们的经验是,当动态过度充气明显减轻(胸部听诊哮鸣音明显减少,PEEPi<5cmH₂O)时即可开始进行撤机(具体撤机的实施参见相关章节)。与COPD患者撤机不同的是,急性重症哮喘患者撤机决策应该更果断。若患者在无严重气道阻塞的情况下出现撤机困难,必须考虑神经肌肉阻滞剂和糖皮质激素所致肌病的影响。

(二) 无创正压通气

鉴于无创正压通气(NPPV)并发症少,对于尚未达到插管上机标准而又无NPPV禁忌证的重症哮喘患者,早期应用NPPV对改善患者的病理生理状况,避免气管插管可能有积极的作用,但其通气效果不如有创通气,监测功能也不完善,亦可能会延误气管插管时机。因此,识别哪类患者能从NPPV中获益很重要。在因急性呼吸衰竭而进入ICU的重症哮喘患者中发现,应用NPPV治疗成功患者[PaCO₂(53±13)mmHg;pH 7.28±0.008]较最终气管插管患者[PaCO₂(89±29)mmHg;pH 7.05±0.21]的呼吸性酸中毒程度轻。所以对于入院时存在严重的高碳酸血症的哮喘患者,虽未发现NPPV禁忌证,但需严密观察患者病情变化。

实施NPPV时,开始时使用低水平的吸气压(5~7cmH₂O)和PEEP(3~5cmH₂O)。压力支持需逐渐增加(每15分钟增加2cmH₂O),其目标是使呼吸频率<25次/min,同时保持吸气峰压<25cmH₂O。但在应用过程中出现下列情况应立即停止NPPV行气管插管:①患者呼吸窘迫症状进一步加重;② PaCO₂进一步升高;③出现昏迷、抽搐或痰液引流障碍等需立即建立人工气道的;④血流动力学不稳定;⑤不能耐受面罩。

(三) 经鼻高流量氧疗

经鼻高流量氧疗(HFNC)已广泛应用于急性肺损伤(ALI)、慢性阻塞性肺疾病急性加重(AECOPD)等治疗,近年来,HFNC也有一些用于哮喘急性发作的报道,例如,González等回顾性分析了2012—2016年入住西班牙三级医院儿科病房年龄在4~15岁儿童哮喘急性发作的536例患儿,其中40例(7.5%)的患儿采用了HFNC治疗。在使用后3~6小时,患儿的呼吸频率、心率以及呼吸窘迫评分明显下降,提示HFNC可能对治疗哮喘发作有一定的效果。但另一项回顾性观察性研究比较了HFNC与无创正压通气在治疗儿童哮喘急性发作的疗效,结果发现,HFNC有可能导致某些患儿无创正压通气治疗的延迟,并可能延长住ICU的时间。

五、其他相关呼吸治疗问题

(一) 气道雾化吸入治疗

对于严重支气管痉挛的哮喘患者,雾化吸入支气管扩张剂因具有起效快、不良反应少等优点而常作为临床一线用药。常用的雾化吸入药物有糖皮质激素(如布地奈德、丙酸倍氯米松等)、β受体激动剂(如沙丁胺醇等)和M受体阻滞剂(如异丙托溴铵等)三类。

1. 吸入激素 已有研究证实,哮喘急性发作时,局部激素吸入治疗能有效地改善症状和肺功能,并且与单纯吸入沙丁胺醇相比,联合吸入激素和沙丁胺醇能更有效地扩张气道。虽然激素吸入治疗不能完全替代激素的全身应用,但对于中重度哮喘急性发作患者,高剂量激素吸入联合全身应用激素能更有效地控制病情,减少哮喘急性发作次数。

2. β受体激动剂 短效β受体激动剂是哮喘急性发作期最常用、起效最快的支气管扩张剂。目前短效 β 受体激动剂持续雾化与间断雾化治疗对哮喘急性发作期患者的疗效仍有争议。研究显示持续雾化吸入治疗能够增加患者的呼气峰流速,降低住院率。但对于住院患者,与常规定时(每 4 小时)雾化吸入治疗相比,按需雾化吸入治疗能缩短住院时间,减少短效 β 受体激动剂的剂量。所以,对于哮喘急性发作期患者初始可给予持续雾化吸入,住院后选择按需雾化吸入治疗方式较为合适。

3. **M 受体阻滞剂**　M 受体阻滞剂可通过降低迷走神经张力而舒张支气管,但其舒张支气管作用较 β 受体激动剂弱,起效也较缓慢。目前 GINA 推荐联用 M 受体阻滞剂和 β 受体激动剂雾化吸入治疗哮喘急性发作,因为两者联用较单用能更有效地扩张气道,改善第 1 秒用力呼气容积(FEV_1)和呼气峰流速(PEF),且具有起效快、效用时间长和住院率低等优点。

4. **雾化装置的选择**　目前用于雾化吸入治疗的装置主要包括定量雾化吸入器(MDI)、小剂量雾化器和干粉吸入器。但对于严重支气管痉挛的哮喘患者,因吸气峰流速和深吸气量较低,呼吸急促,故不能给予干粉吸入治疗。MDI 具有成本低、使用方便和药物沉积率高等优点,常作为雾化吸入治疗装置的首选。但对于急性重症哮喘患者,因无法深吸气和屏气,也不能协调喷药与呼吸同步,因此会影响 MDI 的治疗效果。为了解决此问题,可通过以下两种方式改善吸入药物在肺内沉积:喷射雾化吸入和使用 MDI 加储雾罐(spacer)雾化吸入。在临床中,MDI 装置加上储雾罐较常用,其具有操作简便、易重复增加剂量、能快速达到支气管扩张效果和减少细菌感染机会等优点。

另外,值得注意的是,对于气管插管的患者,在雾化吸入治疗时应增加药物的使用剂量,如采用 MDI 装置吸入沙丁胺醇时,应由常规的 2 喷增加至 4 喷,主要是补偿药物在呼吸机管路和气管插管内的消耗。

(二) 气道湿化

哮喘急性发作患者常因呼吸急促、张口呼吸易致气道水分大量丢失,痰液黏稠,痰痂形成,故应加强气道湿化,促进痰液引流,减轻气道阻力。对于未建立人工气道的患者,只能通过补液来补偿体内水分的丢失和加强气道的湿化。对于建立人工气道的患者,上气道温湿化功能丧失,气道湿化更严重不足,故此时应选用合适的湿化装置。临床中常用的湿化装置包括主动加温湿化器和热湿交换器(人工鼻,HME)。对于重症哮喘患者,气道湿化应选择主动加温湿化器,并尽可能使吸入气体接近正常气道温湿度(37℃,100% 相对湿度),而不宜应用 HME,主要有以下三个原因:① HME 湿化效果差;②增加呼气阻力,进一步加重呼气气流受限;③增加无效腔量,导致肺泡通气量下降和高碳酸血症进一步加重。

(三) 氦氧混合气体的吸入

氦气由于密度较低,故能减轻小气道因狭窄及黏膜表面分泌物增多所引起的涡流,降低气道阻力,从而减少呼吸功、氧耗量和二氧化碳产量。研究发现,氦氧混合气的吸入治疗(60%~70%He 和 30%~40%O_2)能改善气管插管哮喘患者的氧合、降低气道阻力和纠正急性呼吸性酸中毒,但这种效应在治疗 1 小时后开始减弱。另外值得注意的是,此时实际输送给患者的 FiO_2 和潮气量与设置的值不相符,很多呼吸机在使用前都需进行气体校准,因而限制了其在临床中的应用。

（黄克武）

———— 参 考 文 献 ————

［1］ GBD 2015 CHRONIC RESPIRATORY DISEASE COLLABORATORS. Global, regional, and national deaths, preva-lence, disabilityadjusted life years, and years lived with disability for chronic obstructive pulmonary disease and asthma, 1990-2015: a systematic analysis for the Global Burden of Disease Study 2015 [J]. Lancet Respir Med, 2017, 5 (9): 691-706.

［2］ HUANG K, YANG T, XU J, et al. Prevalence, risk factors, and management of asthma in China: a national cross-sectional study [J]. Lancet, 2019, 394 (10196): 407-418.

［3］ GINA Executive and Science committee. Global strategy for asthma management and prevention. 2020.(2020-04-20) [2021-07-01]. http://ginasthma. org/wp-content/uploads/2020/04/GINA-2020-full-report-final-wms. pdf.

［4］ ODDO M, FEIHL F, SCHALLER M D, et al. Management of mechanical ventilation in acute severe asthma: practical aspects [J]. Intensive Care Med, 2006, 32 (4): 501-510.

［5］ TUXEN D V. Detrimental effects of positive end-expiratory pressure during controlled mechanical ventilation of patients with severe airflow obstruction [J]. Am Rev Respir Dis, 1989, 140 (1): 5-9.

［6］ SOROKSKY A, STAV D, SHPIRER I. A pilot prospective, randomized, placebo-controlled trial of bilevel positive airway pressure in acute asthmatic attack [J]. Chest, 2003, 123 (4): 1018-1025.

［7］ SOMA T, HINO M, KIDA K, et al. A prospective and randomized study for improvement of acute asthma by non-invasive positive pressure ventilation (NPPV)[J]. Intern Med, 2008, 47 (6): 493-501.

［8］ MEDURI G U, COOK T R, TURNER R E, et al. Noninvasive positive pressure ventilation in status asthmat-icus [J]. Chest, 1996, 110 (3): 767-774.

［9］ FERNÁNDEZ M M, VILLAGRÁ A, BLANCH L, et al. Non-invasive mechanical ventilation in status asthmat-icus [J]. Intensive Care Med, 2001, 27 (3): 486-492.

［10］ GONZÁLEZ MARTÍNEZ F, GONZÁLEZ SÁNCHEZ M I, TOLEDO DEL CASTILLO B, et al. Treatment with high-flow oxygen therapy in asthma exacerbations in a paediatric hospital ward: experience from 2012 to 2016 [J]. An Pediatr (Engl Ed), 2019, 90 (2): 72-78.

［11］ PILAR J, MODESTO I ALAPONT V, LOPEZ-FERNANDEZ Y M, et al. High-flow nasal cannula therapy versus non-invasive ventilation in children with severe acute asthma exacerbation: An observational cohort study [J]. Med Intensiva, 2017, 41 (7): 418-424.

［12］ RODRIGO G J. Inhaled therapy for acute adult asthma [J]. Curr Opin Allergy Clin Immunol, 2003, 3 (3): 169-175.

［13］ DUARTE A G, MOMII K, BIDANI A. Bronchodilator therapy with metered-dose inhaler and spacer versus nebulizer in mechanically ventilated patients: comparison of magnitude and duration of response [J]. Respir Care, 2000, 45 (7): 817-823.

［14］ HO A M, LEE A, KARMAKAR M K, et al. Heliox vs air-oxygen mixtures for the treatment of patients with acute asthma: a systematic overview [J]. Chest, 2003, 123 (3): 882-890.

第31章　免疫抑制患者呼吸衰竭

　　免疫抑制患者逐年增多,机体免疫功能下降使其发生各种并发症的概率明显增高,其中肺部感染尤为常见,成为呼吸衰竭的重要原因。因为呼吸衰竭需要入住重症监护病房(ICU)的免疫抑制患者病死率可达40%~90%,尽管近年来有所改善但仍处于较高水平,并且有创机械通气是患者死亡的高风险因素。气管插管和机械通气相关的各种并发症,如呼吸机相关肺炎(VAP)、感染性休克等往往是这类患者死亡的主要原因。因此,避免气管插管和缩短有创通气的应用时间以减少院内感染、呼吸机相关性肺损伤等并发症的发生,尽早明确肺部感染的病原学,成为改善这类患者预后的关键。

第1节　呼吸支持

　　免疫抑制患者发生的呼吸衰竭大部分是急性低氧性呼吸衰竭(acute hypoxemic respiratory failure,AHRF),呼吸支持目标是维持基本氧合,避免缺氧对机体各脏器的损伤,为治疗呼吸衰竭的原发病因争取时间。患者免疫力低下,一旦发生院内感染,病死率很高。因此,应尽可能避免院内感染,特别是避免建立人工气道。

一、经鼻高流量氧疗

　　经鼻高流量氧疗(high flow nasal cannula,HFNC)可以输送加温湿化的高流量气体,且气体氧浓度可调。HFNC已在ICU中被广泛用于成人急性呼吸衰竭的治疗,其在改善患者氧合指数和降低呼吸频率方面优于常规氧疗,但是在针对重症免疫抑制呼吸衰竭的随机对照试验(RCT)研究中未能观察到其他HFNC优于常规氧疗的指标如插管率、住ICU天数、ICU获得性感染及28天死亡率等。2020年一项包含了该RCT的荟萃分析中发现HFNC与常规氧疗相比可以降低插管率,而与无创正压通气(NPPV)相比可以缩短ICU入住时间,但是与两者相比HFNC并不能降低患者短期病死率。证据表明HFNC在免疫抑制患者呼吸衰竭的支持作用是有效的,但应该注意把握插管时机,避免延迟插管。

二、无创正压通气

　　2015年,Lemiale等在一项大样本多中心RCT中发现,与单纯氧疗相比,合并急性低氧性呼吸衰竭的免疫抑制患者早期使用NPPV不能降低气管插管率及28天病死率,这对人们的传统认识产生了冲击。学者进行分析发现除众多因素外,两组均有约40%患者接受了HFNC,这可能会掩盖NPPV或传统氧疗的益处或害处。2017年欧洲呼吸学会/美国胸科协会NPPV应用指南基于循证,仍然推荐其作为早期干预手段治疗免疫抑制患者急性呼吸衰竭。

(一) 早期 NPPV 避免气管插管

已有两项前瞻性 RCT 分别在实体器官移植和多种类型免疫抑制合并 AHRF 患者中完成,结果表明 NPPV 组气管插管率、严重并发症(脓毒血症、感染性休克、多器官功能衰竭)的发生率、ICU 入住时间以及 ICU 内病死率均较常规氧疗组明显降低。因此,无论是哪种类型的免疫抑制患者,NPPV 作为一种 AHRF 早期的辅助通气手段可有效避免气管插管,在降低严重并发症发生率,甚至降低病死率方面显示较好的应用前景。

准确识别应用于 AHRF 的适应证和禁忌证是成功应用 NPPV 的关键。若入选病例病情过重,NPPV 疗效不佳,且可能延误病情。如 Depuydt 等在 PaO_2/FiO_2 均值为 72mmHg,SAPS Ⅱ 评分平均 46 分的 26 例血液系统恶性肿瘤的患者中应用 NPPV,失败率和院内病死率分别高达 69% 和 81%。因此,对于能够成功应用 NPPV 患者的特征可能是:基础病情较轻,一旦应用 NPPV 后能够很快耐受面罩和呼吸机,血气能快速明显改善,呼吸频率下降。此外,NPPV 的适应证还与操作环境(人员配备、监护条件)、操作经验和水平、有创通气的条件和应用水平等多种因素有关。但鉴于在免疫抑制患者中应用 NPPV 的有效性以及有创通气的高风险性,更应强调 NPPV 尽早试用原则,即无禁忌证情况下,NPPV 可尽早试用,1~2 小时后若病情无改善或有恶化趋势,需立即换用有创通气。

近年来,有学者认为 NPPV 的模式也是影响其疗效的因素之一。长期以来,CPAP 被认为可改善 AHRF 患者氧合及降低呼吸功耗,但这种观念正逐步被更正,S/T 在降低呼吸功耗方面优于 CPAP。这些急性缺氧患者往往存在呼吸窘迫,呼吸驱动增强,S/T 不仅提供 PEEP 改善氧合,而且提供吸气辅助,在一定程度上减少吸气肌做功,避免呼吸肌疲劳或无力的发生。

(二) NPPV 失败及时换用有创通气

BTS 指南指出:NPPV 不是有创通气的替代。在应用 NPPV 过程中如何及时、准确地把握 NPPV 转换为有创通气的时机具有重要意义:一方面可以提高 NPPV 的有效性,另一方面可避免延迟气管插管,从而提高 NPPV 的安全性。

对于如何定义 NPPV 失败,以及何时需要进行有创机械通气,针对不同患者的研究对此有不同的界定。Antonelli 等认为出现下述情况需换用有创通气:$FiO_2>0.6$ 而 $PaO_2<65mmHg$;病情进展,丧失气道保护能力,如昏迷或气道分泌物增多;血流动力学不稳定或严重心律失常;不能耐受面罩。依此标准,其研究中 32 例 NPPV 患者有 10 例最终需气管插管行有创机械通气治疗,其中 9 例死亡(90%),病死率高达 90%;在其另一针对实体器官移植患者的研究中,应用以上相同插管标准,在 18 例插管患者中最终死亡 14 例(78%)。在 Hilbert 的研究中,其插管标准之一为 $PaO_2/FiO_2<85mmHg$,最终插管的 32 例患者中 ICU 内死亡 28 例,ICU 病死率高达 88%。由此可见,若 NPPV 转换为有创通气的时机不当,则可能延误病情,故应强调 NPPV 的 "试用" 和 "及时换用" 原则。

(三) HFNC 或 NPPV 辅助早期撤离有创通气

虽然有创通气能保证有效通气,但免疫抑制患者建立人工气道后往往容易发生相关并发症而致死亡。因此,在免疫抑制患者不可避免地应用有创通气后,除积极寻找病因以及针对性治疗外,如何进一步缩短有创通气的时间以减少有创通气的并发症仍然是研究的热点。如国内学者应用有创 - 无创序贯通气治疗急性呼吸窘迫综合征(ARDS),以

NPPV 辅助 18 例 ARDS 患者早期拔管的方法,取得了较好的疗效。但该方法能否降低接受有创通气的免疫抑制患者的病死率,仍有待于研究证实。选择合适的病例和把握实施序贯通气的时机将显著影响疗效,一般而言,若患者病情稳定或有好转倾向,所需要的 PEEP $\leqslant$ 10cmH$_2$O,FiO$_2$ $\leqslant$ 0.6 时,可考虑转换为 NPPV。

第 2 节　气道管理

免疫抑制患者往往年轻,既往基础状态尚可,起病早期气道分泌物不多,气道保护能力和气道自净能力均较强。因此,气道管理的重点是获取更高质量的病原学依据以便尽快明确病因,进行针对性治疗。同时,注意预防机械通气并发症。

一、获取高质量的病原学

对于免疫抑制患者,尽快明确其发生急性呼吸衰竭的病因并进行针对性治疗对患者预后有极为重要的影响。研究发现,NPPV 组中诊断明确的免疫抑制患者气管插管率和 ICU 病死率、院内病死率相对于诊断不明确的患者均显著降低。对发热伴呼吸系统症状且 X 线胸片提示肺部浸润影的免疫抑制患者,应及早确定其有无肺部感染并积极查找病原学。其中,气管镜检查对于病原学诊断具有很高的可靠性和敏感性,有作者推荐支气管肺泡灌洗(BAL)检查可作为这类患者获得病原学诊断的首选方法。然而,临床上患者通常因存在明显缺氧而难以接受气管镜检查。尽管没有绝对禁忌证,对于未建立人工气道的严重缺氧患者进行气管镜检查仍具有很高的风险性,美国胸科医师协会指出,对普通氧疗条件下动脉血氧分压仍低于 75mmHg 或高碳酸血症患者应避免行支气管肺泡灌洗。因此,对于高度怀疑感染所致急性呼吸衰竭的免疫抑制患者,若其在普通氧疗条件下仍难以达到该标准,可考虑插管在有创通气辅助条件下完成;插管行气管镜检查的另一好处是,气管镜无须刺激声门而直接进入下呼吸道,减少应激反应防止缺氧加重,检查时间也明显缩短。患者检查后一旦清醒,如果所需要的呼吸支持力度和吸入氧浓度不高,可考虑应用 NPPV 辅助早期拔管。

二、预防机械通气并发症

1. **VAP**　有创通气免疫抑制患者一旦发生 VAP,病死率极高。应注意严格规范操作,强调接触患者前后洗手,保护性隔离,避免交叉感染。在人工气道建立期间,密切注意防止 VAP 发生:①保持至少 30° 半卧位;②及时吸出气道内、口鼻腔分泌物;③维持气囊压力于 25~30cmH$_2$O,注意清除气囊上滞留物;④气道分泌物不多的患者,可考虑应用人工鼻,若应用主动加温湿化器,可选用带加热导丝的管路以减少管路内冷凝水形成;⑤减少呼吸机管路断开的次数,可应用封闭式吸痰管。

2. **气压伤**　免疫抑制患者较易发生各种机会性感染,病毒、真菌感染可能性大,感染后往往存在肺间质改变,患者亦常伴有咳嗽且多为剧烈干咳,在正压通气时易发生气压伤。因此,应用 NPPV 时注意嘱患者勿带机咳嗽,必要时可适当镇咳。有创通气时尽量保留自主呼吸,减少人机对抗,气道压力不宜超过 30cmH$_2$O,合理设置报警限。

综上所述,HFNC 在免疫抑制患者发生 AHRF 时的呼吸支持作用逐渐被人们认识到。与高浓度传统氧疗相比,NPPV 应用于发生 AHRF 的免疫抑制患者可以避免气管插管,减少各种严重并发症的发生率,提高患者的生存率,其疗效经两项前瞻性随机对照研究已得以证实,NPPV 可作为临床治疗此类急性呼吸衰竭患者的首选。其中,如何选择患者使其最大程度受益、提高临床操作者的技能以及把握 NPPV 转换为有创通气的时机都是影响预后的关键因素。一旦应用有创通气,应注意预防 VAP 和气压伤的发生,尽量缩短有创通气的应用时间。对于感染因素所致急性呼吸衰竭患者,尽早明确病原学对其预后有重要作用。

(李 洁 景国强)

———————————————— 参 考 文 献 ————————————————

[1] AZOULAY E, PICKKERS P, SOARES M, et al. Acute hypoxemic respiratory failure in immunocompromised patients: the Efraim multinational prospective cohort study [J]. Intensive Care Med, 2017, 43 (12): 1808-1819.

[2] AZOULAY E, LEMIALE V, MOKART D, et al. Effect of high-flow nasal oxygen vs standard oxygen on 28-day mortality in immunocompromised patients with acute respiratory failure: The HIGH randomized clinical trial [J]. JAMA, 2018, 320 (20): 2099-2107.

[3] WANG Y, NI Y, SUN J, et al. Use of high-flow nasal cannula for immunocompromise and acute respiratory failure: a systematic review and meta-analysis [J]. J Emerg Med, 2020, 58 (3): 413-423.

[4] LEMIALE V, MOKART D, RESCHE-RIGON M, et al. Effect of noninvasive ventilation vs oxygen therapy on mortality among immunocompromised patients with acute respiratory failure: a randomized clinical trial [J]. JAMA, 2015, 314 (16): 1711-1719.

[5] ROCHWERG B, BROCHARD L, ELLIOTT M W, et al. Official ERS/ATS clinical practice guidelines: noninvasive ventilation for acute respiratory failure [J]. Eur Respir J, 2017, 50 (2): pii: 1602426.

[6] HILL N S. Noninvasive ventilation for immunocompromised patients [J]. N Engl J Med, 2001, 344 (7): 522-524.

[7] HILBERT G, D GRUSON, VARGAS F. Noninvasive mechanical ventilation in immunocompromised patients [J]. Clinical Pulmonary Medicine, 2004, 11 (3): 175-182.

[8] DEPUYDT P O, BENOIT D D, VANDEWOUDE K H, et al. Outcome in noninvasively and invasively ventilated hematologic patients with acute respiratory failure [J]. Chest, 2004, 126 (4): 1299-1306.

[9] BACH P B, SCHRAG D, NIERMAN D M, et al. Identification of poor prognostic features among patients requiring mechanical ventilation after hematopoietic stem cell transplantation [J]. Blood, 2001, 98 (12): 3234-3240.

[10] ANTONELLI M, CONTI G, BUFI M, et al. Noninvasive ventilation for treatment of acute respiratory failure in patients undergoing solid organ transplantation: a randomized trial [J]. JAMA, 2000, 283 (2): 235-241.

[11] HILBERT G, GRUSON D, VARGAS F, et al. Noninvasive ventilation in immunosuppressed patients with pulmonary infiltrates, fever, and acute respiratory failure [J]. N Engl J Med, 2001, 344 (7): 481-487.

[12] CONFALONIERI M, CALDERINI E, TERRACIANO S, et al. Noninvasive ventilation for treating acute respiratory failure in AIDS patients with pneumocystis carinii pneumonia [J]. Intensive Care Med, 2002, 28 (9): 1233-1238.

[13] CONTI G, MARINO P, COGLIATI A, et al. Noninvasive ventilation for the treatment of acute respiratory failure in patients with hematologic malignancies: a pilot study [J]. Intensive Care Med, 1998, 24 (12): 1283-1288.

[14] ROCCO M, DELL'UTRI D, MORELLI A, et al. Noninvasive ventilation by helmet or face mask in immunocompro-

mised patients: a case-control study [J]. Chest, 2004, 126 (5): 1508-1515.

［15］ HILBERT G, GRUSON D, VARGAS F, et al. Noninvasive continuous positive airway pressure in neutropenic patients with acute respiratory failure requiring intensive care unit admission [J]. Crit Care Med, 2000, 28 (9): 3185-3390.

［16］ BRITISH THORACIC SOCIETY STANDARDS OF CARE. Non-invasive ventilation in acute respiratory failure [J]. Thorax, 2002, 57 (3): 192-211.

［17］ ANTONELLI M, CONTI G, MORO M L, et al. Predictors of failure of noninvasive positive pressure ventilation in patients with acute hypoxemic respiratory failure: a multi-center study [J]. Intensive Care Med, 2001, 27 (11): 1718-1728.

［18］ DELCLAUX C, L, HER E, et al. Treatment of acute hypoxemic nonhypercapnic respiratory insufficiency with continuous positive airway pressure delivered by a face mask: A randomized controlled trial [J]. JAMA, 2000, 284 (18): 2352-2360.

［19］ ANTONELLI M, CONTI G, ROCCO M, et al. A comparison of noninvasive positive-pressure ventilation and conventional mechanical ventilation in patients with acute respiratory failure [J]. N Engl J Med, 1998, 339 (7): 429-435.

［20］ RAÑÓ A, AGUSTÍ C, BENITO N, et al. Prognostic factors of non-HIV immunocompromised patients with pulmonary infiltrates [J]. Chest, 2002, 122 (1): 253-261.

［21］ SILERI P, PURSELL K J, COADY N T, et al. A standardized protocol for the treatment of severe pneumonia in kidney transplant recipients [J]. Clin Transplant, 2002, 16 (6): 450-454.

［22］ JAIN P, SANDUR S, MELI Y, et al. Role of flexible bronchoscopy in immunocompromised patients with lung infiltrates [J]. Chest, 2004, 125 (2): 712-722.

［23］ LI J, JING G, SCOTT J B. Year in review 2019: High-flow nasal cannula oxygen therapy for adult subjects [J]. Respiratory Care, 2020, 65 (4): 545-557.

第 32 章　急性心源性肺水肿

急性心源性肺水肿(acute cardiogenic pulmonary edema,ACPE)是指一种继发于各种原因所致急性左心功能不全、左心前向血流受阻、左心房和肺毛细血管静水压增高、肺血管内低蛋白液渗向肺间质和肺泡的临床急危重症;是入住急诊或重症监护病房(ICU)患者急性呼吸衰竭的常见原因。ACPE 可发生于既往存在基础心脏疾病所致慢性心力衰竭的急性加重,如冠心病、原发性高血压、心脏瓣膜病、左心房黏液瘤、心律失常及糖尿病等,也可发生于既往没有心脏基础疾病、心脏前后负荷短时间快速增加时,临床上比较常见的为大量补液及应激状态等。ACPE 的流行病学尚不清楚,报道显示在美国每年有 100 万人因此住院,共产生 650 万住院天数,是主要住院原因之一;其住院病死率较高(常达 10%~20%),而如果 ACPE 的病因为急性心肌梗死时,病死率更高。

ACPE 的临床表现变化极大,轻症时可仅表现为咳嗽,以及轻度呼吸困难和低氧血症;而重症患者则可表现为端坐呼吸、咳粉红色泡沫痰,以及低氧性呼吸衰竭和代谢性酸中毒,有时伴有高碳酸血症。

标准的内科治疗包括血管扩张药、利尿药和正性肌力药物,以及改善呼吸系统症状的氧疗等。在这些治疗中,通过面罩给予的氧疗是最基本的呼吸支持方式。虽然很多患者对标准治疗反应敏感,仍有一部分患者迅速进展,出现严重呼吸窘迫,并出现一些相关并发症,如急性呼吸衰竭和严重代谢性酸中毒,需要气管插管和正压机械通气。

气道内正压可以改善患者呼吸衰竭和心血管功能,后者在有严重心力衰竭时更为突出。正压机械通气的多重作用机制在治疗呼吸窘迫和心功能受损患者时能起协同效应。而经气管插管有创正压通气对设备和人员要求高,可能发生严重并发症,如呼吸机相关性肺炎、拔管困难等,均使其临床应用受限。20 世纪 80 年代以来开展的无创正压通气(NPPV)技术,同样具备正压通气的作用,又避免了上述缺点,迅速成为本病的首选通气支持方式。目前,较多的临床研究显示,NPPV 能缓解 ACPE 患者呼吸窘迫症状、改善病理和生理指标,并有可能降低患者对气管插管的需求,降低住院病死率。

本章将介绍 ACPE 的发生机制、NPPV 的作用机制以及相关临床应用证据。

一、心源性肺水肿的发病机制

肺水肿(pulmonary edema)是指肺血管内液体外渗至肺间质和肺泡。其形成主要与以下 5 个因素有关:肺毛细血管静水压升高、毛细血管通透性增加、血浆胶体渗透压减小、肺泡液体清除(alveolar liquid clearance,ALC)受损及淋巴回流受阻。当肺毛细血管静水压/通透性增加所致的液体由肺血管中溢出大于血浆胶体渗透压、ALC 和淋巴回流清除肺间质液体的速度,正常情况下维持肺泡和肺间质相对较"干"状态的平衡就被破坏,出现肺水肿；依平衡破坏的严重程度，人为将这一过程分为 3 个阶段。①肺间质水肿早期：指液体由肺毛细血管渗出至间质，超过间质液体清除能力。此时患者可仅表现为咳嗽、气促。②肺间质水肿期：肺间质水肿进一步加重，肺泡间隔增宽，血气屏障增厚，弥散障碍。③间质肺泡水肿期：病情进一步加重，液体渗入肺泡，肺泡表面活性物质的代谢和活性受损，肺泡萎陷，通气血流比例失调加重。此时患者表现为严重呼吸窘迫、双肺湿啰音和严重的氧合障碍(低氧血症和低氧性呼吸衰竭)，病程迁延、呼吸肌疲劳或病情进一步加重可出现二氧化碳潴留。

心源性肺水肿(cardiogenic pulmonary edema，CPE)指继发于左心功能不全、前向血流受阻，左心房、肺静脉压力、肺毛细血管静水压升高所致的肺水肿。它反映了当左心室静脉回流大于左心室排血量时，大量低蛋白含量的水肿液在肺间质和肺泡累积的过程。除以上心血管功能改变外，随肺间质和肺泡水肿加重，肺泡萎陷，顺应性下降，肺容积减小，严重通气血流比例失调，出现呼吸窘迫、氧合障碍，使全身组织器官(包括心肌)处于缺氧状态，心脏收缩功能下降。另外，随吸气努力增加，吸气时胸腔负压水平亦显著增加，体循环静脉回心血量明显增加，心脏前负荷明显增加，心脏在收缩时克服胸膜腔负压做功也显著增加，心脏后负荷增加。呼吸系统的上述改变使心脏前、后负荷明显增加，心肌收缩力下降，更加重了原已存在的左心功能不全，并呈恶性循环，最终可能需要气管插管等有创支持，甚至出现严重心、肺功能衰竭，危及生命。

二、正压通气治疗 ACPE 的病理生理机制

正压通气治疗 ACPE 的病理生理机制主要有呼吸系统和心血管两方面作用。其在呼吸系统方面的作用机制与急性肺损伤 / 急性呼吸窘迫综合征(acute lung injury/acute respiratory distress syndrome，ALI/ARDS)类似。在心源性肺水肿患者，气道内正压在肺顺应性和分流方面的改善作用与肺泡复张有关；在应用 BiPAP 支持时，吸气负荷下降与肺顺应性改善和吸气压力支持有关。心力衰竭患者中，自主呼吸时加用 10cmH$_2$O 的 CPAP 能明显降低胸腔压力波动、增加潮气量和氧合指数(PaO_2/FiO_2)。这一作用在 BiPAP 呼气压力(EPAP)为 10cmH$_2$O、吸气压力(IPAP)为 15cmH$_2$O 时更为显著。

正压通气的心血管作用除了与氧合改善、心肌缺氧状态改善有一定关系外，主要受心脏前负荷和后负荷效应的调节。在低血容量患者，正压通气使静脉回流下降并导致心排血量下降；在血容量正常的患者，肺膨胀可使腹腔压力增加、体循环静脉回流平均压力增加，从而保持静脉回流量的恒定。胸膜腔压力的增加使心包压力增大，并降低心脏跨壁压和减小心室内径，其结果是心室表面张力和后负荷下降，这在心脏扩大的患者尤为显著，从解剖学、病理生理学上减少了二尖瓣反流。正压通气的这些效应最终降低了心脏的前负荷和后负荷，打断了左心衰竭—肺水肿—左心衰竭加重的恶性循环，使病情改善。

三、无创正压通气在急性心源性肺水肿中的临床应用

20 世纪 30 年代正压通气已有报道用于左心衰竭肺水肿的救治。20 世纪 80 年代以来，随着 NPPV 的临床应用日渐拓展，其在 ACPE 治疗中的作用逐渐显现。NPPV 能迅速缓解患者呼吸窘迫症状、改善氧合、纠正低氧血症，在部分研究中还能观察到气管插管率

和病死率等预后指标的改善,已成为 ACPE 规范治疗中不可或缺的治疗措施之一(2006 年中华医学会危重病医学分会《机械通气临床应用指南》作 A 类推荐)。2008 年前多项临床对照研究以及基于这些研究所做的 meta 分析均显示,NPPV 不仅能迅速改善 ACPE 患者呼吸窘迫症状(呼吸困难评分下降)、氧合指数(PaO_2/FiO_2)等病理生理学指标,在降低气管插管率、住 ICU 时间、住院时间甚至病死率方面有一定疗效。除入选时机、地点、通气模式和参数设置等有所差异外,这些研究存在的一个共同问题,就是入选病例数较少,即便是荟萃分析也仅入组 200 余例,使结果的可信度有所下降。2008 年 7 月 Gray 等在《新英格兰医学杂志》上发表了一项关于"NPPV 治疗 ACPE"的大规模多中心随机对照研究,共入选 1 069 例患者,随机分入标准氧疗组、CPAP 组和 BiPAP 组,每组约 350 例。该研究有着和以往研究相似的人群基线指标和干预方式(包括呼吸机模式和参数),除了观察到 NPPV 比标准氧疗能迅速改善呼吸窘迫症状和代谢指标外,没有观察到 NPPV 在降低气管插管率和短期病死率(9.5% vs. 9.8%,P=0.87)方面的优势,CPAP 组和 BiPAP 组的各项指标也没有显著差异。因此,我们认为在呼吸窘迫症状严重、内科治疗效果不佳的患者,NPPV 是非常有用的辅助治疗手段。在该研究中,15.3%(56/367)普通氧疗组患者在治疗过程中转为 NPPV,并最终成功避免气管插管,其实从另一个角度证实了 NPPV 治疗普通氧疗无效的 ACPE 患者的效果。但由于该研究特定的入选人群、联合治疗、气管插管标准和非盲法产生的偏倚等原因,我们认为,NPPV 能迅速改善 ACPE 患者的临床症状和病理生理指标,选择合适的病例如病情较重的患者,可能观察到预后指标的改善。

近年来,经鼻高流量湿化氧疗(high-flow nasal cannula oxygen therapy,HFNC)有良好的温湿化、高速气流形成呼气末正压效应、减少上呼吸道无效腔等病理生理特点,在临床广泛应用,可作为轻度 ARDS 患者的一线治疗手段。但针对 CPE,有研究表明 30 分钟内 HFNC 比传统氧疗能显著降低呼吸频率,插管率及病死率差异均无统计学意义。目前认为,HFNC 可用于一定程度上改善氧合,因其不改变预后,应用时应密切监测。

(一) 持续气道内正压(CPAP)和双水平气道正压(BiPAP)

多项单纯比较 CPAP 与标准氧疗的临床和生理学研究显示,CPAP 能显著改善 ACPE 患者的低氧血症、高碳酸血症,降低气管插管率,少数研究还发现 CPAP 治疗能降低患者的病死率。和 CPAP 不同,与标准氧疗比较,BiPAP 没有观察到有改善病死率的作用。理论上讲,BiPAP 在吸气相加一定水平的压力支持能有效降低吸气做功、缓解呼吸肌疲劳、增加肺泡通气,对重症患者尤其是有二氧化碳潴留的患者更为有效,但现有临床研究发现在降低高碳酸血症方面 CPAP 同样有效,BiPAP 并未观察到这一优势。因此,两者的选择主要基于应用的舒适性、应用时期和设备的可及性。NPPV 应用初期,患者呼吸窘迫症状重、呼吸频率快,BiPAP 可能引起较多的人机不协调,依从性下降,因此治疗初期更多倾向于应用 CPAP。而治疗后期,疾病迁延,患者可能出现呼吸肌疲劳,有效通气下降,BiPAP 能在吸气相给予一定的压力支持,减轻呼吸肌疲劳、改善通气,符合此时的病理生理特点;此外,有限的研究显示,NPPV 治疗期间,BiPAP 的舒适性优于 CPAP。

部分研究观察到,应用 BiPAP 治疗 ACPE 增加患者心肌梗死的发生风险,回顾性分析发现,这些研究病例入选时可能就已经存在心肌梗死,ACPE 是心肌梗死的结果而不是原因;随后的多项临床对照研究也没有发现 BiPAP 会增加心肌梗死的发生。但有学者提出,早期应用 BiPAP 人机协调性可能较差,胸膜腔内压过高,通气过度时会出现代谢性碱中毒,这些因素均可导致冠状动脉收缩,增加心肌缺血的风险。因此,早期治疗时选择合适的模式、合理设置参数、密切监测动脉血气分析、及时纠正代谢性碱中毒等可能有助于预防心肌梗死的发生。

(二) NPPV 参数的设置和调节

NPPV 涉及参数相对较少,主要包括吸气压力支持(inspiratory positive airway pressure,IPAP)、呼气末正压(expiratory positive airway pressure,EPAP)/CPAP 和吸入氧浓度/流量。其中吸入氧浓度/流量的调节主要基于患者的血氧状态,ACPE 治疗初期一般吸氧浓度>50% 或氧流量>10L/min,其目标是保证脉搏容积血氧饱和度(SpO_2)不低于 93%。

CPAP 治疗时,一般初始压力设置在 4~6cmH$_2$O,根据病情逐渐上调压力支持水平,每 10 分钟左右上调 1~2cmH$_2$O,其目标是保证充分的氧合并尽可能提高压力支持的程度,改善呼吸力学和血流动力学,CPAP 在 8~10cmH$_2$O 就能达到较好的治疗效果。大多数研究显示,CPAP 一般不超过 12cmH$_2$O,其目标水平应达到 10cmH$_2$O,而低于 5cmH$_2$O 可能不会带来相应的临床益处,故不推荐使用 5cmH$_2$O 以下的 CPAP 治疗 ACPE。

BiPAP 参数设置的原则与 CPAP 相似,均以低水平压力开始。虽然有报道初始治疗压力设置为呼气相气道正压(EPAP)3cmH$_2$O、吸气相气道正压(IPAP)5cmH$_2$O 时即可观察到临床症状的改善,一般仍推荐 EPAP 4cmH$_2$O、IPAP 8cmH$_2$O 作为开始治疗时的压力设置,并根据病情逐渐上调压力水平,每 10 分钟左右上调 1~2cmH$_2$O。EPAP 水平的设置原则与 CPAP 相同,IPAP 水平的设置则主要根据患者的通气状况,应保证潮气量不低于 6~8ml/kg。如不能监测潮气量,临床上可根据患者舒适程度,呼吸窘迫、心率和呼吸频率的改善情况调节,治疗稳定后 2 小时检查动脉血气分析以确定设置是否合适。从多个临床研究报道看,达到治疗效果的压力设置为 EPAP 6~10cmH$_2$O,IPAP 14~18cmH$_2$O。

(三) NPPV 应用的时机和禁忌证

从病理生理学上看,肺水肿的严重程度差异极大,这使得其 ACPE 的临床表现差别很大,极少患者在发生 ACPE 时就有严重的呼吸窘迫。文献报道的临床研究入选标准不一致,均以标准氧疗作为对照,提示其入选患者病情相对较轻;有学者研究评估发现,仅 20% 患者于入选时即有严重肺水肿,也证实这一推断。因此,基于这些研究得出的结果不一定适合所有 ACPE 患者,NPPV 治疗 ACPE 的合适人群有待进一步界定和研究。目前比较一致的观点认为,一旦考虑 ACPE 的诊断,如果没有 NPPV 的禁忌证,就应开始 NPPV 治疗,可参考的临床和实验室指标主要有:呼吸频率增快(如呼吸频率>20~30 次/min),缺氧(PaO_2/FiO_2<250mmHg)等。早期应用极为重要,推迟应用 NPPV 是一些患者出现高碳酸血症的可能原因。

NPPV 的禁忌证:心跳、呼吸停止,严重意识障碍(如格拉斯哥昏迷评分<10 分),严重上消化道出血,心电活动不稳定,积极复苏难以纠正的血流动力学不稳定,颜面部手术、创伤和严重畸形,上气道阻塞,不能清除气道分泌物,高误吸风险以及患者不能配合等。应该指出的是,当病情危重、缺乏气管插管条件或暂时不能做气管插管时,上述禁忌并非绝对,密切观察下应用可能有助于改善病情;另外,患者不配合 NPPV 的原因众多,包括患者

恐惧焦虑状态、呼吸机设置不合理、面罩不合适和管路漏气等；经过充分交流、密切的床旁观察和调节、选择合适的模式、参数和连接方式，虽然最终仍有部分患者不能耐受，绝大多数能很好地耐受 NPPV 并完成治疗。开始 NPPV 治疗后，如果调节达到目标治疗参数后 1~2 小时，病情进行性加重，或在治疗过程中出现上述不能应用 NPPV 的情况，应及时终止 NPPV，给予气管插管有创机械通气。

另外，ACPE 患者正压通气的治疗机制主要是给予一定的胸腔内正压对循环系统进行支持，一般情况下没有必要保留人工气道进行大量痰液引流和保护气道以避免误吸，故上述有创通气的原因一旦解除，应不失时机地切换为 NPPV，以避免有创通气相关并发症的发生，如呼吸机相关性肺炎（VAP）等，而不影响最终的治疗效果。

(四) NPPV 的其他相关问题

ACPE 的发病和治疗可在医院的急诊、普通病房和 ICU 等处，这些区域的设备配置（呼吸机、连接方式、温化和湿化等）、人员对 NPPV 治疗的熟悉程度也大不相同。目前尚无对上述问题开展的对照研究，有限的文献报道显示，与便携式呼吸机（portable ventilator）比较，带有监测功能的危重症呼吸机（波形和潮气量监测）对改善病情可能更为有效；而 ICU 条件、掌握 NPPV 技术的专业人员对改善患者预后可能有所帮助。目前主要连接方式是鼻罩、口鼻面罩，全面罩、头盔（helmet）应用较少报道。虽然鼻罩舒适性好，不影响患者交流、饮水和进食，更容易被接受，但鼻罩需要鼻腔通畅、在呼吸时闭口以免漏气等，使其应用大大受限，故推荐 NPPV 治疗 ACPE 的连接方式主要是口鼻面罩。良好的温化湿化可增加患者的舒适性，避免气道黏膜损伤，对增加患者依从性、减少气道相关并发症可能有所帮助。

总之，ACPE 是内科常见的急危重症，及时救治可迅速缓解病情、改善预后。虽没有研究明显显示 NPPV 能改善 ACPE 的预后，但其缓解症状、改善病情非常有效、迅速；CPAP 和 BiPAP 模式在疗效、安全性方面差异无统计学意义。HFNC 的疗效和安全性均需进一步评估。从病理生理学和治疗上应该支持这样一个概念，即 NPPV 不仅仅是 ACPE 的一种呼吸支持方法，也是一种非药物治疗手段。

（孙 兵）

──────────── **参 考 文 献** ────────────

[1] NIEMINEN M S, BÖHM M, COWIE M R, et al. Executive summary of the guidelines on the diagnosis and treatment of acute heart failure: the Task Force on Acute Heart Failure of the European Society of Cardiology [J]. Eur Heart J, 2005, 26 (4): 384-416.

[2] MEHTA S, JAY G D, WOOLARD R H, et al. Randomized, prospective trial of bilevel versus continuous positive airway pressure in acute pulmonary edema [J]. Crit Care Med, 1997, 25 (4): 620-628.

[3] MASIP J, BETBESÉ AJ, PÁEZ J, et al. Non-invasive pressure support ventilation versus conventional oxygen therapy

in acute cardiogenic pulmonary oedema: a randomised trial [J]. Lancet, 2000, 356 (9248): 2126-2132.

[4] PARK M, SANGEAN M C, VOLPE MDE S, et al. Randomized, prospective trial of oxygen, continuous positive airway pressure, and bilevel positive airway pressure by face mask in acute cardiogenic pulmonary edema [J]. Crit Care Med, 2004, 32 (12): 2407-2415.

[5] PARK M, LORENZI-FILHO G, FELTRIM M I, et al. Oxygen therapy, continuous positive airway pressure, or noninvasive bilevel positive pressure ventilation in the treatment of acute cardiogenic pulmonary edema [J]. Arq Bras Cardiol, 2001, 76 (3): 221-230.

[6] CRANE S D, ELLIOTT M W, GILLIGAN P, et al. Randomised controlled comparison of continuous positive airways pressure, bilevel non-invasive ventilation, and standard treatment in emergency department patients with acute cardiogenic pulmonary oedema [J]. Emerg Med J, 2004, 21 (2): 155-161.

[7] NAVA S, CARBONE G, DIBATTISTA N, et al. Noninvasive ventilation in cardiogenic pulmonary edema: a multicenter randomized trial [J]. Am J Respir Crit Care Med, 2003, 168 (12): 1432-1437.

[8] L'HER E, DUQUESNE F, GIROU E, et al. Noninvasive continuous positive airway pressure in elderly cardiogenic pulmonary edema patients [J]. Intensive Care Med, 2004, 30 (5): 882-888.

[9] CHADDA K, ANNANE D, HART N, et al. Cardiac and respiratory effects of continuous positive airway pressure and noninvasive ventilation in acute cardiac pulmonary edema [J]. Crit Care Med, 2002, 30 (11): 2457-2461.

[10] BELLONE A, BARBIERI A, RICCI C, et al. Acute effects of non-invasive ventilatory support on functional mitral regurgitation in patients with exacerbation of congestive heart failure [J]. Intensive Care Med, 2002, 28 (9): 1348-1350.

[11] BELLONE A, MONARI A, CORTELLARO F, et al. Myocardial infarction rate in acute pulmonary edema: noninvasive pressure support ventilation versus continuous positive airway pressure [J]. Crit Care Med, 2004, 32 (9): 1860-1865.

[12] SHARON A, SHPIRER I, KALUSKI E, et al. High-dose intravenous isosorbide-dinitrate is safer and better than Bi-PAP ventilation combined with conventional treatment for severe pulmonary edema [J]. J Am Coll Cardiol, 2000, 36 (3): 832-837.

[13] BELLONE A, VETTORELLO M, MONARI A, et al. Noninvasive pressure support ventilation vs. continuous positive airway pressure in acute hypercapnic pulmonary edema [J]. Intensive Care Med, 2005, 31 (6): 807-811.

[14] WYSOCKI M. Noninvasive ventilation in acute cardiogenic pulmonary edema: better than continuous positive airway pressure ? [J]. Intensive Care Med, 1999, 25 (1): 1-2.

[15] MASIP J, ROQUE M, SÁNCHEZ B, et al. Noninvasive ventilation in acute cardiogenic pulmonary edema: systematic review and meta-analysis [J]. JAMA, 2005, 294 (24): 3124-3130.

[16] WINCK J C, AZEVEDO L F, COSTA-PEREIRA A, et al. Efficacy and safety of non-invasive ventilation in the treatment of acute cardiogenic pulmonary edema: a systematic review and meta-analysis [J]. Crit Care, 2006, 10 (2): R69.

[17] HO K M, WONG K. A comparison of continuous and bi-level positive airway pressure non-invasive ventilation in patients with acute cardiogenic pulmonary oedema: a meta-analysis [J]. Crit Care, 2006, 10 (2): R49.

[18] GRAY A, GOODACRE S, NEWBY D E, et al. Noninvasive ventilation in acute cardiogenic pulmonary edema [J]. N Engl J Med, 2008, 359 (2): 142-151.

[19] 中华医学会呼吸病学分会呼吸危重症医学学组, 中国医师协会呼吸医师分会危重症医学工作委员会. 成人经鼻高流量湿化氧疗临床规范应用专家共识 [J]. 中华结核和呼吸杂志, 2019, 42 (2): 83-91.

[20] MAKDEE O, MONSOMBOON A, SURABENJAWONG U, et al. High-flow nasal cannula versus conventional oxygen therapy in emergency department patients with cardiogenic pulmonary edema: a randomized controlled trial [J]. Ann Emerg Med, 2017, 70 (4): 465-472.

第33章 神经肌肉疾病

神经肌肉疾病（neuromuscular disease，NMDs）是指一系列累及周围神经系统和/或肌肉的疾病，主要包括进行性肌营养不良、运动神经元病、周围神经疾病、神经-肌肉接头疾病和肌源性疾病等。此类疾病的共同特征是肌肉无力导致的进行性功能障碍。神经肌肉疾病累及呼吸肌时会导致气促、缺氧和 CO_2 潴留等通气功能障碍，引起呼吸功能不全。疾病早期，部分患者症状不明显或仅在运动时出现气促，而以睡眠低通气、缺氧和 CO_2 潴留为主要表现。呼吸功能不全是导致多数神经肌肉疾病患者死亡的直接原因，也是神经肌肉疾病进展到晚期的重要标志。因此，早期诊断并进行全面的呼吸功能检查，尽早给予合适的呼吸支持可延长患者寿命，改善生存质量。

一、神经肌肉疾病的评估

神经肌肉疾病患者的呼吸评估包括呼吸肌力、气体交换和咳嗽能力等。肺活量、血气分析和咳嗽峰流速是临床常用的监测手段。NMDs 患者经常出现呼吸肌收缩能力受损，造成呼吸泵衰竭，从而导致肺活量（vital capacity，VC）、肺总量（total lung capacity，TLC）和功能残气量（functional residual capacity，FRC）下降。仰卧位时，当 VC 下降大于标准值的 25% 时提示呼吸肌无力，且 VC<1.1L 是引起肺部感染的高危因素。咳嗽峰流速（peak expiratory flow，PEF）经常用于评估患者咳嗽功能，成人正常范围为 360~840L/min，<160L/min 会导致呼吸道分泌物清除障碍及气管切开患者拔管失败。对于轻度呼吸道感染的患者，当 PEF<270L/min 时发生急性呼吸衰竭和其他呼吸系统的并发症更高。最大吸气压（maximal inspiratory pressure，MIP）和最大呼气压（maximal expiratory pressure，MEP）也是评估呼吸肌力及咳嗽反射相对敏感的指标，MIP<–25cmH₂O 提示呼吸肌力损害，当 MIP 小于正常预计值的 30% 时，易出现呼吸衰竭；MEP>60cmH₂O 可维持正常的咳嗽能力，MEP<40cmH₂O 时，表示患者呼吸肌力受损，咳嗽能力下降。

呼吸肌肌力的变化对于血气分析的影响相对较小，早期患者呼吸衰竭时咽喉肌无力引起的上呼吸道梗阻，导致动脉血氧分压（PaO_2）下降，呼吸频率增快，动脉血二氧化碳分压（$PaCO_2$）降低。随着疾病的发展，膈肌无力引起的通气不足会导致 $PaCO_2$ 增高，$PaCO_2$>45mmHg 和碱剩余（BE）>4mmol/L 时可预测 NMDs 患者夜间通气不足。

跨膈肌压（transdiaphragmatic pressure，P_{di}）的正常预计值为 90~215cmH₂O，该值反映了膈肌最大收缩时产生的压力变化。P_{dimax} 明显下降即可考虑膈肌无力或疲劳，多见于重度慢性阻塞性肺疾病、神经肌肉疾病及膈神经麻痹等患者。动态测量 P_{dimax} 降低是诊断膈肌功能障碍的金标准，但临床操作复杂并有一定的创伤性。

床旁超声作为影像学检查之一，具有快速无创、无辐射、可重复操作、连续性检测等优点，已广泛应用于临床危重症患者的救治。近年来，通过膈肌超声和肝脾移动度预测脱机拔管的研究逐渐增多,具有良好的临床可行性。呼吸运动是膈肌收缩和胸腔内、外压力综合作用的结果,因此需通过床旁超声快速评估机械通气患者的膈肌厚度、厚度变化率及移动度联合呼吸相关指数等可预测 NMDs 患者呼吸肌肌力和拔管成功率。膈肌是吸气的主要呼吸肌,占正常呼吸时吸气肌力的 70%,超声下膈肌功能障碍表现为吸气时膈肌不活动或出现向头侧移动的矛盾呼吸,而不是正常的向腹侧移动,特别在吸气时更为明显。膈肌功能障碍患者超声显示膈肌移动度或者厚度降低。超声监测膈肌厚度变化还有助于判断膈肌功能障碍患者恢复程度。有研究显示膈肌厚度变化率逐渐增加,则表明患者膈肌功能逐渐恢复,脱机的成功率更高。

二、神经肌肉疾病的机械通气治疗

神经肌肉疾病是一种进行性、不可治愈的神经系统疾病。因此,改善患者生存质量和优化功能是治疗的重点。随着病情的发展,可能出现功能减退和认知功能障碍。神经肌肉疾病累及呼吸肌时可导致呼吸衰竭,呼吸衰竭是神经肌肉疾病严重的并发症及导致 NMDs 患者死亡的主要原因,因此需要相应的呼吸支持技术来改善患者呼吸功能。研究显示从 1977 年到 2001 年,丹麦 NMDs 患者死亡率从 4.7% 下降到 2.6%,且同一时期机械通气的使用率从 0.9% 增加到 43.4%。由此可见,积极给予 NMDs 患者机械通气治疗可有效延长其生存期,改善患者生活质量。现阶段临床常用的呼吸支持手段包括以下几种。

(一)经鼻高流量氧疗

随着现代医学的不断进步,呼吸支持技术也在快速更新发展。经鼻高流量氧疗(high flow nasal cannula oxygen,HFNC)已在临床上得到大范围的应用和认可。HFNC 是通过无需密闭的鼻塞导管直接将一定氧浓度的空氧混合高流量气体输送给患者的一种无创氧疗方式。NMDs 患者早期可能存在通气不足、轻度低氧血症等问题,HFNC 可提供加热、加湿及相对恒定氧浓度的高流速气体,有效改善 NMDs 患者急性低氧血症。与传统氧疗相比,HFNC 的加温加湿功能可改善患者气道黏膜功能,促进排痰,降低肺不张的发生,改善肺部顺应性,提高患者舒适度。但是,目前关于 HNFC 用于神经肌肉疾病的相关研究较少,因此,准确把握 HFNC 的使用时机和撤机指标尤为重要,若患者出现 GCS 评分<8 分、血流动力学不稳定、呼吸窘迫、高误吸风险、严重的气道梗阻、大量气道分泌物时应谨慎使用。

(二)无创正压通气

呼吸肌无力在 NMDs 患者中较为常见。呼气肌、吸气肌或上呼吸道肌肉都有可能受到损伤,从而导致慢性呼吸衰竭。近 10 年来,无创正压通气(non-invasive positive pressure ventilation,NPPV)在呼吸衰竭的救治方面获得迅速广泛的应用。虽然使用机械通气对于 NMDs 患者呼吸生理有益作用的机制尚不清楚,但多项研究表明早期应用 NPPV 可有效改善患者生理状况,避免插管及预防拔管后再插管,减少患者住院时间,提高生活质量和生活期望值,并显著延长患者生存时间。

1. 适应证

(1)存在夜间低通气症状(如头痛、疲劳、白天嗜睡)。

(2)日间 $PaCO_2$>45mmHg,夜间血氧饱和度<88% 且持续>5 分钟。

(3)直立位或仰卧位时 FVC <50% 预计值,MIP<−60cmH$_2$O。

2. 禁忌证

(1)昏迷、心脏呼吸骤停。

(2)顽固性呕吐、癫痫持续状态。

(3)咳嗽无力、呼吸道分泌物清除障碍。

(4)严重的生理损伤导致慢性吸入和反复发生的肺炎。

对于 NMDs 患者使用 NIV 的指征,欧洲指南建议当患者 FVC<80% 时应启动无创通气治疗,早期应用可改善肺部顺应性,减少患者夜间呼吸负荷,让膈肌得到充分休息,改善患者肌肉疲劳。对于患有慢性神经肌肉疾病如肌萎缩侧索硬化、杜氏肌肉营养不良引起的呼吸衰竭、肌无力危象的患者,无创通气可显著改善患者睡眠质量,尤其对于杜氏营养不良症患者可显著延长其生存时间,部分患者可生存至中年。NMDs 患者临床无创通气尽量采用 BiPAP 模式,呼吸频率一般设置 12~14 次 /min,初始吸气压力设置为 8~10cmH$_2$O、一般最高不超过 18~25cmH$_2$O 以减少胃肠胀气等不良反应,呼气压力一般尽可能设置较低水平,5cmH$_2$O 左右即可。CPAP 模式因只能维持上气道开放,且无后备呼吸频率设置不推荐临床使用。容量保证压力支持(volume-assured pressure support,VAPS)作为一种新的通气模式,已被推荐适用于 NMDs 患者。随着疾病的进展 NMDs 患者呼吸需求昼夜可能不同,VAPS 模式可根据患者通气需求来切换压力满足患者的容量需要,改善舒适度提高人机同步性。然而,无创通气也并非绝对安全可靠地适用于所有 NMDs 合并呼吸衰竭患者,对于自主呼吸微弱、气道分泌物增多、咳嗽无力时应谨慎使用无创通气,必要时及时给予有创机械通气支持,避免延误患者病情,造成不良后果。

(三) 有创机械通气

呼吸功能不全和呼吸衰竭是导致神经肌肉疾病患者死亡的常见原因。主要由于肌肉麻痹和进行性萎缩退化造成患者咳嗽功能障碍,分泌物清除困难最终导致肺不张及反复发作的支气管肺炎。特别是神经肌肉疾病患者的声门闭合反应较为迟钝,误吸风险增加,致使患者反复住院,病死率显著升高。有创机械通气是神经肌肉疾病患者发展到后期一项重要的治疗手段。NMDs 患者插管的绝对指征包括意识丧失、呼吸或心脏骤停、休克、心律失常、血气改变和延髓功能障碍导致的误吸。然而对于不完全符合插管标准但逐渐衰竭的 NMDs 患者,插管适应证更值得讨论。因此对于 NMDs 患者需要定期随访并及时评估是否需要持续医疗监测和气管插管。NMDS 患者气管插管的适应证见表 33-1。

表 33-1 NMDs 患者呼吸衰竭气管插管指征的评价

常用插管指征	主观评价	客观评价
全身乏力增加	浅快呼吸	肺活量 <15ml/kg,肺活量 <1L
吞咽困难	心动过速	或肺活量下降 50%
言语障碍	咳嗽无力	最大吸气压 <−30cmH$_2$O
运动和休息时呼吸困难	言语不连贯	最大呼气压 < 40cmH$_2$O
	使用辅助肌	夜间低氧
	胸腹矛盾呼吸	
	端坐呼吸	
	斜方肌和颈部肌无力	
	吞咽后咳嗽	

由于大多数 NMDs 患者肺功能正常,所以发生压力损伤的风险就相对较低。对于脊椎损伤致四肢瘫痪的患者可使用完全通气支持,其他如重症肌无力的患者,通常只需要辅助通气支持即可。其通气模式参数一般设置如下:

- 完全或部分通气支持。
- 辅助 / 控制模式(CMV)。
- 容积通气。
- 6~8ml/kg 的 VT,通常维持 P_{plat}<30cmH$_2$O。
- f=8~16 次 /min。
- 吸气流速 ≥ 60L/min 满足患者需求(Ti 由 1.0 秒开始调整)。
- 一般设置 5cmH$_2$O 的 PEEP 缓解患者呼吸困难。
- FiO$_2$ 根据患者需求设置,一般不高于 0.4。

伴随肺不张和 / 或肺炎的神经肌肉疾病患者气管插管后管理更为复杂,应进行及时有效吸痰、支气管扩张药治疗、胸部物理治疗及尽早康复可有效减少并发症的发生,缩短机械通气时间和 ICU 入住时间。对于神经肌肉疾病引起的呼吸衰竭,拔管是一个具有挑战性的决定,相关报道较少。一般情况下,患者应具有良好的咳嗽反射,少量的分泌物,并能长期耐受呼吸机低水平的压力支持,且无疲劳迹象等特征。对于重症肌无力患者,呼吸 - 肌肉力量可能出现波动,一般要求 T 管实验下,VC 稳定在 10ml/kg 至少 4 小时。定期评估呼吸肌肉疲劳的临床体征,并对 VC、MIP 和 MEP 进行有效监测,对于确定 NMDs 患者插管和脱机的时机至关重要。有创机械通气虽然可以有效挽救患者生命,但长时间有创机械通气也会出现严重的并发症,如呼吸机相关性肺炎、气压伤、呼吸机依赖导致的撤机困难等。因此,当患者疾病状况有所改善,应尽早拔除气管插管,进行无创序贯通气治疗,缩短有创通气时间。总之,NMDs 患者有创通气方式及时间要因人而异,制订个体化的治疗方案,密切观察患者病情变化,对于重症 NMDs 患者可尽早进行气管切开术。

(四)长期 / 家庭呼吸治疗

对于发生急性呼吸衰竭接受气管切开的 NMDs 患者,70% 肌肉萎缩性脊髓侧索硬化症患者出院时会出现完全呼吸机依赖,28% 患者部分呼吸机依赖。随着病情发展,当重症 NMDs 患者合并呼吸衰竭时,若临床评估短期内自主呼吸及咳嗽能力不能恢复,积极行气管切开术可预防一定的并发症并改善患者预后。长期机械通气的目标:①提升患者的生活能力;②改善患者的身心功能;③降低死亡率;④减少住院时间;⑤延长生存时间。若患者要进行长期家庭机械通气需准备呼吸机、吸痰机、制氧机等医疗相关设备,并对家属进行必要的相关医疗知识普及和培训,内容应包括疾病的认识、呼吸机的简单操作、心肺复苏术、简易呼吸气囊的使用、无菌吸痰术、气管切开护理、胸部物理治疗、雾化给药及康复等。家属也应该具备识别呼吸道感染早期征象和症状的能力。

气管切开 - 机械通气治疗可以延长晚期神经肌肉疾病导致呼吸衰竭患者的生存时间,但是一般只能在 ICU 中完成,长期在 ICU 治疗会增加患者各种并发症,同时也会增加患者和家属身心压力,给家庭和社会带来巨大的经济负担。由于上述原因,部分家庭不得不放弃 ICU 治疗甚至放弃患者生命。为了解决该问题,有研究显示可采用无创双水平正压呼吸机对此类患者进行长期机械通气支持,应用呼吸阀改装后的无创呼吸机对此类患者的血气分析及主诉不适感并无明显影响,能改善患者长期生存率,并且可以取得与普通有创呼吸机同样的治疗效果。既能通过良好的湿化解决患者通气和痰液引流问题,又可以不受治疗场地的限制居家长期使用。在较为舒适的家庭环境中进行长期机械通气,不仅显著降低医疗费用节约医疗资源,又可以提高患者生活质量及身心健康。但是家庭机械通气治疗在国内尚处于起步阶段,特别是使用此种方法进行长期家庭机械通气治疗的临床样本较少,属于早期探索性研究,因此有待于进一步使用临床大样本研究证实其临床疗效。

目前为止,对于 NMDs 患者的肺康复主要集中在呼吸策略、无创通气和分泌物清除等方面。综合的肺康复项目可改善某些神经肌肉疾病患者的功能状态,患者可能从肢体或者呼吸肌的运动训练中获益,来抵消功能失调所致的肌力或耐力的降低。通过吸气训练也可改善 NMDs 患者的肺功能、咳嗽能力和呼吸困难症状,但是肺康复对 NMDs 患者运动耐受性、症状、生活质量或生存率等方面的临床随机对照研究较少,故对于 NMDs 患者进行肺康复运动的安全性存在争议,临床还需根据疾病的性质和严重程度进行个体化评估及治疗。

（王胜昱　田　瑶）

──────────────── 参 考 文 献 ────────────────

［1］ VIANELLO A, ARCARO G, D BARRILE, et al. Non-invasive ventilation in patients with progressive neuro-muscular disorders [J]. Minerva Pneumologica, 2013, 52 (1): 15-26. LEOTARD A, LEBRET M, PRIGENT H, et al. Factors associated with the type of mask used during nocturnal NIV in patients with neuromuscular disorders [J]. Rev Mal Respir, 2020, 37 (2): 99-104.

［2］ MACFARLANE M, WILLIS T A, EASTHOPE-MOWATT Y, et al. Adult neuromuscular disorders: a joint palliative/neuromuscular clinic. BMJ Support Palliat Care. 2019 Sep 7: bmjspcare-2019-001821.

［3］ 罗远明, 梁珊凤. 呼吸肌功能检测在睡眠呼吸疾病诊治中的价值 [J]. 中华医学杂志, 2019, 99 (28): 2163-2165.

［4］ 周丽娜, 李庆云, 黄绍光. 膈肌功能障碍综合评估方法的研究进展 [J]. 中华结核和呼吸杂志, 2014, 37 (2): 115-118.

［5］ HESS D R. Noninvasive ventilation for neuromuscular disease [J]. Clin Chest Med, 2018, 39 (2): 437-447.

［6］ LUO F, ANNANE D, ORLIKOWSKI D, et al. Invasive versus non-invasive ventilation for acute respiratory failure in neuromuscular disease and chest wall disorders [J]. Cochrane Database Syst Rev, 2017, 12 (12): CD008380.

［7］ SELLNER-POGÁNY T, LAHRMANN H. BIPAP-mask-ventilation in terminal amyotrophic lateral sclerosis (ALS) [J]. Wien Med Wochenschr, 2009, 159 (23-24): 604-607.

［8］ HESS D R, MEHTA S, DEEM S, et al. Neuromuscular disease causing acute respiratory failure-Discussion [J]. Respiratory Care, 2006, 51 (9): 1021-1023.

［9］ ALI M I, EVANS R FERNÁNDEZ PÉREZ, PENDEM S, et al. Mechanical ventilation in patients with Guillain-Barré syndrome [J]. Respir Care, 2006, 51 (12): 1403-1407.

［10］ HUANG H B, PENG J M, WENG L, et al. High-flow oxygen therapy in immunocompromised patients with acute respiratory failure: A review and meta-analysis [J]. J Crit Care, 2018, 43: 300-305.

［11］ IANDELLI I, GORINI M, MISURI G, et al. Assessing inspiratory muscle strength in patients with neurologic and neuromuscular diseases: comparative evaluation of two noninvasive techniques [J]. Chest, 2001, 119 (4): 1108-1113.

第34章 睡眠呼吸暂停低通气综合征

睡眠呼吸暂停低通气综合征(sleep apnea hypopnea syndrome,SAHS)是睡眠呼吸疾病(sleep breathing disorders,SBD)的主要类型,是睡眠过程中反复出现呼吸暂停和/或低通气,引起间歇性低氧血症伴高碳酸血症以及睡眠结构紊乱,常表现为夜间打鼾、日间思睡、注意力不集中等症状,长期可导致高血压、冠心病、糖尿病、痴呆等多器官多系统损害。其中以睡眠过程中反复发生上气道阻塞所致的阻塞性睡眠呼吸暂停综合征(obstructive sleep apnea syndrome,OSA)最为常见。持续气道正压通气(continuous positive airway pressure,CPAP)治疗能够有效减少睡眠呼吸暂停及低通气事件的发生,并改善相关症状,是阻塞性睡眠呼吸暂停低通气综合征(OSAHS)患者的重要有效治疗措施。

一、病理生理特点

为了更好地理解 CPAP 治疗 OSAHS 的原理,我们应首先理解 OSAHS 的一些相关病理生理特点。上气道解剖结构狭窄、上气道压力失衡、上气道炎症反应以及化学感受器敏感性降低是 OSAHS 患者存在的与 CPAP 治疗相关的主要病理生理特点。

(一) 上气道解剖结构狭窄

上气道包括胸腔外气道、喉、咽和鼻,其中咽腔气道的异常与 OSAHS 的发生最为相关。上气道的影像和内镜研究表明,OSAHS 患者的上气道无论在清醒时还是睡眠中均比正常人群的上气道狭小。上气道狭窄时其内在硬度降低,变得较易塌陷,是 OSAHS 患者睡眠中出现上气道闭合的重要病理生理基础。

(二) 上气道压力失衡

上气道的大小取决于促进气道塌陷的力(如气道腔内负压及气道外组织压增加)和维持气道通畅的上气道扩张肌收缩力(主要指颏舌肌和腭帆张肌)之间的平衡。正常人睡眠开始时,上气道扩张肌群活力下降,导致上气道阻力增加和通气降低,为了维持气道通畅,颏舌肌活力代偿性恢复。OSAHS 患者在睡眠状态下出现上气道压力失衡,表现为原本狭窄的上气道顺应性增加,上气道扩张肌活力明显消失,难以及时对抗上气道解剖结构负荷和吸气相时的腔内负压,导致气道塌陷、闭合,从而发生低通气和呼吸暂停,伴随着血氧明显降低和二氧化碳明显升高,促使颏舌肌和腭帆张肌活力均增加,最终觉醒,气道重回通畅,整夜如此不断反复。

(三) 上气道炎症反应

OSAHS 患者在睡眠状态时为了对抗气道闭合,咽部产生了巨大的负压震荡和强烈的肌肉收缩,最终导致咽部组织的机械损伤。这样的咽部机械损伤可能会引起咽部组织的炎症反应以及神经和肌肉纤维的结构破坏。研究表明,上气道炎症可直接导致上气道扩张肌活力失调,也可通过损伤上气道的压力感受器间接降低上气道扩张肌活力。

(四) 化学感受器敏感性降低

重度 OSAHS 患者睡眠中如果长期存在低氧血症和高碳酸血症,会使化学感受器敏感性降低,从而减弱呼吸中枢对呼吸的调节功能。

二、CPAP 治疗 OSAHS 的原理

CPAP 治疗 OSAHS 可能的作用机制包括如下几个方面。

1. 正压通气可增加功能残气量及肺容量,从而增强肺对上气道的牵拉作用,使得上气道壁结构的硬度增加、顺应性降低,从而产生开放气道的效应。

2. 利用正压气流增加咽腔内的正压,以对抗吸气负压,从而逆转咽气道的跨壁压力梯度,防止气道塌陷,保持上气道开放。

3. 正压通气可增加气道容积和气道面积,减轻因长期振动及气道关闭所致的咽侧壁肥厚和咽部组织水肿,从而减轻上气道炎症反应,增加上气道扩张肌的活力。

4. 正压气流可刺激上气道的压力感受器,使上气道扩张肌肌张力增加。

5. 长期使用正压通气可改善低氧血症和高碳酸血症,从而使化学感受器敏感性升高,增强中枢对呼吸的调节功能。

三、CPAP 治疗 OSAHS 的适应证及禁忌证

(一) 适应证

CPAP 治疗 OSAHS 的适应证主要包括:①中、重度 OSAHS,即睡眠呼吸暂停低通气指数(apnea hypopnea index,AHI)≥15 次 /h;②轻度 OSAHS(5 次 /h≤AHI<15 次 /h),但伴有失眠、白天嗜睡、认知功能异常、情绪性格改变等症状,合并或并发心脑血管疾病、糖尿病等;③ OSAHS 的围术期治疗;④手术治疗失败的 OSAHS;⑤不能耐受或不愿意接受手术的 OSAHS;⑥ OSAHS 合并慢性阻塞性肺疾病(chronic obstructive pulmonary disease,COPD)。

(二) 禁忌证

遇到下列情况时,临床医生需权衡利弊,酌情使用 CPAP 治疗:①胸部 X 线片或胸部 CT 发现肺大疱;②气胸或纵隔气肿;③血压明显降低(血压低于 90/60mmHg);④血流动力学不稳定的急性心肌梗死患者;⑤脑脊液漏、颅脑外伤或颅内积气;⑥急性中耳炎、鼻炎、鼻窦炎感染未控制者;⑦青光眼。

四、常用 CPAP 呼吸机的类型及其特点

CPAP 泛指无创正压通气,常用于治疗 OSAHS 的 CPAP 呼吸机类型除了 CPAP 外,还包括自动气道正压通气(auto-titrating positive airway pressure,APAP)、双水平气道正压通气(bi-level positive airway pressure,BiPAP)和压力释放型 CPAP。其主要特点如下:

(一) CPAP 呼吸机

CPAP 呼吸机是最早发明并应用于临床的无创正压呼吸机,其特点是通过调节压力使吸气压和呼气压设定为同一值,在整个呼吸周期内持续提供一定的生理性正压。

(二) APAP 呼吸机

APAP 呼吸机利用计算机系统持续监测和分析技术,可根据上气道阻力、气体流量、

鼾声、气流震动等变化,实时调整并输出足以克服低通气和呼吸暂停的最低有效治疗压力,从而避免 CPAP 固定不变的过高或过低的治疗压力,以提高患者的舒适感和依从性。APAP 呼吸机可适用于不能耐受 CPAP 呼吸机治疗的 OSAHS 患者。但需要注意的是,APAP 呼吸机不推荐用于 OSAHS 伴有心肺疾病或与阻塞事件无关的夜间低氧的治疗,不推荐用于有合并症的 OSAHS 患者的 CPAP 自我压力滴定。

(三) BiPAP 呼吸机

BiPAP 呼吸机可分别设定吸气相正压和呼气相正压,实现压力随呼气和吸气时相自动转换。在吸气相,采用尽量小的吸气流量触发预置的吸气压,防止吸气相产生的咽腔内负压和随之出现的气道闭陷;在呼气相,采用低于吸气相压力的呼气压,减少呼气压力过大所引起的呼吸肌活动增强及其带来的不适感,更符合自然呼吸生理过程,可增加治疗依从性。适用于不能耐受较高 CPAP 治疗压力或者 CPAP 呼吸机治疗效果不佳的 OSAHS 患者。

(四) 压力释放型 CPAP 呼吸机

压力释放型 CPAP 呼吸机由一个数字化自动传感器控制,通过高度敏感的传感器跟踪每一次的呼吸运动,在呼气运动开始时触发传感器,根据不同的呼气气流触发三种不同的速度进行压力释放,从而提供较低的呼气初始压力,减少呼气时的做功,可提高患者的舒适性和依从性。适用于不能耐受较高 CPAP 治疗压力或者 CPAP 呼吸机、BiPAP 呼吸机治疗效果不佳的 OSAHS 患者。

五、CPAP 治疗的压力滴定

选择合适的治疗压力是保证 CPAP 长期治疗有效的重要基础。研究表明,CPAP 长期治疗过程中治疗压力是稳定的,一般不需要重新调整,但在体重增加、大量饮酒、感冒或鼻炎发作后需酌情升高 CPAP 的治疗压力,在体重明显减轻后需酌情降低部分患者的治疗压力。

(一) 压力滴定目标

理想的压力滴定标准是满足下列条件的最低有效压力:①消除各睡眠期和各种体位下发生的呼吸暂停及低通气事件,达到 AHI<5 次 /h;②消除鼾声及气流受限;③消除微觉醒,恢复正常睡眠结构;④消除低血氧事件,维持夜间血氧饱和度>90%。

(二) 压力滴定方法

1. **整夜压力滴定** 整夜压力滴定需在经多导睡眠图(polysomnography,PSG)诊断 OSAHS 后进行,一般前一夜完成 PSG,后一夜在 PSG 监测下同步进行压力滴定,推荐用呼吸机自身的压力气流探测信号代替 PSG 的口鼻气流信号。

整夜 CPAP 压力滴定一般从 4cmH_2O 开始,高 BMI 和再次滴定者可适当给予更高的起始压力,维持至少 5 分钟。对于 ≥12 岁的 OSAHS 患者,当出现下列情况之一时需进行升压:①呼吸暂停 ≥2 次;②低通气 ≥3 次;③呼吸相关性微觉醒 ≥5 次;④明显的鼾声 ≥3 分钟。对于<12 岁的 OSAHS 儿童,当出现下列情况之一时需进行升压:①呼吸暂停 ≥1 次;②低通气 ≥1 次;③呼吸相关性微觉醒 ≥3 次;④明显的鼾声 ≥1 分钟。一般每次升高 1cmH_2O,每次升压后需维持至少 5 分钟,若频繁出现呼吸事件,可酌情在数分

钟甚至数个呼吸周期内迅速升压,直到至少 30 分钟内无阻塞性呼吸事件。一般 ≥12 岁的成人最高 CPAP 压力设定不超过 20cmH$_2$O,<12 岁的儿童最高 CPAP 压力设定不超过 15cmH$_2$O。如果滴定过程中患者醒来主诉压力过高,需降低 CPAP 压力至患者感舒适并能再次入睡,然后继续压力滴定。需要强调的是,理想的压力滴定过程应该包括至少 15 分钟的仰卧位 REM 期睡眠。

若成人 CPAP 滴定压力超过 20cmH$_2$O,儿童 CPAP 滴定压力超过 15cmH$_2$O,或患者不能耐受较高的 CPAP 滴定压力,建议使用 BiPAP 压力滴定。一般起始 IPAP 设定为 8cmH$_2$O,EPAP 设定为 4cmH$_2$O,高体重指数和再次滴定者可适当给予更高的起始压力,维持至少 5 分钟,升压条件同上述的 CPAP 压力滴定的升压条件。针对呼吸暂停,每次同时将 IPAP 和 EPAP 升高 1cmH$_2$O,针对其他呼吸事件,将 IPAP 升高 1cmH$_2$O,IPAP 和 EPAP 的压差范围应维持在 4~10cmH$_2$O,每次升压后需维持至少 5 分钟,若频繁出现呼吸事件,可酌情在数分钟甚至数个呼吸周期内迅速升压,直到至少 30 分钟内无阻塞性呼吸事件。一般 ≥12 岁的成人最高 IPAP 压力设定不超过 30cmH$_2$O,<12 岁的儿童最高 IPAP 压力设定不超过 20cmH$_2$O。如果滴定过程中患者醒来主诉压力过高,需降低 IPAP 压力至患者感舒适并能再次入睡,然后继续压力滴定。

2. 夜间分段压力滴定 夜间分段压力滴定通常是指上半夜进行 PSG 监测,下半夜结合 PSG 监测进行压力滴定。实施夜间分段压力滴定方案需同时满足以下三个条件,否则应进行整夜压力滴定:①前半夜在至少 2 小时的 PSG 监测中,AHI ≥40 次 /h;②下半夜滴定时间>3 小时;③滴定期间经 PSG 监测证实滴定的治疗压力能够消除或几乎消除睡眠中的呼吸事件,包括仰卧位快速眼动(REM)期睡眠中的呼吸事件。夜间分段压力滴定的方法同整夜压力滴定。夜间分段压力滴定适用于存在明显睡眠呼吸障碍且急需治疗的重度 OSAHS 患者,或前半夜 PSG 监测显示呼吸暂停事件持续时间延长且引发严重低氧血症的 OSAHS 患者。

3. 自动压力滴定 自动压力滴定前应对患者进行相关的知识教育,然后选择合适的鼻面罩连接 APAP 呼吸机后让患者入睡。第二天根据自动分析报告确定治疗压力,但结果必须由有经验的医师判读,以识别可能存在的漏气,避免高估滴定的压力水平,一般 APAP 呼吸机给出的压力水平为全夜最高压力的 95% 可信区间水平。自动压力滴定缩减了技术人员的工作时间,但自动压力滴定仅凭仪器运算难以发现气流受限,难以治疗经充分纠正阻塞性事件后的中枢性呼吸暂停事件。自动压力滴定推荐应用于无合并症的中重度 OSAHS 患者,而不推荐用于分段压力滴定及有合并心肺疾病者的压力滴定。

六、CPAP 治疗的不良反应及处理措施

CPAP 呼吸机长期治疗无严重不良反应,常见问题主要包括鼻部症状、面罩相关症状、气流相关症状、治疗后中枢性睡眠呼吸暂停、睡眠反跳和呼吸机噪声等。

(一)鼻部症状

CPAP 治疗 OSAHS 引起的鼻部症状主要包括鼻黏膜干燥、出血、疼痛、充血、鼻塞和鼻炎,大多与正压气流对鼻部的刺激有关。使用加温湿化器和给予鼻腔内生理盐水雾化及润鼻剂,是处理鼻部症状的基本措施。针对鼻部充血、鼻塞,还可给予局部吸入糖皮质激素和缩血管剂;针对鼻炎,可加用异丙托溴铵雾化吸入。

（二）面罩相关症状

CPAP 治疗 OSAHS 引起的面罩相关症状主要包括：①面罩压迫致皮肤压痕、过敏,甚至破溃;②大量漏气及其引起的眼部刺激、结膜炎及面罩脱落;③张口呼吸、口干;④面罩移位;⑤面罩幽闭恐惧感。选择合适的面罩及固定方式,是处理面罩相关症状的基本措施。针对皮肤压痕,可在面罩下加硅胶膜软垫,对于皮肤破溃或严重过敏,应暂时停用呼吸机,并对皮损处进行局部治疗;针对大量漏气,有上牙大量脱落者应放置义齿或将鼻面罩更换为口鼻罩,对于漏气引起的眼部症状,可使用局部滴眼液;针对张口呼吸、口干,可使用下颌托或将鼻面罩更换为口鼻罩;针对面罩移位,设置低压报警或增加治疗压力;针对面罩幽闭恐惧感,可予以心理疏导、脱敏,必要时将面罩更换为鼻枕。

（三）气流相关症状

正压气流可能会引起吞气、腹胀、耳膜不适等症状,可降低治疗压力或更换 BiPAP 呼吸机。

（四）治疗后中枢性睡眠呼吸暂停

CPAP 治疗使上气道保持开放状态,消除了觉醒产生机制,可使一些重度 OSAHS 患者的呼吸中枢驱动作用减弱或消失,此时需降低 CPAP 治疗压力。

（五）睡眠反跳

部分患者尤其是重度 OSAHS 患者在刚开始进行 CPAP 治疗时不适应,可能会出现 REM 期及 NREM 3 期睡眠异常增多,即睡眠反跳,一般持续一周左右。患者在 REM 睡眠期对多种刺激的反应能力下降,很难觉醒,因此在 CPAP 治疗初期应严密观察,设定足够抵抗 REM 睡眠期呼吸道阻塞的 CPAP 压力。

（六）呼吸机噪声

呼吸机噪声可能干扰患者及同伴的睡眠,可在睡眠时戴耳塞、独立的卧室睡眠或选用低噪声的呼吸机。

七、特殊类型 OSAHS 患者的 CPAP 治疗

（一）OSAHS 合并 COPD 的患者

OSAHS 合并 COPD 患者除上气道阻力增加外,长期 COPD 导致的小气道改变、气流阻塞也加重了外周气道阻力。因此,与单纯 OSAHS 相比,OSAHS 合并 COPD 患者夜间低氧血症持续时间更长、高碳酸血症更明显,需要较高水平的 CPAP 治疗压力。然而,患者通常难以耐受高水平的 CPAP 治疗压力,且 CPAP 呼吸机对 OSAHS 合并 COPD 患者的疗效往往欠佳。因此,BiPAP 目前被认为是 OSAHS 合并 COPD 的首选治疗,既能在睡眠期维持上气道通畅,也可辅助通气。对于危重症 COPD 患者,无创通气和氧疗无效时,需给予有创呼吸机辅助通气。

（二）OSAHS 合并肥胖低通气综合征

OSAHS 合并肥胖低通气综合征者,气道阻塞程度更严重,可能引起高碳酸型呼吸衰竭,为了提高患者的舒适度及疗效,临床多采用 BiPAP 治疗。

（三）OSAHS 合并急性呼吸衰竭

当存在感染、醉酒或某些药物等诱因时,部分 OSAHS 患者可出现急性呼吸衰竭。若

患者血流动力学稳定且能够配合,可予以 BiPAP 治疗,否则需要给予有创机械通气,待病情稳定后再序贯 CPAP 治疗。

(四) 甲状腺功能减退引起的 OSAHS

对于甲状腺功能减退引起的 OSAHS,使用甲状腺素治疗后,机体代谢增加,可能会加重呼吸暂停。因此,在进行甲状腺素补充治疗之前,应先进行 CPAP 治疗。待甲状腺激素达到正常水平后,若呼吸暂停消失则可停用 CPAP 治疗,若仍频发呼吸暂停则应继续 CPAP 治疗。

(五) 妊娠期 OSAHS

孕妇在妊娠后期膈肌上升、上气道黏膜水肿,这些因素可加重其发生 OSAHS 的风险,OSAHS 造成的低氧血症可使胎儿生长受限。因此,建议妊娠期 OSAHS 患者使用 CPAP 治疗。

(六) 围术期 OSAHS

OSAHS 患者术前麻醉和术后恢复过程中发生窒息的风险增加,需要进行上气道保护,特别是行上气道及其周围手术者更应警惕。对于择期手术治疗的重度 OSAHS 患者,建议术前给予 CPAP 治疗 1~2 周,全身麻醉拔管后及时序贯 CPAP 治疗。

(七) 儿童 OSAHS

对于需要行 CPAP 治疗的 OSAHS 儿童患者,由于患儿鼻气道直径小,建议选择透明的口鼻面罩,一方面可降低因佩戴鼻罩时发生鼻孔阻塞的风险,另一方面利于观察鼻腔分泌物情况和面罩位置,从而及时清理鼻腔分泌物和调整面罩,避免通气管道的阻塞。此外,建议定期行侧位头颅 X 线片观察面罩对颅骨发育的影响,以便在儿童的生长发育过程中选择并更换合适的面罩。

八、CPAP 治疗失败的原因

CPAP 治疗失败尚缺乏公认的量化评价指标,目前定义:1 个月内超过 70% 的夜晚接受 CPAP 治疗 <4h/ 晚或症状无改善即视为 CPAP 治疗失败。CPAP 治疗失败的原因主要包括以下方面:①引起气道狭窄的解剖结构因素未解决;②治疗模式和压力选择不当;③呼吸机面罩选择不当;④ CPAP 呼吸机操作不当或不熟练;⑤患者依从性差;⑥ CPAP 治疗相关的不良反应未及时纠正;⑦合并其他引起嗜睡等症状的疾病;⑧误诊;⑨其他原因如治疗过程中饮酒。

九、治疗依从性

OSAHS 患者 CPAP 治疗依从性良好的标准:1 个月内超过 70% 的夜晚接受 CPAP 治疗 ≥ 4h/ 晚。目前研究表明,CPAP 治疗的长期依从性普遍较低。依从性是保证 CPAP 治疗效果的关键因素,目前认为提高 CPAP 治疗依从性需基于"生物 - 社会 - 心理医学模式"的综合策略。

(一) 医疗因素

1. **患者因素** 研究表明,病情严重程度和夜间思睡程度与 CPAP 治疗依从性呈正相关,鼻部阻力与 CPAP 治疗依从性呈负相关,这可能是因为病情越重、症状越重的患者使用

CPAP 治疗后改善越明显,而较高的鼻部阻力会降低患者 CPAP 治疗的舒适性。

2. **治疗因素**　面罩及呼吸机类型选择不当、压力滴定不当和 CPAP 治疗相关副作用未及时处理,均会降低患者治疗的依从性。

(二) 社会因素

对患者及家属进行相关方面的教育,包括面对面、书面以及电话回访等教育途径,有助于提高患者的治疗依从性。此外,经济条件和医疗报销制度也影响 CPAP 治疗的长期依从性。

(三) 精神心理因素

存在抑郁或紧张等情绪变化的 OSAHS 患者,往往主观感受到治疗不良反应大、治疗效果差。对于这部分患者,构建积极健康的行为可提高治疗依从性,包括认识到疾病的危险性、治疗的益处及接受治疗的决心等。

十、随访

建议 OSAHS 患者在 CPAP 治疗后的第 1 周、第 1 个月和第 3 个月时进行严密的随访,以便及时判断疗效、不良反应及依从性,并根据需要调整治疗策略。此后,在 CPAP 治疗后的每 6 个月或 1 年进行规律随访,以进一步评估病情变化,必要时调整治疗策略。

(李佩军　梁宗安)

参 考 文 献

[1] EPSTEIN L J, KRISTO D, STROLLO P J Jr, et al. Clinical guideline for the evaluation, management and long-term care of obstructive sleep apnea in adults [J]. J Clin Sleep Med, 2009, 5 (3): 263-276.

[2] WOODSON B T, GARANCIS J C, TOOHILL R J. Histopathologic changes in snoring and obstructive sleep apnea syndrome [J]. Laryngoscope, 1991, 101 (12 Pt 1): 1318-1322.

[3] COSENTINI T, LE DONNE R, MANCINI D, et al. Magnetic resonance imaging of the upper airway in obstructive sleep apnea [J]. Radiol Med, 2004, 108 (4): 404-416.

[4] WHITE D P. Pathogenesis of obstructive and central sleep apnea [J]. Am J Respir Crit Care Med, 2005, 172 (11): 1363-1370.

[5] FLEURY B, HAUSSER-HAUW C, CHABOLLE F. Obstructive sleep apnea syndrome and the upper airway muscles [J]. Rev Neurol (Paris), 2001, 157 (11 Pt 2): S72-S77.

[6] FOGEL R B, TRINDER J, WHITE D P, et al. The effect of sleep onset on upper airway muscle activity in patients with sleep apnoea versus controls [J]. J Physiol, 2005, 564 (Pt 2): 549-562.

[7] SVANBORG E. Impact of obstructive apnea syndrome on upper airway respiratory muscles [J]. Respir Physiol Neurobiol, 2005, 147 (2-3): 263-272.

[8] BOYD J H, PETROF B J, HAMID Q, et al. Upper airway muscle inflammation and denervation changes in obstructive sleep apnea [J]. Am J Respir Crit Care Med, 2004, 170 (5): 541-546.

[9] SANDERS M H, STROLLO JR P J, ATWOOD JR C W, et al. Positive airway pressure in the treatment of sleep apnea syndrome.//CHOKROVERTY S. Sleep disorders medicine: basic science, technical considerations, and clinical aspects [M]. Philadelphia: Saunders Elsevier, 2009: 340-360.

［10］ BUCHANAN P, GRUNSTEIN R. Positive airway pressure treatment for obstructive sleep apnea-hypopnea syndrome//KRYGER M H, ROTH T, DEMENT W C. Principles and practice of sleep medicine [M]. 5th ed. Philadelphia: Saunders Elsevier, 2011: 1233-1249.

［11］ QASEEM A, HOLTY J E, OWENS D K, et al. Management of obstructive sleep apnea in adults: A clinical practice guideline from the American College of Physicians [J]. Ann Intern Med, 2013, 159 (7): 471-483.

［12］ TINGTING X, DANMING Y, XIN C. Non-surgical treatment of obstructive sleep apnea syndrome [J]. Eur Arch Otorhinolaryngol, 2018, 275 (2): 335-346.

［13］ PATIL S P, AYAPPA I A, CAPLES S M, et al. Treatment of adult obstructive sleep apnea with positive airway pressure: An American Academy of Sleep Medicine Systematic Review, Meta-Analysis, and GRADE Assessment [J]. J Clin Sleep Med, 2019, 15 (2): 301-334.

［14］ 韩芳, 董霄松. 经鼻持续气道内正压治疗睡眠呼吸障碍// 何权瀛, 陈宝元. 睡眠呼吸病学 [M]. 北京: 人民卫生出版社, 2009: 349-360.

［15］ 中华医学会呼吸病学分会睡眠呼吸障碍学组, 李庆云. 阻塞性睡眠呼吸暂停低通气综合征患者持续气道正压通气临床应用专家共识 (草案)[J]. 中华结核和呼吸杂志, 2012, 35 (1): 13-18.

［16］ 赵蒙蒙, 张希龙. 阻塞性睡眠呼吸暂停低通气综合征的诊断与治疗 [J]. 中华医学杂志, 2012, 92 (18): 1228-1230.

［17］ 中华医学会呼吸病学分会睡眠呼吸障碍学组. 睡眠呼吸疾病无创正压通气临床应用专家共识 (草案)[J]. 中华结核和呼吸杂志, 2017, 40 (9): 667-677.

［18］ JOHNSON K G, JOHNSON D C. Treatment of sleep-disordered breathing with positive airway pressure devices: technology update [J]. Med Devices (Auckl), 2015, 8: 425-437.

［19］ NICOLINI A, BANFI P, GRECCHI B, et al. Non-invasive ventilation in the treatment of sleep-related breathing disorders: A review and update [J]. Rev Port Pneumol, 2014, 20 (6): 324-335.

［20］ KUSHIDA C A, LITTNER M R, HIRSHKOWITZ M, et al. Practice parameters for the use of continuous and bilevel positive airway pressure devices to treat adult patients with sleep-related breathing disorders [J]. Sleep, 2006, 29 (3): 375-380.

［21］ NILIUS G, HAPPEL A, DOMANSKI U, et al. Pressure-relief continuous positive airway pressure vs constant continuous positive airway pressure: a comparison of efficacy and compliance [J]. Chest, 2006, 130 (4): 1018-1024.

［22］ DOLAN D C, OKONKWO R, GFULLNER F, et al. Longitudinal comparison study of pressure relief (C-Flex) vs. CPAP in OSA patients [J]. Sleep Breath, 2009, 13 (1): 73-77.

［23］ KUSHIDA C A, CHEDIAK A, BERRY R B, et al. Clinical guidelines for the manual titration of positive airway pressure in patients with obstructive sleep apnea [J]. J Clin Sleep Med, 2008, 4 (2): 157-171.

［24］ MORGENTHALER T I, AURORA R N, BROWN T, et al. Practice parameters for the use of autotitrating continuous positive airway pressure devices for titrating pressures and treating adult patients with obstructive sleep apnea syndrome: an update for 2007. An American Academy of Sleep Medicine report [J]. Sleep, 2008, 31 (1): 141-147.

［25］ SHARMA S K, KATOCH V M, MOHAN A, et al. Consensus & Evidence-based INOSA Guidelines 2014 (First edition)[J]. Indian J Chest Dis Allied Sci, 2015, 57 (1): 48-64.

［26］ KENNEDY B, LASSERSON T J, WOZNIAK D R, et al. Pressure modification or humidification for improving usage of continuous positive airway pressure machines in adults with obstructive sleep apnoea [J]. Cochrane Database Syst Rev, 2019, 12 (12): CD003531.

［27］ MCNICHOLAS W T. Chronic obstructive pulmonary disease and obstructive sleep apnoea-the overlap syndrome [J]. J Thorac Dis, 2016, 8 (2): 236-242.

［28］ AMERICAN SOCIETY OF ANESTHESIOLOGISTS TASK FORCE ON PERIOPERATIVE MANAGEMENT OF PATIENTS WITH OBSTRUCTIVE SLEEP APNEA. Practice guidelines for the perioperative management of patients with obstructive sleep apnea: an updated report by the American Society of Anesthesiologists Task Force on Perioperative Management of patients with obstructive sleep apnea [J]. Anesthesiology, 2014, 120 (2): 268-286.

［29］ ALOIA M S, STANCHINA M, ARNEDT J T, et al. Treatment adherence and outcomes in flexible vs standard continuous positive airway pressure therapy [J]. Chest, 2005, 127 (6): 2085-2093.

［30］ YETKIN O, KUNTER E, GUNEN H. CPAP compliance in patients with obstructive sleep apnea syndrome [J]. Sleep Breath, 2008, 12 (4): 365-367.

［31］ SAWYER A M, GOONERATNE N S, MARCUS C L, et al. A systematic review of CPAP adherence across age groups: clinical and empiric insights for developing CPAP adherence interventions [J]. Sleep Med Rev, 2011, 15 (6): 343-356.

［32］ CRAWFORD M R, ESPIE C A, BARTLETT D J, et al. Integrating psychology and medicine in CPAP adherence: new concepts？ [J]. Sleep Med Rev, 2014, 18 (2): 123-139.

［33］ 李庆云, 林莹妮. 应以生物-心理-社会模式全面分析持续气道正压通气依从性的影响因素 [J]. 中华医学杂志, 2016, 96 (30): 2369-2371.

第 35 章　肺移植术后呼吸治疗

肺移植（lung transplantation，LTx）是终末期肺疾病唯一有效的治疗手段，肺移植适应证包括阻塞性肺疾病、间质性肺疾病、肺动脉高压、支气管扩张/囊性肺纤维化。呼吸支持技术是接受肺移植的呼吸衰竭患者围术期治疗和呼吸康复的重要方面，合理的呼吸支持和呼吸治疗可起到帮助患者快速康复、减少术后并发症、改善远期肺功能的作用，对改善肺移植患者生活质量、提高肺移植患者长期生存率具有重要意义。

一、肺移植术后呼吸系统病理生理特点

肺移植术后呼吸系统是从呼吸衰竭肺脏转换为健康新肺，呼吸功能逐步恢复的过程，供体获取及转运、移植手术及受者等多种因素可以影响移植肺，因此具有相对特殊的病理生理学特点：

1. 肺移植围术期，移植肺通常受到多重损伤因素影响是导致术后呼吸衰竭的主要原因。原发性移植物失功（primary graft dysfunction，PGD）、感染、急性排斥反应是肺移植术后有创呼吸支持，包括体外膜肺氧合（extracorporeal membrane oxygenation，ECMO）和有创机械通气不能早期撤离的主要原因。PGD 是移植肺经过获取前机械通气、冷缺血及移植手术等损伤因素刺激后，再灌注肺水肿表现，临床上表现为术后即刻或 3 天内移植肺内弥漫磨玻璃或实变浸润影，导致的急性呼吸衰竭。研究报道肺移植术后 PGD 发生率 15%~60%，心肺移植联盟数据显示肺移植术后 3 级 PGD 发生率高达 17%，相关患者移植后 1 年死亡率增加 23%。导致移植肺损伤因素包括如下因素：①术前供体因素：脑死亡相关肺损伤、机械通气、肺水肿、感染；②获取和转运：移植肺获取、冷缺血损伤；③移植手术相关：膈神经受损致膈肌功能障碍、受者胸膜腔损伤及胸膜功能障碍、供体肺脏及受体胸腔匹配情况；④受者相关：围术期液体负荷、右心功能不全、单肺通气及氧化应激等生物损伤因子释放等。由于以上原因，在肺移植围术期呼吸支持中，缺血再灌注损伤导致移植肺对损伤介质敏感性增强，对术后氧疗和呼吸支持方式提出更高要求。

2. 支气管动脉是支气管、尤其是近端支气管的主要滋养血管，而在常规肺移植手术中，仅进行肺动静脉吻合，不进行支气管动脉吻合。因此，肺移植术后近端支气管缺血相关并发症发生率高，包括术后早期支气管黏膜糜烂、坏死、局部感染、吻合口瘘及远期支气管狭窄、软化等气道并发症。在肺移植术后呼吸支持中，针对上述特殊情况，可能需要采取不同呼吸支持手段、参数设定及气道管理方法。

3. 对于肺动脉高压患者的肺移植，需根据术前心脏功能受损情况及可逆程度，评估肺脏移植或心肺联合移植指征。终末期肺动脉高压受者，由于长期肺循环梗阻及左心低前负荷状态，左心呈失用性功能不全，肺移植术后，肺动脉压力恢复正常，肺血管阻力减低，左心前负荷显著增加，导致急性左心衰竭及心源性肺水肿的发生。对于此类患者，除有创机械通气外,静脉 - 动脉 ECMO(venous-arterial ECMO,V-A ECMO)为患者心脏功能适应和恢复提供时间和充分循环支持,是此类患者围术期生命支持的重点。

4. 慢性阻塞性肺疾病(慢阻肺)患者行单肺移植术后,由于原有肺和移植肺肺血管阻力差异,移植肺术后肺循环血流量高,而同时,原有肺由于肺气肿致顺应性减低,加重双肺的通气血流比不协调,术后移植肺再灌注肺水肿发生率高,术后早期患者容易出现低氧。

5. 肺移植术后患者除围术期外,仍可能由于移植手术相关并发症,如气道并发症、急性感染、膈肌功能障碍或慢性移植物失功出现急性或慢性呼吸衰竭情况,部分患者可能需要长期家庭呼吸支持方案,并需动态评估。

二、呼吸支持

(一) 体外膜肺氧合技术

体外膜肺氧合技术(extracorporeal membrane oxygenation,ECMO)在肺移植手术中作为术中呼吸功能支持及术后移植肺功能康复过渡的重要辅助措施。对于大多数 PGD 3 级患者,ECMO 是呼吸支持必需的手段。但在 20 世纪,由于技术所限,肺移植术后使用 ECMO 救治 PGD 成功率极低,限制了其临床应用。近 20 年,尤其是近 10 年来,技术的进步显著提高了 ECMO 对肺移植术后严重 PGD 患者的救治成功率。近 5 年来,多项研究显示,支持术中、术后早期 ECMO 应用对移植肺脏的保护作用,虽然目前其病理生理学机制尚有待明确,临床尚缺乏指南和共识,但整体临床疗效获益是得到部分专家认可的。近年来,ECMO 作为严重呼吸衰竭患者等待肺移植的桥接呼吸支持手段的临床应用研究越来越多。在技术成熟的中心,对于此类患者中,其远期生存与常规肺移植患者无明显差异,因此 ECMO 在抢救性肺移植应用前景乐观。

1. ECMO 指征及应用范围

(1) ECMO 治疗肺移植术后 PGD 指征:PGD 是 ECMO 在肺移植围术期应用的最早尝试,随着 ECMO 临床经验和成功率的提高,其在术后 PGD 救治的指征也更为积极。目前认为,术后出现 PGD 达到 ECMO 支持指征的患者应尽早起始 ECMO 治疗,可减少高压力水平和高吸氧浓度下机械通气对肺移植的损伤,延迟 ECMO 治疗与不良预后相关。通常认为,在移植术后发生 PGD 的患者,如果机械通气满足患者机体氧需所需要的气道峰压达到 $35cmH_2O$ 或 FiO_2 达到 60%,应考虑起始 ECMO 治疗。

(2) 术中 ECMO 应用指征:通常认为,对于术中存在呼吸循环不稳定的患者,应术中应用 ECMO 支持,如单肺通气氧合不能维持、术前循环不稳定、心功能不全、肺动脉高压、肺叶移植等。回顾性研究也显示,肺移植术中行 ECMO 支持,包括术后因各种因素需延长 ECMO 支持的患者,其移植术后严重 PGD 的发生率及 1 年生存率均较未使用 ECMO 支持组高。术中 ECMO 应用,可改善术中低氧状态,减轻循环负荷,尤其在双肺序贯移植中,ECMO 支持可显著降低进行第二侧肺移植过程时,先移植侧肺脏的呼吸支持水平及循环灌注水平,减轻其术后再灌注肺水肿,这可能也是 ECMO 支持肺移植患者临床获益的原因。

(3) 肺移植术中预防性应用 ECMO 对移植肺的保护作用:基于对再灌注肺损伤病理生理机制的认识,有研究者提出,在术中对移植肺进行逐步缓慢开放灌注可能能够减轻肺损伤,临床实践中可通过开放肺循环过程中逐步增加血流量、体外循环及 V-A ECMO 实现。其中,体外循环因其存在需充分抗凝、炎症因子过度激活及血管并发症高等劣势,同时,对于多数肺移植患者,其在围术期仅需要部分循环支持,使得 V-A ECMO 在这些患者中的应用指征更为强烈。研究者对肺动脉高压患者肺移植围术期管理发现,术后延迟 ECMO 撤除,可降低术后 PGD 的发生,分析可能与 V-A ECMO 在术后对肺循环的分流,减少了肺循环高灌注导致的机械剪切力对内皮功能损伤有关。因此有研究者提出,对于双肺移植患者,术中常规进行 V-A ECMO 支持,减少移植肺再灌注流量,可能减少移植肺的缺血再灌注损伤发生率。近期一项单中心前瞻性单队列观察性研究支持上述假设,研究者对其中双肺移植患者常规给予 V-A ECMO 支持,并在移植过程中逐步降低 V-A ECMO 循环支持比例,并在手术结束阶段评估延长 ECMO 支持的必要性,结果显示术后 72 小时 PGD 3 级的仅为 1.3%,90 天死亡率 3.1%,2 年生存率 86%,均优于目前平均水平。

2. ECMO 的撤除 ECMO 通常在移植肺功能恢复或已无 ECMO 预防性使用指征时撤除,具体临床操作中注意以下情况。

(1) 对于术后 PGD 治疗,患者胸部影像提示肺内浸润影明显好转,在 ECMO 支持血流量降至 1L/min,夹闭气源,患者氧合指数可达到 200 以上时,可考虑撤除 ECMO。

(2) 对于肺动脉高压肺移植患者,术中使用 V-A ECMO 支持,应术后延迟撤除,V-A ECMO 在术后可降低肺循环灌注压,降低再灌注肺损伤,同时分流作用可减轻左心负荷,帮助左心室功能恢复,减轻心源性肺水肿,降低 PGD 的发生率。同时,对于术后左心功能恢复缓慢的患者,V-A ECMO 支持下可早期拔除气管插管,降低 VAP 发生率。

对于术中体外生命支持技术,除需同期心脏手术的肺移植患者,ECMO 已基本取代体外循环成为首选,研究显示 ECMO 在术后出血、PGD 发生率、急性肾损伤、气管插管时间、气管切开率及住院时间方面,均优于体外循环。回顾性研究结果显示,肺移植术中使用 ECMO 支持的患者可获得远期生存获益,同时,对于术后是否可以撤除 ECMO 支持,应根据原发肺部疾病及手术后即刻情况谨慎评估,对于肺动脉高压及术后存在可能发生 PGD 的患者,延迟撤除 ECMO 可提高此类患者的远期生存率。

(二) 有创机械通气

肺移植术后,除极少部分患者经谨慎术前评估选择和麻醉方案实施,可实现早期拔除气管插管,序贯无创通气(non-invasive positive pressure ventilation,NPPV),绝大部分仍需有创机械通气支持。有创机械通气(invasive positive pressure ventilation,IPPV)致呼吸机相关肺损伤,可能加重移植肺 PGD,已得到广泛认可,临床上 PGD 病理生理机制与急性呼吸窘迫综合征(acute respiratory distress syndrome,ARDS)类似,因此,肺移植术后 IPPV 支持经验更多来源于 ARDS 治疗经验,以早期撤除及肺保护性通气策略作为肺移植术后早期 IPPV 的基本原则。目前,在这一特殊人群的 IPPV 支持仍缺乏大规模前瞻性研究的结论指导。

1. 通气模式及参数选择 肺移植术后,考虑早期呼吸衰竭存在与 ARDS 类似的病理生理特点,提出 IPPV 应以肺保护通气为基本原则,包括小潮气量(4~6ml/kg)、低吸气压及适中的呼气末正压(positive end expiratory pressure,PEEP)等措施可减少由正压通气导致或加重的移植肺损伤。通气模式上,部分研究显示相对于潮气量,吸气压与肺损伤的相关性更显著,因此临床上压力控制(pressure control,PC)模式应用更为广泛。关于 PEEP 设置,研究者认为适当提高的 PEEP 水平,可以降低吸气压水平,对肺脏具有保护作用,但同时应考虑高 PEEP 可能导致吻合口并发症增高。虽然有动物实验得到高 PEEP 可增加吻合口血流灌注的相反结论,目前仍普遍接受的观点是,对于肺移植术后患者不宜过高 PEEP,可设置 6~8cmH$_2$O 的 PEEP,此结论尚需更多前瞻性研究证实。对于吸氧浓度,考虑移植肺对各种机械及生物损伤因子易感的特点,在无明显低氧相关肺动脉高压及右心功能受损等其他合并症情况下,应采用最低吸入氧浓度保持患者经皮血氧饱和度(percutaneous oxygen saturation,SpO$_2$)不低于 90%,可减少因吸入高浓度氧气致氧自由基产生,减轻氧化应激反应对肺脏的损伤。

2. **ECMO 联合支持下的 IPPV** 3 级 PGD 是肺移植术后需长时间有创机械通气支持的最常见原因,肺保护通气策略及延长 ECMO 支持时间是其主要的呼吸支持手段。理论上,静脉 - 静脉 ECMO(venous-venous ECMO,V-V ECM)可通过改善低氧相关肺动脉高压和右心功能不全,加强对移植肺脏的保护作用。因此,有研究者提出 ECMO 支持下 IPPV 可采用"移植肺超保护通气策略"。一些回顾性研究结果显示,通过采用小潮气量(3~4mL/kg)、控制吸气压低于 25cmH$_2$O、更低呼吸频率(5~10 次 /min)及更低吸入氧浓度(<40%)等参数设置,可能能够减少正压通气对移植肺损伤,避免 PGD 进一步加重。虽然多数研究者及临床医师认为,对于上述移植术后呼吸衰竭高危患者,减少呼吸机相关肺损伤及右心功能损伤十分重要,临床上可以见到以 ECMO 为主的体外呼吸支持能够减轻 PGD、缩短呼吸支持时间,但仍缺乏前瞻性试验性及临床研究证据证实机械通气相关肺损伤及右心功能不全与 PGD 的直接因果关系。尽管如此,目前临床实践中,ECMO 的临床地位逐步提高,对于术后早期出现呼吸衰竭的患者,在 V-V ECMO 辅助下采用 IPPV 的肺保护性通气策略,能够帮助大部分患者改善呼吸功能,在短期内撤除有创呼吸支持。

3. **IPPV 撤除** 鉴于对 IPPV 相关移植肺损伤的认识、移植术后早期免疫诱导导致的免疫功能极度低下、IPPV 相关呼吸机相关肺炎(ventilator associated pneumonia,VAP)发生率高的特点,肺移植术后患者,应动态评估移植肺功能,尽早拔管撤除 IPPV 支持。近年来,在部分术前其他脏器功能良好的移植受者,在经过谨慎术前状态、麻醉方式选择及术后即刻移植肺功能评估下,选择性术后即刻拔除气管插管,进行术后早期康复,得到越来越多移植专家的支持和尝试,可缩短患者术后康复时间,减少术后机械通气相关并发症的发生。

对于 ECMO 支持下的 IPPV,两者撤除时机尚无定论,需根据具体临床情况进行综合分析,通常对于需较长时间两者联合支持的患者,多合并感染、心脏等脏器功能不全情况,如在呼吸衰竭有所改善情况下,IPPV 先于 ECMO 撤除,可能减少延长 IPPV 支持相关肺损伤及 VAP 等并发症发生,但是否患者能够整体获益尚待证实。

4. **特殊情况下 IPPV** ①对于慢阻肺接受单肺移植的患者,由于术后患肺与移植肺顺应性差及肺血管阻力差,术后 IPPV 可能导致移植肺严重再灌注肺水肿发生率增加,延长撤机时间。对于此类患者,术后应早期拔管,包括使用 ECMO 支持等措施,缩短围术期有创机械通气时间,可减低慢阻肺单肺移植患者术后移植肺再灌注肺水肿程度。②对于存在供受体胸腔不匹配的肺移植受者,潮气量通常存在错估。有研究指出,对于移植肺相对较小的受者,以供体理想体重作为参考时,通常接受了更大的潮气量,在术后潮气量设置时需考虑上述因素酌情调整。③气管切开:对于部分肺移植术后患者,可能不能短时间内脱离 IPPV 支持,此类患者多术后有严重感染、吻合口瘘、心功能不全、严重呼吸肌营养不良等并发症,需要较长疗程的抗感染、呼吸支持和呼吸康复过程,考虑肺移植患者早期康复的重要意义和免疫抑制状态下极易合并感染等问题,需积极评估气管切开指征。气管切开后,可减少或停用镇静、镇痛药物,在有创呼吸支持条件下开始早期康复训练和呼吸支持相互促进,逐步进行脱机训练,可减少患者术后依赖有创呼吸支持时间,减少感染、呼吸肌萎缩、ICU 相关神经系统等并发症的发生。

(三) 无创正压通气

无创正压通气(non-invasive positive pressure ventilation, NPPV)由于其确切的正压呼吸支持作用,在肺移植术后移植肺或受者原因导致的呼吸衰竭中有着广泛应用。

1. **NPPV 在肺移植术后早期应用** 在肺移植术后早期,NPPV 临床应用得到广泛推荐。①临床结果显示在肺移植术后早期 2~3 周内,进行每日间断 NPPV 有助于移植肺复张及获得更好的远期肺功能指标。对于脱离 IPPV 的患者,无 NPPV 禁忌证的,建议给予双水平气道正压通气(bi-level positive airway pressure, BiPAP)支持,吸气相气道正压(inspiratory positive airway pressure, IPAP)设置 8~12cmH$_2$O,呼气相气道正压(expiratory positive airway pressure, EPAP)设置 4~6cmH$_2$O,并遵循维持 SpO$_2$>90% 的最低吸入氧浓度原则。对于肺移植术后患者有 NPPV 禁忌证的,除包括消化道出血、意识障碍等外,应注意动态气管镜检查评估有无吻合口瘘出现。吻合口瘘多发生于术后 2 周左右,常与术后早期循环功能障碍、感染及移植肺支气管近端黏膜糜烂坏死等情况同时存在,正压通气可导致瘘口增大、出血、不易愈合甚至张力性气胸等并发症,应予充分重视。②对于肺移植术后早期阶段,由于消瘦或慢阻肺等疾病有严重呼吸肌营养不良的患者,常存在由于呼吸动力不足导致的呼吸衰竭,如评估无严重感染或分泌物引流障碍等情况,应尽早拔管续贯 NPPV,可降低 VAP 发生率及避免气管切开等,缩短患者 ICU 治疗时间。③对于肺移植术后 NPPV 的监测,因考虑移植肺在围术期各损伤因素及手术并发症,需密切注意 NPPV 治疗中患者症状、SpO$_2$、肺部体征变化,如不明原因的心率增快、皮下气肿,可能提示存在气胸或吻合口并发症可能,必要时及时终止治疗。④对于存在移植肺体积相对小于受者胸腔的肺移植,因肺膨胀后胸腔相对体积较大,容易出现肺随呼吸运动摆动,增加吻合口的张力,导致吻合口瘘并发症增高,因此,此类患者术后早期的 NPPV 需谨慎评估,并注意治疗期间有无皮下气肿、气胸等并发症的发生。

2. **NPPV 在肺移植术后远期应用** 肺移植术后远期 NPPV 治疗主要用于以下情况:术后膈肌功能障碍、肺移植术后气道软化及慢性移植物失功(chronic lung allograft dysfunction, CLAD)。这些患者术后可能由于呼吸动力不足和 / 或气道阻塞,出现高碳酸血症、卧位低氧血症等情况,可能较长时间需要 NPPV 治疗,其中部分患者需要长期家庭 NPPV 治疗。一项研究显示,肺移植术后长期家庭 NPPV 最常见原因是 CLAD 和膈肌功能障碍。NPPV 通常能在不同程度改善上述疾病导致的高碳酸血症,但此类患者通常预后不好,除部分膈肌功能障碍患者可将 NPPV 作为膈肌功能锻炼的过渡方式,最终脱离 NPPV,余大部分患者死亡或接受二次移植。对于膈肌功能障碍患者,卧位低通气更为明显,往往需要夜间睡眠 NPPV 治疗,同时强化呼吸肌功能训练,因此类患者有存在脱离 NPPV 治疗可能,可尝试降低 NPPV 支持水平,动态评估 NPPV 撤除指征;对于术后气道软化狭窄的患者,支气管支架是其主要治疗手段,但由于移植术后患者属于免疫抑制人群,易合并感染等诸多问题,支架相关并发症高,对于此类患者,予间断 NPPV 支持,可能能够帮助患者延长气道治疗间隔,减少治疗相关并发症,改善患者预后;对于 CLAD 患者,最常见类型为闭塞性细支气管炎综合征(bronchiolitis obliterans syndrome,BOS),NPPV 可帮助减轻此类患者二氧化碳潴留,但由于慢性排斥反应不可逆及进展性特点,此类患者预后差,即使 NPPV 支持,多数患者终因呼吸衰竭死亡或进入二次移植。

(四) 氧疗

通过合理氧疗方式帮助肺移植术后早期患者维持呼吸功能及机体氧需求,是肺移植术后呼吸管理的重要方面。由于肺脏在多方面损伤因素影响下,通常存在不同程度再灌注损伤,此时肺脏容易受到氧自由基攻击而加重肺损伤,故在肺移植术后早期氧疗中,将以最低的吸入氧浓度维持患者氧需求作为基本原则。通常,在患者无明显氧耗增多、低氧导致的肺动脉高压和右心功能不全等因素存在下,保持患者 SpO_2 不低于 90% 即可,减少吸入高浓度氧产生的氧自由基及相关近期和远期肺损伤。

1. **经鼻高流量氧疗**(high flow nasal cannula,HFNC) 因其充分气道湿化及精确吸入氧浓度调节作用,以及临床应用中的高舒适性及治疗依从性特点,在肺移植术后早期患者气道管理及呼吸支持中应用广泛。由于 HFNC 通过其高流量原理对呼吸窘迫患者提供充足高氧浓度吸入气体,在移植后呼吸衰竭患者的呼吸支持中具有一定应用价值,具有包括降低患者再次插管及免疫抑制状态下继发 VAP 风险等优势,提高此类患者救治成功率。一项对一组肺移植术后因呼吸衰竭再次入 ICU 治疗患者的研究显示,HFNC 对比常规氧疗,能够降低 29.8% 气管插管风险,而显著降低患者死亡率。同时,在 HFNC 支持下,对移植后危重患者进行气管镜检查,有研究者进行了尝试,HFNC 能够保证操作安全性的前提下,帮助进行病因诊断及相关气道治疗。多数肺移植术后无严重感染和其他并发症的患者,呼吸功能恢复、氧饱和度达标,即可在术后早期脱离氧疗,此时仍可使用 HFNC 给予气道充分的湿化,具有促进气道湿化、痰液引流及黏膜修复等作用。

2. **其他氧疗方式** 包括鼻导管及储氧面罩等,在术后早期患者康复锻炼等活动过程中、氧供需求不高时配合使用,但不建议作为术后早期长时间氧疗的方式。

3. **高压氧** 有研究者对于术后高压氧治疗在改善患者气道并发症发生率进行了小样本研究,结果未能证实可降低整体移植术后支气管狭窄的整体发生率,但治疗组,远期需气道支架置入患者减少。高压氧治疗在肺移植术后研究较少,其指征疗效尚需更多研究探索。

三、气道并发症及气道管理

由于常规肺移植手术不进行支气管动脉重建,术后移植肺主支气管吻合口由于缺血、黏膜糜烂、溃疡及坏死较为常见,由其继发的感染/细菌定植、吻合口瘘及后期支气管狭窄、软化等并发症是肺移植术后常见气道问题。因此,肺移植术后气道管理尤为重要,具有以下特点:

1. **气道湿化和痰液引流** 由于移植肺缺血再灌注损伤及黏膜缺血坏死,氧疗及机械通气过程中充分的气道湿化,是气道黏膜上皮再生和损伤修复的必要条件,因此肺移植术后撤除 IPPV 后常规给予 HFNC 进行气道湿化;同时,缺血坏死黏膜导致细菌、真菌感染和定植,痰液不易咳出,气道湿化是促进痰液引流的基础。此外,由于移植肺去神经作用,导致移植肺感觉神经功能异常,分泌物感知不敏感,也是导致术后痰液引流困难的原因之一。因此,术后除充分湿化气道外,气管镜辅助痰液引流是肺移植患者控制感染和肺康复的重要措施。

2. **气管镜** 气管镜在肺移植患者术后气道管理中发挥重要作用。第一,进行痰液引流及留取病原学标本。对于术后严重肺部感染患者,往往合并意识状况差、术后咳痰方法错误或咳痰无力,可能需要每日 1 次至多次的气管镜,促进痰液引流。第二,清理气道坏死物。肺移植术后黏膜不同程度糜烂坏死发生率可高达 60%,可能导致气道部分阻塞,进一步影响分泌物引流,需间断气管镜检查清理治疗。第三,观察吻合口愈合情况。肺移植术后吻合口并发症是影响患者预后的重要因素之一,临床上,需早期发现上述问题,及时调整呼吸支持方案。

3. **雾化** 气道雾化治疗在肺移植术后管理中发挥重要作用。①由于气道黏膜缺血坏死等损伤存在,黏膜免疫屏障功能降低,气道局部及相关感染发生率明显增高,不同于其他免疫抑制人群常出现侵袭性肺部真菌感染,肺移植术后早期支气管曲霉菌病发生率高,因此指南推荐两性霉素 B 雾化吸入作为患者术后早期 3 个月内真菌感染预防方案,由于多重耐药菌及广泛耐药菌发生率高,气道局部雾化抗生素常作为全身应用副作用较大抗生素,如阿米卡星、多黏菌素 E、妥布霉素等的选择;②雾化乙酰半胱氨酸等化痰药物,辅助痰液引流。

4. **气管切开患者气道管理** 气管切开在肺移植术后主要作为各种病因导致呼吸衰竭,在康复阶段的过渡人工气道,使用过程应注意以下方面:①肺移植术后需进行气管切开的患者,往往合并术前营养不良、长期人工气道留置吞咽功能障碍及移植术后胃肠功能障碍发生率高等问题,患者咽喉部分泌物清除不足,为避免分泌物下流继发肺部感染,应特别注意使用带囊上吸引的气管切开管,并注意监测气囊压力,定时对囊上分泌物进行清理。②患者间断脱机过程,建议使用 HFNC 连接专用气切管装置或 T 管进行湿化。参数设置上,因缺乏上气道湿化,应给予最高能够耐受的湿化温度,一般设置为 37℃;同时使用 T 管时,应提高通气流量,避免 T 管无效腔量增加导致的二氧化碳潴留。③关于气管切开导管拔除,对于大部分存在可纠正病因的呼吸衰竭的移植患者,通过呼吸锻炼和康复,评估患者呼吸功能恢复情况,逐步脱离呼吸机支持后,通常可通过语音阀进行咳痰能力和声门功能评估后,直接拔除气管切开管,不需金属气切导管过渡。

四、呼吸康复

呼吸康复在肺移植围术期的积极作用得到越来越多的重视。对于列入移植名单受者,尤其是阻塞性肺疾病、感染性肺疾病及部分其他原发肺疾病、病情进展相对缓慢的患者,进行短期术前呼吸康复和物理康复,能够显著改善患者术前运动耐量、肺功能和生活质量,但对于肺移植术后患者生存率、呼吸肌肉力量等参数的影响尚需进一步研究探讨。

呼吸康复在肺移植术后，更是肺移植术后管理不可缺少的一部分。但由于慢性肺病终末期患者呼吸系统长期受累的特点，术后患者普遍存在从呼吸中枢及呼吸形式异常、咳嗽反射消失、呼吸肌肉萎缩、术后疼痛或胸廓畸形受限及膈肌功能损伤等问题，均可造成术后移植肺功能受限。呼吸康复通过不同阶段对患者进行呼吸形式、咳嗽反射训练、呼吸肌肉训练及呼吸训练器辅助呼吸训练等方式，能够帮助患者改善肺功能、提高运动耐量及认知心理水平。

（郭丽娟　陈文慧）

———————————————————————— 参 考 文 献 ————————————————————————

[1] WICKII T. VIGNESWARAN, EDWARD R, et al. Lung Transplantation: Principles and Practice, CRC Press, Boca Raton, FL (2015)[J]. Annals of Thoracic Surgery, 2016.

[2] AZIZ F, PENUPOLU S, XU X, et al. Lung transplant in end-staged chronic obstructive pulmonary disease (COPD) patients: a concise review [J]. J Thorac Dis, 2010, 2 (2): 111-116.

[3] HOETZENECKER K, SCHWARZ S, MUCKENHUBER M, et al. Intraoperative extracorporeal membrane oxygenation and the possibility of postoperative prolongation improve survival in bilateral lung transplantation [J]. J Thorac Cardiovasc Surg, 2018, 155 (5): 2193-2206.

[4] MAGOULIOTIS D E, TASIOPOULOU V S, SVOKOS A A, et al. Extracorporeal membrane oxygenation versus cardiopulmonary bypass during lung transplantation: a meta-analysis [J]. Gen Thorac Cardiovasc Surg, 2018, 66 (1): 38-47.

[5] HOETZENECKER K, BENAZZO A, STORK T, et al. Bilateral lung transplantation on intraoperative extracorporeal membrane oxygenator: An observational study [J]. J Thorac Cardiovasc Surg, 2020, 160 (1): 320-327.

[6] BARNES L, REED R M, PAREKH K R, et al. Mechanical ventilation for the lung transplant recipient [J]. Curr Pulmonol Rep, 2015, 4 (2): 88-96.

[7] BEER A, REED R M, BÖLÜKBAS S, et al. Mechanical ventilation after lung transplantation: An international survey of practices and preferences [J]. Ann Am Thorac Soc, 2014, 11 (4): 546-553.

[8] ZOCHIOS V, PROTOPAPAS A D. Least damaging invasive ventilation during extracorporeal respiratory support after lung transplantation [J]. Ann Cardiothorac Surg, 2019, 8 (4): 516-517.

[9] WILES S P, LANE C R, ATAYA A, et al. Non-invasive positive pressure ventilation in lung transplant recipients with acute respiratory failure: Beyond the perioperative period [J]. J Crit Care, 2018, 47: 287-294.

[10] KOTECHA S, BUCHAN C, PARKER K, et al. Domiciliary non-invasive ventilation post lung transplantation [J]. Respirology, 2018, 23 (1): 96-99.

[11] ROCA O, DE ACILU M G, CARALT B, et al. Humidified high flow nasal cannula supportive therapy improves outcomes in lung transplant recipients readmitted to the intensive care unit because of acute respiratory failure [J]. Transplantation, 2015, 99 (5): 1092-1098.

[12] MAHMOOD K, KRAFT B D, GLISINSKI K, et al. Safety of hyperbaric oxygen therapy for management of central airway stenosis after lung transplant [J]. Clin Transplant, 2016, 30 (9): 1134-1139.

[13] HOFFMAN M, CHAVES G, RIBEIRO-SAMORA G A, et al. Effects of pulmonary rehabilitation in lung transplant candidates: a systematic review [J]. BMJ Open, 2017, 7 (2): e013445.

[14] ANDRIANOPOULOS V, GLOECKL R, BOENSCH M, et al. Improvements in functional and cognitive status following short-term pulmonary rehabilitation in COPD lung transplant recipients: a pilot study [J]. ERJ Open Res, 2019, 5 (3): 00060-2019.

第七篇
呼吸康复与家庭呼吸治疗

第 36 章 呼 吸 康 复

关于呼吸康复,国际上一直使用"pulmonary rehabilitation",国内在 2016 年前称为肺康复,在 2017 年 9 月广东省胸部疾病学会呼吸康复专业委员会年会上郑则广教授提出呼吸康复的定义,目前肺康复和呼吸康复的名称均有使用,但肺康复的对象倾向于存在呼吸困难的慢性阻塞性肺疾病(慢阻肺)患者,而呼吸康复的对象比较广泛。

欧美关于肺康复的定义:对慢性呼吸疾病患者,在进行细致的患者评估后,所采取的个体化治疗,包括(但不限于)运动训练、教育和行为改变等综合干预措施,以期改善其生理与心理状况,并促进长期健康增进行为。

呼吸康复定义:以患者健康状态的综合评估为基础,以预防各种能导致和 / 或加重呼吸系统症状的诱因,或以改善呼吸系统症状为目标,所确定的各种个体化非药物综合管理措施,包括运动、心理教育、宣教、消除诱因等。

呼吸康复并不能改善慢阻肺患者的肺功能,但可以提高患者的运动耐力和生活质量。20 世纪 80 年代后,有了运动耐力测试与生存质量问卷(如 Chronic Respiratory Questionnaire,CRQ)的评估工具,使呼吸康复的效果得到了客观认可,随后呼吸康复事业发展迅速。Casaburi 等发现体能训练的效果运动强度相关,Ries 等进行了当时最大样本量(共纳入 119 例患者)的临床研究,证实了综合性呼吸康复具有多种有益作用。2001 年,慢阻肺全球倡议(GOLD)正式将呼吸康复纳入慢阻肺患者的标准治疗,并在 2003 年将其提高至与药物治疗同等的地位,也就是说,一旦诊断慢阻肺,呼吸康复是第一个要开的处方。

在我国,呼吸系统疾病仍是主要导致呼吸功能障碍甚至慢性致残的重要原因。慢性呼吸疾病不但影响患者个人的劳动能力,也影响到家庭的人力和物力的负担,随着我国社会人口老年化,慢性呼吸病将成为国家和社会的负担,因此如何利用低投入的全民方法推迟慢性呼吸疾病患者出现呼吸困难、劳动力和自理能力丧失的时间,使自理能力丧失的年龄推迟至高于地区平均寿命以后,减少国家和社会的负担,是我国具有战略性意义的课题。同时,我国的医疗卫生存在城乡差异大特点:主要的卫生医疗机构在大城市,而农村患者多于城市;城市的医疗福利高于农村,而农村的经济状况差于城市,因此需要寻找覆盖广、投入低和效果佳的治疗方法。钟南山、郑则广团队提出 Simple(简单)、Satisfy(满意)、Safe(安全)、Save(节约费用)的 4S 呼吸康复概念得到普及,更加迎合了我国的国情及社会人口老龄化的需求。

一、呼吸康复的适应证和禁忌证

(一) 呼吸康复的适应证

1. 存在呼吸系统症状如呼吸困难、咳嗽、咳痰的患者,包括老年科和儿科患者。

2. 可能导致咳嗽咳痰呼吸困难各种病理生理状态的所有患者,如呼吸衰竭、心功能不全、神经脊髓疾病、运动受限、所有重症、使用机械辅助通气、麻醉、围术期、胸腹部手术、心理障碍、老年科、儿科疾患等。

（二）呼吸康复的绝对禁忌证

1. 急性期结缔组织性疾病。

2. 没有固定的骨折。

3. 颅内高压。

4. 循环衰竭。

5. 吸氧和 / 或机械通气不能纠正的低氧血症。

6. 没有控制的恶性高血压。

7. 人机对抗或气道压力过高的机械通气。

8. 镇静或昏迷。

9. 运动导致病情加重的病理状态。

10. 存在血流动力学不稳定。

（三）呼吸康复的相对禁忌证

1. 吸氧和 / 或辅助机械通气可以纠正的低氧血症。

2. 合并不稳定心绞痛、严重的心律失常、心功能不全、未经控制的高血压等心血管疾患。

3. 影响运动的神经肌肉疾病、关节病变、周围血管疾病等。

4. 严重的认知功能障碍和精神异常。

5. 存在明显胸闷痛、气急、眩晕、显著乏力等不适症状。

二、呼吸康复的内容

1. 包括上下肢体、躯干肌肉的全身肌肉康复运动。

2. 提高咳嗽能力的呼吸肌肉锻炼。

3. 促进气道分泌物的清除。

4. 预防出现呼吸系统疾病或导致疾病加重的诱因。

5. 提高消化吸收功能的营养康复。

三、呼吸康复的处方

呼吸康复处方的制定原则：是基于患者的综合评估，制定符合简单、有效、安全和节约费用 4S 标准的个体化康复内容及其实施方式、强度、时间、频率、周期等。

1. 全身肌肉康复运动及其实施

（1）方式：可以采用打太极拳、跑步、步行、游泳等下地运动，对于高龄、肺功能极重度损害和下地活动存在安全风险的患者，建议采用卧位操，如郑氏卧位康复操（ZSRE 操）。该操包括三个动作：拉伸起坐、拱桥运动和空中踩车。骨骼肌的收缩包括等张收缩和等长收缩，等张收缩可以锻炼肌肉的运动耐力，等长收缩可以锻炼肌肉的肌力，因此，不管进行哪个动作，都需要包括活动过程的等张收缩和动作最后阶段维持等长收缩两部分。

（2）强度：运动康复效果与运动强度成正比，但为了避免运动康复过程的意外事件，呼吸康复的运动强度采用中等强度。

(3)频率和每节时间:每天 2 节,每节每个 ZSRE 动作至少重复 15 个,10 分钟/节。

(4)个体化运动量。

对于年龄较高和肺功能极重度损害患者,可采用个体化运动的实施方法:

(1)运动时间:从少到多,如 3 秒—10 秒—1 分—10 分,逐渐延长运动锻炼时间。

(2)间歇休息:根据个性化的肌力和运动耐力确定每次运动的强度,如仅有意识地肌肉活动,逐渐增强至能完成 ZSRE 中的每个标准动作(拉伸起坐、拱桥运动和空中踩车),再逐步增加每个标准动作的重复次数,直到每次能完成每个标准动作重复至少 15 次。

(3)活动方式:基础为 ZSRE 操,根据体力选择步行、打太极拳、跑步等。

(4)增加运动强度的方法:可以在吸氧、吸入支气管扩张剂和/或无创通气下进行运动。

(5)存在高碳酸血症者,夜间需要无创通气。

2. 呼吸肌肉锻炼及其实施

(1)呼吸肌肉:膈肌是主要的吸气肌肉,腹肌是主要的呼气肌肉。

(2)呼吸操锻炼法:吸气时联合快速吸鼻和鼓腹,呼气时联合收缩腹肌和缩唇。该操可以在床上、步行、吸氧下进行;每天 2 次,每次 50 个呼吸周期,时间约 10 分钟;根据自己力量调节缩唇吹起的力量和收缩腹肌的强度。

(3)呼吸训练器锻炼法:呼吸训练器的阻力最好包括阈值阻力和限流阻力,前者可以锻炼呼吸肌肉的等长收缩,后者可以锻炼呼吸肌肉的等张收缩。每天 2 次,每次 50 个呼吸周期,时间约 10 分钟。

(4)机械通气患者的呼吸肌肉锻炼方法

1)锻炼膈肌的脐周负荷法:脐周放置合适质量的负荷物品,让患者鼓腹克服脐周负荷,然后维持在鼓腹最高点 3~5 秒,每次 15 个呼吸周期,时间约 5 分钟。

2)锻炼呼气肌肉的呼吸训练器锻炼法:在气管切开或气管插管口连接呼吸训练器,让患者做咳嗽动作,每天 2 次,每次 15 个呼吸周期,时间约 5 分钟。

3. 气道分泌物的清除　通过缩唇呼气、呼吸训练器或其他物理排痰方法,每天 2 次,每次 5~10 分钟,根据痰量调节;如患者的痰黏稠,可以联合加热超声雾化器,如有呼吸困难,可联合超声雾化器和无创呼吸机,必要时,先吸入短效扩张支气管气雾剂或同步雾化吸入短效扩张支气管溶液。

4. 预防出现呼吸系统疾病或导致疾病加重的诱因

(1)误吸的康复:根据患者的吞咽功能、咽反射和误吸试验,确定患者是否存在误吸风险,给予进食体位、进食方法、食物配制和预防误吸的指导。

(2)围术期的康复:术前指导患者呼吸肌肉锻炼、缓解伤口疼痛的体位训练、有效咳嗽方法、避免深静脉血栓形成的肢体活动要领,术后根据患者病情和实施情况,对康复方法加以个性化的调整和指导。

5. 提高消化吸收功能的营养康复　通过周期性地提肛和收缩腹部,促进腹部血液循环,提高消化功能。

四、常用呼吸康复技术和装置介绍

1. 郑氏卧位康复操 郑氏卧位康复操包括拉伸起坐、空中踩车和拱桥运动三个动作，其动作要领如下：

(1)拉伸起坐：患者双手拉住床边，利用上肢力量将上半身拉起至坐直，维持3~5秒，然后借助上肢力量躺平，再次重复。

(2)桥式运动：患者取仰卧位，膝关节屈曲，双足底平踏在床面上，利用背部力量使臀部离床面10~15cm，维持3~5秒后躺下，再次重复。

(3)空中踩车：患者取平卧位，屈膝抬高双腿，上半身保持不动，两小腿在空中交替做空踩自行车的动作，小腿空踩车需要伸直。

2. 呼吸操

(1)鼓腹：鼓腹时，需要同时吸气，保证膈肌收缩至肺总量位，之后维持肺总量位1~3秒；吸气采用吸鼻方法。

(2)缩唇呼气：呼气期间逐渐用力和逐渐缩小口唇口径，呼气负荷越大，对呼气肌肉锻炼效果越好。

(3)缩腹：正常呼气是被动的过程，不需要呼气肌肉收缩，在进行呼吸操时，主动收缩腹部，且在呼气末维持腹部肌肉收缩1~3秒后，再放松。

3. 呼吸训练器

(1)结构：呼吸训练器整体结构主要功能由6部分组成(图36-1)。

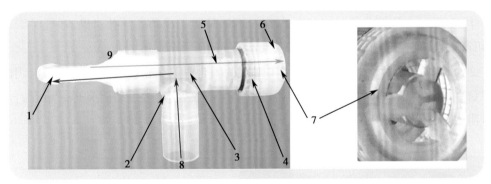

图36-1 呼吸训练器

1. 咬嘴；2. 吸气相单向活瓣；3. 补偿侧孔；4. 弹簧装置；5. 呼气相单向阀；
6. 末端旋钮；7. 限流孔；8. 吸气方向；9. 呼气方向。

1)吸气相单向活瓣：在患者吸气时，管道内的压力降低，吸气单向阀开放，气体被患者吸入肺内。

2)咬嘴：当呼吸训练器应用于患者雾化吸入、震荡排痰或呼吸肌肉康复时，患者口含咬嘴进行相应的雾化吸入治疗、震荡排痰或呼吸肌肉康复锻炼；当呼气阀应用于无创呼吸机辅助通气时应取下咬嘴，将呼吸训练器两端与呼吸机回路紧密连接。

3)补偿侧孔：在患者深吸气，经开放的吸气单向活瓣的气体不能满足患者需要时，补偿侧孔将自动开启，保证患者能吸入足够的气体。

4)呼气相单向阀、弹簧装置及末端旋钮：呼气单向阀与弹簧装置连接，通过末端旋钮，

可以调节弹簧的张力,让患者在呼气期间达到合适的呼气末压力。扭紧旋钮至红色区域时为最大阈值阻力(约 25cmH$_2$O),将旋钮扭至绿色区域时为最小阈值阻力(0~5cmH$_2$O)。

5)限流孔:呼气流速越高,限流阻力越大,最高可达 45cmH$_2$O。

(2)功能

1)锻炼呼吸肌肉:通过设定弹簧的固定阈值阻力和限流孔产生的限流阻力,可以给患者产生个性化呼气阻力,锻炼呼气肌肉功能。

2)呼气相同步震荡排痰:呼气期间,管道内压力大于弹簧的张力时,呼气相单向阀开放。当弹簧张力较低时,呼气阀持续开放至呼气末;当弹簧张力较高时,用力呼气后,管道内压力大于弹簧的张力时,呼气单向阀开放,随之管道压力下降;当压力降至低于弹簧张力时,呼气单向阀关闭,呼气阀关闭后,管道压力又再次升高,导致呼气阀反复打开和关闭,出现呼气相的压力同步震荡,频率约 10Hz,产生的震荡波通过大气道传递至外周肺的小气道,可震荡气道的分泌物,起到清除气道分泌物的作用。

3)机械通气的呼吸肌肉锻炼:将卸掉咬嘴并连接于机械通气管道的气管插管或气管切开套管时,可以通过调节阻力,让患者主动咳嗽呼气,达到锻炼呼气肌肉的目的。

4)气管切开患者的发音锻炼:将卸掉咬嘴并连接于气管切开套管,抽出气管切开套管气囊的气体后,呼吸训练器起到单向活瓣的作用,患者可以通过呼吸训练器吸气,通过上气道呼气,气流经过声带,患者可以发音。上气道堵塞时,患者可以克服呼吸训练器的阻力而通过气管切开套管呼气,不会出现窒息。

4. 其他呼气正压(positive expiratory pressure,PEP)或振荡呼气正压(oscillatory positive expiratory pressure,OPEP)装置

(1)Flutter:一种烟斗状的 OPEP,内有一钢球静置于成角度的托盘里,呼气时钢球振荡,可产生大约 15Hz 的振动频率及 10~25cmH$_2$O 的压力(图 36-2)。

(2)Acapella:利用平衡塞和磁铁来实现阀的闭合,用力吸气或呼气时,设备上阀门关闭,气流受阻,使患者肺内压力升高。通过拨动尾部仪表盘,可手动调节 PEP 治疗所需的呼气阻力(图 36-3)。

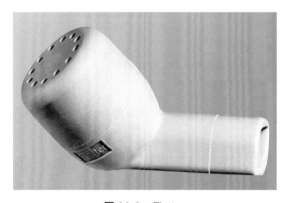

图 36-2　Flutter

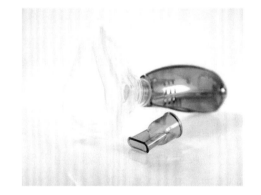

图 36-3　Acapella

5. 体位引流(PD)　体位引流主要依托于重力的作用,协助痰液排出。治疗师根据患者肺部病灶位置摆放患者体位,使病灶肺叶置于高位,旨在利用重力将痰液从病灶部位经各级支气管向中央大气道移动,并经由患者自主咳嗽或治疗师床边吸痰排出体外。

对于机械通气的患者,至少每4~6小时引流一次,每次引流3~15分钟(可根据患者状态和耐受度适当增加时长)。对于自主呼吸的患者,引流频次视患者对治疗的反应而定。引流过程中,推荐配合对病变肺节的叩拍与振动(PV),进一步促进气道内分泌物的松动与脱落。

(1)体位:根据患者影像检查结果,确定病灶所在的肺叶,采取相应的体位引流。在有引流床的配合下,可使用以下体位进行引流。①病灶在肺尖前段(anterior upper segment),可采用半坐卧位,膝盖下垫放枕头;②病灶在肺尖后段(posterior apical segment),可采用端坐位,上身略向前倾斜,膝盖下垫放枕头;③病灶在上叶前段(anterior segments),可采用仰卧位,膝盖下垫放枕头;④病灶在右上叶后段(right posterior segment),可采用左斜俯卧位,右侧用枕头垫高;⑤病灶在左上叶后段(left posterior segment),可采用右斜俯卧位,左侧用枕头垫高,床头抬高45°;⑥病灶在右中叶(right middle lobe)或左舌叶(left lingular),可采用仰卧位,右/左侧用枕头垫高,床尾抬高30°;⑦病灶在下叶前段(anterior segments of lower lobes),可采用仰卧位,膝盖下垫放枕头,床尾抬高45°;⑧病灶在右/左下叶外侧段(right/left lateral segment),可采用左/右侧卧位,床尾抬高45°;⑨如病灶在下叶后段(posterior segments),可采用俯卧位,腹部和踝关节处各垫放枕头,床尾抬高45°;⑩病灶在下叶上段(superior segments),可采用俯卧位,腹部和踝关节处各垫放枕头。当使用床尾无法抬高的一般病床时,治疗师也可以通过枕头的放置和患者的配合进行一些引流体位的摆位。

(2)适应证:患者有难以清除的痰液,痰液量>25~30ml/d;痰液阻塞造成的肺不张;囊肿性纤维化或支气管扩张症;呼吸道有异物。

(3)禁忌证:颅内压>20mmHg;活动性出血伴血流动力学不稳定;活动性咯血;主动脉瘤、肺水肿、张力性气胸;心律不齐;脸部和颈部手术伤口;眼部手术。

6. 胸部叩拍及振动(PV) 胸部叩拍及振动是通过治疗者的双手或一些辅助器具在患者胸壁上施加能传递到肺部的机械能,以利痰液松动的一种治疗手法,通常作为体位引流的附加治疗。

(1)操作方法

1)手动叩拍:五指并拢,指关节屈曲,手掌呈弓状,以腕关节为支点,有节奏地叩拍患者胸背部。叩拍顺序从下肺叶到上肺叶,每一位置叩拍3~5分钟,1~3次/d。叩拍需在餐前或餐后1小时后进行。治疗结束后鼓励患者自行咳嗽排出痰液。除此之外,也可用叩击杯替代手进行叩拍治疗。

2)机械叩拍及振动:震动式物理治疗仪相比手动叩拍,具有力度均匀,不受到操作人员的经验及疲劳因素限制的优势。初始治疗频率从20Hz开始(多数机型提供20~30Hz的治疗频率)。叩拍顺序从下肺叶到上肺叶,每一位置治疗3~5分钟,治疗时间不超过20分钟,重复1~3次/d。需在餐前或餐后1小时后进行。治疗结束后鼓励患者自行咳嗽排出痰液,咳嗽无力患者可进行床边吸痰。

(2)叩拍及振动位置

1)病灶在肺尖前段(anterior upper segment):锁骨肩胛骨之间。

2)病灶在肺尖后段(posterior apical segment):肩胛骨上方。

3)病灶在上叶前段(anterior segments):锁骨乳头之间。

4）病灶在右上叶后段（right posterior segment）：右肩胛骨上方。

5）病灶在左上叶后段（left posterior segment）：左肩胛骨上方。

6）病灶在右中叶（right middle lobe）或左舌叶（left lingular）：右/左乳头外侧区域。

7）病灶在下叶前段（anterior segments of lower lobes）：第六肋骨下方。

8）病灶在右/左下叶外侧段（right/left lateral segment）：第六肋骨下缘。

9）如病灶在下叶后段（posterior segments）：腰部上缘靠中间处，第六肋骨下缘。

10）病灶在下叶上段（superior segments）：肩胛骨下缘靠中间处。操作时，应避开伤口、骨头突出处（如锁骨、肩胛骨和椎骨）以及肾脏。

（3）禁忌证：除了体位引流的禁忌证外，PV 的禁忌证还有皮下气肿，硬膜外脊髓输液或脊髓麻醉，植入心脏起搏器，肺挫伤，肋骨骨髓炎，凝血功能障碍，胸部皮肤移植、开放性伤口、烧伤或皮肤感染，肺结核，支气管痉挛，骨质疏松，胸痛。

视频 5
气道廓清治疗技术

五、呼吸康复疗效评价

呼吸康复的评估包括主观的呼吸功能障碍感受分级和客观的检查，呼吸康复的评价指标基本上可以细分为三个方面：生理指标评价，生活质量评价和运动能力评价。

1. **主观的呼吸功能障碍感受分级** 包括患者生活质量方面的评估，比较常见的是各类的问卷，如相对于针对呼吸困难单一症状的 MMRC 量表，覆盖症状更全面的圣乔治问卷（SGRQ）、慢性呼吸问卷（CRQ）以及更简便的慢性阻塞性肺病评估测试（CAT）、慢性阻塞性肺病控制问卷（CCQ）、BODE 等。Borg 分级对锻炼负荷的呼吸困难进行定量研究，呼吸困难随着锻炼强度的变化可被客观评估。患者日常生活活动能力评价、呼吸困难、生活质量、康复心理评定，甚至（对重症患者来说）营养评估也是重要的一环。

2. **客观检查** 目前运用最多的是生理学指标评价，其中包括肺功能、血气分析的指标，肺功能方面包括用力肺活量（FVC）、1 秒钟用力呼气量（FEV_1）和呼气峰流速（PEF）、第一秒用力呼气量（FEV_1）、第一秒用力呼气量比用力肺活量（FEV_1/FVC）、第一秒钟用力呼气量占预测值的百分比（$FEV_1\%pred$）等。第一秒用力呼气量（FEV_1）是诊断中重度气流受限的良好指标，其变异率小易操作，是 COPD 检查的基本项目。可以评估患者严重程度及预后估计。而动脉血气分析指标包括动脉血 pH 和血氧分压、二氧化碳分压等。

运动能力评价包括运动耐力评价及肌肉功能评价。运动耐力评价最常见的是 6 分钟步行测试（6MWT）、心肺运动负荷评价。6 分钟步行测试（6MWT）是通过测量一定时间内行走距离评价机体运动功能的简便方法，其简单易行，耐受性较好，临床应用广泛。心肺运动负荷评价主要是指能够客观评价心脏和肺脏储备功能和运动耐力的无创性检测方法，其可以分别观察心脏和肺脏功能，同时又能把心脏和肺功能联系起来，通过观察各项指标，如心电图动态变化、血压动态变化、吸入氧气变化及呼出二氧化碳变化等一系列指标评价休息时心肺功能，以及评价运动时心肺功能，甚至评价骨骼肌功能，从而客观、定量、全面评价心肺储备功能和运动耐力。康复的肌肉包括四肢肌肉及呼吸肌肉，评定肌肉功能除了常见的徒手肌力评定（Lovett 分级法、Kendall 百分数分级法、Mrc 分级法），简单机械力测试、等速肌力测试、神经点生理检测,也可以对比患者康复前后上、下肢运动次数及负荷重量来评价康复效果。

呼吸康复疗效评价,不仅用于判断病情。还可进一步用于指导康复治疗,希望得到更多人重视。患者心理上的干预也要得到重视,康复心理评定影响患者依从性,进而影响康复预后。

六、呼吸康复的实施实例处方

(一)稳定期慢阻肺患者的居家康复处方

1. 早上呼吸康复目的 锻炼全身肌肉和呼吸肌肉功能、体位引流和物理排痰、提高药物在外周肺沉积率、改善白天症状。

早起床后,主动咳嗽排痰,吸入 2 吸价廉短支气管扩张剂(爱喘乐或万托林),使用呼吸训练器排痰和锻炼呼吸肌肉,25 次呼吸周期;进行 ZSRE 卧位康复操,达到锻炼全身肌肉和体位引流排痰,每个动作至少 15 个;再使用呼吸训练器排痰和锻炼呼吸肌肉,25 次呼吸周期;最后吸入长效支气管扩张剂(或双支支气管扩张剂等);下地活动。

2. 睡前 锻炼全身肌肉和呼吸肌肉功能、体位引流和物理排痰、提高药物在外周肺沉积率、改善夜间睡眠质量,减轻次日晨间的症状。

睡觉前 30 分钟,主动咳嗽排痰,吸入 2 吸价廉短支气管扩张剂(爱喘乐或万托林),使用呼吸训练器排痰和锻炼呼吸肌肉,25 次呼吸周期;进行 ZSRE 卧位康复操,达到锻炼全身肌肉和体位引流排痰,每个动作至少 15 个;再使用呼吸训练器排痰和锻炼呼吸肌肉,25 次呼吸周期;最后吸入长效支气管扩张剂(或双支扩等);上床睡觉。

(二)急性加重住院的慢阻肺患者的康复处方

1. 联合无创通气(氧气 5L/min)和加热超声雾化器下,鼻罩无创通气,进行 ZSRE 卧位康复操,每个动作至少 15 个,目的是进行全身肌肉锻炼、呼吸肌肉锻炼和体位引流、气道分泌物湿化。

2. 坐位,保持上述无创通气和加热超声雾化器下,经鼻吸气,经口吹呼吸训练器,进行呼吸肌肉锻炼和排痰。

3. 平卧,无创通气(氧气 5L/min)和加热超声雾化器下,鼻罩持续无创通气,意守丹田,做同时提肛和收缩腹肌,然后放松,交替进行 15 个。上述活动每天 2 次,每次 30~60 分钟;目的是进行气道分泌物湿化和消化道功能康复。

4. 呼吸康复期间,雾化液体,可以加入短效支气管扩张剂。

(郑则广 刘 妮 胡杰英)

七、ICU 患者的早期康复

早期康复是重症监护病房(ICU)患者管理的重要组成部分,应该保证从 ICU 入院到出院的整个护理过程中患者都能得到早期康复治疗。

(一)ICU 相关的功能障碍

ICU 的患者近 20%~50% 出现 ICU 获得性无力(intensive care-acquired weakness,ICU-

AW），表现为除危重症及相关治疗因素外临床可识别的无力。可使用 MRC-ss（medical research council annual muscle test sum score）来评估肌肉力量，满分 60/60，<48/60 定义存在 ICU-AW，<36/60 提示存在严重肌肉无力。ICU-AW 通常表现为全身、对称性的肢体（近端肌群受累更常见）和呼吸肌受累，面部和眼肌受累比较少见。肌张力均有不同程度减低，深部腱反射减弱或正常。引起 ICU-AW 可能的病理生理机制包括肌肉系统合成和分解代谢失衡、炎症坏死引起肌肉结构的改变和血管通透性增加等一系列变化和功能障碍。其危险因素是多方面的，包括制动、持续使用镇静药物、败血症、炎症及多器官功能衰竭（multiple organ failure，MOF），但单独制动这样一个因素就可以导致肌肉耐力、力量和容积的缺失。ICU-AW 可能会导致健康相关生活质量下降及出院后病死率增加，增加机械通气持续时间、延长住院及 ICU 停留时间、功能恢复延迟、增加经济负担、存活者返回工作岗位数量减少。持续的身体、心理方面的问题以及下降的生活质量，可能在患病 5 年后仍不能恢复正常。目前没有针对 ICU-AW 的有效药物治疗，早期呼吸康复治疗已经成为预防和减轻 ICU-AW 的一项有效的治疗干预措施，被广泛认可和接受。

谵妄是 ICU 患者的常见并发症，发生率为 45%~87%。谵妄是临床诊断，大多数研究采取筛查工具如 CAM-ICU（Confusion Assessment Method for the ICU）或 ICDSC（Intensive Care Delirium Screening Checklist）进行评估。缺氧、代谢紊乱、电解质失衡、急性感染（颅内和全身癫痫）、脱水、高热以及镇静镇痛药物均是导致谵妄发生的危险因素。谵妄可能导致患者机械通气时间、ICU 停留时间和总住院时间延长，认知功能损害，病死率升高等不良结局，导致更高的 ICU 和住院花费。

ICU 中危重患者由于疾病、治疗或其他医源性因素如气管插管或气管切开等导致的吞咽障碍，被称为 ICU 获得性吞咽障碍。目前报道的 ICU 获得性吞咽障碍多集中在延迟拔管患者，由于缺乏统一的诊断标准，其报道的发生率差异较大（3%~83%）。吞咽障碍可导致误吸并发吸入性肺炎、延长插管及住院时间、增加重复插管率及院内病死率等不良结局。关于 ICU 获得性吞咽障碍危险因素的研究尚不完善，可能与机械通气时间延迟、延迟拔管、严重脓毒血症等因素有关。

（二）ICU 早期康复的安全性、可行性

目前主流的观点为 ICU 早期康复是获益的。急性呼吸衰竭患者早期活动能缩短住院天数并改善患者功能状态。早期活动能改善患者的在出院时的功能状态、减少谵妄、缩短机械通气的持续时间，以及在 ICU 的停留时间、改善健康相关生活质量。2019 年一项荟萃分析结果提示早期活动能增加住院期间脱机天数、减少 ICU-AW 的发生率、增加出院后步行距离和出院率。Tippling 等总结经过早期活动离开 ICU 时的肌力改善、出院时独立行走能力增加、出院 6 个月内患者的存活天数增加。

ICU 的早期活动总体是安全的，在活动过程中不良事件发生率很低，文献报道不超过4%，其发生与活动类型或强度无明显相关，大多数停止活动即可缓解，无需特殊的治疗。2018 年成人疼痛、躁动 / 镇静、谵妄、制动及睡眠中断管理指南（PADIS）建议监护室危重症患者心血管、呼吸及神经系统评估稳定时进行呼吸康复或活动是安全的，在活动前和活动中严格遵循安全性原则，早期活动并不会增加病死率。

(三) ICU 早期康复的团队组成及人员职责、分工

ICU 早期康复的实施依赖于 MDT 团队的共同合作,通常包括医生、物理治疗师、床旁护士、技术支持人员,有时包括家庭成员或护工。康复团队人数应基于患者的功能评估情况,以保证活动的安全性为前提。一般,对于机械通气患者要求 3~5 个医务人员共同协作,对于需要支持条件少的患者最少要求 2~3 个人,指定一人负责气道管路及其他附件(如引流管、深静脉置管、连续肾脏替代疗法(CRRT)管路、心电监护)的安全。每一个团队应确定一个团队负责人,每个成员应该进行充分的安全培训和清楚个人的角色及任务(如负责气道、附件、患者等),在活动过程中随时进行充分的沟通。一般物理治疗师负责患者的活动,但无论何时,保证气道安全是排在首位的,一旦气道安全可能受到影响,应以负责气道的人员为负责人指导行动。

(四) ICU 早期康复具体内容

1. ICU 早期康复是 ICU "ABCDED" 集束化管理中重要的组成部分,而运动是呼吸康复的基石,能够独立活动和移动是早期活动的治疗目标。

(1)适应证及禁忌证:ICU 患者因病情较重,大多需要气管插管、深静脉置管等侵入性设备,同时呼吸和循环系统需各种药物治疗和维持,导致早期活动变得复杂,每一个患者开始活动前均应该彻底评估相关的安全条件,并在活动过程中充分监测以保证安全。早期活动的运动负荷会给卧床患者带来额外的心血管做功以维持血压、心排血量和脑血流灌注,因此血流动力学不稳定或需高剂量的血管活性药物维持时不适合开始活动。部分 ICU 患者有股静脉或动脉置管,考虑到脱出风险、出血或血肿等并发症,可能对活动有影响,但目前相关研究结果表明股静脉置管行 CRRT 治疗过程中进行低强度主动或被动活动是安全的,并可以增加滤过率,且未出现明显并发症。因此下肢置管行 CRRT 不再作为 ICU 早期活动的禁忌证。姑息治疗阶段的患者通常不建议要求早期活动。具体适应证和禁忌证见表 36-1。

(2)开始时机:活动的介入时机是影响患者存活率的独立因素。越早存活率越高,延迟启动时间对骨骼肌肌肉系统、心血管和呼吸系统、意识各方面的作用将会大打折扣。因此在患者临床相对稳定的时候尽快开始活动是必要的。针对"早期"活动的临床研究,启动时间有"入 ICU 后 5 天内""诊断脓毒症 48 小时内""插管后 24~48 小时",德国重症监护学会建议早期活动应该在患者入住监护室后 72 小时内开始,原则上无禁忌证的患者均应进行。

(3)评估:开始及活动过程中可能需要的评估工具包括躁动镇静评分(richmond agitation sedation scale,RASS)、标准 5 问题(standardized five questions,S5Q)(表 36-2)评估患者合作能力、MRC(Medical Research Council sum score)(表 36-3)对肌肉力量评估、采用关节活动测量仪进行主动和 / 或被动关节活动度评定、功能状态评分(functional status score,FSS)等。所有 ICU 患者应由 MDT 团队每日评估是否合适进行早期活动以及制订每日活动目标:①首先评估患者的意识水平和对指令的反应情况(如可采用 RASS),是否存在活动障碍或安全隐患以及这些障碍或隐患能否去除,患者是否有足够的心肺储备去完成计划的活动量;②活动过程中持续监测评估患者的生命体征和状态;③每日再评估患者对治疗的反应、疲劳和完成程度,以便调整治疗计划。

表 36-1　ICU 早期活动的适应证和禁忌证

符合以下所有条件可考虑开始呼吸康复治疗	
1. 呼吸系统	吸入氧浓度(FiO_2）≤ 0.6
	血氧饱和度(SpO_2）≥ 90%
	呼吸频率：≤ 40 次 /min
	呼气末正压（PEEP）≤ 10cmH_2O
	无呼吸机人机对抗
	无不安全的气道隐患
2. 心血管系统	收缩压 ≥ 90mmHg 且 ≤ 180mmHg
	平均动脉压（MAP）≥ 65mmHg 且 ≤ 110mmHg
	心率：≥ 40 次 /min 且 ≤ 120 次 /min
	无新发的心律失常和心肌缺血
	无休克征象伴随血乳酸 ≥ 4mmol/L
	无新发的不稳定性深静脉血栓或肺动脉栓塞
	无可疑的主动脉狭窄
3. 神经系统	RASS 镇静评分 –2~+2
	颅内压 <20cmH_2O
4. 其他	无不稳定的四肢和脊柱骨折
	无活动性出血
出现以下情况应该立即停止康复治疗	
1. 呼吸系统	血氧饱和度（SpO_2）<90% 或较基线值变化下降>4%
	呼吸频率：>40 次 /min
	出现呼吸机人机对抗
	人工气道脱离或者移位
2. 心血管系统	收缩压：<90mmHg 或 >180mmHg
	平均动脉压（MAP）<65mmHg 或 >110mmHg,或较基线值变化超过 20%
	心率<40 次 /min 或 >120 次 /min
	新发心律失常和心肌缺血
3. 神经系统	意识状态变差
	烦躁不安
4. 其他	连接患者身上的任何治疗和监测管线的脱离
	患者自觉心悸,呼吸困难或气短加重,疲劳乏力不能耐受
	患者跌落或跌倒

表 36-2　标准化 5 问题问卷（standardized five questions,S5Q）

当患者脱离深度镇静状态,问其 5 个简单问题	
1	睁眼 / 闭眼
2	看着我
3	张嘴伸舌头
4	点头
5	抬眉坚持到我数到 5

表 36-3　MRC 肌力分级

分级	描述
0	肌肉无任何收缩
1	短暂或轻微的肌肉收缩
2	只有在消除重力影响后才可能活动肢体或关节
3	仅能克服重力进行肢体或关节活动
4	肌力下降,但肢体或关节能做对抗阻力的活动
5	肌力正常,可对抗阻力

　　(4)活动方案:建议采用以目标为导向的早期活动方案(early goal-directed mobilization, EGDM),由 MDT 团队制订个性化的治疗目标。活动前的计划和准备可考虑"PLAN-B"原则(表 36-4)。活动包括主动活动及被动活动:被动活动主要指因使用镇静剂或存在意识认知障碍或生理条件的限制不能配合指令的患者[如 RASS<−1,镇静,GCS(glasgow coma scale)评分低,严重衰弱],可以使用床旁下肢被动功率车、被动关节活动及牵伸和便携的吊具升降设备帮助体位改变。一旦患者准备进行主动活动,物理治疗师评估患者的坐姿平衡能力和肌肉力量,安排进行不同阶段的活动(表 36-5),定期床上翻身和活

表 36-4　机械通气患者活动前的 Plan B 原则

做好充分准备(preparation)	MDT 团队讨论、制订方案,告知患者即将进行的计划,检查设备及周边安全,团队成员作好准备
确定团队领导(leader)	确定团队中每个成员的角色
保证人工气道安全(airway and emergency equipment)	指定专人负责气道安全、通畅,应急抢救设备处于备用状态
MDT 成员(number of staff)	保证人员数量足够,并能熟练掌握仪器使用方法
应急预案(backup plan)	做好预案和备选方案,并告知患者

表 36-5　不同阶段主动活动内容

第一阶段活动	
下肢力量<3/5(Oxford scale)或不能达到坐位平衡	坐姿平衡再训练
	利用重物或吊索进行力量训练
	被动直立活动(利用多功能起立床辅助站立)
	肢体被动活动
	被动踏车(床上踏车训练)
	被动移动到康复椅上(图 36-1)
第二阶段活动	
协助下无法站立,"辅助抗重力"阶段	在协助下仰卧位进行主动活动
	床上独立活动(翻身、坐起)
	平衡训练
	辅助踏车
	使用步态固定带辅助迈步或移动
第三阶段活动	
协助下能站立,"自主抗重力"阶段	躯体控制床边坐
	尝试站立或行走(可使用步态训练器)
	主动踏车

动、从床上坐起、床 - 椅转移、坐在椅子上、站立和原地踏步,依此顺序逐步进阶。非圆周步态固定带可用于辅助患者迈步或移动,特别是对于腹部和胸部有多个引流管和附件的患者,能较好地保证管路不发生压缩或移位,还可以帮助患者伸展臀部和膝盖尽可能向前迈步或练习横向重量转移。各阶段活动和训练并不是完全独立的,活动方案应根据患者状态及能力变化循序渐进。总的训练时间一般每天 1~2 次,单次不超过 30 分钟,以不引起疲劳加重为限。体力不佳的患者可减少用力程度、维持时间或活动范围,完成动作即可。

2. 早期活动　是 ICU 早期康复治疗的干预手段之一。对于危重症患者,应联合体位摆放、气道廓清等技术手段来共同实现目标。

(1)体位摆放:"直立和活动"是基本的生理体位,物理治疗师需要在安全允许的范围内通过各种特定体位模拟患者的直立和活动。即使镇静或无应答的患者在被动活动中采用移动式天轨悬吊系统,使患者被动移动到合适的康复椅子上,亦可减少卧床 24 小时内产生的坐位不耐受。对于 ARDS 患者进行俯卧位通气和直立体位交替,能够改善通气 / 灌注血流比、改善氧合,同时可能减少呼吸机相关肺炎的发生率。

(2)气道廓清管理:危重症患者存在纤毛活动障碍和气道廓清障碍,应该结合传统的体位引流、叩击排痰、新型的高频胸壁振荡(high frequency chest wall oscillation,HFCWO)及呼气正压 / 震荡呼气正压技术辅助患者更有效地排出呼吸道分泌物。

(3)神经肌肉电刺激(neuromuscular electrical stimulation,NMES):在肌肉无法自主收缩的患者,NMES 能预防肌肉失用性萎缩。ICU 患者主动活动配合股四头肌 NMES 能显著增加肌力、加快患者独立从床上移动到椅子的恢复速度。目前针对 NMES 的研究大多样本量过少,缺乏大规模 RCT 研究和 meta 分析结果。

3. ICU　早期康复是一项综合的干预工作,需要跨学科的协调和沟通,除运动训练外,ICU 早期康复还包括疼痛、镇静和谵妄管理,营养支持,心理干预,睡眠管理,改善认知功能等方面。

(1)镇痛和镇静实践、疼痛和镇静状态与患者在 ICU 参与康复之间存在密切联系,在实施早期活动前应确认镇静和疼痛管理方案最优化,使患者能够坚持和配合完成所有康复治疗。每一个危重症患者应常规进行充分的疼痛评估,镇静前进行充分镇痛。在围术期采取"多模式止痛"策略可减少阿片类药物使用,优化术后镇痛和促进恢复,减少阿片类药物用量,改善镇痛效果。过度镇静使机械通气的前 48 小时几乎一半患者无法进行早期活动。减少重度镇静策略是安全的,能减少谵妄,改善功能,减少 ICU 和医院停留时间。使用最小量镇静和每日间断镇静中断和唤醒的镇静策略将显著影响和改善机械通气患者的预后。

(2)重症患者应常规使用工具进行谵妄评估,早期活动是减少谵妄天数的唯一干预措施,不建议使用常规药物来预防和治理谵妄,指南推荐采用多元方法,改善认知、优化睡眠、活动能力、听觉和视力等与谵妄有关的可改变的危险因素。

(赵红梅　赵　青)

参 考 文 献

[1] 陈萍, 侯鹏, 郑则广, 等. ^{99}Tcm 一硫胶体唾液显像方法学建立及在成年呼吸道疾病患者误吸中的应用 [J]. 中华核医学与分子影像杂志, 2013, 33 (3): 192-194.

[2] 刘妮, 郑则广, 陈萍, 等. 鼻咽部分泌物误吸的检测及其与老年肺炎发病的关系 [J]. 中华结核和呼吸杂志, 2015, 38 (7): 511-515.

[3] LUO Q, ZHENG Z, CEN H, et al. A modified nebulization modality versus classical ultrasonic nebulization and oxygen-driven nebulization in facilitating airway clearance in patients with acute exacerbation of chronic obstructive pulmonary disease: a randomized controlled trial [J]. J Thorac Dis, 2015, 7 (7): 1130-1141.

[4] ZHENG Z G, WU Z D, LIU N, et al. Silent aspiration in patients with exacerbation of chronic obstructive pulmonary disease [J]. Eur Respir J, 2016, 48 (2): 570-573.

[5] HOU P, DENG H, WU Z, et al. Detection of salivary aspiration using radionuclide salivagram SPECT/CT in patients with COPD exacerbation: a preliminary study [J]. J Thorac Dis, 2016, 8 (10): 2730-2737.

[6] 熊鹰, 郑则广, 刘妮, 等. 加温生理盐水超声雾化治疗对湿性支气管扩张稳定期的疗效观察 [J]. 广州医科大学学报, 2016, 44 (4): 34-38.

[7] 刘妮, 郑则广. COPD 患者口咽部吞咽障碍研究进展 [J]. 国际呼吸杂志, 2016, 36 (21): 1652-1656.

[8] 宋玛丽, 郑则广, 岑慧红, 等. 2 例鼻咽癌患者放疗后误吸致吸入性肺炎护理体会 [J]. 护理学报, 2016, 23 (3): 53-54.

[9] 郭文亮, 杨峰, 郑则广, 等. 呼吸模式及雾化装置对雾化吸入药物利用率的影响 [J]. 中华结核和呼吸杂志, 2016, 39 (12): 980-982.

[10] 郑则广, 胡杰英, 刘妮. 呼吸康复治疗研究进展 2017 [J]. 中国实用内科杂志, 2018, 38 (5): 393-396.

[11] 王园, 刘妮, 杨峰, 等. 多功能呼气阀的原理及临床应用 [J]. 国际呼吸杂志, 2018, 38 (19): 1491-1494.

[12] 刘妮, 郑则广, 李有霞, 等. 洼田饮水试验和简单 2 步吞咽激发试验评估慢性阻塞性肺疾病急性加重期患者误吸的应用价值 [J]. 中国实用内科杂志, 2019, 39 (10): 904-908.

[13] ZHONG L, XIONG Y, ZHENG Z, et al. Effect of short-term inhalation of warm saline atomised gas on patients with non-cystic fibrosis bronchiectasis [J]. ERJ Open Res, 2020, 6 (1): 00130-2019.

[14] 张平, 杨峰, 李寅环, 等. 呼吸训练器与缩唇呼气对 AECOPD 患者排痰效果的对比研究 [J]. 国际呼吸杂志, 2020, 40 (5): 349-354.

[15] LU H, LIU N, HU J Y, et al. The effectiveness, safety and compliance of Zheng's supine rehabilitation exercise as a rehabilitation programme among elderly patients with AECOPD [J]. Clin Respir J, 2020, 14 (6): 533-540.

[16] 齐亚飞, 郑则广. 短期强化锻炼在慢性阻塞性肺疾病患者肺康复中的作用 [J]. 中华结核和呼吸杂志, 2018, 41 (11): 899-902.

[17] ALGHAMDI S M, BARKER R E, ALSULAYYIM A, et al. Use of oscillatory positive expiratory pressure (OPEP) devices to augment sputum clearance in COPD: a systematic review and meta-analysis [J]. Thorax, 2020, 75 (10): 855-863.

[18] PUTHUCHEARY Z A, RAWAL J, MCPHAIL M, et al. Acute skeletal muscle wasting in critical illness [J]. JAMA, 2013, 310 (15): 1591-1600.

[19] STEVENS R D, MARSHALL S A, CORNBLATH D R, et al. A framework for diagnosing and classifying intensive care unit-acquired weakness [J]. Crit Care Med, 2009, 37 (10 Suppl): S299-S308.

[20] HERMANS G, CLERCKX B, VANHULLEBUSCH T, et al. Interobserver agreement of Medical Research Council sum-score and handgrip strength in the intensive care unit [J]. Muscle Nerve, 2012, 45 (1): 18-25.

[21] KRESS J P, HALL J B. ICU-acquired weakness and recovery from critical illness [J]. N Engl J Med, 2014, 371 (3): 287-288.

[22] BEDNARÍK J, VONDRACEK P, DUSEK L, et al. Risk factors for critical illness polyneuromyopathy [J]. J Neurol, 2005, 252 (3): 343-351.

[23] HERMANS G, VAN DEN BERGHE G. Clinical review: intensive care unit acquired weakness [J]. Crit Care, 2015, 19 (1): 274.

[24] HERRIDGE M S, MOSS M, HOUGH C L, et al. Recovery and outcomes after the acute respiratory distress syndrome (ARDS) in patients and their family caregivers [J]. Intensive Care Med, 2016, 42 (5): 725-738.

[25] MACHT M, WIMBISH T, BODINE C, et al. ICU-acquired swallowing disorders [J]. Crit Care

Med, 2013, 41 (10): 2396-2405.

［26］BRODSKY M B, HUANG M, SHANHOLTZ C, et al. Recovery from dysphagia symptoms after oral endotracheal intubation in acute respiratory distress syndrome survivors: A 5-year longitudinal study [J]. Ann Am Thorac Soc, 2017, 14 (3): 376-383.

［27］SCHAR M S, OMARI T I, FRASER R J, et al. isordered swallowing associated with prolonged oral endotracheal intubation in critical illness [J]. Intensive Care Med, 2020, 46 (1): 140-142.

［28］BERRY M J, MORRIS P E. Early exercise rehabilitation of muscle weakness in acute respiratory failure patients [J]. Exerc Sport Sci Rev, 2013, 41 (4): 208-215.

［29］SCHWEICKERT W D, POHLMAN M C, POHLMAN A S, et al. Early physical and occupational therapy in mechanically ventilated, critically ill patients: a randomised controlled trial [J]. Lancet, 2009, 373 (9678): 1874-1882.

［30］HODGSON C L, BAILEY M, BELLOMO R, et al. A binational multicenter pilot feasibility randomized controlled trial of early goal-directed mobilization in the ICU [J]. Crit Care Med, 2016, 44 (6): 1145-1152.

［31］ZHANG L, HU W, CAI Z, et al. Early mobilization of critically ill patients in the intensive care unit: A systematic review and meta-analysis [J]. PLoS One, 2019, 14 (10): e0223185.

［32］TIPPING C J, HARROLD M, HOLLAND A, et al. The effects of active mobilisation and rehabilitation in ICU on mortality and function: a systematic review [J]. Intensive Care Med, 2017, 43 (2): 171-183.

［33］LEE H, KO Y J, SUH G Y, et al. Safety profile and feasibility of early physical therapy and mobility for critically ill patients in the medical intensive care unit: Beginning experiences in Korea [J]. J Crit Care, 2015, 30 (4): 673-677.

［34］AQUIM E E, BERNARDO W M, BUZZINI R F, et al. Brazilian guidelines for early mobilization in intensive care unit [J]. Rev Bras Ter Intensiva, 2019, 31 (4): 434-443.

［35］DEVLIN J W, SKROBIK Y, GÉLINAS C, et al. Clinical practice guidelines for the prevention and management of pain, agitation/sedation, delirium, immobility, and sleep disruption in adult patients in the ICU [J]. Crit Care Med, 2018, 46 (9): e825-e873.

［36］GOSSELINK R, BOTT J, JOHNSON M, et al. Physiotherapy for adult patients with critical illness: recommendations of the European Respiratory Society and European Society of Intensive Care Medicine Task Force on Physiotherapy for Critically Ill Patients [J]. Intensive Care Med, 2008, 34 (7): 1188-1199.

［37］ABRAMS D, JAVIDFAR J, FARRAND E, et al. Early mobilization of patients receiving extracorporeal membrane oxygenation: a retrospective cohort study [J]. Crit Care, 2014, 18 (1): R38.

［38］WANG Y T, HAINES T P, RITCHIE P, et al. Early mobilization on continuous renal replacement therapy is safe and may improve filter life [J]. Crit Care, 2014, 18 (4): R161.

［39］HODGSON C L, STILLER K, NEEDHAM D M, et al. Expert consensus and recommendations on safety criteria for active mobilization of mechanically ventilated critically ill adults [J]. Crit Care, 2014, 18 (6): 658.

［40］BEIN T, BISCHOFF M, BRÜCKNER U, et al. S2e guideline: positioning and early mobilisation in prophylaxis or therapy of pulmonary disorders: Revision 2015: S2e guideline of the German Society of Anaesthesiology and Intensive Care Medicine (DGAI)[J]. Anaesthesist, 2015, 64 (Suppl 1): 1-26.

［41］GREEN M, MARZANO V, LEDITSCHKE I A, et al. Mobilization of intensive care patients: a multidisciplinary practical guide for clinicians [J]. J Multidiscip Healthc, 2016, 9: 247-256.

［42］WISCHMEYER P E, SAN-MILLAN I. Winning the war against ICU-acquired weakness: new innovations in nutrition and exercise physiology [J]. Crit Care, 2015, 19 Suppl 3 (Suppl 3): S6.

［43］ZHAO HM.[Individualized rehabilitation in critical care unit][J]. Zhonghua Jie He He Hu Xi Za Zhi, 2019, 42 (9): 656-659.

［44］RICHARD J C, LEFEBVRE J C. Positioning of patients with acute respiratory distress syndrome: combining prone and upright makes sense [J]. Crit Care, 2011, 15 (6): 1019.

［45］HODGSON C, BELLOMO R, BERNEY S, et al. Early mobilization and recovery in mechanically ventilated patients in the ICU: a bi-national, multi-centre, prospective cohort study [J]. Crit Care, 2015, 19 (1): 81.

［46］KALB R. ICU-acquired weakness and recovery from critical illness [J]. N Engl J Med, 2014, 371 (3): 287.

第37章 家庭氧疗

家庭氧疗是指患者脱离医院环境后返回社会或家庭而继续施行的氧疗,包括长期氧疗、夜间氧疗和姑息氧疗等。20世纪80年代开始,家庭长期氧疗首先被证实对重度低氧血症慢阻肺患者具有积极疗效,家庭氧疗开始受到广泛关注,接受家庭氧疗的患者数目显著增加。家庭氧疗对缓解患者呼吸困难症状、改善患者预后,提高生活质量,降低社会和经济负担有积极疗效。但相较于院内氧疗,家庭氧疗的规范性差,随意性较强,往往会导致治疗效果不佳并带来额外的副作用。

一、家庭氧疗的适应证

(一) 长期氧疗

长期氧疗(long-term oxygen therapy,LTOT)是指慢性低氧血症患者每日接受至少15小时的氧疗,慢性低氧血症的定义是 $PaO_2 \leqslant 55mmHg$ 或 $PaO_2 \leqslant 60mmHg$ 并伴有周围性水肿,红细胞增多症(血细胞比容 $\geqslant 55\%$)或肺动脉高压。长期氧疗仍被普遍视为是一种费用昂贵、操作复杂和具有潜在副作用的治疗方式,可能导致一些异常心理状态,如羞耻感、社交孤立感、缺乏自信、抑郁和恐惧依赖,应严格控制适应证。

长期氧疗最主要的适应证是伴有慢性低氧血症的慢阻肺患者,但并不支持常规用于所有慢阻肺患者。伴有轻度低氧血症的稳定期慢阻肺患者,研究中并未观察到长期氧疗对于病死率、生活质量、肺功能、急性加重次数和6分钟步行试验等方面的积极疗效。伴有高碳酸血症患者,长期氧疗的获益更大,因此推荐长期氧疗应用于伴有慢性低氧血症的稳定期慢阻肺患者,无论其是否伴有高碳酸血症。

除了慢阻肺,其他疾病也可能导致慢性低氧血症,如间质性肺疾病、囊性肺纤维化、神经肌肉和胸壁障碍性疾病、肺动脉高压、慢性心力衰竭等。目前没有研究证明长期氧疗可以改善非慢阻肺患者的预后和生活质量,大多数指南根据长期氧疗在慢阻肺患者应用的研究,建议长期氧疗应用于伴有慢性低氧血症的非慢阻肺患者。对于伴有高碳酸血症的神经肌肉和胸壁障碍性疾病患者,长期氧疗适用于接受家庭无创通气治疗后仍不能纠正低氧血症的患者。

吸烟患者接受长期氧疗会增加灼伤和爆炸的风险,并且疗效可能被吸烟导致的碳氧血红蛋白升高而抵消,目前没有这方面的研究评估有效性和安全性,大多数研究并未将吸烟患者作为排除标准。对于吸烟患者,长期氧疗不应完全被否认或建议,应充分考虑科学依据和临床疗效、伦理和潜在的并发症,针对患者具体情况进行充分评估。

(二) 夜间氧疗

夜间氧疗(nocturnal oxygen therapy,NOT)是指对于仅伴有夜间低氧血症但不符合长期氧疗应用指征的患者,仅在夜间睡眠时接受的氧疗。大部分患者在病情进展至慢性低氧血症之前,都可能因为夜间卧位睡眠导致通气血流比例失调,以及睡眠时相中枢呼吸驱动的下降而出现夜间低氧血症。

值得注意的是,夜间氧疗并不推荐用于仅伴有夜间低氧血症的慢阻肺、囊性肺纤维化和间质性肺疾病等呼吸疾病患者。对于神经肌肉疾病患者,夜间氧疗并不能改善睡眠质量,反而可能导致中枢性睡眠呼吸暂停的恶化。对于肥胖低通气综合征或重叠综合征患者,应首选无创正压通气。

对于伴有睡眠呼吸障碍的心力衰竭患者,夜间氧疗可以改善睡眠质量和嗜睡程度,降低呼吸暂停低通气指数,并且可以提高患者的活动耐力,对于不能耐受 CPAP 的患者,氧疗对左心室射血分数(LVEF)和睡眠呼吸障碍的严重程度有轻微改善。因此,目前建议夜间氧疗可用于伴有睡眠呼吸障碍症状的重度心力衰竭患者。

(三) 姑息氧疗

姑息氧疗(palliative oxygen therapy,POT)是指用于缓解癌症或疾病终末期患者的难治性和主观性呼吸困难的氧疗。但是,值得重视的是,呼吸困难不一定与低氧血症有关,而氧疗只能减轻低氧血症,不一定能缓解呼吸困难。癌症或疾病终末期患者常常伴随严重呼吸困难的机制比较复杂,涉及心理和生理因素的交互作用。药物治疗主要是阿片类药物,是治疗的首选,非药物治疗如心理治疗和针灸等有一定疗效,家庭氧疗也常被尝试用于缓解患者症状。在这种情况下,如果尝试氧气治疗无济于事,则应采用其他疗法。对于癌症或疾病终末期不伴有慢性低氧血症患者,不建议应用姑息氧疗。

(四) 其他氧疗

动态氧疗(ambulatory oxygen therapy,AOT)指运动和日常生活活动期间的氧疗。运动时低氧患者进行氧疗,增加氧气输送,锻炼肌肉更多地利用氧气,延迟吸气性肌肉疲劳发作,减轻呼吸困难症状和改善右心室功能,改善生活质量。对于进行肺康复的慢性肺部疾病患者,在训练过程中氧疗可避免出现严重低氧血症和症状,虽然没有强烈的证据支持,但氧疗可能改善运动引起的肺动脉压升高,减少每分通气量和动态过度充气的可能性。

短时氧疗(short burst oxygen therapy,SBOT)通常用于通过其他任何治疗方法无法缓解呼吸困难或头痛的患者,在家里间歇短时间(10~20 分钟)使用。但不建议伴或不伴低氧血症的慢阻肺患者运动前后进行,也不推荐非低氧血症严重慢阻肺患者出院后进行。

飞行中的氧疗,商用客机的机舱压力类似海拔 2 500m 处的环境压力,相当于在海平面呼吸 15% 的氧气。飞行前判断患者能否乘坐飞机和做好全面评估,飞行期间若静息状态下血氧饱和度 ≥95% 则不需要补充氧气,但建议长期家庭连续氧疗的患者(SpO$_2$ ≤ 88%)进行氧疗,将 PaO$_2$ 保持在 50mmHg 以上或 SpO$_2$ 在 85% 以上。

二、家庭氧疗设备

家庭氧疗设备主要分为三大部分:氧源设备(压缩氧气瓶、液氧系统和氧浓缩器)、氧疗输送装置(鼻导管、面罩和节氧装置)以及辅助设备(湿化器、推车和背包)。

(一) 氧源设备

氧源设备主要包括压缩氧气瓶、液氧系统和氧浓缩器 3 种。目前没有研究比较不同氧源设备对患者疗效的影响,氧源设备的选择应考虑设备机动性、患者病情、经济因素和设备销售网络的普及性等。国外家庭氧疗设备以液氧系统和氧浓缩器应用为主,国内则以压缩氧气瓶和氧浓缩器应用最为广泛。

1. **压缩氧气瓶**　通常为钢瓶,储氧量取决于钢瓶的体积和罐装压力。其主要优点是价格便宜、损耗小和易于获得等,缺点是笨重、储氧量少而且需要反复充装。近年来,外覆环氧树脂内部采用含碳纤维的铝制氧气瓶开始用于临床,可有效减轻 50% 重量。压缩氧气瓶既往主要用于间隙氧疗或姑息氧疗,目前主要作为氧浓缩器故障时的后备氧源。压缩氧气瓶使用时间的计算公式(min):{ 氧气瓶体积(L)×〔压力(MPa)-2〕×10}÷〔吸氧流量(L/min)×60min〕。

2. **液氧系统**　将氧气以液态形式储存在温度极低(-240℃以下)的容器内,储氧效率极高,1L 液态氧气离开容器后,经过加热可以立即转化成 860L 气态氧气,由于没有理想的保温材料作为容器材质,在关闭状态下液氧每天也会损耗 0.5~1kg。其主要优点是低压系统、储氧量大、轻便和再充装容易,并且大容器储存的液氧能够很便利地分装到小容器作为便携氧源,适合于长期氧疗。但液氧系统由于费用高、容易泄漏和缺少销售网络限制了其在国内的应用。

3. **氧浓缩器**　俗称制氧机,利用分子筛物理吸附和解吸技术,去除空气中氮气和 CO_2,分离氧气供患者吸入,氧气纯度在 85%~95%。主要优点是连续使用费用较低,适合于长期氧疗,缺点是设备购入成本较高、有噪声和振动,需要定期维护。氧浓缩器从 20 世纪 70 年代开始用于临床,目前氧浓缩器性能有了显著提升,能提供的最大氧流量可达 15L/min,能实时监测输出气体氧浓度,具备完善的报警功能,更低的噪声和振动,并且太阳能氧浓缩器也开始应用于临床。普通氧浓缩器一般作为固定氧疗装置,平均重量在 10kg,目前多款体积更小,重量更轻(<4.5kg)的便携式氧浓缩器已经广泛用于临床,部分氧浓缩器甚至具备充装功能,能将氧气充装到小氧气瓶,这些设备的应用显著提高了患者氧疗时间,满足患者外出氧疗的需求,提高了生活质量(表 37-1)。

表 37-1　氧源设备的优点与缺点

	压缩氧气瓶	液氧系统	氧浓缩器(制氧机)
优点	容易获得	轻便	容易获得
	价格便宜	安静、无振动	使用成本低
	损耗小	低压系统	操作简单
	100% 氧气源	储氧量大	
	不需要电源	100% 氧气源	
缺点	笨重	费用高	FiO_2 低
	储氧量少	需要定期充装	购入成本较高
	高气压风险	容易蒸发性丢失	有噪音和振动
	需要定期充装	低温损伤	需要定期维护、定期
		可以凝固,出现氧气流中断	清洁和更换滤器

（二）氧疗输送装置

主要包括鼻导管、面罩和节氧装置。

1. **鼻导管** 仍是最常用的装置，简单、价廉、方便、耐受性好、无重复呼吸，但吸入气氧浓度不恒定、存在局部刺激，氧流量 1~6L/min 时，实际吸入气氧浓度能达到 24%~40%。鼻导管通常通过一根 2~2.5m 的延长管与氧源连接，延长管长度的增加可以提高患者日常活动能力，有研究发现，延长管长度增加至 30m，仍可以保障有效的氧气输送。

2. **面罩** 当患者吸氧流量的需求在 6L/min 以上时，可以考虑选择面罩以提高供氧效率。文丘里面罩虽然可以提供相对恒定的吸入气氧浓度，适合于伴有高碳酸血症患者的控制性氧疗，但是由于其供氧效率低、噪声大和舒适性差等缺点，极少应用于家庭氧疗。

3. **节氧装置** 是一类更符合呼吸生理要求、减少氧气用量和提高供氧效率的装置，与便携式氧源装置配合使用，适合用于患者外出活动时氧疗，包括贮氧导管、经气管导管和按需脉冲阀。贮氧导管相当于鼻导管和贮氧容器的组合，贮氧容器容积约 20ml，与鼻导管连接，在呼气时充满纯氧，贮氧容器内的氧气在吸气的极早期被吸入，可节约氧气用量 30%~50%。贮氧导管简便、实用、价廉、具有广阔的应用前景，更适合于我国国情。经气管导管是通过经皮穿刺方法直接将 1~2mm（内径）的导管插入隆突上 2cm 的气管内，将氧气直接输送到气管，减少了氧气在上气道解剖无效腔的浪费，可节约氧气用量 50%~75%，并且能降低患者呼吸做功。经气管导管可能导致严重并发症，如导管移位、导管被黏液阻塞和感染等，并且需要专业人员指导，因此在家庭氧疗中应用极少。

氧疗可通过连续和间断两种供氧方式。连续供氧方式是最常见的氧疗方式，整个呼吸过程中氧气流量恒定，患者实际吸入氧气剂量不确定，大部分氧气在整个呼气时相和吸气时相早期并不能进入肺泡，氧气有效利用率不足 20%。按需脉冲阀属于间断供氧方式，是通过高灵敏度压力传感器对患者吸气动作进行判断，再通过出氧口的电磁阀在患者吸气时相早期以脉冲方式供给已经设定好的氧气量，从而达到节约氧气，氧气有效利用率可达 98%。该装置既可以独立于氧疗器材，也可以内置于氧疗器材内。但由于部分患者脉冲触发不良，氧疗效果可能较差，目前按需脉冲式供氧主要用于清醒静息状态和急救转运的患者。

（三）辅助设备

氧疗时湿化可能有助于减轻患者口咽部干燥，提高舒适度，有助于支气管扩张症患者痰液引流。目前指南建议经鼻导管氧疗时吸氧流量在 4L/min 以下无须湿化，并且有研究发现湿化液有增加患者感染的风险。没有证据表明非气管切开患者家庭氧疗时能从湿化治疗中获益，目前仅推荐气管切开患者家庭氧疗时需要湿化装置。

经鼻高流量湿化氧疗在近年来的临床应用逐渐增加，可以提供 21%~100% 的稳定氧浓度，最高达 60L/min 的流量、37℃、100% 相对湿度的高流量气体。目前家用的经鼻高流量湿化氧疗设备在家庭氧疗中应用较少，但有增多的趋势。

患者外出活动时，采用推车或背包携带便携式氧源设备提供氧疗，可以增加患者活动耐力，减轻活动时呼吸困难症状，提高患者的生活质量，因此有研究建议这部分患者应用推车或背包来作为氧疗辅助设备。

三、家庭氧疗的实施

（一）氧疗的剂量和目标

目前建议接受家庭氧疗患者的初始吸氧流量从 1L/min 开始,每次按照 1L/min 的递增来滴定式调节吸氧流量,使患者脉搏血氧饱和度维持在 90% 以上。

（二）氧疗的时间

LTOT 应该每天至少使用 15 小时,运动和睡眠的时间需要吸氧,而延长更多的吸氧时间,患者是否获益尚不明确。

四、家庭氧疗的管理

（一）氧疗疗效的监测

动脉血气分析是判断患者氧合和通气功能的金标准。在评估 PaO_2 方面,动脉血气分析优于脉搏血氧饱和度。家庭氧疗初期应在海平面和室内静息状态下进行动脉血气分析,稳定期患者应至少相隔 3 周再次测量动脉血气,病情变化时应及时监测。

脉搏血氧仪作为一种简单、价廉和无创的检测手段,建议用于家庭氧疗患者疗效的动态监测,但不能提供患者 CO_2 和 pH 等指标,在某些临床情况下如低血压时准确性差。因此,不应单独使用脉搏血氧仪评估长期家庭氧疗的患者。

近年来基于物联网技术的脉搏血氧饱和度远程监护系统开始试用于临床,有助于家庭氧疗疗效的监测,但仍需更多的研究证实其益处。另外数款智能控氧装置已经广泛用于临床,可以根据脉搏血氧饱和度的监测来自动调节吸氧流量,数项研究已经证实智能控氧装置可以和各种氧源设备配合使用,能够很好地满足患者因为病情变化或活动所导致氧疗需求改变。

（二）提高氧疗依从性

每日吸氧时间不足和氧流量长期固定不变是氧疗患者依从性差的两种重要表现形式。

对于接受家庭长期氧疗的患者,特别是高碳酸血症、红细胞增多症和肺动脉高压的患者,每日吸氧时间越长,患者越受益。既往常采用氧疗日记或氧源设备的使用时间来估算患者每日吸氧时间,很可能存在过高估计的情况。有学者研制出一种无线可穿戴监护装置,通过压力传感器监测吸氧管路末端压力的变化,用于准确记录患者每日吸氧时间。

固定不变的吸氧流量并不能保证患者在病情变化、活动和睡眠时脉搏血氧饱和度维持在 90% 以上,应根据患者脉搏血氧饱和度监测来动态调节吸氧流量。目前指南建议接受家庭氧疗患者的初始吸氧流量从 1L/min 开始,每次按照 1L/min 的递增来滴定式调节吸氧流量,使患者脉搏血氧饱和度维持在 90% 以上。

（三）并发症和安全性

家庭氧疗的同时也增加了火灾隐患,通常氧气要远离火源或者火花至少 1.5m 以上;应警告患者和家属吸烟相关的火灾风险。氧气瓶放置不当容易造成物理性伤害;液态氧操作不正确可引起低温损伤;制氧机不接地线可造成触电事故;氧气管缠绕易造成患者摔倒。氧疗设备的相关并发症包括套管和气管内设备导致的气道黏膜损伤等。

(四) 教育和随访

氧疗相关知识的教育包括家庭氧疗的重要性、氧疗装置的正确使用、氧疗效果的监测和心理辅导等,是提高患者依从性,保证疗效,避免不良事件的重要手段,应由专业人员在开始家庭氧疗时进行。

患者接受家庭氧疗 3 个月后应由专业人员进行随访,通过监测氧疗效果、生命体征和通气形态、胸部听诊、活动水平的改变等评估疗效,判断患者是否需要继续接受家庭氧疗,吸氧流速是否合适,随着疾病的进展患者的氧气需求是否改变,解答患者的疑问,普及氧疗相关知识。

（谭 伟 代 冰）

──────────── 参 考 文 献 ────────────

[1] HARDINGE M, ANNANDALE J, BOURNE S, et al. British Thoracic Society guidelines for home oxygen use in adults [J]. Thorax, 2015, 70 (Suppl 1): i1-43.

[2] CROCKETT A J, MOSS J R, CRANSTON J M, et al. Domicilary oxygen for chronic obstructive pulmonary disease [J]. Cochrane Database Syst Rev, 2000,(2): CD001744.

[3] JACOBS S S, LINDELL K O, COLLINS E G, et al. Patient perceptions of the adequacy of supplemental oxygen therapy: results of the American Thoracic Society Nursing Assembly Oxygen Working Group Survey [J]. Ann Am Thorac Soc, 2018, 15 (1): 24-32.

[4] ALBERT R K, AU D H, BLACKFORD A L, et al. A randomized trial of long-term oxygen for COPD with moderate desaturation [J]. N Engl J Med, 2016, 375 (17): 1617-1627.

[5] Nocturnal Oxygen Therapy Thrial Group. Continuous or nocturnal oxygen therapy in hypoxemic chronic obstructive lung disease: a clinical trial [J]. Ann Intern Med, 1980, 93 (3): 391-398.

[6] STRUIK F M, SPROOTEN R T, KERSTJENS H A, et al. Nocturnal non-invasive ventilation in COPD patients with prolonged hypercapnia after ventilatory support for acute respiratory failure: a randomised, controlled, parallel-group study [J]. Thorax, 2014, 69 (9): 826-834.

[7] MILROSS M A, PIPER A J, NORMAN M, et al. Low-flow oxygen and bilevel ventilatory support: effects on ventilation during sleep in cystic fibrosis [J]. Am J Respir Crit Care Med, 2001, 163 (1): 129-134.

[8] VÁZQUEZ JC, PÉREZ-PADILLA R. Effect of oxygen on sleep and breathing in patients with interstitial lung disease at moderate altitude [J]. Respiration, 2001, 68 (6): 584-589.

[9] MCCOY R W. Options for home oxygen therapy equipment: storage and metering of oxygen in the home [J]. Respir Care, 2013, 58 (1): 65-85.

[10] MELANI A S, SESTINI P, ROTTOLI P. Home oxygen therapy: re-thinking the role of devices [J]. Expert Rev Clin Pharmacol, 2018, 11 (3): 279-289.

[11] DÍAZ LOBATO S, GARCÍA GONZÁLEZ J L, MAYORALAS ALISES S. The debate on continuous home oxygen therapy [J]. Arch Bronconeumol, 2015, 51 (1): 31-37.

[12] AMBROSINO N, VITACCA M, DREHER M, et al. Tele-monitoring of ventilator-dependent patients: a European Respiratory Society Statement [J]. Eur Respir J, 2016, 48 (3): 648-663.

[13] LELLOUCHE F, BOUCHARD P A, ROBERGE M, et al. Automated oxygen titration and weaning with Free O₂ in patients with acute exacerbation of COPD: a pilot randomized trial [J]. Int J Chron Obstruct Pulmon Dis, 2016, 11:

1983-1990.

［14］ LELLOUCHE F, L'HER E, BOUCHARD P A, et al. Automatic oxygen titration during walking in subjects with COPD: a randomized crossover controlled study [J]. Respir Care, 2016, 61 (11): 1456-1464.

［15］ RIZZI M, GRASSI M, PECIS M, et al. A specific home care program improves the survival of patients with chronic obstructive pulmonary disease receiving long term oxygen therapy [J]. Arch Phys Med Rehabil, 2009, 90 (3): 395-401.

第38章 家庭机械通气

家庭机械通气（home mechanical ventilation，HMV）是指患者在家中或长期的护理机构（非医院）进行的无创机械通气（non-invasive positive pressure ventilation，NPPV）或经气管切口有创机械通气（invasive positive pressure ventilation，IPPV）。一个世纪以来，HMV经历了负压与正压、NPPV与IPPV交织的历程。20世纪50年代大量脊髓灰质炎患者受益于铁肺负压HMV；20世纪70—80年代，对睡眠呼吸紊乱和呼吸病理生理学的深入认识，加之便携式呼吸机和人机连接界面技术不断进步，NPPV更多地应用于慢性呼吸衰竭及睡眠呼吸障碍等疾病。随着呼吸机及相关配套设备的改进、疾病诊断及机械通气技术进步，NPPV适应证不断扩大，加之越来越多患者用NPPV和咳嗽辅助结合替代了IPPV，简化了护理，HMV患者数量大幅增加。由于HMV具有降低医疗成本、提高患者生活质量、减少医院感染风险、减少急性重症设施的使用等优势，HMV成为快速发展的领域。

一、HMV的患者选择

（一）慢性阻塞性肺疾病

慢性阻塞性肺疾病（chronic obstructive pulmonary diseases，COPD）仍是全球范围内应用HMV的常见原因。HMV适用于稳定期COPD或COPD急性加重（acute exacerbation chronic obstructive pulmonary disease，AECOPD）住院后出院的患者，目标是降低高碳酸血症、改善缺氧、达到目标潮气量和减少症状。目前启动NPPV的标准不一，最常用的指标包括高碳酸血症（$PaCO_2$在45~56mmHg以上），pH>7.35，FEV_1<50%预计值和/或低氧血症（PaO_2低于55~60mmHg或长期吸氧）。

何种情况下COPD患者需要HMV尚无确切定论。加拿大HMV指南并不推荐所有稳定期COPD患者均长期NPPV，但当患者伴有长期低氧、$PaCO_2 \geq 55$mmHg、多次因呼吸衰竭住院治疗时需长期NPPV维持治疗。美国专家共识标准：若患者有乏力、气短、呼吸困难、嗜睡、晨起头痛等症状，且血气具有下列三者之一：① $PaCO_2 \geq 55$mmHg；② $PaCO_2$为50~54mmHg，并吸氧≥ 2L/min时$SpO_2 \leq 88\%$，持续时间>5分钟；③ $PaCO_2$为50~54mmHg且每年超过2次因反复出现高碳酸血症性呼吸衰竭加重而住院，即可行长期NPPV。我国尚无相应标准，对于COPD晚期患者，当合并CO_2潴留、呼吸肌疲劳，伴有夜间低通气，反复急性加重，单纯长期低流量吸氧效果不佳时，需要NPPV联合家庭长期氧疗（long-term oxygen therapy，LTOT）。稳定期COPD患者家庭双水平正压通气（bilevel positive airway pressure，BiPAP）可降低住院风险、提高日常活动能力，但在改善生活质量及降低死亡率方面结果不一。HMV每天应用时间不等，多数≥ 5~8小时，有时需达>12小时。

(二) 睡眠呼吸障碍

肥胖低通气综合征 (obesity hypoventilation syndrome, OHS) 是指肥胖 (BMI ≥ 30kg/m²)、白天高碳酸血症 (PaCO₂ > 45mmHg) 和睡眠时呼吸紊乱 (排除其他可能导致肺泡低通气的疾病) 的综合征。快速眼动 (rapid-eye-movement, REM) 睡眠期有明显的低氧饱和度、高碳酸血症和低通气恶化的亚组以及阻塞性睡眠呼吸暂停 (obstructive sleep apnea, OSA) 是 HMV 的主要应用增长领域, HMV 在慢性肺病 (如 COPD) 和肥胖症并存即重叠综合征中的应用也越来越受到关注。持续气道正压 (continuous positive airway pressure, CPAP) 可开放上气道、增加肺容积、克服内源性呼气末正压 (PEEPi), 从而改善气体交换、减少呼吸功, 对于仅有轻度夜间血氧降低而没有 PaCO₂ 升高的 OHS 患者, CPAP 是理想的初始治疗方法, 也是目前大多数 OSA 患者的首选治疗模式。应用时建议在固定 CPAP 压力模式下进行至少持续 2 周的初始 CPAP 试验。CPAP 疗效评估包括夜间血氧测定, 最好通过经皮氧分压 (transcutaneous oxygen pressure, PtcO₂) 监测和多导睡眠监测 (polysomnography, PSG) 完成。若经充分 CPAP 治疗通气不足持续存在, 则换为其他模式。BiPAP 可以提供较低水平的呼气压力解决阻塞及 CO₂ 潴留, 可用于压力不耐受依从性差的患者或 CPAP 治疗后仍存在低通气的患者, 显著的夜间血氧降低或夜间 PaCO₂ 升高的 OHS 患者也可直接选择 BiPAP。大多数患者在长期 NPPV 期间不再需要氧气补充。

新型呼吸机还可具有其他新型 NPPV 模式, 如自动双水平气道正压 (auto bilevel positive airway pressure, auto BiPAP) 用于压力敏感者或对 CPAP 高压力不耐受者; 适应性伺服通气 (adaptive servo ventilation, ASV) 主要优势在于稳定通气, 在治疗中枢型睡眠呼吸暂停综合征 (central sleep apnea syndrome, CSAS) 和治疗相关性中枢型睡眠呼吸暂停 (treatment related central sleep apnea, T-ECSA) 方面优于 BiPAP; 容量保证压力支持通气 (volume-assured pressure support, VAPS) 可提高有效通气量、改善 CO₂ 潴留; 三水平呼吸 (trilevel PAP) 模式纠正高碳酸血症可能较 BiPAP 更有效。

虽然 HMV 可降低 PaCO₂ 和呼吸暂停低通气指数 (apnea hypopnea index, AHI), 改善睡眠结构和夜间低氧, 改善睡眠质量及白天嗜睡, 提高生活质量, 但关键的炎症、糖脂代谢和心血管指标谱没有改变。因此, HMV 的使用必须与其他措施如减重、康复锻炼及心血管管理等相结合。

(三) 神经肌肉疾病

神经肌肉疾病 (neuromuscular disease, NMD) 是累及神经、肌肉以及神经肌肉接头的多种获得性或遗传性疾病。常见的有遗传性肌营养不良、肌萎缩性脊髓侧索硬化 (amyotrophic lateral sclerosis, ALS)、脊髓性肌肉萎缩、肌肉疾病等。这些疾病可导致膈肌肌力下降、呼吸肌神经源性肌无力, 出现呼吸障碍, 甚至呼吸衰竭。最早发生的呼吸生理学变化是肺活量下降、残气容积增加, 肺总量早期可以正常, 随着疾病的进展, 改变会越加明显。NPPV 正在逐步取代气管切开 IPPV, 如果仔细滴定, 50% 以上延髓型 ALS 患者 NPPV 可能成功。回顾性研究发现, ALS 出现端坐呼吸或 PaCO₂ > 45mmHg 时, NPPV 耐受者 (每晚 > 4 小时) 的生存期比不耐受者长、用力肺活量 (forced vital capacity, FVC) 高且延髓症状少。ALS 开始机械通气的指征是白天高碳酸血症、端坐呼吸、症状性睡眠呼吸紊乱、肺功能迅速恶化。NICE 建议: 日间 SpO₂ ≤ 93%, FVC < 70% 预测值, 或最大吸气压 (maximum inspiratory pressure,MIP)<60cmH$_2$O,尤其是如果存在睡眠呼吸紊乱或端坐呼吸,要评估进行 NPPV。

咳嗽辅助操作是 NMD 患者 HMV 时的一个重要辅助手段,通过辅助咳嗽增加肺容量、提高咳嗽效果、增加机械顺应性、减少肺不张、降低呼吸做功、减少感染发生风险。可用峰速仪或呼吸速度描记器评估咳嗽峰流速(peak cough flow,PCF),在排出期 PCF 可达 360~1 000L/min,当 PCF 不能达到>270L/min,可能需要辅助咳嗽。肺容量补偿(lung volume recruitment,LVR)简单便利且无维护费用,尤其适于家庭应用。选择口鼻面罩、口含罩(mouth piece)或气切管与带有单向阀的简易气囊相连,通过连续吹气,使肺尽可能充分膨胀;一旦肺最大程度地膨胀,压缩气体在呼气肌力的作用下释放出来,肺和胸壁回缩产生咳嗽。每次训练行 2~3 个呼吸叠加周期,每个周期 3~5 次,一旦达到最大吹气量,鼓励患者产生用力呼气。LVR 可与手动辅助咳嗽(manually assisted coughing,MAC)联用。如果 LVR 和 MAC 无法使 PCF 提高至>270L/min 以上,可应用机械性吸 - 呼技术咳痰机(mechanical insufflation-exsufflation,MI-E)。MI-E 通过对气道施加正吸气压力(吸气),然后突然转换为负压(呼气)来模拟咳嗽,压力的快速变化会使肺部产生较高的呼气流速,并增加分泌物清除。生理学研究表明,MI-E 能够达到比其他咳嗽增强方法产生更高的 PCF。可根据患者的舒适度和耐受性,设置 MI-E 吸气 - 呼气时间和吸气 - 呼气压力,每次做 3~5 个周期的充气和排气。MI-E 可同时进行 LVR 和 / 或 MAC,尤其是在呼吸道感染阶段。

(四) 辅助康复训练

运动锻炼是呼吸康复治疗的重要内容,慢性呼吸衰竭患者平时往往深吸气量明显减少,为增加通气量患者不得不加快呼吸,呼气时间减少,平均呼气流速下降,从而导致 PEEPi 增大,动态肺过度充气,患者易出现肌肉疲劳、呼吸困难等一系列症状,不愿意或不能够进行运动康复锻炼。运动锻炼时 NPPV 可减轻吸气时负荷,对抗 PEEPi,减少肺动态充气,减轻呼吸困难症状、提高运动耐量,使康复训练易于进行。为避免运动时低氧血症的发生,在肺康复运动锻炼时,可低流量给氧(1~3L/min),维持指脉氧饱和度在 90% 以上的安全水平。

肺康复中应用 NPPV 可使慢性呼吸衰竭患者在更高的水平上进行锻炼,从而提高训练效果。研究表明,COPD 患者在步行训练时给予吸气压力支持可以减少呼吸困难、减少吸气肌的负荷,使步行距离增加和慢性呼吸系统疾病问卷得分显著改善。

(五) 其他

HMV 还可用于慢性心力衰竭(chronic heart failure,CHF),研究发现 CPAP 治疗可改善部分 OSA 型心力衰竭患者的预后。ASV 对于 Cheyne-Stokes 呼吸的 CHF 患者可能具有控制呼吸事件、顺应性和症状方面的优势,值得注意的是以 CSA 为主的 CHF 患者;ASV 虽然可改善夜间动脉血氧饱和度,但在射血分数(ejection fraction,EF)非常低和 Cheyne-Stokes 呼吸比例较高的患者则会导致全因死亡率和心血管相关死亡率增高,与 ASV 使用时间无关,因此,ASV 禁止用于心力衰竭伴 CSA 和 EF 低于 45% 的患者。HMV 还可用于慢性肺胸廓疾病如支气管扩张、肺囊性纤维化、胸廓畸形等导致的慢性呼吸衰竭。作为姑息治疗的手段,HMV 可减少晚期癌症和呼吸衰竭患者的呼吸困难和阿片类药物的需求,有助于提高预期寿命和生活质量(表 38-1)。

表 38-1　家庭机械通气指征

家庭无创通气指征

慢性稳定的或缓慢进行的呼吸衰竭,有如下依据:

白天 CO_2 潴留>50mmHg,pH 适当代偿

白天或夜间轻度 CO_2 潴留(45~50mmHg)伴低通气引起的症状(如早晨头痛、失眠、噩梦、遗尿、白天嗜睡)

夜间低通气或缺氧

并满足下列条件:

潜在的呼吸系统疾病已治疗

有充分的呼吸道保护和清除分泌物能力

可逆性的影响因素已治疗(如甲状腺功能减退、充血性心力衰竭、电解质紊乱等)

诊断下列疾病:

COPD 伴严重高碳酸血症或夜间低氧

阻塞性睡眠呼吸暂停

中枢性低通气或肥胖性低通气

神经肌肉疾病

限制性胸廓疾病

家庭有创机械通气指征

符合无创通气的指征,但同时具有:

尽管使用了无创通气辅助排痰,但仍无法控制气道分泌物

吞咽障碍导致慢性误吸和反复肺炎

持续症状性呼吸功能不全且无创通气不耐受或无改善

面部畸形

在紧急情况下进行有创通气后不能撤机

每天需要至少 20 小时的通气支持

严重呼吸肌无力或麻痹(例如,由于脊髓高位损伤或神经肌肉疾病终末期)

患者或提供者更偏好有创通气

二、HMV 呼吸机、连接方式及模式选择

1. HMV 呼吸机的选择　HMV 的应用环境决定了家用呼吸机一般以小型呼吸机为主。大型多功能呼吸机(也称危重型呼吸机,critical care ventilator)虽然具有更完善的监测和报警系统,但需提供精确的高浓度氧气且机器本身属于高压力低流量系统,漏气补偿能力差,漏气量大时往往呼吸机不能正常工作。家用小型呼吸机设计特点为高流量低压力,通常单回路、漏气可控且补偿能力好、被动呼气口、较少的报警,可在有或无备用呼吸频率的情况下使用。家用小型呼吸机具有价格低廉、操作简单、体积小易搬动、患者耐受性好、并发症少等优点,随着适应证的扩大,家用呼吸机越来越被作为一种类似步行机或轮椅的辅助支持设备。随着机器制造业和机械通气技术的进步,新型家用呼吸机更轻便、更灵敏,具有额外的监测、呼吸控制、新的通气模式、安全报警、备用电源功能等。但呼吸机

的选择不是绝对的，危重型呼吸机也可用于单纯的夜间呼吸支持；一些患者进行性呼吸衰竭，随着病情的发展，可能需要先进的通气设备。总之，呼吸机选择由患者的临床需求特点决定。HMV 要注意配备气道湿化装置，湿化标准温度 ≥30℃（低于体表 2℃或接近人体温度）、湿度 ≥30mg/L。呼吸机管道及加热湿化器平均每 7 天应更换一次，频繁更换反而增加呼吸机相关性肺炎（ventilator associated pneumonia，VAP）的发生率。

2. **人机连接界面**

（1）无创人机连接界面：包括鼻罩、口鼻罩、鼻枕、全脸面罩、口含罩等。无创连接界面优点在于不需要人工气道，减少了气管损伤（如气管软化、气管糜烂、气管破裂）、言语改变、感染风险和护理负担。需结合每个患者的面部情况、皮肤敏感性、治疗模式和压力高低，按需选择不同款式和型号的连接界面。三维打印技术将可能提供个性化匹配和个性化的界面。

（2）气管切开造口：经平台呼气阀（单向阀）连接气切导管和呼吸机管道（图 38-1）。对于反复吸入、NPPV 无改善、严重的喉部问题如喉痉挛和夜间窒息、明显的延髓问题、肺储备功能差、脱机至 NPPV 困难的患者，要考虑气管切开。每天需要 20 小时以上机械通气的患者也可考虑气管切开。

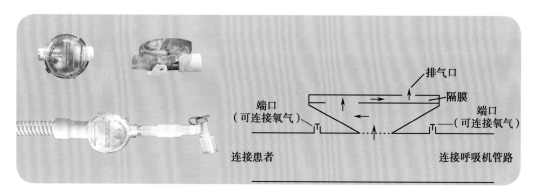

图 38-1 平台呼气阀

3. **模式** NPPV 是 HMV 最主要的机械通气方式。多数采用预设压力，少数 NMD 采用预设容量。常规的 NPPV 有 BiPAP、CPAP、ASV、平均容量保证压力支持通气（average volume assured pressure support，AVAPS），要根据基础疾病选择合适的通气模式并通过压力滴定来确定最适压力。HMV 广泛采用自主/时控（S/T）模式，除患者自主呼吸触发的呼吸外，还有备用呼吸频率，以确保每分钟的最小呼吸次数，这样既保证切换为患者自主触发，又给予时控模式保证安全性。流量触发较压力触发更敏感、触发延迟时间更短、功耗更低，一般设置为流量触发 0.5~5L/min，压力触发为 0.5~3cmH$_2$O。

三、HMV 患者的管理和随访

1. **出院前进行安全评估** 患者病情平稳，无需调整治疗用药，出院前试用家庭呼吸机参数稳定且可达预期治疗效果。

2. **患者及家属的思想准备和配合、护理人员能力培训** 解释疏导、树立信心。相关辅助技术培训如湿化、雾化技术；气道清除技术包括指导性咳嗽、手动振痰、机械振动排痰及吸痰技术等;呼吸机培训,尤其是报警识别及处理方式;气道湿化如加热湿化器的使用;给氧设施的使用安全等。

3. **患者监测** 注意患者精神状态、呼吸困难、腹胀情况,监测基本生命体征包括脉率、呼吸频率和经皮血氧饱和度,必要时动脉血气。

4. **风险管理** 最严重的不良事件为急性呼吸衰竭,常见原因为痰堵、误吸、呼吸机设备故障,注意及时清除气道分泌物、排除机械故障前给予简易呼吸气囊辅助呼吸,必要时联系急诊救治;其他常见不良事件有局部压疮、腹胀、幽闭恐惧症、口干、眼干、压力不耐受等,可调整人机连接界面、微调呼吸机压力等。

5. **设备维护** 通气设备定期维护、提供消耗品和24小时故障服务。

6. **随访及远程管理** 通过电话、微信、定期家访等了解患者依从性、漏气、呼吸事件并指导。近年来,随着物联网技术在医疗领域的应用,不少医院和地区构建了HMV远程管理云平台,通过远程、实时传输技术将大量数据上传至云端,医疗服务团队可以实时查看患者监测数据、呼吸流速波形及压力波形,远程调控呼吸机参数,治疗过程中出现问题及时给予专业性指导,让患者在家即可完成治疗参数的调整,提高了HMV治疗效果。

（邢丽华）

------- 参 考 文 献 -------

[1] SIMONDS A K. Home mechanical ventilation: an overview [J]. Ann Am Thorac Soc, 2016, 13 (11): 2035-2044.

[2] ROSE L, MCKIM D A, KATZ S L, et al. Home mechanical ventilation in Canada: a national survey [J]. Respir Care, 2015, 60 (5): 695-704.

[3] KING A C. Long-term home mechanical ventilation in the United States [J]. Respir Care, 2012, 57 (6): 921-930.

[4] WANG Z, WILSON M, DOBLER C C, et al. Noninvasive Positive Pressure Ventilation in the Home [Internet]. Rockville (MD): Agency for Healthcare Research and Quality (US); 2019 Mar 14. PMID: 32101390.

[5] GOLDBERG A, LEGER P, HILL N S, et al. Clinical indications for noninvasive positive pressure ventilation in chronic respiratory failure due to restrictive lung disease, COPD, and nocturnal hypoventilation: a consensus conference report [R]. Chest, 1999, 116 (2): 521-534.

[6] WILSON M E, DOBLER C C, MORROW A S, et al. Association of home noninvasive positive pressure ventilation with clinical outcomes in chronic obstructive pulmonary disease: a systematic review and meta-analysis [J]. JAMA, 2020, 323 (5): 455-465.

[7] PÉPIN J L, TIMSIT J F, TAMISIER R, et al. Prevention and care of respiratory failure in obese patients [J]. Lancet Respir Med, 2016, 4 (5): 407-418.

[8] COWIE M R, WOEHRLE H, WEGSCHEIDER K, et al. Adaptive servo-ventilation for central sleep apnea in systolic heart failure [J]. N Engl J Med, 2015, 373 (12): 1095-1105.

[9] MANSFIELD D R, GOLLOGLY N C, KAYE D M, et al. Controlled trial of continuous positive airway pressure in obstructive sleep apnoea and heart failure [J]. Am J Respir Crit Care Med, 2004, 169: 361-366.

[10] KUSHIDA CA, CHEDIAK A, BERRY RB, et al. Clinical guidelines for the manual titration of positive airway pressure in patients with obstructive sleep apnea [J]. J Clin Sleep Med, 2008, 4 (2): 157-171.

[11] PÉPIN J L, TIMSIT J F, TAMISIER R, et al. Prevention and care of respiratory failure in obese patients [J]. Lancet

Respir Med, 2016, 4 (5): 407-418.

［12］中华医学会呼吸病学分会睡眠呼吸障碍学组. 家庭无创正压通气临床应用技术专家共识 [J]. 中华结核和呼吸杂志, 2017, 40 (7): 481-493.

［13］中华医学会呼吸病学分会睡眠呼吸障碍学组, 李庆云. 阻塞性睡眠呼吸暂停低通气综合征患者持续气道正压通气临床应用专家共识 (草案)[J]. 中华结核和呼吸杂志, 2012, 35 (1): 13-18.

［14］RAFIQ M K, BRADBURN M, PROCTOR A R, et al. A preliminary randomized trial of the mechanical insufflator-exsufflator versus breath-stacking technique in patients with amyotrophic lateral sclerosis [J]. Amyotroph Lateral Scler Frontotemporal Degener, 2015, 16 (7-8): 448-455.

［15］HODGSON L E, MURPHY P B. Update on clinical trials in home mechanical ventilation [J]. J Thorac Dis, 2016, 8 (2): 255-267.

［16］HIND M, POLKEY M I, SIMONDS A K. AJRCCM: 100-Year anniversary. homeward bound: a centenary of home mechanical ventilation [J]. Am J Respir Crit Care Med, 2017, 195 (9): 1140-1149.

［17］SUNWOO B Y, MULHOLLAND M, ROSEN I M, et al. The changing landscape of adult home noninvasive ventilation technology, use, and reimbursement in the United States [J]. Chest, 2014, 145 (5): 1134-1140.

［18］MCKIM D A, ROAD J, AVENDANO M, et al. Home mechanical ventilation: a Canadian Thoracic Society clinical practice guideline [J]. Can Respir J, 2011, 18 (4): 197-215.

第八篇
呼吸治疗相关的其他问题

第39章　儿科呼吸治疗

第1节　小儿呼吸生理

呼吸系统疾病是儿童期发病率最高的疾病,儿童期同时也是肺发育的重要阶段。新生儿及儿童独特的呼吸系统病理生理改变,氧合障碍原因的判断对于临床医生、儿童呼吸治疗从业者来说都是一项非常具有挑战性的工作。不同年龄阶段儿童肺生长发育的过程是一个动态变化的过程,只有清楚完整地了解肺生长发育及小儿肺呼吸生理,才可以深入了解儿童肺部疾病的发病机制,为相关疾病的预防、诊断和治疗提供有力的依据。如何针对新生儿、婴儿以及儿童呼吸系统疾病进行有效的呼吸治疗照护是儿童呼吸治疗从业者面临的重要挑战之一。

一、肺的发育

儿童肺发育过程的三个阶段:①分化、形态发育期;②环境适应发育期;③呼吸功能成熟期。前两个阶段分别在孕期宫内和出生后完成。随着出生后肺泡复张,肺动脉压力降低,心血管系统同时也发生变化,卵圆孔及动脉导管关闭,使胎儿循环状态转变为独立循环状态,肺循环和自主呼吸的建立是标志。第三个阶段取决于生后的生长发育及器官功能的需求。在各个阶段,各种不良诱因都可能导致发育异常,引起患儿先天肺发育异常(隔离肺、膈疝、肺部囊腺瘤等),或导致呼吸窘迫、缺氧症状,甚至死亡。肺最早发育是在胚胎的第3~5周,第7周形成支气管芽和由血管丛演变的原始肺循环血管,主要标志是主呼吸道的出现。第5~17周称为假腺期,为主呼吸道的发育到末端支气管的形成时期,伴有动静脉管道出现。在第16~26周的小管期,腺泡和血管形成,进一步进化为原始肺泡期,具有潜在的气体交换功能及Ⅰ、Ⅱ型上皮细胞的分化,并可逐渐开始分泌重要的肺泡表面活性物质。到了24~38周的原始肺泡期,第二嵴引起的囊再分化,肺泡大量成形,为胎儿分娩的肺呼吸作积极准备。出生后到2周岁,肺泡进一步成熟,从形态学及功能上都有了进一步的成熟。在适应生长的过程中,气道、肺泡和血管发育同步进行,肺泡容积和数量都在增加,并随着身体生长发育得以适应。肺发育的各个阶段,都是在机体多系统协调下精细且严密地进行。

二、呼吸道解剖及生理特点

呼吸道以环状软骨为界,分为上下呼吸道。儿童呼吸系统的解剖、生理特点与儿童时期罹患呼吸道疾病有着密切的关系。小儿胸廓较短,前后径相对较长,呈桶状;肋骨呈水平位,肋间肌欠发达,呼吸及发育不完全易受累,不能充分地通气和换气,当发生肺部病变时,更容易出现呼吸困难及呼吸衰竭。

(一) 上呼吸道

儿童鼻和鼻腔相对短,鼻道狭窄,没有鼻毛,鼻黏膜柔嫩富含血管,易发生肿胀和出血,甚至堵塞,导致患儿出现烦躁不安、呼吸困难等。儿童咽部较窄,在扁桃体及腺样体受刺激后肿大可能导致呼吸困难及睡眠呼吸暂停综合征等。喉部呈漏斗形,喉腔狭窄,声门狭小,软骨柔软,血管及淋巴管丰富,在炎症时即可引起声嘶或呼吸困难,甚至可能导致拔管失败。因局部神经丰富,刺激后易发生肌肉痉挛,还会出现喉痉挛和喉梗阻等意外情况。

(二) 下呼吸道

新生儿气道长度约4cm,约为成人的1/3,气管直径约为成人的1/4,气管分叉在第3~4胸椎体。管径细小,呼吸道阻力明显大于成人,黏膜柔嫩,血管丰富,缺乏弹力组织的支撑。所以新生儿较成人更易发生呼吸道感染,出现充血、水肿,导致呼吸困难、发绀等。在儿童期发生气道梗阻时首先考虑黏膜肿胀和分泌物堵塞引起的可能,还需要考虑患儿异物堵塞可能。儿童肺泡数量和成人差异巨大,早产儿肺泡直径75μm,新生儿100μm,成人250~350μm。肺泡数量足月新生儿约2 500万个,成人肺泡数量约3亿个。肺泡数量少且面积小,血管丰富,含气量少,咳嗽能力弱,易于感染导致黏液阻塞,引起相关并发症。

三、儿童呼吸系统生理特点

(一) 呼吸频率

儿童年龄越小,呼吸频率越快,尤其是以新生儿、婴幼儿期为显著。小儿受胸廓解剖的限制,肺活量及潮气量均明显小于成人,但儿童代谢水平旺盛,接近成人水平,只能以浅快呼吸作为低耗能的方式。特殊情况下,例如罹患肺炎时,缺氧代偿呼吸增快,更易发生呼吸衰竭。

(二) 呼吸节律

儿童处于生长发育阶段,各个器官发育均不成熟,特别是神经中枢功能不完全,迷走兴奋性高,呼吸调节功能差,尤其以早产儿、新生儿为代表。易出现浅快呼吸、周期性呼吸或呼吸暂停等,加之感染等因素更易诱发中枢性呼吸衰竭。新生儿出生后的Apgar评分中对于呼吸肌的评分就有这明确的细则,根据自主呼吸的有无、快慢、是否有喘息样呼吸做出评价,判断患儿出生时的活力。

(三) 呼吸型态

儿童期呼吸肌发育不完全,肌纤维较细,耐疲劳肌纤维少,呼吸肌肌力弱,易发生呼吸衰竭。婴幼儿膈肌相对发达,肋骨呈水平位,以腹式呼吸为主。1岁以后逐渐直立行走,随着骨骼肌肉的发育,肋骨变为斜位,呼吸肌发育,转化为胸腹式呼吸。7岁后接近成人模式,多数以混合式呼吸为主。

(四) 呼吸功能及呼吸力学

在呼吸功能方面成人和儿童也具有很大差异,儿童肺活量50~70ml/kg,儿童发生呼吸衰竭障碍时,其呼吸代偿最大不超过正常的2.5倍,而成人可达10倍。儿童潮气量为6~10ml/kg,年龄越小潮气量越小,无效腔也越大。儿童肺部弥散功能中,由于肺泡数量相对较少,毛细血管总面积和总容积都相对较小,故弥散功能也相对较小。虽然婴幼儿呼吸频率快,但气道阻力大,肺容量相对较小,总体的每分通气量(MV)较成年人低。

在临床工作中呼吸治疗师(RT)对于呼吸力学的关注是十分必要的,从基础的通气功能和换气功能开始,到能够直接反映呼吸系统的力学特征参数,都是为了更好地了解不同状态下的肺功能,对疾病进行诊疗、鉴别及评估,还可以为肺康复及呼吸机撤离等进行指导。呼吸力学能直接反映呼吸系统的力学特征,主要指标是顺应性、气道阻力、呼吸功等。

呼吸系统顺应性(Crs)可反映呼吸系统的弹性特征。用单位压力下的容积变化表示(V/P),不受气道阻力的影响。病变累及肺泡导致肺不张、影响肺间质弹性或导致功能残气量下降的疾病,如新生儿肺透明膜病,由于各种原因造成肺泡表面活性物质减少,肺泡出现塌陷,最终导致通气血流比异常引发严重的呼吸衰竭。对于该病的主要治疗手段之一,充分补充天然的外源性的肺泡表面活性物质,以改善肺泡的表面张力,促进肺泡的复张,达到改善氧合和通气的目标。

气道阻力(Raw)是气体通过呼吸道的摩擦力,大小取决于呼吸道的半径和长度。正常新生儿 Raw 为 30~80cmH$_2$O/(L·s)。它可反映呼吸道的痉挛、痰阻、狭窄、阻塞等情况,可根据阻力的数值进行评估,做出及时的判断并给予解除阻塞的治疗。儿童气道自身较狭窄,在气管插管、气道异物或气道阻塞等情况下阻力明显增加,导致了呼吸困难,呼吸做功增加,诱发呼吸衰竭。所以关注呼吸系统顺应性和气道阻力变化,特别是动态关注两者变化,可以更客观对疾病的变化作出正确的治疗判断。

呼吸功指克服胸肺弹性阻力及气道阻力所做的功,在插管状态下包括生理呼吸做功(work of breathing, WOB),同时克服气管导管、呼吸机回路等阻力的附加功。所以在儿童呼吸照护时需要特别关注气管插管内径以及漏气的程度,积极调整减少呼吸做功,便于患儿呼吸能力的恢复。

第2节　小儿的呼吸评估

一、体格检查

(一) 视诊

1. **呼吸频率和节律**　呼吸增快是主要的呼吸功能不全表现,可以伴有心率增快,小儿呼吸急促的标准因为年龄组存在差异,婴幼儿组<1 月龄,呼吸>60 次 /min;2~12 月龄,呼吸>50 次 /min;1~5 岁,呼吸>40 次 /min。常见的呼吸节律异常包括深大呼吸、潮式呼吸、Biota 呼吸、呼吸暂停、周期样呼吸等。

2. **三凹征**　上气道梗阻或严重的肺部疾病时,可引起胸骨上、下,锁骨上窝及肋间隙组织凹陷,称为"三凹征",甚至点头样呼吸。部分患儿可能出现吸气时胸廓无法扩张,反而凹陷的矛盾呼吸,儿童常见于 NRDS、气胸、重症肺炎等,都可出现吸气困难表现。

3. **发绀**　毛细血管内还原的血红蛋白量高于 40~60g/L 时,血氧下降的临床表现。可分为中心型发绀和周围型发绀,中心型发绀一般是血流较快,动静脉氧差小的部位,例如黏膜、唇舌等。周围型发绀一般是指血流缓慢、动静脉氧差较大的部位,例如肢端等。

4. **喘鸣及呻吟** 喘鸣音出现在吸气相,伴有吸气相延长时,可能提示上气道梗阻。呼气相出现喘鸣,伴有呼气延长,可能提示下呼吸道梗阻。新生儿罹患 NRDS 时出现气促、呻吟表现,即是一种声门半关闭状态下,增加远端呼气末气道正压,扩张功能残气量的代偿手段,也是一种病理现象。

5. **杵状指** 由于肺内外因素造成的缺氧,导致指骨末端背侧软组织增生,甲床抬高所致。儿童常见于慢性肺疾病、青紫型先心病等。

(二) 听诊

首先注意呼吸音是否对称,其次吸呼气比例,呼吸音的强度也需要特别注意,还有就是特殊的呼吸音例如哮鸣音、干湿啰音等特征性呼吸音。

二、血气分析

呼吸功能评估最终的目的是维持机体血液正常的酸碱平衡,血气分析作为评估手段是了解患儿呼吸状态、生理需求的重要手段,为呼吸治疗提供了有利的重要的依据。

三、影像学检查

影像学检查作为传统的经典的基础的检查手段被沿用,主要包括 X 线胸片、支气管造影、高分辨电子计算机断层扫描(HRCT)等,由于分辨率提升,提高了诊断和鉴别诊断的可靠程度,协助诊断间质性肺疾病、肺血管疾病有了极大的帮助,但主要缺点是对于发育期儿童可能造成一定的伤害。

此外,随着床旁重症超声的发展,这种技术在 ICU 的应用越来越广泛,呼吸治疗师也逐渐掌握了超声的使用,利用该技术来诊断胸膜疾病、评估肺部病变区域和严重程度,以及评估膈肌功能等。某些情况下,床旁超声可以代替放射性检查。例如对于新生儿 NRDS、支气管肺发育不良(BPD)、肺不张等都有积极意义。

四、肺功能

随着技术发展,儿童肺功能及呼吸力学的监测也有了很大进步。重点在对于呼吸功能的评价、呼吸困难原因的鉴别、生长发育的评估、疾病的诊断和评估、外科手术前后评估、运功能力的评估、呼吸肌功能、危重患儿的监护等方面都有着积极的意义。由于儿童不同年龄段的呼吸特点,不同年龄段儿童所测定的指标参数略有不同。

五、特殊评估手段

神经调节辅助通气(neurally adjusted ventilatory assist,NAVA)技术的开展也丰富了呼吸评估手段,NAVA 通过嵌入电极的胃管获得膈肌电活动(electrical activity of the diaphragm,EAdi)信号,通过处理传入装有 NAVA 模块呼吸机上即监测膈肌电活动。

电阻抗成像(electrical impedance tomography,EIT)是一种无创的、无放射性的新型成像模式,其成像原理主要是基于电导率在机械通气过程中随着肺容量变化而形成,可以有效地帮助设置参数,提高撤机成功率。

第 3 节　小儿的呼吸治疗技术

呼吸治疗是一门专注于心肺功能支持和康复的新兴学科。主要以心肺生理学、病理生理学为基础,由呼吸、危重症医学、麻醉、物理治疗、康复、护理、预防等多学科交叉渗透而成。过去几十年,人们对儿童、新生儿呼吸生理和病理生理的理解程度逐渐加深,意识到专业儿童呼吸治疗师的重要性,无论从氧疗、雾化吸入、胸部物理治疗、无创正压通气方面,还是湿化的管理、设备管理等各个方面都能进行细致的管理。

呼吸治疗专业人员的儿科医学蓬勃发展起来,其中进展最为显著的便是新生儿呼吸治疗理念和技术。20 世纪 60 年代,新生儿呼吸窘迫综合征是早产儿最常见的死亡原因,而处理的措施却局限于氧气治疗。随着产前激素、持续气道内正压、有创机械通气、无创机械通气、肺泡表面活性物质替换治疗等技术的提出和应用,使新生儿呼吸治疗在随后几十年间出现了颠覆性变革。

一、氧气疗法

(一) 目标和指征

首先氧气作为一种药物,使用必须谨慎,尤其是在治疗新生儿及儿童疾病方面。氧疗是指利用高于大气浓度的氧气进行给氧的治疗方法,提高患者体内血氧水平,为缺氧患者提供氧气支持,维持人体基本的氧代谢及生理平衡。

氧疗指征:临床上有呼吸窘迫的表现,吸入空气时动脉氧分压(PaO_2) < 50mmHg 或经皮氧饱和度($TcSO_2$) < 85%。治疗的理想目标是维持 PaO_2 在 50~80mmHg 或 $TcSO_2$ 在 90%~95%,$TcSO_2$ 不宜高于 95%。不包括先天性心脏病或慢性呼吸疾病的早产儿。目的是以最低的 FiO_2 为组织提供足够的氧合,氧气治疗的目标是提供足够的组织氧合。但是需要对血氧饱和度的限度有一个清楚的理解,接受氧疗的婴儿和儿童需要根据年龄和潜在生理条件选择合理的氧饱和目标范围。

(二) 氧疗的分度

新生儿氧疗必须使用空氧混合仪来精确调整氧浓度,避免高氧对患儿眼底和肺造成的严重损伤。对于特殊疾病,例如早产儿视网膜病变(retinopathy of prematurity,ROP)、原发性肺动脉高压、部分先天性心脏病有着明确的区别。ROP 是主要见于早产儿、低出生体重儿的一种以视网膜血管异常增生为特征表现的严重的眼底疾病,甚至导致失明。高氧可能是该疾病的诱发因素之一,所以合理用氧可显著减少 ROP 的发生,而及时的筛查和治疗则对预防 ROP 致盲至关重要。密切监测血氧饱和度,避免高氧造成的风险,设置合理的目标氧饱和度。而对于 PPHN 这一类疾病则需要更高的氧饱和度水平,减少低氧造成的肺血管收缩,保证大脑的氧供,减少缺氧造成的多器官损害。部分先天性心脏病,尤其是动脉导管未闭(PDA)依赖型先天性心脏病,例如左心室发育不良,它本身依赖动脉导管改善全身血供,但是在高氧的刺激下可能引起 PDA 关闭,造成治疗困难。所以不同的疾病选择不同的氧疗方案及氧气浓度。

1. 低浓度吸氧　吸入氧浓度(FiO_2<40%),通过鼻导管、面罩等方式给氧。适用于轻

度低氧血症,足月儿的窒息中可使用空气复苏。

2. 中等浓度吸氧(FiO_2 40%~60%)　主要通过面罩、头罩等方式给氧,常用于有明显通气/血流比例失调的 I 型呼吸衰竭或弥散障碍又无 CO_2 潴留的低氧血症。早产儿复苏时可使用中低浓度氧气开始复苏。

3. 高浓度吸氧(FiO_2 > 60%)　通过带储气囊面罩、头罩、充气球囊等供氧,常用于严重通气/血流比例失调患者,如 ADRS、呼吸衰竭、休克、重度贫血、心脏病等严重缺氧患儿的治疗,心跳呼吸骤停或濒死儿复苏室常采用 100% 氧气进行治疗。

(三) 氧疗的方式

1. 鼻导管吸氧　将鼻导管插入鼻前庭进行氧气输送治疗。低流量和高流量氧气均可,一般流速调整为 0.5~1L/min,对于特殊患者,当流速 > 2L/min 时对鼻腔非常刺激,务必使用加温和湿化装置。HFNC 就是通过特殊装置输送高流量的温湿化氧气,增加黏液清除;冲刷鼻咽部生理性无效腔,提高氧浓度,促进 CO_2 排出。可以根据年龄和体重调节流速,婴儿 2L/(kg·min),最高为 8~12L/min(6 个月以下, ≤8L/min);儿童 1L/(kg·min)或第 1 个 10kg 为 2L/(kg·min),之后每千克体重增加 0.5L/(kg·min),最高 30~60L/min。

2. 面罩吸氧　根据面罩的类型分为简单面罩、文丘里面罩(Venturi 面罩)、部分再呼吸和非再呼吸面罩。面罩使用时需要合适地覆盖患者口鼻,同时根据是否具有储气囊影响 FiO_2 的浓度来判断。新生儿一般较少使用面罩吸氧,局部冷刺激较大,容易导致低体温寒冷损伤。婴幼儿及年长儿可根据情况选择合适合理的面罩吸氧方式。

3. 头罩和氧帐吸氧　适于面罩吸氧依从性较差的患儿,尤其是不能接受鼻导管、面罩的患儿,且需氧浓度相对较高的有自主呼吸的患儿。氧浓度和输入氧气流速及头罩容积等因素相关,建议监测吸入氧浓度。氧帐可提供高达 50% 氧浓度的高流量氧气,但当氧帐打开时,与空气混合,氧浓度稀释,且噪声音较大不易被接受,使用较少。

4. 精确控制氧浓度的各种呼吸机支持　持续气道内正压通气、经鼻高流量、双水平气道内正压、无创高频等,有创呼吸机及有创高频通气技术均可提供低、中、高浓度吸氧。

二、气道分泌物清除技术

有创机械通气患者的分泌物潴留是一个很常见的问题,并且会引起多种严重的并发症。因此,分泌物的管理对于 RT、护士以及物理治疗师来说都是个很大的挑战,尤其是某些有潜在气道功能异常的患者。新生儿、儿童都属于这类患者,他们由于特殊的生理机制,气道保护机制发育不完全,咳痰能力弱、咳嗽反射弱、吸气肌收缩能力差等原因,黏液及气道分泌物排除能力差,黏液纤毛速度降低堆积,在感染、机械通气、异物等情况下,更易导致气道意外发生。可应用于婴儿和儿童的分泌物清除技术包括胸部理疗、正呼气压力治疗、自体引流和机械震荡排出技术。当累积的分泌物损害肺功能,且在 X 线胸片上可见浸润时,就需要考虑分泌物清除技术。分泌物潴留常见于儿童肺炎、支气管肺发育不良、囊性纤维化、支气管扩张以及一些神经肌肉疾病。

婴幼儿不能主动咳嗽排痰,因此,分泌物往往必须通过吸引来清除。对于分泌物过多的大龄儿童,有针对性的深呼吸和咳嗽可能有助于改善肺清除。在神经肌肉疾病的儿童中使用机械辅助膨胀技术可以帮助清除分泌物,还可使用徒手肺膨胀(manual hyperinflation)技术、主动循环呼吸技术(active cycle of breathing techniques,ACBT)、呼气正压(positive expiratory pressure,PEP)、振荡呼气正压(oscillatory positive expiratory pressure,OPEP)治疗装置来改善肺功能。

三、湿化雾化技术

具有完整上气道的患儿中,在接受普通氧疗时不需要常规加湿。然而,在气管插管的患儿,绕过上气道时必须提供湿化。接受机械通气的婴儿和儿童必须提供有气体加湿伺服控制的加湿器。系统特点:①内部体积低,水位恒定,以尽量减少压缩气体体积;②密闭的连续给水,可以避免污染;③远端气道温度传感器和高/低警报。加湿器系统的常见问题包括管路中的冷凝、加湿不足以及与加热线圈故障等相关危险。可以建议使用有加热导丝的管路以便减少冷凝水,持续的加湿系统是必要的,以增加足够的湿度保护人工气道。

雾化吸入是一种以呼吸道和肺为靶器官的直接给药方式,具有起效快、局部药物浓度高、用药量少、应用方便、无创等优势。但婴幼儿及儿童特殊的气道结构,雾化方式、雾化药物颗粒的大小,以及雾化药物作用与成人的药物作用有很大的不同,因为在生理上存在的差异,例如不成熟的酶系统、不成熟的受体和胃肠道再吸收、药物剂量不精确等都可能导致效果的不佳。目前临床上常用的雾化装置包括小体积雾化器(SVNs)、振动网状雾化器、MDIs和干粉吸入器(DPIs)。目前对于插管患儿的雾化给药是具有挑战性的,因为沉积减少,阻碍小气道的吸收,阻止了约90%的药物进入肺。此外,必须对呼吸机进行仔细的调整,以便雾化器的流量不会改变潮气量和吸气压力,并干扰触发。新型振动网式雾化器提供了更多稳定的粒度,不增加额外的流量,可以为一个合适的选择。

四、气道管理

气道内吸引(endotracheal suctioning,ETS)是呼吸管理和机械通气的重要组成部分,即从患者的人工气道内将肺内分泌物吸出,整个过程包括患者的准备、吸引以及后续护理。一方面,气管导管(endotracheal tracheal tube,ETT)会抑制呼吸道纤毛运动,减弱咳嗽反射,并绕过上气道加温、湿化功能,显著降低分泌物排出能力。另一方面,气道内分泌物会增加气道阻力,导致肺不张、降低肺顺应性,增加呼吸做功,导致低氧血症。美国呼吸治疗协会(American Association for Respiratory Care,AARC)指出,有效的气道内吸引可以帮助插管患者改善气体交换,降低吸气峰压、气道阻力,增加肺顺应性和潮气量,提高血氧饱和度。所以,机械通气患儿的气道内吸引是常见且必要的侵入性操作。这项操作可能会伴随不良事件的发生,包括缺氧、心律失常、颅内压升高、感染、气道黏膜损伤、出血、气胸和肺不张等。

第4节　儿科患者的机械通气

儿科患者年龄和体重范围大而且呼吸生理与成人有着巨大的差异,所以儿科呼吸机必须能够支持全年龄范围和体重的患者;同时,这些生理差异也决定了儿科患者在机械通气的临床应用(包括模式和参数的选择、特殊模式的应用等)和并发症的预防方面,与成人相比存在明显区别。呼吸治疗师在对儿科机械通气患者进行治疗和管理时,必须要对患儿的呼吸生理非常熟悉,以制订最恰当的通气策略。

一、无创性呼吸支持

儿科患者的常用无创性呼吸支持方式包括持续气道正压(noninvasive continuous positive airway pressure,NCPAP)、双水平气道正压通气(bi-level positive airway pressure,BiPAP)、高流量鼻导管氧疗(high-flow nasal cannula,HFNC)等。NCPAP 是基于自主呼吸,使气道和患者肺泡维持高于周围环境的吸气压力和呼气压力,从而改善功能残气量(FRC)和静态肺顺应性;BiPAP 是在呼吸周期中提供吸气相和呼气相两个不同水平的压力支持。当患儿吸气时,呼吸机送出吸气相正压(inspiratory positive airway pressure,IPAP),帮助患儿克服气道阻力,改善通气,减少氧耗;当患儿呼气时,呼吸机将压力降至呼气末正压(expiratory positive airway pressure,EPAP),可防止气道塌陷,减轻气道梗阻,气体易于呼出,同时增加功能残气量,改善氧合;HFNC 是通过高流量鼻塞持续为患者提供可以调节并相对恒定的吸氧浓度、良好加温加湿的高流量(2~30L/min)吸入气体的治疗方式。虽然上述三种无创性呼吸支持方式使用不同的设备或模式来改善呼吸衰竭患者的呼吸状态以及血气等情况,但人机连接界面及作用方式类似,故在适应证以及禁忌证方面几乎一致。

(一) 适应证和禁忌证

主要应用于小儿呼吸衰竭的早期干预,也可用于辅助撤机。对于有明确有创通气指征者,不宜应用无创性呼吸支持替代气管插管机械通气。其适应证和禁忌证目前尚无统一标准,因新生儿的呼吸生理有其自身特点,在适应证方面,新生儿和其他小儿稍有区别。总的来说,当儿科患者出现以下情况,可以考虑使用无创性呼吸支持方式:

1. 体格检查异常 呼吸急促、三凹征、鼻翼扇动;烦躁;皮肤苍白或发绀;心动过速。

2. 氧合和/或通气障碍 新生儿:$FiO_2 \geqslant 0.60$ 时 $PaO_2 < 50mmHg$ 和/或 $PaCO_2 \geqslant 50mmHg$ 且 $pH \leqslant 7.25$;其他小儿:$pH < 7.35$,$PaCO_2 > 45mmHg$ 或氧合指数(PaO_2/FiO_2,P/F)$< 250mmHg$。

3. X 线胸片示肺扩张不良或浸润影。

4. 存在对无创正压有反应的情况,包括呼吸窘迫综合征、近期拔管、肺水肿、短暂性呼吸急促、肺不张、早产儿呼吸暂停、气管软化或下呼吸道其他类似畸形。

5. 辅助撤机以及拔管后呼吸衰竭的预防和治疗。

当患者存在以下情况,不考虑应用无创性呼吸支持,可能需要气管插管或机械通气:①心跳或呼吸停止、即将停止或严重的心血管系统不稳定;②呼吸驱动不稳定,自主呼吸微弱,频繁呼吸暂停;③气道分泌物多,咳嗽无力,气道保护能力差,误吸危险性高;④上消化道大量出血;⑤频繁呕吐;⑥鼻咽腔永久性解剖异常(如后鼻孔畸形,气管食管瘘等);⑦颈面部创伤、烧伤及畸形;⑧近期面部、颈部、口腔、咽腔、食管及胃部手术后;⑨先天性膈疝未经治疗;⑩ $pH < 7.25$,$PaCO_2 > 60mmHg$。

当前的专家共识认为,只要没有禁忌,上述无创性呼吸支持方式可考虑作为混合性肺疾病或轻中度心肺功能衰竭患儿的初始呼吸支持方式。

(二) 无创性持续气道正压通气(NCPAP)

需要注意的是,患者必须完全依靠自主呼吸来保证足够的每分通气量,因为 NCPAP

不提供通气支持。

1. NCPAP 的设备装置

（1）输送装置：包括儿科专用 NCPAP 装置（CPAP 发生器或 bubble CPAP 等）、无创通气呼吸机和带有无创通气模式的多功能呼吸机。儿科专用 NCPAP 装置根据小儿生理特点，一般通过高流量来实现 CPAP，设计简单，价格低廉，通常无流量补偿和报警功能，漏气存在会影响 CPAP 的大小，从而影响临床疗效。无创通气呼吸机多含内置空气压缩机，采用单回路系统，有较好的漏气补偿功能，CPAP 压力稳定，且有报警功能。多功能呼吸机行无创通气模式时，采用双回路系统，虽有漏气补偿功能，但应尽量减少漏气，避免呼吸机报警和不工作。

（2）连接方式：通常有鼻塞、鼻导管、鼻咽管、（口）鼻面罩和头罩。选择连接方式时应注意款式和规格，要保证它们适合患儿鼻腔大小和脸形，以达到最佳效果并减少并发症。鼻塞/鼻导管容易固定且耐受性好，婴幼儿较常用，也比较容易护理，可以保留较长时间。（口）鼻面罩和面罩通常尺寸较大，不适用于婴幼儿。目前以鼻塞和鼻面罩最常用，但无论选择哪种装置，都需要预防或早期发现及干预压疮（图 39-1）。

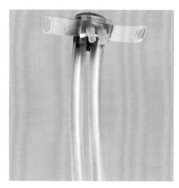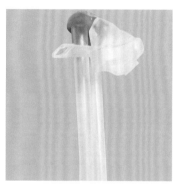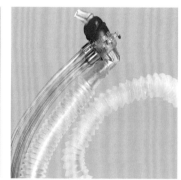

图 39-1　NCPAP 或 BiPAP 连接装置

2. NCPAP 的参数调节

（1）初始压力一般设置为 4~6cmH$_2$O，气体流量为婴儿 6~12L/min，儿童 8~20L/min，FiO$_2$ 的设置以恰当 SpO$_2$ 或者 PaO$_2$ 为目标，注意预防氧疗并发症。

（2）开始 NCPAP 治疗后，若 SpO$_2$ 或者 PaO$_2$ 仍低，可以 1~2cmH$_2$O/ 次增加 CPAP，一般不超过 10cmH$_2$O，同时可考虑缓慢提高 FiO$_2$，每次 5%~10%。

（3）若经皮氧饱和度稳定，应先以 5% 的幅度逐渐降低 FiO$_2$，当 FiO$_2$<0.35，经皮氧饱和度仍能维持，可逐渐降低压力（1cmH$_2$O/ 次）至 2~3cmH$_2$O。

3. NCPAP 治疗过程中的监测　监测主要包括疗效判断和并发症预防。若治疗有效，参数合适，则患儿血气和呼吸状态会改善，心率会逐渐恢复，听诊呼吸音也会逐渐清晰。一般在治疗开始后 1 小时复查动脉血气以了解治疗效果，确定治疗方向。若应用 NCPAP 1~2 小时后，患儿病情无明显好转，应及时换用其他通气方式。

4. 终止 NCPAP 的标准　若患儿胸部影像学和临床评估提示病情缓解，FiO$_2$≤0.30~0.40 且 CPAP 降至 2~3cmH$_2$O，患儿无明显呼吸困难，血气指标正常，可考虑暂停 NCPAP，停机后密切关注患者呼吸状态、生命体征以及血气结果。

5. NCPAP 的不良反应及防治　小儿 NCPAP 治疗的常见不良反应包括皮肤损伤、漏气、腹胀、误吸、CO_2 潴留等。皮肤损伤多为压疮,选择合适的鼻塞或鼻罩,注意保护皮肤,适当放松固定带可以很好预防。漏气多因压力过高、固定过松或连接界面不合适导致,可以针对原因来进行调整。压力过高还可能导致吞气、腹胀,甚至误吸,应避免使用过高压力,若患儿烦躁导致腹胀,可以安置胃管行胃肠减压,适当镇静,改善人机配合。NCPAP 治疗不能增加通气,若流量设置过低,可因重复呼吸致 CO_2 潴留,CPAP 压力设置过高也可能导致通气不足。

(三) 双水平气道正压通气(BiPAP)

与 CPAP 不同的是,双水平气道正压通气既可以改善氧合,又可以增加通气。胸膜腔内压的增加可能减少静脉回流,减少右心前负荷,同时降低心室跨壁压,减轻左心后负荷,对于心功能不全导致的呼吸衰竭患儿尤其有益。

1. BiPAP 的设备装置

(1)呼吸机:包括专用无创呼吸机和 ICU 内使用的多功能呼吸机。专用无创呼吸机是高流量低压力系统,漏气补偿能力好。儿科患者年龄及体重范围大,市面上没有一款无创呼吸机可以满足所有阶段儿科患者。因此使用时应根据患儿疾病特点、年龄、体重、所需通气模式以及无创呼吸机适用的体重范围选择合适的无创呼吸机,并还应考虑报警、湿化、给氧能力及移动性能。多功能呼吸机是兼有创和无创通气模式的呼吸机,属于高压力低流量系统,本质上是压力控制指令通气,多采用双回路通气系统,对回路密闭性要求高,漏气补偿不足,易导致触发延迟、自动触发、通气压力降低和呼气切换延迟,呼吸机频繁报警等。选择的时候应根据各品牌呼吸机的性能,调整参数以弥补不足。

(2)连接装置:包括鼻塞、鼻咽管、鼻罩、面罩和头罩。应根据患儿年龄、体重、头面部形状、鼻腔通畅程度、张口情况、舒适度及患儿自身调整装置能力来选择恰当大小的连接装置,以减少漏气,保证治疗效果,同时避免不良反应。

2. BiPAP 的参数设置

(1)初始参数一般为 IPAP 8~10cmH_2O,EPAP 3~5cmH_2O,呼吸频率比同年龄生理呼吸频率低 2~4 次 /min,吸气时间 0.6~1.0 秒,吸气上升时间 0.10~0.15 秒,并根据肺部氧合情况设置 FiO_2。

(2)当 BiPAP 治疗开始后,应根据患儿通气及氧合变化等情况逐步将各参数调至合适水平,其调整原则与成人一致,最终达到缓解呼吸困难、减慢呼吸频率、增加潮气量和改善动脉血气的目标。通气参数的适应性调节应由低到高逐步改变。若经临床评估判断 BiPAP 并未达到预期,1~2 小时病情无改善或继续加重,达到气管插管指征时应立即插管行有创通气。

3. BiPAP 治疗过程中的监护　主要关注连接装置的密闭性,呼吸道通畅性,患者呼吸困难症状及体征的变化等情况,随时评估治疗效果,与 NCPAP 一样,应在使用 BiPAP 1~2 小时后复查血气以了解治疗效果。如使用 BiPAP 后呼吸困难无改善,血气进一步恶化等,应及时换用其他通气方式,以免延误治疗时机。

4. 终止 BiPAP 的标准　经 BiPAP 治疗后若患儿病情稳定,临床症状改善,可以逐步下调呼吸机参数。当 IPAP 降至 8cmH$_2$O,EPAP 降至 4cmH$_2$O,FiO$_2$ ≤ 0.30,频率降至生理呼吸频率的 50% 时,患儿若无明显呼吸困难,血气指标好,可试停 BiPAP,改用鼻导管吸氧。

5. **人机同步及患儿依从性的改善** BiPAP 通气模式有指令通气设置,需要患儿依从性好,人机同步性好,才能达到最佳疗效。患儿烦躁、呼吸力量不足、呼吸机触发敏感度设置不合适和连接装置周围漏气是人机不同步常见原因。应选用合适连接装置并适当固定以减少漏气;明显烦躁可适当镇静,疼痛患者应予镇痛;正确评估患儿呼吸能力,选择合适触发方式,设置合适的阈值;选择同步性能最佳的呼吸机;较大的可以沟通的儿童应加强沟通,减轻心理负担。

6. **BiPAP 的不良反应及防治** BiPAP 治疗的不良反应与 NCPAP 类似,包括皮肤损伤、漏气、胃肠胀气、漏气等,防治也与 NCPAP 一样。其对心功能的影响类似有创正压通气,取决于设置压力的水平,设置适当压力,可减少对心血管功能的影响。

(四) 高流量鼻导管氧疗(HFNC)

有证据表明,在早产儿和足月新生儿中,使用流速为 2~8L/min 的鼻导管可能与鼻 CPAP 系统同样有效,再加上经鼻氧疗舒适性好,患儿容易耐受,所以在临床的使用越来越多。现在的设计改善了普通鼻导管氧疗的加温加湿系统,可允许 2~30L/min 的流量经过良好温湿化输出,且冷凝水少。高流量氧疗过程中,可以调节的参数是流量和 FiO$_2$。治疗过程中逐步增加流量,而不能直接调整 CPAP 压力。要警惕的是,高流量鼻插管可能产生的正压量无法测量,可能出现高水平压力,特别是当鼻插管紧贴鼻孔时。为了防止意外的高水平 CPAP,鼻塞不应该占据患者 50% 以上的鼻孔。高流量鼻导管系统可能有助于稳定由低氧血症引起的急性呼吸衰竭,如细支气管炎、肺囊性纤维化或充血性心力衰竭患者,可能减少对无创或有创辅助通气的需要。

二、有创机械通气

(一) 机械通气的适应证

1. 窒息。

2. 呼吸衰竭(PaO$_2$<50mmHg 伴或不伴 PaCO$_2$ 超过 65mmHg)。

3. 肺部疾病 呼吸窘迫综合征、PPHN、胎粪吸入综合征、肺炎、ARDS。

4. 神经系统和神经肌肉疾病 窒息、头部创伤、脊髓性肌萎缩、肌营养不良。

5. 先天畸形 先天性膈疝、先天性心脏病。

6. 术后 胸部手术。

(二) 有创通气模式和呼吸输送类型

儿科机械通气患者最常使用的呼吸机模式有 A/C、SIMV、PSV 或 SIMV+PSV。近年来,一些新的模式,如神经调节辅助通气模式(NAVA)、气道压力释放通气(APRV)、双重控制通气模式(PRVC、VG 等)也应用到了儿科患者身上。这些新模式当中,有些可以改善患儿的人机协调性如 NAVA,有的可以在整个呼吸周期都允许患儿自主呼吸如 APRV,有的可以保证通气的同时限制气道压力如 PRVC,最终都可以达到更好的临床疗效,同时降低肺损伤的发生。

压力控制通气时,压力恒定而潮气量会波动,容量控制通气时潮气量恒定而压力会波动,压力伤和容积伤均是气压伤的重要原因。所以对于机械通气患儿而言,压力控制通气和容量控制通气各有其优缺点,如在机械通气患儿的呼吸输送类型的选择方面,其选择应基于患儿的年龄范围(一般来说,新生儿很少选择单纯的容量控制通气模式),医疗团队或机构的偏好、以往的应用经验和设备的可用性,也可能基于疾病类型。

1. **呼吸机设置和参数** 不同的模式下需要调节的参数是不同的。调节参数的时候要注意机械通气的目标、患者体重及机械通气的原因等。连接呼吸机之前,我们可以通过球囊辅助通气来大致了解患者的呼吸系统顺应性。

(1)触发的设置:应选择允许自主呼吸触发的呼吸模式,以改善人机协调性,增加患儿舒适度。

(2)呼吸频率的设置:小儿呼吸频率的设置应参考该年龄段患儿的生理频率来进行初始设置,而后根据血气分析结果来进行调节。

(3)吸呼比或 Ti 的设置:新生儿吸气时间通常设定在 0.2~0.4 秒,青少年 1.0 秒。对于清醒且有自主呼吸的患者,吸呼比或吸气时间设置必须符合患者需求,以避免吸气末气流或呼气末气流中断致气体陷闭、患者 - 呼吸机不同步。

(4)保留自主呼吸:除严重肺疾病需要高的呼吸支持甚至肌肉松弛的患儿外,尽量保留患儿的自主呼吸,尤其是对于年龄较小或者发育较差的患儿,以实现均一肺通气,预防肌萎缩和膈肌功能障碍。

(5)压力的设置

1)吸气峰压(peak inspiratory pressure,PIP):对于时间切换、压力限制模式,PIP 初始设置为 20~25cmH_2O 或根据流量膨胀袋或 T 组合复苏器使肺扩张所需压力来设置,然后根据检测的潮气量来调整。无法监测潮气量时根据对胸廓运动的主观评估和呼吸音的听诊来调整 PIP。为预防气压伤,压力控制通气时,PIP 不应超过 28cmH_2O,尽可能最低的 PIP 来达到目标潮气量。

2)平台压(plateau pressure,P_{plat}):对于胸壁弹性增加的疾病(如限制性肺疾病、先天性或慢性肺疾病等患儿),应限制 P_{plat} 不超过 28cmH_2O,或 29~32cmH_2O,对于阻塞性疾病,推荐 P_{plat} 不超过 30cmH_2O。

3)呼气末正压(positive end expiratory pressure,PEEP):无肺部疾病的一般患儿,PEEP设置为生理的 3~5cmH_2O,但如遇严重疾病,如儿童急性呼吸窘迫综合征(pediatric acute respiratory distress syndrome,PARDS)患者可能需要更高 PEEP(10~15cmH_2O)。在调整PEEP 时,要平衡 PEEP 对氧合和血流动力学的影响,以选择最佳 PEEP。对于阻塞性肺疾病或者混合性肺疾病患儿,有气体陷闭存在时,可通过评估 PEEPi 和 Pplat,找到肺开放和过度扩张之间的平衡,确定最佳外源性 PEEP。建议使用高 PEEP 来稳定有气管和 / 或支气管软化的儿童的气道,小心滴定 PEEP,以避免其对血流动力学的影响。

4)驱动压(driving pressure 或 ΔP):同时设置 PEEP 与 PIP 时,两者之间的差值通常称为 ΔP 或驱动压。增加 PIP 或者降低 PEEP,ΔP 增加,潮气量随之增加(除非肺泡过度膨胀),反则反之。理想的 ΔP 或驱动压不应超过 15cmH_2O。对于正常肺,预期 ΔP

不超过 10cmH_2O。

（6）潮气量的设置（tidal volume，VT）：目前研究推荐根据生理潮气量设置，限制 VT 不超过 10ml/kg（一般为 5~8ml/kg）。在患有肺发育不良综合征的儿童中，由于肺体积较小，最佳 VT 可能小于生理上的 VT。对于 PARDS 患者，肺顺应性极差，VT 可下调至 4~5ml/kg。

（7）吸入氧浓度的设置：FiO_2 应保持在尽可能低的水平，避免氧中毒。未成熟的肺尤其易受氧毒性影响，可导致支气管肺发育不良。在早产儿中，为预防视网膜病变（ROP）的发生，应控制 FiO_2 以避免氧分压超过 80mmHg。

（8）肺复张策略：肺复张可以逆转肺不张和改善气体交换，但目前仍无足够的研究证据找到最佳的肺复张方法，甚至对于机械通气患儿吸痰之后是否需要常规肺复张也无定论。

（三）机械通气患儿的监测

患儿机械通气期间要密切评估，以监测疗效和预防并发症。评估的组成部分应包括人工气道评估、体格检查、患者 - 呼吸机相互作用评估、实验室和影像学数据分析、呼吸机的辅助监测、呼吸机系统的安全评估（包括报警功能和湿化评估）。目前电子医疗系统越来越普及，呼吸治疗记录单作为患者电子病历的一部分，内容涵盖呼吸机设置、患者基本评估以及相关操作，可以允许临床医师通过它来评估患者的整个呼吸支持过程。对机械通气成人和小儿的监测内容一致，但由于小儿生理方面的特殊性，根据 2017 年 PEMVECC 小儿机械通气指南推荐，在机械通气患儿的监测中，要注意以下几点：

1. 每个机械通气患儿都应常规使用二氧化碳分压监测，最好是呼气末二氧化碳分压。在测量时，必须注意增加的无效腔。

2. 每个机械通气患儿都要监测 SpO_2，且对于轻度肺疾病或无创呼吸支持期间监测 SpO_2 已可以完全满足需要。SpO_2 目标仍不明确，但对于 ARDS 患儿 $PEEP < 10cmH_2O$ 时 SpO_2 目标为 92%~97%，$PEEP \geq 10cmH_2O$ 时 SpO_2 目标为 88%~92%。

3. 在较小的儿童，应采用近端潮气量监测。

4. 建议在肺部疾病患儿采用容积二氧化碳图监测，以评估生理无效腔的变化。

5. 对于有创通气的病情较危重的患儿，应留置动脉置管，以准确测量 PaO_2，评估氧合 pH 及乳酸。

6. 毛细血管血气分析的 PCO_2 足以评估轻度疾病患者和无创通气患者的气体交换情况；而静脉 PCO_2 测量在提供有关通气性气体交换的可靠信息方面作用有限，可被用于跟踪疾病的演变；经皮 CO_2 测量可考虑用于非常年幼的儿童和新生儿；其在年龄较大的患儿中的应用价值尚不清楚。

7. 没有足够的儿科数据推荐常规使用肺超声作为监测工具。经过适当训练的人员，超声提供即时的床边信息，如漏气综合征、肺水情况、胸腔积液和肺扩张情况。

8. 监测严重肺疾病的机械通气患儿的中心静脉血氧饱和度（SvO_2）和 / 或乳酸，以评估是否存在氧债；监测有创和无创机械通气心脏疾病患者的 SvO_2，作为评估心排血量的间接辅助指标。

9. 通过观察流量 - 时间和 / 或流量 - 容积曲线和 / 或总 PEEP 的测量，可指导呼气时间的设定以允许呼气完全。

(四) 机械通气的目标

1. **氧合目标** 理想状态下,正常肺患儿中吸室内空气时,SpO_2 应>95%;在心肺衰竭患者中,氧疗应平衡肺疾病与潜在的心脏疾病,以及在某些情况下(如单心室)平衡肺与全身血流,所以没有固定的 SpO_2 范围。

2. **通气目标** 在肺功能正常的患儿接受选择性通气时应达到正常的 CO_2 水平。急性、非肺部疾病患儿可接受较高水平的二氧化碳,除非特殊疾病条件另有规定,建议使用允许性高碳酸血症,目标 pH 为> 7.20。

(五) 机械通气的撤离

对于何时开始撤离呼吸机,目前没有足够的证据提示。为预防长期机械通气以及气管插管对患儿的影响,一般认为应每日评估,尽早撤离呼吸机。撤离呼吸机至少要达到原发疾病已得到控制或基本控制,通气氧合情况好,呼吸机参数不高,循环稳定或基本稳定,自主呼吸驱动正常等条件。但并无足够的儿科数据提供关于任何特定撤机方法(包括自主呼吸试验和拔管准备试验)的建议。拔管后喘鸣高风险患儿应使用糖皮质激素,但最佳剂量和应用时机仍不清楚,一般根据成人经验,在拔管前 4~6 小时使用一次,0.5mg/kg,单次剂量最大 10mg。拔管后是否常规使用无创性呼吸支持(包括无创正压通气)取决于各个医疗机构对于患儿的判断和经验,然而,对于神经肌肉疾病患者,应考虑早期应用无创通气和咳嗽辅助技术。

三、高频通气

(一) 高频通气的类型和基本原理

由于缺乏证据支持高频通气(high frequency ventilation,HFV)的使用,它仍然是儿科和新生儿患者的一种有争议的通气模式,仅能在接受过规范化培训的医疗团队支持下使用。HFV 有三种类型:高频振荡通气(HFOV)、高频喷射通气、高频叩击通气,其中第一种是最常使用的高频通气类型。不同类型改善通气换气的机制是不同的。

HFOV 治疗时,氧合是通过一个类似 CPAP 的高平均气道压,使患者的肺膨胀到一个高的 FRC,该平均气道压水平通常为 16~30cmH_2O。这种“复张”通过开放塌陷的肺泡来改善 V/Q。通气是通过呼吸机回路中一个大活塞的往复运动来实现的,从而导致患者气道的高频振荡。气体交换是由六种机制共同作用的结果:气体的大容积流动、纵向弥散、摆动性对流搅拌、不对称流动、心源性振荡以及分子扩散。

高频喷射过程中的气体交换被认为是通过对流和扩散两种机制发生的。新鲜气体以高速注入气管内管,并沿气道中部向下流动,减少无效腔。当气体同时沿气道外腔向上流动时,就会发生双向流动。与常规通气相似,随着横截面积的增加和增加速度的降低,下呼吸道也会发生弥散。

在高频叩击通气中,通过一系列小而快速的呼吸,同时伴随气体陷闭,可使气道压力稳步增加,与常规呼吸类似。接下来是一个释放阶段,允许呼气。在整个呼吸周期中保持快速的“叩击式”呼吸,促进气体交换,同时促进分泌物向大气道运动,以顺利从气道移出。

(二) 高频通气的心血管效应

与常频通气一样,HFV 对心血管系统的影响取决于设置的压力。采用高肺活量策略,首先进行肺复张,在维持肺泡通气的同时,可缓慢降低平均气道压。这一策略限制了正压通气对心血管功能的不良反应,并可能导致全身血流量增加。但是,若使用超过常频通气时的平均气道压,则可能出现心血管损害。

(三) 高频通气的撤离

由于患者较强的自主呼吸可能导致高频通气时气道压力不稳定甚至使振荡器停止工作,高频通气时一般不允许患者存在较强自主呼吸,所以高频通气的撤离通常是指从高频过渡到常频的过程。但在某些新生儿和年龄较小的儿童,其自主呼吸不会造成气道压力的大幅波动而影响振荡效果,可以不抑制或不完全抑制自主呼吸,当可以撤离高频通气时,可以直接撤机拔管。当 $FiO_2 \leq 0.6$ 时,缓慢下调 Paw,当 Paw 低于 $15\sim18cmH_2O$ 时,可改用常频通气。或者,一旦平均气道压降至 $8\sim9cmH_2O$,FiO_2 降到 0.3,患者可直接从 HFV 拔管。

四、儿科患者机械通气的并发症

儿科患者机械通气的并发症见表 39-1。

表 39-1　儿科患者机械通气常见并发症

- **呼吸机相关性肺损伤**
  1. 漏气综合征　气胸、纵隔气肿、心包积气、腹膜积气、肺间质气肿、皮下气肿
  2. 肺实质损伤
  3. 支气管肺发育不良
- **心血管并发症**
  1. 静脉回流减少
  2. 心排血量减少
  3. 肺血管阻力增加
  4. 颅内压增加
  5. 脑室内出血概率增加
- **O_2 导致的损伤**
  1. 氧中毒
  2. ROP
- **气道并发症**
  1. 意外拔管
  2. 湿化不足
  3. 肺不张
  4. 支气管内插管
  5. 设备污染
  6. 拔管后喘鸣
  7. 气管内导管阻塞或打折
  8. 气管损伤
- **感染**
  呼吸机相关性肺炎

五、特殊医疗气体在儿科患者的应用

主要是 NO 吸入治疗和氦氧混合气体吸入(参见医用气体治疗)。

六、儿科患者的转运

重症小儿患者的治疗通常在三级医疗机构提供。许多机构已经建立了专业的转运队伍,负责院内及院间的转运工作。在国外,典型的团队成员是由医生、呼吸治疗师、注册护士、医务辅助人员等组成。在我国,转运团队至少包含医生、呼吸治疗师和护士。

1. 团队成员必须具备的素质和能力　团队所有成员都应该具备敏锐的评估能力和批判性思维能力。技术熟练,有良好的沟通技巧。每个团队制定团队成员必须具备的最低标准。

2. 转运所需设备物资 转运团队基本功能是作为 ICU 的延伸,所以须将 ICU 使用的设备带到转运地,所以每次转运前应使用详细的检查表来确保所有转运设备和物资的完善和功能正常(表 39-2)。

表 39-2　儿科患者转运过程中需要用到的设备和物资

设备	• 提供充足的氧气和压缩空气 • 空氧混合器 • 带回路的呼吸机 • 能够提供纯氧与 PEEP 的手动复苏器 • 无创氧监测(SpO$_2$ 或 ptCO$_2$) • O$_2$ 分析仪 • 气道压力监测器(电子或机械) • 心电图监测 • 便携式吸引设备 • 喉镜镜柄 • 喉镜片(尺寸从新生儿到成人) • 额外的喉镜灯泡和电池 • 听诊器
物资	• 复苏面罩(尺寸:0、1、2、3、4) • 喂养管(规格 6F、8F、10F) • 一次性氧气头罩 • 氧气连接管 • 带管道的一次性手持喷雾器(用于支气管扩张剂) • 用于气管内插管的布胶带 • 脉搏血氧计探头(至少两个,以防一个故障) • 气管内插管(ID 2.5~7mm) • 导丝 • 插管钳 • 吸引器

(邓　妮　陈　超)

参 考 文 献

[1] 桂永浩, 薛辛东. 儿科学 [M]. 3 版. 北京: 人民卫生出版社, 2015.

[2] 陈大鹏, 母得志. 儿童呼吸治疗学 [M]. 2 版. 北京: 科学出版社, 2019.

[3] JULIANNE S PERRETTA, et al. Neonatal and pediatric respiratory care-a patient case Meth. Philadelphia, Pennsylvania: The F. A. Dvis Company, 2014.

[4] 中国医师协会新生儿科医师分会循证专业委员会, 中国医师协会新生儿科医师分会呼吸专业委员会. 2020 新生儿机械通气时气道内吸引操作指南 [J]. 中国当代儿科杂志, 2020, 22 (6): 533-542.

[5] 姜源, 王颖硕, 唐兰芳, 等. 儿童气道廓清技术的应用 [J]. 中华儿科杂志, 2020, 58 (8): 690-693.

[6] KACMAREK R M, STOLLER J K, HEUER A J. Egan's fundamentals of respiratory care [M]. 11th ed. Elsevier, 2017.

[7] KNEYBER M, DE LUCA D, CALDERINI E, et al. Recommendations for mechanical ventilation of critically ill

children from the Paediatric Mechanical Ventilation Consensus Conference (PEMVECC)[J]. Intensive Care Med, 2017, 43 (12): 1764-1780.

［8］中华医学会儿科学分会急救学组, 中华医学会急诊医学分会儿科学组, 中国医师协会儿童重症医师分会. 儿童无创持续气道正压通气临床应用专家共识 [J]. 中华儿科杂志, 2016, 54 (9): 649-652.

第 40 章 围术期的呼吸治疗

全球每年有超过 2 亿次手术,随着手术指征的扩展,手术种类和手术数量呈逐年增加趋势,术后各种呼吸系统并发症也逐渐被发现和认知。术后产生的呼吸系统并发症有独特而复杂的病理生理学基础,可能延缓患者术后的恢复速度,降低患者的脏器功能,延长患者的住院时间并增加患者的死亡率。因此,术前和术后常规开展呼吸治疗相关技术,已经成为改善患者预后的重要手段。

一、术后肺部并发症

(一) 定义

术后肺部并发症(postoperative pulmonary complications,PPC)指患者接受外科手术后新发的呼吸系统疾病或综合征,一般发生于术后 2 周以内。PPC 的出现一般会改变临床治疗方案,且可能增加患者的住院时间、死亡率等。目前 PPC 的诊断标准并未完全统一,根据欧洲麻醉协会和欧洲重症协会共同发布的诊断标准(EPCO definitions),PPC 包括术后肺部感染、呼吸衰竭、胸膜渗出、肺不张、气胸、支气管痉挛和吸入性肺炎共七类,同时该标准也将 ARDS、肺栓塞、肺炎和心源性肺水肿列为术后肺部异常事件。

(二) 发生率

根据目前的相关报道,PPC 的发生率在 5%~10%,胸部及腹部手术的术后肺部并发症的发生率可高达 40%。

(三) 影响因素

近 20 年的大量临床研究已证实 PPC 的发生与术前患者的基本情况和手术特点相关,并受术后治疗方案的影响。

1. 患者自身因素

(1)年龄:高龄患者身体功能下降,更易受手术过程中麻醉药物、创伤、缺血等异常改变的影响,术后恢复速度也较慢。研究表明年龄超过 65 岁时,PPC 的发生率会大大增加,80 岁以上患者,PPC 的发生率可成倍增加。

(2)吸烟史:吸烟导致气道黏液腺分泌增多并降低气道纤毛的清除功能,可诱发肺癌、肺气肿等疾病。吸烟超过 10 包 / 年便会引起 PPC 的明显增加。

(3)基础心肺功能:心肺系统的基础功能之一便是氧气和二氧化碳的交换和运输,心肺功能反映了心肺系统的生理功能和异常情况下的代偿能力。若患者术前存在通气功能障碍或弥散功能障碍,或术前存在左心室射血功能降低,均可能导致患者出现术后呼吸系统异常或心功能异常,充血性心力衰竭(CHF)也会增加 PPC 的发生率,同时增加老年患者的死亡率。

(4)肥胖:肥胖患者腹腔脏器将膈肌压迫至胸腔方向,膈肌动度降级,加上胸廓顺应性降低,一般合并不同程度的肺功能(FRC、FVC、TLC 等)下降,更容易出现肺不张和小气道分泌物阻塞,增加患者肺部感染和低氧血症的风险;肥胖的患者也更容易出现 OSAS 而影响通气量从而导致高碳酸血症。肥胖也导致患者手术难度增加,术中并发症更多。

(5)营养状况:血红蛋白、白蛋白和电解质水平会影响手术安全,也与术后患者的液体管理、心功能和肺水肿等相关。研究表明,术前白蛋白水平低于 30g/L 会增加 PPC 的发生率,最可能导致吻合口瘘和胸腔积液等并发症;术前 6 个月体重减轻超过 10% 也会增加 PPC 的发生率;BMI <18.5kg/m² 会增加患者术后的死亡率,尤其是癌症相关的肺叶切除术。

(6)外周氧饱和度:外周氧饱和度较低或动脉氧分压过低意味着患者基础肺功能可能较差,或患者目前存在肺部感染,对于阻塞性肺疾病患者,$PaCO_2$ 也可能偏高,但异常的血气或外周氧饱和度并不是影响 PPC 的独立危险因素。

(7)肺功能:肺功能测定的指标中,FEV_1 和 DLCO 是最敏感的两个参数,当两者<80%时,提示肺功能受损严重,但亦不是 PPC 产生的独立影响因素。

(8)肝脏和肾脏功能:肝肾功能对 PPC 的影响机制较为复杂,但多数肝肾疾病均与PPC 相关。研究表明肝硬化会增加患者重插管率和死亡率,肾功能异常也会增加患者再插管和机械通气失败风险。

此外,患者相关的因素还包括糖尿病、活动能力降低、认知水平降低、长期大量饮酒等。

2. 手术特点

(1)手术部位和手术类型:接受上腹部手术的患者,更容易因疼痛出现浅快呼吸,通常也不愿做深呼吸和咳嗽动作,有时上腹部手术可能刺激或损伤膈肌,导致膈肌活动度降低,从而降低患者的肺功能和咳嗽效率,导致患者分泌物引流不畅、肺不张和肺部感染等并发症。

胸部手术包括胸壁、胸膜腔、肺、气道、食管、纵隔等部位的手术,包括肺叶切除、肺移植、食管切除、肋骨内固定等手术方式。胸部手术因疼痛而降低患者的呼吸动度和咳嗽能力,肺叶切除会降低患者的肺容积和活动耐力。纵隔手术的胸部切口和肋间引流管,均可能影响呼吸状态。

内镜手术的切口较小,相较于传统的剖腹手术和开胸手术,通常手术创伤更小,术后疼痛也较小,PPC 发生率更低。

(2)手术时长:研究表明手术时间超过 120~180 分钟会增加患者 PPC 的发生率,手术时间的延长会增加患者麻醉时间和仰卧位时间,从而影响患者的肺功能。

(3)术中机械通气特点:研究表明,术中采用肺保护性通气策略有利于降低肺不张的发生,但胸部手术有时候可能需要单肺通气(如经胸食管切除术),人为造成对侧肺塌陷,塌陷后的肺泡短时间难以完全开放,术后肺不张的概率大大增加。术中给氧浓度较高也会引起肺泡塌陷,并且降低黏液 - 纤毛系统的功能,导致分泌物引流不畅,增加肺部感染概率。

(4)麻醉和肌肉松弛药物:麻醉药物会降低上呼吸道和呼吸肌肉的功能,降低膈肌活动度,导致肺不张和通气血流比例失调,容易继发肺感染。全身麻醉比局部麻醉的影响更大,使用了神经肌肉阻断药的患者,术后呼吸肌肉功能的恢复将更慢,可能延迟撤离呼吸机,肺不张等并发症发生率也大大增加。研究表明,短效的神经肌肉阻断药对呼吸系统的影响要低于长效神经肌肉阻断药。

二、术前呼吸治疗评估和干预

术前呼吸治疗包括高危因素筛查和针对性预防及术前宣教两部分。

(一) 高危因素筛查和针对性预防

1. 吸烟史 大量临床研究证实,择期手术的患者,术前4~8周戒烟可以降低PPC的发生率。

2. 阻塞性肺疾病 术前肺功能检查有助于发现和诊断COPD,对于确诊患者,术前4周开始规律性吸入支气管扩张药有助于改善患者呼吸状况,必要时可以联合应用糖皮质激素,若患者存在肺部感染,可以考虑应用抗生素。COPD患者往往合并消瘦和肌力减退,术前改善患者营养状况,适当进行有氧运动和肌肉耐力锻炼可以降低PPC的发生率。哮喘患者术后可能出现支气管痉挛,尤其近期有发作史时,术前规律用药有助于缓解和控制呼吸困难症状,用药需要持续至术后24~48小时且无哮喘发作,若患者哮喘控制不佳,手术可能需要延期。

3. 肥胖 对于计划手术的肥胖患者,术前给予有效的针对手段可能有助于改善患者心肺功能,降低心血管系统和呼吸系统在术后出现的并发症,尤其是已经存在OSAS或OHS的患者。

4. 营养状况不佳 主要反映为贫血(血红蛋白<100g/L)和低蛋白血症(白蛋白<30g/L)。术前4周给予呼吸训练和咳嗽训练,适当补充白蛋白,可以降低此类人群PPC的发生率。值得注意的是,贫血患者术前输血并不能降低PPC的发生率,输血本身也可能诱发相关的肺部并发症,所以贫血患者术前应当予以调整饮食而增加血红蛋白的产生。

(二) 术前宣教

术前对患者宣传PPC的发生和发展,并为患者列举出高危因素,同时为患者提供慢病自我管理方法,有利于患者慢病的控制和心肺系统症状的减轻,并增加患者术前肺康复的依从性。

1. 肺康复 术前肺康复的目标是缓解慢病症状,提高患者健康状况和活动耐力,预防慢病的急性加重和并发症,最终降低患者术后的各类并发症和死亡率。术前肺康复包括气道廓清技术、运动、心理和行为干预、营养支持、自我管理教育、药物和氧气的合理使用等方面,同时帮助患者戒掉不良生活习惯,如饮酒、抽烟等。目前关于术前肺康复开展的时间并无统一结论,但不宜<4周,部分患者可能需要6~8周以上的时间。

2. 术前的相关检查 临床医师或呼吸治疗师需要根据患者具体情况和手术特点建议患者进行相关检查,如慢性呼吸困难和长期吸烟的患者需要行肺功能检查或心肺运动试验;心脏旁路移植术和肺叶切除术的患者需要行肺功能检查并在术前行动脉血气分析;高龄患者和慢性心肺系统疾病患者需要行胸部影像学检查;消瘦患者需要行营养状况筛查等;有条件的医院可以对拟行肺叶切除术的患者行肺通气和灌注检查,有助于预测术后肺功能,术前对此类患者行氧代谢检测还可以帮助预测患者死亡率。目前有超过50种PPC的相关因素和超过10种PPC风险的模型,借助这些模型有助于判断患者手术相关的风险并在术前进行相应干预。

三、术中患者肺部病理生理改变和预防

自患者接受麻醉药物和神经肌肉阻滞药物开始,呼吸系统肌肉和咽喉部肌群功能便被抑制,导致患者通气量降低,单一体位导致小气道阻塞和重力依赖的肺不张,引起动静脉分流和通气血流比例失调,导致低氧血症。同时呼吸中枢对低氧和高碳酸血症的反应性降低,最终表现为术中出现肺不张和低氧血症,严重者可能出现高碳酸血症。全身麻醉相比局部麻醉,以上现象的发生会更严重。合并有 COPD、哮喘、肥胖等基础心肺异常的患者,以上并发症出现的概率也会大大增加。肺不张在 X 线胸片中可能难以分辨,通过胸部 CT 可以发现大多数患者存在 10%~20% 的肺不张,肺部及心脏手术的患者可能出现高达 50% 的肺不张,肺不张可能存在数小时至数日。

术中的机械通气参数也会影响肺部异常的发生。吸入氧浓度较高的患者,小气道陷闭后会产生吸收性肺不张,加重原有的肺不张。因此,术中机械通气应当采用较低的氧浓度,以达到目标氧分压区间为目标。研究表明,气管插管前采用 60% 以上的氧浓度预充氧,术中长时间吸入 60% 以上的氧浓度以及拔管之前行肺复张时采用 60% 以上的氧浓度均会导致患者出现吸收性肺不张。解决方法包括采用 30%~60% 氧浓度给予麻醉前预充氧,术中在保证氧分压的基础上采用 60% 以下的氧浓度,肺复张时采取较低氧浓度,同时在撤离机械通气之前保持原水平的 PEEP。

术中给予适当的 PEEP 可以防止小气道陷闭,降低肺不张的发生。目前 PEEP 的具体设置范围尚不清楚,PEEP 过低无法有效预防肺不张的发生,过高又会引起血流动力学不稳定且增加气胸和纵隔气肿的发生率,因此 5~10cmH$_2$O 的 PEEP 可能是恰当的;肥胖患者肺不张的发生率更高,可能需要更高的 PEEP。术中出现肺不张,可能表明 PEEP 水平不足,提示患者需要行肺复张并增加 PEEP 水平。肺复张目前并无统一的操作方法,可以逐步递增 PEEP,也可以直接将气道压增加至目标值。普通患者气道压达到 40cmH$_2$O 便足以开放小气道和肺泡,肥胖患者可能需要 40~55cmH$_2$O 的复张压才达到相同效果。

术中如何设置潮气量目前也无统一结论,但研究发现 6ml/kg 以下的潮气量会因气道压过低导致肺不张,超过 10ml/kg 的潮气量又会增加肺损伤的风险。因此,目前建议将潮气量设置在 6~8ml/kg,同时采用中等水平 PEEP,并按需行肺复张操作,同时监测气道驱动压和患者的血气水平以进行相应调整。

考虑到患者在术中出现的肺不张呈重力依赖性分布,对不同区域的肺设置不同的通气参数可能是恰当的,典型的例子便是侧卧时使用双腔气管插管对左右肺分别进行通气。上侧肺采用低 PEEP,下侧肺采用较高 PEEP,这样可以降低上侧肺损伤的风险,也可以降低下侧肺出现肺不张的风险。但这种通气方法较为复杂,术中并不常用。

某些胸部相关手术可能采取单肺通气,典型的见于肺叶切除、肺移植、食管手术等,以及近年来的胸膜手术、肝脏射频消融术、单肺灌洗术等。单肺通气时未通气的单侧肺会产生静动脉分流,因人体存在低氧性肺血管收缩(HPV)机制,未通气的肺血流会减少,动静脉分流效应会被弱化。如何对单侧肺进行通气,也是目前研究的一大热点,传统的思路是 10~12ml/kg 的大潮气量和 0 的 PEEP(ZEEP)。大潮气量可以保证通气量来维持合理的 CO$_2$ 水平,ZEEP 可以降低机械通气正压对肺血管的挤压作用,与 HPV 机制进行配合来改

善氧合。后来的研究证实了以上方法的弊端：大潮气量和 ZEEP 导致肺泡随机械通气正压的高低变化而出现周期性陷闭和复张，通过机械力传导机制，造成弥漫性肺泡损伤，表现为肺水肿、肺泡细胞因子释放、白细胞浸润等一系列改变。因此推荐单肺通气时采取较低潮气量和间断性肺复张，可以参考 P-V 曲线低位拐点设置 PEEP，中等水平的 PEEP 可能是有益的。有研究表明给予未通气肺低水平 CPAP 可以降低其肺不张的程度，有助于减轻复张性肺水肿和肺不张引起的白细胞介素（IL）-1 和肿瘤坏死因子（TNF）-α 等生物因子导致的局部炎症。

四、术后呼吸系统改变和呼吸治疗方案

术中的麻醉、手术部位和手术方式、机械通气等造成了患者呼吸系统的异常或为其埋下伏笔，包括肺部炎症反应、肺不张、小气道陷闭或分泌物阻塞、肺水肿等。手术结束后患者的麻醉药物可能需要数小时至数日才会完全代谢，神经肌肉阻断药对呼吸系统和口咽部肌肉的抑制作用可能需要 3~7 天才完全消退，随之而来的不良反应是患者咳痰能力下降。术中高浓度吸氧等因素会导致的黏液 - 纤毛系统功能降低，术中小气道陷闭引起的分泌物蓄积短时间难以充分排出，以上因素均增加了患者出现肺部感染的概率，若患者合并 COPD 和哮喘等气道异常类疾病，手术刺激和以上因素可能诱发原有疾病，产生更严重的术后呼吸系统并发症。口咽部肌群术后短时间难以做出精细化协调运动，导致吞咽功能降低和咳嗽反射迟钝，患者可能会出现吸入性肺炎，若术后保留了鼻胃管或鼻肠管，吸入性肺炎的发生率会大大增加。术后胸腹部手术切口的疼痛会限制患者的呼吸深度，患者倾向于采取浅快呼吸，咳嗽效率也会降低，肺不张和肺部感染的发生率也随之增加。

胸部手术可以直接损伤肺组织、气道和肺血管，也可以损伤呼吸肌肉，降低患者的肺通气功能、气道廓清及咳嗽能力。也可以引起胸部疼痛，降低患者通气和咳嗽能力。单肺通气的手术会通过"缺血 - 再灌注"机制引起 ARDS，肺不张时产生的炎症诱导因子也会参与肺部炎症反应。肺叶切除患者，因肺血管横截面积降低，局部肺血流增加，可能出现肺水肿和呼吸困难等表现。

另外，上腹部手术和下肺的手术还可能刺激或直接损伤膈肌，导致患者出现单侧膈肌活动度降低，此时患者通气和咳嗽能力均降低，肺不张和肺炎的发生会很常见。

术后呼吸治疗关注的重点是 PPC 的发生和预防，包括监测、预防和治疗三部分。

PPC 的监测包括查体、实验室检查、影像学检查等方面。呼吸治疗师应当注意观察术后患者是否存在异常的呼吸系统表现，包括咳嗽、痰液性状、咯血、喘鸣、啰音等，同时结合患者的血气分析结果及胸部影像学检查分析患者的心肺状况和并发症的特点，ICU 内的呼吸治疗师也有必要学会操作或解读床旁心肺超声，有助于更快地发现患者的异常情况并尽快处理。呼吸治疗师也应当注意测定患者的呼吸肌肉功能及咳嗽能力，监测患者的镇痛效果，有胸腔引流装置的患者，还应当注意观察引流液颜色、性状和量的变化。

PPC 的预防和治疗包括痰液松动技术、肺康复、早期活动和呼吸支持四个主要板块，目标是维持患者气道通畅和改善肺泡通气，最终减轻患者呼吸系统症状，提高患者生存率和生活质量。

1. 术后即保持患者床头抬高 30° 以上、撤机后进行口腔清洁可以预防吸入性肺炎。短时间无法拔除气管插管导管的患者,保持适宜的气管导管气囊压力可以预防误吸和降低气道黏膜水肿。

2. 痰液松动技术　有吸烟史和 COPD 的患者,气道分泌物往往多且黏稠,经手术刺激和高浓度氧气吸入、麻醉等因素影响后,往往存在痰液分泌增多、痰液排出不畅等现象,导致肺不张和肺炎。因此需要考虑改善痰液性状和如何引流两个问题。传统氧疗方式可能存在湿化不足的缺点,可以考虑静脉或雾化吸入化痰药物,必要时吸入支气管扩张剂,有条件的病房可以给予经鼻高流量氧疗(HFNO)以加强气道湿化效果。体位引流、胸部叩击、震荡等多种物理治疗手法有助于将气道分泌物引流至大气道,配合患者的主动咳嗽,最终将分泌物排出,但需要对患者进行足够的镇痛。若上述方式效果较差,呼吸治疗师需要和临床医师共同评估床旁支气管镜的必要性,支气管镜可以充分吸引患者气道分泌物并可以观察患者气道和黏膜的状况,对于食管、上纵隔和气道手术的患者,还有助于观察患者手术对气道的影响及吻合口情况,肺部感染患者还可以使用支气管镜进行深部痰液、支气管 - 肺泡灌洗液的留取。

3. 肺扩张技术　肺扩张技术的目标是预防和缓解患者的肺不张。肺扩张包括气道正压附属物(PEP)、诱发性肺量计(IS)、间歇正压通气(IPPB)等技术,PEP 又包括 CPAP、flutter 和 PAP 等。它们通过增加吸气相肺泡正压和呼气末功能残气量促进肺泡复张,同时还可以降低内源性呼气末正压并降低患者呼吸做功、改善通气 / 血流比例失调等。

4. 肺康复　肺康复包括呼吸训练、咳嗽锻炼、患者自我管理和教育。

(1)呼吸训练:大多数 PPC 会合并肺不张,缓解肺不张除了解决痰液堵塞小气道的问题,还应当着重开展呼吸训练技术。目前较为有效的是深呼吸锻炼(DBT),目的在于打开陷闭的肺泡并提高患者的功能残气量,作用机制和肺扩张训练相似,但呼吸训练可不借助仪器而单独开展。DBT 会开放双肺基底部和背段,同时增加胸部和膈肌的活动,以此扩张小气道和肺泡,深呼吸训练的具体方法尚未统一,但每小时一组,每组包含至少 5 次深呼吸和吸气末屏气 2~3 秒已被证明有效,深呼吸训练可以与气道廓清技术如 ACBT 同时开展,以到达最佳的痰液清除和肺泡复张效果;但需要注意 DBT 有可能导致血流动力学波动和增加气胸的风险,需要根据患者具体情况开展并监测。IS 也可以帮助患者达到深吸气的目的,使用 IS 可以提高患者的依从性,也有助于呼吸治疗师为患者制订具体的呼吸训练方案。若患者存在 COPD,呼吸治疗师需要指导患者学会深而慢的呼吸和缩唇呼气技术,有助于预防小气道陷闭,缓解患者的呼吸困难症状。

(2)咳嗽训练:术后疼痛和呼吸肌肉麻痹往往导致患者出现无效咳嗽,因此需要指导患者进行科学的咳嗽动作。

(3)患者自我管理和教育:患者自我管理的目的在于提高合并慢性肺疾病的患者对疾病和手术影响的认知和自我管理水平,形成他们健康相关的行为模式。包括术后肺部的危险因素和症状、呼吸方式、气道廓清技术、肺部相关的药物治疗、氧疗、运动、COPD 等疾病加重前的自我管理等。

5. 早期活动　卧床和制动往往降低患者的 FRC,降低患者氧耗和心排血量等,术后患者体位改变和锻炼可以提高患者的通气量和心排血量。锻炼指将体位从卧位变换为坐位、站位或者步行。直立位本身便可以增加患者通气量和FRC,改善患者的肺通气和换气功能,若患者耐受度较好,可以适当活动四肢关节。因术后各种静脉导管、引流管及切口的限制,呼吸治疗师在开展早期活动前需要和临床医师共同评估风险和可行性,并与床旁护士协同开展,必要时借助站立器等工具。早期活动可以参考第三十六章的相关技术。

6. 呼吸支持

(1)拔除气管插管导管前的评估:意识清醒,GCS评分不低于12分;气道分泌物不宜过多,否则增加肺不张和肺炎发生率;PEEP ≤ 5cmH$_2$O时,PaO$_2$/FiO$_2$不宜低于200;患者气道保护能力正常,咳嗽能力不低于3级;呼吸肌肉功能基本正常,主动咳嗽流速不低于60L/min,或最大吸气压(MIP)不低于 –30cmH$_2$O,也可以用10ml/kg以上的肺活量作为判断标准;术后24小时内不能撤机的患者,撤机前需要按照自主呼吸实验流程评估。

(2)无创呼吸机的管理:术后使用无创呼吸机的意义在于改善肺不张,缓解呼吸困难症状,改善肺通气并治疗呼吸衰竭。无创呼吸机强指征包括肥胖、急性呼吸衰竭、急性心源性肺水肿等。预防性使用无创并非对所有患者有益,除非患者存在高危肺不张的风险,治疗性无创一般用于急性呼吸衰竭(ARF),包括ARDS、AECOPD等。无创呼吸机最具争议的问题是近期接受了食管手术和肺叶切除术的患者能否使用,多数外科医师及重症医师认为无创通气的正压会导致吻合口瘘,但近年的多个研究否定了这个假设并证明了无创呼吸机在这两类高危患者PPC预防及治疗中的重要价值。无创呼吸机有多种连接方式,包括鼻罩、口鼻罩、头罩等,也有多种模式,包括BiPAP、CPAP、PSV等,选择的原则是患者可以配合的最舒适的连接方式及达到通气目标的最低支持的模式及参数。使用无创呼吸机时需要注意吸入气的湿化及口腔清洁,否则会影响气道分泌物的排出。

(3)经鼻高流量氧疗:经鼻高流量氧疗具有湿化效果好、易耐受等优点,在ICU内已被广泛应用。多个临床研究已表明,撤机后给予经鼻高流量吸氧在预防PPC方面可以达到与无创呼吸机相同的效果。

五、其他异常状况的处理

1. **上气道梗阻和喉头水肿** 上气道梗阻多发于肥胖患者,处理方式包括采取头后仰体位或侧卧位、安置鼻咽通气道或口咽通气道、面罩通气等,但必须做好气管插管和紧急气管切开的准备。喉头水肿多由人工气道置入导致,静脉给予地塞米松,雾化吸入(消旋)肾上腺素等可以有效缓解,若患者呼吸困难明显,需要考虑应用无创呼吸机,同时做好气管插管及紧急气管切开准备。拔管前常规行漏气实验有助于发现这些异常现象。

2. **气管食管瘘** 外科手术相关的气管食管瘘发病率很低,但治疗难度高,治疗效果差,死亡率很高。食管和主气道相关的手术,拔除气管插管导管前常规行支气管镜检查有助于明确患者是否存在气管食管瘘并且准确定位。若患者存在气管食管瘘,除外科手术修补外,还可以考虑支气管镜下植入支架及局部应用生物蛋白凝胶。此类患者易发吸入性肺炎和肺不张,在做好瘘口局部分泌物引流和抗感染的同时,应当着重关注患者气道分泌物的引流和肺不张的预防,并定期行支气管镜复查瘘口状况。

　　此外,呼吸系统还可能出现很多意外情况,包括肺栓塞、大咯血、脓胸、支气管胸膜瘘、喉返神经损伤等。当它们导致肺不张、痰液廓清异常的病理改变时,均需要呼吸治疗师介入,在进行治疗前需要充分评估患者一般情况、禁忌证和可行性。

(梁国鹏)

参 考 文 献

---

[1] FUTIER E, CONSTANTIN J M, PAUGAM-BURTZ C, et al. A trial of intraoperative low-tidal-volume ventilation in abdominal surgery [J]. N Engl J Med, 2013, 369 (5): 428-437.

[2] AROZULLAH A M, DALEY J, HENDERSON W G, et al. Multifactorial risk index for predicting postoperative respiratory failure in men after major noncardiac surgery. The National Veterans Administration Surgical Quality Improvement Program [J]. Ann Surg, 2000, 232 (2): 242-253.

[3] WEERASOORIYA R, JAIS P, SACHER F, et al. Utility of the lateral fluoroscopic view for subxiphoid pericardial access [J]. Circ Arrhythm Electrophysiol, 2009, 2 (4): e15-e17.

[4] DYRDA K, PIERS S R, VAN HULS VAN TAXIS CF, et al. Influence of steroid therapy on the incidence of pericarditis and atrial fibrillation after percutaneous epicardial mapping and ablation for ventricular tachycardia [J]. Circ Arrhythm Electrophysiol, 2014, 7 (4): 671-676.

[5] D'AVILA A, NEUZIL P, THIAGALINGAM A, et al. Experimental efficacy of pericardial instillation of anti-inflammatory agents during percutaneous epicardial catheter ablation to prevent postprocedure pericarditis [J]. J Cardiovasc Electrophysiol, 2007, 18 (11): 1178-1183.

[6] JAMMER I, WICKBOLDT N, SANDER M, et al. Standards for definitions and use of outcome measures for clinical effectiveness research in perioperative medicine: European Perioperative Clinical Outcome (EPCO) definitions: a statement from the ESA-ESICM joint taskforce on perioperative outcome measures [J]. Eur J Anaesthesiol, 2015, 32 (2): 88-105.

[7] M ŞENTÜRK, SUNGUR M O. Postoperative care in thoracic surgery: A comprehensive guide [M]. Springer International Publishing, 2017.

[8] STÉPHAN F, BARRUCAND B, PETIT P, et al; BiPOP Study Group. High-Flow nasal oxygen vs noninvasive positive airway pressure in hypoxemic patients after cardiothoracic surgery: A randomized clinical trial [J]. JAMA, 2015, 313 (23): 2331-2339.

[9] Epidemiology, practice of ventilation and outcome for patients at increased risk of postoperative pulmonary complications: LAS VEGAS-an observational study in 29 countries [J]. Eur J Anaesthesiol, 2017, 34 (8): 492-507.

[10] CANET J, GALLART L. Postoperative respiratory failure: pathogenesis, prediction, and prevention [J]. Curr Opin Crit Care, 2014, 20 (1): 56-62.

[11] FARIA D A, DA SILVA E M, ATALLAH ÁN, et al. Noninvasive positive pressure ventilation for acute respiratory failure following upper abdominal surgery [J]. Cochrane Database Syst Rev, 2015, 2015 (10): CD009134.

[12] AURIANT I, JALLOT A, HERVÉ P, et al. Noninvasive ventilation reduces mortality in acute respiratory failure following lung resection [J]. Am J Respir Crit Care Med, 2001, 164 (7): 1231-1235.

[13] AGOSTINI P, CIESLIK H, RATHINAM S, et al. Postoperative pulmonary complications following thoracic surgery: are there any modifiable risk factors？ [J]. Thorax, 2010, 65 (9): 815-818.

[14] BODEN I, EL-ANSARY D, ZALUCKI N, et al. Physiotherapy education and training prior to upper abdominal surgery is memorable and has high treatment fidelity: a nested mixed-methods randomised-controlled study [J]. Physiotherapy, 2018, 104 (2): 194-202.

［15］ CANET J, GALLART L, GOMAR C, et al. Prediction of postoperative pulmonary complications in a population-based surgical cohort [J]. Anesthesiology, 2010, 113 (6): 1338-1350.

［16］ BODEN I, SKINNER E H, BROWNING L, et al. Preoperative physiotherapy for the prevention of respiratory complications after upper abdominal surgery: pragmatic, double blinded, multicentre randomised controlled trial [J]. BMJ, 2018, 360: j5916.

［17］ SERPA NETO A, HEMMES S N, BARBAS C S, et al. Protective versus conventional ventilation for surgery: A systematic review and individual patient data meta-analysis [J]. Anesthesiology, 2015, 123 (1): 66-78.

［18］ SEREJO L G, DA SILVA-JÚNIOR F P, BASTOS J P, et al. Risk factors for pulmonary complications after emergency abdominal surgery [J]. Respir Med, 2007, 101 (4): 808-813.

［19］ NUMATA T, NAKAYAMA K, FUJII S, et al. Risk factors of postoperative pulmonary complications in patients with asthma and COPD [J]. BMC Pulm Med, 2018, 18 (1): 4.

［20］ LUMB A B, BRADSHAW K, GAMLIN F M, et al. The effect of coughing at extubation on oxygenation in the post-anaesthesia care unit [J]. Anaesthesia, 2015, 70 (4): 416-420.

［21］ KIRMEIER E, ERIKSSON L I, LEWALD H, et al. Post-anaesthesia pulmonary complications after use of muscle relaxants (POPULAR): a multicentre, prospective observational study [J]. Lancet Respir Med, 2019, 7 (2): 129-140.

［22］ MAZO V, SABATÉ S, CANET J, et al. Prospective external validation of a predictive score for postoperative pulmonary complications [J]. Anesthesiology, 2014, 121 (2): 219-231.

［23］ FERRANDO C, SORO M, UNZUETA C, et al. Individualised perioperative open-lung approach versus standard protective ventilation in abdominal surgery (iPROVE): a randomised controlled trial [J]. Lancet Respir Med, 2018, 6 (3): 193-203.

［24］ ALI DABBAGH, FARDAD ESMAILIAN, SARY ARANKI. Postoperative critical care for cardiac surgical patients [M]. 2nd ed. Berlin: Springer, 2018.

第41章 危重患者的转运

危重患者常因进行辅助检查、转科以及寻求更好的诊疗措施而需要进行院内及院际转运。院内转运是指在同一医疗单位不同医疗区域之间的转运,院际转运是指在不同医疗单位之间的转运。随着危重病医学的发展,危重患者进行院内、院际转运的数量、频率迅速上升。2004年美国危重症学会(American College of Critical Care Medicine)正式提出了转运医学(transit care medicine)的概念,指出转运医学是荟萃护理学和危重病医学以及院内、院际转运技术的新兴学科,需要高水平的人力、物力资源及不同科室和医院之间的协作,并强调全局人力、物力管理以及持续更新观念与技术的重要性。

转运医学虽然发展迅速,但地区差异性大。迄今为止,只有美国、德国等少数发达国家建立了相对成熟的转运体系;在大多数国家,转运医学几乎完全空白。近年来,我国危重病医学发展迅速,危重患者的转运日益增多,我们必须对其予以更多的关注。

一、转运的风险

危重患者病理生理变化大,转运时无专业化的医疗队伍,环境和仪器(如呼吸机、输液泵等)的改变以及护理级别降低等因素致使转运过程中存在诸多潜在性危险,其中以氧合恶化和血流动力学不稳定最为常见。但随着转运技术的不断进步,患者一般在到达目的地6~8小时恢复至转运前的水平,转运过程中患者死亡的报道极少。

二、转运的决策与知情同意

大部分转运的目的是为了使患者得到更好的评估及诊治措施,因此,危重患者转运与否应该在完成转运的风险与获益评价后决定。院内转运由主管医师决定,院际转运则需由转出医院主管医师和接收医院共同商议,并且最终应由接收医院主管医师决定。

通常,在现有条件下积极处理后血流动力学仍不稳定、不能维持有效气道开放、通气及氧合的患者不宜转运。但需立即外科手术干预的急症(如胸、腹主动脉瘤破裂等),视病情与条件仍可积极转运。

转运前应将转运的必要性和潜在风险告知,获取患者或其家属的知情同意并签字。

患者不具备完全民事行为能力时,应当由其法定代理人签字;患者因病无法签字时,应当由其授权的人员签字。紧急情况下,为抢救患者的生命,在法定代理人或被授权人无法及时签字的情况下(例如挽救生命的紧急转运),可由医疗机构负责人或者授权的负责人签字。

三、转运的流程

与院内转运相比,院际转运路途远、耗时长、过程复杂,但两者转运原则相同。转运前均应制订详细的转运计划,一般包括六个方面:转运前的交流、转运人员、转运所需设备与药物、转运前患者的准备、转运过程中的监测和转运过程中数据的记录。一个全面的转运计划还应该包括风险与获益的评价,并体现在转运前的病程记录中,同时要求患者家属在委托书上签字。如果情况紧急不允许按照常规转运,必须在病程中记录转运的指征与禁忌。

以下着重以院际转运为例介绍危重患者的转运。图 41-1 为院际转运流程图。

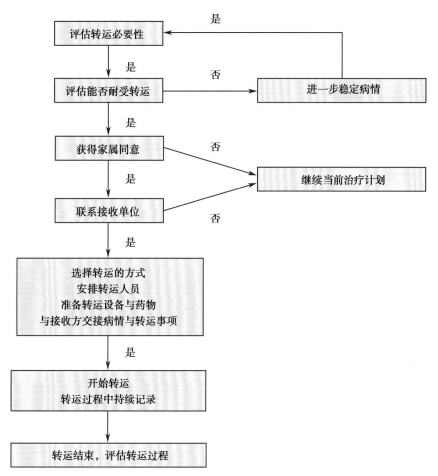

图 41-1　院际转运流程

(一) 转运前的交流

一般情况下由双方的医生根据患者的疾病特征、转运距离、转运缓急、转运环境、护送人数、携带设备、准备时间、路况和天气以及患者的经济承受能力等选择最佳的转运方式。转运前再次与接收方医生联系,告知患者的整体情况、需要准备的药物、设备以及预计到达时间。病历资料(包括患者的护理记录、所有的实验室与放射科检查结果)应随同患者一同转运。转运方式通常包括陆路转运及飞行转运。

陆路转运的优点是启动快、花费少、不易受恶劣天气状况的影响,转运途中易监测、搬动少、发生不良事件的可能性更低、护送人员更熟悉转运环境。陆路转运通常由救护车完成,如条件许可,大规模灾难期间成批重症伤员转运亦可考虑铁路运输。

飞行转运更适合长程转运,当陆路通行困难或要求更快时间内转运时可以考虑。因飞行转运的准备时间较陆路转运明显延长,且起飞前及着陆后仍需要车辆转运,这些因素均可能拖延转运,因此需综合考虑。直升机转运多用于陆路难以到达的特殊情况,而固定翼飞机多用于长途转运。国际间长距离转运可通过 SOS 等专业组织完成。

转运前根据所选择的转运方式及当时的交通状况大致预估转运所需的时间,仪器设备的电池续航时间及计算得出的氧气耗尽时间应大于预估转运时间的 1.5 倍以上。

(二) 转运人员

重症患者转运应由接受过专业训练,具备重症患者转运能力的医务人员实施,并根据转运的具体情况选择恰当的转运人员。转运人员应接受基本生命支持、高级生命支持、人工气道建立、机械通气、休克救治、心律失常识别与处理等专业培训,能熟练操作转运设备。

理想的转运队伍至少包括三名医务人员,一般由一名熟悉危重患者抢救的医生、一名熟悉气道管理和呼吸机使用的呼吸治疗师和一名重症专业护士组成。研究证明,不管是院内还是院际转运,有经验的人员参与转运可显著降低转运过程中不良事件的发生率,极大地提高转运的安全性。转运人员分工必须明确,医生主要负责监测患者的各项生命体征,尤其是氧合与循环功能的监测;呼吸治疗师负责机械通气与气道管理;护士负责准备输注的药物以及静脉输液等。若没有医生参与转运,应指定一名熟知患者病情并且具有丰富转运经验的医生远程指挥本次转运,转运队伍可以随时与其联系以应对紧急情况。

(三) 转运所需最低设备与药物

院际转运尤其强调气道管理、维持氧合与监测生命体征。转运过程中最好使用具有存储及输出功能的监护仪对患者的心率、血压和脉氧饱和度进行不间断监测,便于在转运结束后对数据进行回顾分析。

所有转运设备都必须能够通过转运途中的电梯、门廊等通道,转运人员须确保所有转运设备正常运转并满足转运要求。所有电子设备都应能电池驱动并保证充足的电量。

普通转运床因为不能安全固定必需的医疗设备,不能满足重症患者的转运需求。因此有条件最好使用符合要求的重症转运床。

重症转运床除具有普通转运床的功能外,还应该能够携带监护仪、呼吸机、输液泵、储氧瓶、负压吸引设备、药品等,所有设备应该固定在与患者同一水平面或低于患者水平面。转运床应与救护车上的担架系统匹配。

转运重症患者应使用专业转运救护车,救护车应满足《中华人民共和国卫生行业标准——救护车》中抢救监护型救护车的标准。

需要机械通气的患者须预先通知接收方准备合适的呼吸机。实际转运过程中常使用简易呼吸器维持呼吸,但便携式呼吸机有利于患者自主触发,人机协调性好,并可准确调节吸入氧浓度、潮气量或压力、吸气时间及 PEEP 等参数,使转运途中的呼吸支持治疗更加有效安全,因而应用越来越广泛。转运呼吸机应具有管路脱开与高压报警功能,并且应配备电量充足的电池和足够的氧气(若救护车配备充电插头,应携带转运呼吸机的充电器;若没有配备,则最好根据转运时间多携带几块充满电的备用电池)。

此外,还需配备吸痰设备以及除颤仪、带电池的输液泵以及患者所需的各种药物。

院际转运的药物配备强调紧急抢救复苏时用药以及为维持生命体征平稳的用药,病情特殊者还应携带相应的药物。

依据患者情况,准备相应的转运设备,救护车上必须配备建立和维持气道安全的设备与常规抢救药物。由于转运设备及药物较多,必须设立清单,并定期检查与补充所需要物品,以防发生遗漏,导致转运事故的发生(表 41-1)。

表 41-1 常用转运设备及特殊药物清单

气道管理 / 维持氧合
简易呼吸器及麻醉面罩
氧气枕或氧气钢瓶
吸氧管
储氧面罩
喉镜(普通喉镜或可视喉镜)
气管内导管,气管插管管芯,牙垫,气管插管固定胶带
吸痰管
经皮气切手术包
环甲膜穿刺术装置
口咽通气道
转运呼吸机及其管道
负压吸引器

生命体征监测与维持
多参数监护仪(心电、无创血压、脉搏氧饱和度)
呼气末 CO_2 监测仪
听诊器
血压计
除颤仪
输液泵
输液器
输液管
三通接头
固定带

特殊药物
心脏骤停和严重心律失常,如肾上腺素、阿托品、胺碘酮
气管插管,如依脱醚酯、琥珀酰胆碱、罗库溴铵
低血压和高血压,如扩容药物、升压药、血管扩张药
躁动和疼痛,如吗啡、咪达唑仑
过敏,如氢化可的松、肾上腺素
支气管痉挛,如沙丁胺醇、氨茶碱
低血糖和高血糖,如葡萄糖、胰岛素

(四) 转运前患者的准备

转运决定一旦作出,参与转运的医务人员应尽快熟悉该患者的诊治过程,评估目前的整体状况。积极进行转运前复苏、稳定患者病情是降低转运途中不良事件发生率最有效的预防措施。

转运前首先需要稳定患者的呼吸与循环功能。转运途中对患者实施气管插管术非常困难,存在气道问题的患者在未建立安全的气道之前不应转运。对有可能发生气道危险或者呼吸衰竭的患者,在出发前实施气管插管行机械通气,不建议使用喉罩。转运前需仔

细检查并固定气管内导管(或气切套管)。当患者躁动并影响转运安全性时,可适当应用镇静药和/或神经肌肉阻断药。低血容量患者难以耐受转运,在转运前必须控制活动性出血等导致低血容量的病因,进行有效的液体复苏,必要时可使用血管活性药物维持患者循环的稳定。液体复苏后仍然持续性低血压的患者,在所有可能的因素被排查且控制后方可转运。患者在转运前必须建立静脉通道并妥善固定,最好保持两条通畅的静脉通路,必要时可考虑建立中心静脉通道。所有的液体与药物应放于同一容器中。

转运前对原发疾病需有针对性地进行处理。

创伤患者在转运过程中应使用颈托等保持脊柱稳定;长骨骨折应行夹板固定;因高热惊厥、癫痫可严重影响呼吸循环,转运前必须控制其发作,并预防复发;颅内高压患者需经适当处理使颅内压降至正常水平后方能转运;肠梗阻和机械通气的患者需要安置鼻胃管;转运时间较长或使用利尿药的患者,转运前需要安置尿管;如果有指征,在转运前应完成胸腔闭式引流,在转运全程中引流瓶/袋必须保持在患者身体平面下方。

一旦作出转运决定,转出科室/医院需立即与相关人员联系确保运输工具就位,检查所有转运设备功能良好,电量充足,与接收科室/医院的医师全面沟通患者病情,了解床位、设备准备情况,告知出发时间及预计到达时间。接收方应保证所有准备工作就位,一旦患者到达能及时接受监测治疗或检查。

建立转运前核对表(表 41-2、表 41-3),根据表格逐一核查可保证转运安全、顺利地进行。

表 41-2　转运前准备工作核对表

已经充分评估患者了吗?	是	否
相关人员都已经通知了吗?	是	否
设备与药物合适吗?	是	否
电池电量已经检验了吗?	是	否
氧气足够吗?	是	否
推车准备好了吗?	是	否
救护车已经准备好了吗?	是	否
接收方已经联系了吗?	是	否
病历、检查报告、X 线胸片等准备好了吗?	是	否
床位已经确定了吗? 接收方的精确位置确定了吗?	是	否
到达的大概时间已经通知了吗?	是	否
患者转移到救护车以后稳定吗?	是	否
镇静充分吗?	是	否
监护仪已经备好并正常工作吗?	是	否
药物、泵、导线都准备好并安全固定了吗?	是	否
呼吸机正常工作吗?	是	否
还有其他漏掉的吗?	是	否

表41-3 出发前需确认的情况

呼吸	循环
氧合可以维持吗？	心率<120次/min？
氧疗用具合适吗？	收缩压≥120mmHg？
气道安全吗？	静脉通道足够吗？
需要插管行机械通气吗？	循环容量足够吗？
气管插管的固定稳妥吗？	有无使用大剂量血管活性药物？
镇静、镇痛、肌松足够吗？	血管药物的量是否足够路上使用？
备用的球囊面罩带了吗？	血管药物的通道是否通畅？
	是否有持续出血？部位？
头部	**颈椎，胸廓**
瞳孔有无光反射？	有无气胸？
是否有颅骨骨折？	气胸引流是否通畅？
有无其他损伤？	有无颈椎损伤？
	有无特殊体位要求？
	观察是否已经充分？
	治疗是否已经充分？

（五）转运途中的监测

转运期间的监测和治疗应尽可能确保患者的生命安全，降低转运过程对患者原有监测治疗的影响，转运过程中最好延续之前的治疗，不应随意改变已有的监测治疗措施。

理想情况下，危重患者的转运应当是一个移动的ICU，是ICU环境的无缝延续。转运途中尽量保证患者接受与ICU同等水平的监测，重症患者转运时必须持续监测心电图、脉搏血氧饱和度、无创血压及呼吸频率。因肢体活动影响无创血压的准确性，条件许可尽可能使用有创动脉血压监测。如病情需要，可留置中心静脉导管监测中心静脉压指导补液治疗，并可通过中心静脉导管输注血管活性药物。由于转运期间不能测量肺动脉楔压及心排血量，要求能在监护仪上持续显示肺动脉波形，否则需将肺动脉导管退至右心房或上腔静脉内。

机械通气患者需要记录气道插管深度，监测呼吸频率、潮气量、气道压力、吸呼比、氧气供应情况等，有条件可监测呼气末二氧化碳分压（PETCO$_2$）。频繁躁动者，可适当应用镇痛、镇静药，但应尽可能保留其自主呼吸。

转运途中应将患者妥善固定，防止意外事件的发生，特别注意防止气管插管的移位或脱出、静脉通道的堵塞和滑脱等。同时转运途中还需要随时关注仪器设备的工作状态，以及氧气和仪器电量是否充足，发现问题及时处理，做好预案。部分特殊患者可能需要监测颅内压。

护送人员必须记录转运途中患者的一般情况、生命体征、监测指标、接受的治疗、突发事件及处理措施等，并记入病历。应为接收方提供相关记录，并与接收方医生详细交接，力争做到转运前后监测、治疗的无缝衔接。

（六）转运数据的记录和评估

整个转运过程中患者的各项生命体征、发生的突发事件以及不良事件都应详细记录在案，并作为转运流程的一部分来强调和管理。转运记录可以为接收方提供更多的患者信息,保存转运记录有利于日后不断评估并改进转运计划。

(七) 重症传染性疾病患者转运的特殊考虑

随着严重急性呼吸综合征(SARS)、人感染高致病性禽流感、甲型 H1N1 流感、新型冠状病毒肺炎的暴发,传染性疾病重症患者越来越多。此类患者的转运除遵守上述一般原则外,还必须遵守传染性疾病的相关法规及原则。下面以新型冠状病毒肺炎院际转运为例,简要介绍重症传染性疾病患者转运的特殊考虑。

1. **基本要求** 急救中心应当设置专门的区域停放转运救护车辆,配置洗消设施,配备专门的医务人员、司机、救护车辆负责新型冠状病毒感染的肺炎病例的转运工作;转运结束后做好患者转运交接,及时上报卫生健康行政部门。

2. **转运要求** 转运救护车辆车载医疗设备(包括担架)专车专用,驾驶室与车厢严格密封隔离,车内设专门的污染物品放置区域,配备防护用品、消毒液、快速手消毒剂。转运救护车应具备转运呼吸道传染病患者基本条件,尽可能使用负压救护车或负压担架进行转运。转运时应保持密闭状态,转运后对车辆进行消毒处理。转运重症病例时,应随车配备必要的生命支持设备,防止患者在转运过程中病情进一步恶化,若使用转运呼吸机,需在患者和呼气阀之间连接病毒过滤器,减少对环境的污染。医务人员和司机的防护,车辆、医疗用品及设备消毒,污染物品处理等按照《医院感染管理办法》《消毒技术规范》及相关规定执行。

四、总结

有研究回顾性分析了 100 例危重患者转运后发现,50% 不良事件由人为因素导致,30% 是仪器因素(包括路途中没有氧气、电池等)。另外一项研究回顾了 7 525 例次院外转运,发现转运不良事故发生率为 31%,其中临床处理错误占 61%,仪器故障占 39%。因此,人为因素是导致转运不良事故最为重要的原因。只要制订一个周密的转运计划,转运前仔细准备,认真核查,安排有经验的转运人员,大部分(70%)不良事件是可以避免的。

(张婷夏)

───────────── 参 考 文 献 ─────────────

[1] WALLACE P G, RIDLEY S A. ABC of intensive care. Transport of critically ill patients [J]. BMJ, 1999, 319 (7206): 368-371.

[2] NAGAPPAN R. Transit care medicine: a critical link [J]. Crit Care Med, 2004, 32 (1): 305-306.

[3] FAN E, MACDONALD R D, ADHIKARI N K, et al. Outcomes of interfacility critical care adult patient transport: a systematic review [J]. Crit Care, 2006, 10 (1): R6.

[4] WARREN J, FROMM R E Jr, ORR R A, et al. Guidelines for the inter-and intrahospital transport of critically ill patients [J]. Crit Care Med, 2004, 32 (1): 256-262.

[5] LIGTENBERG J J, ARNOLD L G, STIENSTRA Y, et al. Quality of interhospital transport of critically ill patients: a

prospective audit [J]. Crit Care, 2005, 9 (4): R446-R451.

［6］ BECKMANN U, GILLIES D M, BERENHOLTZ S M, et al. Incidents relating to the intra-hospital transfer of critically ill patients. An analysis of the reports submitted to the Australian Incident Monitoring Study in Intensive Care [J]. Intensive Care Med, 2004, 30 (8): 1579-1585.

［7］ HAJI-MICHAEL P. Critical care transfers-a danger foreseen is half avoided [J]. Crit Care, 2005, 9 (4): 343-344.

［8］ BLAKEMAN T C, BRANSON R D. Inter-and intra-hospital transport of the critically ill [J]. Respir Care, 2013, 58 (6): 1008-1023.

［9］ VALENTIN A, SCHWEBEL C. Into the out: safety issues in interhospital transport of the critically ill [J]. Intensive Care Med, 2016, 42 (8): 1267-1269.

［10］ 中华医学会重症医学分会.《中国重症患者转运指南 (2010)》(草案)[J]. 中国危重病急救医学, 2010, 22 (6): 328-330.

第42章　床旁支气管镜检查

支气管镜检查是呼吸系统疾病临床诊断和治疗的重要手段,目前临床应用广泛,近年来在重症监护病房(ICU)中应用也越来越多。支气管镜在ICU中除了诊断性的应用外,现在也越来越多地应用于气道腔内的治疗。支气管镜在ICU中的应用包括但不限于下呼吸道分泌物标本的获取、辅助建立人工气道、气管内止血等。与普通患者进行支气管镜检查和治疗所不同的是,ICU患者通常病情较重,转运至专业的呼吸内镜中心进行内镜下诊断和治疗存在一定困难,且大多数ICU患者已经建立了人工气道,不需要经过声门即可进行支气管镜检查;另一方面,在机械通气辅助下进行支气管镜检查相对安全,但会增加气道阻力,影响患者的通气和氧合,对于存在严重低氧血症、凝血功能异常或心律失常的机械通气患者来说,进行支气管镜检查风险较高。因此,除需要有经验的医师在进行气管镜检查前对其风险/效益仔细评估外,检查前的准备和气管镜辅助均与普通患者有所不同。呼吸治疗师在使用支气管镜辅助人工气道建立、人工气道维持和管理方面,可以做很多的工作。但应当注意的是,目前各地对于呼吸治疗师使用支气管镜进行气道管理的规定各不相同,多数医院目前是采用医务部门单独授权的形式。本章将着重介绍床边支气管镜在ICU中的临床应用及检查的注意事项。

一、床边支气管镜在ICU中的临床应用

(一)诊断性应用

包括气道检查、人工气道的位置确定及调整、气道分泌物标本采集。

1. **气道检查**　ICU患者大多为经口、鼻气管插管或气管切开状态,少数患者为自然气道,气管镜检查可以可视化地对患者的气道情况进行评估,包括上呼吸道功能(是否存在上气道梗阻、声带功能、吞咽功能)及下呼吸道功能(气管支气管是否通畅、气管黏膜以及分泌物潴留情况)。对于脱机困难的患者,床边支气管镜检查有助于排查脱机失败原因,如分泌物潴留、声带水肿或气管腔狭窄等。神经重症患者可行床边支气管镜检查评估患者声带和气管情况,对于是否保留气管切开套管有指导性意义。

2. **人工气道的位置确定和调整**　经鼻或经口气管插管后,临床上常用听诊呼吸音、观察胸廓起伏及呼吸机波形的方法判断插管位置,但会有一定的误差,床边支气管镜检查可以明确气管插管远端位置,并在支气管镜直视下进行调整。气管切开患者常因切开位置及气囊压力的问题引起套管远端紧贴气道壁,需要在气管镜直视下调整,保证套管远端位于气管正中央,可以明显降低气道阻力并减少后期发生气管狭窄的概率。

3. **气道分泌物的采集**　经支气管肺泡灌洗(BAL)是诊断肺部感染性疾病、间质性肺病及支气管肺癌的重要手段,肺部感染性疾病肺泡灌洗病原体检测中国专家共识中指出,ICU患者行支气管肺泡灌洗可以收集肺泡表面液体及清除充填于肺泡内的物质,进行炎

症与免疫细胞及可溶性物质的检查,相比较经气管内吸痰阳性率更高,诊断特异性也更高。需要注意的是,支气管肺泡灌洗与支气管镜下冲洗有本质的区别,需严格按照指南推荐流程进行经支气管肺泡灌洗的操作。

(二) 治疗性应用

包括气道分泌物清理、辅助人工气道的建立、严重气道吸入性损伤的处理、气道异物取出术、气道狭窄的处理、支气管胸膜瘘的处理、大咯血的处理等。

1. **气道分泌物清理** 床边支气管镜检查最常应用的指征,可以有效地清除气管支气管腔内的分泌物,解除梗阻,改善患者氧合。对于弥漫性小气道梗阻引起的远端支气管分泌物阻塞,可以在支气管镜下进行分次多叶段的冲洗,可以有效改善通气。气管切开套管拔除前可行床边支气管镜检查,清理上气道及气囊上分泌物,有助于减少气道分泌物反流误吸,降低院内感染的发生率。

2. **辅助人工气道的建立** ICU 患者首选经口气管插管,对于颈椎疾病、严重颈部烧伤及困难气道的患者,可以床边支气管镜引导下行经鼻或经口气管插管。使用支气管镜引导气管插管时,应使用硅油充分润滑、鼻腔支气管镜及气管插管内外,将气管插管完全套入支气管镜,支气管镜经口或鼻插入,通过声门后将支气管镜送入气管中段,然后将气管插管缓慢匀速地沿支气管镜推入气道。在推送气管插管过程中如遇到明显阻力,需要将支气管镜后退至声门上,观察此处支气管镜有无反折,避免支气管镜被气管插管损伤。气管插管插入预定位置后,退支气管镜,使用可吸痰延长管连接呼吸机,支气管镜通过可吸痰延长管进入气管插管,再观察气管插管位置是否正确,最后气囊充气、固定气管插管。使用外径 5.9mm 的支气管镜时,气管插管应选择导管内径(internal diameter, ID)7.5mm 以上;使用外径 4.9mm 的支气管镜引导气管插管时,气管插管应该选择 ID 7mm 以上;使用更细直径的支气管镜引导气管插管容易损伤支气管镜。气管切开时,床边支气管镜不仅可以在术前进行气道内分泌物的清理、引导下退出气管插管至声门下,还可以在术中明确穿刺针位置,避免切开位置不当或损伤气道后壁,切开套管置入后还可以明确气管切开套管的位置并进行血性分泌物吸引。研究表明,支气管镜引导下经皮气管切开术相比较传统的经皮气管切开及外科气管切开术来讲,短期及后期的并发症发生率更低。

3. **严重气道吸入性损伤的处理** 气道吸入性损伤会引起严重的物理及化学损害,及时进行床边支气管镜检查可以有效地清除吸入物质,减少继发性损伤。气道烧伤患者需行支气管镜检查进行吸入性损伤分级并监测气管支气管腔及黏膜变化情况。

4. **其他** ICU 患者常合并疑难复杂的气道问题,包括大咯血、支气管胸膜瘘、气管异物及气管狭窄等,床边支气管镜可以及时地发现并且有效地进行腔内的对症处理。

二、床边支气管镜检查的注意事项

(一) 检查前准备

1. **物品准备**

(1) 支气管镜:对于没有建立人工气道的患者,支气管镜的横截面积只占成人气管横截面积的 10%;而一旦建立人工气道,患者的有效呼吸仅通过人工气道完成,支气管镜在人工气道内所占面积大小就直接影响气道阻力与有效通气,换言之,对于机械通气患者,气管镜进入后会因占据人工气道相当大的面积而造成气道阻力增高。例如,直径6.0mm的气管镜横截面积占直径9mm人工气道横截面积的44%、直径8.0mm人工气道的56%、直径7mm人工气道的73%。因此,为保证支气管镜检查顺利而安全地进行,人工气道的横截面积最好是气管镜的2倍,即应用直径6.0mm的常规气管镜检查时,患者人工气道的内径最好不低于8mm。应根据不同的检查目的选择不同型号的气管镜,若仅对患者进行吸痰或支气管肺泡灌洗,可选用外径较小的气管镜如儿童气管镜或便携式气管镜;若需要完成刷片、活检、冷冻以及高频电烧灼等操作,则应选用吸引管道内径在2.6mm及以上的支气管镜。

(2)药物

镇静药:用于减少患者在检查过程中的痛苦,减少躁动、降低氧耗,保障患者的安全,如咪达唑仑、丙泊酚、右美托咪定等。

2%利多卡因:局部麻醉以减少气管镜对气道黏膜的刺激(总量不能超过300mg或4mg/kg)。

生理盐水:供灌洗或冲洗用。应用室温下的盐水做灌洗有可能刺激气道黏膜引起气管痉挛,特别是在气道痉挛严重或气道高反应的患者,故推荐对此类患者应用经加热至患者体温的温盐水做灌洗。

支气管扩张剂:对于气道痉挛严重或气道高反应的患者,可考虑在检查前5~10分钟应用短效支气管扩张剂如沙丁胺醇雾化吸入以减轻或预防气道痉挛。

(3)其他

可吸痰延长管接头:用以连接呼吸机与人工气道,以保证气管镜检查时无需断开呼吸机(图42-1),维持患者的通气和氧合。

负压抽吸系统:检查是否通畅以及抽吸负压大小,以保证及时将气道分泌物吸出,但吸引压力也不宜过大(超过100mmHg)以免造成吸引时气道黏膜损伤及肺泡陷闭。

利多卡因凝胶:润滑气管镜外壁以方便气管镜进出人工气道(可用液状石蜡或硅油代替,但应防止误吸进入气道)。

其他:无菌手套、无菌纱布、50ml注射器、灌洗液收集瓶;若需要刷检、钳夹,应准备毛刷、活检钳,以及局部气道止血药物,

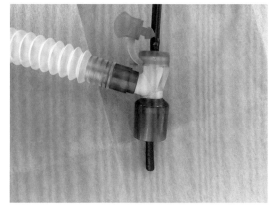

图42-1 可吸痰延长管接头

如冰盐水、肾上腺素、凝血酶等;应将抢救车置于方便推拉的位置,以作好抢救准备。

2. **人员准备** 与普通患者不同,建立人工气道的患者无需对其上气道进行麻醉,但如果患者清醒,仍需在检查前向患者解释说明,取得其配合;可适当镇静,但镇静程度不宜过深,否则易致患者自主呼吸及咳嗽能力下降,不利于深部气道分泌物引流;注意监测镇静后是否出现低血压并及时处理。若无禁忌证,最好采取平卧位以便于术者操作。检查中患者往往呛咳明显而易造成口鼻腔及气囊上分泌物误吸,检查前应充分清除这些部位的

分泌物,并适当增大气囊压力;检查前至少1小时停用鼻饲并抽吸胃内容物,以防胃内容物反流误吸。对于气管插管的患者,尽量减少导管的外露长度(一般保留外露6cm),以利于气管镜的操作;应用材质较硬的牙垫并检查其位置是否合适,以免检查过程中患者咬闭导管损伤气管镜。

支气管镜应由有经验的医师操作,呼吸治疗师在医院授权下可进行支气管镜下气道管理工作,对检查中可能出现的急症如心跳呼吸骤停、气胸和出血等进行及时处理。助手可由经过培训的呼吸治疗师或护士承担,以利于严密监测以及顺利操作,保障患者安全。

(二) 支气管镜检查时呼吸机的调节

1. PEEP 的调节 研究发现,对于没有人工气道的普通患者,气管镜检查时,应用放在气管镜远端的压力传感器可测得气管内压在 $-5\sim+3.5cmH_2O$,气管镜检查对气管内压影响极小。当患者建立人工气道时,情况则大不相同:因气管镜会占据人工气道的横截面积,在断开呼吸机时,气管镜通过人工气道会造成气管内压从 $-10\sim+9cmH_2O$ 的变化,应用三通接头连接呼吸机进行辅助通气时,气管镜进入后呼吸机上监测的气道压力将明显升高,虽然由气管镜远端压力传感器测得的实际气道压比呼吸机监测的气道压低,但仍比患者没有建立人工气道时高得多,这是由于气管镜的插入使呼气阻力明显增加,形成较高的内源性呼气末正压(PEEPi)所致。应用负压吸引时,PEEPi 会暂时消失,但平均肺泡压仍然很高。有学者发现,PEEP 水平的高低是危重症患者行床边支气管镜检查并发症出现的独立危险因素,因此,对于在气管镜检查时需将 PEEP 数值下调,并将潮气量适当减少(大约减少 30%),以防气压伤发生。常规机械通气的患者,可以将 PEEP 降至 $0cmH_2O$,气管镜检查结束后再恢复到之前的水平,但对于重度呼吸衰竭患者来说,PEEP 支持力度要求较高,短暂降低 PEEP 就会引起通气血流比例失调及氧合下降,因此此类患者行支气管镜检查时,可适度下调 PEEP $3\sim5cmH_2O$,术中选用契合患者人工气道的支气管镜,保证操作效率,避免长时间的负压吸引,并在操作完成后及时重新滴定 PEEP 水平,必要时还可行肺复张操作,使塌陷肺区开放。

2. 提高吸入氧浓度(FiO_2) 支气管镜检查时负压吸引易造成潮气量骤减,气管镜插入人工气道也会影响通气,造成患者缺氧;PEEP 消失会使部分肺泡关闭,出现通气/血流比值下降,从而加重缺氧。因此,应在检查前短时间(15 分钟)提高吸入氧浓度(可予纯氧)以增加机体内的氧贮备(注意:若 FiO_2 为 100%,而 SpO_2 仍<90%,应延迟检查,待病情好转后再决定是否进行)。在整个检查过程中,维持 100% 的吸入氧浓度。术后患者往往存在血氧分压下降,健康志愿者下降约 20mmHg,危重患者下降 $30\sim60mmHg$,故检查后不宜立即恢复原 FiO_2,应根据监测的 SpO_2 调节。

3. 更换呼吸机模式 一般来说,支气管镜检查时无需更换通气模式,但对于应用镇静药导致呼吸抑制或减弱的患者,若其使用的是自主通气模式如 PSV、CPAP 等,则需要更换为辅助通气模式以保障患者的基本通气。对通气模式的选择,压力控制模式更能有效防止气压伤的发生,但只要设置合理的压力报警限,应用容量控制模式可以更好地保障患者的通气。

4. 设置合理的报警限 通过人工气道插入支气管镜会影响机械通气,监测示气道压升高、呼吸频率加快、潮气量下降等,因此,需要适当上调呼吸频率报警限和下调潮气量报警限。气道压报警限的设置对于预防气压伤的发生至关重要,一般设置在 40cmH$_2$O,但对于气道严重痉挛的患者,基础气道压力高,插入支气管镜后更高,若报警限设置在 40cmH$_2$O 则可能造成预设潮气量无法送入,即使将预设潮气量减少 30% 仍可能无法完成,此时可断开呼吸机将支气管镜直接经人工气道插入进行检查。这种做法需谨慎,因为患者断开呼吸机后无辅助通气也无氧疗,因此仅适用于保留自主呼吸的患者。在断开呼吸机前需给予纯氧吸入以增加氧储备,且操作宜迅速。

(三)监测

一项荟萃分析总结了 6 项在 ICU 中进行支气管镜检查的研究,结果发现,804 例患者接受 1 150 次气管镜检查无 1 例死亡。这表明在充分准备后,对危重患者进行支气管镜检查的风险性可降低,但仍有一定程度的并发症(包括低氧血症、血压波动、心律失常、出血、发热、恶心呕吐、肺炎、误吸、气胸等)发生,据此提出检查中和检查后需要注意监测的内容,以便及早防治各项并发症。

1. **检查过程中** 为保障患者安全,应安排专人负责持续监测患者各项生命体征。一般而言,若患者出现如下情况:氧合下降(SpO$_2$<90%)、新出现的心律失常、心率增快(>120 次/min 或改变>30%)、血压升高(>180mmHg 或改变>30%)或呼吸频率增快(>30 次/min 或改变>30%)等,应暂停支气管镜检查,待患者平稳或经适当处理后再考虑进行支气管镜检查。血压升高、心律失常,主要与支气管镜操作刺激气道有关,通常情况下停止操作后即可改善,必要时可应用药物治疗。血压降低多与镇静程度过深有关,在血容量不足或感染严重的患者中更容易出现。若进行灌洗或冲洗,应记录灌入液体量和回吸收液体量,保证灌洗液回收量不低于 30%。二氧化碳潴留容易引起颅压升高,故对于头部外伤的患者行气管镜检查时,还应注意监测呼气末二氧化碳分压和颅压。

2. **检查结束后** 检查后 1~2 小时应持续监测 SpO$_2$;对检查前就存在 PaCO$_2$ 明显升高的患者如 AECOPD 患者,还应进行呼气末二氧化碳分压或动脉血气的监测。研究表明,对有创机械通气患者行支气管镜检查后约 1/3 出现肺顺应性下降和气道阻力增高超过 20%,检查后 8 分钟上述指标变化最明显,3 小时后可恢复;但对于肺组织严重病变的患者,恢复时间可能长达数小时。若患者进行了活检或检查时损伤了气道黏膜造成出血,检查后还应注意监测气道出血情况,若出现出血量明显增多,需考虑止血治疗。5%~16% 患者检查后会出现发热,可能与支气管镜检查引起粒细胞及巨噬细胞释放相关,也可能与气管镜检查引起感染播散有关。治疗上除适当使用解热镇痛药外,可以酌情应用抗生素。此外,检查中和检查后都应注意观察是否出现气压伤,必要时可复查 X 线胸片,特别是对于接受肺组织活检或肺部病变严重的高危患者,在机械通气条件下行肺活检气胸的发生率可高达 10%。

(四)非有创机械通气患者行床边支气管镜检查

近年来,大量研究表明,床边支气管检查也可用于 ICU 内经鼻高流量吸氧及无创机械通气患者(图 42-2),能够有效解决痰液引流不畅,降低气管插管率,但该类患者没有人工气道保护,行支气管镜检查风险较大,需要严格做好术前评估、术中及术后监测,出现难以纠正的低氧血症时,尽早行气管插管进行有创通气治疗。

(五）床边支气管镜消毒

ICU 患者病情复杂，常因耐药致病菌引起严重的肺部感染，对这些患者行支气管镜检查后需严格执行清洗消毒流程，保证达到灭菌效果，减少院内交叉感染。建议有呼吸介入中心的单位，将床边支气管镜统一由内镜中心进行清洗消毒，并做好登记。ICU 内直接使用洗镜机进行清洗时，建议选用灭菌或杀菌效果较好的消毒液（如戊二醛、过氧乙酸等），定期对床边支

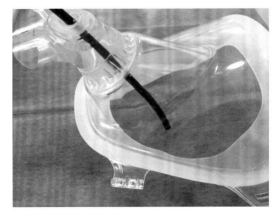

图 42-2　无创机械通气患者行支气管镜

气管镜进行病原体检测，保证清洗效果及质控要求。

总之，在 ICU 对建立人工气道的患者进行气管镜检查，应充分认识其对患者的影响，认真权衡利弊。由具有丰富经验的操作者完成，严格执行操作规范，具备齐全的抢救和监护设备，对于保障患者的安全具有重要意义。

机械通气患者接受支气管镜检查的操作步骤：

1. 向患者及家属解释气管镜检查的必要性和存在的风险，签署知情同意书

2. 停用鼻饲并抽吸胃内容物至少 1 小时

3. 检查前 15 分钟调节 FiO_2 至 1.0，若 SpO_2 仍始终低于 90%，则应暂缓检查

4. 若患者仅需接受吸痰或支气管肺泡灌洗，可选用儿童或便携式气管镜；若患者需要接受刷检、活检、高频电烧灼冷冻等治疗，可选用吸引通道内径为 2.6mm 以上的气管镜，此时需检查患者人工气道的直径，若<8mm，最好更换人工气道

5. 气管插管患者，应用材质较硬的牙垫并置于上、下门牙之间，保留导管外露长度为 6cm

6. 以可吸痰延长管接头连接呼吸机及人工气道

7. 若无禁忌，将患者置于平卧位；充分清除口、鼻腔及气囊上滞留物

8. 准备无菌手套、无菌纱布、0.9% 氯化钠溶液、利多卡因凝胶、2% 利多卡因；检查负压吸引是否通畅，并调节吸引压力至 $-300\sim-150mmHg$

9. 对于气道痉挛明显或存在气道高反应性的患者，在检查前 5~10 分钟进行万托林雾化吸入，同时准备接近体温的温盐水，必要时可断开呼吸机操作

10. 适当镇静，监测神志、血压、心率、呼吸及氧合，根据自主呼吸能力决定是否更改通气模式

11. 降低 PEEP 水平，并设置压力报警限至 $40cmH_2O$，适当上调呼吸频率和下调潮气量报警限

12. 气管镜经三通接头进入，操作宜轻柔迅速，每次操作不宜超过 10 分钟

13. 监测生命体征、呼吸力学、气道分泌物，必要时复查血气及 X 线胸片

（张　伟　秦　浩）

————— 参 考 文 献 —————

［1］ RICOU B, GRANDIN S, NICOD L, et al. Adult and paediatric size bronchoscopes for bronchoalveolar lavage in mechanically ventilated patients: yield and side effects [J]. Thorax, 1995, 50 (3): 290-293.

［2］ 赵鸣武. 纤维支气管镜 (可弯曲支气管镜) 临床应用指南 (草案)[J]. 中华结核和呼吸杂志, 2000,(3): 5-6.

［3］ AARC clinical practice guideline. Bronchoscopy assisting--2007 revision &. update. Respir Care, 2007, 52 (1): 74-80.

［4］ British Thoracic Society guidelines on diagnostic flexible bronchoscopy [J]. Thorax, 2001, 56 (Suppl 1): i1-i21.

［5］ TAI D Y. Bronchoscopy in the intensive care unit (ICU)[J]. Ann Acad Med Singap, 1998, 27 (4): 552-559.

［6］ DECASTRO F R, VIOLAN J S. Flexible bronchoscopy in mechanically ventilated patients [J]. J Bronchol, 1996, 3: 64-68.

［7］ JOLLIET P, CHEVROLET J C. Bronchoscopy in the intensive care unit [J]. Intensive Care Med, 1992, 18 (3): 160-169.

［8］ LINDHOLM C E, OLLMAN B, SNYDER J V, et al. Cardiorespiratory effects of flexible fiberoptic bronchoscopy in critically ill patients [J]. Chest, 1978, 74 (4): 362-368.

［9］ KLEIN U, KARZAI W, ZIMMERMANN P, et al. Changes in pulmonary mechanics after fiberoptic bronchoalveolar lavage in mechanically ventilated patients [J]. Intensive Care Med, 1998, 24 (12): 1289-1293.

［10］ TURNER J S, WILLCOX P A, HAYHURST M D, et al. Fiberoptic bronchoscopy in the intensive care unit: a prospective study of 147 procedures in 107 patients [J]. Crit Care Med, 1994, 22 (2): 259-264.

［11］ OLOPADE C O, PRAKASH U B. Bronchoscopy in the critical-care unit [J]. Mayo Clin Proc, 1989, 64 (10): 1255-1263.

［12］ O'BRIEN J D, ETTINGER N A, SHEVLIN D, et al. Safety and yield of transbronchial biopsy in mechanically ventilated patients [J]. Crit Care Med, 1997, 25 (3): 440-446.

［13］ KORKMAZ EKREN P, BASARIK AYDOGAN B, GURGUN A, et al. Can fiberoptic bronchoscopy be applied to critically ill patients treated with noninvasive ventilation for acute respiratory distress syndrome？: Prospective observational study [J]. BMC Pulm Med, 2016, 16 (1): 89.

［14］ 刘运喜, 邢玉斌, 巩玉秀, 等. 软式内镜清洗消毒技术规范 WS507—2016 [J]. 中国感染控制杂志, 2017, 16 (6): 587-592.

［15］ 肺部感染性疾病支气管肺泡灌洗病原体检测中国专家共识 (2017 年版)[J]. 中华结核和呼吸杂志, 2017, 40 (8): 6.

［16］ PREBIL S E, ANDREWS J, CRIBBS S K, et al. Safety of research bronchoscopy in critically ill patients [J]. J Crit Care, 2014, 29 (6): 961-964.

第43章　呼吸机的规范化管理

第1节　呼吸机管路系统更换

呼吸机相关性肺炎（ventilator-associated pneumonia，VAP）是指气管插管或气管切开患者在接受机械通气48小时后发生的肺炎。目前国内外VAP发生率和死亡率均较高，导致ICU住院天数与机械通气时间延长，抗菌药物使用和住院费用显著增加，严重影响患者的预后。

在VAP的诸多危险因素中，呼吸机管路的细菌定值或污染一度被认为是重要的外源性途径。20世纪60年代中期，Reinarz与Edmondson等发现呼吸机管路系统的污染与医院获得性肺炎（hospital acquired pneumonia，HAP）具有相关性，每天更换管路的做法即由此开始，有些医院甚至每8小时更换一次管路。直到1982年，Craven等发现每24小时与每48小时更换的管路细菌培养阳性率并没有显著差异，因而对频繁更换管路的做法提出质疑，建议管路更换频率更换为48小时。随后同一团队后续研究发现，细菌定植在插管患者的管路中迅速出现，2小时内33%定植率，12小时内64%、24小时内80%的呼吸机管路都会有细菌定植，频繁更换管路意义不大，更应该重视的是管路内冷凝水的及时倾倒，防止冷凝水倒流入气道内。随后有多项研究对比了不同更换频率对VAP的发生率的影响，将19 169例患者、10项研究结果荟萃分析后，与不常规更换管路相比，更换频率为2天和7天VAP发生率更高。同时发现，随着呼吸机管路更换时间的延长，VAP发生率有下降的趋势，同时能极大节省人、物力及医疗花费（表43-1）。但是管路的最大安全使用期限目前尚不明确，上述荟萃分析纳入的研究中管路的最长使用周期为29天，之后的情况无从知晓。需要注意的是，既往研究中的不常规更换管路并不意味着不更换，在管路有明显破损或被污染时应及时更换。

因此，美国呼吸治疗学会（AARC）、美国疾病预防控制中心（CDC）、美国胸科协会（ACCP）、美国感染学会（IDSA）以及我国《呼吸机相关性肺炎的诊断、预防和治疗指南》均不推荐单纯以控制感染为目的而周期性地更换管路，每一个患者应该使用一套新管路，管路被分泌物污染时需更换，若未被污染则终末消毒。对于长期带机的患者，管路使用1个月后给予更换。

1. **人工鼻（热湿交换器）**　人工鼻因能节约费用、保持管路干燥以及减少工作量等优点广泛应用于短期有创通气患者，且与主动加温湿化器相比，在死亡率、VAP发生率及其它并发症方面并无明显差异。两项RCT研究显示，每5天或每7天更换人工鼻与每天更换相比，VAP发生率、气道细菌定植及气道阻力均无明显差异。基于现有研究证据及专家共识，不必为了感染控制每天更换，可以每5~7天更换一次，但当人工鼻有可见污染或气道阻力增加时应及时更换（表43-1）。

表 43-1 管路更换频率与 VAP 发生率关系相关研究

作者	研究设计	国际及地区	VAP 诊断	对照组	治疗组	对照组 (n,VAP%)	治疗组 (n,VAP%)	OR (95% CI)
Dreyfuss	随机	法国	病原学诊断	每 2 天	无更换	35,31.4	28,28.8	1.15 (0.39,3.40)
Hess	序列	美国	临床诊断	每 2 天	每 7 天	1 708,5.6	1 715,4.6	1.22 (0.90,1.66)
Kollef	随机	美国	临床诊断	每 7 天	无更换	153,28.8	147,24.5	1.25 (0.75,2.08)
Long	随机	美国	临床诊断	每 2~3 天	每 7 天	213,12.7	234,11.1	/
Thompson	序列	美国	临床诊断	每 7 天	每 14 天	31,9.7	18,11.1	/
Kotilainen	序列	美国	临床诊断	每 3 天	每 7 天	88,9.1	146,6.2	1.52 (0.57,4.10)
Fink	序列	美国	临床诊断	每 2 天	每 7 天	336,10.7	137,2.9	3.99 (1.39,11.44)
Han	序列	中国	临床诊断	每 2 天	每 7 天	413,9.2	231,3.5	2.83 (1.30,61.6)
Lien	序列	中国台湾	临床诊断	每 2 天	每 7 天	6 213,2.8	7 068,3.2	0.88 (0.72,1.07)
Lorente	随机	西班牙	临床诊断	每 2 天	无更换	143,23.1	161,23.0	1.13 (0.79,1.60)

2. **封闭式吸痰装置** 吸痰对于清除气道分泌物、维持气道通畅具有重要意义。既往多采用开放式吸痰，但操作中要断开呼吸机连接，不利于保持气道压力，导致患者氧合水平下降。封闭式吸痰因无需断开呼吸机，在吸痰过程中保证了持续的通气和氧合，临床使用日益增多。对于封闭式吸痰装置的更换频率，两项 RCT 研究发现，每日与每 2 天或每7 天更换，VAP 发生率、病死率、机械通气时间及住 ICU 时间差异均无统计学意义。基于现有研究证据及专家共识，封闭式吸痰装置无需每日更换，每次使用后应及时冲洗，最长可 7 天更换，但当出现可见污染时应及时更换。

第 2 节 呼吸机管路系统消毒

呼吸机管路系统的有效清洁、消毒和灭菌是呼吸机使用管理中的重要环节，直接影响院内感染尤其是 VAP 的发生风险及患者的临床预后。目前临床上使用的呼吸机管路种类及相关配件繁多，国内尚无呼吸机管路系统通用的消毒规范，消毒方法杂乱，但不管使用何种方法都应确保消毒过程不损坏设备及零部件，消毒后管路无有害物质残留。本节将介绍呼吸机管路系统消毒的一些问题。

一、呼吸治疗相关设备消毒

1968 年，E.H.Spaulding 根据医疗器械污染后所致感染的危险大小，将医疗器械分为三类，即高度危险性物品（critical items）、中度危险性物品（semi-critical items）和低度危险性物品（non-critical items）。呼吸治疗及麻醉相关仪器设备属于中度危险性物品，会直接接触完整黏膜，因此要求至少进行高水平消毒处理，以杀灭一切细菌繁殖体包括分枝杆菌、病毒、真菌及其孢子和绝大多数细菌芽胞。常见呼吸治疗相关耗材、设备分类及消毒要求见表 43-2。

表 43-2　呼吸治疗相关耗材、设备分类及消毒要求

分类	描述	示例	消毒要求
高度危险性物品	直接进入无菌组织器官或血液组织	手术器械、血管内导管、植入物、心脏导管、气管镜活检钳或保护性毛刷等	灭菌
中度危险性物品	直接或间接接触完整黏膜	气管镜、口咽与鼻咽通气道、气管插管、呼吸机管路、加温湿化器、肺功能口含嘴、雾化器及储雾装置、复苏球囊、喉镜叶片、压力及流量传感器等	高水平消毒
低度危险性物品	与完整皮肤接触而不与黏膜接触	面罩、血压袖带、呼吸机	洗涤剂清洗低、中水平消毒

二、呼吸机管路系统消毒

呼吸机管路系统分为呼吸机内置气路和呼吸机外置管路系统。在送气和 / 或呼气端安装细菌过滤器的情况下，呼吸机内置气路一般不需要常规清洗消毒，如呼吸机内置为可拆卸气路，则应根据各厂商提供的方法进行清洗消毒。呼吸机外置气路系统一般包括管路、积水杯、湿化罐、温度传感器、无创面罩、呼气阀及 Y 形管、弯头等各种连接头，但广义上讲，还应包括管路中的各种传感器。

（一）传感器消毒

各种内置式流量、压力传感器需由厂家工程师定期清洁。外置式流量传感器不可自行用水冲洗或用消毒液浸泡，必须根据说明书进行清洁。以下列举几种常见的外置式流量传感器的消毒方法。

1. **Drager 呼吸机呼气端流量传感器**　放在 75% 乙醇溶液中浸泡 30 分钟，晾干后使用。切不可用水冲洗，以免损害金属丝。

2. **Galileo/Hamilton 呼吸机的外置式流量传感器**　在进行浸泡消毒时，将传感器前端 30cm 的部分浸泡于戊二醛消毒液中，10~15 分钟后取出，将浸泡的部分放在清水中轻轻摇荡，去除残留的消毒液。消毒时注意防止消毒液进入测压管内，以避免使用时监测的数据存在偏差。

3. **Siemens Servo 呼吸机的呼气盒**　首先将呼气盒取下侧放，一端接水管，让水流自由流经呼气盒中空管腔，水流速度不超过 10L/min（图 43-1）。冲洗完毕，可将醇类消毒剂（如 75% 乙醇溶液）倒入呼气盒中空管腔中，浸泡约 30 分钟后倒出，然后用蒸馏水再次冲洗呼吸盒中空管腔，晾干后以备下次使用（图 43-2）。

（二）管路消毒

呼吸机外置管路及附件应达到一人一用一消毒或灭菌，消毒前应将连接部分彻底拆卸。特殊感染患者（包括结核分枝杆菌、HIV 病毒、乙肝病毒、MRSA 等耐药菌群感染等）

使用的呼吸机管路应单独进行清洗、消毒。管路系统的消毒过程包括清洗与消毒两步：首先用冲洗的方法去除尽可能多的微生物，然后用化学消毒或者热力消毒的方法去除剩余的微生物。

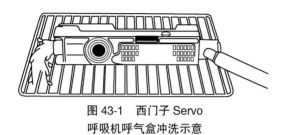

图 43-1　西门子 Servo
呼吸机呼气盒冲洗示意

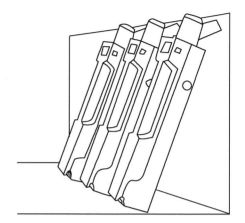

图 43-2　西门子 Servo 呼吸机
呼气盒在室温下晾干备用

1. **管路的清洁**　呼吸机管路在消毒前，应先将各种连接部件最小化拆卸，用清水彻底冲洗，尤其是接触患者的呼出气体部分，如有痰痂、血渍或其他残留物，可采用含酶液浸泡后，使用专用刷彻底清除干净，然后消毒。

2. **管路的消毒**　常用的消毒方法有三种：药物浸泡消毒法、气体熏蒸法与热力消毒法。

（1）药物浸泡消毒法：药物浸泡消毒法是呼吸机管路消毒中最常用的方法。其特点是方法简单，消毒时只需准备一个大容器，配制好药液，即可进行。以化学消毒剂消毒时管路应该完全浸泡在溶液中，管腔中不可留有气泡，消毒后的呼吸机管路最好用无菌水彻底清洗，以免造成再次污染。常用的消毒液有戊二醛溶液、0.5% 过氧乙酸溶液、含氯消毒剂等。

1）戊二醛溶液浸泡法：戊二醛具有广谱、高效、低毒安全、刺激性小、腐蚀性弱、易溶于水和稳定性好等优点，是较为理想的高水平消毒剂。戊二醛除对铝有轻度腐蚀外，对铜、碳钢、不锈钢基本无腐蚀性。

常用浓度为 2%，在碱性条件下（pH 在 7.5~8.5）戊二醛杀菌活性最强，对芽孢、一般细菌繁殖体、分枝杆菌、病毒、真菌等均具有很好的杀灭作用，但有效期较短。戊二醛的存放时间，目前尚无定论，但是一般推荐反复使用时，放置时间不应超过 14 天，以保证消毒效果。

戊二醛溶液使用前应监测浓度，将洗净干燥的器械完全浸入戊二醛，以免稀释溶液，并去除器械表面的气泡。戊二醛用于灭菌必须作用 10 小时以上，消毒时须作用 20~45 分钟。消毒结束后，应无菌方式取出后用无菌水反复冲洗干净，再用无菌纱布等擦干后使用。需注意的是 2% 戊二醛溶液对人的皮肤黏膜有轻微刺激作用，对眼睛刺激较重，有变态反应和全身性毒性反应的个案报道。

2）0.5% 过氧乙酸溶液：0.5% 过氧乙酸溶液杀菌能力强，可用作灭菌剂，浸泡 2 小时后可杀灭细菌、真菌和病毒,分解成无毒成分,无残留毒性,易溶于水,使用方便。缺点是对金属有腐蚀性,对物品有一定漂白和腐蚀作用,易分解,不稳定,应现配现用,使用时限≤24小时。

3) 含氯消毒剂:如漂白粉、健之素、84消毒液等,以次氯酸钠为有效杀菌成分,属高效消毒剂,具有广谱、高效、低成本的特性,对细菌、病毒、芽胞均有快速有效的杀灭效果。对细菌繁殖体污染物品的消毒,用含有效氯500mg/L的消毒液浸泡>10分钟,对经血液传播病原体、分枝杆菌、细菌芽胞污染的物品消毒,用含有效氯2 000~5 000mg/L消毒液浸泡>30分钟。其缺点为具有强烈的刺激性气味,对金属有腐蚀性,织物有漂白作用,受有机物影响很大,消毒液性质不稳定,使用时限≤24小时(表43-3)。

表43-3 三种常用的化学消毒法比较

	戊二醛溶液	0.5% 过氧乙酸溶液	含氯消毒剂
优点	广谱 刺激性小 安全性高	杀菌能力强 易溶于水 分解成无毒成分	广谱 高效 低成本
缺点	活性易受影响 对人体有轻微刺激 偶见变态反应 对铝轻度腐蚀	不稳定,易分解 有漂白和腐蚀作用 有一定刺激性 对金属有腐蚀性	强烈的刺激性气味 对金属有腐蚀性 性质不稳定 漂白作用

(2)气体熏蒸法:常用方法为环氧乙烷气体熏蒸消毒,是一种效果可靠、使用安全的低温灭菌法。环氧乙烷对真菌、细菌、病毒和芽胞等各微生物均有杀灭作用,无腐蚀性及破坏性,是比较理想的消毒方法,有效期为一年。但环氧乙烷沸点低,遇火易燃易爆,应避免与明火接触,环氧乙烷是致癌物质,环氧乙烷消毒后的管路不可立即使用,应进行解析,解析时间:50℃,12小时;60℃,8小时。解析过程应在专门通风柜内,不应采用自然通气法进行解析。

(3)热力消毒法:是最可靠和最普遍应用的灭菌方法,所需时间与温度成反比。目前较常使用的有全自动清洗机消毒法以及高压蒸汽消毒法。

1)全自动清洗机消毒法:全自动清洗机消毒及烘干过程最高温度可达115℃,呼吸机管路和配件必须耐高温。消毒过程主要是用加压喷射口将水直接射到呼吸机管路管腔内,利用旋转喷手臂,均匀喷射到内部放置的管路、积水杯、湿化罐、连接管等各种配件上,对物品进行强有力的冲洗,同时自动加入多酶清洗液循环冲洗,使清洁更加彻底,随后使用纯化水加压漂洗,能将管路内腔中的污物彻底清洗干净,消毒效果可靠。由于程序是全电脑控制,机器严格按设置程序执行清洗、消毒、干燥全过程,避免了人工操作的不规范性,同时减轻医务人员的工作量,最大限度减少职业暴露风险。但该清洗机必须使用去离子水或纯化水,需要专用设备对水进行处理,成本相对昂贵。

2)高压蒸汽消毒法:呼吸机需消毒部件的金属部分和耐高温的部件,如可重复使用的滤器等可根据具体情况,送供应室进行高压蒸汽消毒。

3. **总结** 应用何种消毒方法,一般根据自己医院或者科室的实际情况选择,三种消毒方法各有优缺点(表43-4),但是不管选择哪种方法,均应建立质量控制机制,加强清洗、消毒的质量监督检查工作,定期检测所消毒管路质量,保证消毒效果。

表 43-4　三种常用消毒方法比较

	化学消毒法	气体熏蒸法	热力消毒法
特点	化学试剂浸泡	气体熏蒸消毒	高温蒸汽消毒
优点	方法简单	广谱	操作简单、规范
	可操作性强	无腐蚀、无破坏	消毒效果佳
	廉价	安全、可靠	减少人员的伤害
缺点	对管路有损害	易燃易爆	需专门设备
	有一定的刺激性		
	影响因素多	有一定副作用	价格昂贵
常用试剂或设备	戊二醛溶液		全自动清洗机
	0.5% 过氧乙酸溶液	环氧乙烷气体	
	含氯消毒剂		高温高压消毒法

第 3 节　呼吸机管理模式

随着危重症医学的发展,呼吸机已成为临床上最常用的急救与生命支持设备,各大医院都配备有一定数量的呼吸机,现代呼吸机设计精密、性能全面,根据 ISO14971《医疗设备风险评价指南》,呼吸机属于超高风险类,维护和使用不当可能导致严重的医疗风险。根据《呼吸机安全管理》要求,针对每台呼吸机,医疗器械管理部门及呼吸机使用部门应建立相应的管理型档案及技术性档案,详细记录呼吸机的使用、维修、消毒、调配,同时建立呼吸机使用和维修手册,呼吸机规范化的管理至关重要。

目前呼吸机多由各临床科室自行购买、保管和使用。这种分散管理模式在运行过程中暴露出很多弊端:①配备呼吸机的科室,机器空闲不一,造成资源浪费并影响医疗设备效益,培训、使用与管理制度不健全,清洗消毒、维修保养不统一,易发生机器故障或存在故障隐患;②未购买呼吸机的科室,一旦需要却无呼吸机可用,甚至贻误抢救时机;③科室之间借用时,品牌不一、型号杂乱,操作难度大;④呼吸机引进后,缺乏系统、正规的培训,科室间应用水平相差大。

有些医院推行集中管理模式,即建立"呼吸机管理中心",培训专职人员统一管理全院的呼吸机并面向全院科室租借。科室在使用过程中出现问题可请管理中心、ICU 或呼吸科医生协助解决,呼吸机使用完毕,使用科室尽早将呼吸机归还管理中心,由专职人员全面检查并做好维护、保养后入库存放,确保呼吸机的完好性并随时处于备用状态。这种管理方法虽然提高了呼吸机的使用率,但某些科室如急诊科、ICU 可能需要较多的呼吸机,遇到紧急情况时再借用呼吸机,可能贻误抢救时机。

基于此,部分医院实行集中与分散管理相结合的管理模式。对于经常使用呼吸机的科室,配备一定数量的有创、无创呼吸机,供科室日常使用,由科室专职人员(医生、护士或呼吸治疗师)全面负责呼吸机的日常使用与维护。剩余的呼吸机收归呼吸机管理中心统一管理,满足其他临床科室的需求。此种管理模式既解决了临床各科室的需求矛盾,又提高了呼吸机使用效率,同时保证了呼吸机的质量安全和附件齐全,值得借鉴。

第4节　呼吸机日常维护与保养

日常维护与保养工作指对呼吸机各部分进行清洁、消毒、调试和校准,消除呼吸机故障隐患,避免损坏,确保呼吸机处于正常工作状态或备用状态,提高抢救成功率同时延长呼吸机使用寿命。由于呼吸机种类繁多,结构复杂,性能及保养要求不同,维护工作应该由专人负责,主要包括使用前管理、报警处理、耗材管理、呼吸机维护等。

一、使用前管理

在呼吸机使用前,应对呼吸机进行全面的安全检查并安装对应型号的成套管路。

1. 外观检查　①确认呼吸机型号,电源线连接、气源连接;②检查呼吸机面板上的旋钮是否档位正确、旋转平滑。

2. 连接管路　根据呼吸机型号,选择相应的管路成套安装,并在吸气端和/或呼气端加装细菌过滤器,确保各配件无缺损,处于备用状态。

3. 开机自检　目前大部分呼吸机都具备功能完善的自检系统,呼吸机的大部分故障可以通过自动检测发现。自检一般包括传感器、安全阀、氧电池、空氧混合器、报警系统、管路系统密闭性、阻力与顺应性等项目。自检不通过时,应根据提示与医疗器械管理部门或者厂家工程师联系维修。

4. 报警检测　检测报警系统时,应选择容量控制模式,设定参数后,预设报警范围,连接模拟肺进行报警检测。主要监测内容包括分钟通气量报警、气道压力报警、氧浓度报警、呼吸频率报警、呼气末正压报警、窒息报警等。观察监测的呼出潮气量、PEEP、送气频率与吸入氧浓度,然后对比监测值与设定值的差别,以此检测呼吸机性能。根据国家卫生健康委员会于2019年发布的《呼吸机安全管理》行业标准,辅助/控制(A/C)模式下定容通气,呼吸机监测呼出潮气量与设定潮气量之间差值范围应≤10%,设置氧浓度为21%和100%时,氧电池检测氧浓度数值与设定值差值应≤5%。随后通过手动控制模拟肺,人为制造超过报警范围的通气,即可检测呼吸机声光报警系统是否完好。

5. 对每台呼吸机应粘贴安全性能标志,分为"合格证"(绿色)、"停用证"(红色)和"临时故障证"(黄色)。

6. 呼吸机应由固定人员准备,检测合格的呼吸机挂"备用"标志牌,最好用机罩保护防尘,统一摆放,便于取用,确保处于"备用"状态的呼吸机可随时取用。

二、呼吸机常见报警

在呼吸机使用过程中,报警是对患者的一种保护性措施。呼吸机报警兼有声控报警和光控报警,美国呼吸治疗学会(AARC)推荐将呼吸机报警按其紧迫和危险程度分为3个等级。

1. **第一等级**　立即危及生命的报警,报警无法被关闭和取消,例如呼气阀故障、电源断开等。

2. **第二等级**　可能危及生命的报警,例如空氧混合器故障、PEEP 过低或过高、自动触发、管路漏气、管路堵塞、吸呼气比不合适等。

3. **第三等级**　不危及生命但需要医护人员注意或警惕的报警,例如患者呼吸驱动或呼吸力学状态发生变化、存在内源性呼气末正压等。

大部分呼吸机将第一等级报警设置为连续的尖叫声报警,将第二、三等级的报警设置为断续的、声音柔和的报警,医务人员可以根据报警声音分辨报警等级。

呼吸机报警一般包括三方面的原因:①呼吸机因素,如参数设置不当、管路脱开、呼吸机故障等;②患者因素,如咳嗽或气胸等;③人工气道因素,如人工气道阻塞、扭曲、脱出等。一旦呼吸机报警,医务人员必须立即查看,判断报警原因并尽快解决,必要时断开呼吸机用简易呼吸器辅助患者呼吸以便于查找原因,明确报警原因后立即处理,保证患者的安全。

三、呼吸机耗材管理

呼吸机耗材应统一管理,分类放置。将呼吸机耗材统一收归于一处(专柜专放),按照有创、无创分类摆放,小接头最好放置于透明容器内,便于查找。应设立专人负责管理耗材,建立耗材使用、管理、登记制度,避免在抢救时四处翻找,确保呼吸机正常运行。

呼吸机常用的耗材主要包括管路、各种接头、过滤器、过滤网以及传感器等,每种耗材均有使用寿命,超期使用将无法保证效果。

1. **过滤器**　细菌过滤器作用为滤除呼吸机气体通路中的细菌,保证进出患者的气体的洁净。重复使用细菌过滤器每 12 个月或 100 次高温高压消毒后应进行更换,或根据厂家说明书要求进行更换。

2. **气源过滤网**　空气压缩泵和呼吸机主机中均有气源过滤网。过滤网在气路的进气端,如不及时清洗,过滤网被灰尘堵塞后导致呼吸机进出气不畅,增加呼吸机负载,影响机器寿命。应根据使用环境及厂家说明及时更换或清洗备用。

3. **各种传感器**　某些呼吸机(如 Drager、Galileo、Hamilton 等呼吸机)流量传感器属于耗材,一旦损坏需及时更换。应保证一定的备用数量,确保呼吸机可正常使用。

4. **其他**　其他如各种接头、积水杯、模拟肺,以及无创呼吸机各种型号、大小的口鼻面罩、鼻罩、全脸面罩、头盔、呼气阀等常用耗材也应常规备用一定数量,常规检查是否存在裂痕或损坏,及时更换。

四、呼吸机校准与日常维护

(一) 呼吸机校准

呼吸机定期校准和性能检测非常重要,2010 年 4 月 5 日正式实施的《呼吸机校准规范》(简称《规范》)中规定了呼吸机的基本参数和技术要求,规定了呼吸机各参数实际与监测值的误差范围:呼吸频率、吸呼比误差要求在 ±10%,潮气量、分钟通气量误差要求在 ±20%,氧浓度误差要求在 ±5% 等。《规范》要求每年至少校准一次,或根据实际需要增加校准频率。预防性维护、维修后必须进行校准。

（二）呼吸机日常维护

1. 呼吸机外表面 呼吸机外表面,包括触控屏、万向臂架、电源线、高压气源管路等,应每日用湿布擦拭,污染严重时,可用 75% 乙醇溶液或卡瓦布进行表面擦拭。

2. 湿化罐 应注意观察湿化罐内液面,按需添加蒸馏水。

3. 积水杯 积水杯应处于管路最低位置,及时倾倒积水杯中的积水。

4. 吸气和呼气过滤器 注意观察呼吸机流速及压力波形,过滤器阻力增大时应及时更换。

5. 流量传感器 有创通气患者进行雾化吸入治疗时,气溶胶量大、持续时间长,气溶胶易黏附在一些精密部件(如流量传感器等)造成损坏,呼吸机在使用过程中要注意流量传感器的维护。

（1）保护:在雾化时应在呼气端连接一个细菌过滤器以吸附气溶胶。同时,细菌过滤器应定期检查及更换,以防止气溶胶及水负荷过高导致阻力增大,影响患者通气。

（2）消毒:传感器是精密的电子器件,在清洁与消毒时,应按照说明书要求操作,以免损坏。

（3）校准:在使用过程中,某些呼吸机如 Drager Evita 及 V 系列需要手动校准传感器,在查看监测参数之前进行校准,以保证参数的准确。Siemens 的呼气盒可在 Servo 系列呼吸机中通用,但在每次安装后需进行自检。

（三）呼吸机预防性维护

1. 应根据呼吸机使用频度、使用时间等因素制订呼吸机维护保养计划,至少每 6 个月（每年 ≥ 2 次）应对整机进行全面自检。

2. 呼吸机主机、内置或外置空气压缩机、氧传感器、皮垫、过滤器或过滤网等易损、易耗部件,应按照生产厂家要求和使用实际情况进行维护保养。

（1）主机的维护:带有空气压缩泵的主机,气源接通后方可启动主机电源,即先打开氧气源,启动空气压缩泵电源,待氧气和空气的压力平衡后,才能打开主机电源。呼吸机的关机顺序正好与之相反。使用时主机箱上方不能放置任何物品尤其是液体,防止液体流入主机内造成电子元件损坏。

（2）空气压缩机的保养:空气压缩机是机械零部件较多的装置,是维护的重点。应根据厂家要求或使用环境情况,定期更换空气压缩机过滤棉或过滤器。通常在使用呼吸机 5 000~8 000 小时后需请专业人员做 1 次大保养,保养内容包括更换泵的阀门、活塞圈以及马达部分的除尘工作等。

（3）内部电池:每 2 年一次或必要时应对内部电池进行维修或更换,或根据厂家说明书要求进行更换。

五、人员培训与考核

呼吸机的维护与管理是一项复杂的工程,需要医疗器械管理部门和呼吸机使用部门通力协作,要求具备有一定的专业知识和管理能力的人员负责。使用者和管理人员应掌握呼吸系统解剖生理知识和呼吸衰竭病理生理变化,熟悉呼吸机的结构、原理及性能,能正确识别并排除呼吸机的一般故障,掌握各类呼吸机的检测方法,掌握呼吸机的日常维护和消毒要求与方法,妥善保管呼吸机,保证处于备用状态的呼吸机随时可用,同时应与厂家工程师及医疗器械管理部门保持联系,发现问题及时联系维修,做好使用记录,将各种维修、更换、校正记录详细备案。

（王 蒙 姚秀丽）

参 考 文 献

---

［1］ SUBIRANA M, SOLÀ I, BENITO S. Closed tracheal suction systems versus open tracheal suction systems for mechanically ventilated adult patients [J]. Cochrane Database Syst Rev, 2007,(4): CD004581.

［2］ STOLLER J K, ORENS D K, FATICA C, et al. Weekly versus daily changes of in-line suction catheters: impact on rates of ventilator-associated pneumonia and associated costs [J]. Respir Care, 2003, 48 (5): 494-499.

［3］ KALIL A C, METERSKY M L, KLOMPAS M, et al. Management of adults with hospital-acquired and ventilator-associated pneumonia: 2016 Clinical Practice Guidelines by the Infectious Diseases Society of America and the American Thoracic Society [J]. Clin Infect Dis, 2016, 63 (5): e61-e111.

［4］ 中华医学会呼吸病学分会呼吸治疗学组. 成人气道分泌物的吸引专家共识 (草案)[J]. 中华结核和呼吸杂志, 2014, 37 (11): 809-811.

［5］ RESTREPO R D, WALSH B K. Humidification during invasive and noninvasive mechanical ventilation. 2012 [J]. Respir Care, 2012, 57 (5): 782-788.

［6］ 陈东方, 刘睿, 任建. 全自动清洗消毒机集中处理呼吸机管路的观察 [J]. 中华医院感染学杂志, 2010, 20 (6): 825-826.

［7］ 中华医学会呼吸病学分会呼吸治疗学组. 机械通气时雾化吸入专家共识 (草案)[J]. 中华结核和呼吸杂志, 2014, 37 (11): 812-815.

［8］ WS/T 655—2019.《呼吸机安全管理》[S]. 北京: 国家卫生健康委员会, 2019.

［9］ JJF1234-2018.《呼吸机校准规范》[S]. 北京: 国家质量监督检验检疫局, 2018.

第44章 呼吸治疗质量控制

呼吸治疗质量控制是医疗机构医疗质量管理的一个组成部分,相关医疗行为的及时性、有效性和安全性是呼吸治疗质量管理的目的所在。建立完善的工作规范、流程和制度是呼吸治疗质量控制的根本保证,而持续质量改进(CQI)则是呼吸治疗质量控制的灵魂。

良好的呼吸治疗评估和治疗技能是高质量呼吸治疗干预服务的基础,全面掌握呼吸治疗相关的基础知识对于呼吸治疗师至关重要,如常见呼吸系统疾病引起的肺部解剖学改变,解剖学改变引起主要的病理生理机制变化,进而导致常见的临床表现,最终针对疾病引起的解剖改变和病理生理机制而采取的治疗方式等。在完善的呼吸治疗相关基础知识指导下,呼吸治疗师在专业上应该具有:①在患者床边获得临床数据的能力;②从实验室检测和特殊流程获得临床数据的能力;③根据获取的数据制订呼吸治疗师主导的治疗方案的能力。在此基础上,呼吸治疗师通过快速、准确、全面的患者临床表现和实验室数据的收集,进行系统准确的评估(即确定数据异常的原因和严重性),进而选择最佳的治疗方式,并且快速、清晰、准确地对整个干预过程进行文书记录,完成高质量的呼吸治疗干预。

呼吸治疗师是呼吸治疗质量控制的主体,要做好呼吸治疗质量管理,呼吸治疗师除了要具备完善的呼吸治疗相关知识、技能外,还需掌握呼吸治疗服务质量控制和持续质量改进基本流程和相关知识。参考国外较为成熟的呼吸治疗质量控制经验,对不同阶段的呼吸治疗师有不同的要求(表44-1)。每一位呼吸治疗师都应该了解和主动参与到呼吸治疗质量控制活动中去。

表44-1 质量改进(QI)对不同岗位呼吸治疗师的要求

级别	要求
RCP 1(入门级)	了解 QI 流程的基本知识,并可以列出部门内遵循的主要指标
RCP 2	了解 QI 的价值,QI 中使用的工具以及部门内部跟踪的绩效指标
RCP 3	了解 QI 的价值,QI 中使用的工具和性能指标;团队或项目参与证明了自己与部门一起积极参与 QI
RCP 4(最高级别)	对 QI 有全面的了解,与部门或机构积极参与或领导多个 QI 项目

呼吸治疗质量控制应从建立呼吸治疗相关工作规范、流程和制度着手,同时做好诊疗设施的管理,通过呼吸治疗服务质量管理和持续质量改进,来实现高质量的呼吸治疗服务的提供。

一、建立呼吸治疗相关工作规范、流程和制度

呼吸治疗质量控制管理是一项长期工作任务,需要从制度层面进一步加强保障和约

束,以为不同患者提供高品质的同质服务。呼吸治疗相关规范、流程和制度应包括从业人员资质、工作职责、各项管理制度以及呼吸治疗操作流程和应急预案等(表44-2)。建立健全正确合理的各项制度、流程和标准并执行之,同时在执行过程中不断发现问题并进行持续改进才能保证呼吸治疗相关医疗行为的及时性、有效性和安全性。

表44-2　呼吸治疗科工作规范、流程和制度

一、工作制度和职责

RBS-A-1 人员组成
RES-A-2 科室服务范围
RES-A-3 科主任、副主任职责
RES-A-4 组长工作职责
RRS-A-5 呼吸师工作职责
RBS-A-6 助理呼吸师工作职责
RBS-A-7 肺功能测定工作职责
RBS-A-8 心肺运动功能测定工作职责
RES-A-9 支气管镜工作职责
RES-A-10 肺康复工作职责
RBS-A-11 科室质量控制［院感／国际医疗卫生机构认证联合委员会(JCI)协调］工作职责
RES-A-12 科室带教工作职责
RBS-A-13 住院总工作职责
RES-1 科室排班制度
RBS-A-57 呼吸治疗科质量监测改进制度
RBS-A-58 呼吸治疗科仪器设备管理制度
RBS-A-59 呼吸治疗科新仪器设备使用制度
RBS-A-60 意外事件登记报告、讨论制度
RBSF-1 科室资料管理制度

二、呼吸治疗干预操作规范

RES-A-26 呼吸机自检
RBS-A-27 呼吸治疗患者的评估和再评估
RES-A-28 呼吸支持管理
RBS-A-29 初始呼吸机设置指南
RES-A-30 报警参数设置
RRS-A-31 呼吸机参数调整
RES-A-32 病人纤维支气管镜吸痰治疗
RES-A-47 肺泡灌洗流程
RES-A-48 小剂量雾化治疗操作规程
RES-A-49 持续雾化治疗操作规程
RES-A-35 选择最佳 PEEP 水平
RES-A-36 无创机械通气的监测及疗效判断
RES-A-52 气切患者紧急气道处理流程
RES-A-56 呼吸机工作异常(故障)应急预案
RES-A-39 预测撤机成功的常用指标
RES-A-40 停止撤机的指征

三、病历书写

RES-C-1 机械通气病人的评估、记录
RES-C-2 楼层无创通气病人的评估、记录
RES-C-3 人工气道持续气雾病人的评估、记录

续表

四、感染控制

RES-E-1 呼吸治疗科消毒隔离管理制度

RES-E-2 呼吸治疗科消毒隔离管理制度 - 接触隔离

RES-E-3 呼吸治疗科消毒隔离管理制度 - 呼吸机相关性肺炎（VAP）预防

RES-E-4 呼吸治疗科医院感染管理

五、安全管理

RES-J-1 呼吸治疗科危险物品管理制度

RES-J-2 呼吸治疗科有害物质清单

RES-J-3 呼吸治疗科瓶装氧气安全使用制度

RES-J-4 呼吸治疗科停电应急预案

RES-J-5 肺功能室火警应急预案

ICU NUR POLICY A-8 急救制度

ICU NUR POLICY A-10 床边气切手术管理

ICU NUR POLICY A-15 ICU 患者外出转运制度

二、呼吸治疗干预中的质量控制

呼吸治疗师在多样化的临床环境中工作，评估、治疗和管理各个年龄段的呼吸系统疾病和其他心肺疾病的患者，为他们提供疾病的病理生理性评估、治疗和教育等临床干预。呼吸治疗业务包括但不限于以下范畴：获取和评估临床数据，评估患者的心肺状况；进行规范的实验室诊断评估，例如血气分析、肺功能测试和多导睡眠图等；评估数据以评估呼吸治疗处方的适当性；为心肺疾病患者制订呼吸治疗计划；心肺及相关疾病患者的病例管理；生命支持相关管理；评估和监测患者疗效及不良反应，并根据治疗目标对呼吸治疗干预进行必要的修改调整；启动并进行肺部康复干预；促进心肺健康，进行疾病预防和疾病管理；提供患者、家庭和社区教育等。

在临床实践中，有必要对每一项呼吸治疗干预都制订一个切合实际情况的干预流程或操作规范并遵照实施，以提供同质化的呼吸治疗干预。所制订的流程或操作规范都应包含呼吸治疗干预过程中的质量控制内容。

以肺功能检查为例，为了保证检查数据的准确性，肺功能检查质量控制须贯穿整个检查过程。包括检查前需要进行的质量控制是对肺量计进行校准（常用的是量筒法），须精确到总量程的 ±5%。在用力肺活量检查中，质量控制标准：呼气起始无犹豫，有爆发力，F-V 曲线显示 PEF 尖峰出现。外推容积（EV）应小于 FVC 的 5% 或 0.150L（取较大值）；呼气结束标准是受试者不能或不应继续呼气，呼气时间 ≥3 秒（10 岁以下儿童）或 ≥6 秒（10 岁以上受试者）；可重复性：在 3 次可接受的测试中，FVC 和 FEV_1 的最佳值与次佳值之间的差异应 ≤0.150L。若 FVC ≤1.000L，则差异应 ≤0.100L。在最大自主通气量检查中，质量控制标准：一般测定的呼吸频率宜在 60 次/min 以上，理想频率为 90~110 次/min，每次呼吸的容量为 50%~60% 肺活量；至少进行 2 次可接受的测试，误差应 <8%。否则，说明患者并未按照规范动作来配合检查，此测试结果并不能反映患者的真实肺功能状况。表 44-3 给出了肺功能检查的几个质量等级判断。

表 44-3　肺功能检查质量要求

等级	检查质量要求
A 级	可靠的测试结果(3 次可接受及 2 次可重复的呼气,最佳 2 次 FEV_1 和 FVC 差值<0.150L)
B 级	可靠的测试结果(3 次可接受及 2 次可重复的呼气,最佳 2 次 FEV_1 和 FVC 差值<0.200L)
C 级	至少 2 次可接受的操作(最佳 2 次 FEV 和 FVC 差值<0.250L)
D 级	不可靠的测试结果(至少 2 次可接受的测试,但不可重复;或只有 1 次可接受的测试)
F 级	不可靠的测试结果,没有可接受的测试

三、呼吸治疗诊疗设施管理

呼吸治疗相关的诊疗器械种类众多,包括患者评估仪器(包括临床观察和实验室检查如血氧测定、肺功能测试、心肺运动试验等),呼吸治疗干预仪器(包括药物治疗、氧气治疗、有创无创呼吸机、气道管理仪器设备等)和呼吸康复仪器等。这些设施的合理选择、正确应用和维护保养与呼吸治疗相关的诊疗活动的安全性、有效性密切相关,是呼吸治疗质量控制的一大工作内容。

呼吸治疗相关的诊疗仪器大多为电子、电动、气动器械,以及品种繁多的消耗性材料。在我国,各种医疗设施需依照国家药品监督管理局(NMPA)制定的医疗器械准入标准来采购应用,NMPA 已建立了医疗器械电气安全性能检验检测规程,质量控制和性能参数标准需由专门技术人员根据 NMPA 规程结合不同产品的应用手册进行定期或按需进行检验检测及维护保养,不同产品都有各自的检测检验内容和期限。例如,呼吸治疗最常用的氧气流量表需每年由各行政区域的计量局进行周期检测,呼吸机的电气性能检测建议每年进行两次。

专业的临床工程师的参与可以为呼吸治疗的安全性、有效性提供保障,对相关仪器进行维护保养,并提供专业的技术性指导、咨询。在大型医院,建议将专职的临床工程师作为呼吸治疗工作人员的一部分,负责为相关仪器建立设备档案,定期或不定期检验检测及维护保养计划的实施和管理,以保证仪器设备临床应用的安全性和有效性。针对呼吸治疗诊疗设施建立的持续质量管理机制,对提高呼吸治疗质量有着十分重要的意义。

四、持续质量改进

呼吸治疗服务质量是医疗机构所提供的医疗服务质量的一个组成部分。在我国,国家发起的医疗机构的等级认证是当前应用较广的医疗服务质量认证体系,通过定期对医疗机构的医疗服务质量认证过程,促使各医疗机构提高医疗服务质量并持续改进。美国医疗机构国际认证委员会(Joint Commission International,JCI)提供服务标准,引导医疗卫生机构建立健全各自的规章制度、操作流程和进行持续的质量改进,并自愿参与定期评估和认证过程来确保这些机构所提供的医疗服务质量(包括呼吸治疗服务质量)为最高。我国的一些医疗机构为了更好地做好医疗服务并与国际接轨也参与了 JCI 认证。国家等级医院认证和 JCI 认证都是周期性进行的,通过周期性认证过程来促进医疗机构各项医疗质量的提升,从而保证高质量的医疗服务的提供。

　　无论是国家等级医院认证还是 JCI 认证,都十分重视在制度、流程的实施过程中不断地去发现存在的问题并进行持续地改进,这就是持续质量改进(CQI)。其宗旨是为了规范医疗服务行为,提供最高的医疗服务质量。

　　就呼吸治疗而言,在质量管理活动中,不断去发现呼吸治疗干预环节中存在的问题,分析问题存在的原因并逐一进行解决,是呼吸治疗持续质量改进的基本方法。例如,我们在机械通气患者管理中发现呼吸机报警存在使用不当现象,在原因分析中发现与多个因素有关,包括人(医务人员和患者及家属)的因素、环境因素及现有的呼吸机报警设置流程因素等。通过应用质量管理工具"鱼骨图"对呼吸机报警使用不当的原因进行梳理,绘制出如图 44-1 所示的原因分析图,然后作为 CQI 项目通过 PDCA 质量改进循环工具进行持续质量改进。

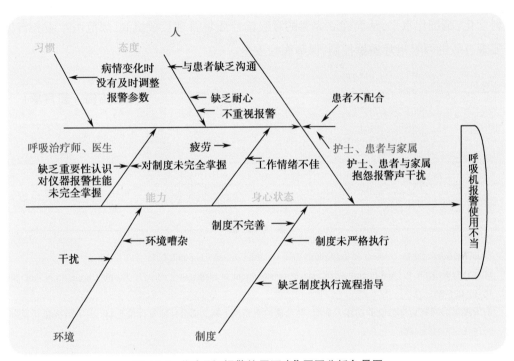

图 44-1　"呼吸机报警使用不当"原因分析鱼骨图

　　PDCA 质量改进循环是改进医疗服务质量的常用工具,其含义是将质量管理分为四个阶段,即计划(plan)、执行(do)、检查(check)、处理(act)循环实施(图 44-2)。PDCA 循环可作为呼吸治疗 CQI 的基本工具,选择呼吸治疗运作中存在的问题或需进一步改进的内容作为 CQI 项目。选定项目后组建由呼吸治疗相关人员组成的 CQI 小组(常需多学科人员共同参加),设置组长、协调员、秘书和组员角色,针对质控项目作出 CQI 计划、实施计划、检查实施效果,循环结束后

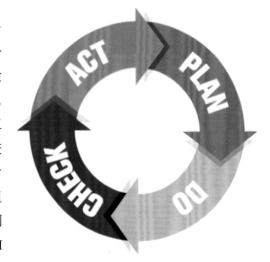

图 44-2　PDCA 循环

将成功的纳入执行标准,不成功的待下一PDCA循环去解决,实现持续质量改进。在前述"呼吸机报警使用不当"CQI项目活动过程中,CQI小组定时对项目进行回顾总结,通过不断发现问题,制订新的管理措施并循环实施,使得呼吸机报警使用不当问题得到了较好解决。

应用医疗质量管理工具是实现医疗质量管理目标和持续改进所采用的措施、方法和手段,有助于质量控制管理的有序进行,可起到事半功倍的作用。目前用于医疗质量管理的工具较多,如PDCA循环、品管圈(QCC)、六西格玛管理、疾病诊断相关组(DRGs)绩效评价、临床路径管理等。PDCA循环是应用较广的工具之一,各医疗机构或科室可以根据自己的喜好、对工具的理解掌握程度以及临床实际情况选择应用。

呼吸治疗质量控制是一项长期的工作任务,通过运用医疗质量管理工具开展呼吸治疗质量管理与自我评价,充分发挥持续质量改进的积极作用,不断提升呼吸治疗质量管理的科学化、精细化水平,从而建立完善的呼吸治疗质量管理长效机制,规范医疗服务行为,可实现有效的呼吸治疗质量控制,保障医疗安全。

(王吉梅 袁月华)

———————— 参 考 文 献 ————————

[1] Manifestations and Assessment of Respiratory Disease. 7th Edition. Chapter7, 117.

[2] MALINOWSKI T P. Quality and performance improvement in respiratory care [J]. Respir Care Clin N Am, 2004, 10 (2): 235-251.

[3] 中华医学会呼吸病学分会肺功能专业组. 肺功能检查指南 (第二部分)- 肺量计检查 [J]. 中华结核和呼吸杂志, 2014, 37 (7): 481-486.